FG_GTV	**Thieme**	
Materialnummer	ISBN	KNO-TN
268450102	**9783132422773**	**242277**
Herausgeber/Autor:	**GRETHLER**	
Titel:	**Betriebswirtschaftslehre für Kaufleute i**	
Untertitel 1:		
Reihe:		
Auflage:	2	
Aktuelle Druckrate:	1	
Aktuelle Auflagen:	5.000	
Erscheinungsdatum:	**23.10.2019**	
Ladenpreis:	39,99 LP EUR 41,10 LP EURAT 46,00 EM CHF	
Vorbestellpreis:		
Programmplanung:	Schmid, Dieter	
Redaktion:		
Herstellung:	Seidel, Konrad	
Umfang:	384	
Anzahl Abbildungen:	162	
Anzahl Tabellen:	0	
Format:	17x24	
Farbigkeit:	4C	
Aufmachung:	gebunden (FH)	
Satz:	Sommer Media GmbH & Co.KG, Feuchtwangen	
Druck:	Grafisches Centrum Cuno GmbH & Co.KG, Calbe	
Buchbinder:	Grafisches Centrum Cuno GmbH & Co.KG, Calbe (	
	Erstellt: 21.10.2019 / Konrad Seidel	

W0240923

Thieme

Betriebswirtschaftslehre für Kaufleute im Gesundheitswesen

Anja Grethler, Wolfgang Schmitt

2. überarbeitete Auflage

144 Abbildungen

Georg Thieme Verlag
Stuttgart • New York

Anja **Grethler**
Dipl. Volkswirtin
Vertreterin der Arbeitgeber im Landesfachausschuss
„Kaufmann/-frau im Gesundheitswesen“
im Ministerium für Kultus, Jugend und Sport
Baden-Württemberg, Stuttgart
Mitglied im Prüfungsausschuss der Industrie- und Handelskammer
Südlicher Oberrhein, Freiburg
Zentrum Beruf + Gesundheit
Am Kurpark 1
79189 Bad Krozingen

Wolfgang **Schmitt**
Diplom-Kaufmann und Berufsschullehrer,
Mitglied im Prüfungsausschuss der IHK Karlsruhe und Pforzheim und
im Landesfachausschuss des Kultusministeriums
Ludwig-Erhard-Schule
Englerstraße 12
76132 Karlsruhe

Bibliografische Information der Deutschen Nationalbibliothek
Die Deutsche Nationalbibliothek verzeichnet diese Publikation in der Deutschen Nationalbibliografie; detaillierte bibliografische Daten sind im Internet über http://dnb.d-nb.de abrufbar.

Ihre Meinung ist uns wichtig! Bitte schreiben Sie uns unter:
kundenservice.thieme.de

Wichtiger Hinweis: Wie jede Wissenschaft ist die Medizin ständigen Entwicklungen unterworfen. Forschung und klinische Erfahrung erweitern unsere Erkenntnisse, insbesondere was Behandlung und medikamentöse Therapie anbelangt. Soweit in diesem Werk eine Dosierung oder eine Applikation erwähnt wird, darf der Leser zwar darauf vertrauen, dass Autoren, Herausgeber und Verlag große Sorgfalt darauf verwandt haben, dass diese Angabe **dem Wissensstand bei Fertigstellung des Werkes** entspricht.
Für Angaben über Dosierungsanweisungen und Applikationsformen kann vom Verlag jedoch keine Gewähr übernommen werden. **Jeder Benutzer ist angehalten**, durch sorgfältige Prüfung der Beipackzettel der verwendeten Präparate und gegebenenfalls nach Konsultation eines Spezialisten festzustellen, ob die dort gegebene Empfehlung für Dosierungen oder die Beachtung von Kontraindikationen gegenüber der Angabe in diesem Buch abweicht. Eine solche Prüfung ist besonders wichtig bei selten verwendeten Präparaten oder solchen, die neu auf den Markt gebracht worden sind. **Jede Dosierung oder Applikation erfolgt auf eigene Gefahr des Benutzers.** Autoren und Verlag appellieren an jeden Benutzer, ihm etwa auffallende Ungenauigkeiten dem Verlag mitzuteilen.

1. Auflage 2014

Rüdigerstr. 14
70469 Stuttgart
www.thieme.de

Printed in Germany

Zeichnungen: Heike Hübner, Berlin; Andrea Schnitzler, Innsbruck
Umschlaggestaltung: Thieme Gruppe
Umschlagfoto: K. Oborny, Thieme
Satz: SOMMER media GmbH & Co. KG, Feuchtwangen
gesetzt in Arbortext APP-Desktop 9.1 Unicode M180
Druck: Grafisches Centrum Cuno, Calbe (Saale)

DOI 10.1055/b-006-163238

ISBN 978-3-13-242277-3 1 2 3 4 5 6

Auch erhältlich als E-Book:
eISBN (PDF) 978-3-13-242278-0
eISBN (epub) 978-3-13-242279-7

Die abgebildeten Personen haben in keiner Weise etwas mit der Krankheit zu tun. Die **Personen und Fälle** in diesem Buch sind **frei erfunden.** Etwaige Ähnlichkeiten mit tatsächlichen Begebenheiten oder lebenden oder verstorbenen Personen wären rein zufällig.
Datenschutz: Wo datenschutzrechtlich erforderlich, wurden die Namen und weitere Daten von Personen redaktionell verändert (Tarnnamen). Dies ist grundsätzlich der Fall bei Patienten, ihren Angehörigen und Freunden, z. T. auch bei weiteren Personen, die z. B. in die Behandlung von Patienten eingebunden sind.

Vorwort

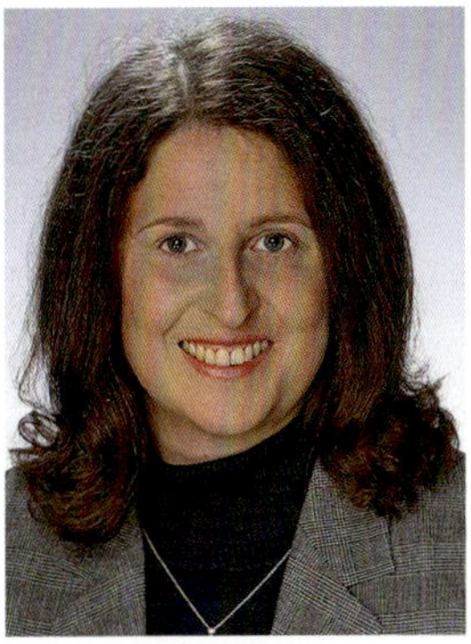

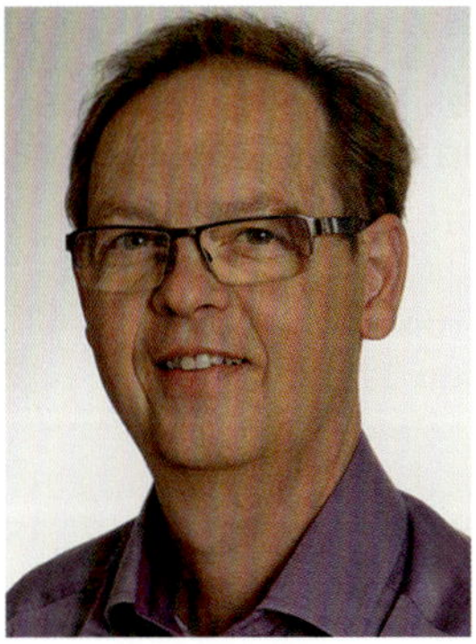

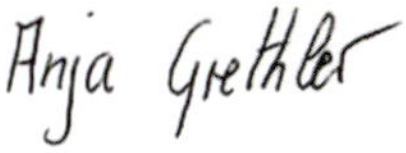

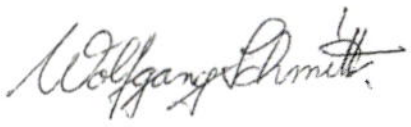

Liebe Leserinnen, lieber Leser,

über kaum einen anderen Bereich der Gesellschaft wird so viel diskutiert wie über das Gesundheits- und Sozialwesen. Kaum eine andere Branche ist durch einen rasanteren Wandel charakterisiert. Die Lebenserwartungen steigen, chronische Erkrankungen und Multimorbiditäten nehmen zu, neuartige Technologien und Diagnoseverfahren entwickeln sich rasch und der Bedarf an Gesundheits- und Pflegedienstleistungen wächst stetig.

Dieser Wandel hat direkte Auswirkungen an die Anforderungen der Mitarbeiter in den jeweiligen Einrichtungen. Unabhängig davon, in welchen der unterschiedlichsten Bereichen im Gesundheitswesen sie tätig sind, ob im Krankenhaus, in einer Pflegeeinrichtung oder bei einer Krankenversicherung, die Arbeit hat sich in den vergangenen Jahren völlig verändert. Mitarbeiter sollen ihr tagtägliches Handeln optimieren und ihre Entscheidungen gewinnbringend gestalten. Die betriebswirtschaftliche Effizienz bei gleichzeitiger Sicherung der medizinischen Qualität haben Priorität. In der Folge finden sich immer mehr Gesundheitsdienstleister in einem Dilemma zwischen Gewinnoptimierung und Fürsorgepflicht gegenüber Patienten wieder. Sie werden mit Problemen konfrontiert, zu deren Lösung betriebswirtschaftliches Fachwissen von zentraler Bedeutung ist. Grundkenntnisse der Betriebswirtschaftslehre werden zur Schlüsselqualifikation.

Folglich ist das wachsende Interesse an diesem Fach nicht überraschend. Das Lehrbuch „Betriebswirtschaftslehre für Kaufleute im Gesundheitswesen“ kommt dem wachsenden Bedarf entgegen und vermittelt leicht verständlich wichtige BWL-Kompetenzen für die Ausbildung und tägliche Berufspraxis. Das Buch ist ein zuverlässiges Nachschlagewerk und ein verlässlicher Partner auf dem Weg zur Abschlussprüfung im Ausbildungsberuf „Kaufmann/Kauffrau im Gesundheitswesen“. Gleichzeitig eignet es sich sowohl als Grundlagenwerk für die Lehre an Universitäten, Fachhochschulen und anderen Bildungseinrichtungen als auch zur Auffrischung betriebswirtschaftlicher Inhalte im betrieblichen Alltag.

In ihrer Grundstruktur blieb die zweite Auflage unverändert, da sie sich nach Erachten der Autoren bewährt hat. Eine Reihe von Kapiteln wurden überarbeitet, aktualisiert und mit Fallbeispielen aus der Berufspraxis erweitert. Zudem erhielt das Buch ein modernes Layout, das die Lesefreundlichkeit erhöht. Erweitert wurde das Buch um die Kapitel „Betriebswirtschaftliche Kennzahlen“ und „Kommunikation“. Am Ende jedes Kapitels sind berufsspezifische Übungsaufgaben enthalten, wie sie in der tatsächlichen Abschlussprüfung abgefragt werden. Sämtliche Lösungen zu den Aufgaben sind auf der Homepage des Thieme Verlags unter der Adresse www.thieme.de/bwlkig zu finden.

Bei der Erstellung dieses Lehrbuches haben uns viele Personen unterstützt. An erster Stelle richtet sich ein besonderer Dank an unsere Familien, ohne deren Unterstützung und Verständnis das Gelingen dieses Buches nicht denkbar gewesen wäre. Danken möchten wir auch dem Team des Thieme Verlags, das diese Neuauflage konstruktiv und mit Geduld begleitet hat. Unser ausdrücklicher und herzlicher Dank geht auch an unseren Kollegenkreis für den kollegialen Austausch. Darüber hinaus verdanken wir aufmerksamen und kritischen Lesern viele wertvolle Hinweise, die Berücksichtigung in der 2. Auflage gefunden haben.

Wir wünschen den Leserinnen und Lesern eine interessante Lektüre der 2. Auflage und freuen uns über Ihr Feedback und Ihre Anregungen zu weiteren Ergänzungen.

Anja Grethler, Wolfgang Schmitt

Inhaltsverzeichnis

Betriebliche Grundlagen im Gesundheitswesen

Geldwirtschaftliche Grundlagen im Gesundheitswesen

Personalwesen

Teil I

Betriebliche Grundlagen im Gesundheitswesen

I

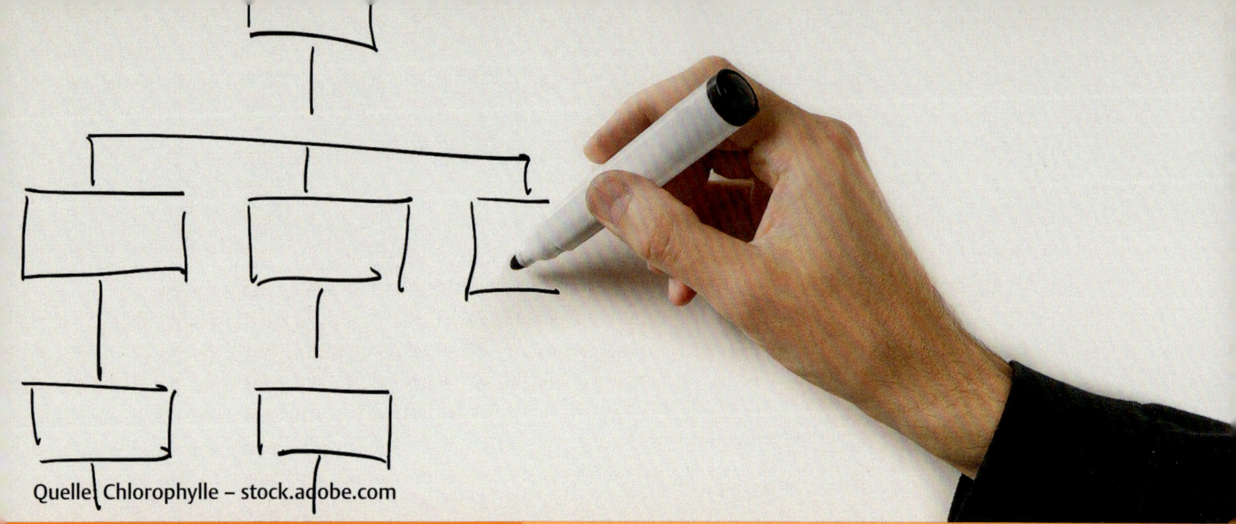

Quelle: Chlorophylle – stock.adobe.com

Kapitel 1

Organisation des betrieblichen Leistungsprozesses

1 Organisation des betrieblichen Leistungsprozesses

Wolfgang Schmitt

Organisationen sind für viele Menschen selbstverständlich. Die meisten Menschen werden in der Organisation Krankenhaus geboren und sterben in ihr oder in einem Pflegeheim. Organisationen sind jedoch erst seit knapp 200 Jahren existent. Davor waren die Menschen Mitglied einer Zunft oder eines Herrenhofes. Diese Gemeinschaft umschloss den Einzelnen komplett. Ein Austritt war nahezu unmöglich. Der Beruf des Vaters war somit auch der Beruf der männlichen Nachkommen. Mit dem Aufkommen von Kaufleuten änderte sich dies langsam. Kaufleute ermöglichten die Versorgung der Bevölkerung mit Produkten aus fernen Ländern. In ihrem Geschäft bedienten sie sich Gehilfen, die lesen, schreiben und rechnen konnten. Die Kaufleute und ihre Gehilfen mussten den Einkauf, die Verwaltung, Lagerung sowie den Verkauf organisieren. Auch wenn der Kaufmann letztendlich alles selbst bestimmte, brauchte er Personen, die während seiner Abwesenheit seinen Handelsbetrieb aufrechterhielten. Hierzu benötigte er Gehilfen, denen er vertrauen konnte. Gleichzeitig musste er sie mit entsprechenden Vollmachten ausstatten, um sie zu legitimieren, dass sie für ihn handeln konnten. Im Prinzip waren die Gehilfen die ersten kaufmännischen Angestellten.

1.1 Begriffe und Grundsätze der Organisation

Organisationen werden bezeichnet als soziale Systeme, die langfristige Ziele mithilfe ihrer Mitglieder (Arbeitnehmer) verfolgen. Organisationen steuern die Aktivitäten ihrer Mitglieder mittels Strukturen. Im Kleinen konnte die Organisation durch persönliche Anweisungen erfolgen. Je erfolgreicher die Organisation und je mehr Mitarbeiter eingestellt wurden, umso wichtiger war es, die Arbeit des Einzelnen zu organisieren. Durch die Einführung der Gewerbefreiheit konnte jeder, der wollte, ein Gewerbe betreiben, was das Unternehmertum und somit die Bildung von Organisationen förderte. Erst durch die rechtliche Fixierung der Gewerbefreiheit kam es zu vielfältigen Existenzgründungen.

Heute sind Organisationen selbstverständlich. Die arbeitsteilige Welt wäre ohne sie nicht möglich. Durch die Unternehmensgründung wird ein langfristiges Ziel verfolgt, beispielsweise pflegebedürftigen Menschen Pflegeleistungen zur Verfügung zu stellen.

1.1.1 Stellenbildung

Anfangs werden häufig viele Aufgaben durch den Gründer selbst wahrgenommen. Solange er alleine agiert und keine Mitarbeiter beschäftigt, handelt es sich noch nicht um eine Organisation. Auch dann nicht, wenn der Arbeitsalltag minutiös durchorganisiert ist. Kann der Unternehmensgründer die anfallenden Arbeiten nicht mehr alleine bewältigen, wird er Mitarbeiter einstellen. Die einzelnen Mitarbeiter benötigen zur effizienten Aufgabenerledigung klare Aufträge. Für den Unternehmer ergibt sich somit das Problem, welcher Mitarbeiter welche Arbeit ausführen soll. Sofern die Mitarbeiter die Aufgabenausführungen gleich gut beherrschen, können die Aufträge auf sie aufgeteilt werden. Handelt es sich um spezialisierte Mitarbeiter, dann erfolgt die Auftragserteilung nach ihren Fähigkeiten. Gibt es mehrere Mitarbeiter mit den gleichen Fähigkeiten, dann können die Aufgaben zu einer Stelle zusammengefasst werden z. B. Buchhaltung, Einkauf usw. Eine Stelle wird oft mit einem Arbeitsplatz gleichgesetzt, was häufig in der Praxis auch so ist. Dies ist aber nicht zwingend. Die Stelle ist als eine abstrakte, strukturelle Einheit zu betrachten. Die Aufgabenerledigung einer Stelle kann durch eine oder mehrere Personen (Job Sharing) erfolgen.

> **Merke** M!
>
> Die kleinste organisatorische Einheit in einem Unternehmen wird Stelle genannt.

Am Beispiel eines fiktiven ambulanten Pflegedienstes soll der Versuch der Stellenbildung unternommen werden:

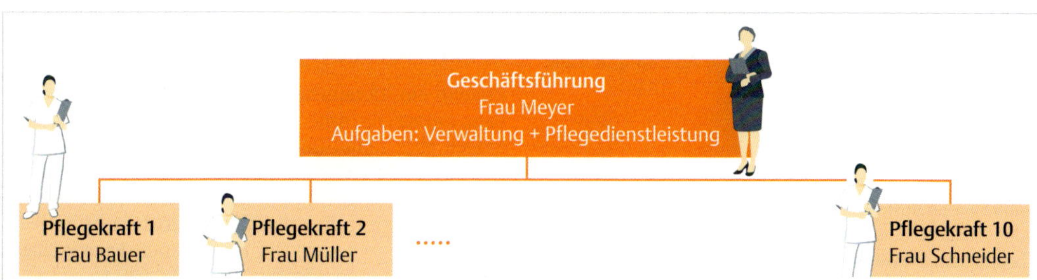

Abb. 1.1 Stellenbildung am Beispiel des ambulanten Pflegedienstes.

B

Fallbeispiel

Frau Meyer gründet einen ambulanten Pflegedienst. In den ersten Monaten übernimmt sie die Geschäftsführung und Pflege von Pflegebedürftigen selbst. Nachdem die Nachfrage nach Pflegedienstleistungen sprunghaft angestiegen war, stellte sie innerhalb von mehreren Monaten 10 Pflegekräfte ein. Jede Pflegekraft ist für bestimmte Patienten zuständig. Die Pflegedienstleitung und die Verwaltung werden durch Frau Meyer allein wahrgenommen (▶ Abb. 1.1).

Die Stellenbildung besitzt den Vorteil, dass der Stelleninhaber einen überschaubaren Aufgabenbereich bearbeitet, was eine effiziente und produktive Aufgabenerledigung ermöglicht. Für den Pflegebereich kommt hinzu, dass der Patient einen vertrauten und festen Ansprechpartner hat. Je mehr Stellen entstehen, umso wichtiger wird die Koordinierung der einzelnen Stellen. Als Problemlösung kann die Abteilungsbildung dienen.

Zurück zum Beispiel des ambulanten Pflegedienstes:

B

Fallbeispiel

Da die kaufmännische Verwaltung inzwischen so vielfältig ist, stellt Frau Meyer 3 kaufmännische Mitarbeiter ein. Sie selbst möchte sich nur noch um die Entwicklung ihres expandierenden Unternehmens kümmern. Für die Verwaltungsleitung konnte Herr Fischer gewonnen werden. Er besitzt langjährige Erfahrung in der kaufmännischen Leitung von ambulanten Pflegediensten.

1.1.2 Abteilungsbildung

Größere Unternehmen benötigen eine andere Organisationsstruktur. Im dargestellten Beispiel möchte die Gründerin Aufgaben auf spezialisierte Stellen übertragen, indem sie die anfallenden Arbeiten in Form der sogenannten Arbeitsteilung auf die einzelnen Stellen aufteilt. Beschäftigen sich mehrere Stellen mit gleichen oder ähnlichen Teilaufgaben bzw. Aufgabenbereichen, dann lassen sich diese Stellen zu einer organisatorischen Einheit in Form einer Abteilung zusammenfassen. Um die Arbeiten der einzelnen Stellen besser aufeinander abstimmen zu können, wird die Abteilung durch eine Abteilungsleitung koordiniert.

M!

Merke

Abteilungen bestehen aus mehreren Stellen, die gleiche oder ähnliche Aufgaben innerhalb eines Bereiches bearbeiten. Die Abteilungsleitung ist eine Instanz, die mit Entscheidungs- und Leitungskompetenzen ausgestattet ist.

Die auf die Abteilungsleitung übertragenen Kompetenzen bzw. Befugnisse setzen sich aus den folgenden 3 Komponenten zusammen:

1. **Anordnungsbefugnis:**
   Die Anordnungsbefugnis ermöglicht der Abteilungsleitung, Stelleninhabern innerhalb ihres Kompetenzbereiches Vorgaben zur Aufgabenerledigung zu machen.
2. **Entscheidungsbefugnis:**
   Die Entscheidungsbefugnis ermöglicht dem Inhaber der Leitungsstelle, für das Unternehmen verbindliche Erklärungen innerhalb seines Kompetenzbereiches abzugeben.
3. **Verantwortung:**
   Für die Abteilungsleitung stellen die einzelnen Befugnisse gleichzeitig eine Verantwortungspflicht dar. So muss sie sicherstellen, dass die entsprechenden Personen ihre Entscheidungen und Anordnungen korrekt ausführen. Für fehlerhafte Ausführungen tragen zwar die einzelnen Stelleninhaber die Verantwortung, die Führungsverantwortung, z. B. für die richtige Auswahl des Mitarbeiters, bleibt jedoch immer bei der Abteilungsleitung.

Im oben beschriebenen Beispiel ist die Bildung einer Verwaltungs- sowie einer Pflegedienstleitung sinnvoll. Die übergeordneten Aufgaben wie Unternehmensentwicklung, Strategien usw. werden dagegen weiterhin durch die Geschäftsführung wahrgenommen (▶ Abb. 1.2).

Eine Abteilungsbildung ist nach unterschiedlichen Kriterien möglich:

- **Funktionen:**
  Die Abteilungen werden anhand der Funktionen wie Verwaltung oder medizinischer Fachrichtung gebildet.
- **Dienstleistungen:**
  Diese Form bietet sich an, wenn ein Unternehmen unterschiedliche, stark voneinander abweichende Dienstleistungen im Angebot hat, beispielsweise Abteilung „ambulante Pflege“, „ambulante Intensivpflege“ oder „Essen auf Rädern“.
- **Regionen:**
  Betreut ein Unternehmen unterschiedliche Stadt- oder Einzugsgebiete, dann könnte eine solche Abteilungsbildung sinnvoll sein. Allerdings dürfte dies in Unternehmen im Gesundheitsbereich eher die Ausnahme darstellen.

1.1.3 Abteilungskoordination

Besteht ein Unternehmen aus mehreren Abteilungen, dann müssen die Arbeiten zwischen den einzelnen Abteilungen abgestimmt (koordiniert) werden. Die Koordination dient der Zielerreichung und führt zur Hierarchiebildung, indem sie Über- und Unterordnungen von Abteilungen festlegt. Koordinationsbedarf besteht auch innerhalb der Abteilung. Die Koordination kann erfolgen durch:

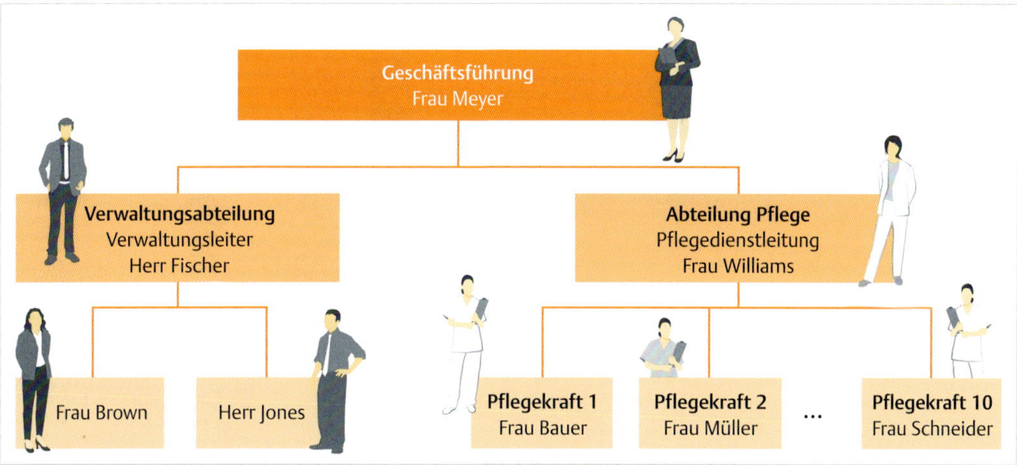

Abb. 1.2 Abteilungsbildung am Beispiel des ambulanten Pflegedienstes.

- **persönliche Weisung:**
  Mithilfe der persönlichen Weisungen werden die Arbeiten auf die einzelnen Arbeitnehmer bzw. Stellen in der Abteilung verteilt. Für die Abteilungsleitung kann diese Form der Koordination schnell zur Arbeitsüberlastung führen.
- **Selbstabstimmung:**
  Die Mitarbeiter und Vorgesetzten teilen die anfallenden Aufgaben auf und bearbeiten sie. **Beispiel**: Teameinteilung, Pflegebereiche etc.
- **Programme:**
  Eine Koordination mithilfe eines Plans erfolgt dadurch, dass bei Eintreten eines Falls bestimmte Tätigkeiten auszuführen sind. **Beispiel:** Wird ein bestimmter Infusionsbestand im Lager unterschritten, muss der zuständige Mitarbeiter eine Bestellung auslösen oder die vorgesetzte Stelle darüber informieren.

Neben den dargestellten Koordinierungsmöglichkeiten sind in der Praxis weitere im Einsatz. Mit dem Größerwerden des Unternehmens muss die Organisationsstruktur mitwachsen. So kann es sinnvoll sein, dass einer Abteilung weitere Unterabteilungen angegliedert werden. Die Unterabteilungen sind wiederum mit Kompetenzen auszustatten. Somit ergibt sich ein Organisationsbild mit über- und untergeordneten Instanzen.

1.2 Aufbauorganisation

Die Unternehmensleitung hat darauf zu achten, dass die Abteilungen die vorgegebenen Ziele erreichen können. Damit die Abteilungen konfliktfrei zusammenarbeiten, muss eine passgenaue Organisationsstruktur vorliegen, welche die Kompetenzen im Rahmen der Über- und Unterordnung der einzelnen Instanzen zueinander regelt. Die Praxis hat hierfür Weisungssysteme entwickelt, die auch **„Leitungssysteme"** genannt werden. Sie regeln die Beziehungen der Unternehmensbereiche zueinander, indem sie festlegen, wer wem unterstellt ist und wer welche Kompetenzen und Befugnisse besitzt. Gleichzeitig regeln sie die Informations- und Kommunikationswege. Im Folgenden werden die wesentlichen Leitungssysteme dargestellt.

1.2.1 Einliniensystem

Das Einliniensystem beruht auf dem Grundsatz der Einheit der Leitung. Untergeordnete Stellen erhalten ihre Weisungen durch die ihnen übergeordnete Stelle (▸ Abb. 1.3).

▸ **Vorteil.** Es zeichnet sich dadurch aus, dass eindeutig festgelegt ist, wer Anordnungen erteilen darf, und die Verantwortlichkeiten und Kompetenzen klar geregelt sind. Diese Regelungen helfen Mitarbeitern und Vorgesetzten, Unsicherheit zu vermeiden. Das Leitungssystem ist einfach und überschaubar und lässt sich leicht kontrollieren.

▸ **Nachteil.** Bei größeren Organisationen ist der Kommunikations- und Informationsweg sehr lang. Die Leitungsebenen können relativ schnell überlastet sein. Häufig werden auch die Informationen von unten nach oben gefiltert, sodass die Leitungsebene geschönte Informationen erhält, die nicht der wirklichen Lage entsprechen. **Beispiel:** Mitarbeiterbeschwerden kommen bei der Leitung nicht an oder sind auf dem Kommunikationsweg drastisch entschärft worden.

1.2.2 Stabliniensystem

Hier wird die Linie durch Stäbe ergänzt (▸ Abb. 1.4). Der Begriff „Stab" kommt aus dem Militärbereich. Stäbe haben dort lediglich eine beratende Funktion. Im betriebswirtschaftlichen Kontext ist ein Stab differenzierter zu betrachten.

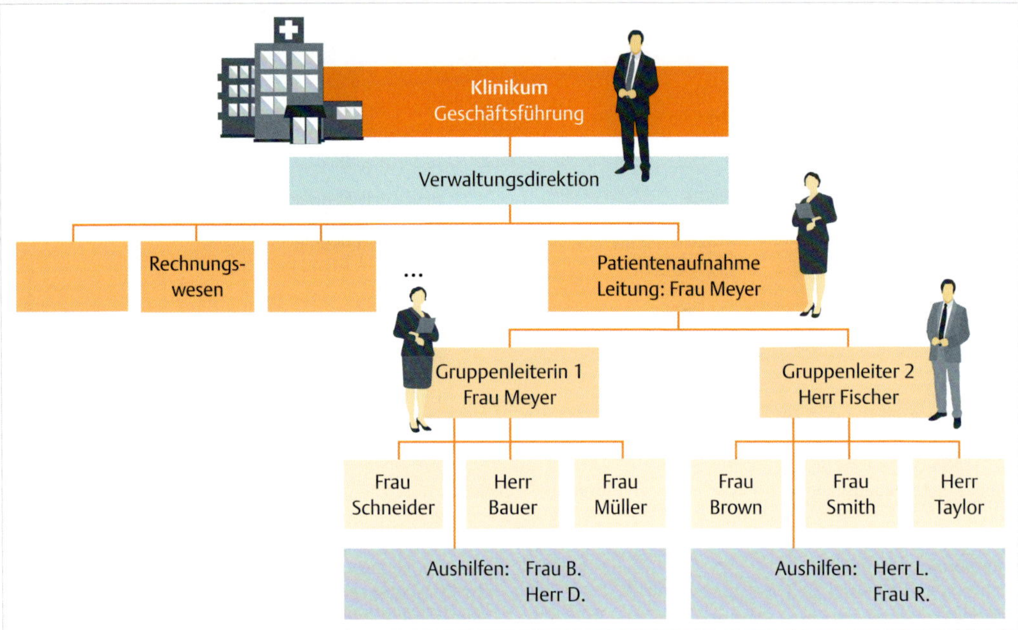

Abb. 1.3 Einliniensystem.

Definition

Stäbe sind Stellen, die die Linie mit ihrer besonderen Fachkompetenz unterstützen. Die Unterstützung kann sich auf die mengenmäßige Arbeitsentlastung der einzelnen Instanzen beziehen. Sie werden als Assistentenstellen (= generalisierte Stabsstelle), z. B. persönlicher Referent des Vorstandes, bezeichnet.

Ein **spezialisierter Stab** unterstützt die Linie mit seinem Expertenwissen, z. B. ein Jurist, Betriebsarzt oder Steuerberater. Besteht der Stab aus mehreren Stellen, wird von einer Stabsabteilung gesprochen (▸ Abb. 1.5). Stabsabteilungen werden häufig für den Bereich EDV, Marktforschung oder Qualitätswesen gebildet.

Nicht selten geht man bei Stäben von der Annahme aus, dass sie keine Weisungsbefugnisse gegenüber anderen Instanzen oder Mitarbeitern besitzen. Diese Annahme ist korrekturbedürftig. Sofern es sich um eine Stabsabteilung handelt, besitzt die Stabsleitung immer ein Weisungsrecht gegenüber den unterstellten Mitarbeitern. Führt der Stab selbstständige Tätigkeiten durch, beispielsweise die EDV-Stabsabteilung, dann kann er diese nur ausüben, wenn die übergeordneten Instanzen ihn mit den entsprechenden Kompetenzen ausstatten. Sofern die Stabsabteilung keine Kompetenz besitzt, besteht die Gefahr, dass die anderen Bereiche die Anordnungen der EDV-Stabsabteilung nicht umsetzen mit der Begründung, dass diese keine Anordnungskompetenzen besitzen. Stäbe, die ausschließlich Entscheidungen vorbereiten, haben in der Regel keine Entscheidungskompetenzen. Auch hier besteht in der Praxis die Möglichkeit, anders zu verfahren.

▸ **Vorteil.** Die Instanz wird mengenmäßig und/oder fachlich durch den Stab entlastet. Stabmitarbeiter können sich profilieren. Durch die Stäbe werden Konflikte innerhalb der Instanz vermieden, d. h. die Einheit der Leitung bleibt bestehen.

▸ **Nachteil.** Der Stab kann aufgrund seiner Fachkompetenz Entscheidungen in seinem Sinne beeinflussen. Teilweise wird er zur sogenannten „Grauen Eminenz", insbesondere wenn es sich um persönliche Assistenten handelt. Sie selektieren z. B., welche Informationen beim Vorstand landen. Besitzen die Stäbe keine Vollmachten, besteht die Gefahr der Nichtakzeptanz durch die Abteilungen.

1.2.3 Mehrlinienensystem

Beim Mehrliniensystem (▸ Abb. 1.6) hat der einzelne Vorgesetzte nicht nur ein Weisungsrecht gegenüber seinen eigenen unterstellten Mitarbeitern, sondern kann Mitarbeitern anderer Linien direkt Weisungen erteilen. Im Mehrliniensystem geht es um kurze Kommunikations- und Informationswege. Sie lassen sich erreichen, wenn es Vorgesetzten möglich ist, die Mitarbeiter anzusprechen, die in der Lage sind, das bestehende Problem direkt zu

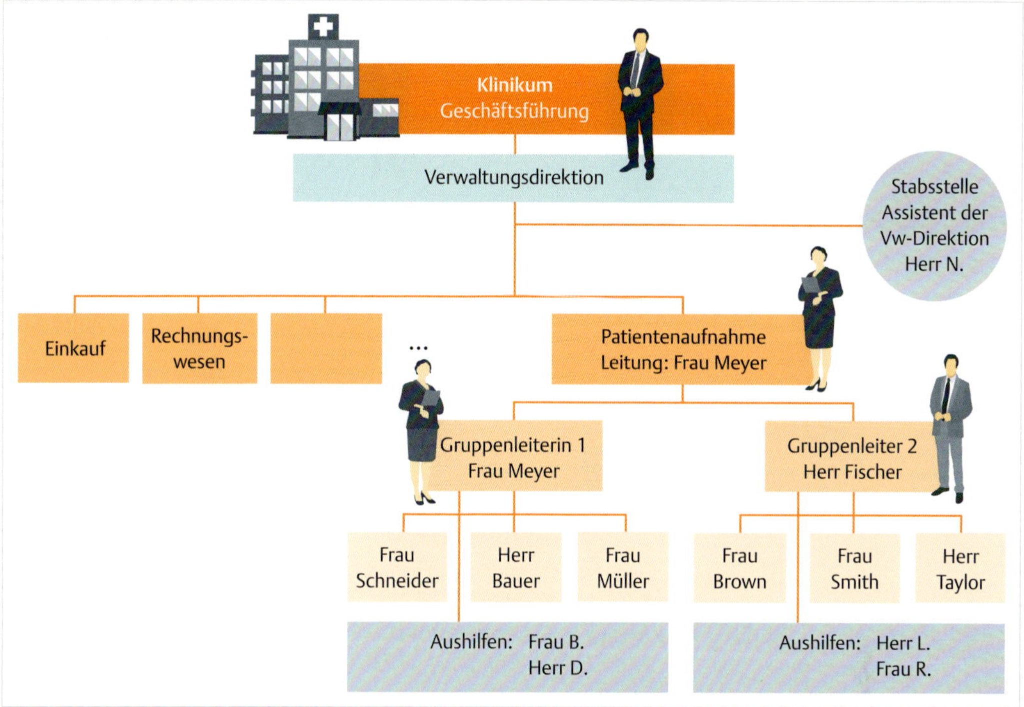

Abb. 1.4 Stabliniensystem.

beheben. Bei der Frage, wer die Verantwortung für z. B. bestimmte Weisungen trägt, kann es schnell zu Problemen und Konflikten aufgrund von Kompetenzüberschreitungen kommen.

In der Praxis wird die dargestellte Problematik folgendermaßen gelöst: Vorgesetzte besitzen gegenüber Mitarbeitern anderer Linien nur ein begrenztes Weisungsrecht. Das Weisungsrecht bezieht sich dabei auf festgelegte Sachzuständigkeiten bzw. Funktionen. Dafür müssen die anordnenden Vorgesetzten die Verantwortung übernehmen. Somit sind die Mitarbeiter nur in bestimmten Situationen anderen Vorgesetzten unterstellt. Disziplinarisch bleiben die Mitarbeiter immer den entsprechenden Linienvorgesetzen unterstellt. Die einzelnen Zuständigkeiten können in einem Organisationsplan grafisch dargestellt werden.

▸ **Vorteil.** Die Unternehmensleitung wird entlastet, indem die einzelnen Abteilungen direkten Zugriff auf die Mitarbeiter anderer Abteilungen haben. Im Vordergrund der Vorgesetzten steht ihre fachliche Autorität und weniger ihre hierarchische Stellung. Die Kommunikationswege sind relativ kurz, und Entscheidungen werden durch die entsprechende Instanz fachkundig getroffen.

▸ **Nachteil.** Der einzelne Vorgesetzte legt den Fokus auf sein Fachproblem, d. h. dem Abteilungsproblem wird Vorrang eingeräumt, und der Blick für das Ganze tritt in den Hintergrund. Probleme verursachen auch die möglichen Konflikte aufgrund von Kompetenzüberschreitungen. Bei den Mitarbeitern führt dies zu Unsicherheiten bzw. Angst, sodass man eher den Anweisungen folgt, die der „stärkere“ Vorgesetze anordnet, was zu entsprechenden Rivalitäten und Konflikten zwischen den Instanzen führen kann.

B

Fallbeispiel

Für die unfallchirurgische Intensivstation in einem Krankenhaus tragen laut Organisationsplan sowohl die Chefärztin der Anästhesie als auch der Chefarzt der Unfallchirurgie Verantwortung. Beide haben Entscheidungs-, Verantwortungs- und Anordnungskompetenz gegenüber den auf der Station Beschäftigten.

1.2.4 Matrixorganisation

Bei der Matrixorganisation (▸ Abb. 1.7) handelt es sich um eine Organisationsstruktur, welche nicht die strenge Hierarchisierung in den Mittelpunkt stellt. Diese Organisationsform will eine Kooperation, ein Miteinander zwischen den Dimensionen bzw. Bereichen. Wesentlicher Kern jeder Matrixorganisation ist die Gleichberechtigung der einzelnen Dimensionen. Die Entscheidungsfindung soll in kooperativer Form gefunden werden. Allerdings kommt es regelmäßig zu Kompetenzstreitigkeiten zwi-

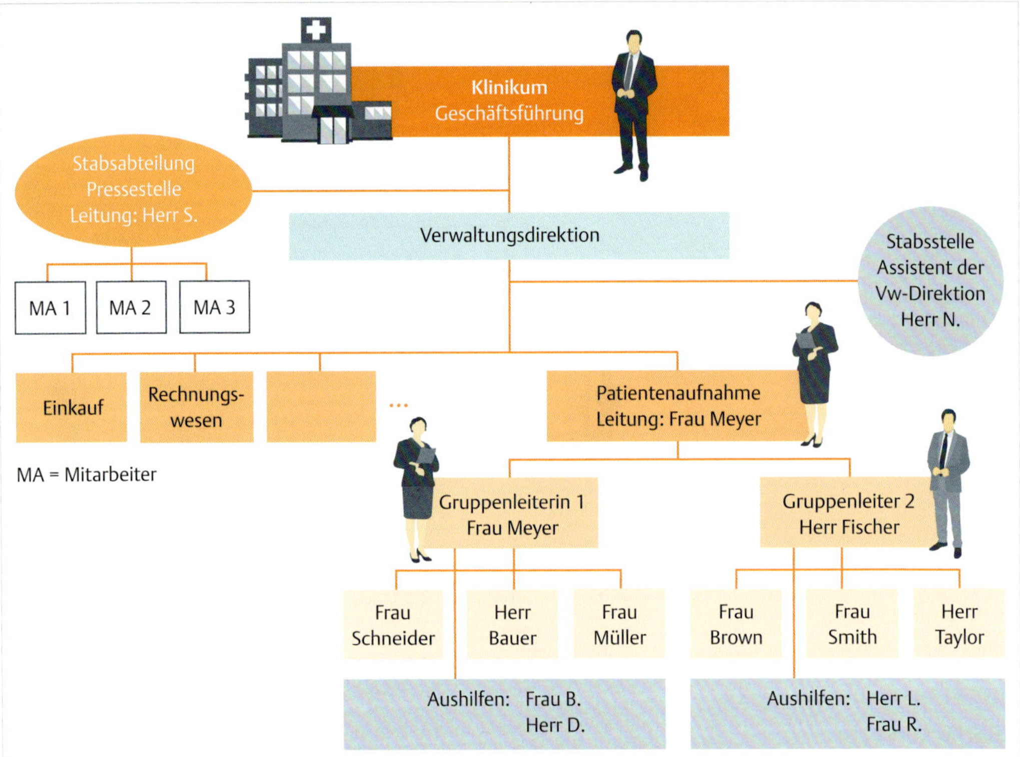

Abb. 1.5 Stabliniensystem mit Stabsabteilung.

schen den Dimensionsleitern. Das Konfliktpotenzial zwischen den Dimensionen ist strukturell bedingt und wird bewusst in Kauf genommen, in der Hoffnung, adäquate Lösungen zu finden.

B

Fallbeispiel

Die Stationsleitung in einem Krankenhaus möchte ihre Patienten möglichst gut pflegerisch versorgt wissen. Die ärztliche Leitung hat das Ziel, dass die Patienten medizinisch optimal behandelt werden. Trotzdem kann es zu Konflikten kommen, da unterschiedliche Einstellungen bzw. Erfahrungswelten aufeinanderprallen können. Aufgrund der Krankenhaushierarchie ist das Konfliktpotenzial hier allerdings sehr begrenzt, da die Verantwortung für den Patienten immer bei der ärztlichen Abteilungsleitung liegt.

In Krankenhäusern liegt diese Organisationsform genau genommen regelmäßig vor, ohne dass sie thematisiert wird. So ist für das medizinische Wohlbefinden des Patienten der ärztliche Bereich und für das pflegerische Wohl der Pflegebereich zuständig.

▸ **Vorteil.** Diese Organisationsform macht sachgerechte und ganzheitliche Entscheidungen möglich, weil die zu lösenden Probleme aus unterschiedlichen Perspektiven betrachtet werden. Sofern eine eindeutige Kompetenzabgrenzung vorliegt, sind mögliche Konflikte beherrschbar.

▸ **Nachteil.** Die Kompetenzabgrenzung kann arbeitsaufwendig sein. Der Informations- und Kommunikationsbedarf ist relativ hoch. Weiterhin besteht die Gefahr von „faulen Kompromissen", wenn die Beteiligten die Konflikte vermeiden wollen.

1.2.5 Divisionale Organisation

Seit einigen Jahren wachsen der Krankenhaus- und der Pflegebereich immer stärker zusammen, beispielsweise indem ein Klinikbetreiber neben dem Krankenhaus auch stationäre und/oder ambulante Pflegeeinrichtungen aufkauft. Die einmal gewählte Organisationstruktur muss den neuen Gegebenheiten angepasst werden. Die Schaffung einer divisionalen Organisationsstruktur (▸ Abb. 1.8) kann dabei von Vorteil sein, indem die einzelnen Unternehmen einen Geschäftsbereich repräsentieren oder hierzu zusammengefasst werden. Diese Organisationsform wird als **Sparten- oder Geschäftsbereichsorganisation** bezeichnet.

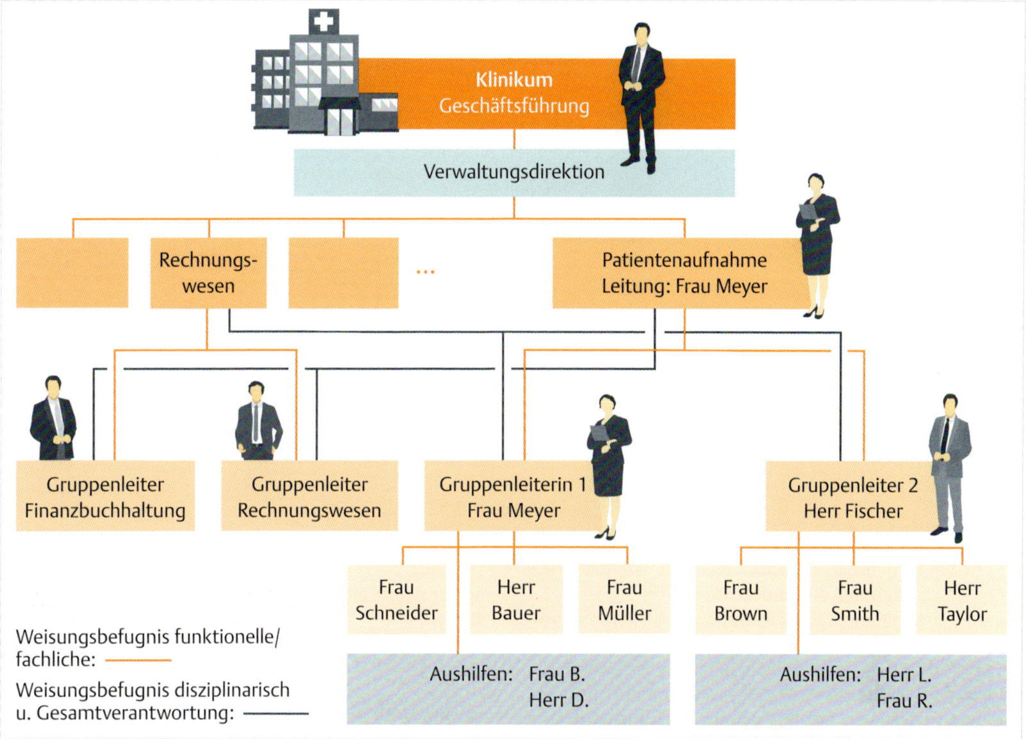

Abb. 1.6 Mehrliniensystem.

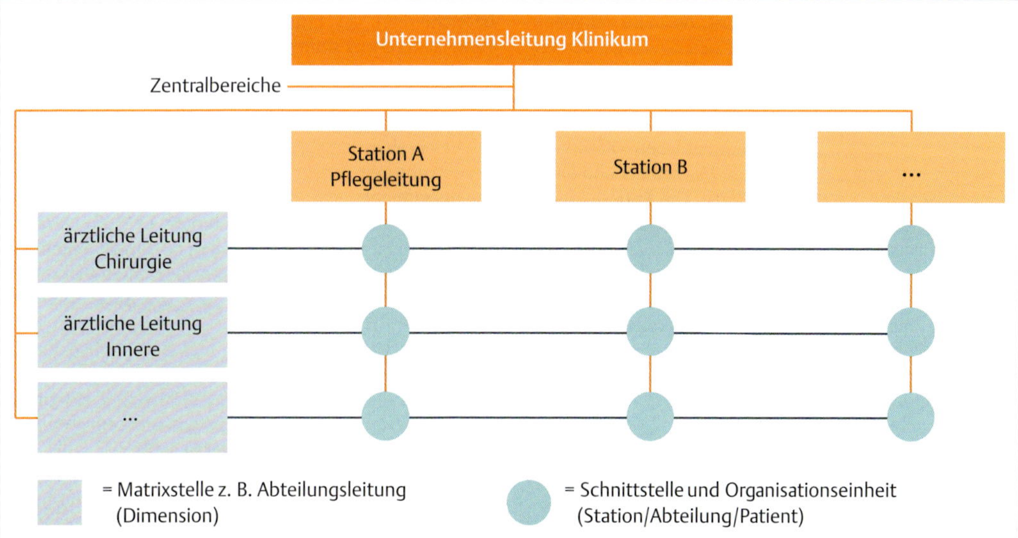

Abb. 1.7 Matrixorganisation.

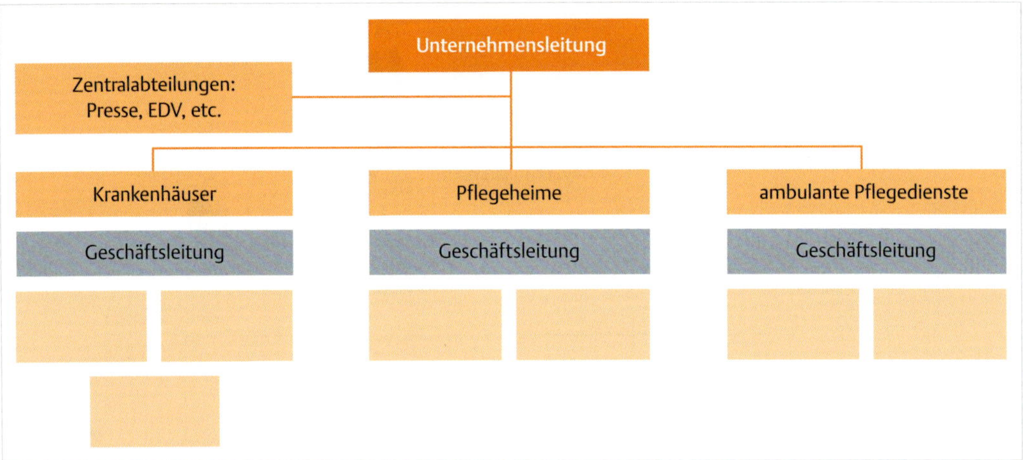

Abb. 1.8 Divisional-/Geschäftsbereichsorganisation.

Kennzeichen dieser Organisationsform ist, dass der Unternehmensleitung die einzelnen Sparten wie eigenständige Unternehmen untergeordnet sind. Hierzu benötigen sie ein hohes Maß an Eigenständigkeit, gepaart mit Verantwortung. Das zeigt sich auch darin, dass die einzelne Divisionsgeschäftsleitung Gewinnverantwortung besitzt und in der Regel erfolgsabhängig entlohnt wird. Der übertragenen Verantwortung können die einzelnen Leitungen nur gerecht werden, wenn sie die entsprechenden Kompetenzen besitzen.

▶ **Zentralabteilung.** Bestimmte Aufgaben fallen in jeder Division an, sodass zu überlegen ist, ob diese Aufgaben zentral abzuarbeiten sind. Es stellt sich die Frage, ob beispielsweise für den Bereich Öffentlichkeitsarbeit und Marketing nicht die Bildung einer Zentralabteilung sinnvoller ist. Vorteile einer Zentralabteilung sind beispielsweise die Sicherstellung einer einheitlichen Öffentlichkeitsarbeit bzw. eines einheitlichen Marketings und eines Ansprechpartners z.B. für die Presse. Die Entscheidung, welche Aufgaben bei der Unternehmensleitung als Zentralabteilungen angesiedelt werden, ist Aufgabe der Unternehmensleitung nach Rücksprache mit den einzelnen Divisionen.

Generell bieten sich die folgenden Bereiche für eine Zentralabteilung an:
- EDV
- Einkauf
- Forschung und Entwicklung
- strategische Planung
- Marktforschung
- Marketing
- Presse

Speziell im Gesundheitsbereich kommen infrage:
- Fahrdienste
- Küche
- Wäscherei
- Technik
- Zentrallager etc.

> M!
> ### Merke
> Aufgaben, die das Tagesgeschäft betreffen, sollten immer in der Division/Sparte vor Ort bleiben, wie beispielsweise die Einstellung von Personal im Pflegebereich.

Besitzt ein Unternehmen unterschiedliche Geschäftsbereiche evtl. an unterschiedlichen Standorten, dann kann es durchaus sinnvoll sein, diesen eine weitestgehende Eigenständigkeit einzuräumen und nur noch bestimmte Aufgabenbereiche zentral bei der Unternehmensleitung anzusiedeln. Die Organisation des einzelnen Geschäftsbereichs kann den bereits vorgestellten Organisationsstrukturen entsprechen. Sofern die einzelnen Geschäftsbereiche untereinander Leistungen austauschen, ergibt sich das Problem der internen Leistungsverrechnung. Eine Lösung wäre, dass die Leistungen gegenüber den nachfragenden Einheiten so abgerechnet werden, als wäre es ein externer Kunde. Auch die Abrechnung zu Selbstkosten ist denkbar. Inwieweit die einzelnen Divisionen/Geschäftsbereiche als rechtlich selbstständige Unternehmen fungieren bzw. die wirtschaftliche Selbstständigkeit erhalten bleibt, liegt im Ermessen der Unternehmensleitung und ist abhängig von der verfolgten Strategie. Ein Patentrezept gibt es hierzu nicht.

▶ **Vorteil.** Aufgrund der weitgehenden Kompetenzen der einzelnen Geschäftsbereichsleitungen sind diese hoch motiviert. Dabei ist darauf zu achten, dass ein entsprechend erwirtschafteter Gewinn auch in akzeptabler Höhe bei der Division verbleibt. Divisionen können Entscheidungen teilweise besser treffen, da sie ihre Region/Kundschaft kennen.

▸ **Nachteil.** Aufgrund der hohen Autonomie kann es passieren, dass einige Geschäftsbereiche diese zu ihren Gunsten ausnutzen oder gar missbrauchen. Zu hohe Gewinnabführung an die Konzernmutter führen zudem zu Konflikten bzw. Enttäuschungen. Die angesprochenen Nachteile lassen sich begrenzen, wenn die Leitungen der einzelnen Geschäftsbereiche auch die Unternehmensleitung bilden oder aber die Divisionsleitungen vorher entsprechende Aufgaben in der Unternehmensleitung wahrgenommen haben. Darüber hinaus benötigt die Unternehmensleitung ein Kontrollsystem, um nicht die „Fäden aus der Hand" zu geben.

1.3 Ergänzende Leitungssysteme

Im Zeitalter der Dienstleistungsgesellschaft und der sich daraus ergebenden neuen Geschäftsmodelle müssen die klassischen Organisationsstrukturen durch ergänzende Leitungssysteme erweitert werden. Viele neue Geschäftsideen oder Problemlösungen werden nicht durch Abteilungen, sondern in Form von Projekten erarbeitet. Die ergänzenden Leitungssysteme stellen Möglichkeiten dar, Innovationen in einem Unternehmen zu erzeugen. Ohne sie besteht die Gefahr, dass das Unternehmen stehen bleibt und von der Konkurrenz überholt wird. Sie könnten einen wesentlichen Beitrag leisten, die Zufriedenheit der Mitarbeiter und das Betriebsklima sowie die Wettbewerbsfähigkeit des Unternehmens zu steigern.

Die organisatorischen Ergänzungsstrukturen haben die Aufgabe, Veränderungen im Unternehmen anzuregen bzw. durchzuführen. Lediglich durch den Formalisierungsgrad unterscheiden sich die vorgestellten Ergänzungsstrukturen. So ist dieser in einem Projekt wesentlich höher (Budgetplan, Aufgabenstellung, Teilnehmer) als beispielsweise im Qualitätszirkel, der in erster Linie auf freiwillige Mitarbeit abzielt.

1.3.1 Projektmanagement

Um schneller auf mögliche Probleme oder Umweltveränderungen reagieren zu können, besteht die Möglichkeit, die vorhandene Organisationsstruktur durch besondere Stellen zu ergänzen. Von Bedeutung ist das Projektmanagement.

Definition

Bei einem **Projekt** handelt es sich um eine konkrete, terminlich fixierte Aufgabe.

Der **Projektmanager** wird durch den Abteilungsleiter bzw. die Unternehmensleitung ernannt. Die Sonderaufgaben in Form eines Projektes sind regelmäßig während des Tagesgeschäfts zu erledigen. Der Projektverantwortliche muss sich die benötigten Informationen von den Abteilungen besorgen und ist ihnen gegenüber nicht weisungsberechtigt. Inwieweit er Unterstützung durch andere Mitarbeiter erhält, ist vom Projektumfang abhängig.

▸ **Vorteil.** Überschaubare Aufgaben lassen sich schnell und unbürokratisch erledigen.

▸ **Nachteil.** Da das Projekt neben der eigentlichen Arbeit zu erledigen ist, kann der Mitarbeiter schnell überlastet und demotiviert werden. Fehlt ihm die Unterstützung durch die Abteilungen, kann das Projekt ins Stocken geraten, was zu weiteren Frustrationen beim Mitarbeiter führen kann.

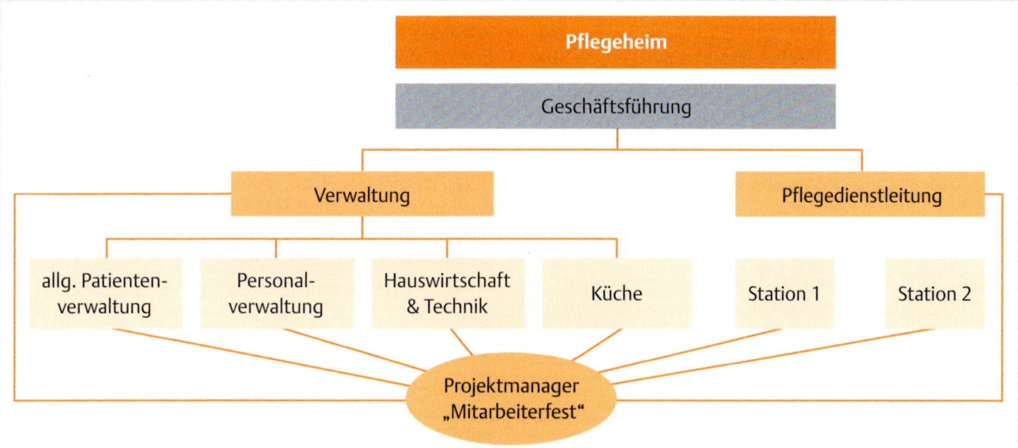

Abb. 1.9 Einfluss-Projektmanagement.

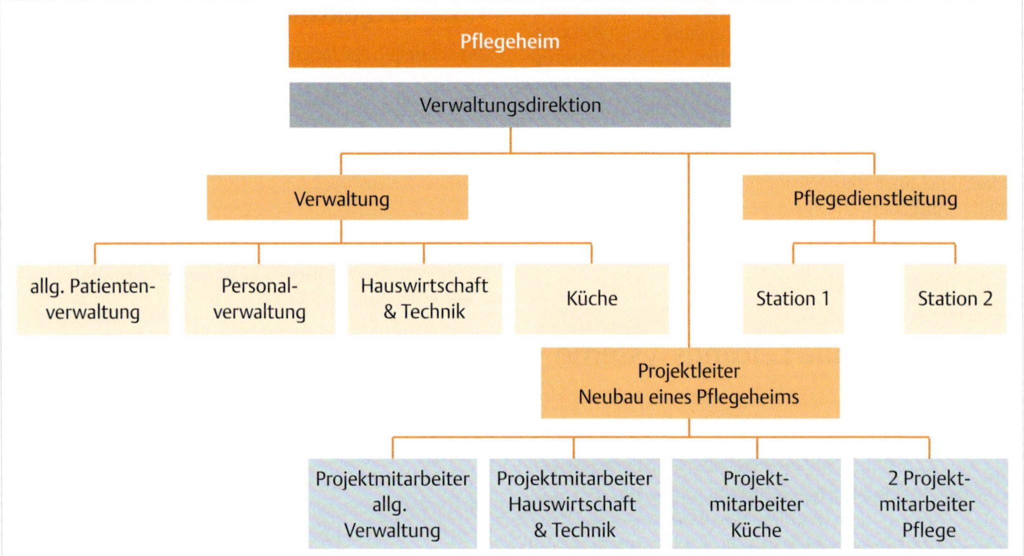

Abb. 1.10 Reines Projektmanagement.

Einfluss-Projektmanagement

Bei überschaubaren Projekten, die einen geringen Komplexitätsgrad aufweisen, besteht die Hauptaufgabe des Projektmanagers in der Planung, Überwachung und Steuerung (▸ Abb. 1.9). Für die Steuerung benötigt er die Unterstützung der einzelnen Instanzen. Dem Projektmanager werden keine Entscheidungskompetenzen übertragen. Allerdings besitzt er ein Beratungs- und Informationsrecht. Er kann lediglich auf die Einhaltung vereinbarter Termine drängen, Vereinbarungen mit den Instanzen schließen und somit auf die Fortschreitung des Projektes Einfluss nehmen. Aufgrund der fehlenden Anordnungs- und Entscheidungskompetenzen wird diese Art des Projektmanagements als Einfluss-Projektmanagement bezeichnet.

▸ **Vorteil.** Projektleiter/-manager können Erfahrungen sammeln und sich dadurch für andere Positionen empfehlen. Reines Projektmanagement verursacht keine wesentlichen Veränderungen an der bestehenden Organisationsstruktur.

▸ **Nachteil.** Der Projektleiter benötigt Überzeugungs- und Durchsetzungsfähigkeit bzw. eine hohe Frustrationstoleranz, wenn die Instanzen nicht mitziehen. Außerdem besteht die Gefahr, dass Projektmanager demotiviert und zwischen den Instanzen zerrieben werden.

Reines Projektmanagement

Bei großen und komplexen Projekten wird das vom Projektmanager benötigte Personal aus den einzelnen Linien abgeordnet und ihm für die Dauer des Projekts direkt unterstellt (▸ Abb. 1.10). Der Projektleiter besitzt Anordnungs- und Weisungskompetenz und trägt die Verantwortung für das gesamte Projekt. Das reine Projektmanagement wird auch als **„Linienorganisation auf Zeit“** bezeichnet.

▸ **Vorteil.** Die Projektmitarbeiter können die notwendigen Projektarbeiten ungestört von ihrem Tagesgeschäft erledigen, da sie von diesen während der Projektzeit freigestellt sind. Der Projektleiter kann seine Arbeiten unabhängig von den einzelnen Instanzen erledigen und kommt mit diesen nicht in Konflikt.

▸ **Nachteil.** Häufig orientieren sich die dem Projektleiter unterstellten Mittel am Maximalbedarf. In der Realität wird dieser nur selten während des gesamten Projektes benötigt, was somit Effizienzverlust bedeuten kann. Auch besteht die Gefahr, dass Ressourcen, die nur fallweise benötigt werden, bei Bedarf nicht zur Verfügung stehen.

1.3.2 Profitcenter

Eine weitere Option, mehr ökonomische Verantwortung an die Abteilungen abzugeben, ist, bestimmte Bereiche als Profitcenter zu organisieren und zu führen (▸ Abb. 1.11). Bei einem Profitcenter handelt es sich umgangssprachlich um ein „Unternehmen im Unternehmen“, d. h. eine Abtei-

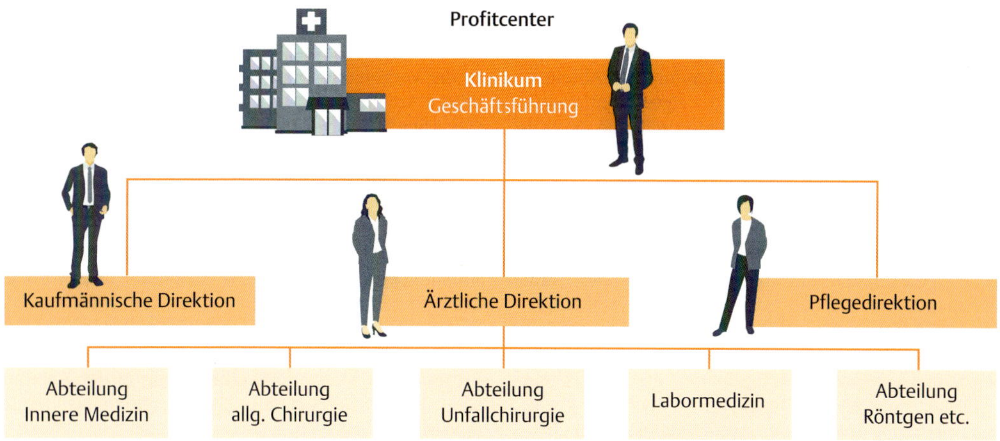

Chefärzte erhalten Verantwortung sowie Entscheidungs- und Weisungskompetenzen in Bezug auf das:

- Budget- und Ergebnis
- Entwickeln eigener Strategien und Ziele
- Entscheiden über die Verwendung des erzielten Gewinns usw.

Inwieweit einzelne Verwaltungsaufgaben durch das Profitcenter selbst wahrgenommen oder aber durch die der kaufmännischen Direktion unterstellten Verwaltung durchgeführt werden, ist im konkreten Einzelfall zu entscheiden.

Die medizinische Verantwortung sowie Entscheidungs- und Verantwortungskompetenz liegt immer bei den Abteilungsleitungen!

Abb. 1.11 Profitcenter.

lung. Sie muss ihre Dienstleistungen in eigener Verantwortung am Markt absetzen und gleichzeitig darauf achten, dass die entstandenen Kosten gedeckt sind. Die Abteilung (Profitcenter) muss sich selbst tragen. Dafür benötigt der Profitcenter-Leiter die entsprechende Kompetenz in Bezug auf Entscheidungs- und Weisungsrechte. Weiterhin muss er über das entsprechende betriebswirtschaftliche Know-how verfügen. Nur wenn die Abteilungsleitung über relevante Kennzahlen informiert ist, kann sie die notwendigen Maßnahmen veranlassen. Bei produzierenden Unternehmen ist es schwierig, überhaupt Abteilungen zu finden, die sich als Profitcenter organisieren lassen, da der Absatz ihrer Produkte durch die entsprechende Vertriebsabteilung erfolgt.

Im Gesundheitsbereich ist dieses Problem wesentlich geringer. So besteht eine Klinik aus unterschiedlichen Bereichen wie z. B. Abteilung für innere Medizin, allgemeine Chirurgie oder Unfallchirurgie. Für jede erbrachte Leistung erhält das Krankenhaus ein Entgelt. Genauso wäre es denkbar, dass die Abteilung selbst die erstellte Dienstleistung abrechnet bzw. die Abrechnung bei der Verwaltung in Auftrag gibt.

Da die einzelnen Klinikabteilungen regelmäßig auf die Dienstleistungen anderer Abteilungen wie Labor oder Physiotherapie angewiesen sind, ist zu überlegen, wie deren Leistungen innerbetrieblich abzurechnen sind. Die innerbetriebliche Leistungsverrechnung könnte zum Selbstkostenpreis oder zu Marktpreis erfolgen.

▸ **Selbstkostenpreis.** Er ergibt sich durch die angefallenen Kosten in Form von Einzel- und Gemeinkosten. Nachteilig wirkt sich hier aus, dass die so entlohnten Abteilungen – sofern sie nur Dienstleister für andere Klinikbereiche sind – keinen Gewinn erwirtschaften können, was zu entsprechender Demotivation bei den Mitarbeitern führen kann.

▸ **Marktpreis.** Er setzt sich aus den Selbstkosten sowie einem Gewinnzuschlag zusammen, der auch die mögliche Konkurrenzsituation in Betracht zieht. Das Entgelt für Krankenhausleistungen wird durch die Gebührenordnung für Ärzte (GOÄ), den Einheitlichen Bewertungsmaßstab (EBM) bzw. bei stationärer Patientenaufnahme mittels DRG (Diagnosis Related Groups) ermittelt. Da die DRG ein Pauschalbetrag ist, muss überlegt werden, ob die anderen Abteilungen ihre Leistungen gegenüber der Hauptabteilung auf der Grundlage von GOÄ bzw. EBM abrechnen dürfen oder ob gar ein theoretischer Preis durch die Leitung vorgegeben wird.

Für die Unternehmensleitung bedeutet die Einrichtung von Profitcentern einen Verlust an Autonomie gegenüber den Abteilungen. Gleichzeitig muss sie das Erreichen der Unternehmensziele sicherstellen. Für die Unternehmensleitung bleiben wie bei einem divisional organisierten Unternehmen bestimmte zentrale Aufgabenbereiche. Inwieweit bestimmte Aufgaben aus dem Verwaltungsbereich an die einzelnen Profitcenter abgegeben werden sollen, ist fallweise zu entscheiden. Dem einzelnen Profitcenter könnten betriebswirtschaftliche Aufgaben übertragen werden. **Beispiel**: Abrechnung der erbrachten Leistungen mit den Kassen sowie mit den internen Abteilungen, Strategie und Zielbildung für das eigene Profitcenter, selbstständiger Einkauf, sofern nicht durch eine Zentralabteilung möglich, Durchführung der Kosten- und Leistungsrechnung, Controlling.

Um die dargestellten Aufgaben im Profitcenter zu erledigen, sind qualifizierte Mitarbeiter einzustellen. Sie erstellen für die verantwortliche Leitung (Chefärztin/-arzt) die entsprechenden Informationen und bereiten Entscheidungen vor. Ob die Profitcenter-Leitung alleinverantwortlich entscheidet oder durch kaufmännisches Personal bzw. mit der Unternehmensleitung eine Entscheidung trifft, ist individuell zu regeln. Genauso ist zu regeln, in welcher Höhe ein erwirtschafteter Gewinn im Profitcenter verbleibt bzw. an die Unternehmensleitung abzuführen ist. Aufgrund der hohen Eigenverantwortung ist zu überlegen, welche Entscheidungskompetenzen den Abteilungsverantwortlichen bzw. qualifizierten Mitarbeitern mit welchen rechtlichen Vollmachten zu übertragen sind.

▸ **Vorteil.** Die Profitcenter sind für ihren Erfolg selbst verantwortlich und lernen, unternehmerisch zu handeln. Die Unternehmensleitung wird entlastet und kann sich um strategische Belange kümmern. Die Mitarbeiter werden motiviert und identifizieren sich eher mit ihrer Abteilung und ihrer Arbeit.

▸ **Nachteil.** Abteilungsbereiche, die aufgrund bestimmter Behandlungsverfahren defizitär arbeiten, geraten in Konflikt mit anderen Abteilungen. Abteilungen, die Gewinne erwirtschaften, verweigern sich möglichen Querfinanzierungen.

1.3.3 Qualitätszirkel

Definition

Ein **Qualitätszirkel** stellt einen freiwilligen Zusammenschluss von Mitarbeitern einer oder mehrerer Abteilungen dar.

Die Idee ist, dass der ausführende Mitarbeiter der eigentliche Experte für seine Tätigkeit ist. Somit hat dieser in der Regel die meiste Erfahrung. Durch die Einführung von Qualitätszirkeln kann dieses Expertenwissen durch das Unternehmen genutzt werden, indem den interessierten Mitarbeitern eine Anlaufstelle geboten wird, wo sie ihre Vorschläge zur Verbesserung von betrieblichen Problemen einreichen können. Die Mitglieder des Qualitätszirkels treffen sich in regelmäßigen Abständen, z. B. alle 4 Wochen. Ein Teammitglied übernimmt die Leitung und Moderation der Sitzung. Vorgesetzte sollten grundsätzlich nicht die Moderatorenrolle übernehmen, da sonst die Hierarchie im Qualitätszirkel zum Tragen kommen kann. Ist der Vorgesetzte Mitglied im Qualitätszirkel, dann wird dessen Arbeit auch wesentlich besser von ihm akzeptiert. Die Mitarbeiter versuchen, für aufgetretene Probleme Lösungsvorschläge zu erarbeiten oder beraten über die eingereichten Vorschläge. Die Vorgesetzten (Abteilungsleitung und/oder Unternehmensleitung) entscheiden, ob die erarbeiteten Vorschläge zur Umsetzung freigegeben werden. Mitarbeiter, die Vorschläge eingereicht haben, sollten über die Annahme bzw. Ablehnung ihres Vorschlages eine zeitnahe Rückmeldung erhalten. Qualitätszirkel finden während der normalen Arbeitszeit statt. Die Etablierung von Qualitätszirkeln kann ein erster Schritt zur Prozess- und Motivationsverbesserung in der Abteilung sein. Qualitätszirkel lassen sich auch abteilungsübergreifend bilden.

1.3.4 Betriebliches Vorschlagswesen

Das betriebliche Vorschlagswesen (BVW) hat die Aufgabe, Mitarbeitervorschläge zu sammeln, zu bewerten und diese, sofern praktikabel, umzusetzen. In erster Linie geht es um die Verbesserung im kaufmännischen und technischen Bereich eines Unternehmens mit dem Ziel der Steigerung der Effizienz bzw. Kostenreduktion für das gesamte Unternehmen bzw. großer Teilbereiche. Somit geht es über die Arbeit eines Qualitätszirkels weit hinaus. Bei technischen Verbesserungen muss das Unternehmen das Arbeitnehmererfindungsgesetz beachten.

Das BVW lässt sich **zentral** oder **dezentral** organisieren. So kann im Unternehmen ein Ansprechpartner ernannt werden, der die Vorschläge zentral sammelt. Diese sollten in regelmäßigen Abständen durch einen Ausschuss für das betriebliche Vorschlagswesen in Bezug auf ihre Umsetzbarkeit bewertet werden. Bei dieser Variante besteht die Gefahr, dass sie bürokratischer und kostenintensiver sein kann. Möglich ist aber auch, die dezentrale Version, d. h. auf Abteilungsebene werden die Vorschläge gesammelt und durch die Mitarbeiter des BVW-Ausschusses begutachtet. Die Leitung des Ausschusses wird durch die Mitglieder eigenverantwortlich organisiert. Bewertet werden die Vorschläge des Ausschusses durch den Vorgesetzten der Abteilung oder aber durch die Geschäftsführung des Unternehmens. Sind die Vorschläge praktikabel, dann erfolgt deren Umsetzung nach Freigabe durch die Abteilungsleitung oder die Geschäftsführung des Unternehmens.

▸ **Vorteil**
- Motivation der Mitarbeiter
- Steigerung der Arbeitszufriedenheit
- Nutzung des Mitarbeiterpotenzials
- fördert die Zusammenarbeit der Mitarbeiter
- hilft dem Unternehmen, Kosten zu sparen
- kann die Qualität im Unternehmen steigern

▶ **Nachteil**
- Misstrauen der Mitarbeiter, dass die Vorschläge nicht ernst genommen werden
- Angst, dass sich nicht übernommene Vorschläge negativ auf die Karriere auswirken können
- Enttäuschung und Frustration, wenn Vorschläge nicht umsetzbar sind

Die Nachteile lassen sich beherrschen, wenn gut kommuniziert wird, weshalb die Umsetzung scheitert. Genauso wichtig ist die Honorierung von realisierbaren Vorschlägen. Als Gegenleistung prämiert das Unternehmen diese Vorschläge. Sinnvoll ist es, wenn vorab ein transparentes Prämiensystem durch die Unternehmensleitung den Arbeitnehmern mitgeteilt wurde. **Beispiel:** Zeitungsartikel Wochenblatt Schwandorf (https://www.wochenblatt.de/news-stream/schwandorf/artikel/17813/auszeichnung-fuer-verbesserungsvorschlaege-am-krankenhaus-st-barbara).

1.4 Outsourcing von Dienstleistungen

Um Kosten zu sparen, sind viele Unternehmen bereit, bestimmte Aufgaben nicht mehr durch eigenes Personal durchführen zu lassen. Sie bedienen sich Unternehmen, die sich auf diese Dienstleistungsart spezialisiert haben bzw. die deren Kernkompetenz darstellt. Eine weitere Möglichkeit ist es, dass die auszulagernden Aufgaben durch die Gründung eines eigenen Unternehmens erfolgen kann. Hier spielen u. a. steuerliche und betriebswirtschaftlich-strategische Aspekte eine wichtige Rolle (▶ Abb. 1.12).

Die Gründung kann durchaus mit anderen Anbietern gemeinsam erfolgen, wie z. B. einem Einkaufsverbund bzw. einer Einkaufskooperation (S. 94). Hierdurch werden Kosten eingespart und Marktmacht aufgebaut, die beispielsweise zum Aushandeln der Konditionen benötigt wird. Eine andere Überlegung könnte die Gründung eines gemeinsamen Lagers sein, um so Lagerkosten zu reduzieren und größere Mengen einkaufen zu können. Ob die Auslagerung der richtige Weg ist, muss jede Gesundheitseinrichtung selbst entscheiden, da einige Unternehmen inzwischen ausgelagerte Bereiche wieder ins Unternehmen zurückholen. So wurde in der Vergangenheit häufig die Küche ausgelagert und an einen Caterer vergeben. Gerade in Gesundheitsunternehmen wie Kliniken oder Pflegeeinrichtungen stellt das Essen eine zentrale Größe („Höhepunkt des Tages") dar. Liefert das Fremdunternehmen hier eine nicht zufriedenstellende Qualität, kann schnell das gesamte Unternehmen einen schlechten Ruf erhalten.

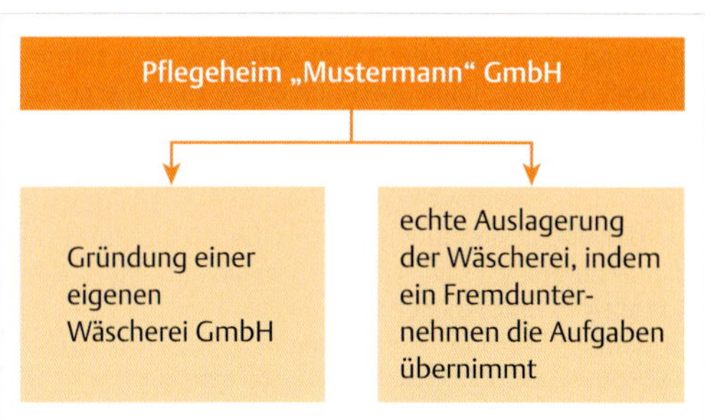

Abb. 1.12 Outsourcing-Möglichkeiten am Beispiel eines Pflegeheims.

Die klassische Sichtweise „alles aus einer Hand" zu erstellen, wird in vielen anderen Branchen nicht mehr geteilt, sie ist der modernen Auffassung gewichen, sich auf die sogenannten Kernkompetenzen zu beschränken. Ausgelöst wurde der Bewusstseinswandel durch das **„Change Management"** welches zum Verlassen eingeschlagener Managementdenkrichtungen aufforderte. Dieses Managementkonzept wiederum ist eng mit dem **„Lean Management"** verbunden, das zu „schlanken" Organisationen aufrief. Die beiden Managementkonzeptionen fallen unter den Oberbegriff Reorganisation. In der Zukunft wird für Gesundheitseinrichtungen noch mit weiteren neuen Organisationsformen zu rechnen sein, da erst in den letzten Jahren aufgrund des steigenden Wettbewerbs verkrustete Strukturen aufgebrochen wurden.

1.5 Ablauforganisation

Neben der Aufbauorganisation ist der Ablauforganisation eine gleich hohe Aufmerksamkeit zu schenken. Bei der Ablauforganisation spricht man heute häufig von **Prozessorganisation**. Gerade in Gesundheitseinrichtungen laufen die Prozesse nicht nacheinander, sondern teilweise parallel ab, was zu Problemen führen kann.

Nicht nur die hierarchische Strukturierung (Über- und Unterordnung) einer Organisation ist wesentlich für den Erfolg eines Unternehmens. Genauso wichtig ist die Organisation der einzelnen Prozesse.

Definition

Als **Prozess** wird in der Organisationwissenschaft eine Aufgabe (Vorgang) bezeichnet, für deren Fertigstellung bestimmte Handlungen (Verrichtungen) notwendig sind.

Die Handlungen stehen in einem sinnvollen (strukturierten) Zusammenhang bzw. sind teilweise voneinander abhängig und erfolgen nur zum Zwecke der Aufgabenerfüllung. Die einzelnen Handlungen sind bezogen auf eine Gesundheitseinrichtung nicht immer steuerbar, z. B. gleichzeitige Aufnahme mehrere Notfälle. Jeder Prozess lässt sich durch festgelegte Eingangs- und Ausgangswerte, Schaffung eines Mehrwertes monetärer oder nicht monetärer Art innerhalb eines festgelegten Zeitintervalls charakterisieren. Grob lässt sich ein Prozess wie in ▶ Abb. 1.13 darstellen.

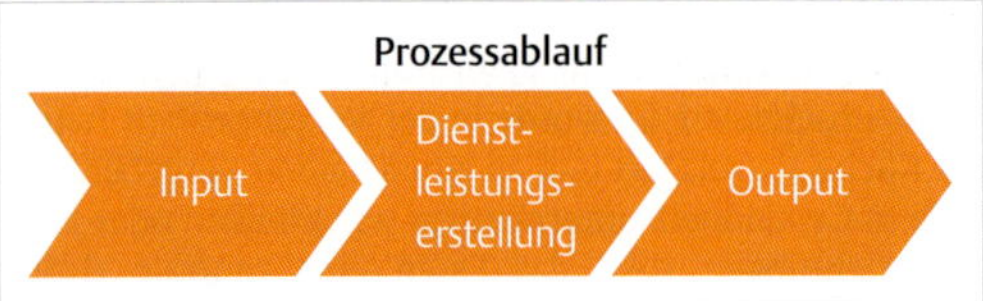

Abb. 1.13 Prozessablauf.

Prozesse lassen sich in Kern- und Beratungs- bzw. Nebenprozesse oder in primäre und sekundäre Prozesse unterscheiden.

Unter einem **Kern- oder Primärprozess** ist ein Prozess zu verstehen, der als Hauptleistung definiert und auch abgerechnet wird. Für die Erbringung eines Kernprozesses sind regelmäßig **Beratungs- und Nebenprozesse oder sekundäre Prozesse** notwendig. Im Krankenhaus sind dies vor allem Laborleistungen oder Diagnoseleistungen weiterer Fachabteilungen. Um einen Kernprozess, also die Hauptleistung, zu erbringen, sind oft viele Arbeitsschritte notwendig, sodass der Hauptprozess häufig in Teilprozesse gegliedert wird. Deutlicher wird es, wenn anstatt von Haupt-, Kern- oder Primärprozessen von Geschäftsprozessen gesprochen wird.

Während Industrieunternehmen Produkte produzieren, bieten Gesundheitseinrichtungen ihren Patienten **Dienstleistungen** an. Kennzeichen einer Dienstleistung ist, dass sie nicht auf Vorrat, sondern aktuell zu erbringen ist. Hierfür muss eine Gesundheitseinrichtung wie eine Klinik die entsprechende materielle und personelle Ausstattung rund um die Uhr bereithalten. Obwohl der Leistungsabruf der einzelnen Dienstleistungen nicht genau planbar ist, lassen sich viele Tätigkeiten relativ sicher planen. Anhand von Untersuchungen ist heute bekannt, dass die ungeplanten Eingriffe in einer Klinik statistisch bei ca. 10 % liegen. Im Umkehrschluss sind 90 % der Eingriffe planbar.

Die Probleme im Rahmen der Ablauforganisation bzw. Prozessorganisation zeigen sich erst, wenn der Ablauf selbst auf Effizienz untersucht wird. So wird erkennbar, dass häufig die sogenannten Schnittstellen zu Problemen führen.

Definition

Als **Schnittstellen** bezeichnet die Organisationslehre, wenn Zu- oder weitere Arbeiten durch andere Stellen erfolgen müssen und hierzu die eigentliche Dienstleistungserstellung unterbrochen werden muss.

1.5.1 Prozessorganisation

In Gesundheitseinrichtungen steht der Patient im Mittelpunkt aller Bemühungen. Die Zufriedenheit des Patienten ist nur möglich, wenn die einzelnen Abteilungen bzw. die von ihnen durchzuführenden Arbeiten ohne Zeitverlust für den Patienten erfolgen und gleichzeitig effizient sind.

Fallbeispiel

Ein Patient sucht das nächstgelegene Krankenhaus auf. Bei einer Freizeitveranstaltung ist er auf den Arm gefallen, sodass er den Verdacht auf eine Unterarmfraktur hat. Nachdem er an der Anmeldung 10 Minuten gewartet hat, werden seine Daten aufgenommen. Danach wird er gebeten, im Wartebereich Platz zu nehmen. Nach weiteren 45 Minuten wird er in den Behandlungsraum gerufen. Dort muss er erneut 30 Minuten warten. Anschließend erfolgt durch einen Arzt die Erstdiagnose, die durch eine Röntgenaufnahme zu sichern ist. Nach weiteren 45 Minuten des Wartens erfolgt die Röntgenuntersuchung. Danach muss der Patient wiederum in den Behandlungsraum. Dazwischen beträgt die Wartezeit noch einmal 30 Minuten. Anschließend kommt es durch den Arzt zur Differenzialdiagnose. Der Patient bekommt nach einer weiteren Wartezeit von 20 Minuten einen Gipsverband. Die Pflegefachkraft entlässt den Patienten mit den Worten: „Das ging doch heute wirklich schnell. So viel Glück im Unglück hat nicht jeder!"

Dieses Beispiel ist stark vereinfacht, spielt sich aber so oder ähnlich tagtäglich in der Realität ab.

Um die Ablaufstruktur zu optimieren, sind die Ziele des Patienten und der Klinik in den Fokus zu rücken. Wichtige **Patientenziele** sind u. a.:

- gute und zügige Behandlung
- Information durch den behandelnden Arzt

Ziele der Klinik könnten sein:

- effiziente Behandlung/Bearbeitung von Patienten/Kundenaufträgen
- zufriedene Patienten

Bei genauerer Betrachtung zeigt sich, dass die Ziele von Patient/Kunden und Klinik nicht weit auseinanderliegen. Bezogen auf das Eingangsbeispiel ist zu überlegen, wo die Probleme in der Klinik liegen, die Patientenzufriedenheit und Effizienz verhindern. Analysiert man den beschriebenen Fall, dann werden die hohen Leerlaufzeiten deutlich. Bezogen auf das Zeitintervall kann die Leitung vorgeben, dass der Patient innerhalb von 90 Minuten, von der Aufnahme an gerechnet, wieder zu entlassen oder stationär aufzunehmen ist. Selbst wenn im Alltag unvorhergesehene Dinge dazwischen kommen, lassen sich durch eine planvolle Prozessorganisation viele Leerlaufzeiten und damit Unzufriedenheit vermeiden.

In der Praxis sind in einer Gesundheitseinrichtung alle Abläufe zu analysieren. Jeder Prozess ist auf die 3 **Komponenten** zu untersuchen:

1. Qualität
2. Kosten
3. Zeit

Jedes Krankenhaus sowie jede Gesundheitseinrichtung besitzt seit seiner Gründung ein Informationssystem in Form der Dokumentation. Wird heute von einem **Krankenhausinformationssystem (KIS)** gesprochen, dann wird stillschweigend von einem EDV-gestützten System ausgegangen. In diesem System werden alle notwendigen Informationen bzw. Daten über den Patienten erfasst und den an der Behandlung des Patienten Beteiligten wiederum zur Verfügung gestellt. Es handelt sich somit um die zentrale Patientendatenbank, die sämtliche patientenbezogenen Informationen über ihn enthält. Unterschiedliche Anwender können jederzeit parallel Informationen abfragen oder eingeben. Das KIS ist dabei nicht als reine EDV-Lösung zu verstehen. So weit die Vision. Die Realität ist davon noch ein Stück entfernt. So gibt es immer noch das Problem, dass auf den Stationen die Krankenakte der Patienten händisch geführt werden oder aber ein EDV-System Verwendung findet, welches nicht am zentralen Rechner angeschlossen ist. Folgt man der Vision, dann kann KIS vielfältige Aufgaben übernehmen. Allerdings geht dieses System nicht so weit, dass es die parallel laufenden Prozesse beschleunigt.

1.5.2 Workflow-Management

Eine Weiterentwicklung des KIS stellt das Workflow-Management dar. Hierbei handelt es sich um ein erweitertes rechnergestütztes Krankenhausinformationssystem, bei dem auch die **Dringlichkeit** von Arbeitsprozessen Berücksichtigung findet (▶ Abb. 1.14). Die an der Behandlung des Patienten beteiligten Personen erhalten durch das System die benötigten Informationen passgenau, sodass die anstehenden, teilweise parallel durchzuführenden Arbeiten effizient zu erledigen sind. Das System leitet die notwendigen Aufträge und Informationen an die im Behandlungsablauf vorgesehenen Stellen weiter. Gleichzeitig überwacht es, ob die weitergegebenen Aufträge

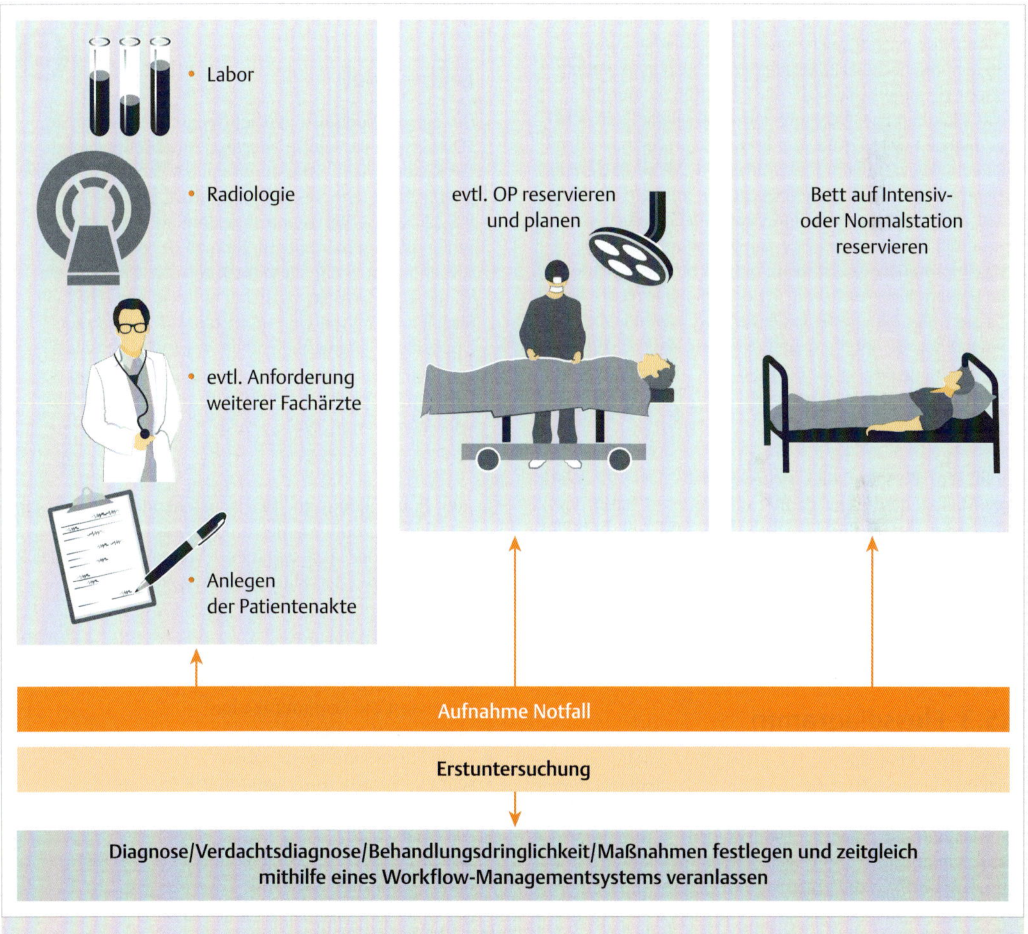

Abb. 1.14 Stark vereinfachter Work-Flow: Notfallaufnahme.

entsprechend ihrer Dringlichkeit abgearbeitet wurden. Bei Verzögerungen wird der Mitarbeiter erinnert, sodass Arbeitsaufgaben nicht verloren gehen können. Für die Mitarbeiter ergibt sich der Nachteil, dass sie hierdurch nahezu lückenlos zu überwachen sind. Als Vorteil ist anzusehen, dass sich die Bearbeitungs-, Durchlauf- sowie die Wartezeiten verkürzen lassen, was somit zu Kostenreduzierung sowie Qualitätsverbesserung führt. Damit das Workflow-Management Erfolg hat, ist bei den Mitarbeitern und den Vorgesetzten Überzeugungsarbeit zu leisten, da das System Freiräume aufdeckt. Gleichzeitig muss gewährleistet sein, dass Verantwortliche das System überwachen und mit Anordnungs- und Entscheidungsbefugnissen gegenüber den Mitarbeitern in den betroffenen Bereichen versehen sind, um Probleme beheben zu können.

Fallbeispiel B

Mehrere Patienten werden in der zentralen Notaufnahme an einem Sonntagvormittag aufgenommen. In der Notaufnahme werden sie zügig innerhalb von 30 Minuten nacheinander untersucht. Keiner der Patienten ist besonders dringlich. Alle Patienten benötigen eine radiologische Untersuchung. In der Radiologie geht es dagegen nicht weiter. Gut lesbar ist am Leitstand der Radiologie ein Schild mit der Aufschrift „Versorge gerade einen Notfall". Nach über einer Stunde merkt in der Notaufnahme ein Mitarbeiter, dass von den untersuchten Patienten immer noch keiner zurückgekommen ist. Das Informationssystem zeigt, dass sämtliche Patienten im Verzug sind, gleichzeitig in der Radiologie nichts passiert. Der Mitarbeiter in der Ambulanz geht in die entsprechende Abteilung und stellt fest, dass die zuständigen Mitarbeiter seit einer Stunde beim Frühstücken sind.

An diesem Beispiel zeigt sich deutlich, dass ein Workflow-Management nur dann funktionieren kann, wenn Mitarbeiter das System überwachen und mit bereichsübergreifender Anordnungskompetenz ausgestattet sind. Gleichzeitig wird aber auch deutlich, dass jedes System zum Scheitern verurteilt ist, wenn es von den Mitarbeitern nicht akzeptiert wird und diese nicht von den Vorteilen überzeugt sind.

1.5.3 Flussdiagramm

Neben der Organisationsgestaltung im Großen, ist diese auch im Kleinen nötig und möglich. Als Hilfsmittel dienen hier beispielsweise Flussdiagramme, auch Blockplan oder Datenablaufplan genannt. Ursprünglich kommt die Idee einer Aufgabe und ihrer Bearbeitung aus der EDV. Das Flussdiagramm ist die grafische Darstellung in Form einer EDV-Programmlösung. Es ist in der DIN 66001 normiert. Mit Hilfe von grafischen Symbolen kann der Anwender sofort erkennen, auf was er zu achten hat, wo Entscheidungen zu treffen sind etc. Der Vorteil des Flussdiagramms liegt darin, dass schriftliche Anordnungen verständlich und übersichtlich sowie strukturiert dargestellt werden. **Beispiel** Auftragsbearbeitung in einem Sanitätsgeschäft.

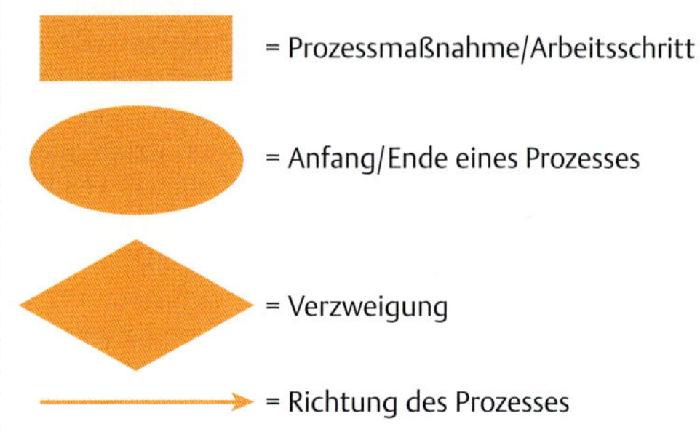

Abb. 1.15 Flussidagramm-Symbole nach DIN 66001.

Fallbeispiel B

Der eingehende Auftrag eines Neukunden wird in das EDV-System als Auftrag angelegt. Anschließend wird der Kunde mittels Schufa-Anfrage auf Zahlungsfähigkeit überprüft. Sofern dies nicht der Fall ist, wird die Auftragsannahme/Bestellung abgelehnt. Ist der Kunde zahlungsfähig, ist zu überprüfen, ob die Ware im Lager vorhanden ist. Sollte diese nicht vorrätig sein, wird die Ware beim Hersteller bestellt und der Kunde erhält eine Mitteilung/Information. Ansonsten wird Auftrag zur Disposition freigegeben und die Ware wird innerhalb des folgenden Tages ausgeliefert. Mit Auslieferung der Ware erfolgt eine automatische Rechnungsausstellung und Versendung dieser.

In der Praxis kommen die nachstehenden (▸ Abb. 1.15) grafischen Symbole häufig zum Einsatz.

Anschaulicher lässt sich dieser Vorgang anhand des folgenden (▸ Abb. 1.16) Flussdiagramms darstellen.

▸ **Vorteil**
- Anschaulichkeit, bei überschaubaren Aufgaben/Prozessen
- verbessert die Kommunikation
- klare Vorgehensweise
- klare Entscheidungsvorgaben
- schnelle Einarbeitung von Mitarbeitern möglich

▸ **Nachteil**
- unübersichtlich bei langen Aufgaben/Prozessen
- hoher grafischer Aufwand
- Dynamik von Prozessen wird ausgeblendet

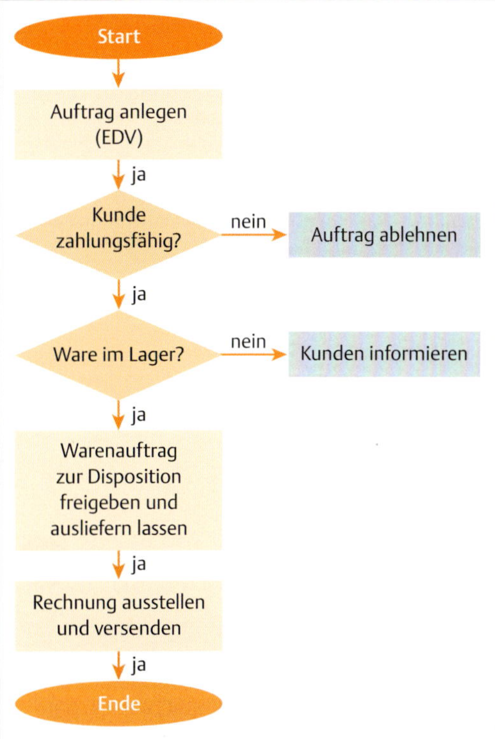

Abb. 1.16 Flussdiagramm: Bearbeitung einer Bestellung (nach DIN 66001).

1.6 Vollmachten

Im tagtäglichen Geschäft können Mitarbeiter für das Unternehmen nur handeln, wenn sie mit entsprechenden Vollmachten ausgestattet sind, die sie zur Vornahme bestimmter Geschäfte legitimieren. Die häufigsten Vollmachten sind die Handlungsvollmacht und die Prokura, die in verschiedenen Formen vorkommen. Die Vollmachten im Rahmen eines kaufmännischen Betriebes werden im Handelsgesetzbuch geregelt (§ 49 ff. HGB).

1.6.1 Handlungsvollmacht

Definition

Bei einer **Handlungsvollmacht** handelt es sich um eine begrenzte geschäftliche Vertretungsvollmacht, die nicht Prokura ist. Sie wird häufig als „kleine Schwester" der Prokura bezeichnet (§ 54 H613).

Die Handlungsvollmacht ermöglicht dem Mitarbeiter die Vornahme von Rechtsgeschäften und kommt in folgenden Formen vor:

Einzelvollmacht:
Sie berechtigt den Bevollmächtigten zur Vornahme eines einzelnen Rechtsgeschäftes, z. B. den Einkauf von neuen Betten für die Abteilung.

Artvollmacht:
Sie erlaubt dem Inhaber der Vollmacht die Vornahme bestimmter wiederkehrender Rechtsgeschäfte, z. B. ist ein Mitarbeiter im Mahnwesen berechtigt, regelmäßig das gerichtliche Mahnverfahren bzw. Klagen bei Gericht einzureichen.

Gesamtvollmacht:
Der Bevollmächtigte ist zur Vornahme aller gewöhnlichen Rechtshandlungen berechtigt, die in der Branche üblich sind. Mithilfe von **Sondervollmachten** ist sie erweiterbar, z. B. ist der Personalleiter bevollmächtigt zur Einstellung und Gehaltshöherstufung von Mitarbeitern, zu Abmahnungen oder Kündigungen.

1.6.2 Prokura

Die Prokura ermöglicht die Vornahme von gewöhnlichen und außergewöhnlichen Rechtsgeschäften. Durch Sondervollmachten (ausdrückliche und zusätzliche Erklärung des Vollmachtgebers) ist auch sie erweiterbar. Nach außen ist die Prokura nicht einzuschränken. Die Erteilung einer Prokura ist vom Inhaber eines Unternehmens ins Handelsregister eintragen zu lassen bzw. muss von ihm hierzu angemeldet werden (§ 53 HGB). Wirksam ist sie aber schon vor der Eintragung, da der Prokura-Eintrag im Handelsregister nur deklaratorischer (erklärender) Natur ist. Die Prokura kommt in den folgenden Formen vor:

Einzelprokura:
Der Bevollmächtigte (= Prokurist) ist berechtigt, das Unternehmen allein zu vertreten.

Gesamtprokura:
Hier dürfen die Prokuristen nur zusammen das Unternehmen vertreten.

Im Einzelnen dürfen Inhaber einer Gesamtvollmacht bzw. einer Prokura die in ▶ Tab. 1.1 aufgeführten Handlungen vornehmen.

Die folgenden Handlungen darf weder ein Prokurist noch eine Person, die mit einer Gesamtvollmacht ausgestattet ist, wahrnehmen:

- Bilanz unterschreiben
- neue Gesellschafter aufnehmen
- Handelsregistereintragungen beantragen
- Prokura-Erteilung
- Insolvenz beantragen oder Konkurs anmelden

Die beschriebenen Vollmachten sind immer an die einzelne Person gebunden und können nicht an untergeordnete Mitarbeiter übertragen werden. Prokuristen unterzeichnen Dokumente immer mit dem Zusatz **„ppa."** (per procura).

Durch Kündigung erlischt die Vollmacht. Die Löschung der Prokura ist beim Handelsregister zu beantragen. Grundsätzlich ist jede Vollmacht jederzeit widerrufbar und lässt sich jederzeit aufheben. Allerdings ist zu beachten, dass eine Prokura erst dann nach außen hin als bekannt betrachtet wird, wenn sie im Handelsregister gelöscht wurde oder der andere Geschäftspartner von der Löschung Kenntnis hatte.

Tab. 1.1 Erlaubte Handlungen für Inhaber einer Handlungs- bzw. Sondervollmacht oder Prokura.

Handlungen	Handlungsvollmacht	Prokura	Sondervollmacht
Ein- und Verkauf	x	x	–
Einstellungen und Kündigungen	x	x	–
außergerichtliches Mahnverfahren durchführen	x	x	–
Zahlungen leisten und entgegennehmen	x	x	–
außergewöhnliche Rechtsgeschäfte z. B. Kreditaufnahme	–	x	–
Klagen bzw. Prozesse durchführen	–	x	–
Grundstücks-/Immobilienkauf	–	x	–
Grundstücks-/Immobilienbelastung	–	–	x

Merke

Die Kenntnisnahme der Löschung einer Prokura muss beweisbar sein. Die Rücknahme einer normalen Vollmacht ist durch Mitteilung an den Mitarbeiter einfach möglich. Bei der Rücknahme einer Prokura sind die entsprechenden handelsrechtlichen Vorgaben zu beachten. Somit gilt: Jede Prokura-Erteilung ist vorher sorgsam zu bedenken.

Fragen und Aufgaben

1. Erklären Sie kurz den Begriff Organisation.
2. Beschreiben Sie anhand eines selbst gewählten Beispiels, wie es zur Stellenbildung kommt.
3. Grenzen Sie die „Stelle" von einer „Instanz" ab.
4. Nach welchen Kriterien können Abteilungen gebildet werden?
5. Grenzen Sie das „Einliniensystem" vom „Mehrliniensystem" ab.
6. Beschreiben Sie das Stabliniensystem.
7. Die Seniorenresidenz Mustermann besitzt 80 Heimplätze. Der Gründer Herr Meyer, gelernter Altenpfleger, betreibt das Heim seit über 4 Jahren. Inzwischen wächst ihm die Arbeit über den Kopf. Er überlegt, inwieweit er Unterstützung durch die Etablierung eines Stabes oder einer Stabsabteilung erhalten kann. Unterstützen Sie ihn, indem sie das Für und Wider abwägen.
8. Stellen Sie kurz die Matrixorganisation vor.
9. „Die Projektorganisation gilt als eine neue Organisationsform innerhalb der klassischen Organisationsstrukturen." Erklären Sie diese Aussage.
10. Nennen Sie Beispiele aus ihrer Praxis, die sich in Form eines Projekts abarbeiten lassen.
11. Beschreiben Sie die divisionale Organisation.
12. Das Mustermann-Klinikum überlegt, ob es im Rahmen eines Projektes den Versuch unternehmen sollte, 2 Abteilungen (Herz- und Unfallchirurgie) in Form eines Profitcenters zu betreiben.
    a) Welche Überlegungen könnten eine Rolle gespielt haben, dass ausgerechnet diese Abteilungen als Profitcenter betrieben werden sollen?
    b) Sie werden mit der Ausarbeitung eines Konzeptes zur Umsetzung der Profitcenter-Idee beauftragt. Skizzieren Sie ein entsprechendes Grobkonzept.
    c) Mit welchen Problemen muss die Klinikleitung bei der Umsetzung der Profitcenter-Idee rechnen?
13. Damit Mitarbeiter handeln können, benötigen sie Vollmachten. Welche Arten von Vollmachten sind Ihnen bekannt?
14. Unterscheiden Sie die „Artvollmacht" von der „Einzelvollmacht".
15. Welche Handlungen sind einem Prokuristen erlaubt?
16. Prokurist R. Fischer arbeitet seit 3 Jahren im Pflegeheim Mustermann GmbH. Aufgrund des harten Winters kauft er kurzentschlossen einen motorgetriebenen Schneeräumer für über 15 000 €. Der Geschäftsführer ist außer sich und erklärt dem Lieferanten, dass Herr Fischer nicht zum Kauf berichtigt war, da dies nicht zu den Aufgaben eines Prokuristen in einem Pflegeheim gehört. Klären Sie die Rechtslage.
17. Welche Handlungen sind einem Prokuristen verboten?
18. Beschreiben Sie kurz, was unter einer Ablauforganisation zu verstehen ist.
19. In den Krankenhäusern wird das sog. KIS durch ein Workflow-Management abgelöst. Erläutern Sie kurz, welche Vorzüge das Workflow-Management gegenüber dem sog KIS besitzt.
20. Gerade in Kliniken wird im Rahmen der Ablauforganisation von Schnittstellenproblematik gesprochen. Was ist darunter zu verstehen?
21. Welche Schnittstellenproblematik ist in den folgenden Einrichtungen möglich?
    a) Pflegeheim
    b) stationäre Rehabilitationseinrichtung
22. Das betriebliche Vorschlagswesen kann Unternehmen helfen, Kosten zu sparen.
    a) Erläutern Sie, was darunter zu verstehen ist.
    b) Zeigen Sie auf, wie ein BVW im Pflegeheim/Krankenhaus etc. implementiert werden kann.

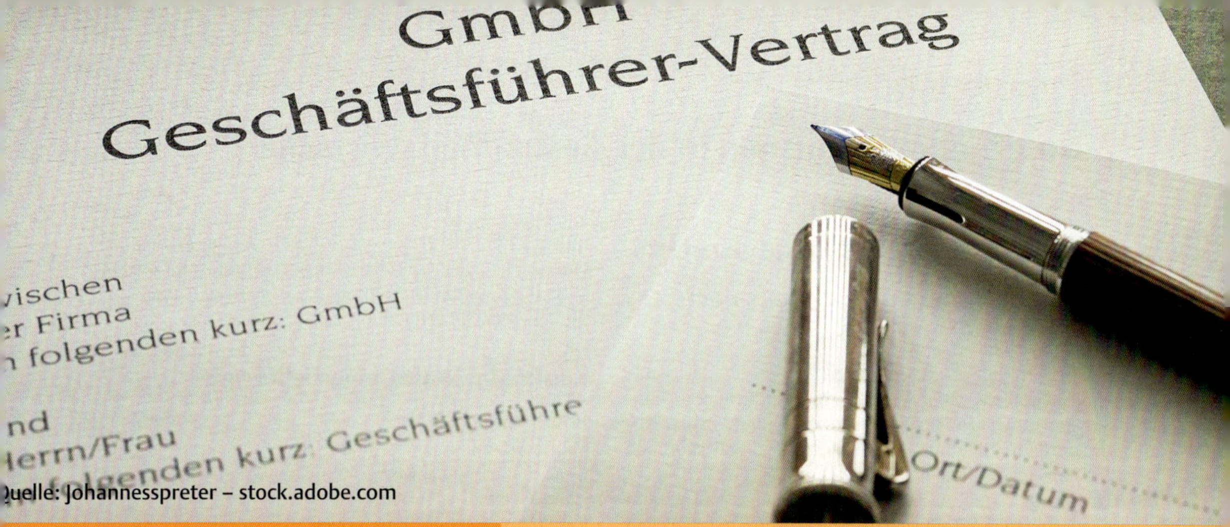

Quelle: Johannesspreter – stock.adobe.com

Kapitel 2

Unternehmensformen in der Gesundheitswirtschaft

2 Unternehmensformen in der Gesundheitswirtschaft

Anja Grethler

2.1 Grundlagen des Handelsrechts

2.1.1 Kaufmannseigenschaft nach dem HGB

Seit dem Handelsrechtsreformgesetz wurde der Kaufmannsbegriff vereinfacht und vereinheitlicht. Das Handelsgesetzbuch (HGB) definiert, wer Kaufmann ist. Nur für Kaufleute findet das HGB Anwendung. Nichtkaufleute sind an Vorschriften des BGB gebunden. Folglich ist es wichtig, zu klären, ob ein Gewerbetreibender Kaufmann ist oder nicht. Ein Gewerbetreibender kann auf 3 Wegen Kaufmann werden (▶ Abb. 2.1):

Kaufmann kraft Rechtsform (Form-Kaufmann)

Zu den Kaufleuten kraft Rechtsform zählen die Handelsgesellschaften, ohne dass es auf die Art ihres Handelsgeschäfts ankommt. Sie werden zu Kaufleuten aufgrund ihrer Rechtsform. Dies gilt vor allem für Kapitalgesellschaften wie die Aktiengesellschaft (AG) oder die Gesellschaft mit beschränkter Haftung (GmbH). Durch den Eintrag ins Handelsregister wird die juristische Person „geboren". Handelsgesellschaften erwerben kraft dieses Eintrags die Kaufmannseigenschaft. Der Eintrag ist konstitutiv, d. h. rechtsbegründend.

Kaufmann kraft Gewerbebetrieb (Ist-Kaufmann)

Kaufmann im Sinne des Handelsgesetzbuches ist derjenige, der ein Handelsgewerbe ausübt (§ 1 HGB). Wer ein Handelsgewerbe betreibt, ist automatisch, kraft Gesetz, Kaufmann. Was ein Handelsgewerbe ist oder als ein solches gilt, legen § 1 Abs. 2 und § 2 HGB fest:

Definition

Ein **Handelsgewerbe** ist jeder Gewerbebetrieb, es sei denn, dass das Unternehmen nach Art oder Umfang einen in kaufmännischer Weise eingerichteten Geschäftsbetrieb nicht verlangt.

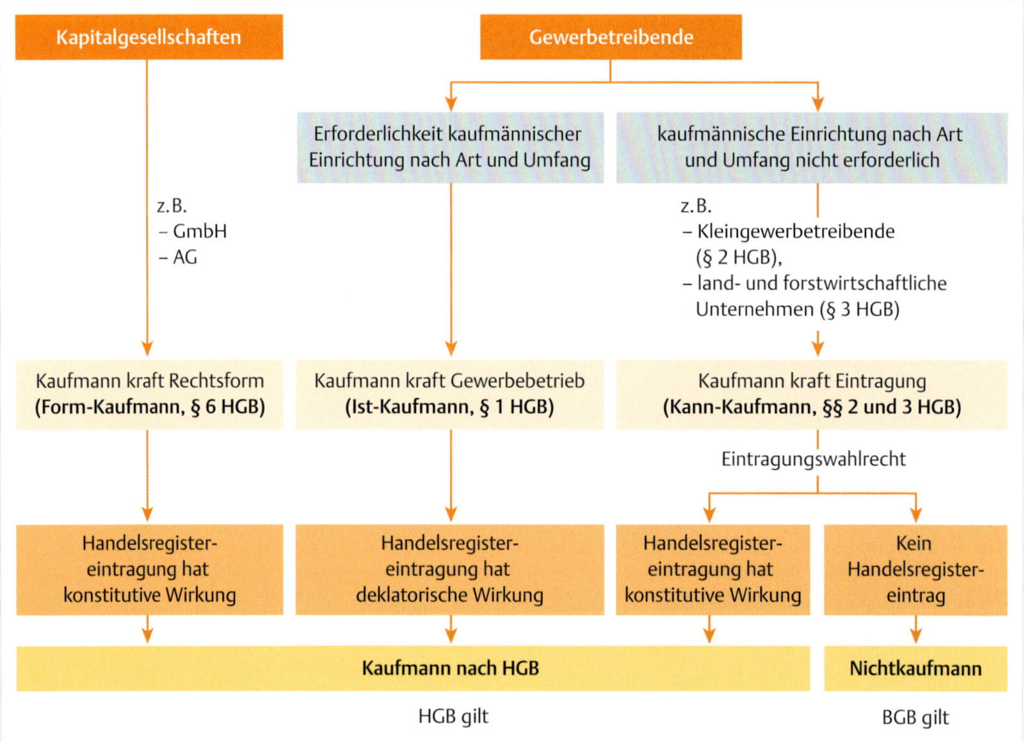

Abb. 2.1 Kaufmannsarten im Überblick.

Ob ein Unternehmen nach Art oder Umfang eine kaufmännische Einrichtung braucht, ist nur anhand einer Gesamtwürdigung der Verhältnisse des einzelnen Betriebes zu beantworten. Als **Beurteilungskriterien** eigenen sich u. a.:

- die Anzahl der Beschäftigten
- die Höhe des Anlage- und Betriebskapitals
- die Vielfalt der erbrachten Leistungen und die Geschäftsbeziehungen
- der Jahresumsatz

Ein Gewerbetreibender, der sich darauf beruft, dass er keinen in kaufmännischer Weise eingerichteten Geschäftsbetrieb benötigt, trägt dafür die Darlegungs- und Beweislast. Gelingt ihm dies nicht, dann ist er Kaufmann mit Aufnahme des Geschäftsbetriebs oder ab Einrichtung der kaufmännischen Organisation und nicht erst mit dem Eintrag in das Handelsregister. Unabhängig davon ist jeder Kaufmann verpflichtet, sich ins Handelsregister einzutragen (§ 29 HGB). Die Eintragung ins Handelsregister hat deklaratorische (rechtsbezeugende) Wirkung, d. h. die bestehende Rechtslage wird bezeugt.

Kaufmann kraft Eintragung (Kann-Kaufmann)

Betreibt jemand ein Gewerbe, das nach seiner Art oder seinem Umfang keinen in kaufmännischer Weise eingerichteten Gewerbebetrieb erfordert, sog. **Kleingewerbetreibende**, wird er zunächst nicht als Kaufmann im Sinne des HGB betrachtet. Solchen Gewerbetreibenden steht es offen, ob sie sich ins Handelsregister eintragen lassen. Sie müssen dies nicht zwangsläufig tun (§ 2 S. 2 HGB). Mit der Eintragung erhalten diese Unternehmen den Kaufmannsstatus und unterliegen dem Handelsrecht. Vor der Eintragung sind ausschließlich bürgerlich-rechtliche Regeln anwendbar. Die Handelsregistereintragung hat konstitutive Wirkung. Auf Antrag können sie die Eintragung ins Handelsregister wieder rückgängig machen und erneut den Status eines Nichtkaufmanns erlangen, gesetzt den Fall, das Unternehmen ist nicht gewachsen und zum „Ist-Kaufmann" geworden (§ 2 S. 3 HGB).

2.1.2 Handelsregister

Mit Ausnahmen müssen Unternehmen aller Rechtsformen in das Handelsregister eingetragen werden. Die rechtlichen Grundlagen bestimmt das Handelsgesetzbuch in den §§ 8–16 HGB. Die Registerführung obliegt dem Amtsgericht (Registergerichte), in dessen Bezirk sich die Niederlassung des Kaufmanns befindet (§ 8 HGB). Die Eintragungen werden von Rechtspflegern vorgenommen. Das Handelsregister besteht aus der **Abteilung A**, in der Einzelkaufleute und Personengesellschaften des Handelsrechts eingetragen werden, und der **Abteilung B** für die Kapitalgesellschaften.

Das Handelsregister hat weitgehend Publikations-, Beweis-, Schutz- und Kontrollfunktionen. Das Handelsregister ist ein öffentlich zugängliches Verzeichnis. Jeder Interessierte kann, ohne Grund eines rechtlichen oder berechtigten Interesses, Einsicht nehmen. Es können auch Ausdrucke (bei Vorliegen elektronischer Daten) bzw. Abschriften (bei Schriftstücken) – gegen eine Gebühr – angefordert werden (§ 9 HGB). Das Einsichtsrecht umfasst Registerdaten und die eingereichten Dokumente.

Aufgabe des Handelsregisters ist es, Auskunft über alle rechtserheblichen Tatsachen (z. B. Prokura, § 53 HGB), die für einen Geschäftspartner des Kaufmanns wichtig sind, offenzulegen. Es dient der Rechtssicherheit im Geschäftsverkehr, vor allem dem Schutz des Gläubigers. Typischerweise sind Informationen einzutragen über:

- die Firma
- den Sitz
- den Gegenstand des Unternehmens
- den Namen des Inhabers bzw. der persönlich haftenden Gesellschafter einer Personengesellschaft
- die Haftung des Kommanditisten
- das Stammkapital der GmbH
- die Erteilung und Entziehung der Prokura
- die Eröffnung des Insolvenzverfahrens bzw. die Löschung der Firma

Durch die Eintragung der wichtigsten Rechtsverhältnisse von Kaufleuten wird die Beweisführung im Rechtsverkehr beträchtlich vereinfacht. Jede Eintragung ins Handelsregister ist im elektronischen Bundesanzeiger zu veröffentlichen (§ 10 HGB). Selbstverständlich sind Änderungen eingetragener Tatsachen ebenfalls eintragungspflichtig.

Zum Schutz des Geschäftsverkehrs ist das Handelsregister mit der sogenannten **Publizitätswirkung** ausgestattet:

- **Negative Publizität** (§ 15 Abs. 1 HGB):
  Solange eine einzutragende Tatsache nicht eingetragen und bekannt gemacht ist, kann sie Dritten nicht entgegengehalten werden.
- **Korrekte Publizität** (§ 15 Abs. 2 HGB):
  Ist eine Tatsache ins Handelsregister eingetragen und bekanntgemacht, so muss ein Dritter sie gegen sich gelten lassen.
- **Positive Publizität** (§ 15 Abs. 3 HGB):
  Ist eine einzutragende Tatsache unrichtig bekanntgemacht worden, so kann ein Dritter sich darauf berufen, da der Betroffene die Berichtigung der Bekanntmachung unterlassen hat.

Jeder kann sich auf den Inhalt des Handelsregisters verlassen. Schließt z. B. ein Prokurist nach seiner Entlassung, aber noch vor der Löschung im Handelsregister, namens des Geschäftsinhabers mit einem Kunden einen Vertrag, dem die Entlassung des Prokuristen nicht bekannt ist, so ist der Vertrag trotzdem wirksam (negative Publizität). Nur wenn bekannt ist, dass der Handelsregistereintrag nicht den Tatsachen entspricht, entfällt die Publizitätswirkung.

Nicht in das Handelsregister aufgenommen werden Genossenschaften und eingetragene Vereine (e. V.). Sie sind in das ebenfalls beim Amtsgericht geführte Genossenschafts- und Vereinsregister einzutragen. Stiftungen werden im sogenannten Stiftungsverzeichnis registriert, das von jeder Stiftungsbehörde geführt werden muss.

2.2 Kriterien für die Wahl der Rechtsform

Die Entscheidung, in welcher Form ein Unternehmen geführt wird, hat persönliche, finanzielle, steuerliche und rechtliche Folgen für den Unternehmer. Überwiegend wird die Wahl der Rechtsform bestimmt aus
- dem Zweck des Unternehmens,
- der gewünschten Art und Weise der Zusammenarbeit,
- dem Gründungsaufwand und in erster Linie aus
- Überlegungen zur Haftung und zur Kapitalaufbringung.

Die „richtige" Wahl der Rechtsform ist die Grundlage für den Bestand des Unternehmens. Dennoch gibt es keine Rechtsform, die auf Dauer in allen Situationen für ein Unternehmen und ihre Gesellschafter die vorteilhafteste ist. Im Laufe der Zeit kann sich eine Unternehmensform wegen eingetretener Veränderungen als nachteilig erweisen. Folglich stellt sich die Frage der Rechtsform nicht nur bei Gründung, sondern bei jeder Änderung wichtiger Entscheidungsgrundlagen.

Allgemein gilt: Die optimale Rechtsform gibt es nicht. Jede Unternehmensform hat Vor- und Nachteile. Für die Entscheidung für oder gegen die Wahl einer Rechtsform muss eine Vielzahl an Aspekten einbezogen werden. Folgende Entscheidungskriterien sind für die Wahl der Rechtsform besonders wichtig (▸ Abb. 2.2):
- Haftungsverhältnisse
- Kapitalbeschaffungsmöglichkeiten (Finanzierung)
- Gründungsvoraussetzungen
- Geschäftsführung und Vertretung
- Gewinnverteilung
- Steuer- und Kostenbelastung
- Publizitätserfordernisse
- Mitbestimmung
- Nachfolgeregelung

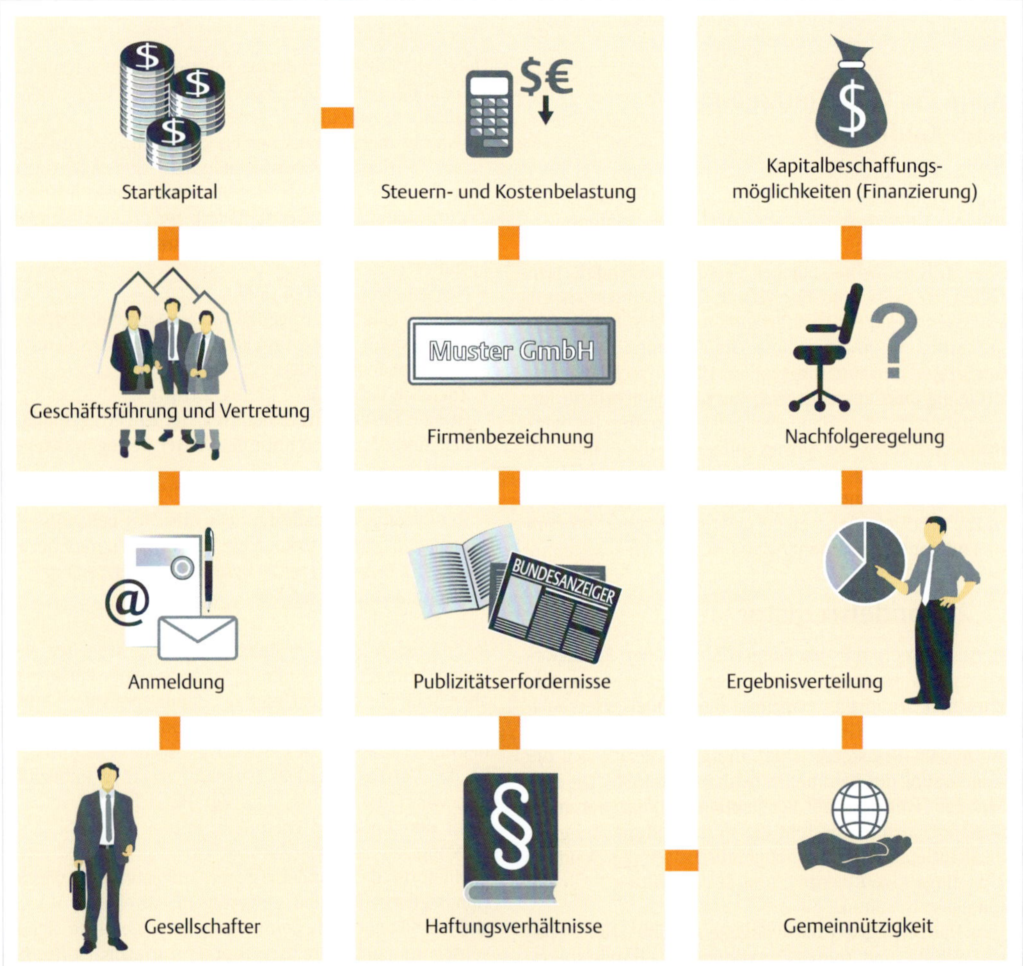

Abb. 2.2 Entscheidungskriterien für die Wahl der Rechtsform.

2.3 Unternehmensformen

Als Rechtsform bezeichnet man die vom Gesetzgeber vorgesehen Struktur, durch welche die Rechtsbeziehungen des Unternehmens im Innen- und Außenverhältnis geregelt wird.

Der Gesetzgeber hat eine Vielzahl an Möglichkeiten der Rechtsformwahl für ein Unternehmen vorgesehen. Die Rechtsformen sind in Deutschland nicht in einem einzigen Gesetz geregelt. Die Vorschriften finden sich im BGB, im HGB und in speziellen Gesetzen wie dem GmbH-Gesetz, dem Aktiengesetz oder dem Genossenschaftsgesetz. Unterschieden werden kann grundsätzlich zwischen Rechtsformen des privaten und des öffentlichen Rechts (▶ Abb. 2.3).

2.3.1 Rechtsformen des privaten Rechts

Wirft man einen Blick in die Statistik, spielen privatrechtliche Unternehmensformen im Gesundheitswesen eine wichtige Rolle. Neben den Einzelunternehmen und Personengesellschaften, die besonders relevant für Arztpraxen sind, haben die Kapitalgesellschaften in der Vergangenheit an Bedeutung gewonnen. GmbHs stellen beispielsweise für Krankenhäuser eine Alternative zu öffentlichen Rechtsformen dar. Auf Trägerebene findet sich bei privaten Betreibern oftmals eine Aktiengesellschaft (AG).

Einzelunternehmen

▶ **Allgemeine Grundlagen.** In der Rechtsform eines Einzelunternehmens begegnet man vor allem Unternehmen mit weniger als 5 Beschäftigten. Rechtliche Grundlage des Einzelunternehmens sind die Paragrafen §§ 1–104 HGB (kaufmännische Betriebe).

▶ **Gründung und Kapitalaufbringung.** In einem Einzelunternehmen bringt ein einzelner Unternehmer das gesamte benötigte Kapital alleine auf, indem er Vermögenswerte (Sach- und Barmittel, Rechte) aus seinem privaten Bereich in die Unternehmung einbringt. Sachwerte können Grundstücke, Fahrzeuge oder Einrichtungsgegenstände sein. Rechtswerte sind Patente oder Wertpapiere. Eine Mindestkapitalausstattung ist gesetzlich nicht vorgegeben. Der Betreiber des Einzelunternehmens wird als Inhaber (z. B. Praxisinhaber, Apothekeninhaber) bezeichnet.

Bei einem Einzelunternehmen sind die Möglichkeiten der Eigenkapitalbeschaffung (Einlagenfinanzierung) sehr begrenzt, da das Eigenkapital nur durch Zuführung aus dem Privatvermögen erfolgt. Damit schränkt das Volumen des Privatvermögens die Höhe des beschaffbaren Eigenkapitals ein. Zur Sicherung der Eigenkapitalbasis kommt für den Einzelunternehmer daneben die Innenfinanzierung in Betracht, indem er den jährlichen Gewinn ganz oder zum Teil nicht entnimmt. Auch die Aufnahme stiller Gesellschafter bietet sich für den Einzelunternehmer an (§§ 230–236 HGB). Diese sind von der Geschäfts-

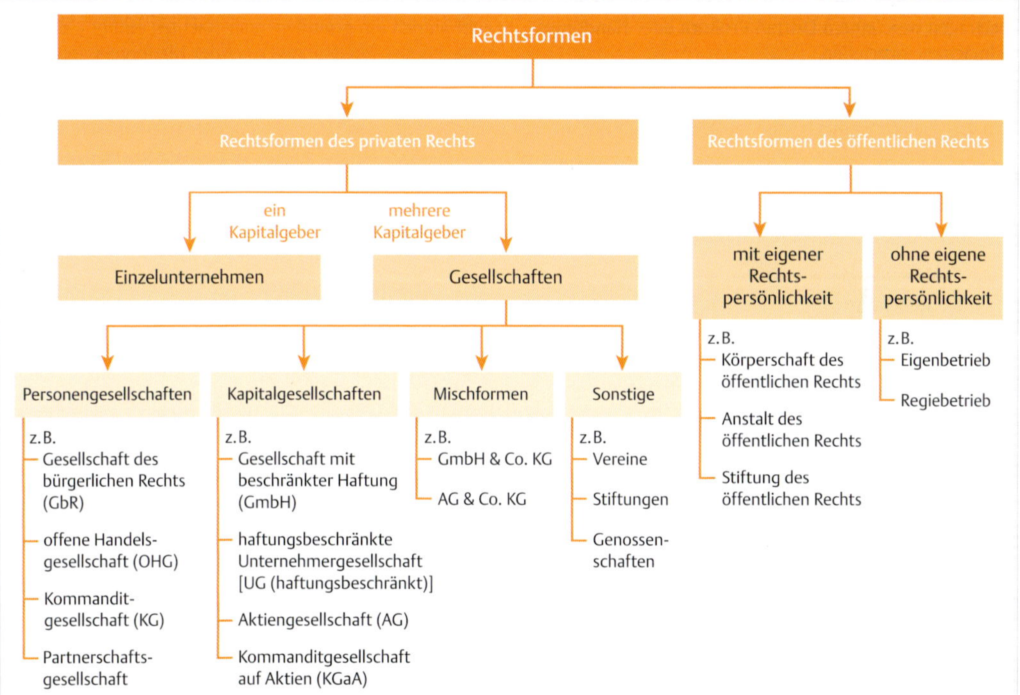

Abb. 2.3 Rechtsformen im Überblick.

führung ausgeschlossen. Sie haben Anspruch auf Gewinn und Verlust der Geschäftstätigkeit.

Der Unternehmer kann zwischen einer Sach-, einer Personenfirma oder einer Fantasiebezeichnung wählen. Ist der Inhaber ein Kaufmann (§ 1 HGB), muss ein Eintrag ins Handelsregister erfolgen. Das Unternehmen trägt dann den Zusatz „eingetragene/r Kaufmann/-frau“ oder eine Abkürzung dieser Bezeichnung, z. B. „e. K.“ (§ 19 HGB). Hierzulande bevorzugen Unternehmer als Firmennamen ihren vollständigen Namen. So ist beispielsweise folgende Firmierungen erlaubt: Moritz Mustermann e. K. (= eingetragener Kaufmann).

▸ **Haftung.** Der Einzelunternehmer trägt das Risiko allein und haftet für alle Verbindlichkeiten persönlich und unbeschränkt. Eine unbeschränkte Haftung liegt vor, da der Einzelunternehmer mit seinem ganzen – auch privaten – Vermögen für sämtliche Schulden des Unternehmens haftet. Persönliche Haftung meint, dass der Einzelunternehmer auch dann noch haftet, wenn er aus dem Unternehmen bereits ausgeschieden ist. Die Ansprüche der Gläubiger gegen den früheren Inhaber verjähren erst nach 5 Jahren, falls nach den allgemeinen Vorschriften die Verjährung nicht schon früher eintritt (§ 26 HGB).

▸ **Geschäftsführung und Vertretung.** In der Regel entscheidet der Inhaber allein über alle Belange des Unternehmens. Er muss seine Entscheidungen nicht mit anderen abstimmen und kann infolgedessen schnell handeln. Er trägt die Verantwortung. Allerdings besteht auch die Möglichkeit, die Geschäftsleitung einem Angestellten zu übertragen bzw. einem Dritten Prokura oder Handlungsvollmachten zu erteilen.

▸ **Gewinnverteilung.** Der Gewinn steht dem Geschäftsinhaber zu, andererseits treffen ihn alle Verluste allein.

▸ **Auflösung.** Sobald der Inhaber wesentliche Geschäftsanteile veräußert oder diese zurück in sein persönliches Vermögen überführt, wird ein Einzelunternehmen aufgelöst.

Vor- und Nachteile der Einzelunternehmung sind in ▸ Tab. 2.1 aufgeführt.

▸ **Bedeutung des Einzelunternehmens bei Gesundheitsbetrieben.** Die klassische Arztpraxis mit einem praktizierenden Arzt wird meist in der Rechtsform eines Einzelunternehmens geführt. Bei der Einzelpraxis entfällt der Aufwand für Verträge, die z. B. bei anderen Rechtsformen wie der GmbH notwendig sind. Auch Gewerbesteuer und andere Abgaben fallen weg, denn der Arzt ist kein Gewerbetreibender. Seiner Natur nach ist der ärztliche Beruf ein freier Beruf (§ 1 MBO-Ä). Eine doppelte Buchführung ist nicht erforderlich. Stattdessen reicht eine einfache Einnahmenüberschussrechnung. Die Einzelpraxis bietet dem Niedergelassenen das höchste Maß an Unabhängigkeit. Das heißt, der Arzt kann seine persönlichen Vorstellungen in medizinischer Hinsicht als auch bei der Praxisorganisation verwirklichen. Sprechstundenzeiten und Urlaub, Corporate Identity und Marketingmaßnahmen können alleine nach dem Willen des einzelnen Praxisinhabers festgelegt werden. Eine Abstimmung mit Kollegen ist im Zusammenhang mit der erforderlichen Vertretung notwendig. Auch das Angebot von IGeL und Selbstzahlerleistungen kann der Arzt in der Einzelpraxis frei wählen. Der Arzt ist der alleinige Vorgesetzte seiner Angestellten. Bei Personalentscheidungen muss keine zweite Instanz berücksichtigt werden. Für den wirtschaftlichen Erfolg ist allein er verantwortlich. Kassenärztlich tätige Ärzte (Vertragsarzt) rechnen selbstständig gegenüber der Kassenärztlichen Vereinigung ab. Um GKV-Patienten (Versicherte der gesetzlichen Krankenversicherung) in eigener Praxis behandeln zu können, ist eine vertragsärztliche Zulassung zwingend, die der jeweils zuständige Zulassungsausschuss erteilt. Mit der Rechtsform der Einzelpraxis geht jedoch ein grundlegender Nachteil einher – die Haftung. Bei der Einzelpraxis trägt der Niedergelassene alleine die Risiken, die im Rahmen der Berufsausübung entstehen können und haftet nicht nur mit seinem Geschäftsvermögen. Auch private Vermögenswerte werden im Haftungsfall verwertet. Die Entwicklung der Einzelpraxis hat gegenüber Kooperationen in den letzten Jahren abgenommen.

Tab. 2.1 Vor- und Nachteile einer Einzelunternehmung.

Vorteile	Nachteile
• Kontrolle und Entscheidungsbefugnis über die Geschäftstätigkeit liegen uneingeschränkt in der Hand des Inhabers, z. B. legt der Arzt selbst Sprechzeiten, Urlaub etc. fest (höchster Grad der organisatorischen Eigenständigkeit). • Kein Mindestkapital notwendig. • Gründung erfolgt formlos, unkompliziert und günstig. • Keine Gewinnaufteilung; Gewinnanspruch steht dem Geschäftsinhaber alleine zu, vorausgesetzt, es sind keine weiteren Personen beteiligt. • Problemlose Anpassung bei veränderten Marktbedingungen.	• Geschäftsrisiko liegt allein beim Inhaber des Einzelunternehmens. Er haftet auch mit seinem gesamten Privatvermögen. Beispielsweise trägt der Praxisinhaber allein die Kosten für Räume, Personal, Geräte etc. • Alleinige Kapitalaufbringung, d. h. die Kapitalbeschaffung ist schwieriger. • Schlechtere Verhandlungspositionen gegenüber Banken, die ausreichende Sicherheiten (Grundstücke, Gebäude, Wertpapiere) fordern. • Die gesamte Verantwortung des Einzelunternehmers führt zu einer erheblichen Arbeitsbelastung (z. B. muss der Niedergelassene für seine Praxisvertretungen sorgen). • Gefahr von Fehlentscheidungen mangels Fachwissen.

Der Betrieb eines Krankenhauses durch eine Einzelperson ist dagegen eher selten und beschränkt sich auf kleine Privatkliniken, die von einem Arzt betrieben werden. Überwiegend ist dies jedoch weniger ein Resultat einer bewussten Rechtsformwahl, sondern ergab sich durch die historische Entwicklung der Häuser im Einzelfall.

Personengesellschaften

Gesellschaft bürgerlichen Rechts

▶ **Gründung und Kapitalaufbringung.** Die Gesellschaft bürgerlichen Rechts, die „GbR" oder auch „BGB-Gesellschaft" genannt, ist die Grundform aller Personengesellschaften. Sie ist rechtlich nicht im HGB, sondern im BGB, dem „Bürgerlichen Gesetzbuch" (§§ 705–740 BGB) geregelt. Die GbR ist ein vertraglicher Zusammenschluss von mindestens 2 natürlichen und/oder juristischen Personen zur Förderung einer gemeinsamen Zielsetzung. Im Vergleich zu anderen Gesellschaftsformen kann die GbR auch zu nicht gewerbsmäßigen Vorhaben gegründet werden. Da die GbR keine Handelsgesellschaft ist, kann sie nicht ins Handelsregister eingetragen werden. Die GbR entsteht durch Abschluss eines Gesellschaftsvertrages, der zumindest Vereinbarungen enthalten muss über den gemeinsamen Zweck und die Art und Weise, wie dieser erreicht werden soll. Ein solcher Vertrag zur Gründung einer GbR bedarf keiner bestimmten Form. Bei ihrer Bildung wird kein Mindestkapital gebraucht. Es steht den Gesellschaftern frei, Höhe und Aufteilung der Beteiligung festzulegen. Die Kapitaleinlage dient der Gesellschaft zur Finanzierung des Geschäftszwecks.

▶ **Haftung.** Die Beteiligten haften für die entstandenen Verbindlichkeiten in der Zeit ihrer Zugehörigkeit zur BGB-Gesellschaft unbeschränkt, folglich auch mit ihrem Privatvermögen, was ein Nachteil ist. Jedoch steigt hierdurch auch das Ansehen bei Kreditinstituten und Unterstützern.

▶ **Geschäftsführung und Vertretung.** Ist nichts anderes festgelegt, steht allen Gesellschaftern die Geschäftsführung und Vertretung nur gemeinschaftlich zu, d. h. für jedes Geschäft ist das Einverständnis aller Gesellschafter notwendig (§§ 709, 714 BGB). Gleichwohl kann im Gesellschaftsvertrag festgesetzt werden, wer diese übernimmt und an welche Bedingungen er sich zu halten hat. Auch die Einzelgeschäftsführung kann vertraglich vereinbart werden.

▶ **Gewinnverteilung.** Die Gesellschafter haben gleiche Beiträge zur Erreichung des Gesellschaftszwecks zu leisten (§ 706 BGB). Sind die Anteile der Gesellschafter am Gewinn und Verlust nicht bestimmt, so steht jedem Gesellschafter ohne Rücksicht auf die Art und die Größe seines Beitrages ein gleicher Anteil am Gewinn und Verlust der Gesellschaft zu (§ 722 BGB).

▶ **Auflösung.** Die Gesellschaft bürgerlichen Rechts endet
- mit Erreichen des vereinbarten Zwecks (§ 726 BGB),
- durch Tod eines Gesellschafters (§ 727 BGB),
- durch Kündigung eines Gesellschafters (§ 723 BGB) oder
- durch Eröffnung des Insolvenzverfahrens über das Vermögen der Gesellschaft oder eines Gesellschafters (§ 728 BGB).

Vor- und Nachteile der Gesellschaft des bürgerlichen Rechts sind in ▶ Tab. 2.2 zusammengefasst.

▶ **Bedeutung der GbR bei Gesundheitsbetrieben.** Vorwiegend den Angehörigen der sogenannten freien Berufe dient die GbR, um zu kooperieren. Die einfachste Form der Kooperation zwischen Ärzten ist die Praxisgemeinschaft. Gesellschaftszweck ist die gemeinsame Inanspruchnahme der Praxisräumlichkeiten, Geräte sowie die gemeinsame Vorhaltung nicht ärztlichen Personals. Die Praxisgemeinschaft dient primär der Kostenoptimierung sowie einer effizienten Gestaltung der internen Prozesse. Allein zu diesem Zweck schließen sich die beteiligten Ärzte einer Praxisgemeinschaft zu einer Gesellschaft bürgerlichen Rechts (GbR) zusammen. Die Praxisgemeinschaft ist eine Organisationsgemeinschaft. Ansonsten hat jeder der Partner eine getrennte Patientenkartei und behandelt seinen eigenen Patientenstamm. Auch die Abrechnung der Leistungen erfolgt separat. Eine Genehmigung der Praxisgemeinschaft durch den Zulassungsausschuss ist nicht nötig.

Beliebt ist die Rechtsform einer Gesellschaft bürgerlichen Rechts (GbR) auch bei Berufsausübungsgemeinschaften (abgekürzt: BAG) oder bei Teilberufsausübungsgemeinschaften. Durch einen entsprechenden Gesellschaftsvertrag ist es möglich, eine Gesellschaft nach Maß zu schneidern, die den Wünschen und Bedürfnissen der beteiligten Ärzte weitestmöglich entgegenkommt. Der Gesellschaftszweck bei einer BAG geht im Gegensatz zur Praxisgemeinschaft über die gemeinsame Nutzung von Räumen oder Gerätschaften hinaus. Zweck ist die gemeinsame Berufsausübung mit allen ihren Regelungsbereichen wie Arbeitsverteilung, Arbeitszeiten, Sprechstundenzeiten, Geschäftsführungsbefugnissen, Vertretungsregelungen, Gewinnermittlungs- und Gewinnverteilungsfragen sowie Abfindungsregelungen für den Fall des Ausscheidens eines Partners etc. Alle Gesellschafter führen eine gemeinsame Patientenkartei, nutzen das Personal, die Räume und Praxiseinrichtung gemeinsam und treten abrechnungstechnisch gegenüber der KV als eine Einheit auf. Der Behandlungsvertrag kommt zwischen dem Patienten und sämtlichen Ärztinnen und Ärzten der BAG zustande. Die ärztliche Leistung ist austauschbar. Der Patient hat keinen Anspruch, durch einen bestimmten Arzt der BAG behandelt zu werden. Die Errichtung einer BAG bedarf der vorherigen Genehmigung des Zulassungsausschusses. Dem Ausschuss muss der Gesellschaftervertrag vorliegen. Bei Teilberufsausübungsgesellschaften sollten die gemeinsam zu erbringenden Leistungen im Gesellschaftsvertrag genau beschrieben werden.

Tab. 2.2 Vor- und Nachteile der Gesellschaft des bürgerlichen Rechts (GbR).

Vorteile	Nachteile
• günstige und schnelle Gründung • hohes Ansehen, weil die Gesellschafter mit ihrem Privatvermögen haften • jeder beteiligte Gesellschafter hat ein hohes Maß an Mitbestimmungsmöglichkeiten • keine Mindesteinlage • keine Buchführungs- und Bilanzierungspflicht, einfache Einnahmenüberschussrechnung • keine Formpflichten bei Gesellschaftsverträgen	• unbeschränkte Haftung der Gesellschafter • interne Streitigkeiten der Gesellschafter können zur Auflösung der GbR führen • Gläubiger können Forderungen sowohl gegen die Gesellschaft, die Gesellschafter als auch gegen beide zugleich geltend machen • das Ausscheiden Einzelner bedeutet die Auflösung der Gesellschaft

Offene Handelsgesellschaft

▸ **Gründung und Kapitalaufbringung.** Rechtliche Basis zur OHG ist das Handelsgesetzbuch (§§ 105–160 HGB). Die offene Handelsgesellschaft ist mit der GbR vergleichbar. Der Unterschied liegt darin, dass sie ein Handelsgewerbe ausübt und einen Eintrag ins Handelsregister notwendig macht (§ 106 HGB). Mit dem Eintrag ins Handelsregister ist die Errichtung der OHG abgeschlossen (§ 123 HGB). Die Gründung einer OHG erfordert den Abschluss eines formfreien Gesellschaftsvertrages durch mindestens 2 Gesellschafter. Die Schriftform ist der Regelfall. Es gibt mindestens 2 Unternehmenseigentümer, die Gesellschafter genannt werden. Eine Begrenzung der Zahl der Gesellschafter nach oben kennt das Gesetz nicht.

Im Gesellschaftsvertrag werden die Rechte und Pflichten der einzelnen Gesellschafter vereinbart. Unter anderem ist im Vertrag das Stimmrecht der Gesellschafter enthalten, die Festsetzung der Gesellschaftsanteile, Regelungen für Auszahlungen oder Vorgehen bei Tod. Die OHG muss unter einer gemeinsamen Firma, also unter einem gemeinsamen Namen, geführt werden. Eine OHG kann den Namen eines Gesellschafters, Fantasiebezeichnungen oder auch Sachzusätze beinhalten. Eine OHG kann zum Beispiel „Apotheke Mayer OHG" oder „Vital Apotheke OHG" heißen. In jedem Fall muss sie den Zusatz „offene Handelsgesellschaft" bzw. das Kürzel „OHG" im Namen tragen (§ 19 HGB). Ein Mindestkapital ist für die Gründung nicht notwendig, kann jedoch im Vertrag individuell bestimmt werden. Zusätzliches Eigenkapital kann bei der OHG von den bisherigen Gesellschaftern eingebracht werden oder durch Aufnahme neuer Gesellschafter erfolgen. Hierdurch ist der Eigenfinanzierung durch die Kapitalkraft der Gesellschafter Grenzen gesetzt.

▸ **Geschäftsführung und Vertretung.** Zur Geschäftsführung berechtigt, aber auch verpflichtet, sind alle Gesellschafter. Grundsätzlich besteht Einzelgeschäftsführungsbefugnis (§§ 114, 115 HGB). Jeder Gesellschafter kann ohne die anderen Gesellschafter Rechtsgeschäfte abschließen, die der Betrieb eines Handelsgewerbes mit sich bringt (§ 116 HGB), z. B. der An- und Verkauf von Waren oder die Einstellung und Entlassung von Personal. Außergewöhnliche Geschäfte, damit ist der Kauf und Verkauf eines Grundstücks oder die Aufnahme eines Großkredits gemeint, bedürfen der Zustimmung aller Gesellschafter (Gesamtgeschäftsführungsbefugnis, § 116 Abs. 2 HGB). Haben die Gesellschafter im Gesellschaftsvertrag „Gesamtgeschäftsführung" vereinbart, benötigt jeder Geschäftsabschluss die Zustimmung aller. Ebenso können einzelne Gesellschafter von der Geschäftsführung ausgeschlossen oder entbunden werden.

In der Regel steht die Vertretung der OHG gegenüber Außenstehenden jedem Gesellschafter einzeln zu (§ 125 HGB). Mit anderen Worten: Die Vertretungsmacht der Gesellschafter ist unbeschränkt. Jeder Gesellschafter kann allein Rechtsgeschäfte im Namen der OHG abwickeln. Die Einzelvertretungsmacht gilt bei gewöhnlichen und außergewöhnlichen Rechtsgeschäften. Im Gesellschaftsvertrag kann vereinbart werden, dass alle oder mehrere Gesellschafter nur in Gemeinschaft die Gesellschaft vertreten können oder dass einzelne Gesellschafter von der Vertretung ausgeschlossen sind. Gleichwohl gilt: Geht ein intern nur mit beschränkter Vertretungsmacht ausgestatteter Gesellschafter ein Rechtsgeschäft ein, ist die Gesellschaft trotz allem an die Vereinbarung gebunden. Denn es ist einem Dritten nicht zuzumuten, dass er die Innenverhältnisse einer OHG vor jedem Vertragsabschluss prüft. Sind Beschränkungen der Vertretungsmacht im Gesellschaftsvertrag getroffen, sind diese Dritten gegenüber unwirksam. Eventuell ist der Gesellschafter im Innenverhältnis der Gesellschaft zum Schadensersatz verpflichtet.

▸ **Haftung.** Jeder Gesellschafter einer OHG haftet für die Verbindlichkeiten der Gesellschaft nicht nur mit dem Gesellschaftsvermögen, sondern darüber hinaus unbeschränkt mit seinem Privatvermögen. Ein Gläubiger kann seine Leistungen von jedem einzelnen Gesellschafter direkt ganz oder teilweise zurückfordern, unabhängig davon, ob der Gesellschafter die Verbindlichkeiten persönlich eingegangen ist. Neu aufgenommene Gesellschafter haften in gleicher Weise für alle Verpflichtungen, auch für Forderungen, die vor ihrem Beitritt bereits bestanden. Im selben Maße haftet ein ausscheidender Gesellschafter weiterhin persönlich für alle Verbindlichkeiten, die bis zum Zeitpunkt seines Austritts entstanden sind. Eine Haftungsbefreiung durch Austritt aus der Gesellschaft besteht nicht. Allerdings ist dieser Anspruch zeitlich begrenzt (§ 160 HGB). Die Verbindlichkeiten müssen innerhalb von 5 Jahren fällig werden, um daraus Ansprüche gegen den Gesellschafter ableiten zu können. Danach ist der ausgeschiedene Gesellschafter von der Haftung befreit.

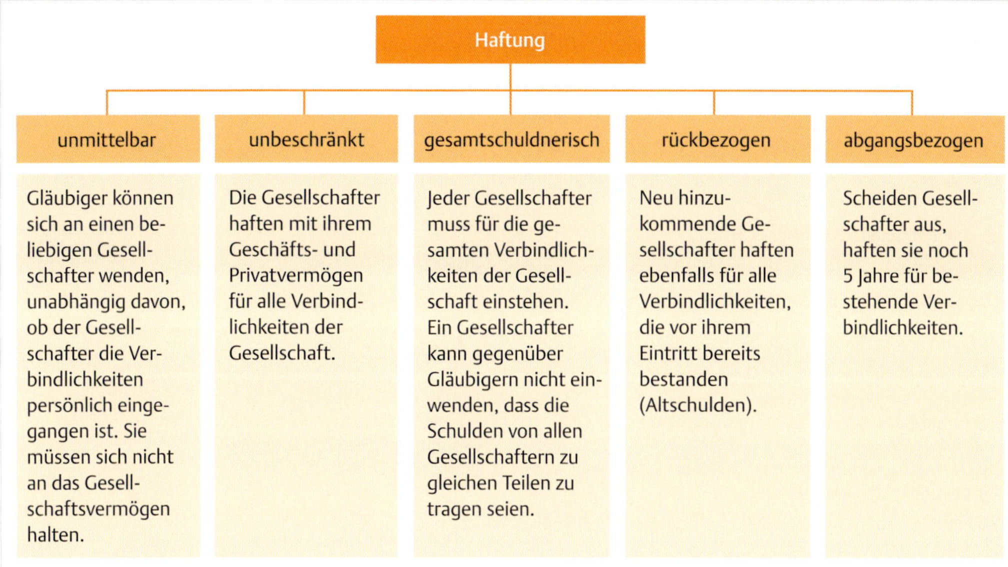

Abb. 2.4 Haftung der Gesellschafter.

Zusammenfassend gilt: Jeder Gesellschafter haftet den Gläubigern unmittelbar, unbeschränkt und gesamtschuldnerisch (§ 128 HGB) sowie rück- und abgangsbezogen (▸ Abb. 2.4).

▸ **Gewinnverteilung und Privatentnahme.** Die von den einzelnen Gesellschaftern der OHG getätigten Kapitaleinlagen werden separat auf Kapitalkonten gebucht. Ist im Gesellschaftsvertrag nichts anderes vereinbart, besagt § 121 HGB, dass die eingebrachten Kapitaleinlagen mit 4 % p. a. zu verzinsen sind. Genügt der realisierte Gewinn nicht für eine 4 %ige Verzinsung des Eigenkapitals, tritt eine entsprechend niedrigere Verzinsung ein. Bleibt nach der 4 %igen Gewinnverteilung ein Restgewinn zurück, wird dieser unter den Gesellschaftern zu gleichen Teilen (also „nach Köpfen") ausgezahlt. Der Gewinn wird den Kapitalkonten der Gesellschafter gutgeschrieben. Ein Verlust wird ebenfalls im gleichen Verhältnis („nach Köpfen") auf die Gesellschafter aufgeteilt. Die Gesellschafter bekommen für ihre unternehmerische Leistung kein Gehalt. Aufgrund dessen hat jeder Gesellschafter ein Entnahmerecht, falls nichts anders vereinbart, in Höhe von bis zu 4 % seines Kapitalanteils. Damit soll ihm die Bestreitung seines Lebensunterhaltes ermöglicht werden. Diese zuvor entnommenen Beträge werden mit dem späteren Gewinnanteil verrechnet.

B

Fallbeispiel

Nehmen wir an, die Gesellschafter A und B gründen die Mustermann OHG. Gesellschafter A bringt eine Geldeinlage in Höhe von 90 000 € ein, Gesellschafter B eine Einlage von 60 000 €. Im 1. Geschäftsjahr erwirtschaftet das Unternehmen einen Gewinn (nach Steuern) von 90 000 €. Dieser Gewinn wird gemäß den Regelungen des § 121 HGB verteilt (▸ Tab. 2.3).

Ergebnis: Wenn keine Entnahmen erfolgen, zeigen die Kapitalkonten der beiden Gesellschafter folgende Werte:

- Gesellschafter A: 135 600 €
- Gesellschafter B: 104 400 €

Die Endwerte bilden dann den Ausgangspunkt für die Verzinsung im nachfolgenden Geschäftsjahr.

▸ **Auflösung.** Die Auflösungsgründe sind in § 131 HGB festgelegt. Die OHG wird aufgelöst durch:

- Ablauf der im Gesellschaftsvertrag vereinbarten Dauer
- Auflösungsbeschluss der Gesellschafter
- Eröffnung des Insolvenzverfahrens über das Vermögen der Gesellschaft
- gerichtliche Entscheidung auf eine Auflösungsklage nach § 133 HGB

Die Vor- und Nachteile der OHG sind in ▸ Tab. 2.4 zusammengefasst.

Tab. 2.3 Gewinnverteilung der Mustermann OHG.

Gesellschafter	Kapitalanteil (Einlage in €)	4 % Zinsen auf Einlage (€)	Kopfanteil (€)	Gesamtgewinn (€)
A	90 000	3 600	42 000	45 600
B	60 000	2 400	42 000	44 400
Summe	150 000	6 000	84 000	90 000

Tab. 2.4 Vor- und Nachteile der OHG.

Vorteile	Nachteile
• relativ freie Gestaltung des Gesellschaftsvertrages • einfache Vermögensverwaltung • individuelle und flexible Führung des Unternehmens • jeder Gesellschafter kann die OHG vertreten und hat einen Anspruch auf Mitbestimmung • ein Mindeststartkapital ist bei der Gründung einer OHG nicht erforderlich • mehr Ansehen und größere Kreditwürdigkeit bei Banken als die Einzelunternehmung • Aufgaben können auf die Gesellschafter aufgeteilt werden	• da Gesellschafter über „Einzelvertretungsmacht" verfügen, ist ein starkes Vertrauensverhältnis unter den Gesellschaftern erforderlich • volle, uneingeschränkte Haftung aller Gesellschafter • Eintrag ins Handelsregister zwingend vorgeschrieben • Differenzen zwischen den Gesellschaftern können die Existenz der Gesellschaft gefährden • Pflicht zur Buchführung

▸ **Bedeutung der OHG bei Gesundheitsbetrieben.** Als Rechtsform eignet sich die OHG für kleinere und mittelständische Unternehmen im Einzelhandel, im Großhandel, aber auch in der Industrie und im Handwerksbereich, z. B. für Sanitätshäuser oder bei Apotheken. Um ein Beispiel aufzugreifen, dürfen Apotheker, eine Offizin gemeinsam mit mehreren Gesellschaftern nur in der Rechtsform einer offenen Handelsgesellschaft (OHG) oder einer Gesellschaft bürgerlichen Rechts (GbR) führen. In diesen Fällen muss jeder Gesellschafter die Erlaubnis zum Betrieb der Apotheke haben (§ 8 ApoG). Noch sind Apotheken, die als offene Handelsgesellschaft (OHG) geführt werden, die Ausnahme. Aktuell nutzen nur wenige Inhaber einer Apotheke die Rechtsform der OHG. Meist führen sie ihren Betrieb als eingetragener Kaufmann (e. K.). Dennoch gewinnt die Rechtsform OHG immer mehr an Attraktivität. Entscheidend für die Gründung einer Apotheken-OHG ist, dass sich die approbierten Inhaber im Krankheitsfall oder Urlaub gegenseitig vertreten können. Außerdem ist eine Apotheken-OHG für Apothekeninhaber vorteilhaft, die in Teilzeit arbeiten möchten. Als weiterer Aspekt sind OHGs bei der Gründung von Filialverbünden interessant, denn die dazu notwendigen Investitionen überstiegen oftmals das, was ein einzelner Apotheker leisten kann.

Im Gegensatz dazu ist die Rechtsform der OHG wegen der unbeschränkten Haftung der Gesellschafter für den Betrieb eines Krankenhauses wenig attraktiv. Eine gewisse Rolle im Krankenhauswesen spielt die OHG jedoch trotzdem: bei Tochterunternehmen. Tochtergesellschaften stellen rechtlich selbstständige, wirtschaftlich aber abhängige Unternehmen dar. Der Mutterbetrieb hält gewöhnlich mehr als 50 % der Geschäftsanteile. Gerade Krankenhäuser haben in den letzten Jahren nach Kosteneinsparungen gesucht und rechtlich selbstständige Firmen gegründet, um Dienstleistungen im Sekundär- und Tertiärbereich (u. a. Labor, Apotheke, Wäscherei, Reinigungsdienste, Speiseversorgung, Gebäudetechnik) auszugliedern (internes Outsourcing). Auf diese Weise behält der Ausgliedernde eine höhere Kontrolle über die Leistungserbringung als bei der externen Auslagerung (externes Outsourcing). Die Tochtergesellschaft des Ausgliedernden kann in Form einer OHG oder in der Rechtsform einer GmbH geführt werden.

Kommanditgesellschaft

▸ **Gründung und Kapitalaufbringung.** Ursprünglich hat sich die KG vor allem als Rechtsform für Familienunternehmen bewährt. Die Kommanditgesellschaft besteht aus mindestens zwei Personen (juristisch oder natürlich): dem Komplementär (dem sog. Vollhafter) und dem Kommanditisten (dem sog. Teilhafter). Während die Komplementäre die gleichen Rechte und Pflichten wie die Gesellschafter der OHG haben, existieren für die Kommanditisten Beschränkungen ihrer Rechte und Pflichten (▸ Abb. 2.5).

Die KG ist in den §§ 161–177a HGB geregelt. Ergänzend finden die Vorschriften zur OHG, §§ 105–160 HGB, Anwendung. Ihr Ziel ist die Führung eines Handelsgewerbes unter gemeinschaftlicher Firma. Die Firma ist der Name, unter dem die KG im Geschäftsverkehr tätig und im Handelsregister eingetragen ist. Legitim sind Personen-, dem Unternehmensgegenstand entlehnte Sach- sowie Fantasiebezeichnungen oder auch Kombinationen dieser Elemente. Um als Firma geeignet zu sein, muss der Name Unterscheidungskraft besitzen (§ 18 HGB), damit keine Verwechslungen auftreten. Diese Unterscheidbarkeit ist räumlich begrenzt auf denselben Ort oder dieselbe Gemeinde. Des Weiteren muss der Zusatz „Kommanditgesellschaft" oder die Abkürzung „KG" im Namen enthalten sein (§ 19 HGB). Die Gründung ist nicht an ein bestimmtes Mindestkapital gebunden. Es ist möglich, dass in eine Kommanditgesellschaft auch juristische Personen – wie z. B. eine GmbH – als Komplementäre eintreten können. Die Firmierung führt zu der Mischform „GmbH & Co. KG" (S. 61). Durch die Möglichkeit, Kommanditisten aufzuneh-

Kommanditgesellschaft (KG)

Kommanditist
(beschränkt haftender Gesellschafter = Teilhafter)

- Haftung in Höhe der Einlage (Haftungsbeschränkung tritt i.d.R. erst nach Eintragung im Handelsregister ein)
- eingeschränktes Kontrollrecht

+

Komplementär
(persönlich haftender Gesellschafter = Vollhafter)

- Haftung eingeschränkt
- alleinige Geschäftsführung und Vertretung

Abb. 2.5 Kommanditgesellschaft (KG).

men, deren Haftung auf die Höhe der Kapitaleinlage begrenzt und die von der Geschäftsführung ausgeschlossen sind, ergibt sich eine Vereinfachung zur Erhöhung der Eigenkapitaldecke.

▸ **Haftung.** Die Besonderheit einer Kommanditgesellschaft ist die unterschiedliche Haftung der Gesellschafter gegenüber den Gläubigern (§ 161 HGB). Bei den Kommanditisten ist die Haftung auf den Betrag einer bestimmten Vermögenseinlage beschränkt. Die vollständige Leistung der Einlage schließt eine weitere Haftung des Kommanditisten aus (§ 171 HGB). Die Haftungsbeschränkung auf die Höhe der Einlage gilt jedoch erst ab dem Eintrag ins Handelsregister (§ 172 HGB). Er haftet unbeschränkt, wenn die Gesellschaft mit Billigung des Kommanditisten die Geschäftstätigkeit vor dem Handelsregistereintrag aufgenommen hat und den Gläubigern seine Beteiligung als Kommanditist unbekannt war (§ 176 HGB).

Im Gegensatz dazu tritt bei den übrigen Gesellschaftern, den Komplementären, keine Beschränkung der Haftung ein. Sie haften in vollem Umfang mit ihrem Vermögen, auch mit ihrem Privatvermögen (§ 128 HGB). Der Gläubiger kann die Leistung nach seinem Belieben ganz oder zum Teil von jedem Komplementär einfordern – bis zur vollständigen Befriedigung. Auch beim Ausscheiden aus der Gesellschaft müssen Komplementäre 5 Jahre für die bis dahin bestehenden Verbindlichkeiten aufkommen (§ 160 HGB). Gleichfalls haftet, wer sich an einer KG beteiligt, für die zum Eintrittszeitpunkt bestehenden Schulden.

Die Höhe der Kommanditeinlage ist im Gesellschaftsvertrag festzuhalten und im Handelsregister einzutragen. Die Einlage kann in Geld- oder auch in Sachwerten geleistet werden.

▸ **Geschäftsführung und Vertretung.** Im Ausgleich dazu sind Kommanditisten von der Geschäftsführung der Gesellschaft ausgeschlossen (§ 164 HGB). Sie haben nur eingeschränktes Kontrollrecht, d. h. sie sind befugt, die Abschrift des Jahresabschlusses zu verlangen und dessen Richtigkeit unter Einsicht in die Bücher und Papiere zu kontrollieren (§ 166 HGB). Ebenso verfügen sie über keinerlei Weisungs- und Einflussmöglichkeiten auf die Geschäftsführung. Ausschließlich bei außergewöhnlichen Handlungen der Vollhafter können sie widersprechen (§ 164 HGB). Anders gestaltet es sich im Rahmen des üblichen Geschäftsbetriebes. Hier besitzt der Kommanditist nicht einmal ein Widerspruchsrecht. Der Gesellschaftsvertrag kann hiervon abweichen und dem Kommanditisten Geschäftsführungsbefugnis einräumen.

Generell sind nur die Komplementäre zur Führung der Geschäfte berechtigt und verpflichtet und zwar jeder alleine (Alleingeschäftsführungsbefugnis). Eine davon abweichende Regelung kann im Gesellschaftsvertrag vereinbart werden. Die Befugnisse erstrecken sich auf alle Handlungen, die der gewöhnliche Betrieb des Handelsgewerbes der Gesellschaft mit sich bringt. Nur ungewöhnliche Geschäfte, also solche, die den Gegenstand oder die Firma der KG betreffen, wie beispielsweise die Auflösung des Unternehmens oder die Aufnahme eines neuen Gesellschafters, erfordern die Zustimmung aller Vollhafter (Gesellschafterbeschluss; § 116 HGB). Gesellschafterbeschlüsse sind einstimmig zu fassen. Das Verfahren ist formfrei. Abweichende Regelungen sind möglich.

Die Vertretung der KG nach außen, gegenüber Dritten, obliegt auch dem oder den Komplementären allein. Jeder Vollhafter hat Alleinvertretungsmacht, d. h., dass jeder Komplementär die Befugnis hat, alle Geschäfte der KG alleine durchzuführen. Eine Beschränkung der Vertretungsmacht ist Dritten gegenüber unwirksam (§§ 125, 126 HGB). Im Vergleich dazu hat der Kommanditist keine Vertretungsmacht nach außen (§ 170 HGB). Davon kann auch der Gesellschaftsvertrag nicht abweichen. Erlaubt ist jedoch eine Bevollmächtigung des Kommanditisten im Zusammenhang mit der Prokura (§ 48 HGB) oder die Übertragung einer Handlungsvollmacht durch den Komplementär. In diesem Fall handelt der Kommanditist als Vertreter des Komplementärs.

▸ **Gewinnverteilung.** Legt der Gesellschaftsvertrag keine andere Regelung fest, erhalten bei der Gewinnverteilung zunächst alle Gesellschafter, also Komplementäre und Kommanditisten, vom Jahresgewinn eine 4 %ige Verzinsung auf ihre tatsächlich erbrachte Kapitaleinlage. Der Rest, wie auch die Verlustbeteiligung, ist angemessen aufzuteilen (zum Beispiel anteilsmäßig; § 168 HGB). Gewöhnlich bekommen Komplementäre, zusätzlich zu ihrer Gewinnbeteiligung, eine Tätigkeitsvergütung für die im Unternehmen wahrgenommenen Aufgaben.

Fallbeispiel

B

Das Sanitätshaus Mustermann KG weist einen Jahresgewinn von 100 000 € auf. Die Kapitalanteile der 3 Gesellschafter belaufen sich auf: A: 200 000 €; B: 150 000 €; Z: 50 000 €.

Die Komplementäre A und B erhalten vorab je 25 000 € für die Geschäftsführung. Vom Gewinn bekommt jeder Gesellschafter zunächst 4 % seines Kapitalanteils, die Restsumme ist im Verhältnis 3:3:2 aufzuteilen. Wie viel vom Gewinn erhält jeder Gesellschafter? Eine detaillierte Berechnung zeigt ▶ Tab. 2.5.

An einem Verlust werden die Kommanditisten nur bis zum Betrag ihres Kapitalanteils und ihrer noch ausstehenden Einlage beteiligt (§ 167 HGB).

▶ **Auflösung.** Nachfolgende Ereignisse führen zur Auflösung der Kommanditgesellschaft:

- Ablauf der im Gesellschaftsvertrag vereinbarten Gesellschaftszeit
- Beschluss der Gesellschafter
- die Eröffnung des Insolvenzverfahrens über das Vermögen der Gesellschaft
- gerichtliche Entscheidung

Die Vor- und Nachteile der Kommanditgesellschaft sind in ▶ Tab. 2.6 aufgeführt.

▶ **Bedeutung der Kommanditgesellschaft bei Gesundheitsbetrieben.** Die KG ist eine Rechtsform, die besonders bei mittelständischen Unternehmen beliebt ist. Sie hat durch die GmbH & Co. KG an Stellenwert gewonnen. Besonders geeignet ist sie für Familiengesellschaften, da die Rechtsform der KG die Beteiligung aller Familienmitglieder am Unternehmen erlaubt, ohne diese in das Tagesgeschäft einbinden zu müssen. Dies trifft vornehmlich auf Familienunternehmen ab der zweiten Generation zu, in denen „passive" Erben in der Gesellschaft gehalten werden müssen. Vor allem Sanitätshäuser greifen gerne auf die Rechtsformen der KG bzw. GmbH & Co. KG zurück.

Im Unterschied dazu steht die Rechtsform der KG einer Arztpraxis nach dem ärztlichen Berufsrecht nicht offen, denn sie erfordert zwingend gewerbliche Tätigkeiten. Dieses Merkmal findet man gerade bei Arztpraxen nicht. Die Erbringung ärztlicher Leistungen ist kein Gewerbe. Der ärztliche Beruf ist seiner Natur nach ein freier Beruf (§ 1 MBO-Ä). Angehörige der freien Berufe sind keine Kaufleute i. S.d. Handelsgesetzbuches und unterliegen auch nicht der Gewerbeordnung. Freie Berufe haben „im Allgemeinen auf der Grundlage besonderer beruflicher Qualifikationen oder schöpferischer Begabung die persönliche, eigenverantwortliche und fachliche unabhängige Erbringung von Dienstleistungen höherer Art im Interesse der Auftraggeber und der Allgemeinheit zum Inhalt" (§ 1 Abs. 2 PartGG). Heilberufe, also auch Ärztinnen und Ärzte, sind Freiberufe. Eine Ausnahme bilden Apotheken. Diese führen überwiegend Kaufhandlungen durch und sind Kaufleute i. S.d. HGB. Ärzte dürfen demzufolge nur Gesellschaftsformen wählen, die ihre eigenverantwortliche und selbstständige sowie nicht gewerbliche Berufsausübung gewährleisten (§ 18 MBO-Ä). Zulässig sind BGB-Gesellschaften, Partnerschaftsgesellschaften oder, wenn es in ihrem Bezirk erlaubt ist, die GmbH. In gleicher Weise lässt das Berufsrecht die OHG für Arztpraxen als Gesellschaftsform nicht zu.

Tab. 2.5 Gewinnverteilung des Sanitätshauses Mustermann KG.

Gesellschafter	Kapitalanteil (Einlage in €)	Vorweg-Abzug (€)	4 % Zinsen auf Einlage (€)	Verhältnis	Gewinnanteil (€)	Gesamtgewinn
A	200 000	25 000	8 000	3	12 750	45 750
B	150 000	25 000	6 000	3	12 750	43 750
Z	50 000	–	2 000	2	8 500	10 500
Summe	400 000	–	16 000	8	34 000	100 000

Tab. 2.6 Vor- und Nachteile der Kommanditgesellschaft.

Vorteile	Nachteile
• breite Kapitalbasis durch Kommanditisten • Kapitalbeschaffung erleichtert durch Aufnahme weiterer Kommanditisten, ohne dass den Kapitalgebern eine Mitsprache in der Geschäftsleitung einzuräumen ist • Kommanditisten sind nicht zur persönlichen Mitarbeit im Unternehmen verpflichtet • Komplementäre können allein entscheiden; weniger Ansatzpunkte für Konfliktstoff in der Betriebsführung • keine Zins- und Tilgungsverpflichtung • keine steuerlichen Nachteile • hohe Kreditwürdigkeit, da es neben Vollhaftern auch Teilhafter gibt • geeignet für Familienunternehmen • kein Mindestkapital nötig • der Kommanditist haftet nur mit der Höhe seiner Stammeinlage	• Eintragung ins Handelsregister • unbeschränkte Haftung der Komplementäre • Kommanditist kann trotz Haftungsbegrenzung relativ großen Einfluss nehmen • starkes Vertrauensverhältnis unter den Gesellschaftern erforderlich aufgrund der „Alleinvertretungsmacht" der Komplementäre • Streitigkeiten zwischen den Komplementären können die Existenz der Gesellschaft gefährden • Nachfolgeprobleme, sofern der Gesellschaftervertrag mit dem Testament nicht übereinstimmt

Kapitalgesellschaften

Während bei Personengesellschaften die persönliche Mitarbeit und Haftung der Eigentümer im Vordergrund stehen, ist bei Kapitalgesellschaften die Kapitalaufbringung entscheidend für die Wahl der Rechtsform.

Gesellschaft mit beschränkter Haftung

▸ **Allgemeine Grundlagen.** Die Gesellschaft mit beschränkter Haftung, bekannt als „GmbH", ist eine Kapitalgesellschaft. Als eine der wenigen Rechtsformen ist der GmbH ein eigenes Gesetz als Rechtsgrundlage gewidmet. Dieses ist das „Gesetz betreffend die Gesellschaften mit beschränkter Haftung" – das GmbH-Gesetz (GmbHG).

Die GmbH hat eine eigene Rechtspersönlichkeit (juristische Person), ein eigenes Vermögen, mit dem sie ausschließlich haftet. Die GmbH kann zu jedem gesetzlich zulässigen Zweck, also nicht nur als Handelsgewerbe, geführt werden (§ 1 GmbHG). Auch andere, z. B. kulturelle und ideelle Zielsetzungen, lassen sich in der Rechtsform einer GmbH verwirklichen. Setzt eine GmbH die gemeinnützigkeitsrechtlichen Vorschriften der §§ 51 ff. AO um, wird sie als gemeinnützige GmbH bezeichnet. Einige freie Berufe dürfen nach dem entsprechenden Standesrecht nicht in Form einer GmbH geführt werden. Beispielsweise ist die Gründung einer Apotheker-GmbH unzulässig. Die GmbH gilt immer als Handelsgesellschaft im Sinne des HGB (§ 13 Abs. 3 GmbHG) unabhängig vom eigentlich verfolgten Zweck (Form-Kaufmann). Anders als bei Personengesellschaften steht nicht der Zusammenschluss von Personen, sondern vielmehr die Einbringung von Kapital im Vordergrund. Im Vergleich zur Aktiengesellschaft ist sie mehr personalistisch organisiert.

Die Firma ist der Name der GmbH, unter dem sie im Handelsregister eingetragen ist und im Geschäftsverkehr in Erscheinung tritt. Der Firmenname kann entweder der Tätigkeit des Unternehmens entlehnt sein (Sachfirma), den Namen eines oder mehrerer Gesellschafter beinhalten (Personenfirma) oder aus einer Fantasiebezeichnung bestehen. Auch Kombinationen dieser Elemente sind möglich. Die Bezeichnung „Gesellschaft mit beschränkter Haftung", die Abkürzung „GmbH" oder „Gesellschaft ... mbH" muss in allen Fällen der Firmenbezeichnung angefügt werden.

▸ **Gründung und Kapitalaufbringung.** Eine GmbH kann sowohl von einer Person allein („Ein-Mann-GmbH") als auch von mehreren Personen gegründet werden (§ 1 GmbHG). Eine Mindestanzahl an Gründern ist nicht vorgeschrieben. Neben natürlichen Personen können auch juristische Personen eine GmbH gründen. Dazu zählen auch rechtsfähige Gesellschaften wie zum Beispiel eine OHG oder eine KG.

Bevor die GmbH als juristische Person entsteht, durchläuft sie das Stadium der „Vorgründergesellschaft" und die Phase der „GmbH in Gründung" (▸ Abb. 2.6). Erst wenn sie ins Handelsregister eingetragen wurde, ist sie rechtlich errichtet und ihre Haftung auf das Gesellschaftsvermögen beschränkt.

Der Entschluss der Gesellschafter, eine GmbH zu gründen, führt zur **Vorgründergesellschaft**. In dieser Phase wird der Gesellschaftsvertrag (auch „Satzung" genannt) für die GmbH erarbeitet und für die notarielle Beurkundung vorbereitet (§ 2 Abs. 1 GmbHG). Der Gesellschaftsvertrag einer GmbH muss mindestens die Firma, d. h. den Namen der Gesellschaft, den Sitz und den Gegenstand des Unternehmens festsetzen. Ferner ist der Betrag des Stammkapitals anzugeben wie auch die Zahl und Nennbeträge der Geschäftsanteile, die jeder Gesellschafter gegen Einlagen auf das Stammkapital übernimmt (§ 3 GmbHG). Das Stammkapital muss mindestens 25 000 € betragen (§ 5 GmbHG). Weitere Angaben sind gesetzlich nicht vorgeschrieben, je nach Bedürfnis jedoch ratsam.

Rechtlich wird die Vorgründergesellschaft wie eine GbR, ggf. sogar wie eine OHG behandelt. Üblicherweise entwickelt die Vorgründergesellschaft keine Aktivitäten am Markt. Nehmen die Gesellschafter bereits erste unternehmerische Tätigkeiten vor, haften die Gesellschafter in dieser Zeit unbeschränkt persönlich mit ihrem privaten Vermögen. Die Rechtsverhältnisse bestimmen sich hier nach den Vorschriften über die GbR aus dem Bürgerlichen Gesetzbuch (§§ 705 ff. BGB), im Fall der OHG nach den §§ 105 ff. und §§ 705 ff. HGB.

Ist der Gesellschaftervertrag notariell beurkundet, entsteht bis zum Eintrag in das Handelsregister eine sogenannte **GmbH i. G. (= GmbH in Gründung).** Diese Gesellschaft wird auch Vor-GmbH oder Gründungs-GmbH genannt. Sie ersetzt die Vorgründergesellschaft und ist das notwendige Durchgangsstadium auf dem Weg zur GmbH. Die GmbH i. G. ist bereits jetzt voll handlungsfähig und in vollem Umfang am Rechtsverkehr beteiligt. Die zentrale Aufgabe der GmbH i. G. ist die Einzahlung der Einlagen durch die Gesellschafter, die Berufung wenigstens eines Geschäftsführers, falls dies nicht schon im Gesellschafts-

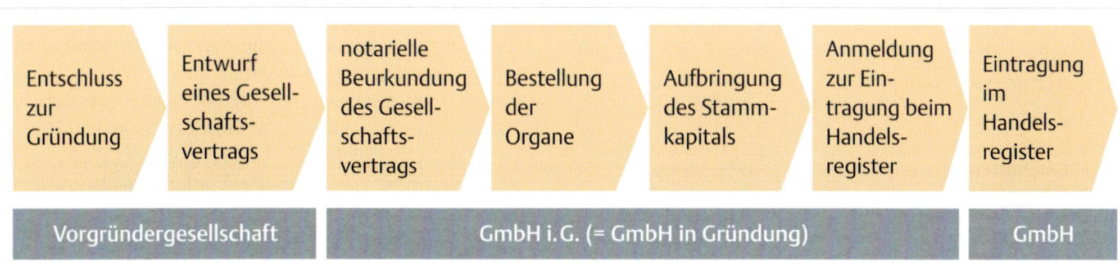

Abb. 2.6 Die GmbH-Gründung.

vertrag geschehen ist, sowie die Handelsregisteranmeldung. Ehe die GmbH beim Handelsregister angemeldet werden darf, muss auf jeden Geschäftsanteil mindestens ein Viertel des Nennbetrags eingezahlt sein. Mindestens jedoch ein Betrag von 12 500 € (§ 7 GmbHG). Sacheinlagen müssen in voller Höhe geleistet sein.

Zur **Anmeldung** sind der in notarieller Form abgeschlossene Gesellschaftsvertrag, die Legitimation des Geschäftsführers, eine Liste der Gesellschafter, bei Sachgründungen der Sachgründungsbericht sowie Unterlagen über die Werthaltigkeit der Sacheinlagen vorzulegen. Außerdem ist die Versicherung abzugeben, dass die Einlagen einbezahlt sind und sich endgültig in der freien Verfügung der Geschäftsführer befinden (§ 8 GmbHG). Sind die Unterlagen komplett, erfolgt der Eintrag ins Handelsregister. Die Eintragung hat konstitutive Wirkung. Erst jetzt entsteht die GmbH als juristische Person. Damit ist die Gründung der GmbH abgeschlossen. Die Eintragung in das Handelsregister wird durch Veröffentlichung im Bundesanzeiger und mindestens einer anderen Zeitung bekannt gemacht. Ab diesem Zeitpunkt haftet die GmbH ausschließlich mit ihrem Gesellschaftsvermögen.

Neben dem beschriebenen Gründungsverfahren (**Standardgründung**) sieht das GmbH-Gesetz auch die Gründung in einem „vereinfachten Verfahren" vor (**Gründung mit Musterprotokoll**). Die vereinfachte Gründung bestimmt sich nach § 2 Abs. 1a GmbHG und wurde mit dem „Gesetz zur Modernisierung des GmbH-Rechts und zur Bekämpfung von Missbräuchen" (MoMiG) neu eingeführt.

▸ **Organe einer GmbH.** Die GmbH handelt als juristische Person durch ihre Organe (▸ Abb. 2.7). Allgemein besteht die GmbH aus den folgenden 2 Organen:

1. die Gesellschafterversammlung (§ 48 GmbHG)
2. die Geschäftsführung (§ 6 GmbHG)

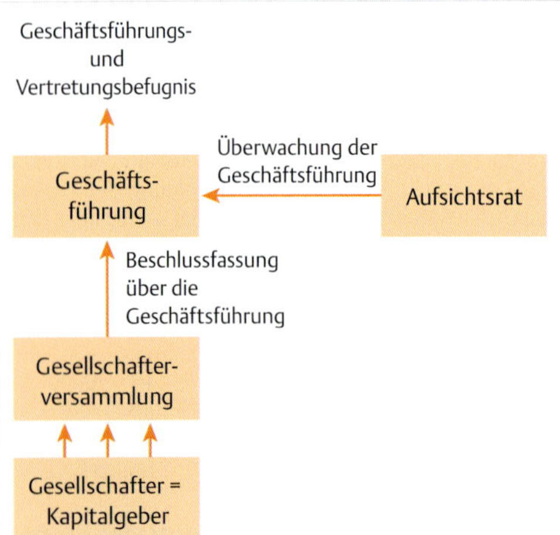

Abb. 2.7 Organe der GmbH.

Definition

Der Geschäftsführer ist das leitende Organ der GmbH!

Der Geschäftsführer wird entweder im Gesellschaftsvertrag (§ 6 Abs. 3 GmbHG) oder durch Beschluss der Gesellschafterversammlung (§ 46 Nr. 5 GmbHG) mit einfacher Mehrheit ernannt. Seine Amtsdauer ist nicht begrenzt. Er kann jederzeit durch die Gesellschafter abberufen werden (§ 38 Abs. 1 GmbHG). Dazu reicht die einfache Mehrheit. Gesetzlich ist die Anzahl an Geschäftsführern nicht vorgegeben. Es können ein oder mehrere Geschäftsführer ernannt werden (§ 6 Abs. 1 GmbHG). Ihre Namen werden in das Handelsregister eingetragen.

Eine besondere Qualifikation benötigt der Geschäftsführer nicht. Grundsätzlich kann nur eine unbeschränkt geschäftsfähige natürliche Person bestellt werden. Diese darf in den letzten 5 Jahren nicht wegen eines Konkurs- bzw. Insolvenzdelikts verurteilt und nicht mit einem dem Unternehmensgegenstand der GmbH berührenden Berufs- oder Gewerbeverbot belegt sein (§ 6 Abs. 2 GmbHG). Ohne die Geschäftsführung ist die GmbH als juristische Person handlungsunfähig (§§ 6, 35 GmbHG). Im Gegensatz zu den Personengesellschaften müssen die Geschäftsführer nicht zugleich Gesellschafter sein (Prinzip der Fremdorganschaft; § 6 Abs. 3 GmbHG). Für ihre Tätigkeit erhalten sie Gehalt. Das Gehalt mindert als Betriebsausgabe den steuerpflichtigen Gewinn der GmbH.

Die Gesellschafterversammlung ist das Beschlussorgan der GmbH. Sie wird aus allen Gesellschaftern der GmbH gebildet. Zu ihren wichtigsten Aufgaben zählen (§ 46 GmbHG):

- die Feststellung des Jahresabschlusses und der Beschluss über die Gewinnverwendung
- die Einforderung der Einlagen
- die Teilung, Zusammenlegung und Einziehung von Geschäftsanteilen
- die Bestellung, Überwachung und Abberufung von Geschäftsführern sowie deren Entlassung
- die Bestellung von Prokuristen und Handlungsbevollmächtigten
- die Vertretung der GmbH in Verfahren gegen die Geschäftsführer
- Satzungsänderungen (§ 53 GmbHG)

Merke

Üblicherweise wird ein Beschluss der Gesellschafterversammlung mit einfacher Mehrheit gefasst (§ 47 GmbHG). Nur bei besonders weitreichenden Entscheidungen ist eine qualifizierte Mehrheit (mindestens 75 %) erforderlich (beispielsweise Änderungen des Gesellschaftsvertrags). Dabei entspricht jeder Euro eines Geschäftsanteils einer Stimme (§ 47 GmbHG). Wer in der GmbH die Mehrheit des Kapitals hält, hat auch die meisten Stimmen in der Gesellschafterversammlung.

Der Aufsichtsrat ist kein notwendiges Organ der GmbH, es sei denn, dass die Einsetzung eines Aufsichtsrats in der Satzung festgelegt ist (§ 52 GmbHG). Ab einer bestimmten Unternehmensgröße ist ein Aufsichtsrat verpflichtend, wenn die GmbH nicht als Tendenzbetrieb hiervon befreit ist. Der Aussichtsrat setzt sich aus mindestens 3 Mitgliedern zusammen. Zu seinen Aufgaben gehört die Überwachung der Geschäftsführung. Er besitzt ein umfassendes Informationsrecht, insbesondere in Bezug auf den Jahresabschluss.

▸ **Haftung.** Der wesentliche Vorteil der GmbH ist die Haftungsbeschränkung. Alle Verbindlichkeiten beziehen sich auf die GmbH und nicht auf die Gesellschafter selbst. Die Haftung der Gesellschaft ist auf das Gesellschaftsvermögen (§ 13 Abs. 2 GmbHG) beschränkt. Folglich hat die Gesellschaft alle Verbindlichkeiten unbeschränkt aus ihrem Gesellschaftsvermögen zu bestreiten. Das private Vermögen der Gesellschafter ist in diesen Haftungsstock generell nicht eingebunden. Das Privatvermögen der Gesellschafter bleibt unberührt (Trennungsprinzip). Sie haften nicht über ihre Einlage hinaus. Allerdings greift die Beschränkung der Haftung erst mit dem Eintrag der GmbH in das Handelsregister.

Die Geschäftsführer der GmbH führen die Geschäfte nach innen und vertreten die Gesellschaft gerichtlich und außergerichtlich. Sie sind nicht selbst Unternehmer. Dritten gegenüber haften sie weder für Verbindlichkeiten noch haben sie intern der Gesellschaft Verluste zu ersetzen, die sich während der Zeit ihrer Geschäftsführung ergeben. Das Unternehmensrisiko trägt alleine die Gesellschaft. Selbstverständlich haften die Geschäftsführer gegenüber der Gesellschaft mit ihrem persönlichen Vermögen, falls sie Vorgänge der GmbH nicht mit der Sorgfalt eines ordentlichen Geschäftsmannes erledigt haben (§ 43 GmbHG). Die Haftung setzt Verschulden, also Vorsatz oder Fahrlässigkeit, voraus.

▸ **Geschäftsführung und Vertretung.** Von zentraler Bedeutung ist die Unterscheidung zwischen Geschäftsführung und Vertretung der GmbH. Die Geschäftsführung bezieht sich auf das Innenverhältnis der Gesellschaft. Die Vertretung bezieht sich auf das Außenverhältnis. Detaillierte Regelungen zu Geschäftsführung und Vertretung enthält das GmbH-Gesetz in den §§ 35–52.

Dem Geschäftsführer obliegt die Leitung und Verwaltung der GmbH. Er ist verantwortlich, die GmbH im kaufmännischen, technischen und sozialen Bereich so aufzustellen, dass ein effizienter und gewinnorientierter Betriebsablauf gewährleistet ist. Grundsätzlich ist die Geschäftsführungsbefugnis für gewöhnliche Rechtsgeschäfte umfassend. Allerdings ist der GmbH-Geschäftsführer gegenüber den Gesellschaftern weisungsgebunden, d. h. er ist verpflichtet, den Weisungen der Gesellschafter nachzukommen, sofern diese nicht rechtswidrig sind. Darüber hinaus sind bestimmte Angelegenheiten den Gesellschaftern vorbehalten (§ 46 GmbHG). Auch Grundsatzentscheidungen der Unternehmenspolitik sind der Disposition des Geschäftsführers entzogen, wie z. B. die Änderung der Satzung sowie Fragen, die die Struktur und den Bestand der Gesellschaft betreffen, beispielsweise die Auflösung der GmbH. Überdies kann der Umfang der Geschäftsführungsbefugnis sowohl im Gesellschaftervertrag als auch im Anstellungsvertrag eingeschränkt werden. Hat die GmbH mehrere Geschäftsführer, so gilt grundsätzlich die Gesamtgeschäftsführungsbefugnis. Demnach können die Geschäftsführer die Geschäfte der GmbH nur gemeinsam führen und Entscheidungen nur gemeinsam treffen durch einstimmigen Beschluss. Jedoch ist es in der wirtschaftlichen Praxis nicht unüblich, den Geschäftsführern Einzelgeschäftsführungsbefugnis einzuräumen.

Der Geschäftsführer führt nicht nur intern die Geschäfte, sondern ist für die Vertretung der Gesellschaft nach außen verantwortlich. **Die Vertretung** betrifft das Verhältnis zu Kunden, Lieferanten, Geschäfts- und Vertragspartnern der GmbH. Einerseits vertritt der Geschäftsführer die Gesellschaft außergerichtlich, andererseits auch vor Gericht (§ 35 Abs. 1 GmbHG). Er ist dabei verpflichtet, die Beschränkungen einzuhalten, die sich aus dem Gesellschaftsvertrag oder den Beschlüssen der Gesellschafterversammlung ergeben (§ 37 GmbHG). Hat die GmbH mehrere Geschäftsführer, sind sie alle nur gemeinschaftlich zur Vertretung der Gesellschaft berechtigt (§ 35 Abs. 2 GmbHG). Im Innenverhältnis können dem Geschäftsführer Beschränkungen seiner Vertretungsmacht durch die Satzung oder den Anstellungsvertrag auferlegt werden. Beispielsweise bei grundlegenden Entscheidungen wie dem Verkauf gesellschaftseigner Grundstücke. Im Außenverhältnis ist die Vertretungsmacht der Geschäftsführer im Gegensatz dazu nicht beschränkt und unbeschränkbar (§ 37 Abs. 2 GmbHG). Die Gesellschaft wird auch bei Überschreitung der internen Befugnisse durch die Geschäftsführer im Außenverhältnis rechtswirksam verpflichtet. Das Zuwiderhandeln der internen Befugnisse kann nicht nur zu einer Schadensersatzpflicht des betreffenden Geschäftsführers gegenüber der Gesellschaft führen, sondern auch Grund für die Abberufung bzw. Kündigung darstellen.

▸ **Gewinnverteilung.** Innerhalb einer GmbH erfolgt die Verteilung des auszuschüttenden Gewinns (Jahresüberschuss) nach dem Verhältnis der Geschäftsanteile der einzelnen Gesellschafter (§ 29 GmbHG). In der Satzung kann ein anderer Maßstab festgesetzt werden. Die Verlustbeteiligung ist analog geregelt. Die Entscheidung über die Gewinnverwendung (Ausschüttung oder Einbehaltung) obliegt der Gesellschafterversammlung. Die Vergütung der Geschäftsführer mindert als Aufwand den Unternehmensgewinn der GmbH.

B

Fallbeispiel

An der Mustermann-Klinik GmbH ist der Gesellschafter A mit einem Geschäftsanteil von 50 000 €, Gesellschafter B mit 30 000 € und Gesellschafter C mit 20 000 € beteiligt. Im 1. Geschäftsjahr erwirtschaftet die GmbH einen Gewinn von 300 000 €. Wie ist die Gewinnverteilung, wenn die Aufteilung nach Geschäftsanteilen vorgenommen wird? Die Berechnung führt ▸ Tab. 2.7 auf.

Tab. 2.7 Gewinnverteilung der Mustermann-Klinik GmbH.

Gesellschafter	Geschäftsanteile (€)	Geschäftsanteile = Verteilungsschlüssel	Gewinnanteile (€)
A	50 000	5	150 000
B	30 000	3	90 000
C	20 000	2	60 000
Summe	100 000	10	300 000
		1	30 000

Tab. 2.8 Vor- und Nachteile der GmbH.

Vorteile	Nachteile
• Haftungsbeschränkung auf das Gesellschaftsvermögen: Die Gesellschafter haften nicht mit ihrem Privatvermögen • Mindestanzahl an Gründern nicht vorgeschrieben • weitgehende Gestaltungsfreiheit des Gesellschaftsvertrages • Geschäftsführer muss nicht zwingend Gesellschafter sein • weitgehende Kompetenzen der Gesellschafterversammlung • Gesellschaftervertrag regelt Auseinandersetzungen • Steuerlich begünstigt • Kapitalerhöhung und Aufnahme neuer Gesellschafter möglich → Eigenkapitalquote steigt • Vorteile bei Vererbung und Verkauf	• Gründung, Führung und Auflösung einer GmbH sind an viele Formalien gebunden • Gründungskosten nicht unbeträchtlich, aber auch die laufenden Kosten wie Buchführung und Bilanzierung sind im Vergleich zu anderen Rechtsformen höher • Mindestkapital vorgeschrieben, strenge Gläubigerschutznormen • Eintragung ins Handelsregister notwendig • Abtretungen von Geschäftsanteilen müssen notariell beurkundet werden • geringere Kreditwürdigkeit infolge Haftungsbeschränkung (Fremdkapitalbeschaffung sind enge Grenzen gesetzt) • Nachschusspflicht (Pflicht zur Erhöhung der Einlage) • Geschäftsanteile sind nicht über die Börse handelbar

▶ **Auflösung, Liquidation und Löschung.** Das Ausscheiden einer GmbH aus dem Rechtsverkehr vollzieht sich in 3 Stufen:

1. Auflösung
2. Abwicklung bzw. Liquidation
3. Löschung

Die Gründe für die Auflösung einer GmbH sind in § 60 GmbHG aufgezählt. Meist wird die GmbH durch Beschluss der Gesellschafter mit einer Mehrheit von drei Viertel der abgegebenen Stimmen aufgelöst (§ 60 Nr. 2 GmbHG). Die Auflösung der Gesellschaft ist sodann zur Eintragung in das Handelsregister anzumelden (§ 65 Abs. 1 GmbHG). Örtlich zuständig ist das Registergericht am Sitz der Gesellschaft. Der Auflösungsgrund (z. B. Auflösungsbeschluss) sollte bei der Anmeldung benannt werden.

Außerdem müssen die Liquidatoren der Gesellschaft in das Handelsregister angemeldet werden (§ 67 GmbHG). Dies sind oftmals die bisherigen Geschäftsführer der GmbH, wenn nicht durch den Gesellschaftsvertrag oder Beschluss der Gesellschaft diese Tätigkeit anderen Personen übertragen wurde (§ 66 Abs. 1 GmbHG). Aufgabe der Liquidatoren ist es, die laufenden Geschäfte der Gesellschaft zu beenden, die Verpflichtungen der Gesellschaft zu erfüllen, Forderungen einzuziehen und verbliebenes Vermögen der Gesellschaft in Geld umzusetzen (§ 70 GmbHG). Außerdem haben die Liquidatoren durch den sogenannten Gläubigeraufruf unverzüglich die Auflösung der GmbH zu veröffentlichen und dabei die Gläubiger aufzufordern, sich bei der Gesellschaft zu melden (§ 65 Abs. 2 GmbHG). Die Gläubiger bekommen damit die Möglichkeit, eventuelle Forderungen geltend zu machen. Die Bekanntmachung hat in den „Gesellschaftsblättern" zu erfolgen, zwingend im elektronischen Bundesanzeiger. Mit diesem Aufruf beginnt das sogenannte Sperrjahr (§ 73 Abs. 1 GmbHG). Vor Ablauf des Sperrjahres darf das Vermögen nicht auf die Gesellschafter aufgeteilt werden. Mit der Verteilung des Vermögens auf die Gesellschafter ist die Liquidation abgeschlossen. Im Anschluss kann die Löschung der GmbH im Handelsregister beantragt werden. Die GmbH wird aus dem Handelsregister gelöscht und ist von diesem Zeitpunkt an nicht mehr als juristische Person existent.

Die Vor- und Nachteile einer GmbH sind in ▶ Tab. 2.8 aufgeführt.

▶ **Bedeutung der GmbH bei Gesundheitsbetrieben.** In der Vergangenheit gab es nur einen eng begrenzten Katalog von Gesellschaftsformen für Arztpraxen. **Arztpraxen** durften entweder als Einzelpraxis oder mitunternehmerisch als Gemeinschaftspraxis in der Rechtsform einer Gesellschaft bürgerlichen Rechts (GbR) oder einer Partnerschaftsgesellschaft geführt werden. Bedingt durch das Gesundheitsmodernisierungsgesetz (GMG) und die damit verbundene Einführung des Medizinischen Versorgungszentrums (MVZ), das zu den Arztpraxen in Konkurrenz trat, wurde eine Liberalisierung der (Muster-)Berufsordnung für Ärzte notwendig (§ 23a MBO-Ä). Die Neuerungen beabsichtigten, die Kooperation von Ärzten unter neuen Rechtsformen, wie z. B. der GmbH, zu fördern. Basierend auf diesen Neuregelungen haben einige Landesärztekammern ihre Berufsordnungen überarbeitet. Ärzte können nun ihren Beruf in einer Gesellschaft mit beschränkter Haftung (GmbH) ausüben. Die Umsetzung auf Länderebene erfolgte allerdings nicht einheitlich. Nach wie vor richten sich die Zulässigkeit und die Voraussetzungen einer Ärzte-GmbH nach den zum Teil unterschiedlichen Berufsordnungen der Landesärztekammern. Im Einzelfall bedarf es der Prüfung, ob die Rechtsform einer GmbH in dem jeweiligen Bundesland gesetzlich erlaubt ist. **Beispiel:** In Bayern ist die Führung einer ärztlichen Praxis in der Rechtsform einer juristischen Person ausdrücklich nicht zugelassen (vgl. Art. 18 Abs. 1 S. 2 des Bayerischen Heilberufe-Kammergesetzes).

Darüber hinaus muss sorgfältig geprüft werden, ob sich für den Betrieb einer Arztpraxis die Rechtsform der GmbH eignet und zu bevorzugen ist. Denn ihre Gründung bietet Chancen gegenüber den traditionellen Rechtsformen, birgt ohne Frage aber auch mancherlei Risiken. Wer eine GmbH gründet, denkt zu Anfang an die **Haftungsbegrenzung**. Grundsätzlich haftet für Verbindlichkeiten der GmbH nur diese selbst mit ihrem Kapital, nicht aber deren einzelne Gesellschafter (§§ 1,13 GmbHG). Die Gesellschafter sind nur noch Kapitalgeber und haften nicht persönlich für Verpflichtungen der Gesellschaft. Schließt also die GmbH alle Verträge, neben der Praxisanmietung und Inventarbeschaffung auch die Behandlungsverträge mit den Patienten, ist die vertragliche Haftung auf die GmbH reduziert. Deren Haftung ist auf das Gesellschaftsvermögen beschränkt. Bei deliktrechtlichen Ansprüchen nach § 823 BGB wegen eines Behandlungsfehlers gilt die Haftungsbeschränkung indessen nicht. Diese greift unabhängig von der vertraglichen Ebene ein und trifft immer den behandelnden Arzt selbst. Dies gilt auch, wenn ausschließlich die GmbH die entsprechenden Verträge mit den Patienten abschließt. Jeder Arzt ist für seine Behandlung verantwortlich und kann im Falle von Fehlern persönlich auf Schadensersatz in Anspruch genommen werden. Mit anderen Worten, deliktsrechtliche Ansprüche bleiben gegen den Arzt bestehen, für die er auch mit seinem Privatvermögen haftet. Das Haftungsprivileg des § 13 Abs. 2 GmbHG kommt damit nicht zum Tragen. Die weiteren GmbH-Gesellschafter, die nicht an der ärztlichen Behandlung mitgewirkt haben, sind vor einer Inanspruchnahme geschützt. Nicht nur ein Behandlungsfehler eröffnet Patienten die Möglichkeit eines Vorgehens gegen den behandelnden Arzt, sondern auch jede Verletzung von Aufklärungspflichten. Insoweit bietet die GmbH als Rechtsform nur neben den deliktrechtlichen Ansprüchen einen haftungsrelevanten Vorteil.
Bislang ist die GmbH in der Ärzteschaft noch verhältnismäßig selten.

Im Vergleich dazu firmieren **Medizinische Versorgungszentren (MVZ)** nahezu ausnahmslos in Form einer GmbH bzw. GbR. Medizinische Versorgungszentren sind als ärztlich geleitete Einrichtungen konzipiert, in denen Ärzte, die in das Arztregister eingetragen sind, als Angestellte oder freiberufliche Vertragsärzte praktizieren. Die gesetzliche Grundlage für ein MVZ ist der § 95 SGB V. Damit ein MVZ an der vertragsärztlichen Versorgung teilnehmen kann, braucht es eine Zulassung. Darüber entscheidet auf Antrag der Zulassungsausschuss der jeweiligen **Kassenärztlichen Vereinigung (KV)**. Soweit in einem MVZ angestellte Ärzte praktizieren sollen, bedarf die Beschäftigung dieser Ärzte durch das MVZ auch einer Genehmigung durch den Zulassungsausschuss. Der ärztliche Leiter muss in dem medizinischen Versorgungszentrum selbst als angestellter Arzt oder als freiberuflicher Vertragsarzt tätig sein. Er ist in medizinischen Fragen weisungsfrei. Sind in einem medizinischen Versorgungszentrum Angehörige verschiedener Berufsgruppen tätig, die an der vertragsärztlichen Versorgung teilnehmen, kann die Leitung auch in Form der „kooperativen Leitung" erfolgen. Der Kreis der zugelassenen Gründer ist beschränkt. Die Mehrzahl der bestehenden MVZs wurden durch Vertragsärzte oder Krankenhäuser gegründet. MVZ in Krankenhausträgerschaft werden vorrangig als GmbH errichtet. Während Gründungen in der Rechtsform einer GbR nur noch sehr zögernd wachsen bzw. stagnieren, steigt die Zahl der GmbH deutlich an. Die Rechtsform der GmbH ist besonders für ein Konzept mit angestellten Ärzten geeignet. Hier können beliebig viele Ärzte im Angestelltenverhältnis tätig sein und eine ambulante Versorgung außerhalb eines Krankenhauses bieten. Besonders jungen Ärzten erleichtert die Anstellung in einem MVZ den Einstieg in die ambulante Versorgung, weil sie so das wirtschaftliche Risiko einer Übernahme oder Neugründung einer eigenen Praxis umgehen. Durch Arbeitsteilung werden zudem flexiblere Arbeitszeiten möglich. Das begünstigt Ärzte mit familiären Verpflichtungen. Dies ist einer der Gründe für die in den vergangenen Jahren kontinuierlich ansteigende Anzahl angestellter Ärzte in MVZ. Beides sind Anzeichen in Richtung zunehmender Kommerzialisierung mit angestellten Ärzten und weg von der Freiberuflichkeit.
Ein weiterer Aspekt, der für den Betrieb eines MVZ als GmbH spricht, ist die **Haftungsbeschränkung**. Einschränkend sieht dabei das SGB V vor, dass vor der Zulassung eines MVZ in der Rechtsform einer GmbH deren Gesellschafter eine selbstschuldnerische Bürgschaftserklärung übernehmen müssen. Darin müssen sie erklären, für Forderungen der kassenärztlichen Vereinigungen und Krankenkassen gegen das MVZ aus der vertragsärztlichen Tätigkeit des Zentrums einzustehen. Dies gilt auch für Forderungen, die erst nach Auflösung des medizinischen Versorgungszentrums fällig werden (§ 95 Abs. 2 S. 6 SGB V). Das hat zur Folge, dass die Gesellschafter von KVen bzw. Krankenkassen anstelle des MVZ persönlich in Anspruch genommen werden können. Da auch andere Großgläubiger, wie z. B. Vermieter, anlässlich des Abschlusses eines langjährigen Mietvertrags sowie Banken vor der Finanzierung größerer Kredite, eine solche Bürgschaftserklärung von den GmbH-Gesellschaftern fordern, sind nur vertragliche Verbindlichkeiten aus Alltagsgeschäften und damit überschaubarer Größe vom Haftungsprivileg der GmbH eingeschlossen. Ob dieser Vorteil für das Betreiben eines MVZ als GmbH entscheidend ist, zeigt der Einzelfall. Außerdem schützt die Rechtsform der GmbH nicht die in ihr tätigen Ärzte vor einer persönlichen Haftung für ihre Behandlungsfehler.

Zusammenfassend gibt ▶ Tab. 2.9 einen Überblick über die Varianten der ärztlichen Tätigkeit, die zur Verfügung stehenden Rechtsformen sowie die wichtigsten Vor- und Nachteile der einzelnen Praxisformen.

Tab. 2.9 Niederlassungsoptionen (nach Kassenärztliche Vereinigung Baden-Württemberg, 2018).

	Einzelpraxis	Praxisgemeinschaft	Berufsausübungsgemeinschaft (BAG); früher Gemeinschaftspraxis	MVZ
Tätigkeit/ Merkmale	• ein Arzt ist wirtschaftlich und organisatorisch selbstständig • Vertragsarzt rechnet selbstständig gegenüber der KV ab	• Organisationsgemeinschaft ohne gemeinsame Berufsausübung • Zusammenschluss mehrerer Ärzte zur gemeinsamen Nutzung von Räumlichkeiten, Personal, Geräten etc. bei sonst selbstständiger Praxisführung • Patient vereinbart mit „seinem" Arzt einen Behandlungsvertrag • getrennte Patientenkartei • eigener Patientenstamm • Rechnen separat bzw. mit der Kassenärztlichen Vereinigung ab • eigene Kontenführung	• gemeinsame Ausübung der ärztlichen Tätigkeit durch mehrere Ärzte (engste Form der ärztlichen Kooperation) • alle Partner nutzen Praxisräume, Praxiseinrichtung, das Personal gemeinsam und führen eine gemeinsame Patientenkartei • Behandlungsvertrag wird mir der Gemeinschaft abgeschlossen • Patient hat kein Anrecht auf die Behandlung durch einen bestimmten Arzt • Vertragsärzte werden im Abrechnungsverhältnis zur Kassenärztlichen Vereinigung als eine wirtschaftliche Einheit behandelt	• ärztlich geleitete Einrichtung, in der Vertragsärzte und/oder angestellte Ärzte praktizieren • Inhaber der Zulassung ist das MVZ
Rechtsform	Einzelunternehmer (freiberuflich)	meist Gesellschaft bürgerlichen Rechts (GbR)	meist Gesellschaft bürgerlichen Rechts (GbR)	• meist Gesellschaft bürgerlichen Rechts (GbR) oder Gesellschaft mit beschränkter Haftung (GmbH) • Gründung eines MVZ durch Kommunen in der öffentlich-rechtlichen Rechtsform des Eigenbetriebs und des Regiebetriebs möglich
Vorteile (exemplarisch)	• höchstes Maß an Gestaltungsfreiheit hinsichtlich Praxiseinrichtung, Standort, ärztlichem Leistungsangebot, Praxisorganisation, Sprechzeiten, Urlaub, Personalauswahl, Angebot an IGeL-Leistungen, Kooperationen etc. • Praxisabläufe richten sich nach der Person des Praxisinhabers aus • Abstimmung mit ärztlichen Kollegen ist nur hinsichtlich der erforderlichen Praxisvertretung nötig	• hohe Eigenständigkeit • Rationalisierung des eigenen Praxisbetriebs mit entsprechender Kostenreduktion durch gemeinsame Nutzung sachlicher und personeller Mittel • jeder Arzt haftet nur für seine eigenen etwaigen Behandlungsfehler • gesamtschuldnerische Haftung beschränkt sich auf den gemeinsam genutzten Bereich • unkomplizierter fachlicher Austausch	• Kostenersparniseffekte • gemeinschaftliche Verantwortung • Kontinuität der Patientenbetreuung • unkomplizierte Vertretung in Urlaubs- oder Krankheitsfall • rationeller Geräte- und Personaleinsatz • Zeitersparnis durch gemeinsame Praxisverwaltung • zeitliche Entlastung durch Arbeitsteilung • unkomplizierter fachlicher Austausch	• Kostenersparniseffekte • gegenseitige Vertretung und flexible Einteilung der Arbeitszeiten • Patientenbindung durch fächerübergreifendes Angebot • Anstellung in einem MVZ als Einstieg in die ambulante Versorgung oder Vorbereitung auf den Ruhestand • Kooperation mit nicht ärztlichen Gesundheitsberufen möglich • Nutzung der sich aus der Zusammenarbeit ergebenden Kooperationsvorteile (z. B. Verteilung der Investitionslasten, vernetzte EDV etc.) • unkomplizierter fachlicher Austausch

Tab. 2.9 Fortsetzung

	Einzelpraxis	Praxisgemeinschaft	Berufsausübungsgemeinschaft (BAG); früher Gemeinschaftspraxis	MVZ
Nachteile (exemplarisch)	• Praxisinhaber muss die Finanzierung alleine sicherstellen, er trägt die Kosten für Räume, Personal, Geräte etc. allein • Investiertes Kapital wird womöglich schlechter ausgelastet • Praxisinhaber ist voll für den wirtschaftlichen Erfolg verantwortlich • Praxisinhaber muss für Vertretungen sorgen, birgt u. U. die Gefahr, dass Patienten abwandern • Ausfallzeiten durch Krankheit, Urlaub oder Teilnahme an Fortbildungsveranstaltungen lassen die Betriebskosten weiterlaufen • das Arbeitsvolumen ist auf den Niedergelassenen allein beschränkt • Arzt haftet nicht nur mit seinem Geschäftsvermögen. Auch private Vermögenswerte werden im Haftungsfall verwertet • Möglichkeiten der Eigenkapitalbeschaffung sind vergleichsweise beschränkt	gegenseitige Vertretung hat Grenzen, da jeder Arzt seine Tätigkeit selbstständig ausübt und eigene Verträge mit seinen Patienten schließt	• Gesellschaft haftet als solche und daneben auch die Gesellschafter und Partner persönlich als Gesamtschuldner für Behandlungsfehler eines anderen tätigen Kollegen • komplexe gesellschafts- und steuerrechtliche Sachverhalte • Gewinnverteilung bedarf klarer Regeln	• die MVZ-Gesellschaft ist unmittelbar selbst Inhaberin der Zulassung und ist nicht mehr an die Person des Arztes gebunden • detailliert geplante Aufbau- und Ablauforganisation unabdingbar • Gewinnverteilung bedarf klarer Regeln
Zulassung und Genehmigung	vertragsärztliche Zulassung durch Zulassungsausschuss	Anzeigepflicht gegenüber der KV	vorherige Genehmigung durch Zulassungsausschuss (§ 33 Abs. 3 Ärzte-ZV)	Genehmigung durch Zulassungsausschuss

Die Gesellschaft mit beschränkter Haftung – auch in gemeinnütziger Ausprägung (gGmbH) – hat sich in den letzten Jahren auch zur bedeutendsten Rechtsform für Krankenhäuser etabliert. Ursächlich dafür ist, dass die Gesellschafter durch diese Rechtsform weitgehend vor einer Haftungsinanspruchnahme geschützt sind. Ferner eröffnet die GmbH einen größeren Gestaltungsspielraum in Bezug auf die Ausgestaltung der Organe und des Kompetenzrahmens des Klinik-Managements. Zudem ist die Aufnahme neuer Gesellschafter sowie die Erhöhung des Eigenkapitals durch Erhöhung der Einlagen vorhandener Gesellschafter bei der GmbH problemlos möglich. Aus diesen Gründen findet die Rechtsform GmbH im Krankenhausmarkt einen besonderen Zuspruch, vorzugsweise bei öffentlich-rechtlichen Trägern. Zwischenzeitlich befinden sich etwa die Hälfte der öffentlichen Krankenhäuser in der Rechtsform der GmbH.
Neben den genannten Vorteilen spricht für die GmbH ihre Neutralität in Bezug auf ihren Gesellschaftszweck. Da Unternehmensgegenstand jeder gesetzlich zulässige Zweck sein kann, auch zum Betrieb eines Krankenhauses, das der Forschung und Lehre zu dienen verpflichtet ist, eignet sich die Rechtsform der GmbH auch für Universitätskliniken. Bislang werden die meisten Universitätskliniken in Deutschland noch in öffentlich-rechtlicher Organisationsform – als rechtsfähige Anstalt oder Körperschaft des öffentlichen Rechts – betrieben. Der Druck zur wirtschaftlichen Betriebsführung durch die Einführung des pauschalierenden Entgeltsystems für Krankenhausleistungen (DRG) und die dadurch bedingte Wettbewerbsverschärfung unter den Krankenanstalten zwingt auch Universitätskliniken mehr und mehr, ihre Organisationsform daraufhin zu überprüfen, ob sie den gegenwärtigen Anforderungen genügt. Als GmbH geführte Universitätskliniken gibt es bislang in Baden-Württemberg (Mannheim) und Hessen (Gießen/Marburg).

Die haftungsbeschränkte Unternehmergesellschaft (UG)

Um im Rahmen der Europäischen Union die Wettbewerbsfähigkeit der GmbH gegenüber ausländischen Varianten wie z. B. der englischen Limited zu verbessern, wurde im Jahr 2008 das „Gesetz zur Modernisierung des GmbH-Rechts und zur Bekämpfung von Missbräuchen“ (MoMiG) verabschiedet. Das MoMiG führte die „haftungsbeschränkte Unternehmergesellschaft“, kurz: UG (haftungsbeschränkt), ein. Mit dieser Rechtsform sollen Unternehmensgründer mit geringem Eigenkapital in den Genuss einer Haftungsbeschränkung kommen. Rechtsgrundlage ist § 5a GmbHG. Die haftungsbeschränkte Unternehmensgesellschaft ist keine neue Rechtsform, sondern eine GmbH-Variante mit geringeren Anforderungen. Umgangssprachlich wird sie als „Mini-GmbH“ bezeichnet. Die Unternehmergesellschaft zeigt gegenüber der GmbH folgende Unterschiede auf (§ 5a Abs. 1 bis 4 GmbHG):

► **Stammkapital.** Für die Gründung reichen weniger als 25 000 € Stammkapital aus. Theoretisch ist die Gründung mit nur 1 € Stammkapital möglich. Die Höhe des Stammkapitals bestimmen die Gesellschafter in der Gesellschaftssatzung. Generell sollte sich die Kapitalausstattung immer am konkreten Finanzbedarf ausrichten, denn eine unterkapitalisierte Gesellschaft birgt immer auch eine hohe Insolvenzgefahr.

► **Bezeichnung im Geschäftsverkehr.** Die Firma muss zwingend den Rechtsformzusatz „Unternehmergesellschaft (haftungsbeschränkt)“ oder „UG (haftungsbeschränkt)“ tragen. Das Weglassen oder die Abkürzung des Klammerzusatzes ist nicht zulässig und kann unter Umständen zu persönlichen Haftungen führen. Genauso wenig darf die UG im Geschäftsverkehr als „GmbH“ auftreten. Die Regelung dient dem Schutz möglicher Geschäftspartner. Es soll nach außen erkennbar sein, dass es sich um eine Gesellschaft handelt, die mit weniger als 25 000 € Stammkapital gegründet wurde.

► **Ansparpflicht und Umbenennung der UG in GmbH.** Gewinne dürfen nicht in voller Höhe ausgeschüttet werden. Die UG muss ein Viertel (25 %) des Jahresüberschusses in eine Rücklage einstellen, gemindert um den Verlustvortrag aus dem Vorjahr. Diese Rücklagenbildung besteht zeitlich und der Höhe nach unbegrenzt. Sie darf nur dazu verwendet werden, eine Kapitalerhöhung durchzuführen oder unter bestimmten Voraussetzungen einen Jahresfehlbetrag oder Verlustvortrag auszugleichen. Die gesetzliche Rücklagenpflicht endet erst, wenn das Stammkapital das Niveau der allgemeinen GmbH (25 000 €) erreicht. Dann kann die UG umfirmieren auf den Zusatz „GmbH“ oder die bisherige Bezeichnung beibehalten (Grundsatz der Firmenbeständigkeit, ► Abb. 2.8). Umgekehrt kann die GmbH nicht durch Absenkung des Stammkapitals in eine Unternehmergesellschaft umgewandelt werden.

► **Verbot von Sacheinlagen.** Die Einbringung von Sacheinlagen (z. B. Geräte oder Forderungen) ist bei der UG nicht möglich. Anders als bei der GmbH muss vor Anmeldung ins Handelsregister das im Gesellschaftsvertrag festgelegte Stammkapital in voller Höhe aufgebracht werden.

Außer diesen wenigen Sonderregelungen gelten die Vorschriften aus dem GmbH-Gesetz für Gründung, Führung und Beendigung.

Aktiengesellschaft

Definition

Die Aktiengesellschaft ist eine Kapitalgesellschaft mit eigener Rechtspersönlichkeit (juristische Person). Sie entsteht mit der Eintragung in das Handelsregister.

► **Allgemeine Grundlagen.** Heute werden die großen deutschen Unternehmen überwiegend in der Rechtsform einer AG geführt. Die rechtlichen Grundlagen zur Aktiengesellschaft befinden sich im Aktiengesetz von 1965 (AktG) mit seinen späteren Modifikationen. Das Aktiengesetz beinhaltet Regelungen zu Gründung, Rechten und

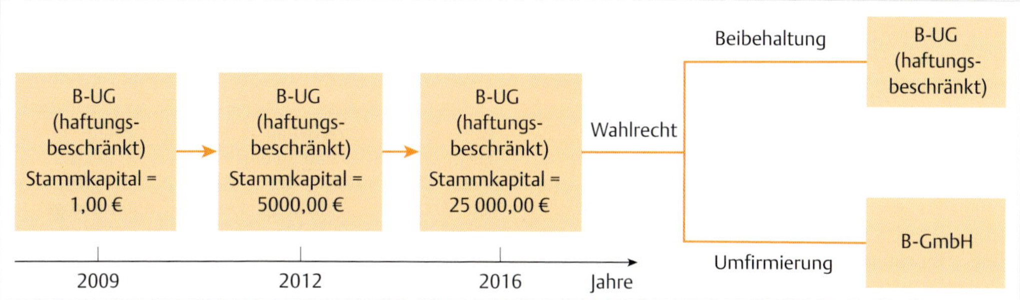

Abb. 2.8 Von der B-UG haftungsbeschränkt zur B-GmbH.

Pflichten der Aktionäre, Geschäftsführung, Auflösung der AG usw. Auch hier ist eine gemeinnützige Variante, bei Erfüllen der Voraussetzungen der §§ 51 ff. AO, möglich.

Ihr Hauptvorteil liegt in der Möglichkeit, auf dem Kapitalmarkt zusätzliches Eigenkapital zu beschaffen. Dabei sind das Kapitaleigentum und die Unternehmensführung in der Regel in verschiedenen Händen. Die Gesellschafter, die Aktionäre einer AG, sind mit Einlagen am Grundkapital beteiligt. Das Grundkapital muss mindestens 50 000 € betragen (§ 7 AktG), wird in Aktien aufgeteilt und von mehreren Aktionären gehalten. Das Grundkapital ist das Kapital, das zum Zeitpunkt der Gründung eingetragen wurde. Es gilt im weiteren Geschäftsverlauf als rechnerische Größe für den Geschäftsverkehr. Das tatsächlich verfügbare Kapital der Aktiengesellschaft wird als Gesellschaftsvermögen bezeichnet.

Für Verbindlichkeiten der Gesellschaft haftet den Gläubigern ausschließlich das Gesellschaftsvermögen (§ 1 AktG). Eine Gesellschafterhaftung besteht nicht, d. h. ein Rückgriff der Gläubiger auf das Privatvermögen der Aktionäre ist nicht möglich. Bei Konkurs verlieren die Gesellschafter ihr Aktienkapital. Dem Grundsatz nach kann die AG alle gesetzlich zulässigen Zwecke verfolgen. Der konkrete Gegenstand des Unternehmens muss in der Satzung festgelegt werden. Der Firmenname kann frei gewählt werden, sofern er nicht bereits von einer anderen Gesellschaft besetzt ist. Der Name, unter dem die AG auftritt, ist im Handelsregister einzutragen. Es kann eine Sach- (Information über Geschäftstätigkeit), eine Personen- (Information über Gesellschafter) oder eine reine Fantasiefirma ohne jegliche Aussagekraft sein. Auch eine gemischte Firma aus den vorgenannten Möglichkeiten ist zulässig. In jedem Fall muss die Firma den Rechtsformzusatz „Aktiengesellschaft“ oder eine allgemein verständliche Abkürzung dieser Bezeichnung enthalten z. B. AG (§ 4 AktG).

▸ **Gründung.** Die Gründung der AG ist im Gesetz genau geregelt (§§ 23–53 AktG). In der Praxis wird zwischen der einfachen Gründung und der qualifizierten Gründung differenziert. Bei der qualifizierten Gründung werden weitere Abreden vereinbart, die mit besonderen finanziellen Risiken einhergehen. Die einfache Gründung ist jedoch der gesetzgeberische Normalfall.

> **M!**
>
> **Merke**
>
> Eine Aktiengesellschaft kann durch eine Person gegründet werden (sog. Ein-Mann-AG) oder auch durch mehrere Personen (§ 2 AktG). Als Gründer (Aktionäre) können natürliche und juristische Personen auftreten.

Die Gründungsphase beginnt mit der Erarbeitung einer Satzung (Gesellschaftsvertrag). Diese bedarf einer notariellen Beurkundung und erlangt auf diese Weise Rechtsgültigkeit. Der Satzung kommt ein besonderer Stellenwert zu. Sie wird als „Verfassung der AG“ bezeichnet und regelt die Gesellschaft nach innen und nach außen. Die Satzung bestimmt relevante Mindestinhalte und kann darüber hinaus auch individuelle Regelungen beinhalten (§§ 23 ff. AktG).

Im Anschluss an die Feststellung der Satzung müssen alle Aktien von den Gründern gezeichnet werden. Die Zeichnung entspricht dem Versprechen der Aktionäre, den Ausgabebetrag zu leisten. Die Aktien dürfen nur zum Nennwert oder zu einem höheren Betrag ausgegeben werden. Im Allgemeinen erfolgt die Zeichnung zu pari, d. h. zum Nennwert. Wird die Aktie über dem Nennwert angesetzt, dann erfolgt die Zeichnung über pari, wobei die Differenz zwischen dem Nennwert und dem Ausgabebetrag Agio genannt wird. Nicht erlaubt ist, wenn der Ausgabebetrag tiefer liegt als der Nennwert (unter pari). Die Aufteilung der Aktien auf die einzelnen Gründer ist zu protokollieren. Haben die Gründer keine höheren Beträge beschlossen, müssen mindestens 25 % des Nennwertes eingezahlt werden. Sacheinlagen sind komplett zu leisten. Mit der Übernahme aller Aktien durch die Gründer gilt die Gesellschaft als errichtet, § 29 AktG (sog. Vor- oder Gründungs-AG).

Die Gründer sind verpflichtet, den ersten Aufsichtsrat sowie den Abschlussprüfer für das erste Voll- bzw. Rumpfgeschäftsjahr zu bestellen (§ 30 AktG). Die Bestellung bedarf der notariellen Beurkundung. Der Aufsichtsrat ernennt seinerseits den ersten Vorstand als leitendes Organ der AG. Außerdem ist die Gesellschaft bei dem örtlich zuständigen Registergericht von allen Gründern und Mitgliedern des Vorstandes und Aufsichtsrates zur Eintragung in das Handelsregister anzumelden. Der Anmeldung sind die Satzung und das Gründungsprotokoll sowie eine Urkunde über die Bestellung von Aufsichtsrat und Vorstand beizulegen. Ferner muss der Gründungsbericht vorliegen. Er wird von den Gründern verfasst und beschreibt den Hergang der Gründung, insbesondere über die Leistung der Einlage. Der Gründungsbericht ist die Grundlage für die Gründungsprüfung durch Vorstand und Aufsichtsrat. Anschließend folgt eine Prüfung des Unternehmens durch das Registergericht, wobei lediglich die ordnungsgemäße Errichtung der Gesellschaft und deren Anmeldung, nicht aber eine umfassende wirtschaftliche Prüfung erfolgen. Nach erfolgreicher Prüfung wird die Gesellschaft ins Handelsregister eingetragen und bekannt gemacht. Erst durch den Eintrag ins Handelsregister entsteht die AG als juristische Person mit Kaufmannseigenschaft. Der Eintrag hat somit eine sogenannte konstitutive (rechtserzeugende) Wirkung. In gleicher Weise müssen alle Beschlüsse, die zu Änderungen der Satzung führen, veröffentlicht und im Handelsregister eingetragen werden.

▸ **Aktienarten.** Charakteristikum der Aktiengesellschaft ist ihr in Aktien zerlegtes Grundkapital (§ 1 Abs. 2 AktG). Aktien sind grundsätzlich frei übertragbar und verbriefen die verbundenen Eigentumsrechte des Aktionärs. Jede Aktie gewährt nach § 12 AktG ein Stimmrecht. Das Grundkapital wird in der Bilanz als „gezeichnetes Kapital" ausgewiesen. Die Mindesthöhe des Grundkapitals beläuft sich auf 50 000 € (§ 7 AktG). Das Grundkapital ist der Teil des Eigenkapitals, der in Aktien verbrieft ist. Die Aktien können entweder als Nennbetrags- oder als Stückaktien begründet werden (§ 8 AktG).

Nennbetragsaktien lauten auf einen bestimmten in Geld aufgedruckten Betrag, den Nennwert. Er ist der wertmäßige Anteil der einzelnen Aktie am Gesamtvermögen. Die Summe der Nennwerte aller ausgegebenen Aktien entspricht dem Grundkapital. Das Grundkapital muss dabei nicht zu gleichen Teilen über alle Aktien verteilt sein. Der Mindestnennbetrag liegt bei 1 €. Höhere Beträge müssen auf volle Euro lauten. Normalerweise werden Aktien jedoch nicht zum Nennwert an die Aktionäre ausgegeben. Die Differenz zwischen Kauf- und Nennwert wird als Agio (Aufgeld) bezeichnet. Die Summe aller Aufgelder wird der Kapitalrücklage der Aktiengesellschaft zugeführt.

Im Fall von **Stückaktien**, auch nennwertlose Aktien genannt, wird das Grundkapital in untereinander gleichberechtige Aktien aufgeteilt. Alle ausgegebenen Aktien einer AG stellen einen gleich großen Anteil am Grundkapital dar. Der Wert einer Aktie ergibt sich aus dem Grundkapital der Gesellschaft, geteilt durch die Anzahl der emittierten (ausgegebenen) Aktien. Der auf diese Weise ermittelte Wert darf jedoch den gegenwärtig geltenden Mindestnennwert von 1 € nicht unterschreiten. Obendrein bestimmt der fiktive Nennwert den geringsten Preis, zu dem die Aktie ausgegeben werden darf (Verbot von Unter-pari-Emissionen). Grundsätzlich gilt, dass ein Unternehmen entweder nur Nennwert- oder nur Stückaktien ausgeben darf.

Neben der Kapitalzerlegung lassen sich Aktien auch nach weiteren Kriterien unterscheiden.

▸ **Organe einer AG, Geschäftsführung und Vertretung.** Die AG ist eine juristische Person und körperschaftlich organisiert. Es ist zwischen der Aktionärsebene und der Ebene der Gesellschaft zu unterscheiden (▸ Abb. 2.9).

Zur Durchführung der Unternehmenstätigkeit muss die AG durch natürliche Personen vertreten und geleitet werden. Diese natürlichen Personen können in 3 verschiedenen Organen tätig sein:

1. dem Vorstand (als leitendes Organ)
2. dem Aufsichtsrat (als überwachendes Organ)
3. der Hauptversammlung (als beschlussfassendes Organ)

Das Verhältnis der Organe zueinander wird durch eine weitgehend zwingende Kompetenzverteilung geregelt.

Definition

Der Vorstand ist ein Organ der AG und hat die Aufgabe, die Organisation oder das Unternehmen (juristische Person) nach außen zu vertreten. Vorstand der Gesellschaft kann jede unbeschränkt geschäftsfähige natürliche Person sein. Der Vorstand kann aus einer oder mehreren Personen bestehen (§ 76 AktG).

Im Detail sind die Rechte und Pflichten des **Vorstandes** in den §§ 76–94 AktG geregelt.

Mitglieder des Vorstandes brauchen nicht dem Kreis der Aktionäre zuzugehören. Der Anstellungsvertrag der Vorstandsmitglieder der AG ist in der Regel ein Dienstvertrag eines selbstständig Tätigen (kein Arbeitsvertrag). Die Mitglieder bekommen für ihre Arbeit ein festes Gehalt. In der Regel wird den Vorstandsmitgliedern auch eine Gewinnbeteiligung (Tantieme) als Leistungsanreiz gewährt. Bei Aktiengesellschaften mit einem Grundkapital von mehr als 3 Mio. € muss der Vorstand aus mindestens 2 Personen bestehen.

Der Vorstand leitet die Gesellschaft unter eigener Verantwortung (§ 76 AktG). Er unterliegt keinem Weisungsrecht der Kapitaleigner (Aktionäre). In der grundsätzlichen Ausrichtung seiner Arbeit wird er durch den Aufsichtsrat überprüft. Ansonsten vertritt er unbeschränkt die AG gerichtlich und außergerichtlich. Ihm stehen die Geschäftsführungsbefugnis sowie Vertretungsmacht der AG zu. Setzt sich der Vorstand aus mehreren Personen zusammen, sind sämtliche Vorstandsmitglieder nur gemeinschaftlich zur Geschäftsführung (Gesamtgeschäftsführungsbefugnis) und zur Vertretung der Gesellschaft (Gesamtvertretungsmacht) befugt (Kollegialprinzip; §§ 77, 78 AktG). Die Satzung kann etwas anderes bestimmen. Die Abweichung ist im Handelsregister zu vermerken. Nach außen ist die Vertretungsmacht nicht beschränkbar (§ 82 AktG). Zu den Aufgaben des Vorstandes gehören:

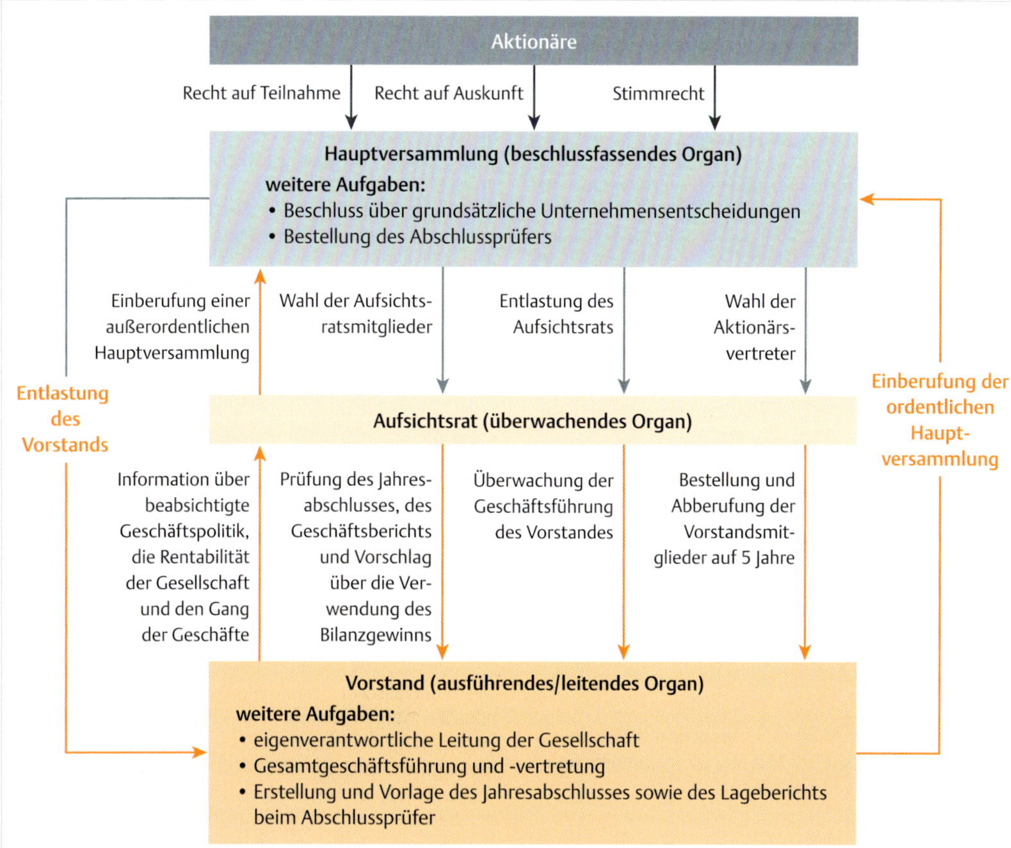

Abb. 2.9 Organisation der AG.

- Eigenverantwortliche Leitung der Gesellschaft.
- Führung der laufenden Geschäfte und Vertretung der Gesellschaft nach außen.
- Regelmäßige Berichterstattung gegenüber dem Aufsichtsrat über die beabsichtigte Geschäftspolitik, die Rentabilität der Gesellschaft und dem Gang der Geschäfte (§ 90 AktG).
- Einberufung der ordentlichen Hauptversammlung.
- Erstellung des Jahresabschlusses sowie des Lageberichtes in den ersten 3 Monaten eines neuen Geschäftsjahres und Vorlage beim Abschlussprüfer.
- Einhaltung der Buchführungspflichten (§ 91 AktG).
- Eröffnung des Insolvenzverfahrens bei Überschuldung und Zahlungsunfähigkeit der Gesellschaft (§ 92 AktG).

Die Berufung des Vorstandes erfolgt durch den Aufsichtsrat auf höchstens 5 Jahre. Eine Wiederwahl oder eine Verlängerung der Amtszeit ist für weitere 5 Jahre denkbar. Besteht der Vorstand aus mehreren Mitgliedern, kann der Aufsichtsrat ein Mitglied des Vorstandes zum Vorstandsvorsitzenden wählen (§ 84 AktG). Auch für die Abberufung ist allein der Aufsichtsrat zuständig.

Definition

Das Aktiengesetz regelt in §§ 95–116 AktG den **Aufsichtsrat.** Der Aufsichtsrat ist das Kontrollorgan der Gesellschaft.

Die Aufsichtsratsmitglieder werden von der Hauptversammlung und – ab einer bestimmten Größe der Gesellschaft – zu einem Teil von der Arbeitnehmerschaft gewählt (§ 101 AktG). Die Amtszeit beträgt höchstens 4 Jahre (§ 102 AktG). Eine Wiederwahl von Aufsichtsratsmitgliedern ist möglich.

In der Regel tagt der Aufsichtsrat einmal pro Halbjahr. Bei börsennotierten Gesellschaften soll er zweimal im Kalenderhalbjahr zusammentreten (§ 110 AktG). Der Aufsichtsrat muss aus mindestens 3 Mitgliedern bestehen. Die Satzung kann eine höhere Zahl an Mitgliedern vorsehen. Die Zahl muss dabei durch 3 teilbar sein. Die Höchstgrenze liegt bei 21 Personen (§ 95 AktG). Wählbar ist jede natürliche, unbeschränkt geschäftsfähige Person.

Die Ausnahmen regelt § 100 Abs. 2 AktG. Die Mitglieder des Aufsichtsrats werden im Handelsregister bekannt gegeben.

Der Aufsichtsrat überwacht die Geschäftsführung des Vorstandes. Der Umfang der Kontrollbefugnisse wird in § 111 Abs. 2 AktG geregelt. Im Einzelnen werden der Jahresabschluss, der Lagebericht, der Prüfungsbericht sowie der Vorschlag des Vorstandes über die Verwendung des Bilanzgewinnes geprüft. Außerdem gehört zu seinen wichtigsten Aufgaben, die Vorstandsmitglieder zu bestellen bzw. abzuberufen (§ 84 AktG). Weitere Pflichten des Aufsichtsrates sind:

- Einberufung einer außerordentlichen Hauptversammlung, wenn das Wohl der Gesellschaft dies erfordert
- Berichterstattung über das Prüfungsergebnis in der Hauptversammlung
- Wahrung des Rechts der Gesellschafter gegenüber dem Vorstand

Um sicherzustellen, dass der Aufsichtsrat seine Pflichten neutral ausführt, dürfen Aufsichtsratsmitglieder nicht zugleich Mitglieder des Vorstandes sein. Natürlich können sie Aktionäre der Gesellschaft sein (§ 105 AktG). Für ihre Arbeit steht den Aufsichtsratsmitgliedern eine Vergütung zu (§ 113 AktG).

Definition

Das 3. Gremium der AG ist die **Hauptversammlung** der Aktionäre. Rechtlich geregelt ist die Hauptversammlung in den §§ 118–128 und § 285 AktG.

Mindestens einmal jährlich, innerhalb der ersten 8 Monate des Geschäftsjahres, versammeln sich alle Aktionäre der AG auf der Hauptversammlung (ordentliche Hauptversammlung, § 120 AktG, § 175 AktG). Die Hauptversammlung wird durch den Vorstand einberufen (§ 121 AktG). Nach Möglichkeit sollen Vorstand und Aufsichtsrat an der Hauptversammlung teilnehmen (§ 118 AktG).

Im Laufe der ordentlichen Hauptversammlung werden grundlegende Entscheidungen für das Unternehmen gefällt. Demgegenüber findet die außerordentliche Hauptversammlung nicht jährlich, sondern aufgrund wichtiger Anlässe statt. Solche Anlässe können z. B. unerwartete Ereignisse wie Fusionen mit anderen Gesellschaften oder notwendige Kapitalerhöhungen sein. Sie kann auch einberufen werden, wenn eine Aktionärsminderheit es beantragt. Die Einberufung einer außerordentlichen Hauptversammlung ist in den §§ 92 und 122 AktG geregelt.

Im Grundsatz findet die Abstimmung in der Hauptversammlung nach den Aktiennennbeträgen und bei Stückaktien nach deren Zahl statt (§ 134 AktG). Im Allgemeinen genügt für die Abstimmung die einfache Stimmenmehrheit (§ 133 AktG). Ausnahmen sind durch das Gesetz oder in der Satzung der Gesellschaft geregelt. Für einige Beschlüsse, die einer Satzungsänderung bedürfen (z. B. Kapitalerhöhung, Fusion oder Auflösung der AG), ist die Zustimmung mit einer Drei-Viertel-Mehrheit (qualifizierte Mehrheit) erforderlich (§ 179 AktG). Besitzt ein Aktionär mehr als 25 % der Aktien, kann er Beschlüsse allein verhindern. Dies ist die sogenannte Sperrminorität. Viele Kleinaktionäre üben ihr Stimmrecht auf der Hauptversammlung nicht persönlich aus. Sie übertragen per Vollmacht ihr Stimmrecht an die Bankvertreter der Geldinstitute, bei denen sie ihre Aktien erworben haben. Die Bankvertreter üben sodann für die im Bankdepot befindlichen Aktien das Stimmrecht aus. Durch dieses sogenannte Depotstimmrecht kommt den Banken eine erhebliche Macht zu (§ 135 AktG).

Die Aufgaben der Hauptversammlung bestimmt § 119 AktG. Die Hauptversammlung beschließt:

- die Bestellung und Abberufung der Mitglieder des Aufsichtsrates
- die Entscheidung über die Verwendung des Bilanzgewinns
- ggf. die Entlastung der Vorstands- und Aufsichtsratsmitglieder
- die Wahl der Abschlussprüfer
- die Bestellung von Prüfern zur Prüfung von Vorgängen bei der Gründung oder der Geschäftsführung
- Änderungen der Gesellschaftssatzung
- Maßnahmen der Kapitalbeschaffung (Kapitalerhöhung) und der Kapitalherabsetzung
- Auflösung der Gesellschaft

Die Beschlüsse der Hauptversammlung sind durch eine notariell aufgenommene Niederschrift zu beurkunden. Für nicht börsennotierte Gesellschaften gilt dies nur in bestimmten Ausnahmefällen von weitreichender Tragweite. Ansonsten reicht eine vom Aufsichtsratsvorsitzenden zu unterzeichnende Niederschrift aus (§ 130 AktG).

Alles in allem hat die Hauptversammlung nur eingeschränkte Rechte. Sie kann keine Weisungen an die Geschäftsführung erteilen. Über Fragen der Geschäftsführung kann die Hauptversammlung nur entscheiden, wenn der Vorstand dies verlangt. Streng genommen nimmt sie nur über die Wahl der Aufsichtsratsmitglieder Einfluss auf die Geschäftsführung. Auch den Aufsichtsratsmitgliedern dürfen von der Hauptversammlung keine bindenden Weisungen erteilt werden.

► **Haftung.** Oft wird die Rechtsform der AG aufgrund der beschränkten Haftung gewählt. Die Begrenzung der Haftung ist charakteristisch für die Aktiengesellschaft. Wie bei allen Kapitalgesellschaften haftet für Verbindlichkeiten den Gläubigern gegenüber allein das Gesellschaftsvermögen in voller Höhe (§ 1 AktG).

Merke

Die Aktiengesellschaft ist in ihrer Eigenschaft als juristische Person selbst einzige Schuldnerin. Ihr allein – und nicht etwa ihren Mitgliedern – werden die Verbindlichkeiten zugeordnet. Sie ist auch alleinige Inhaberin ihres Vermögens. Dabei haftet die AG mit sämtlichen Vermögenswerten, nicht nur mit dem Aktienkapital.

Der Aktionär ist zur Leistung der übernommenen Einlage verpflichtet, und diese Verpflichtung ist durch den Ausgabebetrag der Aktien begrenzt (§ 54 AktG). Das übrige Vermögen des Aktionärs ist dem Zugriff des Gläubigers entzogen. Eine weitergehende Haftung der Aktionäre besteht nicht. Ihr Risiko begrenzt sich auf ihren Kapitalanteil. Eine Verpflichtung zu weitergehenden Kapitalleistungen kann die Satzung nicht vorsehen. Haben die Aktionäre ihre Einlage noch nicht in voller Höhe aufgebracht, dann haften sie mit dem ausstehenden Teil persönlich. Auch mit ihrem Privatvermögen.

Auch die Mitglieder des Vorstandes haften Dritten gegenüber nicht für Verbindlichkeiten der AG. Gleichfalls sind Verluste, die während der Zeit ihrer Geschäftsführung entstanden sind, intern der Gesellschaft nicht zu ersetzen. Das Unternehmerrisiko trägt allein die Gesellschaft. Allerdings sind die Mitglieder des Vorstandes gesetzlich verpflichtet, im Rahmen der Geschäftsführung die Sorgfalt eines ordentlichen und gewissenhaften Geschäftsleiters anzuwenden. Missachten sie diese Pflicht, kann die Gesellschaft Schadensersatz von einem Vorstandsmitglied (bzw. dem gesamten Vorstand) fordern (§ 93 AktG). Eine Haftung Dritten gegenüber kommt nur infrage, wenn die Mitglieder des Vorstandes in eigener Person eine unerlaubte Handlung begangen haben. Im Hinblick auf die Haftung gelten für den Aufsichtsrat die gleichen Regeln wie für den Vorstand.

▸ **Gewinnverwendung.** Spätestens in den 3 ersten Monaten des neuen Geschäftsjahres hat der Vorstand einer Aktiengesellschaft den Jahresabschluss, einschließlich des Lageberichts für das vergangene Geschäftsjahr aufzustellen (§§ 242, 264 HGB). Bei kleineren Gesellschaften beträgt die Frist 6 Monate. Die Aufstellung des Jahresabschlusses fällt in die Gesamtverantwortung des Vorstandes (§ 91 AktG).

Der Lagebericht ist kein Bestandteil des Jahresabschlusses, sondern ergänzt diesen durch zusätzliche Informationen allgemeiner Art. Im Lagebericht werden der Geschäftsverlauf und die gegenwärtige Situation der Unternehmung dargestellt (§ 289 HGB). Kleine Kapitalgesellschaften sind allerdings vom Aufstellen eines Lageberichtes befreit.

Der Jahresabschluss besteht aus der Bilanz und der Gewinn-und-Verlust-Rechnung (GuV) (§ 242 Abs. 3 HGB). Während die Gliederung der **Bilanz** gesetzlich vorgeschrieben ist und den Wert des Unternehmens an einem Stichtag ermittelt, ist die **Gewinn-und-Verlust-Rechnung** (GuV) eine Erfolgsrechnung. Hier stellt das Unternehmen seine Aufwendungen innerhalb einer Periode, in der Regel 1 Jahr, den Erträgen gegenüber. Das Ergebnis der Gewinn-und-Verlust-Rechnung ist der Jahresüberschuss bzw. -fehlbetrag. Der Jahresabschluss ist durch einen Anhang zu ergänzen, der eine Einheit mit der Bilanz und der GuV bilden muss (§ 264 HGB). Die wesentlichen Vorschriften für den Anhang finden sich in den §§ 284–288 HGB. Zwingende Gliederungs- und Bewertungsvorschriften des Aktiengesetzes müssen bei der Aufstellung des Jahresabschlusses berücksichtigt werden. Deren Einhaltung kontrollieren die Abschlussprüfer (Wirtschaftsprüfer), die einen schriftlichen Prüfbericht erstellen. Zusammen mit dem Prüfbericht werden Jahresabschluss und Lagebericht nebst einem Vorschlag für die Gewinnverwendung dem Aufsichtsrat durch den Vorstand zur Kontrolle und Billigung vorgelegt (§ 170 AktG).

Für die Ergebnisverwendung, d. h. Aufteilung des Gewinns, sind die gesetzlichen Regelungen zu beachten (§§ 58, 150 ff., § 158 ff. AktG). So sind dem Jahresergebnis der Gewinnvortrag aus dem Vorjahr und Entnahmen aus Gewinnrücklagen hinzuzurechnen, während der Verlustvortrag aus dem Vorjahr und Einstellungen in die Gewinnrücklagen abzuziehen sind (▸ Abb. 2.10). Diese Kürzungen und Hinzurechnungen führen zum Bilanzgewinn bzw. -verlust. Über die Verwendung des Bilanzgewinns beschließt die Hauptversammlung. Dabei ist sie an den vom Vorstand vorgelegten und vom Aufsichtsrat festgestellten Jahresabschluss gebunden (§ 174 AktG).

Zum einen kann die Hauptversammlung die Ausschüttung beschließen, was der Dividende gleichkommt. Der Anteil eines Aktionärs am ausgeschütteten Bilanzgewinn (Dividende) ist in § 60 AktG geregelt. Diese Dividende stellt für den Aktionär eine Verzinsung des eingesetzten Kapitals dar. Der Gewinnanteil des einzelnen Aktionärs richtet sich nach dem Verhältnis der von ihm geleisteten Einlage zur Einlageleistung aller Aktionäre. Sind die Einlagen auf das Grundkapital bezüglich aller Aktien in demselben Verhältnis zu den Aktiennennbeträgen geleistet, so bestimmen sich die Anteile der Aktionäre am Gewinn nach dem Verhältnis der Aktiennennbeträge. Liegt dagegen eine der Höhe oder der Zeit nach ungleiche Einlageleistung vor, soll den Aktionären auf die tatsächlich geleistete Einlage zeitanteilig eine Vorabdividende von 4 % zukommen. Reicht der Gewinn dazu nicht aus, kommt ein entsprechend niedrigerer Satz zur Anwendung.

Ferner können sich die Anteilseigner auch für den Verbleib des Gewinns im Unternehmen entschließen. Entweder fließen der Bilanzgewinn oder Teile davon in Gewinnrücklagen, oder aber es wird ein Gewinnvortrag für das nächste Geschäftsjahr gebildet. Dies empfiehlt sich, wenn die Aktiengesellschaft mit einem schlechten Ergebnis im folgenden Jahr rechnet.

▸ **Auflösung, Abwicklung und Löschung der AG.** Ehe eine bestehende AG im Handelsregister gelöscht werden kann, müssen zahlreiche gesetzliche Formalien berücksichtigt werden.

Die Gründe für die Auflösung einer AG sind in § 262 AktG geregelt. Zumeist wird die Auflösung einer AG durch den Beschluss der Hauptversammlung bewirkt. Der Auflösungsbeschluss bedarf mindestens drei Viertel des bei der Beschlussfassung vertretenen Grundkapitals (Aktionäre). Auch die Eröffnung des Insolvenzverfahrens oder der Ablauf der in der Satzung bestimmten Zeit ist ein Auflösungsgrund.

Der Auflösung folgt ein **Abwicklungsverfahren** (§ 264 ff. AktG). Ohne Abwicklung wird die AG durch Löschung aufgrund Vermögenslosigkeit aufgelöst. Sind keine Abwickler bestellt, wird das Abwicklungsverfahren in der Regel von den Mitgliedern des Vorstandes durchgeführt (§ 265 AktG). Das Verfahren besteht aus der Bekanntmachung der Auflösung, der Aufforderung an die Gläubiger, ihre Forderungen anzumelden (§ 267 AktG), der anschließenden Beendigung der laufenden Geschäfte und der Befriedigung der Gläubiger. Werden neue Rechts-

Jahresüberschuss lt. GuV

– Ausgleich eines Verlustvortrages aus dem Vorjahr

Zwischensumme (1)

– Einstellung in die Gewinnrücklage (gesetzliche Rücklage)
In diese gesetzliche Rücklage sind so lange 5% des Restbetrages (1) einzustellen, bis die Summe aus gesetzlicher Rücklage und Kapitalrücklage 10% des gezeichneten Kapitals erreicht. Die Satzung kann einen höheren Teil des Grundkapitals ausmachen (§ 150 AktG).

Zwischensumme (2)

→ vom Gesetz zwingend vorgeschrieben (§ 150 AktG)

– Einstellung in die Gewinnrücklage (andere Rücklage, § 58 Abs. 2 AktG)
Einstellung bis zu 50% des dann verbleibenden Restbetrages (2) in die satzungsmäßigen Rücklagen. Ein höherer Anteil kann durch die Satzung bestimmt werden.

\+ Gewinnvortrag
\+ Entnahme aus offenen Rücklagen

Bilanzgewinn vor Dividende

→ über Zuführung entscheiden der Vorstand und der Aufsichtsrat

– Einstellung weiterer Beträge in die Gewinnrücklagen aufgrund eines HV-Beschlusses (§ 58 Abs. 3 AktG).

– Dividende auf Grundkapital

Gewinnvortrag

→ Beschluss der Hauptversammlung (§ 174 AktG)

Abb. 2.10 Gewinnverteilung.

geschäfte eingegangen, müssen diese im Dienste der Abwicklung stehen (§ 268 AktG). Sind alle Verbindlichkeiten befriedigt, wird frühestens nach Ablauf eines Jahres (Sperrjahr, § 272 AktG), das restliche Vermögen der AG den Anteilsverhältnissen entsprechend an die Aktionäre verteilt (§ 271 AktG).

Mit der Aufteilung des Vermögens ist das Abwicklungsverfahren beendet. Das Ende der Abwicklung ist zur Eintragung in das Handelsregister anzumelden. Im Anschluss daran wird die AG im Handelsregister gelöscht und ist von diesem Moment an nicht mehr als juristische Person existent. Nach Beendigung der Abwicklung sind Bücher und Schriften der AG für die Dauer von 10 Jahren aufzubewahren (§ 273 AktG).

Die Vor- und Nachteile der AG fasst ▶ Tab. 2.10 zusammen.

Tab. 2.10 Vor- und Nachteile der AG.

Vorteile	Nachteile
• einfache und schnelle Kapitalbeschaffung durch Ausgabe von Aktien; dadurch weniger Abhängigkeit von Krediten • Ausgabe auch an Kleinanleger möglich; daher können sehr viele Eigentümer an einer AG teilhaben • Erwerb der Anteile weitestgehend unproblematisch • leichte Übertragbarkeit von Aktien ohne notarielle Beurkundung • beschränkte Haftung: AG haftet nur mit ihrem Gesellschaftsvermögen; Aktionäre haften nur für ihren Anteil am Aktienkapital • Aktienanteile lassen sich auf die nächste Generation nach und nach übertragen; erbschaftssteuerliche Belastungen werden damit gemindert • Unternehmenskontinuität, d. h. der Bestand der AG, ist unabhängig vom Mitgliederwechsel gewährleistet • Geschäftsname frei wählbar • AG vermittelt aufgrund der Gesellschaftsform einen Eindruck von Professionalität und Seriosität	• Komplexität der Gründung mit relativ hohem Finanzaufwand, das Grundkapital liegt bei einem Minimum von 50 000 € • umfassende Prüfungs- und Publizitätspflichten • geringe Gestaltungsmöglichkeiten aufgrund der Satzungsstrenge sowie der strengen Regelungen des AktG • hoher organisatorischer Aufwand, da 3 verschiedene Organe (Vorstand, Aufsichtsrat, Hauptversammlung) nebeneinander arbeiten • hoher Buchführungs- und Bilanzierungsaufwand • Doppelbesteuerung auf Ertrag und Kapital der AG sowie Einkommen (Dividende) und Vermögen der Aktionäre • große und mittelgroße Aktiengesellschaften müssen Jahresabschluss in den ersten 3 Monaten des laufenden Geschäftsjahres für das vergangene Geschäftsjahr aufstellen

Tab. 2.11 Unternehmenseckdaten der Mustermann Aktiengesellschaft.

Unternehmenseckdaten	
Firma und Sitz	Mustermann Aktiengesellschaft Musterstraße 123 12345 Musterstadt
Vorstand	Max Mustermann (Vorsitzender) Erika Musterfrau
Profil	Die Mustermann Aktiengesellschaft betreibt Krankenhäuser der Schwerpunktversorgung und Rehabilitation sowie Pflegeeinrichtungen und Medizinische Versorgungszentren.
Anzahl Einrichtungen	32 Klinikbetriebe, 2 ambulante Pflegedienste, 5 Pflegeeinrichtungen und 7 Medizinische Versorgungszentren in 8 Bundesländern
Bettenzahl	9 500
Mitarbeiter	10 750
ISIN; WKN	DE0123456789, 789456
Börsenkürzel	MAM
Börsenmanagement	Beispiel-Pharma&Health
Indizes	TecDAX
Aktienzahl	50 000 000 nennwertlose Stückaktien (Inhaberaktien)
Grundkapital	50 000 000 €
Aktionärsstruktur	Beispiel-Klinik GmbH & Co. KG (58,32 %) Beispiel-Versicherungsgesellschaft AG (28 %) Free Float (13,68 %)

► **Bedeutung der Aktiengesellschaft bei Gesundheitsbetrieben.** Die AG ist Rechtsform großer erwerbswirtschaftlich ausgerichteter Unternehmen, die vorrangig bei privaten Krankenhausketten zu finden ist. Als praktisches Beispiel können die als Aktiengesellschaft geführte Rhön-Klinikum AG, die Sana Kliniken AG und die MediClin AG gelten. Diese Rechtsform ist besonders für Krankenhausträger ansprechend, die mehrere Häuser parallel betreiben wollen, oder bei denen Krankenhäuser zusammen mit anderen Einrichtungen betrieben werden. ► Tab. 2.11 zeigt exemplarisch die Unternehmenseckdaten der Max Mustermann Aktiengesellschaft.

Mischform: Gesellschaft mit beschränkter Haftung & Co. KG

► **Allgemeine Grundlagen.** Zu den für einen Gesundheitsbetrieb relevanten Mischformen zählt die GmbH & Co. KG. Man verbindet die Kapitalgesellschaft GmbH mit der Personengesellschaft. Diese Verbindung zeigt im Bereich der Haftungsbeschränkung und der Steuerentlastung wesentliche Vorteile auf. Infolgedessen erlangte die GmbH & Co. KG einen festen Stellenwert im modernen Wirtschaftsleben. Diese Rechtsform war vom Gesetzgeber anfänglich nicht vorgesehen. Noch heute fehlt es an konkreten gesetzlichen Regelungen. Primär stellt die GmbH & Co. KG eine Personengesellschaft in der Rechtsform einer Kommanditgesellschaft dar. Die GmbH & Co. KG setzt sich aus mindestens einem Vollhafter und mindestens einem Teilhafter zusammen (§ 161 Abs. 1 HGB). Die persönlich haftende Gesellschafterin dieser Kommanditgesellschaft (KG) ist eine GmbH, die „Komplementär-GmbH" genannt wird. Komplementär ist somit eine juristische Person. Des Weiteren ist an der KG mindestens eine weitere Person, der Teilhafter, auch Kommanditist genannt, beteiligt. Meist handelt es sich um natürliche Personen, die zugleich Anteilseigner der GmbH sind. Die Beteiligung mehrerer Komplementäre bzw. Kommanditisten wird durch § 161 Abs. 1 HGB ausdrücklich ermöglicht, da keine zahlenmäßige Begrenzung durch das Gesetz vorgeschrieben wird.

Die GmbH & Co. KG kann als personengleiche oder als personenverschiedene GmbH & Co. KG gegründet werden. In der Praxis weit verbreitet ist die personengleiche GmbH & Co. KG. Hier sind die Gesellschafter der GmbH gleichzeitig auch Kommanditisten der GmbH & Co. KG. Der Aufbau der GmbH & Co. KG sieht somit wie in ► Abb. 2.11 dargestellt aus.

Bei der personenverschiedenen GmbH & Co. KG sind die Gesellschafter der GmbH regelmäßig die Gründer der GmbH & Co. KG. Es werden jedoch noch andere Personen als Kommanditisten in die GmbH & Co. KG aufgenommen. Die GmbH & Co. KG kann, wie bei der GmbH auch, einen Personen- (Information über Geschäftsinhaber), Sach- (Information über Geschäftstätigkeit) oder Fantasienamen als Firmenbezeichnung wählen, soweit dieser unterscheidungskräftig und nicht irreführend ist (§ 18 HGB). Wird der Firmenname der Komplementär-GmbH in den Firmennamen der GmbH & Co. KG aufgenommen, muss sich die Firma der Komplementär-GmbH hinreichend deutlich von der Firma der GmbH & Co. KG unterscheiden (§ 30 HGB). Das bloße Anhängen des Kürzels „KG" ist kein Unterscheidungsmerkmal. Der Firmenname der GmbH & Co. KG muss auf die Haftungsbeschränkung hinweisen (§ 19 HGB).

Seit Inkrafttreten des „MoMiG" hat eine weitere, mit der GmbH & Co. KG verwandte Gesellschaftsform im Handelsregister Einzug gefunden. Es handelt sich um die „Unternehmergesellschaft (haftungsbeschränkt) & Co. KG".

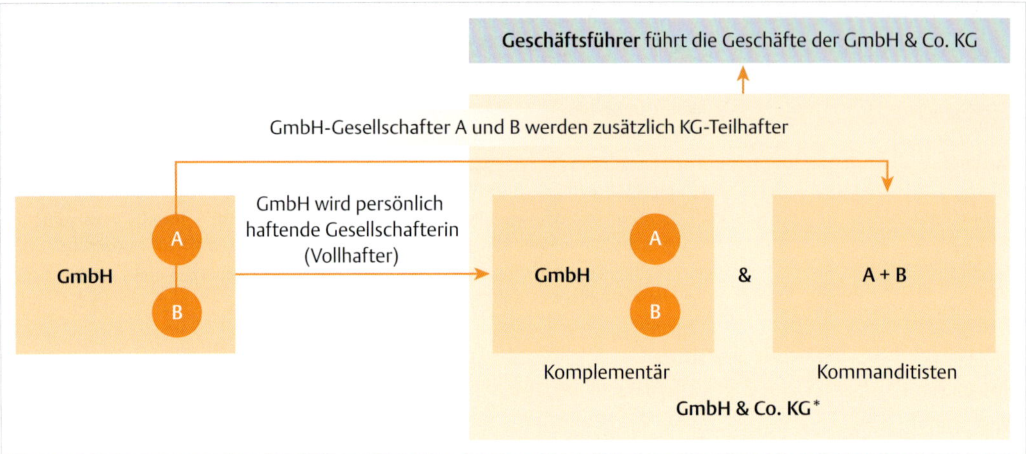

Abb. 2.11 Der Aufbau einer typischen GmbH & Co. KG.
* GmbH-Gesellschafter und Kommanditisten der KG sind die gleichen Personen.

► **Gründung und Kapitalaufbringung.** Wie jede andere Gesellschaft entsteht die GmbH & Co. KG durch Gründung. Zur Gründung können folgende Wege beschritten werden:

- Neugründung:
  Gründung und Eintragung der GmbH. Anschließend Gründung der Kommanditgesellschaft, in der die GmbH die Stellung der persönlich haftenden Gesellschafterin einnimmt.
- Eintritt einer Komplementär-GmbH:
  In diesem Fall tritt eine neu zu gründende oder bestehende GmbH als Komplementärin in eine bereits bestehende KG ein.

Üblicherweise wird die Komplementär-GmbH (häufig von den zukünftigen Kommanditisten) einzig und allein mit dem Ziel errichtet, sich als Komplementärin an einer KG zu beteiligen und deren Geschäfte zu führen. Die Komplementär-GmbH hat in der Regel keinen eigenen Geschäftsbetrieb und geht keiner eigenen Geschäftstätigkeit nach. Die Entstehung der GmbH & Co. KG richtet sich nach den gesetzlichen Bestimmungen des HGB. Neben der Anwendung des HGB kommen, was die Komplementär-GmbH betrifft, die Regelungen des GmbH-Gesetzes zur Anwendung. Wie bei der Gründung einer Kommanditgesellschaft (KG) üblich, wird die GmbH & Co. KG durch einen Gesellschaftsvertrag errichtet. Vertragspartner bei diesem Vertrag sind zum einen die (Komplementär-) GmbH und mindestens ein Kommanditist. Sollte die Komplementär-GmbH noch nicht bestehen und zu diesem Zweck eingerichtet werden, sind für die Gründung einer GmbH & Co. KG zwei Gesellschaftsverträge notwendig: einer für die GmbH und einer für die KG. Sowohl der Gesellschaftsvertrag als auch das Vorgehen entsprechen der Gründung einer normalen KG. Nach außen entsteht die GmbH & Co. KG erst durch Eintragung ins Handelsregister (§ 123 HGB).

► **Haftung.** Die Haftungsregelungen sind die der KG. Die Kommanditisten haften nicht persönlich. Ihre Haftung ist auf ihre Kommanditeinlage beschränkt. Die Komplementär-GmbH haftet nur bis zur Höhe ihres Stammkapitals bzw. Gesellschaftsvermögen (§ 13 Abs. 2 GmbHG). Zweck der GmbH & Co. KG ist es, eine Personengesellschaft aufzubauen, ohne dass eine natürliche Person voll haftet. Letztlich erreicht man trotz der Vorteile der Personengesellschaft eine Haftungsbeschränkung auf das Unternehmensvermögen.

► **Geschäftsführung und Vertretung.** Wie bei der herkömmlichen KG ist der Kommanditist von der Geschäftsführung ausgeschlossen. Er kann lediglich bei außergewöhnlichen Geschäften sein Widerspruchsrecht ausüben (§ 164 HGB). Zur Geschäftsführung und zur Vertretung der GmbH & Co. KG ist allein der persönlich haftende Gesellschafter (= Komplementär) berechtigt und berufen. Im Fall der GmbH & Co. KG besitzt die GmbH als Komplementärin die Befugnis zur Geschäftsführung und deren Vertretung. Da die GmbH als juristische Person selbst nicht handlungsfähig ist, benötigt sie ein Organ, durch das sie im Rechtsverkehr vertreten wird. Dies ist der Geschäftsführer (§§ 6, 35 GmbHG). Die Geschäftsführer der Komplementär-GmbH sind daher gleichzeitig organschaftliche Vertreter der GmbH & Co. KG. Nun ermöglicht das GmbH-Gesetz die Übertragung der Geschäftsführung auf Nichtgesellschafter (Prinzip der Dritt- oder Fremdorganisation). Auf diese Weise wird der bei den Personengesellschaften geltende Grundsatz der Selbstorganschaft durchbrochen. Mit anderen Worten: Auch eine „gesellschaftsfremde" Person kann die Geschäfte führen beziehungsweise die Gesellschaft vertreten, ohne das Risiko der persönlichen Haftung zu tragen. Auf diese Weise können versierte Fachleute als Geschäftsführer der Komplementär-GmbH eingesetzt werden. Im Übrigen sind die Rechtsgrundlagen dieselben wie bei der KG.

▶ **Gewinnverteilung.** Im Rahmen der Gewinnverteilungs- und Entnahmerechte gehen die vertraglich vereinbarten Regelungen vor. Sind solche Regelungen nicht getroffen, gelten die allgemeinen Regelungen für die Kommanditgesellschaft.

▶ **Auflösung, Liquidation und Löschung der GmbH & Co. KG.** Die GmbH & Co. KG ist eine Kommanditgesellschaft. Für ihre Beendigung gelten die Vorschriften für die KG. Eine Auflösung ist durch Eröffnung eines Insolvenzverfahrens, durch Beschluss von allen Gesellschaftern oder durch Zeitablauf möglich. Eine weitere Kündigungsmöglichkeit ist ein gerichtlicher Beschluss (§ 131 HGB). Der Auflösungsbeschluss der GmbH & Co. KG kann nur einstimmig gefasst werden. Durch den Gesellschaftsvertrag kann indessen ein abweichendes Mehrheitserfordernis zur Auflösung der GmbH & Co. KG vereinbart werden. Wird der Beschluss zur Auflösung gefasst, sind 2 gesonderte Liquidationsverfahren durchzuführen, und zwar einmal für die GmbH und einmal für die KG. Die einzige Besonderheit ist: Scheiden alle Kommanditisten aus und gehen deren Anteile auf die Komplementär-GmbH über, wechseln Unternehmen und Geschäftstätigkeit von der ursprünglichen GmbH & Co. KG auf die GmbH.

Die Vor- und Nachteile der GmbH & Co. KG fasst ▶ Tab. 2.12 zusammen.

▶ **Bedeutung der GmbH & Co. KG bei Gesundheitsbetrieben.** Eine rechtliche Mischform weist zum Beispiel die Hamm-Kliniken GmbH & Co. KG mit Sitz in Badenweiler auf. Das Unternehmen wird beim Amtsgericht Freiburg i. Br. unter der Handelsregister-Nummer HRA 300461 geführt. Die Hamm-Kliniken Verwaltungs-GmbH ist Komplementärin der Hamm-Kliniken GmbH & Co. KG. Das Unternehmen wird von 4 Managern (2 Prokuristen, 2 Geschäftsführern) geleitet. Es sind 4 Gesellschafter an der Unternehmung beteiligt. Das Unternehmen betreibt 4 Fachkliniken. Alle Kliniken sind auf die medizinische Rehabilitation von onkologischen Erkrankungen spezialisiert (vgl. www.hamm-kliniken.de).

Sonstige Gesellschaften

Verein

▶ **Allgemeine Grundlagen.** Die Rechtsverhältnisse der Vereine sind in den §§ 21–79 BGB sowie im Gesetz zur Regelung des öffentlichen Vereinsrechts (Vereinsgesetz) geregelt.

Die Rechtsprechung hat Merkmale herausgearbeitet, die einen Verein kennzeichnen. Danach müssen sich mehrere Personen auf eine gewisse Dauer zusammentun, um einen gemeinsamen Zweck zu erfüllen. Dabei kann es sich um einen ideellen oder einen wirtschaftlichen Zweck handeln. Er ist vom Wechsel der Mitglieder unabhängig. Darüber hinaus muss der Verein eine Satzung haben, die einen gemeinsamen Namen und einen Vorstand zur Vertretung des Vereins bestimmt.

▶ **Arten von Vereinen.** Das Bürgerliche Gesetzbuch kennt den „nicht wirtschaftlichen Verein" (§ 21 BGB) und den „wirtschaftlichen Verein" (§ 22 BGB). Unterscheidungskriterium ist dabei der Vereinszweck. Die meisten Vereine sind **nicht wirtschaftlich**.

M!

Merke

Das Ziel der nicht wirtschaftlichen Vereine ist nicht auf eine wirtschaftliche Betätigung gerichtet, sie verfolgen ideelle Ziele (z. B. Sportförderung). Daher wird der nicht wirtschaftliche Verein als sogenannter Idealverein bezeichnet.

Sie sind nicht auf Gewinnerzielung ausgerichtet und dienen nicht dem wirtschaftlichen Erfolg seiner Mitglieder.

Wirtschaftliche Vereine kommen eher selten vor. Sie bieten Leistungen am Markt an und treten wie ein Unternehmer im Wirtschafts- und Rechtsverkehr auf.

M!

Merke

Wirtschaftliche Vereine dienen den wirtschaftlichen Interessen ihrer Vereinsmitglieder und verfolgen die Absicht, Gewinne zu erzielen, die dann wieder den Mitgliedern zugute kommen.

Ein wirtschaftlicher Verein ist z. B. die privatärztliche Verrechnungsstelle. In den meisten Fällen wird für die Verwirklichung der wirtschaftlichen Ziele nicht auf die Rechtsform eines wirtschaftlichen Vereins zurückgegriffen, sondern auf andere Gesellschaftsformen. Bei diesen sind Haftungsfragen und steuerliche Probleme besser zu lösen.

Tab. 2.12 Vor- und Nachteile der GmbH & Co. KG.

Vorteile	Nachteile
• Komplementärin ist die GmbH, also die unbeschränkt haftende Vollhafterin, die ihrerseits von ihrer Rechtsnatur her in der Haftung beschränkt ist • ermöglicht eine den Personengesellschaften fremde Drittorganschaft; außenstehende Spezialisten können Geschäftsführungs- und Vertretungsbefugnis erlangen • flexible Eigenkapitalbeschaffung über Kommanditeinlage möglich • deutliche Steuervorteile gegenüber einer Kapitalgesellschaft	• rechtlich komplizierte Konstruktion • aufwendige und kostenintensive Formalien bei der Gründung • negatives Image durch Insolvenzanfälligkeit • Kreditwürdigkeit eingeschränkt aufgrund der Haftungsbeschränkung des Vollhafters • hoher Aufwand für die Buchführung, da sowohl für die KG als auch für die GmbH die Bücher zu führen und Abschlüsse zu erstellen sind

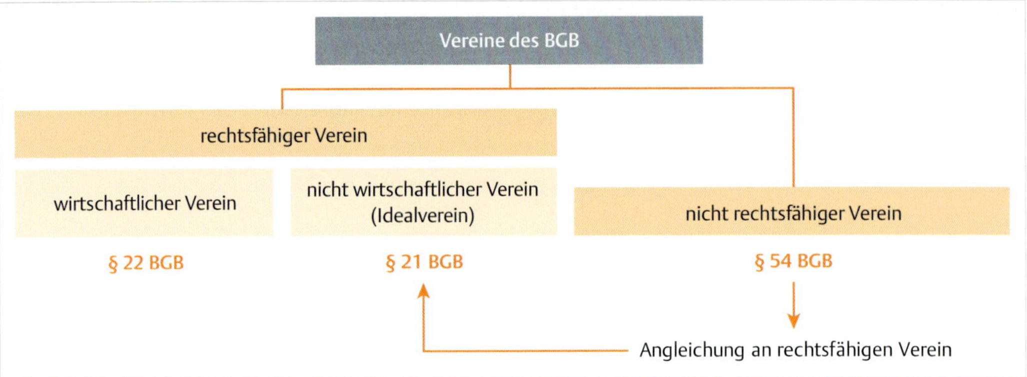

Abb. 2.12 Rechtsfähiger und nicht rechtsfähiger Verein.

Darüber hinaus grenzt das Bürgerliche Gesetzbuch im Hinblick auf die Rechtsfähigkeit zwischen dem rechtsfähigen Verein (juristische Person) und dem nicht rechtsfähigen Verein ab (§ 54 BGB; ▶ Abb. 2.12).

Der **nicht wirtschaftliche Verein** erlangt die Rechtsfähigkeit durch seine Eintragung in das Vereinsregister (§ 21 BGB). Rechtsfähigkeit drückt aus, dass der Verein selbst Träger von Rechten und Pflichten werden kann. Er wird damit zu einer eigenständigen, juristischen Person. Der Verein kann ein eigenes Vermögen bilden. Dieses gehört nicht seinen Mitgliedern, sondern ihm selbst. Aufgrund dessen haften die einzelnen Mitglieder nicht für Vereinsschulden. Diese werden aus dem Vereinsvermögen beglichen. Ebenso kann der rechtsfähige Verein im eigenen Namen klagen und verklagt werden. Zuständig für die Eintragung ist das Amtsgericht, in dessen Bezirk der Verein seinen Sitz hat. Mit dem Eintrag führt der Verein in seinem Namen das Kürzel e. V. für „eingetragener Verein" (§ 65 BGB).

Daneben kennt das BGB auch den **rechtsfähigen Wirtschaftsverein** (§ 22 BGB). Er erhält seine Rechtsfähigkeit durch staatliche Verleihung („Konzession"). Zuständig ist die Landesbehörde des Bundeslandes, in dessen Bereich der Verein seinen Sitz hat. Die staatliche Verleihung erfolgt in seltenen begründeten Ausnahmefällen, wenn überzeugend dargelegt wird, dass für die beabsichtige Betätigung keine andere Gesellschaftsform gewählt werden kann und es für die Vereinigung wegen der besonderen Umstände unzumutbar ist, sich als Kapitalgesellschaft zu organisieren.

Oft wird ganz auf die Eintragung des Vereins verzichtet. Ein Verein, der weder im Vereinsregister eingetragen (§ 21 BGB) noch konzessioniert (§ 22 BGB) ist, wird **nicht rechtsfähiger Verein** genannt. Er entsteht mit dem erfolgreichen Abschluss der Gründungsversammlung. Auf ihn finden die Regelungen für die Gesellschaft bürgerlichen Rechts Anwendung, §§ 705 ff. BGB. Die im Namen des Vereins handelnden Personen haften persönlich (§ 54 BGB). Den Geschäftspartnern eines nicht eingetragenen Vereins soll außer dem Vereinsvermögen das Privatvermögen des Handelnden als Haftungsmasse zugänglich sein. Wenngleich nach § 54 BGB auf nicht rechtsfähige Vereine die Regelungen für die Gesellschaft bürgerlichen Rechts Anwendung finden, ist heute unbestritten, dass der nicht rechtsfähige Idealverein in vielen Fragen wie ein rechtsfähiger Verein behandelt wird. Angesichts der geänderten Rechtsprechung ist nunmehr der nicht eingetragene Verein in großen Teilen selbst rechtfähig.

M!

Merke

Der nicht rechtsfähige Verein entsteht mit erfolgreichem Abschluss der Gründerversammlung. Erst durch den Eintrag in das Vereinsregister erlangt er die Rechtsfähigkeit

▶ **Gründung und Satzung.** Die Gründung eines Vereins setzt die Einigung über eine Vereinssatzung voraus. Die Satzung legt die verbindlichen Regeln für den künftigen Verein fest. Sie muss in Deutsch verfasst, sollte gut gegliedert und verständlich sein und alle Möglichkeiten enthalten, die die zukünftige Vereinsarbeit vereinfachen. Sie bedarf laut Gesetz keiner Form. Dies wandelt sich jedoch durch die Eintragungsabsicht in das Vereinsregister. Denn zur Anmeldung der Eintragung sind sowohl eine Abschrift der Satzung als auch der Urkunde über die Bestellung des Vorstands vorzulegen (§ 59 Abs. 2 BGB).

Das BGB legt bestimmte Mindestinhalte fest. Aus der Satzung muss u. a. Folgendes erkennbar sein (§ 57 BGB):

- Zweck des Vereins
- Name und Sitz des Vereins
- Hinweis, ob der Verein in das Vereinsregister eingetragen werden soll

Der Name des Vereins soll sich von den am selben Ort bestehenden eingetragenen Vereinen unterscheiden (§ 57 Abs. 2 BGB). Über die Mindestinhalte hinaus sollte die Satzung Informationen zum Ein- und Austritt der Mitglieder, die Beitragspflichten – ob und welche Beiträge von den Mitgliedern zu leisten sind – sowie Vorschriften zur Bildung des Vorstandes (Zahl der Vorstandsmitglieder, Wahl, Amtsdauer, Vertretungsmacht), der Einberufung der Mitgliederversammlung und der Form der Einberufung, aber auch Regelungen über die Beurkundung von Beschlüssen enthalten (§ 58 BGB). Obwohl es sich bei § 58 BGB um eine bloße „Soll-Vorschrift" handelt, darf ein Verein nicht ins Vereinsregister eingetragen werden, wenn der Satzung diese Regelungen fehlen (§ 60 BGB). Neben diesen vorgeschriebenen Bestimmungen kann die Satzung ergänzende Regelungen beinhalten, wie etwa zusätzliche Rechte und Pflichten der Mitglieder, Zugehörigkeit des Vereins zu einem übergeordneten Verein oder verschiedene Arten der Mitgliedschaften (z. B. aktive Mitglieder, passive Mitglieder, Ehrenmitglieder). Außerdem können Vereinsordnungen (z. B. Finanzordnung, Beitragsordnung, Ehrenordnung) erstellt werden, die Detailregelungen umfassen.

Im Anschluss daran wird eine Gründungsversammlung einberufen. Dort werden die Vereinsgründung und die Satzung (und eventuell weitere Vereinsordnungen) beschlossen. Zudem ist der Vereinsvorstand zu wählen. Über den Hergang der Gründung ist ein schriftliches Protokoll (Gründungsprotokoll) zu erstellen. Die Gründungssatzung muss mit dem Gründungsdatum versehen und von wenigstens 7 Mitgliedern unterzeichnet werden (§ 59 BGB). Ebenso ist das Gründungsprotokoll zu unterschreiben.

Die Gründung des Vereins führt noch nicht zu seiner Rechtsfähigkeit. Der Verein ist nach Abschluss der Gründungsversammlung zunächst ein nicht rechtsfähiger Verein. Erst durch den Eintrag in das Vereinsregister erlangt er die Rechtsfähigkeit (§ 21 BGB). Dazu ist der Verein vom Vorstand anzumelden (§ 59 Abs. 1 BGB). Für die Eintragung in das Vereinsregister sind mindestens sieben Personen erforderlich (§ 56 BGB). Die Anmeldung muss öffentlich beglaubigt sein. Es ist ein Gang zum Notar notwendig (§ 77 BGB). Entspricht die Anmeldung den gesetzlichen Anforderungen, erfolgt die Eintragung des Vereins. Im Vereinsregister erscheinen der Name, der Sitz, Tag der Gründung sowie die Namen aller Vorstandsmitglieder. Einzutragen sind ebenfalls Regelungen, die die Vertretungsberechtigung des Vorstands betreffen (§ 64 BGB). Mit der Eintragung erhält der Name des Vereins den Zusatz „eingetragener Verein", der mit „e. V." abgekürzt werden kann (§ 65 BGB). Er ist nun eine „juristische Person".

▸ **Haftung**

Merke

Dem Grundsatz nach haftet der Verein selbst für Vereinsschulden und nicht dessen Organe oder Mitglieder.

Der Verein ist ein eigenständiges Rechtssubjekt und damit selbstständiger Träger von Rechten und Pflichten. Er haftet mit seinem gesamten Vereinsvermögen für Schäden, die einem Dritten zugefügt werden.

Sind Schäden durch den Vorstand, einem Mitglied des Vorstandes oder einem satzungsmäßig bestellten Vertreter verursacht, richtet sich die Haftung des Vereins nach § 31 BGB (Organhaftung). Das setzt voraus, dass die schädigende Person innerhalb des ihr übertragenen Wirkungskreises („in Ausführung der ihm zustehenden Verrichtung") gehandelt haben muss. Der Verein haftet nicht für Schäden, die beispielsweise das Vorstandsmitglied als Privatperson verschuldet. Der Verein haftet nur für seine Organe, wenn diese in „amtlicher" Eigenschaft, in Ausführung ihrer Vereinsaufgaben und ihm Rahmen ihrer satzungsmäßigen Befugnisse gehandelt haben. Daneben schließt die Haftung des Vereins nicht zwingend die Haftung der jeweils schädigenden Person aus.

Nicht alle Aufgaben innerhalb eines Vereins werden durch Organe oder durch andere „verfassungsmäßig berufene Vertreter" ausgeübt. Auch für das Tätigwerden seiner Erfüllungsgehilfen (Hilfspersonen zur Erfüllung von Verträgen, § 278 BGB) bzw. Verrichtungsgehilfen (Hilfspersonen zur Durchführung von allgemeinen Vereinsaufgaben, § 831 BGB) kommt eine Haftung des Vereins in Betracht.

Der Verein kann genauso wegen eines Organisationsmangels haften. Ein Organisationsverschulden liegt vor, wenn der Verein versäumt, die Aufgaben- und Geschäftsbereiche so zu organisieren, dass für alle Aufgaben ein Verantwortlicher zuständig ist. Er muss dafür Sorge tragen, dass alle Bereiche betreut und die betreffenden Personen sorgfältig ausgewählt, angeleitet und überwacht werden. Unterlässt er dies, wird ein Organisationsmangel angenommen, für welchen der Verein haftbar ist.

▸ **Organe eines Vereins.** Für Vereine sind mindestens 2 Organe vorgeschrieben, die Mitgliederversammlung und der Vorstand. Weitere Organe sind zulässig, aber nicht geboten. Einige Satzungen sehen zusätzliche Organe wie einen Beirat, Aufsichtsrat oder ein Kuratorium vor.

Definition

Die Mitgliederversammlung, auch Haupt-, General- oder Vollversammlung u. Ä. genannt, ist die Versammlung der Mitglieder eines Vereins. Sie ist das oberste Willensbildungsorgan des Vereins und gestattet den Mitgliedern die Einflussnahme auf die Geschicke des Vereinslebens.

Alle Vereinsmitglieder sind berechtigt, an der **Mitgliederversammlung** teilzunehmen und dort ihr Stimmrecht auszuüben. Prinzipiell hat jedes Mitglied eine Stimme, die nicht auf andere übertragbar ist (§ 38 BGB). Gewöhnlich sieht die Satzung vor, dass für die Einberufung und die Leitung der Mitgliederversammlung der Vereinsvorstand verantwortlich ist.

In welchen Abständen eine Versammlung einberufen wird, legt auch die Satzung fest. Oft unterscheiden Vereinssatzungen zwischen ordentlichen und außerordentlichen Mitgliederversammlungen. Diese Abgrenzung kennt das BGB nicht. In der Praxis ist es üblich, dass die Satzung eines Vereins eine regelmäßige, meist jährliche, Mitgliederversammlung vorsieht. Genauso hat eine Einberufung stattzufinden, wenn es das Vereinsinteresse erfordert (§ 36 BGB). Sie ist auf jeden Fall einzuberufen, wenn 10 %

der Mitglieder die Berufung schriftlich und unter Angabe von Gründen verlangen (§ 37 BGB). Die Mitgliederversammlung hat die Aufgabe, alle Angelegenheiten durch Beschluss zu regeln. Bei der Beschlussfassung entscheidet die Mehrheit der abgegebenen Stimmen (§ 32 Abs. 1 BGB). Eine Ausnahme bildet der Beschluss über eine Satzungsänderung. Hier ist eine Drei-Viertel-Mehrheit erforderlich. Soll der Vereinszweck geändert werden, ist sogar Einstimmigkeit nötig (§ 33 BGB). Die Regeln der Beschlussfassung können durch die Vereinssatzung abgeändert werden (§ 40 BGB). Soweit die Satzung nichts anderes bestimmt, ist die Mitgliederversammlung u. a. zuständig für die Bestellung, Abberufung und Kontrolle des Vorstandes (§ 27 Abs. 1 BGB) und eventueller weiterer Vereinsorgane. Weiterhin gehören Satzungsänderungen (§ 33 BGB), Änderungen des Vereinszwecks und die Auflösung des Vereins (§ 41 BGB) oder die Verschmelzung mit einem anderen Verein zu den klassischen Aufgaben der Mitgliederversammlung. Außerdem hat sie umfängliche Auskunftsrechte gegenüber dem Vorstand.

Definition

Der Vorstand ist ein notwendiges Organ eines Vereins und dessen Vertreter und wird von der Mitgliederversammlung gewählt. Dieses Prinzip ist aber nicht zwingend. Auch eine Berufung auf anderem Weg, etwa die Auswahl des Vorstands durch ein Kuratorium oder einen Aufsichtsrat, ist möglich (§ 27 Abs. 1 BGB).

Die Bestellung zum Vorstandsmitglied ist jederzeit widerruflich. In der Satzung kann vorgesehen sein, dass ein wichtiger Grund vorliegen muss, beispielsweise bei grober Pflichtverletzung oder Unfähigkeit zur ordnungsgemäßen Geschäftsführung (§ 27 Abs. 2 BGB). Die Aufgaben des Vorstands lassen sich in 2 Bereiche aufteilen: Die Vertretung des Vereins nach außen und die Geschäftsführung nach innen. Gibt der Vorstand eine Erklärung ab, durch die ein Rechtsgeschäft mit einem Dritten zustande kommt, liegt ein Fall der Außenvertretung vor. Führt er andererseits die Geschäfte des Vereins im Verhältnis zu den Vereinsmitgliedern, spricht man von der inneren Geschäftsführung. Rechtlicher Ausgangspunkt für das Handeln des Vorstandes nach außen ist § 26 BGB. Die Vertretungsmacht des Vorstands ist umfassend und unbeschränkt. Sie kann durch die Vereinssatzung mit Wirkung gegen Dritte beschränkt, aber nicht ganz ausgeschlossen werden. Beschränkungen sind in das Vereinsregister einzutragen (§ 64 BGB). Nicht begrenzt werden kann die passive Vertretungsmacht eines Vorstandsmitglieds, also die Vertretungsmacht zum Entgegennehmen von Erklärungen. In diesem Punkt kann die Vereinssatzung keine Einschränkung vorsehen. Soll eine Willenserklärung gegenüber dem Verein abgegeben werden, genügt die Abgabe gegenüber einem Mitglied des Vorstandes. So kann ein Vereinsmitglied seinen Austritt bzw. seine Kündigung gegenüber jedem Vorstandsmitglied erklären.

Besteht der Vorstand aus mehreren Personen, müssen alle Vorstandsmitglieder bei der Abgabe von Willenserklärungen an Dritte gemeinsam handeln (Grundsatz der Gesamtvertretung). Es sei denn, die Vereinssatzung beinhaltet eine andere Bestimmung. So kann z. B. vereinbart werden, dass 2 von 3 Vorstandsmitgliedern den Verein gemeinsam vertreten. Nur zu zweit können dann die Vorstandsmitglieder Verträge abschließen, die den Verein verpflichten.

Die Mitglieder des Vorstands stehen zu den einzelnen Vereinsmitgliedern in keiner Rechtsbeziehung. Der Vorstand ist nur gegenüber dem Verein verantwortlich und hat nur gegen diesen Ansprüche. Im Allgemeinen muss der Vorstand dem Verein Auskunft über seine Tätigkeit erteilen und Rechenschaft ablegen. Die Mitglieder des Vorstands sind unentgeltlich tätig (§ 27 Abs. 3 BGB), soweit in der Satzung nichts anderes bestimmt ist (§ 40 BGB). Ihnen steht für ihre Vorstandstätigkeit nur ein Aufwendungsersatz zu (§ 670 BGB). Eine Vorstandsfunktion endet durch Ablauf der Amtszeit, durch Amtsniederlegung (Rücktritt), durch Abberufung der Mitgliederversammlung, durch freiwilligen Austritt oder einen Ausschluss aus dem Verein, bei Tod oder Geschäftsunfähigkeit.

Definition

Durch die Satzung kann bestimmt werden, dass neben dem Vorstand für bestimmte Geschäfte bzw. Aufgaben **besondere Vertreter** zu bestellen sind, wie z. B. der Leiter einer Jugendabteilung. Das ergibt sich aus § 30 BGB. Der besondere Vertreter hat die Stellung eines Vorstandes und ist damit ein vertretungsberechtigtes Organ des Vereins.

Die Vertretungsmacht erstreckt sich auf alle Rechtsgeschäfte, die der ihm zugewiesene Geschäftskreis gewöhnlich mit sich bringt. Wie beim Vorstand kann die Vertretungsmacht durch die Satzung eingeschränkt werden. Der vollständige Entzug der Vertretungsmacht ist jedoch nicht erlaubt.

▸ **Auflösung, Liquidation und Löschung.** Die Auflösung und Liquidation des Vereins ist in dem § 41 sowie den §§ 45–53 BGB geregelt in Verbindung mit den jeweiligen Bestimmungen in der Satzung. Die Auflösung kann durch Beschluss der Mitgliederversammlung erfolgen. Für die Entscheidung ist eine Drei-Viertel-Mehrheit erforderlich (§ 41 BGB). Die Satzung kann auch andere Mehrheitserfordernisse vorsehen (z. B. Zwei-Drittel-Mehrheit, aber auch Einstimmigkeit). Daneben kommt eine Auflösung des Vereins durch die Eröffnung des Insolvenzverfahrens im Falle der Überschuldung, die Zahlungsunfähigkeit des Vereins (§ 42 BGB) oder auch der Zeitablauf in Betracht.

An wen das Vermögen bei Auflösung gehen soll, wird in der Regel in der Satzung bestimmt. Enthält die Satzung darüber keine Regelungen, fällt das Vermögen an den Fiskus des Bundeslands, in dem der Verein seinen Sitz hat (§ 45 BGB). Erhält der Fiskus das Vereinsvermögen nicht, findet eine Liquidation statt (§ 47 BGB). Die Liquidation eines Vereins richtet sich nach den §§ 45–53 BGB. Bei Auflösung des Vereins durch Eröffnung des Insolvenzverfahrens tritt an die Stelle der Liquidation das Insolvenzverfahren (§§ 47 ff. BGB). Die von der Mitgliederversammlung beauftragten Liquidatoren (meist ist das der Vorstand) haben folgende Aufgaben zu erledigen (§ 49 BGB): Sie müssen die Geschäfte des Vereins zu Ende führen, alle Forderungen einziehen und die Gläubiger befriedigen. Zuletzt müssen alle Vermögensgegenstände des Vereins in Geld umgewandelt werden. Das übrig gebliebene Vermögen geht dann an den „Anfallsberechtigten", allerdings erst nach Ablauf eines sogenannten Sperrjahres (§ 51 BGB). Nach Abschluss der Liquidation erlischt der Verein und wird in der Folge im Vereinsregister gelöscht.

Die Vor- und Nachteile eines Vereins sind in ▶ Tab. 2.13 zusammengefasst.

▶ **Bedeutung des Vereins bei Gesundheitsbetrieben.** Als einer der großen Wohlfahrtsverbände in Deutschland ist das Deutsche Rote Kreuz (Bundesverband) in der Rechtsform eines eingetragenen Vereins organisiert. Der Verein führt den Namen „**Deutsches Rotes Kreuz e. V.**" Sein Kennzeichen ist das völkerrechtlich anerkannte rote Kreuz auf weißem Grund. Mit dem Sitz in Berlin hat der Bundesverband die Aufgabe, die Tätigkeit und Zusammenarbeit seiner Mitgliedsverbände durch zentrale Maßnahmen und einheitliche Regelungen zu unterstützen. Das Deutsche Rote Kreuz e. V. ist die Nationale Gesellschaft des Roten Kreuzes auf dem Gebiet der Bundesrepublik Deutschland (§ 1 DRKG).

M!

Merke

Die Grundsätze der Menschlichkeit, Unparteilichkeit, Neutralität, Unabhängigkeit, Freiwilligkeit, Einheit und Universalität sind als Grundhaltung für alle Verbände, Vereinigungen, privatrechtlichen Gesellschaften und Einrichtungen des Deutschen Roten Kreuzes sowie deren Mitglieder bindend.

Die Bundesversammlung, das Präsidium, der Präsidialrat, der hauptamtliche Vorstand und die Verbandsgeschäftsführung Bund sind Organe des Gesamtverbandes.

Das Deutsche Rote Kreuz ist föderal aufgebaut mit weitreichender rechtlicher Selbstständigkeit der Untergliederungen. Mitglieder des Deutschen Roten Kreuzes e. V. sind als Mitgliedsverbände die Landesverbände. Die Organisation der Landesverbände ist uneinheitlich. Die Organe und sonstigen Glieder, die interne Zuständigkeitsverteilung, Vertreterregeln, Haftungsregeln sowie die regionale und die sachliche Untergliederung hängen von den Einzelumständen, insbesondere der Größe des Landesverbandes, ab. In der nächsten Organisationsstufe finden sich die Kreisverbände (fast 500 Kreisverbände und 33 Schwesternschaften), darunter die Ortsverbände (mehr als 4 500 Ortvereine). Die Landesverbände und Kreisverbände sind ebenfalls eingetragene Vereine. Eine Ausnahme ist der Landesverband Bayerisches Rotes Kreuz (BRK). Als einziger Landesverband ist er nicht als eingetragener Verein, sondern als Körperschaft des öffentlichen Rechts organisiert. Seine Bezirks- und Kreisverbände sind Teil der Körperschaft. Die Landesverbände des Roten Kreuzes unterstehen als eingetragene Vereine keiner besonderen staatlichen Aufsicht. Nur in Bayern gibt es eine Aufsicht des Staates. Diese Rechtsaufsicht ist durch die Verleihung des Status einer Körperschaft des öffentlichen Rechts bedingt.

Das Rote Kreuz widmet sich Aufgaben im Zivil- und Katastrophenschutz sowie im Gesundheits- und Wohlfahrtswesen. Zu diesem Zweck wurden Ausgründungen von Aufgabenfeldern, z. B. Blutspendedienste, Rettungsdienste, Alten- und Pflegeheime sowie Krankenhäuser, aus den Vereinen in Form von gemeinnützigen GmbHs vorgenommen. Eigentümer sind nach wie vor die DRK-Vereine.

Eher selten anzutreffen ist die Rechtsform des Vereins im **Krankenhaussektor**, denn der Betrieb eines modernen Krankenhauses erfordert in der Regel einen wirtschaftlichen Geschäftsbetrieb. Der Hauptzweck eines Vereins, der die Rechtsfähigkeit durch Eintragung ins Vereinsregister erhält, darf dagegen nicht auf eine wirtschaftliche Betätigung gerichtet sein (§ 21 BGB). Infolgedessen wird meist für den Betrieb eines Krankenhauses auf andere Rechtsformen des Privatrechts zurückgegriffen. Auf die Praxis bezogen spielt der eingetragene Verein nur in wenigen Fällen eine Rolle, vor allem bei den gemeinnützigen oder weltanschaulichen Zwecken dienenden Krankenhäusern, da für diese das Nebenzweckprivileg greifen kann. Danach ist ein Verein auch dann als nicht wirtschaftlich anzusehen, wenn zwar ein wirtschaftlicher Geschäftsbetrieb vorliegt, dieser aber ausschließlich Nebenzweck ist, um die ideellen Zielsetzungen des Vereins zu realisieren. Dies ist z. B. dann der Fall, wenn die wirtschaftlichen Aktivitäten dazu dienen, die zur Verwirklichung des weit überwiegenden ideellen Hauptzwecks erforderlichen finanziellen Mittel zu erwirtschaften. Die unternehmerische Tätigkeit muss dabei eine eindeutige zu- und untergeordnete Rolle zum Hauptzweck haben und dem ideellen Hauptzweck nützlich oder dienlich sein. Ausschlaggebend ist, dass das ideelle Tätigkeitsfeld dem Verein das Gepräge gibt und sein Erscheinungsbild bestimmt. Auch die Größe und der Umfang des Geschäftsbetriebes stehen dem Nebenzweckprivileg nicht entgegen (BGH, 16.05.2017–II ZB 7/16).

Tab. 2.13 Vor- und Nachteile eines Vereins.

Vorteile	Nachteile
• kein Mindestkapital nötig • Verein ist eine juristische Person und haftet mit dem Vereinsvermögen • Fördermöglichkeiten vorhanden • Befreiung von fast allen Steuern	• mindestens 7 Gründungsmitglieder notwendig • Eintragung ins Vereinsregister • für wirtschaftliche Belange ungeeignet • Mitgliederversammlung kann Vorstand abwählen

Die **Bundesärztekammer** (BÄK) ist in der Rechtsform des nicht eingetragenen Vereins verfasst. Sie ist die Spitzenorganisation der ärztlichen Selbstverwaltung und tritt für die berufspolitischen Interessen der Ärztinnen und Ärzte in der Bundesrepublik Deutschland ein. Sitz der Bundesärztekammer ist Berlin. Die Bundesärztekammer ist aus der im Jahre 1947 gegründeten Arbeitsgemeinschaft der Westdeutschen Ärztekammern hervorgegangen. Heute ist sie die Arbeitsgemeinschaft der 17 Landesärztekammern und somit ein organisatorischer Zusammenschluss von Körperschaften des öffentlichen Rechts. Der einzelne Arzt gehört über die Pflichtmitgliedschaft in seiner Ärztekammer mittelbar der Bundesärztekammer an. Der einmal jährlich stattfindende Deutsche Ärztetag ist die Hauptversammlung der Bundesärztekammer; das „Parlament der Ärzteschaft". An der Spitze der Bundesärztekammer steht der Vorstand.

Stiftungen

Definition

Im Allgemeinen handelt es sich bei einer **Stiftung** um eine selbstständige Organisation (Institution), die einen vom Stifter festgelegten Zweck auf Dauer verfolgen soll mittels eines dazu gewidmeten Vermögens.

▸ **Allgemeine Grundlagen.** Der Begriff Stiftung ist gesetzlich nicht definiert. Allerdings besitzen alle Stiftungen bestimmte einheitliche Wesensmerkmale.

Das Vermögen ist ein konstituierendes Merkmal jeder Stiftung. Die Vermögensmasse muss ausreichend sein, um die dauernde und nachhaltige Erfüllung des Stiftungszwecks zu gewährleisten. Dabei darf das Stiftungsvermögen in seiner Substanz nicht angegriffen werden. Nur die Erträge des gestifteten Vermögens stehen für die Förderaktivitäten der Stiftung zur Verfügung. Das Stiftungsvermögen bleibt ungeschmälert (sogenannte Erhaltungsklausel). Eine Mindestkapitalausstattung ist weder im BGB noch in den Stiftungsgesetzen der Länder vorgeschrieben. Allerdings ist eine dauerhafte und nachhaltige Zweckerfüllung erst ab einem gewissen Mindestvermögen realistisch möglich. Daher erwarten die Stiftungsbehörden der Länder in der Regel ein Mindestvermögen zwischen 25 000 und 50 000 €. Prinzipiell kommen Vermögenswerte aller Art in Betracht. Nicht nur Geldmittel oder Wertpapiere, sondern auch Grundbesitz oder Unternehmensanteile. Bei der Wahl des Stiftungszwecks ist der Stifter rechtlich frei, solange die Durchführung nicht gesetzeswidrig und nicht unausführbar ist. Das Spektrum reicht vom Unterhalt eines Krankenhauses, der finanziellen Unterstützung von Kunst und Sport bis hin zur Unternehmensfortführung nach den Wünschen des Stifters.

Jede natürliche oder juristische Person (z. B. ein Verein, ein Unternehmen in der Form einer GmbH), auch mehrere Personen, können eine Stiftung ins Leben rufen. Die Stiftung erlaubt es dem Stifter über lange Zeit, auch über sein Lebensende hinaus, ein bestimmtes Ziel zu verfolgen. Der Stifterwille prägt die Stiftung. Vielfach kommt es Stiftern darauf an, das Vermögen über den Tod hinaus zusammenzuhalten, der Nachwelt als Wohltäter in Erinnerung zu bleiben oder als Initiator weitere Personen zum Stiften oder Spenden anzuregen. Im Vergleich zu anderen juristischen Personen ist die Stiftung kein Personenzusammenschluss. Die Stiftung hat keine Mitglieder, Gesellschafter oder Eigentümer. Meist werden Stiftungen in privatrechtlicher Form ins Leben gerufen und dienen gemeinnützigen Zwecken. Diese Stiftungen sind steuerlich privilegiert.

▸ **Nicht rechtsfähige und rechtsfähige Stiftungen.** Eine **nicht rechtsfähige Stiftung**, die auch unselbstständige Stiftung oder Treuhandstiftung genannt wird, entsteht mit Abschluss eines Vertrages zwischen dem Stifter und einer anderen Person (Träger), vorrangig juristischen Personen. Die stiftende Person überlässt Vermögenswerte (Geld- oder Sachvermögen) dieser Rechtsperson (Treuhänder). Es wird eine Satzung verabschiedet, die den Stiftungszweck und andere Festlegungen beinhaltet. Die Satzung ist Bestandteil des Vertrages mit dem Treuhänder. Die nicht rechtsfähige Stiftung bedarf zur Anerkennung nicht der Stiftungsbehörde und unterliegt ebenso wenig der Aufsicht des Staates. Der Treuhänder handelt nach außen für die Stiftung und verwaltet das Vermögen entsprechend dem vom Stifter bestimmten Zweck. Er führt das Stiftungskapital als Sondervermögen und ist verpflichtet, dauerhaft dessen Substanz zu erhalten.

Merke

Eine nicht rechtsfähige Stiftung hat keine eigene Rechtspersönlichkeit und kann folglich nicht am Rechtsverkehr teilnehmen. Rechtsfähige Stiftungen sind im Gegensatz dazu selbstständige Rechtssubjekte, sogenannte juristische Personen.

Für nicht rechtsfähige Stiftungen gibt es keine ausdrücklichen gesetzlichen Regelungen. Die Rechtsbeziehungen der Beteiligten unterliegen dem Schuld- oder Erbrecht, nicht dem Stiftungsrecht. Vorrangig sind die vertraglichen Vereinbarungen zwischen Stifter und Treuhänder. Nicht rechtsfähige Stiftungen kommen vor allem für kleinere Vermögen in Betracht, die den Aufwand einer selbstständigen Stiftungserrichtung nicht lohnen. In Bezug auf die Steuerbegünstigung wird eine nicht rechtsfähige Stiftung genauso behandelt, wie selbstständige Stiftungen.

Nur bei den **rechtlich selbstständigen Stiftungen** wirkt der Staat bei der Errichtung mit und kontrolliert fortlaufend die Stiftungsverwaltung. Hier wird zur Erreichung des Stiftungszweckes eine rechtsfähige Organisation geschaffen. Sie hat mindestens ein Organ, durch das sie im Rechtsverkehr handelt. Für rechtsfähige Stiftungen gilt das Stiftungsrecht. Auch sind sie in das amtliche Stiftungsverzeichnis aufzunehmen.

▶ **Stiftungen des bürgerlichen Rechts und Stiftungen des öffentlichen Rechts.** Die gesetzliche Basis für das Zustandekommen und das Ende der **Stiftungen des bürgerlichen Rechts** ist das BGB §§ 80–88. Ergänzende Rechtsvorschriften enthalten die Stiftungsgesetze der Länder. Verfolgt die Stiftung einen gemeinnützigen Zweck, gibt das Steuerrecht (konkret §§ 52 ff. Abgabenordnung) die Richtschnur vor. Die rechtsfähigen Stiftungen des bürgerlichen Rechts sind als juristische Person eigenständiger Träger von Rechten und Pflichten. Sie sind auf Dauer angelegt und erhalten vom Stifter ein bestimmtes Stiftungskapital, um aus dessen Erträgen den ebenfalls vom Stifter vorgegebenen Zweck dauerhaft und nachhaltig zu verfolgen. Sie verfügen über eine eigene Stiftungsorganisation. Stiftungen des Privatrechts können von jedem ins Leben gerufen werden.

M!

Merke

Die Gründung einer Stiftung ist an 2 Voraussetzungen gebunden: das Stiftungsgeschäft sowie die staatliche Genehmigung durch die Stiftungsbehörde des Landes, in dem die Stiftung ihren Sitz hat.

Eine detaillierte Darstellung der Errichtung einer rechtsfähigen Stiftung des Bürgerlichen Rechts wird im Kap. Stiftungen (S. 70) beschrieben. Rechtsfähige Stiftungen des Bürgerlichen Rechts stehen unter der staatlichen Aufsicht.

Neben den Stiftungen des Privatrechts gibt es auch **Stiftungen des öffentlichen Rechts**.

Typischerweise verfolgen diese Stiftungen ausschließlich Zwecke, die einem besonderen öffentlichen Interesse dienen. Sie werden vom Staat oder anderen öffentlich-rechtlichen Körperschaften kraft Gesetz oder per Verwaltungsakt errichtet. Auf sie sind das Stiftungsrecht des BGB und die Landesstiftungsgesetze nicht anwendbar. Ihre Rechtsverhältnisse richten sich ausschließlich nach ihrem Errichtungsakt und ihrer Satzung. Oft besitzen diese Stiftungen lediglich Sachvermögen (Immobilien, Kunstwerke, Liegenschaften). Sie sind der Staatsverwaltung, also dem Bund oder dem Land zugeordnet und auf Zuwendungen der öffentlichen Haushalte angewiesen. Eine Existenzsicherheit besteht daher nicht.

M!

Merke

Öffentlich-rechtliche Stiftungen können jederzeit durch Gesetz oder Rechtsverordnung wieder aufgehoben werden.

Beispiel: Die „Conterganstiftung für behinderte Menschen" deren Zweck in der Unterstützung von Menschen liegt, die Schäden durch das Medikament Thalidomid (Handelsname Contergan) erlitten haben.

▶ **Gemeinnützige und privatnützige Stiftungen.** Stiftungen können gemeinnützig sein, müssen es aber nicht. Dieses steuerlich relevante Unterscheidungsmerkmal bezieht sich darauf, ob eine Stiftung privat- oder gemeinnützige Zwecke verfolgt.

Bei der gemeinnützigen Zweckverfolgung muss die Allgemeinheit auf materiellem, geistigem oder sittlichem Gebiet gefördert werden. Das Betätigungsfeld einer **gemeinnützigen Stiftung** ist dabei sehr groß. Es reicht von der Förderung sozialer, karitativer, wissenschaftlicher und kultureller Bereiche bis hin zur Förderung der Bildung, der Medizin, dem Umweltschutz und des Sports. In den genannten Fällen liegt eine steuerliche Gemeinnützigkeit vor (§ 52 Abgabenordnung). Die Anerkennung als gemeinnützig obliegt nicht der Stiftungsbehörde, sondern wird durch das zuständige Finanzamt erteilt. Mit dem Status der Gemeinnützigkeit ist die Steuerbefreiung der Stiftung verbunden. Auch sind gemeinnützige Stiftungen berechtigt, Spenden entgegenzunehmen. Zuwendungen (Spenden und Zustiftungen) berechtigen den Spender oder (Zu-)Stifter zum Sonderausgabenabzug.

Ferner gibt es Stiftungen mit **privatnützigen Zwecken**. Sie erhalten keine steuerlichen Vergünstigungen. Hierzu gehört die Familienstiftung. Sie dient dem Wohl einer oder mehrerer Familien. Die Erträge des gestifteten Vermögens kommen einem begrenzten Personenkreis aus der Familie als Nutznießer (Destinatäre) zu. Auch hier kommt es zur Anerkennung durch die zuständige staatliche Behörde. Bei ihnen ist die Aufsicht des Staates eingeschränkt und nur insoweit vorhanden, um sicherzustellen, dass ihr Bestand und ihre Betätigung nicht dem Gemeinwohl zuwiderlaufen. Bei Familienstiftungen fällt alle 30 Jahre eine besondere Steuer an, die sogenannte Erbersatzsteuer, bei der ein Vermögensübergang auf 2 Kinder simuliert wird. Die Stiftung beerbt sich sozusagen selbst.

▶ **Kommunale und kirchliche Stiftungen.** Wird die Verwaltung der Stiftung von einer Gebietskörperschaft (z. B. Gemeinde, Stadt, Landkreis) wahrgenommen, handelt es sich um eine sogenannte **kommunale (örtliche) Stiftung**. Ihr Wirken ist auf den lokalen oder regionalen Bereich der Gebietskörperschaft ausgerichtet. Typisch ist ihre Verflechtung mit den für die Vertretung und Verwaltung der Gebietskörperschaft zuständigen Organen. Für sie gelten teils Stiftungs- und teils Kommunalrecht.

Eine Sonderform der rechtsfähigen Stiftungen bürgerlichen Rechts sind die **kirchlichen Stiftungen**. Sie haben im Stiftungswesen eine besondere Bedeutung gewonnen. Kirchliche Stiftungen erfüllen ausschließlich oder überwiegend kirchliche Aufgaben. Größenteils widmen sie sich dem Gottesdienst, der Verkündigung, der Bildung, dem Unterricht, der Erziehung oder dem Wohlfahrtswesen. Sie haben eine eigene Rechtspersönlichkeit. Kirchliche Stiftungen werden von einer Kirche errichtet oder sind nach dem Willen des Stifters organisatorisch an eine Kirche gebunden. Sie werden nicht durch den Staat beaufsichtigt, sondern unterstehen der Sachaufsicht einer Kirche oder einer öffentlich-rechtlichen Religionsgemeinschaft. Die Anerkennung einer rechtsfähigen kirchlichen Stiftung und deren Aufhebung oder Zusammenlegung mit einer anderen Stiftung obliegen der Stiftungsbehörde und hängen von der Zustimmung der zuständigen Kirchenbehörde ab. Überdies werden rechtsfähige kirchliche Stiftungen in die von den Stiftungsbehörden geführten Stiftungsverzeichnisse aufgenommen.

▸ **Gründung und Satzung.** Bei der Errichtung rechtsfähiger Stiftungen des bürgerlichen Rechts sind die §§ 80–88 BGB sowie die Stiftungsgesetze der Länder zu beachten. Ausgangspunkt für die Errichtung einer rechtsfähigen Stiftung ist, dass der Stifter seinen Willen erklärt, eine Stiftung zu gründen. Dies erfolgt im Rahmen des Stiftungsgeschäfts. Unter Lebenden bedarf das Stiftungsgeschäft der schriftlichen Form (§ 81 BGB). Möglicherweise greifen strengere Formvorschriften, vor allem wenn der Gegenstand der Zuwendung ein Grundstück ist. Bis zur Anerkennung der Stiftung kann der Stifter das Stiftungsgeschäft widerrufen (§ 81 Abs. 2 BGB). Die Errichtung einer Stiftung kann auch in einem Testament oder Erbvertrag geäußert werden, eine sogenannte „Stiftung von Todes wegen" (§ 83 BGB). Dabei sind die strengen Formvorschriften für ein rechtsgültiges Testament oder den Erbvertrag einzuhalten. Im Stiftungsgeschäft legt der Stifter den Zweck fest und benennt das Vermögen, das er der Stiftung zur Verfügung stellt. Auch von mehreren Stiftern gemeinsam kann eine Stiftung gegründet werden. Das Stiftungsgeschäft ist dann gemeinsam von allen Stiftern zu erklären.

Grundlage jeder Stiftung ist die Satzung. In ihr sind alle Arbeits- und Verfahrensweisen sowie Bestimmungen der Stiftung niedergelegt. Durch sie gibt sich die Stiftung selbst ihre „Spielregeln" vor. Sie enthält Mindestregelungen über den Namen, den Sitz, den dauerhaften Zweck und das genaue Vermögen der Stiftung. Ferner muss die Satzung Regelungen über die Bildung des Stiftungsvorstandes enthalten (§ 81 BGB). Dieser ist das einzig gesetzlich vorgeschriebene Vertretungsorgan und verleiht der Stiftung die im Rechtsverkehr notwendige Handlungsfähigkeit. Der Name der Stiftung kann frei gewählt werden (§ 12 BGB). Der Ausdruck „Stiftung" kann, muss aber nicht im Namen enthalten sein. Häufig geben Stifter der Stiftung ihren eigenen Namen oder den Namen eines verstorbenen Familienmitglieds. **Beispiel:** Christiane-Herzog-Stiftung für Mukoviszidosekranke, Felix-Burda-Stiftung, Else-Kröner-Fresenius-Stiftung.

Bei anderen Stiftungen wird im Stiftungsname der Stiftungszweck zum Ausdruck gebracht oder auf eine geförderte Einrichtung hingewiesen. Über die genannten Mindestinhalte hinaus können in der Satzung weitere Bestimmungen hinzugefügt werden. Die Stiftungsbehörde erkennt die Stiftung als rechtsfähig an, wenn Stiftungsgeschäft und -satzung den gesetzlichen Anforderungen entsprechen, die dauernde und nachhaltige Erfüllung des Stiftungszwecks gesichert ist und der Stiftungszweck das Gemeinwohl nicht gefährdet (§ 80 Abs. 2 BGB). Liegen diese gesetzlichen Bedingungen vor, besteht ein Rechtsanspruch auf staatliche Anerkennung. Die Zuständigkeit der Behörde und die Genehmigungsfähigkeit richten sich nach dem jeweiligen Stiftungsgesetz des Bundeslandes, in dem die Stiftung ihren Sitz hat.

Merke M!

Frühestens mit der staatlichen Anerkennung erhält die Stiftung den Status einer juristischen Person und damit Rechtsfähigkeit. Fortan kann sie selbstständig am Rechtsverkehr teilnehmen. Nach der Anerkennung muss der Stifter das zugesicherte Stiftungsvermögen auf die Stiftung übertragen (§ 82 BGB). Abschließend wird die Stiftung ins sogenannte Stiftungsverzeichnis eingetragen.

▸ **Organe der Stiftung.** In Bezug auf die notwendigen Organe der Stiftung verweist § 86 BGB auf die Bestimmungen des Vereinsrechts. Als leitendes Organ der Stiftung ist ein Vorstand zu bilden (§ 81 BGB; ▸ Abb. 2.13). An die Bezeichnung „Vorstand" ist der Stifter nicht gebunden. Er kann auch einen anderen Namen wählen wie zum Beispiel „Direktorium". Der Vorstand ist das einzig zwingend vorgeschriebene Stiftungsorgan. Mit ihm bekommt die Stiftung die im Rechtsverkehr notwendige Handlungsfähigkeit. Er vertritt die Stiftung gerichtlich und außergerichtlich und ist dabei an den in der Satzung zum Ausdruck kommenden Willen des Stifters gebunden. In der Satzung kann eine Beschränkung der Vertretungsmacht vorgesehen werden (§ 26 BGB). Gewöhnlich übernimmt er alle ausführenden Funktionen, z. B. die Verwaltung des Vermögens, die Entscheidung über die zweckentsprechende Verwendung der Erträge und die Führung der Bücher inklusive der Erstellung der Jahresrechnung.

Generell besteht der gesetzlich vorgeschriebene Vorstand aus einer oder mehreren Personen. Ein mehrköpfiger Vorstand sollte immer dann eingesetzt werden, wenn es sich um eine größere Stiftung handelt. Einer muss zum Vorsitzenden berufen werden. Bei mehreren Vorstandsmitgliedern vertreten sie die Stiftung gemeinsam nach außen. Abweichende Bestimmungen sind in der Satzung möglich (Einzelvertretungsbefugnis). Es steht dem Stifter frei, dem Vorstand noch weitere Organe zur Seite zu stellen. Eine gesetzliche Verpflichtung gibt es allerdings nicht. Viele Stiftungen haben ab einer gewissen Größe ein Kuratorium, das beratende und überwachende Aufgaben wahrnimmt oder an besonders wichtigen Entscheidungen mitwirkt (z. B. Festlegung von Förderrichtlinien oder -programmen, Genehmigung von Haushaltsplan und Jahresrechnung). Möglich ist auch der Einsatz eines (Fach-) Beirats, der beratende Funktionen übernimmt und inhaltliche Impulse zur Stiftungsarbeit leistet. Ihm werden keine Entscheidungsbefugnisse bei der Leitung der Stiftung zugewiesen. Bürgerstiftungen haben oftmals als zusätzliches Gremium ein Stifterforum oder eine Stifterversammlung. Außerdem setzen Bürgerstiftungen Fachausschüsse oder Projektarbeitskreise ein, deren Aufgabe die Durchführung von Projekten und Veranstaltungen ist.

▸ **Stiftungsaufsicht.** Stiftungen unterliegen der staatlichen Aufsicht. Die Stiftungsaufsicht gewährleistet die Einhaltung des Stifterwillens, schützt die Stiftung vor Übergriffen der Organe und gewährleistet ihren Fortbestand.

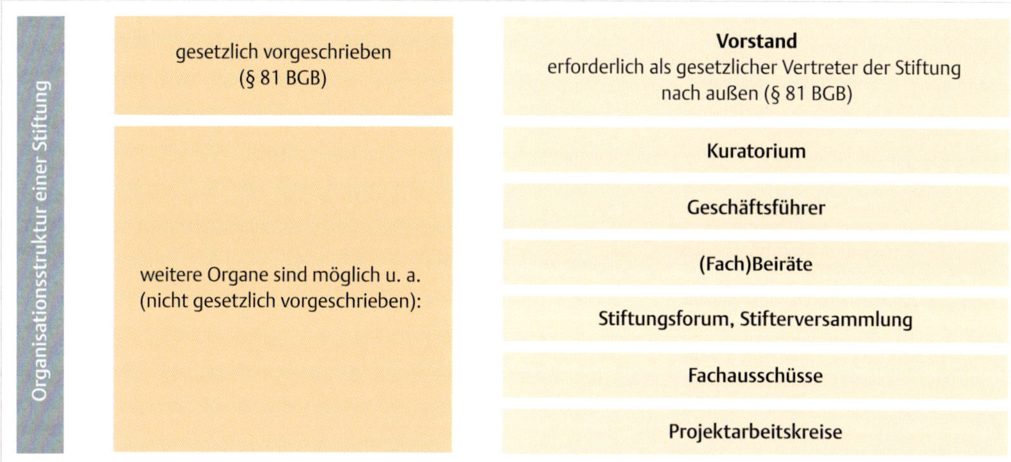

Abb. 2.13 Organisationsstruktur einer Stiftung.

Zuständig für die Stiftungsaufsicht sind die Stiftungsbehörden. Sie können vom Vorstand jährlich einen Tätigkeitsbericht, eine Vermögensübersicht und eine Jahresabrechnung verlangen. Darüber hinaus müssen von der Aufsicht Beschlüsse des zuständigen Stiftungsorgans zu Satzungsänderungen, der Zusammenlegung mit einer anderen Stiftung oder der Aufhebung genehmigt werden. Die Aufsichtsbehörde handelt sowohl im öffentlichen Interesse als auch zur Vermeidung von Schäden für die Stiftung. Gegen Maßnahmen der Stiftungsaufsicht kann vor Verwaltungsgerichten geklagt werden.

▸ **Erlöschen einer Stiftung.** Auch wenn eine Stiftung grundsätzlich „auf ewig" angelegt ist, können sich Situationen ergeben, die zum Erlöschen einer Stiftung führen. Eine Auflösung kann anlässlich Satzungsvorschriften, wie z. B. vollständige Erfüllung des Stiftungszwecks oder Fristablauf, erfolgen. Ferner kann eine Auflösung auf der Grundlage eines Beschlusses erfolgen aus Gründen wie Konkurs, Vermögensverlust oder durch die Vereinigung mit einer anderen Stiftung. Bei der Auflösung einer Stiftung muss, mit wenigen Ausnahmen, eine Liquidation vollzogen werden. Sie gehört zu den Aufgaben des Stiftungsvorstandes. Dieser hat die Auflösung der Stiftung öffentlich bekannt zu machen und dabei die Gläubiger zur Anmeldung ihrer Ansprüche aufzufordern. Das restliche Vermögen erhalten die in der Satzung genannten Personen (Anfallberechtigte). Beinhaltet die Satzung, das Stiftungsgeschäft oder der Stiftungsakt keine Bestimmung über den Vermögensanfall, ist der Fiskus Anfallsberechtigter (§ 88 BGB). Dieser hat das Vermögen der Stiftung zu einem dem Stiftungszweck möglichst nahekommenden Zweck zu verwenden. Am Ende gibt die Stiftungsbehörde das Erlöschen der Stiftung im Staatsanzeiger bekannt und löscht die Stiftung aus dem Stiftungsverzeichnis (§§ 46–53 BGB).

Die Vor- und Nachteile einer Stiftung fasst ▸ Tab. 2.14 zusammen.

▸ **Bedeutung der Stiftung bei Gesundheitsbetrieben.** Mitunter treten Stiftungen selbst als Träger von Krankenhäusern (oder einer anderen sozialen Einrichtung) auf oder halten Anteile an einer anderen juristischen Person, beispielsweise einer GmbH, die ihrerseits das Krankenhaus oder die soziale Einrichtung betreibt. Die GmbH ist in diesem Fall Trägerin der Einrichtung, an der die Stiftung Trägeranteile hält. Nicht selten steht die Stiftung an der Spitze eines komplexen Sozialkonzerns.
Der besondere Charme der Stiftung besteht darin, dass das einzige zwingend vorgeschriebene Organ der Stiftungsvorstand ist (§ 81 Abs. 1 Nr. 5 BGB). Seine wesentlichen Aufgaben sind die Vertretung der Stiftung sowie die Geschäftsführung. Weitere Organe sind gesetzlich für die Stiftung nicht vorgesehen. Alle anderen Unternehmensformen haben ein weiteres Organ, etwa die Gesellschafterversammlung bei der GmbH. Da die Stiftung keine Gesellschafter hat, ist der Vorstand die maßgebende Entscheidungsperson mit höchstmöglicher Handlungsfreiheit. Die Stiftung ist folglich eine Rechtsform, die bereits durch ihre innere Struktur dem Anspruch an ein effizientes und straffes (Krankenhaus-)Management genügt.
Die Kehrseite der Stiftung ist, dass der Stifter durch Festlegung des Stiftungszwecks die Gesamtausrichtung der Stiftungstätigkeit verbindlich verfügt und auf Dauer festlegt. Die Stiftung soll so fortbestehen, wie es der Stifter zum Zeitpunkt der Stiftungserrichtung gewünscht hat. Gerade wegen der auf unendliche Dauer angelegten Struktur einer Stiftung spiegeln Satzungsregeln oft viele Jahre zurückliegende gesellschaftliche und betriebliche Gegebenheiten wider, die nicht genügend Spielraum liefern, um sich den geänderten Rahmenbedingungen und Herausforderungen an eine moderne Krankenversorgung stellen zu können. Mit stärkerer Fokussierung auf die Bedürfnisse der Patienten sind Krankenhäuser in erster Linie Dienstleister, die unbürokratisch und schnell den veränderten Wünschen der Patienten Rechnung tragen müssen. Der Stiftung wird damit eine ihrer tragenden Säulen

Tab. 2.14 Vor- und Nachteile einer Stiftung.

Vorteile	Nachteile
• Bewahrung des Stiftervermögens (Vermögensschutz) • Nachhaltigkeit für gemeinnütziges Engagement des Stifters; Sicherung des Lebenswerks • Begünstigung des Stifters oder seiner nächsten Angehörigen mit maximal einem Drittel der Erträge (z. B. zur Grabpflege) ohne Gefährdung der Gemeinnützigkeit • Lösung bei Erb- und Nachfolgeproblemen • keine Zersplitterung des Vermögens durch Erbfolge • steuerrechtliche Vorteile • vielfältige Spendenabzugsmöglichkeiten	• eine eingeschränkte unternehmerische Tätigkeit • Stiftungsgründung führt zu einer endgültigen Vermögensentäußerung („Ewigkeit"); das Vermögen gehört der Stiftung und nicht mehr dem Stifter oder seiner Familie • bei eventueller Auflösung der Stiftung fließt das Vermögen nicht zurück, sondern kommt gemeinnützigen Zwecken zugute

entgegengehalten, und zwar ihre Unabänderlichkeit. Aus diesem Grund benötigt die Gestaltung der Stiftung vor der Errichtung Sorgfalt und Vorausschau. Der Stiftungszweck sollte nicht zu eng verfasst werden, damit die Stiftungsarbeit, falls erforderlich, angepasst an veränderte Aufgabenstellungen fortgeführt werden kann.

2.3.2 Rechtsformen des öffentlichen Rechts

Heute finden sich öffentlich-rechtliche Unternehmensformen bei kommunalen Krankenhäusern, Universitätskliniken, Landesärztekammern und Kassenärztlichen Vereinigungen oder gesetzlichen Krankenkassen. Betriebe in öffentlich-rechtlicher Form lassen sich in solche mit und ohne eigene Rechtspersönlichkeit unterteilen. Zu den öffentlichen Betrieben mit eigener Rechtspersönlichkeit zählen die Anstalten des öffentlichen Rechts, die Stiftung des öffentlichen Rechts sowie die Körperschaft des öffentlichen Rechts. Bei den öffentlich-rechtlichen Betrieben ohne eigene Rechtspersönlichkeit unterscheidet man zwischen Regiebetrieben und Eigenbetrieben.

Im Folgenden sollen exemplarisch die Rechtsformen des Eigen- und Regiebetriebs sowie die Körperschaft des öffentlichen Rechts kurz mit ihren wesentlichen Strukturmerkmalen vorgestellt werden.

Regiebetrieb

Definition

Der Regiebetrieb ist die Rechtsform mit der geringsten organisatorischen Selbstständigkeit. Regiebetriebe werden als Abteilung der öffentlichen Verwaltung betrieben und sind damit vollkommen an die staatliche oder kommunale Verwaltung angeschlossen.

Regiebetriebe haben keine selbstständig handelnden Leitungsorgane, vielmehr werden sie durch die Organe des Verwaltungsträgers nach außen vertreten. Die Personalwirtschaft ist in den allgemeinen Stellenplan, also in das öffentliche Dienstrecht, einbezogen. Daraus folgt, dass der Regiebetrieb vollständig der Kontrolle und Steuerung der öffentlichen Verwaltung unterliegt.

Regiebetriebe haben keine eigene Rechtspersönlichkeit. Sie haben weder ein eigenes Vermögen, noch verfügen sie über ein eigenes Rechnungswesen. Einnahmeüberschüsse des Betriebes gehen im Gesamthaushalt der Trägerverwaltung auf. Deckungslücken, die sich aus der Tätigkeit des Regiebetriebes ergeben, gleicht der Verwaltungsträger aus. Der Haushalt des Regiebetriebes ist vollständig in den Gesamthaushalt der Trägerverwaltung kameralistisch erfasst. Es gelten die Vorschriften für das kommunale Haushalts-, Kassen- und Rechnungswesen.

Merke

Der Regiebetrieb ist rechtlich, organisatorisch, personell und haushaltstechnisch vollkommen in die kommunale Verwaltung integriert.

Der Regiebetrieb verkörpert sowohl die traditionelle Rechtsform für kommunale Krankenhäuser als auch für kommunale Unternehmungen des Kurortwesens. In den letzten Jahren ist ihr Anteil stetig rückläufig. Gründe liegen in der fehlenden Unabhängigkeit der Betriebsführung und der großen Einflussnahme und Kontrolle durch die kommunalen Gremien. Dies führt häufig zu kommunalpolitisch geprägten Entscheidungen, die im Widerspruch zu wirtschaftlichen Zielen stehen können. Marktnähe und Flexibilität fehlen. Die Rechtsform des Regiebetriebs wird folglich als nicht mehr zeitgemäß erachtet, da Krankenhäuser hochspezialisierte und hochdifferenzierte Dienstleistungsunternehmen sind, die sich an betriebswirtschaftlichen Grundsätzen ausrichten müssen. Außerdem hemmt die Rechtsform des Regiebetriebs die Herausbildung eines spezialisierten und professionellen Managements für die Führung des Gesundheitsbetriebes, da eine strenge Einbindung in die Verwaltungshierarchie besteht und sich das Personal überwiegend aus der Kommunalverwaltung rekrutiert.

Eigenbetrieb

Definition

Im Gegensatz zum Regiebetrieb ist der **Eigenbetrieb** durch eine größere Eigenständigkeit gegenüber seinem Träger gekennzeichnet.

Dennoch verfügt er, wie die Regiebetriebe, über keine eigene Rechtspersönlichkeit. Das hat zur Folge, dass der Eigenbetrieb rechtlich in die Trägerverwaltung eingebunden wird und Handlungen des Eigenbetriebes immer Handlungen z. B. der Gemeinde darstellen. Rechtsgeschäfte, die der Eigenbetrieb vornimmt, werden also für die Gemeinde abgeschlossen. Für die daraus entstehenden Verbindlichkeiten haftet der Verwaltungsträger unmittelbar und unbeschränkt mit seinem gesamten Vermögen. Überdies kann ein Eigenbetrieb kein Träger von Rechten und Pflichten sein.

Die rechtlichen Rahmenregelungen für den Eigenbetrieb finden sich in den Kommunal- bzw. Gemeindeordnungen der jeweiligen Bundesländer und dem hierzu erlassenen Folgerecht in der Form von Eigenbetriebsverordnungen der Länder. Die Gemeindeordnung und die Eigenbetriebsverordnung legen das Organisationsrecht der Eigenbetriebe im Allgemeinen fest. Die konkrete Ausgestaltung der Organisation und Leitung des Eigenbetriebes wird schließlich durch die gesetzlich vorgeschriebene, durch die Gemeindevertretung zu erlassende Betriebssatzung, geregelt. Sie ist flexibel gestaltbar, sodass sich Befugnisse und Zuständigkeiten differenziert regeln lassen.

Organisatorisch ist der Eigenbetrieb gegenüber seinem Träger selbstständig. Er besitzt eigene Organe mit gesetzlichen Zuständigkeiten und Befugnissen. Die Bezeichnung der Organe erfolgt in Abhängigkeit von den Eigenbetriebsverordnungen. Oberstes Entscheidungsorgan des Eigenbetriebs ist die Kreis- oder Gemeindevertretung. Sie fällt grundsätzliche Entscheidungen. Ihr sind z. B. der Erlass der Betriebssatzung, die Umwandlung der Rechtsform, Personalgrundentscheidungen, der Beschluss über den Wirtschaftsplan, die Bestellung des Betriebsausschusses und der Betriebsleitung sowie die Feststellung des Jahresabschlusses einschließlich der Entscheidung über die Gewinnverwendung oder die Behandlung des Verlustes, vorbehalten. Darunter gibt es einen Betriebsausschuss (Werkausschuss). Seine Hauptaufgabe besteht darin, die Beschlüsse der Kommunalvertretung vorzuberaten, um so zur Beschleunigung der Entscheidungsfindung beizutragen. Die Aufgabe der laufenden Betriebsführung des Eigenbetriebes nimmt eine Betriebs- bzw. Werkleitung wahr. Sie setzt sich aus einem oder mehreren Betriebsleitern zusammen.

Die Vorteile des Eigenbetriebs sind vor allem in dessen finanzwirtschaftlicher Selbstständigkeit zu sehen. Diese wird dadurch erreicht, dass der Eigenbetrieb über ein als Sondervermögen der jeweiligen Kreis- oder Gemeindeverwaltung ausgewiesenes Vermögen verfügt. An die Stelle des Haushaltsplans tritt beim Eigenbetrieb der Wirtschaftsplan, der eine betriebswirtschaftliche Wirtschaftsführung ermöglicht. Im Rechnungswesen ist eine Sonderrechnung mit eigenem Jahresabschluss nach der kaufmännischen doppelten Buchführung vorgesehen. Nur der Gewinn oder der Verlust einer Periode erscheint im Trägerhaushalt. Bei der Errichtung muss der Eigenbetrieb mit einem angemessenen Stammkapitel ausgestattet sein, welches in der Betriebssatzung festzusetzen ist.

Mehr und mehr geht man dazu über, auch Krankenhäuser in der vollständigen Trägerschaft von Kommunen oder Landkreisen in eine privatrechtliche Gesellschaftsform umzuwandeln (formale Privatisierung). Dies ist am häufigsten eine gemeinnützige Gesellschaft mit beschränkter Haftung (gGmbH) oder die Gesellschaft mit beschränkter Haftung (GmbH), selten auch eine Aktiengesellschaft (AG). Bei einer formalen Privatisierung im Sinne der Rechtsformänderung bleibt der bisherige Krankenhausträger unverändert der Inhaber des Krankenhauses. Vereinzelt ist die formale Privatisierung die Vorstufe zur materiellen Privatisierung. Ein Motiv für diese Entwicklung liegt in dem hohen Veränderungsdruck, dem die Krankenhäuser ausgesetzt sind, der durch die Einführung pauschalierter Entgelte für Krankenhausleistungen und die damit bedingte Wettbewerbsverschärfung unter den Krankenanstalten in Gang gesetzt wurde. So wurden im Jahr 2015 60,1 % der öffentlichen Krankenhäuser in privatrechtlicher Form (z. B. GmbH) geführt; 2002 war der Anteil nur knapp halb so hoch (28,3 %). Demgegenüber lag der Anteil öffentlicher Krankenhäuser, die als rechtlich unselbstständige Einrichtungen (z. B. Eigenbetriebe, Regiebetriebe) betrieben wurden, 2015 bei 16,5 %; im Jahr 2002 hatte ihr Anteil an allen öffentlichen Krankenhäusern noch 56,9 % betragen (Statistisches Bundesamt, 2016).

Der Eigenbetrieb zeichnet sich gegenüber dem Regiebetrieb durch eine Verkürzung der Entscheidungswege und mehr Transparenz und Erfolgskontrolle aufgrund der kaufmännischen Rechnungslegung aus. Er kann seine Angelegenheiten der laufenden Betriebsführung überwiegend eigenverantwortlich durch die Betriebsleitung erledigen und besitzt eine höhere Unabhängigkeit der zu treffenden Entscheidungen. Nachteilig sind die etwas abgeschwächten Einflussmöglichkeiten der Gebietskörperschaft und ein höherer organisatorischer Aufwand.

M!

Merke

Zusammenfassend sind Eigenbetriebe Wirtschaftsunternehmen, die, ohne eine eigene Rechtspersönlichkeit zu haben, aus der allgemeinen Verwaltung ausgegliedert und in organisatorischer und wirtschaftlicher Selbstständigkeit geführt werden.

Rechtsfähige Körperschaft des öffentlichen Rechts

[ ]

Definition

Eine Körperschaft des öffentlichen Rechts, abgekürzt KdöR oder auch K.d.ö.R., ist eine juristische Person des öffentlichen Rechts, die eine eigene Rechtpersönlichkeit hat. Sie kann Träger von Rechten und Pflichten sein, im eigenen Namen klagen und verklagt werden.

Kennzeichnend ist ihre mitgliedschaftliche Struktur, die unabhängig vom Wechsel der Mitglieder fortbesteht. Ihren Mitgliedern muss die Körperschaft ein bestimmtes Maß an Einfluss zubilligen.

Körperschaften des öffentlichen Rechts werden durch staatlichen Hoheitsakt kraft Gesetz oder aufgrund eines Gesetzes errichtet. In der Regel werden in diesem Gesetz nur die Grundzüge der Körperschaft bestimmt. Die Ausformung der inneren Strukturen und der Aufgabenwahrnehmung im Einzelnen bleibt den Körperschaften selbst überlassen.

Mit dem Körperschaftsstatus verbunden ist die Dienstherrenfähigkeit, also die Fähigkeit, öffentlich-rechtliche Dienstverhältnisse zu begründen. Körperschaften haben die Möglichkeit, Beiträge und Gebühren von ihren Mitgliedern zu erheben (Abgabenhoheit) und Satzungen zu erlassen (Satzungshoheit). Jede Körperschaft des öffentlichen Rechts verfügt über mindestens zwei Organe.

Die Körperschaft wird dann angewendet, wenn ursprünglich staatliche Aufgaben zur eigenverantwortlichen Regelung der Körperschaft übertragen werden. Sie kommen den ihnen zugewiesenen Aufgaben anstelle der Behörden der unmittelbaren Staatsverwaltung nach. Hieraus folgt auch die Begrenzung ihrer Aufgabenstellung auf die ihnen zugewiesenen Aufgaben. Der Staat behält sich die Rechtsaufsicht vor, d. h. das Recht auf Überprüfung der Rechtmäßigkeit des körperschaftlichen Handelns. Die staatliche Aufsicht beschränkt sich auf die Beachtung von Gesetz und sonstigem Recht. Die Aufsichtsbehörde kann nur einschreiten, wenn die Körperschaft durch ihr Handeln oder durch ihr Unterlassen das Recht verletzt.

Die Übertragung öffentlicher Aufgaben in die Verantwortlichkeit einer öffentlich-rechtlichen Körperschaft hat für bestimmte Berufe die Pflichtmitgliedschaft zur jeweiligen Körperschaft zur Folge. Dies gilt auch für die **Kassenärztlichen Vereinigungen**.

Die Kassenärztlichen Vereinigungen sind als Einrichtungen der ärztlichen Selbstverwaltung kraft Gesetz als Körperschaften des öffentlichen Rechts errichtet, deren Mitglieder alle zugelassenen Ärzte, die ermächtigten Krankenhausärzte und die bei Vertragsärzten in Medizinischen Versorgungszentren mindestens halbtagsangestellte Ärzte sind (§ 77 Abs. 3 SGB V). Deren Spitzenorganisation ist die **Kassenärztliche Bundesvereinigung (KBV)**. Auch sie hat den Rechtsstatus einer Körperschaft des öffentlichen Rechts. Die Kassenärztliche Bundesvereinigung ist daher eine „Körperschaft von Körperschaften". Als Körperschaft des öffentlichen Rechts übt sie mittelbare Staatsgewalt aus. Die Selbstverwaltungsorgane der Kassenärztlichen Vereinigungen auf Länderebene sind ein hauptamtlicher Vorstand und eine Vertreterversammlung (§ 79 SGB V). Sie werden jeweils für eine Amtsperiode von sechs Jahren gewählt. Die Vertreterversammlung beschließt z. B. die Satzung, überwacht den Vorstand, trifft alle Entscheidungen, die für die KV von grundsätzlicher Bedeutung sind, und legt den Haushaltsplan fest. Der hauptamtliche Vorstand der Kassenärztlichen Vereinigung verwaltet die Körperschaft und vertritt sie sowohl gerichtlich als auch außergerichtlich.

Merke

Hauptaufgaben der Kassenärztlichen Vereinigungen sind zum einen die Verpflichtung zur Sicherstellung der vertragsärztlichen Versorgung, zum anderen die Wahrnehmung der wirtschaftlichen und beruflichen Interessen der Vertragsärzte gegenüber den Krankenkassen (§§ 75 und 77 SGB V).

Die staatliche Aufsicht über die Kassenärztliche Bundesvereinigung führt das Bundesministerium für Gesundheit. Die Kassenärztlichen Vereinigungen stehen unter der Kontrolle der für die Sozialversicherung nach Landesrecht zuständigen obersten Verwaltungsbehörde. Die Kassenärztlichen Vereinigungen unterliegen somit auch der staatlichen Rechtsaufsicht.

Auch eine Reihe von kirchlichen und kommunalen Krankenhäusern werden in unmittelbarer Trägerschaft als Körperschaft des öffentlichen Rechts betrieben. Gleichermaßen sind einige Universitätskliniken in Deutschland auch rechtsfähige Körperschaften des öffentlichen Rechts. Weitere Körperschaften des öffentlichen Rechts sind die Träger der Krankenkassen, die Landesärztekammern und die Apothekerkammern.

Fragen und Aufgaben

1. Welche Funktionen erfüllt das Handelsregister?
2. Welche Wirkung hat die Eintragung in das Handelsregister?
3. Welche Bestimmungsfaktoren wirken auf die Rechtsform?
4. Das Sanitätshaus Bauer & Müller OHG hat nach dem ersten Geschäftsjahr einen Gewinn von 350 000 € erwirtschaftet. Das Anfangskapital und die Privatentnahmen der beiden Gesellschafter finden Sie in ▶ Tab. 2.15.
   a) Errechnen Sie das Kapital der Gesellschafter zum Ende des Geschäftsjahres. Der Gewinn wird entsprechend den gesetzlichen Vorschriften verteilt.
   b) Wie ist die Geschäftsführung einer OHG grundsätzlich geregelt?
   c) Das Sanitätshaus Bauer & Müller OHG verzeichnet eine gute Auftragslage. Die Inhaber beschließen, einen dritten Partner aufzunehmen, Herrn Dipl. Ing. Meyer, der sich mit 200 000 € an der OHG beteiligen möchte. Das eingebrachte Kapital soll ab dem neuen Geschäftsjahr mit 6 % verzinst werden. Falls nach der Verzinsung des eingebrachten Kapitals noch etwas Geld übrig bleibt, soll dieser Rest im Verhältnis 5 : 2 : 3 verteilt werden. Diese Restverteilung soll das unterschiedliche Engagement für das Unternehmen honorieren. Im betreffenden

Geschäftsjahr entnahmen Gesellschafter Bauer 50 000 €, Gesellschafter Müller 100 000 € und Gesellschafter Meyer 20 000 €. Als zu verteilender Gewinn wurden 380 000 € erwirtschaftet. Errechnen Sie das Kapital der Gesellschafter zum Ende des Geschäftsjahres.

d) Wie haftet der OHG-Gesellschafter, der neu in eine OHG einsteigt?

e) Der neue Gesellschafter Herr Dipl. Ing. Meyer besitzt das Patent für Sporteinlagen und hat an deren Entwicklung aktiv mitgewirkt. Dafür erhält Herr Meyer vom Jahresgewinn vorweg 60 000 €. Die Restverteilung des Gewinns wird nach dem Schlüssel 5:2:3 vorgenommen. Im betreffenden Geschäftsjahr wurde ein Jahresgewinn von 450 000 € erwirtschaftet. Es wird eine Verzinsung von 8 % des eingesetzten Kapitals vereinbart. Der Gesellschafter Bauer entnahm 120 000 €, Müller 100 000 € und der Gesellschafter Meyer entnahm 90 000 €. Errechnen Sie das Kapital der Gesellschafter zum Ende des Geschäftsjahres.

5. Das Sanitätshaus Mustermann KG ist einer der großen Versorger und Fachhändler für Gesundheitsprodukte in Musterstadt. Seit 2006 werden die Kunden individuell und fachlich kompetent mit Einlagen, Orthesen, Prothesen, Schuhzurichtungen, orthopädischen Maßschuhen, Reha-Produkten u. v. m. versorgt. Herr Schneider führt den Betrieb als Komplementär. Sein Sohn Leon und seine Tochter Laura sind Kommanditisten.
   a) Beurteilen Sie die genannte Unternehmensstruktur für die Beteiligten hinsichtlich Mitarbeitspflicht, Geschäftsführung, Vertretung und Haftung.
   b) Welche Wirkung hat die Handelsregistereintragung bezogen auf Handlungen, die Herr Schneider bereits vor dem 12.03.2006 im Namen des Unternehmens vorgenommen hat?
   c) Welche Vorteile hätte die Gründung einer Kommanditgesellschaft im Vergleich zu einer offenen Handelsgesellschaft aus Sicht von Herrn Ferdinand Schneider?
   d) Welche Rechte haben die Kommanditisten im Gegensatz zu Herrn Schneider? Grenzen Sie die Rechte im Innen- und Außenverhältnis gegeneinander ab. Welche Rechte hat nur Herr Schneider als Komplementär?
   e) Das Sanitätshaus Mustermann KG erwirtschaftet einen Gewinn von 200 000 €. Wie viel vom Gewinn erhält jeder Gesellschafter? Berücksichtigen Sie den Auszug aus dem Gesellschaftsvertrag (▶ Tab. 2.16).
6. Frau A., Herr B. und Herr C. sind Gesellschafter der Rehabilitationsklinik Mustermann KG. Ein Schwerpunkt der Klinik ist die Anwendung eines ganzheitlichen Bewegungskonzepts durch speziell geschulte Kräfte.
   a) Wie ist die Haftung der Gesellschafter einer KG gesetzlich geregelt?
   b) Weshalb kann die Einzelvertretungsmacht der Komplementärin nicht beschränkt werden?
   c) Im ablaufenden Geschäftsjahr betrug der Reingewinn 400 000 €. Führen Sie die Gewinnverteilung durch. Berücksichtigen Sie den Auszug aus dem Gesellschaftervertrag (▶ Tab. 2.17).
   d) Warum beansprucht die Vollhafterin A. einen Großteil des Reingewinns für sich?
   e) Ein Lieferant fordert Frau A. auf, eine Verbindlichkeit von 100 000 € zu begleichen. Frau A. verweist den Gläubiger auf ihre Mitgesellschafter mit dem Hinweis, sie müsse nur ein Drittel der Schuld bezahlen, da sie ja auch nur mit einem Drittel an der Gesellschaft beteiligt sei. Nehmen Sie zu dieser Ansicht Stellung.
   f) Frau A. bestellt ein Sportgerät für 4 300 €. Darf sie dieses Geschäft ohne Mitwirkung der Kommanditisten abschließen? Begründen Sie ihre Antwort. Ist die Bestellung rechtswirksam?
   g) Angenommen, das Gerät wäre geliefert worden. Der Hersteller des Geräts verlangt vom Kommanditisten Herrn C. die Zahlung der Rechnung. Erläutern Sie die Rechtslage.
7. Über welche Organe muss die GmbH verfügen?
8. Bereits in 3. Generation versorgt der Familienbetrieb, das Sanitätshaus Mustermann GmbH, ihre Kunden mit Knieprothesen, Sportprothesen jeder Art, Großorthopädie wie Beinprothesen, Gehapparaten, Kompressionsstrümpfen, Bandagen, Korsetten, Carbonprothesen, Beinprothesen in Carbontechnik und nach traditioneller Art aus Holz. An dem Sanitätshaus Mustermann GmbH sind 3 Gesellschafter Julius Fischer, der Sohn Johannes Fischer und Frau Johanna Bauer in folgendem Verhältnis beteiligt:
   - Julius Fischer mit 45 % des Stammkapitals,
   - Johannes Fischer mit einem Viertel des Stammkapitals und
   - Johanna Bauer mit dem Rest in Höhe von 150 000 €.

   Julius und Johannes Fischer erhalten für die Geschäftsführung jeweils vorab 130 000 € aus dem erzielten Gewinn von 640 000 €. Frau Bauer, die vertraglich auf die Geschäftsführung verzichtet hat, ist nur im Verhältnis ihres Anteils am Stammkapital am Restgewinn beteiligt.

   Bei der Eintragung ins Handelsregister wurden Julius und Johannes Fischer als Geschäftsführer angegeben.
   a) Erläutern Sie den Unterschied zwischen dem Gesellschafter und dem Geschäftsführer.
   b) Zählen Sie die Unterschiede zwischen dem Geschäftsführer einer OHG und einer GmbH auf.
   c) Julius und Johannes Fischer haben gemeinsam die Geschäftsführung der GmbH. Wägen Sie Vor- und Nachteile einer Gesamtgeschäftsführung gegeneinander ab.
   d) Julius Fischer mietet zusätzlich Geschäftsräume, ohne die anderen zu fragen. Ist der Mietvertrag gültig?
   e) Wie groß ist das Stammkapital der Gesellschaft?
   f) Wie viel Euro Gewinnanteil erhält Gesellschafterin Bauer?
   g) Frau Bauer beabsichtigt, ihren Geschäftsanteil zu verkaufen. Julius und Johannes Fischer wollen aber keine fremden Gesellschafter aufnehmen. Können Sie den Verkauf verhindern?

h) Viele Konkurrenzunternehmen firmieren als GmbH & Co. KG. Deshalb überlegen die Gesellschafter, die GmbH in eine typische GmbH & Co. KG umzuwandeln. Erklären Sie die Rechtsform GmbH & Co. KG.
i) Welche Gründe können für eine GmbH & Co. KG sprechen?

9. Wie lautet die korrekte Firmierung für eine Unternehmergesellschaft?
10. Haften die UG-Gesellschafter mit ihrem Privatvermögen?
11. Das Mustermann-Klinikum wird als Kapitalgesellschaft in Form einer AG betrieben.
    a) Erläutern Sie kurz, welche rechtliche Bedeutung sich daraus für:
        1. die Besteuerung,
        2. die Haftung der AG und der Aktionäre ergibt.
    b) Das Klinikum handelt durch seine Organe. Beschreiben Sie mithilfe des Aktiengesetzes die Aufgaben dieser Organe.
    c) Bereits 1988 wurde das Mustermann-Klinikum in eine AG umgewandelt. Davor wurde das Klinikum als GmbH geführt.
        1. Nennen Sie Gründe für die Umwandlung einer GmbH in eine Aktiengesellschaft.
        2. Worin bestehen im Vergleich dazu die Vorteile der GmbH gegenüber der AG?
12. Was versteht man unter der Sperrminorität bei einer AG? Welche Vorteile bietet eine solche Sperrminorität?
13. Welche Funktionen hat der Vereinsvorstand?
14. Stellen Sie den nicht wirtschaftlichen Verein dem wirtschaftlichen Verein gegenüber.
15. Was ist eine Stiftung, und warum gründet man sie?
16. Was ist das sogenannte Stiftungsgeschäft?
17. Welche Stiftungstypen kennen Sie?
18. Wer kontrolliert eine Stiftung?
19. Stellen Sie tabellarisch die Gemeinsamkeiten und Unterschiede zwischen einem Regie- und Eigenbetrieb dar.

Tab. 2.15 Anfangskapital und Privatentnahmen der Gesellschafter.

Gesellschafter	Kapitalanteil (Einlage in €)	Privatentnahmen (€)
Bauer	1 500 000	50 000
Müller	550 000	100 000

Tab. 2.16 Auszug aus dem Gesellschaftsvertrag der Firma Sanitätshaus Mustermann KG.

Name:	Sanitätshaus Mustermann KG
Geschäftsform:	KG
Handelsregistereintrag:	12.03.2006
Einlagen:	
• Ferdinand Schneider (Komplementär)	Bareinlage: 120 000 € bebautes Grundstück (Wert): 280 000 €
• Leon Schneider (Kommanditist)	Bareinlage: 30 000 €
• Laura Schneider (Kommanditistin)	Bareinlage: 70 000 €
Gewinn:	• der Komplementär erhält vom Gewinn vorab eine monatliche Tätigkeitsvergütung von 4 500 € • weitere Gewinnverwendung: gesetzlich • Rest im Verhältnis 2:1:1

Tab. 2.17 Auszug aus dem Gesellschaftsvertrag der Rehabilitationsklinik Mustermann KG.

Geschäftsform:	KG
Einlagen von:	
• Frau A. (Komplementärin)	Bareinlage: 200 000 €
• Herr B. (Kommanditist)	Bareinlage: 200 000 €
• Herr C. (Kommanditist)	Bareinlage: 200 000 €
Gewinn:	Jeder Komplementär erhält vom Gewinn vorweg eine Vergütung von 60 000 €. Überschreitet der Gesamtgewinn die Mindestverzinsung von 10 %, so ist der Rest im Verhältnis 3:2:2 auszuzahlen.

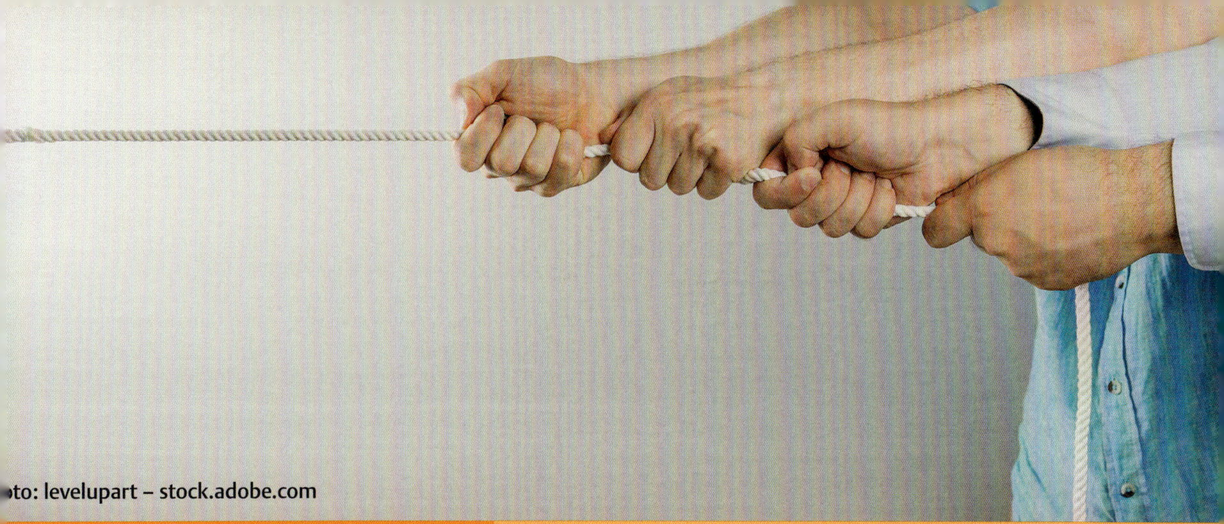

Foto: levelupart – stock.adobe.com

Kapitel 3

Das Zielsystem der Unternehmung

3 Das Zielsystem der Unternehmung

Wolfgang Schmitt

3.1 Gesundheitseinrichtungen und ihre Unternehmensphilosophie

Die Gesundheitseinrichtungen der einzelnen Träger besitzen eine eigenständige Unternehmensphilosophie. Sie spiegelt die Werte und Überzeugungen des Unternehmens wider. Konkretisiert werden diese durch verbindliche Verhaltensregeln in Form von zu beachtenden Standards etc. Die christlichen Klinikbetreiber, welche zu den freigemeinnützigen Trägern zählen, begründen ihr Unternehmen aus dem Gebot der Nächstenliebe. Dieses Gebot ist der Grundstein ihrer Unternehmensphilosophie. Sie ist für die im Unternehmen Beschäftigten verbindlich und dient ihnen als Richtschnur ihres Handelns. Neben den Unternehmensgrundsätzen beinhaltet die Unternehmensphilosophie die Wertvorstellungen und geht auf die zukünftige Richtung des Unternehmens ein. Die Unternehmensphilosophie eines Unternehmens ist die Grundlage der Unternehmenskultur. Jede Unternehmung stellt eine eigene Welt für sich dar und hat eine eigene Kultur. Sie setzt sich aus den Norm- und Wertvorstellungen sowie den intellektuellen Vorstellungen ihrer Mitglieder zusammen. Management und Mitarbeiter können als ein kulturschaffendes System aufgefasst werden. Dieses System kann durchaus, wie in Gesundheitseinrichtungen üblich, Subkulturen innerhalb des Unternehmens ausprägen. Der Grund liegt in dem unterschiedlichen Selbstverständnis der einzelnen Berufsgruppen wie Medizin, Pflege und Verwaltung.

3.2 Unternehmenskultur

Für die Unternehmensleitung ist es wichtig, dass sie eine Kultur prägt, die von allen Betriebsangehörigen akzeptiert und gelebt wird. Der Unternehmensleitung kommt hierbei eine zentrale Rolle zu. Ihre Aufgabe ist es, Vorbild zu sein. Gelingt ihr dies, können sich auch die Mitarbeiter mit der Unternehmenskultur identifizieren. Positive Auswirkungen der Unternehmenskultur können sein:

- breitere Akzeptanz für Unternehmensentscheidungen, da die Mitarbeiter das Wertesystem kennen
- Förderung der Mitarbeitermotivation und -identifikation
- Orientierung für Mitarbeiter und Führungskräfte
- bessere Integration neuer Mitarbeiter

Mögliche negative Auswirkungen einer Unternehmenskultur können sein:

- Verhindern von Anpassungsprozessen an eine sich verändernde Unternehmensumwelt
- Verhindern oder Erschweren von Kritik am Wertesystem des Unternehmens

Gelingt es den Verantwortlichen, die zugrunde liegende Unternehmenskultur nicht nur vorzuleben und sie regelmäßig mit den im Unternehmen beschäftigten Mitarbeitergruppen kritisch zu reflektieren, dann werden sich die Mitarbeiter nicht mit der Kultur identifizieren und sie ablehnen.

3.2.1 Anspruchsgruppen

Heute ist es selbstverständlich, dass Gesundheitseinrichtungen ihre Philosophie und/oder ihr Leitbild veröffentlichen, um die potenziellen Kunden und die interessierte Öffentlichkeit zu informieren. Die Betriebswirtschaft spricht von unterschiedlichen Anspruchsgruppen (**Stakeholder**), die unterschiedliche Informationsbedürfnisse und Interessen an einer Gesundheitseinrichtung haben. Sie unterscheidet die Anspruchsgruppen in interne und externe Anspruchsgruppen (▶ Tab. 3.1).

3.2.2 Unternehmensleitbild

Die Ausgestaltung der Unternehmensphilosophie und Unternehmenskultur findet ihren Niederschlag in der schriftlichen Fixierung eines Leitbildes. Dieses gibt Auskunft zu folgenden Punkten ▶ Abb. 3.1:

- Unternehmensphilosophie/Leitidee/Präambel
- Zielsetzung der Klinik/optimale Therapie
- Qualitätsmanagement
- Kunden-/Patientenorientierung
- Wirtschaftlichkeit
- Mitarbeiterorientierung
- Kommunikationsorientierung

Tab. 3.1 Unterschiedliche Anspruchsgruppen und ihre Interessen.

Anspruchsgruppe	Interessen (z. B.)
intern	
Management	Macht, Prestige, Verwirklichung eigener Ideen
Mitarbeiter	Arbeitsplatzsicherheit, sicheres Einkommen
Eigentümer/Träger	Gewinnerzielung, politische Einflussnahme bei öffentlichen Trägern
extern	
Bewohner/Patienten	gute Versorgung, Menschlichkeit, hohe Qualität
Fremdkapitalgeber	Zuverlässigkeit, verantwortungsvolles Management
Öffentlichkeit/Staat	soziale Verantwortung, adäquate Versorgung der Bevölkerung mit Gesundheitsleistungen, Steuern, sozialer Arbeitgeber

Mustermann Klinikum

Unsere Leitidee:

Mittelpunkt all unserer Bemühungen ist der Patient. Wir achten seine Persönlichkeit und Würde und stehen ihm als Ansprechpartner für seine Sorgen und Nöte jederzeit zur Verfügung – von der Aufnahme bis zu seiner Entlassung.

Optimale Therapie:

Für seine Behandlung gewährleisten wir die bestmögliche medizinische und pflegerische Versorgung. Hierfür bilden wir unsere Mitarbeiter durch interne und externe Schulungen regelmäßig weiter.

Kundenorientierung:

Wir begreifen uns als Dienstleistungsunternehmen, das mit allen an der Gesundheit und zum Wohle unserer Patienten Beteiligten kooperativ zusammenarbeitet.

Kommunikation:

Unsere kompetenten Mitarbeiter sind hoch motiviert und engagiert. Unsere Mitarbeiter sind einen kooperativen Führungsstil gewohnt. Wir pflegen eine offene Kommunikation, die von gegenseitigem Respekt geprägt ist.

Wirtschaftlichkeit:

Wir achten auf Effizienz und stellen den Kostenträgern nur das Unvermeidbare zum Wohle des Patienten in Rechnung.

ärztliche Direktorin: Pflegedirektor: Verwaltungsdirektor: Personalvertretung:

Abb. 3.1 Beispiel eines Leitbildes des Mustermann Klinikums.

3.3 Träger und ihre Unternehmensphilosophie

Um die Unternehmensphilosophien und Ziele der unterschiedlichen Träger besser zu verstehen, ist es sinnvoll, ihr Selbstverständnis kurz zu beleuchten.

3.3.1 Freigemeinnützige Träger

Die freigemeinnützigen Träger setzen sich aus den anerkannten Religionsgemeinschaften, der Arbeiterwohlfahrt und anderen gemeinnützigen Organisationen zusammen. Die Religionsgemeinschaften können dabei auf eine über 1 000-jährige Tradition in Bezug auf die Versorgung von Armen, Kranken und Sterbenden verweisen. Die Versorgung eines Hilflosen stellt aus ihrer Sicht einen Akt der Nächstenliebe dar. Diese Nächstenliebe, der Einsatz für den Schwachen und Kranken, bestimmt ihr Handeln und stellt den Grundpfeiler ihrer Unternehmensphilosophie dar. Diese Denkhaltung schließt eine Gewinnorientierung aus.

3.3.2 Öffentlich-rechtliche Träger

Historisch gesehen mussten sich die Kommunen der Versorgung von Hilfsbedürftigen aus gesundheits- und sozialpolitischer Verantwortung heraus annehmen. Ihr oberstes Ziel war die Sicherstellung des Gemeinwohls. Die ersten Häuser waren Einrichtungen bzw. Anstalten für Sterbende, Obdachlose, Kranke oder Gebärende. Dementsprechend negativ war ihr Ruf. Erst im Laufe der Zeit, insbesondere durch die Weiterentwicklung der Medizin, veränderte sich die Haltung der Bevölkerung gegenüber den städtischen Krankenanstalten. So erkannte man, dass Operationen unter besonderen hygienischen Voraussetzungen erfolgreicher waren als auf dem Küchentisch des Patienten ausgeführte. Auch die umfangreicher werdende medizinische Ausstattung an Maschinen und Geräten erforderte entsprechende Räumlichkeiten, die nur ein Krankenhaus bieten konnte.

Eigentümer der Klinik war die jeweilige Kommune. Grundlage jeder Kommune ist die Verwaltung und die sparsame Verwendung der zur Verfügung stehenden Mittel. Für die Kliniken in der Hand einer Kommune galt somit die Zielsetzung der Sparsamkeit und gleichzeitig, den Patienten kostenoptimal zu versorgen. Im Vordergrund stand der soziale Aspekt. Die durch die Klinik erstellten Dienstleistungen sollten Wirkung zeigen, z. B. Seuchen unterbinden, und gleichzeitig nachhaltig sein.

3.3.3 Private Träger

Die privaten Träger führten bis vor wenigen Jahren ein Schattendasein. Sie stellten noch in den 90er-Jahren die kleinste Trägergruppe dar. Private Träger gründeten ihre Klinik oder kauften Kliniken der anderen Träger auf, weil sie frühzeitig erkannten, dass mit dem Gut Gesundheit Geld zu verdienen ist. Hierzu mussten sie nur die Effizienzregeln und Managementinstrumente der Industrie auf die Gesundheitseinrichtung übertragen. Inzwischen sind sie die größte Trägergruppe. Dies gilt sowohl für die Klinikbetreiber wie für die Betreiber von ambulanten und stationären Pflegeeinrichtungen. Für sie gilt, wie für alle anderen auch, dass sie qualitativ hochwertige Dienstleistungen erbringen müssen. Die Gewinnerzielung stellt eine notwendige Bedingung dar und ist im Zusammenhang mit dem obersten Ziel der Gewinnmaximierung verbunden. Die privaten Unternehmen erbringen die

Dienstleistung Gesundheit nur zu dem einen Zweck heraus, Geld und somit Gewinn zu erwirtschaften. Gesellschaftlich scheint dieses Motiv der privaten Träger zurzeit akzeptiert zu sein. Abzuwarten ist, ob es in Zukunft so bleibt, beispielsweise wenn Gesundheitsleistungen rationiert werden, Wartelisten für Operationen notwendig werden usw.

Da der Gesetzgeber die Krankenhausfinanzierung reformiert hat, ergibt sich für alle Klinikbetreiber nunmehr der Zwang, Leistungen effizient und kostengünstig anzubieten. Die öffentlichen Träger scheinen sich aufgrund ihres verwaltungsorientierten Denkens, das oft durch Verordnungen und Gesetze reglementiert wird, am schwersten damit zu tun. Seit 1991 hat sich die Trägerstruktur massiv zu Gunsten der privaten Träger verschoben (▸ Abb. 3.2) und sich die Anzahl der Kliniken von 2 411 auf 1 951 reduziert. Die öffentlich-rechtlichen Kliniken verringerten sich um 48,65 % die freigemeinnützigen Träger gingen um 28,53 % zurück, während die privaten Klinikbetreiber um fast 100 % zunahmen. Seit 1991 haben 460 Kliniken geschlossen (Stand 2016). Viele Kommunen habe ihre Kliniken an private Träger veräußert, um ihre defizitären Häuser aus der Bilanz zu bekommen oder um sie mit Gewinn zu verkaufen. Gleichwohl übernehmen private Träger nur Häuser, wenn diese auch Gewinn versprechen. Hier stellt sich die Frage, warum es öffentlichen Trägern nicht gelingt, Gewinn zu erwirtschaften, die gleichen Häuser jedoch Gewinn erzielen, wenn sie von einem privaten Träger übernommen wurden. Vor dem aufgezeigten Hintergrund wird erklärbar, dass öffentlich-rechtliche und freigemeinnützige Träger sich dem Diktat der Gewinnorientierung beugen müssen, wenn sie nicht Gefahr laufen möchten, vom Markt zu verschwinden. Entsprechend wichtig ist die Zielbildung eines Unternehmens.

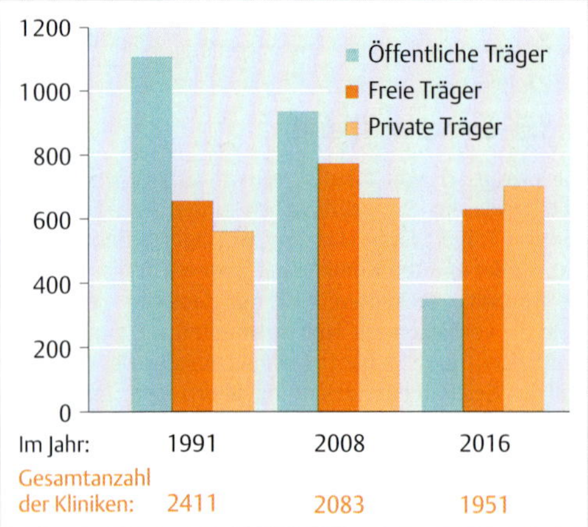

Abb. 3.2 Trägerstruktur von Krankenhäusern im Vergleich 1991 zu 2016.

> **Merke**
>
> M!
>
> Ziele werden häufig als wünschenswerte Zustände in der Zukunft definiert. Ziele sind dabei mehr als Absichtserklärungen: Sie legen für ein Unternehmen den zukünftig einzuschlagenden Weg fest.

Allerdings hat nicht das Unternehmen oder die Organisation Ziele. Sie sind Ausdruck der Eigentümer sowie des Managements, die mit der Zielformulierung den Unternehmenszweck und ihre persönlichen Vorstellungen verwirklichen möchten. Neben dem Unternehmer oder den Eigentümern verfolgen Mitarbeiter ebenfalls individuelle Ziele wie z. B. sicherer Arbeitsplatz, Einkommenssteigerung, Karriere usw. Eigentümer und Management können unterschiedliche Ziele verfolgen. Welche Ziele letztendlich angestrebt werden, hängt davon ab, welche Macht die einzelne Gruppe besitzt. Selbst innerhalb der einzelnen Gruppen kann es zu Konflikten kommen. Nicht selten schließen die einzelnen Gruppen Kompromisse, denen Verhandlungsprozesse vorausgehen. Echte Kompromisse haben den Vorteil, dass die Mehrheit hinter dem angestrebten Ziel steht. Zu Unternehmenszielen werden die persönlichen Ziele der am Zielbildungsprozess Beteiligten, wenn sie zur Zielbildung formal legitimiert sind, wie z. B. Vorstandsmitglieder, Betriebsrat etc. Die Festlegung von verbindlichen Zielvorgaben erfolgt regelmäßig z. B. in Form von Vorstandssitzungen. Die festgelegten Ziele werden anschließend den Mitarbeitern und, sofern notwendig, der Öffentlichkeit mitgeteilt.

3.4 Zieldimensionen

Eines der bekanntesten Ziele ist die Gewinnerzielung. Um dieses oder ein anderes Ziel zu erreichen, sind Entscheidungen zu treffen, welche Maßnahmen und Mittel einzusetzen sind. Um von einem Ziel zu sprechen, sollten seine Ausmaße (= Dimensionen) bekannt sein. Nur wenn sie bekannt sind, ist später feststellbar, ob das Ziel erreicht wurde oder nicht. Das Ausmaß eines Zieles lässt sich, anhand seiner räumlichen, zeitlichen und begrifflichen Erfassbarkeit, konkretisieren.

Obwohl in der Betriebswirtschaft keine einhellige Meinung hierzu vorliegt, wird deutlich, dass der Zielbildung ein wohlüberlegter Prozess vorausgehen muss. Im Einzelnen bedeuten die Zieldimensionen Folgendes (▸ Abb. 3.3):

Die räumliche Zieldimension legt das Ausmaß der Zielerreichung fest und konkretisiert es somit. Durch die Festlegung der Zeitkomponente, innerhalb welchen Zeitraums das definierte Ziel zu erreichen ist, lässt sich überprüfen, ob die gemachte Aussage eingetreten ist. Von besonderer Relevanz ist die inhaltliche Definition. So gibt es für Begriffe teilweise unterschiedliche Definitionen, was gerade der Gewinnbegriff deutlich werden lässt. Umgangssprachlich mag der Begriff klar sein. Betriebswirtschaftlich dagegen kommt es auf die Sicht des Betrachters an. So kann der Gewinn vor Steuern, der Gewinn nach Steuerbilanz oder der Gewinn nach internationalen Rech-

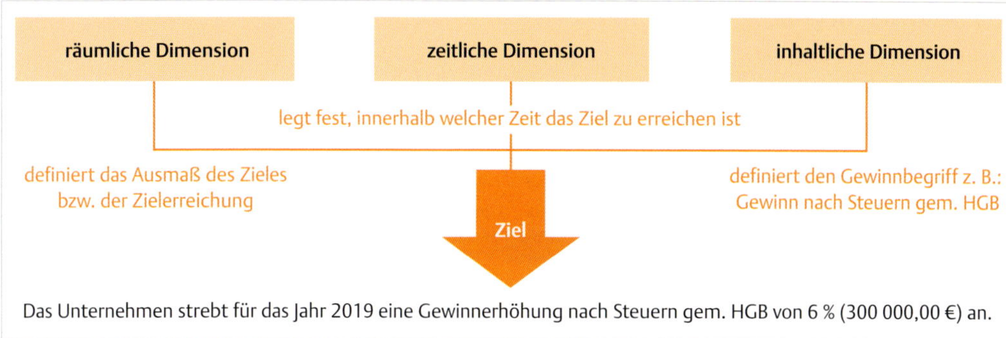

Abb. 3.3 Zieldimensionen.

nungslegungsvorgaben gemeint sein. Die Aufzählung ließe sich noch fortsetzen, macht aber deutlich, dass eine genaue Definition notwendig ist. Je genauer das Ziel definiert wird, umso einfacher ist erkennbar, ob die gemachten Aussagen der Unternehmensleitung eingetroffen sind oder nicht.

Neben der dargestellten Möglichkeit einer Zieldefinition kann diese ihren Ausgangspunkt auch vom Unternehmensbegriff hernehmen. Eine Unternehmung gilt gemeinhin als ein soziales und ökonomisches Gebilde (System), das durch den Einsatz von Technologien, Produkte oder Dienstleistungen am Markt absetzen möchte. Produzierende Unternehmen können durch den Einsatz unterschiedlichster Technologien Wettbewerbsvorteile erzielen. Gesundheitseinrichtungen setzen die gleichen bzw. nahezu ähnlichen Technologien ein. Somit wird die Technologie in der weiteren Betrachtung ausgeklammert. Sofern der Zieldefinition diese Sichtweise zugrunde liegt, ergeben sich für Gesundheitsunternehmen eine soziale und eine ökonomische Zieldimension.

Folgt man dieser Einteilung, dann ist die soziale Zieldimension geprägt vom Wohlergehen der Mitarbeiter, seelsorgerischen Angeboten für Patienten, Bewohner und Angehörige, Beratungsangebote etc. Das Wohlergehen der Mitarbeiter wird messbar in Form der Arbeitszufriedenheit, des Betriebsklimas oder äußert sich in der Häufigkeit der Mitarbeiterfehlzeiten oder Fluktuation. Die Zufriedenheit der Patienten oder der Bevölkerung lässt sich anhand der Beschwerdehäufigkeit oder des Prestiges einer Einrichtung messen. Die ökonomische Zieldimension lässt sich in Form der Rentabilität, des Cashflows, der Liquidität, der Eigenkapitalausstattung, der Bettenauslastung, der durchschnittlichen Liegezeit von Patienten etc. operationalisieren.

In der Praxis stellt für Gesundheitseinrichtungen der Unternehmensbegriff ein großes Problem dar: Handelt es sich bei ihnen überhaupt um ein Unternehmen im herkömmlichen Sinne? Bei einem Sanitätsgeschäft mag die Entscheidung noch einfach sein. Der Verkauf von Hilfsmitteln ist kein Selbstzweck, sondern dient der Gewinnerwirtschaftung. Viel schwieriger ist die Frage zu beantworten, wenn es sich um eine Pflegeeinrichtung, ein Krankenhaus oder eine Rehabilitationsklinik handelt. Noch schwieriger wird die Antwort, wenn die Eigentumsverhältnisse der entsprechenden Gesundheitseinrichtung beleuchtet werden.

Fallbeispiel

Das Mustermann-Klinikum strebt im Geschäftsjahr 2019 eine Steigerung der Umsatzrentabilität von 2 % auf 4,5 % an. Ausgangspunkt ist die Umsatzrentabilität des letzten Geschäftsjahres von 2,5 %.

Hier sind die Zieldimensionen Zeit und Raum erfüllt. Bei der inhaltlichen Dimension ist Skepsis angebracht. Definiert das Klinikum den Umsatz nach einem Lehrbuch oder hat es eine eigene Definition?

Hilfreich ist hier ein Blick in die Vergangenheit der Betriebswirtschaft. So manche Vertreter der Betriebswirtschaftslehre wie z. B. Nicklisch vertraten die Meinung, dass ein Unternehmer Verantwortung gegenüber den Beschäftigten sowie der Gesellschaft zu tragen und neben dem Profit auch die soziale Komponente zu beachten hat. Inzwischen wird als Maxime die Profitorientierung angesehen. Gesundheitseinrichtungen haben diese Maxime als nahezu selbstverständlich übernommen. Selbst große Kliniken erklären der Öffentlichkeit, welche Gewinne sie erwirtschaften bzw. welche Rendite die Klinik in der kommenden Zukunft erwirtschaften soll.

Fallbeispiel

Das Mustermann-Klinikum will in Zukunft die Kundenzufriedenheit steigern.

Das Ziel hört sich gut an, gibt aber keinerlei Auskunft über die Erreichung der Zieldimensionen. Es wird nicht darüber informiert, in welchem Zeitraum und in welchem Ausmaß die Kundenzufriedenheit gesteigert werden soll und was das Unternehmen als Kundenzufriedenheit ansieht, ist überhaupt nicht definiert.

3.5 Zielhierarchie

Für jedes Unternehmen gilt unabhängig von seiner Unternehmensphilosophie, dass es sowohl monetäre (= ökonomische) als auch nicht monetäre (= soziale, nicht ökonomische) Ziele, Ober-, Zwischen- und Unterziele besitzt. Da nicht alle Ziele gleichzeitig zu verwirklichen sind und sich teilweise sogar widersprechen, müssen sie geordnet und zueinander in eine Ordnung gebracht werden, was als Zielhierarchie bezeichnet wird. Häufig wird die Zielhierarchie von der Unternehmensleitung, d. h. von oben nach unten, festgelegt, was als **Top-down-Verfahren** bezeichnet wird. Auch der umgekehrte Weg von unten nach oben (**Bottom-up-Verfahren**) ist vorstellbar. Für die Zielbildung können bestimmte Mitarbeiter wie z. B. Abteilungsleitungen oder Mitarbeitervertreter autorisiert werden. In der Regel wird aber die Zielbildung durch die Unternehmensleitung selbst wahrgenommen.

Durch den Unternehmenszweck ergibt sich das **Oberziel**. Definiert wird es durch die Unternehmensleitung aufgrund ihrer formellen Legitimität. Um es zu erreichen, muss die Unternehmensleitung die richtigen Strategien verfolgen. Sie muss entscheiden, ob das Unternehmen wachsen oder schrumpfen soll oder neue Märkte bzw. andere Dienstleistungen in Zukunft anbieten möchte. Selbstverständlich kann sie sich auch mit der erreichten Situation zufriedengeben. Gleichzeitig muss entschieden werden, wie das angestrebte Ziel zu erreichen ist. Ob andere Unternehmen aufgekauft oder mit ihnen kooperiert werden sollte usw. Der Zeithorizont für die Umsetzung der Strategien und deren Zielsetzung nimmt oft 5 und mehr Jahre in Anspruch. Damit die eingeschlagene Strategie erfolgreich umgesetzt wird, sind **Zwischenziele** zu formulieren. Die Zwischenziele werden für einen Zeitraum von 1 Jahr definiert. Daraus leiten sich die **Unterziele** für die einzelnen Bereiche bis hin zu den einzelnen Beschäftigten ab. Diese Unterziele können in Monats- oder Quartalszielen definiert sein.

Die dargestellten Ziele lassen sich in Formal- und Sachziele unterscheiden. Der Übergang zwischen ihnen ist oft fließend. Als **Formalziel** gelten abstrakte Ziele, die sich durch unterschiedliche Maßnahmen konkretisieren lassen. Ein **Sachziel** stellt dagegen eine Konkretisierung dar.

Beispiel für ein Formalziel: Gewinnsteigerung um 5 % innerhalb der nächsten 12 Monate. Möglich wird dies durch Reduzierung der Kosten, z. B. Einkauf bei anderen Lieferanten, Sparmaßnahmen etc. oder durch Leistungserweiterung (= Sachziel).

▸ **Monetäre und nicht monetäre Ziele.** Alle Träger müssen inzwischen ihre Ziele dem Diktat der Effizienz unterordnen. Dazu gliedern sie ihre Ziele in:
- monetäre Ziele: z. B. Gewinn, Umsatz, Kostenreduzierung
- nicht monetäre Ziele: z. B. Qualität, Mitarbeiterzufriedenheit, Prestigesteigerung

Nach Festlegung des Oberziels erfolgt die Ableitung der Zwischenziele. Die Zwischenziele dienen der Erreichung des Oberziels. Damit jede Abteilung ihren Beitrag leisten kann, ist es sinnvoll, für jede Abteilung ein Ziel oder mehrere Ziele zu definieren. Um nicht den Überblick zu verlieren, sind für festgelegte Zeiträume Zwischenziele zu definieren. Besteht die Gefahr, dass sie verfehlt werden, muss die Abteilungs- oder Unternehmensleitung eingreifen. Da für jeden Bereich Ziele festzulegen sind, ist zu überprüfen, ob sie untereinander widerspruchsfrei sind. Das Aufstellen einer Zielpyramide kann helfen zu erkennen, in welcher Beziehung die Ziele zueinander stehen. Ziele können in folgender Beziehung stehen:
- **Neutrale Ziele**:
  Zwischen Ziel A und Ziel B gibt es keine Berührungspunkte. Beide Ziele sind voneinander unabhängig. Sie lassen sich beide gleichzeitig verfolgen.
- **Komplementäre Ziele**:
  Die Umsetzung des Ziels A wird durch das Ziel B positiv beeinflusst. Beide Ziele lassen sich umsetzen.
- **Konkurrierende Ziele**:
  Wird das Ziel A umgesetzt, kann das Ziel B nicht umgesetzt werden. Hier ist zugunsten eines Zieles eine Entscheidung zu treffen.

Durch den Ausschluss von konkurrierenden Zielebeziehungen sowie einer genauen Formulierung können Ziele folgende Funktionen erfüllen:
- Auswahlfunktion
- Motivationsfunktion
- Kompassfunktion
- Bewertungsfunktion
- Kontrollfunktion

Konkurrierende Ziele zwingen die Entscheider, eine Auswahl zu treffen. Dabei sollten sie sich nicht von persönlichen Präferenzen leiten lassen, sondern eine streng rationale Entscheidung treffen, welche Zielverfolgung z. B. der Unternehmenssicherung dienlicher ist. Ohne Zielformulierung besteht die Gefahr der Orientierungslosigkeit. Ziele dienen den Beteiligten sowie der Umwelt als Kompass. Sie stellen einen Leistungsanreiz sowohl für das Management als auch für die Mitarbeiter dar. Wird die Zielerreichung mit Gewinnbeteiligungen gekoppelt, lässt sich der Anreiz zur Zielerreichung noch verstärken.

B

Fallbeispiel

Das Kreiskrankenhaus möchte sein Leistungsspektrum erweitern, um seine Wettbewerbsposition gegenüber den Konkurrenten zu verbessern. Deshalb übernimmt der Träger eine weitere Akutklinik sowie eine stationäre Pflegeeinrichtung. Der Eigentümer verfolgt eine Gewinnsteigerung von 4 % pro Jahr. Ausgangspunkt ist der letztjährige Nettogewinn nach Handelsbilanz.

Durch eine präzise Zieleformulierung wird das Ausmaß der Zielerreichung feststellbar. Somit wird der Erfolg der Verantwortlichen mess- und kontrollierbar. Sofern es zu einem Misserfolg kommt, müssen sie diesen erklären und begründen. Die monetären Ziele folgen grundsätzlich dem ökonomischen Prinzip.

3.6 Ökonomisches Prinzip

Das Postulat dieses Prinzips lautet: Zwischen Einsatz (= Input) und Ertrag (= Output) muss ein optimales Verhältnis liegen. Es kommt in zwei Ausprägungsformen vor:

1. Das **Maximalprinzip** besagt, dass der Mitteleinsatz (= Input) feststeht. Die Unternehmensleitung bzw. die Abteilungen müssen versuchen, hiermit einen möglichst hohen Ertrag zu erwirtschaften.
2. Beim **Minimalprinzip**, auch Sparsamkeitsprinzip genannt, wird dagegen das Ertragsziel definiert. Dieses ist mit einem möglichst geringen Mitteleinsatz zu erreichen.

Das dargestellte Prinzip gibt allerdings keine Auskunft darüber, was das optimale Verhältnis zwischen Input und Output ist. Noch schwieriger ist die Frage nach einem ausreichenden Gewinn zu beantworten.

Inzwischen ist es nahezu selbstverständlich, dass Unternehmen in der Gesundheitsbranche Gewinn erwirtschaften und eine Rentabilität erzielt wird. Erst seit Kurzem findet eine kritische Auseinandersetzung mit dem Thema Gewinnmaximierung in Gesundheitseinrichtungen statt. So wird kritisiert, dass Kliniken eine hohe Rentabilität anstreben, die Gesellschaft bzw. die Beitragszahler diese aber über ihre Beiträge finanzieren müssen. Die Betriebswirtschaft selbst thematisiert diese Problematik und versucht mithilfe der Unternehmensethik Antworten zu finden.

Die Betriebswirtschaft als Wissenschaft verfolgt sowohl theoretische als auch praktische Ziele (▸ Abb. 3.4).

Theoretische Ziele verfolgen nicht den Zweck, dass aus ihnen ein praktischer Nutzen gezogen werden kann. Sie dienen in erster Linie der Grundlagenforschung bzw. der Erkenntnisgewinnung. Praktische Ziele verfolgen einen bestimmten Zweck. Sowohl die normativ-wertende als auch die praktisch-normative Betriebswirtschaft setzen sich mit der praktischen Zielbildung auseinander. Im Rahmen der praktischen Ziele ist noch die Kunstlehre zu erwähnen. Bei ihr handelt es sich um eine Lehre, die keinen bzw. kaum einen Bezug zur Wissenschaft besitzt. Sie gibt Erfahrungswissen in Form von Handlungsanweisungen oder als Rezept weiter, z. B. Managementliteratur.

Für Gesundheitseinrichtungen lässt sich die Zielbildung anhand der folgenden zwei Denkrichtungen innerhalb der BWL besser verstehen:

▸ **Praktisch-normative Denkrichtung.** Sie gibt Handlungsempfehlungen auf Grundlage eines feststehenden (= axiomatischen) Zielsystems. Hierunter sind Aussagen zu verstehen, die ohne Beweis als logisch und selbstverständlich zu betrachten sind. Kritiker behaupten nicht selten, dass es sich um willkürliche Aussagen handelt. In wissenschaftlichen Untersuchungen allerdings müssen aufgestellte Axiome bestimmten Kriterien genügen. **Beispiel:** Unternehmen können nur Güter bzw. Dienstleistungen produzieren und anbieten, wenn sie einen Gewinn erwirtschaften. Diese Aussage erscheint logisch. Besteht aber nicht auch die Möglichkeit, Produkte und Dienstleistungen herzustellen, wenn lediglich die Kostendeckung erzielt wird?

▸ **Ethisch-normative Denkrichtung.** Diese Denkrichtung setzt dagegen kein feststehendes Zielsystem voraus. In ihr ist das aufgestellte Zielsystem Teil des Entscheidungssystems und wurde während des Entscheidungsprozesses kritisch diskutiert. Erst danach wurde es als Zielsystem von den Betroffenen akzeptiert.

Für Gesundheitseinrichtungen ist die ethisch-normative Denkrichtung von besonderer Bedeutung, da Gesundheitseinrichtungen eine Dienstleistung anbieten, die für die Betroffenen von existenzieller Bedeutung sein kann. Vor wenigen Jahren war es undenkbar, dass der Erfolg einer Gesundheitseinrichtung anhand von Rentabilitätskennzahlen oder eingetroffenen Gewinnerwartungen überprüft wurde. Inzwischen hat hier ein Paradigmenwechsel (Wechsel in der Lehrmeinung) stattgefunden. So erhalten Kliniken für die Behandlung von Krankheiten nur noch Pauschalbeträge. Arbeitet eine Klinik nicht wirtschaftlich, wird sie mittel- bis langfristig aus dem Markt ausscheiden. Um als Gesundheitseinrichtung bestehen zu können, muss inzwischen jedes Haus ökonomisch arbeiten, was sich somit auch in seinen Zielsetzungen widerspiegelt.

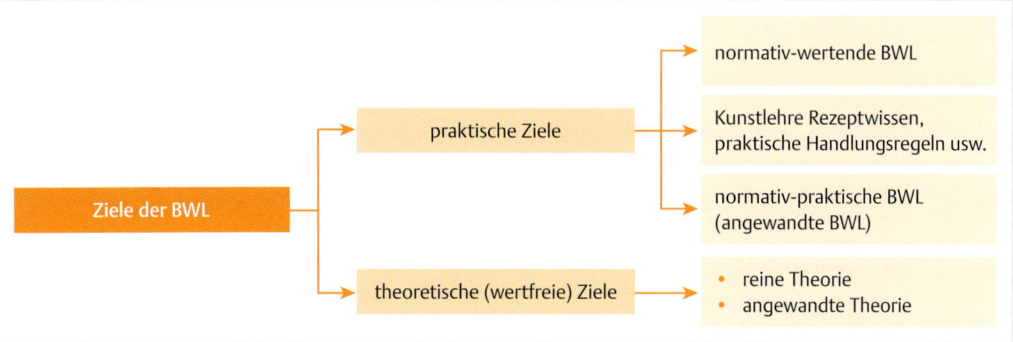

Abb. 3.4 Ziele der Betriebswirtschaftslehre.

Fragen und Aufgaben

1. Die Mustermann-Pflege AG erklärt auf einer Pressekonferenz:
   Unser Ziel ist für die nächsten Jahre Wachstum, Wachstum und noch einmal Wachstum. Nur so können wir unseren Mitarbeitern einen sicheren Arbeitsplatz ermöglichen.
   a) Überprüfen Sie anhand der Zieldimensionen, ob es sich bei dem genannten Ziel um ein wirkliches Ziel handelt.
   b) Formulieren Sie das Wachstumsziel so, dass es die notwendigen Dimensionen besitzt.
   c) Überlegen Sie, weshalb es zu solch ungenauen Zielformulierungen kommt.
2. Innerhalb der Mustermann AG, einem Großhandelsbetrieb für Medizin- und Pflegeprodukte, kommt es zwischen den 2 Geschäftsführern zu einer Auseinandersetzung:
   Geschäftsführer A möchte den Umsatz erhöhen, da eine Umsatzerhöhung automatisch zu einer Gewinnerhöhung führt. Geschäftsführer B ist der Meinung, dass eine Umsatzerhöhung nicht automatisch zu einer Gewinnerhöhung führen muss. Versuchen Sie eine Konfliktklärung.
   Erläutern Sie den Zweck eines:
   a) privaten Pflegeheimträgers
   b) kirchlichen Pflegeheimträgers
   c) öffentlich-rechtlichen Pflegeheims
3. Ein privater Pflegeheimträger sieht als oberstes Ziel Gewinnmaximierung. Erklären Sie, wann die Gesellschaft dieses Ziel des Pflegeheimträgers nicht mehr akzeptieren würde.
4. Gesundheitseinrichtungen verfolgen mehrere Ziele. Um eine Ordnung zwischen den Zielen herzustellen, wird unterschieden zwischen:
   - konkurrierenden, komplementären sowie indifferenten Zielen
   - Ober-, Zwischen- und Unterzielen
   - Haupt- und Nebenzielen
   - Versuchen Sie, die genannten Beziehungstypen voneinander abzugrenzen.
5. Bei der Festlegung von Zielen kann es schnell zu Konflikten zwischen den legitimierten Gruppen kommen.
   a) Welche Gruppe ist zur Zielbildung bei einem öffentlich-rechtlichen Krankenhaus legitimiert, wenn der Klinikträger die Stadt ist? Mögliche Unternehmensformen bleiben außer Betracht.
   b) Wie lassen sich mögliche Konflikte zwischen den Gruppen (Unternehmensleitung–Betriebsrat, Pflegedienstleistung–Geschäftsführung) lösen?
   c) Unterscheiden Sie einen echten von einem unechten Kompromiss.
6. Im Rahmen der Konfliktlösung kann es zu Gewinnern und Verlierern kommen. Welche Konsequenzen können sich für die Verliererseite ergeben?
7. Die Mitarbeiterseite kann bei der Zielbildung ebenfalls eine Rolle spielen. Nennen Sie mögliche Ziele, die für diese Gruppe von Bedeutung sind.
8. Erklären Sie das ökonomische Prinzip und gehen Sie dabei auf seine 2 Ausprägungsformen ein.
9. Unterscheiden Sie monetäre von nicht monetären Zielen.
10. Beschreiben Sie, welche Ziele die angewandte Betriebswirtschaft verfolgt.
11. Inzwischen verfolgen Gesundheitseinrichtungen ökonomische Ziele. Welche Vor- und Nachteile können sich daraus für das Unternehmen, den Patienten und die Gesellschaft ergeben?
12. Überlegen Sie, aus welchen Gründen öffentliche Kliniken nicht aus den roten Zahlen kommen.
13. Private Klinikbetreiber sind gewinnorientiert. Kritiker betrachten ihr Gewinnstreben als Ausbeutung des Sozialstaates.
    a) Finden Sie Argumente, die dieser These widersprechen bzw. sie untermauern.
    b) Ziehen Sie ein Fazit aus den gefundenen Argumenten und stellen Sie eine mögliche Problemlösung dar.

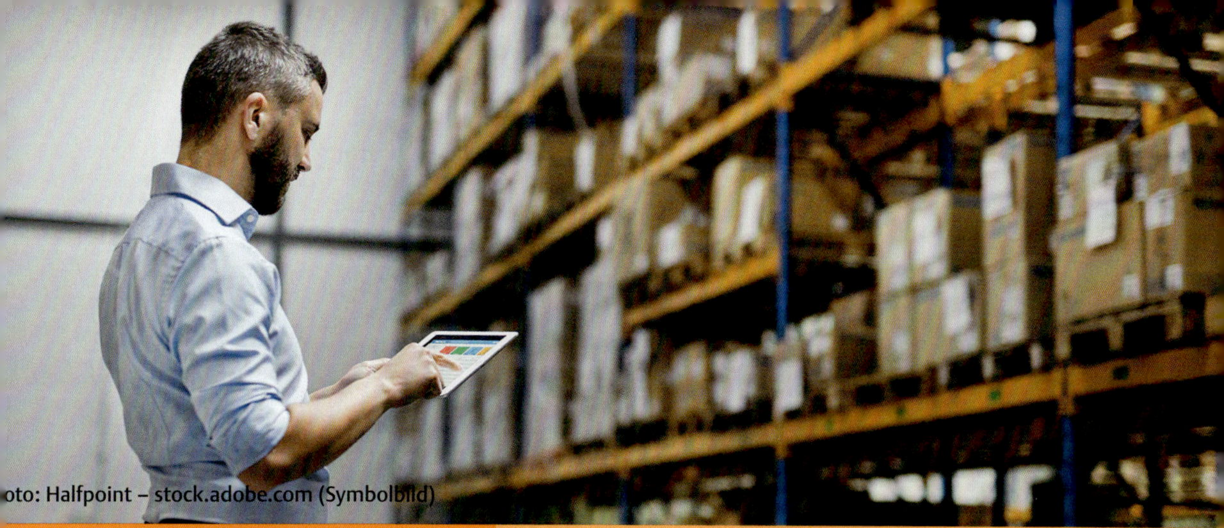
oto: Halfpoint – stock.adobe.com (Symbolbild)

Kapitel 4

Materialwirtschaft in Gesundheitsbetrieben

4 Materialwirtschaft in Gesundheitsbetrieben

Wolfgang Schmitt

Beschaffung ist nicht mit Bestellung von Materialien oder Einsatzstoffen gleichzusetzen, denn sie umfasst weitaus mehr:
- angefangen bei der **Bedarfsanalyse** („Was wird benötigt?"),
- über die **Beschaffungsmarktforschung** („Wo gibt es die benötigten Stoffe?"),
- die **Angebotseinholung**,
- den **Angebotsvergleich** („Wer ist für uns der beste Lieferant?"),
- die **Bestellung**,
- die **Wareneingangs- und Rechnungskontrolle** („Wurden die Waren so geliefert wie bestellt, und ist die Rechnung korrekt?")
- bis hin zu der Frage „Welche **Rechte bzw. Pflichten** ergeben sich bei Leistungsstörungen?".

Die **Aufgaben der Beschaffung** lassen sich somit wie folgt zusammenfassen:
- Bedarfsanalyse und Beschaffungsplanung
- Beschaffungsmarktforschung
- Beurteilung von Lieferanten und Produkten
- Bestell- und Bestandsmanagement
- Beschaffungs-Controlling und Mahnwesen

4.1 Bedarfsanalyse

Führt eine Gesundheitseinrichtung eine Bedarfsanalyse durch, dann möchte sie den zukünftigen qualitativen und quantitativen Bedarf abschätzen. Gesundheitseinrichtungen planen ihren Bedarf ähnlich wie Industrieunternehmen. Krankenhäuser haben neben den nicht planbaren (Notfälle < 10 %) immer auch die planbaren Eingriffe (in der Regel > 90 %). Für die gilt es, die Bedarfsanalyse durchzuführen. Sanitätsgeschäfte legen normalerweise ihre Verkaufsziele für die kommende Periode fest, sodass sie daraus ihren Bedarf ermitteln können. Gleiches gilt für ambulante und stationäre Pflegeunternehmen. Auch sie müssen ungefähr wissen, welche Versorgung sie im kommenden Jahr durchführen möchten. Mithilfe folgender Informationen lässt sich der Bedarf an Leistungen abschätzen.

4.1.1 Umfeldanalyse

Die gewonnenen Informationen sind durch eine weitere Umfeldanalyse zu ergänzen. Sie lässt sich aufteilen in:
- Umweltanalyse
- Unternehmensanalyse und
- Wettbewerbsanalyse

Umweltanalyse

Hier geht es um die nahe sowie ferne Umwelt. Durch was wird das Unternehmen in Zukunft beeinflusst. Hierzu gehören:

▸ **Demografie.** Die Demografie (Alters- [regional etc.], Einkommens- und Vermögens-, Familienstruktur usw.) stellt für jede Gesundheitseinrichtung eine wichtige Informationsquelle dar. So können Pflegeheimbetreiber z. B. erfahren, wie viele ältere Menschen in einer Region leben. Interessant ist dabei für einen Pflegeheimbetreiber, wie viele alleinstehende Personen in der Region wohnen, da sie wahrscheinlich eher eine Pflegeeinrichtung aufsuchen als in einer Partnerschaft lebende Menschen.

▸ **Epidemiologie.** Für Kliniken stellt die Epidemiologie eine wichtige Informationsquelle dar. Sie versucht u. a., das Aufkommen von Krankheiten, ihre Häufigkeit und Ursachen abzuschätzen.

▸ **Entwicklung in der Pflege und Medizin.** Die Entwicklungen in der Medizin und Pflege ermöglichen neue OP-Verfahren oder neue Versorgungsformen (z. B. Patientenhotel, Mehrgenerationenwohnhaus etc.). So können durch ambulante Operationen stationäre Aufenthalte vermieden werden. Allerdings benötigen viele Patienten danach noch mehrstündige Betreuungen oder eine Nachtbetreuung. Patientenhotels können helfen, die Lücke zwischen stationärem Aufenthalt und einer Betreuung zu Hause zu schließen.

▸ **Kulturelle Entwicklung.** Kulturelle Besonderheiten oder Veränderungen können ebenfalls einen Bedarf signalisieren. Es können Tendenzen festgestellt werden. So kann ein Umdenken im Umgang mit alten Menschen dazu führen, dass diese vermehrt von ihren Kindern gepflegt werden. Erste Ansätze lässt das Pflege-Neuausrichtungs-Gesetz erkennen, indem es pflegende Angehörige finanziell durch Zahlung von Rentenbeiträgen fördert oder das Pflegegeld zur Hälfte im Rahmen einer Verhinderungspflege (z. B. bei Urlaub des pflegenden Angehörigen) weiter zahlt.

▸ **Politik und Gesellschaft.** Hier ist zu überlegen, inwieweit die Politik Gesetzesänderungen andenkt, die das Unternehmen beeinflussen können. Aktuelle Beispiele sind mögliche Pflegepersonalschlüssel für Kliniken, Mindestlöhne für Pflegekräfte etc. Weiterhin ist zu prüfen, ob das Unternehmen durch politische Entscheidungen im Ausland berührt wird. So kann ein Medizingerätehersteller relativ schnell durch mögliche Strafzölle in seiner Produktion eingeschränkt werden. In Bezug auf die Gesellschaft könnte ein Seniorenheim negativ berührt werden, wenn z. B. die Pflege zunehmend durch Familienangehörige durchgeführt werden sollte. Sind die zukünftigen Rahmenbedingungen vorzeitig bekannt, können sich betroffene Unternehmen darauf einstellen.

▸ **Angebots- und Nachfragesituation.** Im Rahmen der Globalisierung kann heute eine Klinik nicht mehr nur ortsgebunden denken, insbesondere, weil durchaus die

Möglichkeit besteht, benötigte Produkte im Ausland günstiger einzukaufen. Im Rahmen der allgemeinen Branchen- und Länderinformationen wird abgeschätzt, wie z. B. die Preisentwicklung in Zukunft aussehen könnte. Ob es zu Lieferengpässen kommen kann. Aber auch, inwieweit der Lieferant wirtschaftlich dasteht bzw. durch Konkurrenz bedroht wird. Diese Informationen sind besonders wichtig, wenn eine aktive Beschaffungspolitik durchgeführt wird, wie z. B. regelmäßige neue Preisverhandlungen mit dem Lieferanten

Die **Unternehmensanalyse** hat das Ziel zu erkennen, auf welchen Gebieten die Stärken bzw. die Schwächen im Unternehmen liegen. Sie wird auch als **Stärken-Schwächen-Analyse** bezeichnet. Sind die Schwächen bekannt, dann können sie aktiv verändert werden. Stärken dagegen sind weiter auszubauen. Unternehmen führen in diesem Zusammenhang eine SWOT-Analyse durch. Die Buchstaben stehen für:

- S = Stärken (Strenghts)
- W = Schwächen (Weaknesses)
- O = Chancen (Opportunities) und
- T = Risiken (Threats)

Bei den Stärken und Schwächen geht es um die interne Situation des Unternehmens. Hier lässt sich vieles durch Diskussionen mit Mitarbeitern und Kunden in Erfahrung bringen, außerdem kann hier die kritische Selbstbeobachtung hilfreich sein.

Die Chancen und Risiken sind für viele Unternehmen nicht beeinflussbar. Sie ergeben sich aufgrund der technischen, ökologischen und sozialen Bedingungen, die auf dem Markt gelten, auf dem das Unternehmen seine Leistungen anbietet.

Weitere Informationen können Sie unter folgendem Link erhalten: www.bmwi.de.

Mithilfe der **Wettbewerbsanalyse** sollen Daten über die Konkurrenz und ihre Angebote gewonnen werden. Darüber hinaus kann das Unternehmen seine eigene Position gegenüber den Mitbewerbern einschätzen. Anhand der ermittelten Daten trifft die Unternehmensleitung eine strategische Entscheidung, z. B. ob ein weiteres Pflegeheim zu erstellen oder aufzukaufen ist. Für das bestehende Unternehmen muss dagegen überlegt werden, welche Ziele im kommenden Geschäftsjahr anzustreben sind. Hierzu gehören z. B. Bettenauslastung, Patientenanzahl, Verweildauer und Umsatz je Abteilung. Die angestrebten Ziele werden durch die Planung konkretisiert. Jeder Bereich erhält einen eigenen Plan, den er umzusetzen hat. Anhand der Plandaten können dann die notwendigen Beschaffungen vorgenommen werden.

4.2 Beschaffungsplanung

Welchen Bedarf an bestimmten Materialien z. B. ein Krankenhaus oder Pflegeheim hat, richtet sich nach seinem Dienstleistungsprogramm. In Zeiten knapper finanzieller Ressourcen rückt die Frage, welche Materialien benötigt werden und was sie kosten dürfen, auch in Gesundheitseinrichtungen immer stärker in den Fokus des Managements. Herstellerpreise repräsentieren heute keine feste Größe mehr, sondern sind verhandelbar. Auch langjährige Lieferanten besitzen keine Monopolstellung mehr und müssen sich dem Wettbewerb mit ihren Mitkonkurrenten stellen. Aufgrund der knappen Mittel überprüfen bzw. analysieren Gesundheitseinrichtungen ihren Mittelbedarf. Ein Krankenhaus verfolgt einen anderen Zweck als ein privatwirtschaftlich gewinnorientiertes Sanitätsgeschäft. Erwartet wird aber auch von öffentlich-rechtlichen oder karitativen Gesundheitseinrichtungen, dass sie keine Verluste erwirtschaften. Langfristige Verluste können dazu führen, dass die jeweiligen Träger über einen Verkauf nachdenken.

Damit Gesundheitseinrichtungen ihre Leistung erbringen können, benötigen sie kostengünstige und qualitativ hochwertige Materialien. Viele Materialien müssen vorrätig sein, um eine Behandlung unverzüglich einleiten zu können, auch wenn es sich bei der überwiegenden Zahl der Behandlungen in Krankenhäusern um geplante Eingriffe handelt. Für das Management ist somit der Bedarf an benötigten Materialien z. B. Medikamenten, Pflegemitteln oder medizinischem Bedarf, errechenbar. Zu überlegen ist, von welchem Hersteller welches Produkt einzukaufen ist. Gleichzeitig ist die Frage zu beantworten, ob das günstigste Produkt auch das geeignetste ist. Eine einfache Antwort gibt es nicht, da eine Vielzahl weiterer Fragen und Probleme hiermit zusammenhängt. Eine Problemlösung wird möglich, wenn das Management, die Fachärzte und Einkäufer untereinander Absprachen treffen und festlegen, welche Kriterien die Materialien besitzen müssen. Dazu gehört, dass festgelegt wird, warum z. B. bestimmte besonders teure Produkte einzukaufen sind und günstigere außer Betracht bleiben. Betriebswirtschaftlich wäre dieses Vorgehen nicht nachvollziehbar. Wenn durch das teurere Produkt eine schnellere und komplikationslosere Behandlung möglich ist, kann auch ein Einkäufer die damit verbundenen Vorteile für die Klinik abschätzen.

Schwierig bleibt die Beschaffungsplanung vor dem Hintergrund, dass in einem Krankenhaus der Grundversorgung schon über 1 000 verschiedene Verbrauchsartikel auf Lager liegen müssen und dieser Wert bei einem Haus der Maximalversorgung um ein Mehrfaches steigen kann. Das Management einer Gesundheitseinrichtung muss daher überlegen, welche Güter in welchen Mengen unbedingt auf Vorrat zu lagern sind. Eine Möglichkeit zur Problembewältigung bietet hier die ABC-Analyse, auf die in Kapitel „ABC-Analyse“ näher eingegangen wird (S. 100).

Dreh- und Angelpunkt ist hier die Verbrauchsstatistik. Anhand ihrer Daten lässt sich zum Beispiel ermitteln, wie viele Herzschrittmacher in den letzten 3 Jahren implantiert wurden. Im Anschluss ist die Frage zu klären, welche und wie viele Planeingriffe für das kommende Jahr in den einzelnen Abteilungen geplant werden. Sind diese Fragen geklärt, ist weiterhin zu prüfen, ob diese Eingriffe zu bestimmten Jahreszeiten häufiger vorkommen und wie häufig es zu ungeplanten Eingriffen kommt. Darüber hinaus lassen sich auch alle anderen benötigten Materialien ermitteln, die bei dieser Operation benötigt wurden.

Fallbeispiel

Ein bestimmter Eingriff wurde in den letzten 4 Jahren 4 800-mal durchgeführt, 20 % der Eingriffe waren ungeplant. Es ergaben sich sowohl über die Jahre als auch bei der Betrachtung der Jahreszeiten keine Schwankungen.

Pro Jahr ergeben sich somit 1 200 Eingriffe, pro Monat 100. Wenn 20 % der Eingriffe ungeplant waren, dann sind das in absoluten Zahlen 20 Eingriffe im Monat. Durchschnittlich standen 25 Eingriffe in der Woche an. Unter Beachtung eines Sicherheitsbestandes, der durch die Verantwortlichen festzulegen ist, ist somit zu überlegen, wie viel Material im Lager vorhanden sein sollte. Dieses Vorgehen ist für alle Leistungseinheiten in einem Krankenhaus oder in anderen Gesundheitseinrichtungen anwendbar.

4.2.1 Bedarfsermittlung

Sie unterscheidet sich von industriellen Produktionsbetrieben dadurch, dass in ihnen kein starres Produktionsprogramm abgearbeitet wird. Der Verbrauch lässt sich anhand statistischer Daten ermitteln. Für die nicht planbaren Dienstleistungen, z. B. Notfalleingriffe ist die Vorratshaltung gedacht. Um die notwendigen Materialien pünktlich bestellen zu können, ist auf folgende Kenngrößen (▶ Abb. 4.1) zu achten:

- Meldebestand
- Sicherheitsbestand
- Höchstbestand

Die Bestellung wird in der Regel durch Erreichen des sogenannten Meldebestandes ausgelöst. Der Meldebestand ist so bemessen, dass die noch vorhandenen Materialien gut ausreichen, bis die bestellte Ware eintrifft. Vorausschauende Unternehmen planen zusätzlich einen Sicherheits-/Mindestbestand ein, um mögliche Lieferverzögerungen überbrücken zu können.

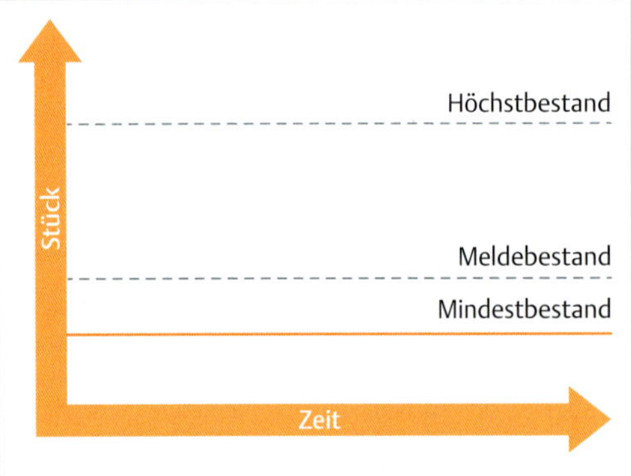

Abb. 4.1 Kennzahlen der Bedarfsermittlung.

Der Meldebestand errechnet sich nach der Formel:

$$\text{Meldebestand} = \text{Verbrauch pro Tag} \times \text{Lieferzeit} + \text{Sicherheitsbestand}$$

Fallbeispiel

Im Pflegehotel „Mustermann“ werden Patienten nach einem ambulanten Operationseingriff versorgt. Pro Tag benötigt das Pflegehotel durchschnittlich 180 Infusionslösungen. Zurzeit befinden sich 800 Infusionslösungen auf Lager. Die Lieferzeit beträgt ab Bestellung 2 Tage. Ab welchem Bestand erfolgt die Bestellung der Infusionslösungen, wenn ein Sicherheitsbestand (= Mindestbestand) von 4 Tagen eingeplant wird?

Berechnung:

- Sicherheitsbestand: 180 × 4 = 720 Lösungen
- Verbrauch pro Tag: 180 × 2 = 360 Lösungen
- Meldebestand: Verbrauch pro Tag + Sicherheitsbestand = 360 + 720 = 1 080 Lösungen

Ergebnis: Die Bestellung ist sofort auszulösen, da der Meldebestand von 1 080 Lösungen bereits unterschritten ist.

Die zu bestellende Menge wird durch die Lagerkapazität (= Höchstbestand) für die einzelne Ware sowie durch die Bestellkosten limitiert. Bestellkosten fallen z. B. für das Schreiben der Bestellung und die Wareneingangskontrolle an. Diese Kosten fallen mit jeder Bestellung erneut und in gleicher Höhe an, sodass sie als **bestellfixe Kosten** gelten. Einsatzstoffe und Waren, die eingelagert werden, verursachen wiederum Kosten z. B. Personalkosten, Energiekosten etc. Sie werden als **Lagerhaltungskosten** bezeichnet und sind in der Höhe variabel, da sie abhängig von der Bestellmenge sind.

4.2.2 Optimale Bestellmenge

Mit jeder Bestellung, die ein Unternehmen auslöst, steigen die Bestellkosten. Bei den Bestellkosten handelt es sich um Fixkosten. Die Lagerhaltungskosten ergeben sich durch die Bereithaltung der Güter mithilfe des Lagers. Sie ergeben sich z. B. durch die Miete für das Lagergebäude, Personal-, Versicherungs- und Energiekosten etc.

Betriebswirtschaftlich muss nach einem Kompromiss zwischen Bestellkosten und Lagerkosten gesucht werden. Er lässt sich finden, wenn die optimale Bestellmenge errechnet wird (▶ Abb. 4.2).

Definition

Die Summe, bei der die Bestell- sowie Lagerhaltungskosten am geringsten sind, stellt die **optimale Bestellmenge** dar.

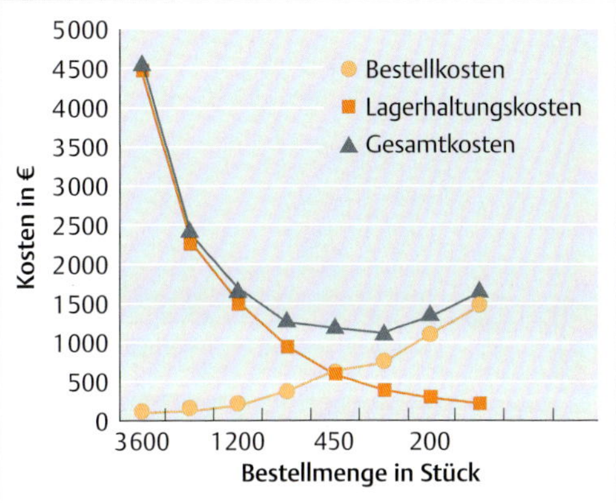

Abb. 4.2 Optimale Bestellmenge.

Die optimale Bestellmenge lässt sich auch mit der folgenden Formel ermitteln:

$$\sqrt{\frac{200 \times \text{Jahresbedarfsmenge} \times \text{Bestellkosten (fixe)}}{\text{Einstandspreis} \times \text{Lagerhaltungskosten}}}$$

Für die Ermittlung der optimalen Bestellmenge gelten folgende Bedingungen:

- konstanter Einstandspreis
- gleichbleibender Lagerabgang

Für eine Pflegeeinrichtung wären die Bedingungen durchaus möglich, wenn z. B. ein langfristiger Liefervertrag eingegangen wird und die Zusammensetzung der zu Pflegenden mit den unterschiedlichen Pflegegraden nicht extrem variiert. In einem Krankenhaus sind die Bedingungen schon schwieriger zu erfüllen, da viele Materialien von unterschiedlichen Herstellern zu beziehen sind. Erfolgt eine Bestellung, ist darauf zu achten, dass eigene oder angemietete Lagerkapazitäten vorhanden sind. Sofern eine optimale Bestellmenge unterstellt wird, ergibt sich daraus die Konsequenz, nur die ermittelte Anzahl von Bestellungen pro Periode durchzuführen. In der Praxis kommen wesentlich komplexere Rechenmodelle zum Einsatz. Vgl. Fleßa Steffen, Systemisches Krankenhausmanagement, S. 617 ff.

B

Fallbeispiel

Das Lager des Pflegehotels „Mustermann" hat einen Jahresbedarf für Infusionen von 3 600 Lösungen. Die Bestellkosten betragen pro Bestellvorgang 60,00 €. Jede Infusion kostet 2,50 €. Der Lagerhaltungskostensatz beträgt 30 %.

Aufgabe: Aufgabe: Ermitteln Sie die optimale Bestellmenge.

Ergebnis: Die optimale Bestellmenge liegt in diesem Beispiel bei einer Bestellhäufigkeit von 6 (▶ Tab. 4.1)

4.2.3 Bestellverfahren

Entsprechend der ermittelten optimalen Bestellmenge, der vorhandenen Lagerkapazität etc. ist zu überlegen, in welchem Rhythmus Bestellungen durchzuführen sind. Zu den klassischen Verfahren gehören das Bestellpunkt- und das Bestellrhythmusverfahren.

Bestellpunktverfahren

Das Bestellpunktverfahren kommt zum Einsatz, wenn die Güter nicht kontinuierlich das Lager verlassen. Die Bestellung erfolgt, wenn der Meldebestand erreicht ist (▶ Abb. 4.3). Mit Eingang der Lieferung wird im Lager der Höchstbestand realisiert. Anschließend erfolgt der Lagerabgang. Eine neue Bestellung wird bei Erreichen des Meldebestandes ausgelöst. Gleichzeitig kommt es zu einem Lagerabgang. Idealerweise erfolgt die Lieferung, bevor der Sicherheitsbestand angegriffen wird.

M!

Merke

Der Bestellzeitpunkt beim Bestellpunktverfahren ist variabel.

Tab. 4.1 Optimale Bestellkosten.

Bestellmenge	Anzahl der Bestellungen	Ø Lagerbestand in Stück	Bestellkosten (€)	Ø Lagerbestand in (€)	Lagerhaltungskosten (= Lagerbestand in € × 30 %)	Gesamtkosten (€)
3 600	1	1 800	60,00	4 500,00	1 350,00	1 410,00
1 800	2	900	120,00	2 250,00	675,00	795,00
1 200	3	600	180,00	1 500,00	450,00	630,00
600	6	300	360,00	750,00	225,00	585,00
450	8	225	480,00	562,50	168,75	648,75
360	10	180	600,00	450,00	135,00	735,00
300	12	150	720,00	375,00	112,50	832,50
200	18	100	1 080,00	250,00	75,00	1 155,00
150	24	75	1 440,00	187,50	56,25	1 496,25

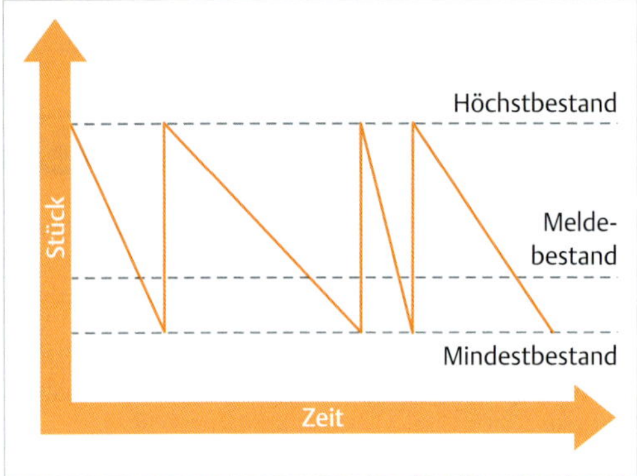

Abb. 4.3 Bestellpunktverfahren.

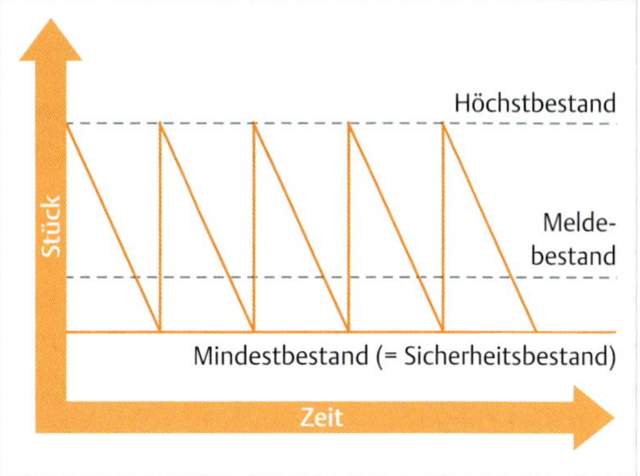

Abb. 4.4 Bestellrhythmusverfahren.

Vorteile:
- kein fester Lieferzeitpunkt
- Lieferung erfolgt nach Bedarf

Nachteile:
- ständige Kontrolle, ob der Meldebestand erreicht ist (per EDV relativ einfach)
- Es muss auch dann bestellt werden, wenn die Konditionen nicht vorteilhaft sind.

Bestellrhythmusverfahren

Bei einem kontinuierlichen Materialabgang bietet sich das Bestellrhythmusverfahren an (▶ Abb. 4.4). Dieses Verfahren ist gekennzeichnet durch einen gleichmäßigen Abgang der Einsatzstoffe sowie einen festen Bestell- und Lieferzeitpunkt.

Merke M!

Der Bestellzeitpunkt beim Bestellrhythmusverfahren ist fix.

In der Praxis hat sich eine Reihe von weiteren Bestellverfahren herausgebildet bis hin zur automatisierten Bestellung bzw. Betreuung des eigenen Lagers durch den Lieferanten (Supply-Einkaufsmanagement).

4.3 Beschaffungsmarktforschung

Heute steht die Wirtschaftlichkeit im Mittelpunkt der Beschaffung, sodass regelmäßig zu überprüfen ist, ob der gegenwärtige Lieferant auch der kostengünstigste ist. Um festzustellen, welcher Lieferant der günstigste ist, bietet sich der Einsatz der Beschaffungsmarktforschung an.

Definition [ ]

Die **Beschaffungsmarktforschung** ist Teil der Marktforschung und richtet ihren Blickwinkel auf die Beschaffungsseite. Ziel ist die Markterkundung, um dadurch die Marktübersicht in Bezug auf die vorzunehmenden Beschaffungen sowie die infrage kommenden Lieferanten zu erhalten.

Die Beschaffungsmarktforschung (S. 106) kann sowohl zeitpunktbezogen als auch zeitraumbezogen sein. Im Idealfall wird beides gleichzeitig durchgeführt. Gesundheitseinrichtungen, die öffentliche Gelder erhalten, sind zur Ausschreibung ihrer Beschaffungsaufträge verpflichtet.

4.3.1 Lieferantenbeurteilung

Für den Abnehmer sind Informationen über den Lieferanten bzw. Hersteller von Interesse. So lassen sich Rückschlüsse auf das Produkt bzw. Produktabläufe und auf die Lieferbeziehung ableiten. Zu den relevanten Aspekten zählen:
- Zuverlässigkeit
- Preise und Konditionen
- Service und Zusatzleistungen
- Produktion im In- und/oder Ausland
- Arbeitszufriedenheit/Betriebsklima
- Abhängigkeit von anderen Herstellern/Lieferanten
- Unternehmensgröße
- Haftungskapital
- Unternehmensform

Für viele Einkäufer sind die drei erstgenannten Kriterien von besonderer Bedeutung, da sie die Basis der eigenen Gewinnerzielung darstellen. Um die benötigten Detailinformationen zu erhalten, werden die infrage kommenden Lieferanten zur Abgabe eines Angebotes aufgefordert.

4.3.2 Produktbeurteilung

Häufig wird das zu beschaffende Produkt in vielfältigen Variationen von mehreren Herstellern produziert. Festzustellen ist, welcher Hersteller mit welcher Produktvariante die Erwartungen des Käufers am besten erfüllt, wie z. B.:
- Produktqualität
- Erfüllung der Gesetzesvorgaben, z. B. Medizinproduktegesetz
- Produktimage
- Ersatzprodukte (Substitutionsprodukte) vorhanden
- Produktneuentwicklungen geplant

Die zu beschaffende Produktqualität ist abhängig von dem Erwartungshorizont des Käufers. Dabei sollten nicht nur kurzfristige, sondern auch langfristige Aspekte eine Rolle spielen. Es wäre sinnlos, ein Produkt mit einer hohen Lebensdauer einzukaufen, wenn für den benötigten Zweck nur eine kurze nötig ist. Genauso verkehrt könnte es sein, ein günstigeres Produkt einem teureren vorzuziehen, wenn dieses zu einer längeren Behandlungsdauer und längeren Liegezeiten beim Patienten führt. Den zu bestellenden Produkten ist ein Anforderungskatalog zugrunde zu legen. Entscheidungen sollten immer in enger Absprache mit der Fachabteilung getroffen werden, die diese Materialen benötigt. In Konfliktsituationen kann der Einsatz einer Wertanalyse in Betracht gezogen werden. Diese sollte sich auf teurere Produkte beziehen, wie sie A- und evtl. noch B-Güter darstellen (S. 100).

Wurden mehrere Hersteller in die engere Wahl gezogen, dann sind auch Erkenntnisse über deren direkte Konkurrenten wichtig. Somit wird hinterfragt, inwieweit sich die ausgesuchten Lieferanten gegenseitig Konkurrenz machen, ob ein Mitbewerber ernsthaft gefährdet ist etc.

Merke M!

Alle gesammelten Informationen müssen systematisch dokumentiert, kontinuierlich fortgeschrieben und ausgewertet werden. Der Informationsbeschaffungsaufwand ist in der Regel nur für A-Produkte oder B-Güter nötig.

4.3.3 Bezugsquellenermittlung

Unter einer Bezugsquelle versteht man Informationen über Lieferanten, die in der Lage sind, das benötigte Produkt zu liefern. So stellt die Ermittlung der außerbetrieblichen Informationsquellen eine Aufgabe der Beschaffungsmarktforschung dar. Häufig kann das Unternehmen auf innerbetriebliche Quellen zurückgreifen:

Innerbetriebliche Informationsquellen

Hierbei handelt es sich um Informationen über Lieferanten, mit denen die Gesundheitseinrichtung bereits in Kontakt stand. So zählen hierzu:
- Artikel- bzw. Warendatei
- Berichte von Außendienstmitarbeitern
- Unterlagen von Vertretern
- Vorhandenen Kataloge
- Prospektkartei

Außerbetriebliche Informationsquellen

Werden Informationen notwendig, die im Unternehmen noch nicht vorliegen, dann sind außerbetriebliche Bezugsquellen gefragt. Dabei handelt es sich um Quellen, zu denen das Unternehmen noch keine Geschäftsbeziehung unterhält.

Als Informationsquellen kommen in Betracht:
- Adressbücher/Branchenverzeichnisse
- Einkaufsführer
- Internetdienste z. B. Wer liefert was? etc.
- Messebesuche etc.

Eine weitere Möglichkeit, Lieferanten ausfindig zu machen, ergibt sich durch eine **öffentliche Ausschreibung**, die rechtlich für kommunale Gesundheitseinrichtungen wie Kliniken und Pflegeheime vorgeschrieben ist. Entsprechend dem Ausschreibungsvolumen ist diese regional, national oder gar europaweit vorzunehmen.

Ergibt sich bei der Durchführung der Beschaffungsmarktforschung eine unüberschaubare Anzahl möglicher Lieferanten, dann ist eine Vorauswahl zu treffen, wie z. B. Auswahl regionaler Lieferanten, sofern keine gesetzlichen Restriktionen dagegen stehen.

4.4 Einkauf

Der Einkauf in Gesundheitseinrichtungen ist eine zentrale Aufgabe des Beschaffungsmanagements. Dabei gelten speziell für öffentliche Häuser andere Bedingungen als sie sonst in der Privatwirtschaft üblich sind. So sind die öffentlichen Häuser verpflichtet, Beschaffungen öffentlich auszuschreiben. Sofern private oder kirchliche Unternehmen öffentliche Gelder erhalten, sind sie unter bestimmten Bedingungen ebenfalls verpflichtet, öffentlich auszuschreiben. Die öffentliche Ausschreibung wird als Vergaberecht im GWB (Gesetz gegen Wettbewerbsbeschränkungen) geregelt. Für Gesundheitseinrichtungen, welche die Vergaberegelungen zu beachten haben, bedeutet dies, dass sie sich nicht wie andere Wirtschaftsunternehmen verhalten und einen Lieferanten ihrer Wahl mit der Belieferung beauftragen können.

4.4.1 Öffentliche Ausschreibung

Gesundheitseinrichtungen, die öffentlich ausschreiben müssen, dürfen Aufträge nur dann vergeben, wenn sie vorher eine öffentliche Ausschreibung durchgeführt haben.

Die einzelne Gesundheitseinrichtung, sofern sie ausschreibungspflichtig ist, muss in einem ersten Schritt überprüfen, ob sie zu einer europaweiten oder nur nationalen Ausschreibung verpflichtet ist. Eine Ausschreibung kann erst dann erfolgen, wenn der Gesamtbedarf ermittelt wurde. Der Auftrag selbst kann in sogenannte Lose aufgeteilt werden. **Beispiel:** Gesamtauftrag hat ein Volumen von 4 000 000 Mio. € innerhalb der nächsten vier Jahre, wobei jedes Jahr ein Wert (Los) von 1 000 000 Mio. € abgerufen wird.

Sofern die in der ▶ Tab. 4.2 aufgeführten Werte vorliegen bzw. überschritten werden, handelt es sich um ein Verfahren im Oberschwellenbereich (▶ Tab. 4.3), d. h. hier erfolgt eine europaweite oder nationale Ausschreibung.

Hat der Auftrag einen geringeren Wert, dann handelt es sich um Verfahren im Unterschwellenbereich (▶ Tab. 4.2).

Das **Vergaberecht** soll sicherstellen:

- Wettbewerb zwischen den einzelnen Anbietern von Leistungen
- Gleichbehandlung/Diskriminierungsverhinderung von Wettbewerbern
- Sicherstellung der Transparenz
- Auftragsvergabe nur an geeignete Wettbewerber
- Berücksichtigung mittelständischer Interessen

Die rechtliche Grundlage für öffentliche Ausschreibungen regelt § 110 GWB.

Tab. 4.2 Schwellenwert für eine europaweite Ausschreibung:

Bauleistungen	Sonstige Dienstleistungs- und Lieferaufträge
5 548 000,00 €	221 000,00 €

Tab. 4.3 Verfahren im Oberschwellenbereich.

Verfahren	Beschreibung
offenes Verfahren	Hier handelt es sich um das klassische Ausschreibungsverfahren. Der Auftragsgeber schreibt seinen Auftrag detailgenau aus und veröffentlicht diesen in den einschlägigen Medien.
nicht offenes Verfahren	Die entsprechende Einrichtung schreibt für die nachgefragte Leistung einen Teilnehmerwettbewerb aus, sodass alle interessierten Unternehmen ihre Bereitschaft zum einen am Auftrag kundtun können und gleichzeitig die notwendigen Referenzen und Erfahrungen für den Auftrag nachweisen. Im nächsten Schritt werden Unternehmen ausgewählt und zur Abgabe von Angeboten aufgefordert.
Verhandlungsverfahren mit und ohne Teilnehmerwettbewerb	Dieses Verfahren ist nur möglich, wenn zum Zeitpunkt der Einleitung des Verfahrens der Auftraggeber die Leistung noch nicht genau beschreiben kann, weil diese so noch nicht am Mark erhältlich ist oder so komplex ist, dass mit den möglichen Anbietern ausgehandelt werden muss, was überhaupt aktuell machbar ist. **Beispiel:** Bau einer neuartigen Intensivstation mit multimedialen Wänden ohne sicht- und hörbare Gerätschaften.
wettbewerblicher Dialog	Es gelten die gleichen Bedingungen wie in Verhandlungsverfahren mit und ohne Teilnehmerwettbewerb. Nach einem öffentlichen Teilnahmewettbewerb werden ausgewählte Unternehmen zur Dialogteilnahme eingeladen. Nach Dialogabschluss mit den eingeladenen Unternehmen werden diese zur Abgabe eines Angebotes aufgefordert.
Innovationspartnerschaft	Bei diesem Verfahren geht es um Liefer- und Dienstleistungen, die in der geforderten Form noch nicht aktuell am Markt erhältlich sind, aber im Rahmen eines Forschungs- und Innovationsprojektes entwickelt und durch den Auftraggeber erworben werden. **Beispiel:** Ein Universitätsklinikum möchte ein Computerprogramm einsetzen, welches selbstständig digitale CT-Bilder der Lunge nach Tumoren oder anderen Krankheiten untersucht. Zur näheren Info hierzu: www.mevis.fraunhofer.de.

Tab. 4.4 Verfahren im Unterschwellenbereich.

Verfahren	Beschreibung
offenes Verfahren	Bezogen auf Deutschland bzw. das einzelne Bundesland. Diese Verfahren werden in den einzelnen Verordnungen der Länder geregelt.
nicht offenes Verfahren	
Verhandlungsverfahren mit und ohne Teilnehmerwettbewerb	
freihändige Vergabe	Sie erfolgt ohne förmliches Vergabeverfahren. Direkt ausgewählte Unternehmen werden zur Angebotsabgabe aufgefordert. Die Aufforderung sollte an mindestens drei Anbieter gehen, damit ein Mindestmaß an Wettbewerb gegeben ist. Die Wertgrenze liegt in der Regel zwischen 10 000,00 € und 50 000,00 € in Bayern.
direkte Vergabe	Eine Direktvergabe an einen Unternehmer ist regelmäßig bei einem Nettoauftragswert von bis zu 1 000,00 € möglich. Genaueres regeln die Vergabeordnungen der Länder.
Diese Verfahren beziehen sich generell auf die nationale Auftragsvergabe.	

Für Deutschland gilt für Verfahren im Unterschwellenbereich die UVgO (Unterschwellenvergabeordnung). Diese Verordnung ersetzt auf Bundesebene die Vergabe- und Vertragsordnung für Leistungen (VOL/A). Die einzelnen Bundesländer werden diese Verordnung des Bundes sukzessive in ihre Haushaltsordnung übernehmen bzw. eigene Vorschriften erlassen.

Unternehmen, die durch rechtswidrige Verhaltensweisen an öffentliche Aufträge kommen wollen, können von weiteren öffentlichen Aufträgen ausgeschlossen werden. Dafür führen die Bundesländer ein sog. Vergaberegister oder eine Melde- und Informationsstelle für Vergabesperren. Inzwischen wird ein Wettbewerbsregister beim Bundeskartellamt aufgebaut. Hier sollen Unternehmen eingetragen werden, die gegen das Korruptions-, Geldwäscheverbot etc. verstoßen. Eingetragen werden die Unternehmen, wenn ein rechtskräftiges Urteil vorliegt. Die Eintragung wird durch die Staatsanwaltschaft bzw. öffentliche Behörden beantragt. Nach 3 bis 5 Jahren wird der Eintrag gelöscht.

M!

Merke

Im Einzelfall sind immer die Vorschriften des entsprechenden Bundeslandes entscheidend.

Eine **Ausschreibung** sollte mindestens folgende Informationen enthalten:

- Bezeichnung der auffordernden sowie die den Zuschlag erteilende Stelle
- Nennung der Stelle, bei der die notwendigen Unterlagen einzureichen sind
- Vergabeart
- Art und Umfang der Leistung sowie der Ort der Leistungserbringung
- die wesentlichen Zahlungsbedingungen oder Angabe der Unterlagen, in denen sie enthalten sind
- die mit dem Angebot vorzulegenden Unterlagen, die der Auftraggeber für die Beurteilung der Eignung des Bewerbers oder des Bieters benötigt
- die Angabe der Zuschlagskriterien

Nach Veröffentlichung der Ausschreibung z. B. im deutschen Ausschreibungsblatt, Amtsblatt der Europäischen Union, örtliche Presse etc. werden die eingehenden Bieterunterlagen (Angebote) mit dem Eingangsdatum versehen und gesammelt. Die Angebote werden nicht geöffnet. Erst nach Ende der Bieterfrist werden sie unter Zeugen geöffnet. Die Angebotseröffnung ist protokollarisch zu erfassen. Dabei sind sie auf sachliche und rechnerische Richtigkeit sowie auf Vollständigkeit hin zu überprüfen, wie z. B.:

- Liegen dem Angebot alle notwendigen Unterlagen bei?
- Wurde das Angebot durch den Anbieter unterschrieben bzw. mit einer elektronischen Signatur versehen?
- Liegen die notwendigen Preisangaben vor?
- Wurde das Angebot entsprechend der Ausschreibung unterbreitet?
- Sind Anzeichen für eine Absprache der Bieter untereinander erkennbar?

Danach werden die vorliegenden Angebote anhand der Zuschlagskriterien untersucht. Das wirtschaftlichste Angebot erhält den Zuschlag. Die abgelehnten Bieter werden schriftlich benachrichtigt. Die Ablehnungsgründe werden den Bietern mitgeteilt. Gleichzeitig erfahren sie, welcher Bieter den Zuschlag erhalten hat. Die abgelehnten Bieter haben die Möglichkeit, Widerspruch gegen die Entscheidung bei der Vergabekammer einzulegen. Bei Dienstleistungs- und Lieferaufträgen muss ein Schwellenwert von 221 000,00 € und bei Bauaufträgen ein Schwellenwert von 5 548 000,00 € vorliegen. Die Vergabekammern sind Einrichtung der Verwaltung. In Baden-Württemberg haben sie ihren Sitz an den vier Regierungspräsidien, in Nordrhein-Westfalen dagegen an den Bezirksregierungen. Das Verfahren ist dem eines Gerichtsverfahrens ähnlich. Die unterlegene Partei kann sofort einen Widerspruch bei dem zuständigen Oberlandesgericht einlegen. Die letztendlich unterlegene Partei ist kostenpflichtig. Solange das Verfahren läuft, darf der öffentliche Auftraggeber keinen Auftrag an den möglichen „Gewinner" der Ausschreibung erteilen. Die Einzelheiten werden in den Ausführungsbestimmungen der Bundesländer geregelt. Erst wenn durch das Ausschreibungsverfahren die Entscheidung für einen Lieferanten getroffen wurde, können die Bestellungen regelmäßig bei den Lieferanten durchgeführt werden, die das Verfahren für sich entschieden haben. Privatwirtschaftliche Gesundheitseinrichtungen müssen die Ausschreibungsregeln immer dann beachten, wenn sie öffentliche Gelder erhalten.

Unabhängig von der rechtlichen Verpflichtung zur Ausschreibung wird im Folgenden der Einkauf im Allgemeinen dargestellt.

4.4.2 Einkaufsorganisation

Der Einkauf in einer Gesundheitseinrichtung kann sowohl zentral als auch dezentral erfolgen. Auch die Übertragung dieser Aufgabe an ein anderes Unternehmen oder als Kooperation mit anderen Einrichtungen ist möglich.

Ein **zentraler Einkauf** besitzt einen eigenen Einkaufsbereich entweder als eigene Abteilung oder erfolgt durch Mitarbeiter, die hierfür bevollmächtigt sind. Häufig besitzen diese Mitarbeiter spezielle Kenntnisse in Bezug auf Einkaufsverhandlungen, Kommunikations- und Konfliktverhalten. Darüber hinaus müssen sie tiefgehende betriebswirtschaftliche und juristische Kenntnisse besitzen.

Sofern der Einkauf **dezentral** organisiert wird, besteht das Problem, dass vor Ort nicht immer die benötigten Kenntnisse vorhanden sind. Da die Bestellungen kleiner sind, können Größenrabatte nicht ausgenutzt werden. Auch Doppelarbeiten lassen sich nahezu nicht vermeiden, da jede Einheit/Abteilung ihren Bedarf eigenständig ordert. Pflegeeinrichtungen und Kliniken bestehen aus mehreren Abteilungen. Gerade beim Einkauf von Gebrauchs- und Verbrauchgütern ist ein sinnvolles Artikel-Clearing bedeutsam. Ein kostenbewusster Einkauf dämmt die Artikelvielfalt durch eine Artikelstandardisierung ein. Die Standardisierung ist Grundvoraussetzung im Hinblick auf eine mögliche Einkaufskooperation. Inzwischen schließen sich viele Gesundheitseinrichtungen bestehenden Einkaufsgemeinschaften an.

Einkaufsgemeinschaft

Im Gesundheitswesen gibt es neben regionalen auch überregionale Einkaufsgemeinschaften sowohl für Kliniken als auch für Pflegeeinrichtungen und den Sanitätshandel. Hauptziel der Mitgliedschaft einer Einkaufsgemeinschaft ist die Senkung der Einkaufskosten. Je mehr Mitglieder eine Einkaufsgemeinschaft (▶ Tab. 4.5) hat, umso mehr Marktmacht kann sie aufbauen, was letztendlich Auswirkungen auf die Preisverhandlungen mit den Anbietern hat. Selbst die Einkaufsgemeinschaften kooperieren teilweise miteinander.

Einkaufsgemeinschaften sind in unterschiedlichen Arten auf dem Markt. So gibt es genossenschaftliche Einkaufsgemeinschaften, arbeitsteilige Einkaufsgemeinschaften, kommerzielle Einkaufsgemeinschaften u. a.

Die Ausgestaltung der Mitgliedschaft wird häufig ausgehandelt. So gibt es die Möglichkeit, dass das einzelne Mitglied noch in einer anderen Einkaufsgemeinschaft Mitglied sein kann oder aber, dass bestimmte Produkte nach wie vor eigenständig durch die Gesundheitseinrichtung eingekauft werden etc.

Die Mitglieder einer Einkaufsgemeinschaft finanzieren diese über ihre Mitgliedsbeiträge. Bei kommerziellen Einkaufsgemeinschaften erfolgt die Finanzierung durch einen Anteil an den eingesparten Beschaffungskosten oder Aufwandsentschädigungen, die durch die Mitglieder zu zahlen sind. In der Praxis haben sich folgende Einkaufsgemeinschaften am Markt etabliert:

Einkaufsgenossenschaft oder Fremdunternehmen

Bei einer Einkaufsgenossenschaft wird die Gesundheitseinrichtung selbst Mitglied, d. h. Genosse der Einkaufsgenossenschaft. Die Gründung der Einkaufsgenossenschaft erfolgt durch mehrere Kliniken oder Pflegeheime.

Die Genossenschaft übernimmt für die Mitglieder die Ausschreibung und bietet ihnen häufig weitere Dienstleistungen an. Die Mitglieder engagieren sich in der Genossenschaft, indem sie dieser ihr spezielles Know-how zur Verfügung stellen. Erwirtschaftet die Genossenschaft Überschüsse, dann werden diese an die Genossenschaftsmitglieder ausgeschüttet.

▶ **Kommerzielles Fremdunternehmen als Einkaufsgemeinschaft.** Das Fremdunternehmen beschafft die benötigten Materialien und Artikel im Auftrag der Gesundheitseinrichtungen. Die Mitgliedschaft ist in der Regel kostenlos. Entlohnt wird das Fremdunternehmen durch die Lieferanten, welche die Einkaufsgemeinschaft beliefern oder durch die Kostenreduktionen, die die Einkaufsgemeinschaft im Rahmen der Verhandlungen mit den Lieferanten erzielt. D.h. der ausgehandelte Kostenvorteil wird nicht in voller Höhe an die Mitglieder weitergegeben. Neben dem Einsparen von Kosten ermöglicht die Fremdvergabe die Nutzung des dort vorhandenen Know-hows sowie dessen Marktmacht. Allerdings besteht die Gefahr, dass sich langfristig Abhängigkeiten zum Fremdunternehmen ergeben können. Erfolgt der Einkauf durch ein anderes Unternehmen, dann benötigt die einzelne Einrichtung keine eigenständige Einkaufsabteilung mehr, was somit zu Know-how-Verlust im Einkauf führt.

Einkaufskooperationen in Form einer arbeitsteiligen Einkaufsgemeinschaft

Aufgrund des verstärkten Wettbewerbs schließen sich Gesundheitseinrichtungen vermehrt beim Einkauf formell oder informell zusammen. Erleichtern können sie ihre Arbeit durch die Entwicklung einer gemeinsamen elektronischen Einkaufsplattform. Die einzelnen Mitglieder der Einkaufskooperation melden ihren Bedarf per EDV. Jedes Mitglied ist auf die Beschaffung von bestimmten Produkten spezialisiert und organisiert für die angeschlossenen Mitglieder deren Einkauf. Somit ergibt sich für jedes Unternehmen der Vorteil, dass es seinen Einkaufsbereich weiter betreiben kann, allerdings beschränkt auf wenige Güter.

Mögliche Lieferanten werden mittels öffentlicher Ausschreibung in Erfahrung gebracht. Danach erfolgt die Bestellung bei diesen. Sie beliefern die einzelnen Mitglieder innerhalb der vereinbarten Lieferfristen. Damit die Einkaufskooperation funktioniert, sind Spielregeln und mögliche Sanktionsmaßnahmen festzulegen. In der Praxis besteht die Gefahr, dass Lieferanten Kooperationen zu unterlaufen versuchen, indem sie bestimmten Kooperationsmitgliedern Sonderkonditionen einräumen. Hintergrund für dieses Verhalten ist die Angst vor der möglichen Marktmacht der Kooperation. Die Einkaufskooperation muss somit grundsätzlich die rechtlichen Vorgaben des GWB beachten (§§ 1 und 4 GWB).

Die dargestellten Einkaufsformen beschaffen ihre Waren zunehmend in Form eines Supply-Chain-Einkaufsmanagements.

Tab. 4.5 Mitgliedschaft in einer Einkaufsgemeinschaft.

Vorteile	Nachteile
Kostenvorteile	Abnahmeverpflichtung in Bezug auf Mengen
Standardisierung des Einkaufs	Verlust von Know-how
Professionalisierung des Einkaufs	Verringerung der Flexibilität
zusätzliche Serviceleistungen etc.	Verringerung der Lieferantenbeziehung etc.

Supply-Chain-Einkaufsmanagement

Bei diesem Ansatz geht es um den „Aufbau und die Verwaltung einer integrierten Logistikkette (= Material- und Informationsflüsse) über den gesamten Wertschöpfungsprozess". Beim Supply-Chain-Einkaufsmanagement verschmilzt der Wertschöpfungsprozess des Herstellers oder Lieferanten mit dem des Bestellers. Beispielsweise nutzen Lieferant und Besteller die gleichen Artikelnummern für das entsprechende Gut. Im Idealfall umfasst das Supply-Chain-Einkaufsmanagement die Beschaffung der benötigten Artikel und endet mit der professionellen Entsorgung des Abfalls bzw. der Rücknahme der ausgedienten Gerätschaften.

Merke

Intelligente Lagereinrichtungen melden automatisch, welcher Bestand von welchem Medikament bzw. med. Material vorhanden ist. Wird ein vorher bestimmter Bestand erreicht, löst die Technik automatisch eine Bestellung beim Lieferanten aus

Beim Supply-Management handelt es sich um eine neue Managementkonzeption. Sie kann auf den Einkauf beschränkt bleiben, lässt sich grundsätzlich so weit erweitern, dass der Lieferant die komplette Logistik für seinen Kunden übernimmt. Die Zusammenarbeit und Verschmelzung der einzelnen Wertschöpfungsketten zu einer gemeinsamen Wertschöpfungskette ermöglichen die Überwindung innerbetrieblicher Grenzen. Bestellungen können dann fast automatisch durchgeführt werden, ohne dass hierfür noch Formulare oder Genehmigungen einzuholen sind. Die Gesundheitseinrichtung kann den gesamten Einkauf an eine Dienstleistungsgesellschaft (z. B. Einkaufsgemeinschaft) vergeben (Outsourcen) oder in Eigenregie betreiben.

Fallbeispiel

Die Entnahme von Artikeln wird per EDV erfasst. Unterschreitet der Bestand einen vorher festgelegten Bestand, dann wird durch das System automatisch eine Bestellung an den Lieferanten verschickt. Nach Auslieferung der automatisch bestellten Waren wird die Rechnung ebenfalls automatisch an den Besteller verschickt. Es besteht auch die Möglichkeit, dass dem Lieferanten die Vollmacht eingeräumt wird, Beträge bis zu einem bestimmten Limit direkt vom Bestellerkonto einzuziehen.

Das Ziel beim Supply-Chain-Einkaufsmanagement ist eine langfristige Zusammenarbeit, sodass ein gegenseitiges Vertrauen unabdingbar ist. Besonders erfolgreich wird dieses Konzept durch die zunehmenden Digitalisierungsbemühungen im Gesundheitswesen. So werden inzwischen RFID-Systeme eingesetzt. Dabei handelt es sich um ein System, das Daten berührungslos lesen und speichern kann. Auch die Ortung des jeweiligen Artikels ist so möglich. Die Übermittlung der Daten erfolgt dabei mittels Funkwellen. Von besonderer Bedeutung ist hier das Internet der Dinge, welches auf die Vernetzung und Kommunikation von Personen, IT und z. B. medizinischen Geräten abzielt. Hauptziel ist die bedarfsgerechte Versorgung der Gesundheitseinrichtung sowie die bedarfsgerechte Produktion der benötigten Materialien. Sowohl für die Gesundheitseinrichtung als auch für den Lieferanten/Hersteller ergibt sich eine Win-win-Situation, indem keiner der Beteiligten unnötig Material produziert bzw. lagern muss.

Fallbeispiel

Medizinprodukte, die mit einem RFID-Chip (▶ Abb. 4.5) versehen sind, lassen sich orten. Diese Systeme nutzen Paketdienste standardmäßig.

Ziel beim Internet der Dinge (IoT = Internet of Things) ist die unauffällige Unterstützung des Anwenders sowie die Patientensicherheit in Bezug auf die Gesundheitseinrichtung. Gleichzeitig ist sicherzustellen, dass das System vor Manipulationen oder Sabotage geschützt ist.

Seit Mai 2017 folgt die EU den USA, indem sie festlegt, dass Medizinprodukte eindeutig zu identifizieren und zu kennzeichnen sind. Hierzu wurde die Medical Device Regulation (MDR) in Kraft gesetzt (▶ Abb. 4.6). Sie verlangt von den Anbietern eine einheitliche Kennzeichnung von Medizinprodukten. Die einheitliche Kennzeichnung erfolgt mittels Bar- oder QR-Codes, die ebenfalls kommunikationsfähig sind, sofern der Anwender die entsprechenden Geräte einsetzt.

Vorteile:

- Lagerkostensenkung
- Lagerbestandsreduzierung
- Optimierung der jeweiligen Wertschöpfungskette
- Zeitersparnis

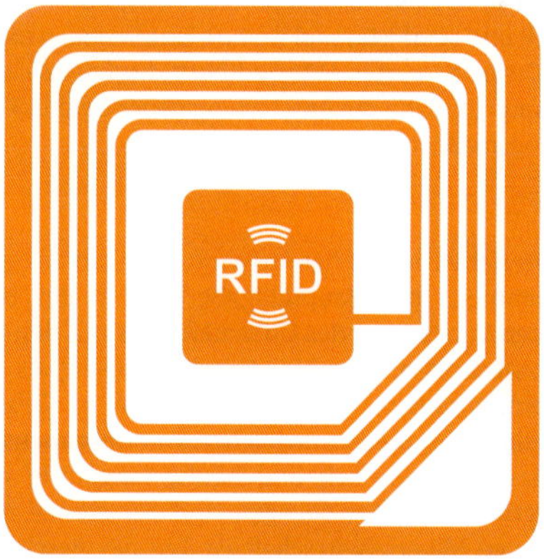

Abb. 4.5 RFID.

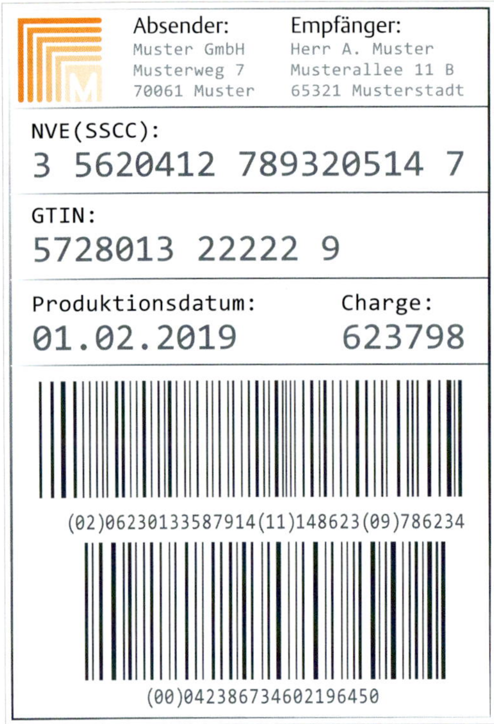
Absender:
Muster GmbH
Musterweg 7
70061 Muster
Empfänger:
Herr A. Muster
Musterallee 11 B
65321 Musterstadt
NVE(SSCC):
3 5620412 789320514 7
GTIN:
5728013 22222 9
Produktionsdatum:
01.02.2019
Charge:
623798
(02)06230133587914(11)148623(09)786234
(00)042386734602196450

Abb. 4.6 Medical Device Regulation (MDR).

Nachteile:
- Gefahr des Missbrauchs durch den Lieferanten
- schleichende Abhängigkeit vom Lieferanten
- Wechsel zu anderen Lieferanten ist nur schwer möglich

Merke

Eine Neuausrichtung des Einkaufsmanagements kann kurzfristig zu einem Einsparpotenzial von 3–5 % führen. Mittel- und langfristig sind weitere Einsparungen möglich. Die eingesparten Mittel erhöhen den finanziellen Spielraum, z. B. für die Anschaffung neuer Geräte, Renovierungsmaßnahmen usw.

Die Materialwirtschaft hat Auswirkungen auf das gesamte Unternehmen. Ihre Hauptaufgabe liegt in der bedarfsgerechten Versorgung des Unternehmens mit den benötigen Einsatzstoffen. Sowohl in Krankenhäusern als auch in Pflegeeinrichtungen wird unterschieden in Gebrauchs- und Verbrauchsgüter. Kennzeichen von **Gebrauchsgütern** sind, dass sie mehrfach und häufig langjährig nutzbar sind. **Verbrauchsgüter** dagegen sind nur einmal nutzbar. Die heutige Materialwirtschaft ist Teil des Beschaffungswesens. Die Materialwirtschaft beinhaltet:
- Lagerhaltung und -management
- Transport und Versorgung der einzelnen Bereiche

Das Lagermanagement bezieht sich auf die effiziente Lagerhaltung. Dazu gehört die Versorgung der einzelnen Leistungsbereiche. Dabei muss die Frage beantwortet werden, ob durch einen innerbetrieblichen Bringdienst die Versorgung erfolgen muss.

Das **Materialwirtschaft-Controlling** bezieht sich im Wesentlichen auf die Planung und Terminüberwachung von Bestellungen. Bei Unstimmigkeiten muss ein vorausschauendes Controlling nach Möglichkeiten versuchen, dass es zu keinen Verzögerungen in der Bereitstellung von benötigten Einsatzstoffen kommt. Gleichzeitig ist das Controlling dafür zuständig, z. B. bei fehlerhaften Lieferungen die entsprechenden Maßnahmen wie Mängelrügen oder Mahnungen zu veranlassen.

Die **Abfallvermeidung** sowie die **Abfallentsorgung** spielen für Gesundheitseinrichtungen eine wichtige Rolle, da die Müllbeseitigung enorme Kosten verursachen. Im Vorfeld achtet eine vorausschauende Materialwirtschaft darauf, wie sich Müll vermeiden lässt und ob er ggf. wiederverwendet werden kann. In der Praxis regeln Müllvermeidungs- und -entsorgungskonzepte die Einzelheiten.

Merke

Die zentrale Aufgabe jeder Materialwirtschaft ist die reibungslose Versorgung der Leistungseinheiten mit den benötigten Materialien in der entsprechenden Qualität.

Die Materialwirtschaft kann ihre Aufgaben aber nur erfüllen, wenn sie das Leistungsprogramm kennt und darüber informiert wird, welche Qualität erwartet wird und warum diese einzukaufen ist.

Heute ist es möglich, die Materialverwendung und -beschaffung relativ genau zu berechnen. In Kliniken werden hierzu die bei einer OP verwendeten Materialien, z. B. winkelstabile Schrauben oder Nahtmaterialien, direkt während des Eingriffs in den PC eingegeben. Die Eingaben führen dazu, dass der Lagerbestand im OP-Saal in Echtzeit aktualisiert wird bzw. entsprechende Anforderungen automatisch an die Materialwirtschaft bzw. Lagerhaltung gemeldet werden können. Die Eingabe der verbrauchten Materialien bezieht sich dabei nur auf die nicht standardisierten Verbrauchsartikel wie z. B. Abdecktücher. Diese sind durch die Eingabe eines Prozedurenschlüssels festgelegt und erfasst. Auch die automatische Bestellanforderung direkt beim Hersteller/Großhändler ist möglich.

4.5 Funktionen der Lagerhaltung

Ein Kaufmann weiß in der Regel nicht, wie viele Einheiten von welchem Produkt am Tag bzw. in der Periode verkauft werden. Dementsprechend legt ein Unternehmen von jedem Produkt einen Vorrat an (**Sicherungs- und Ausgleichsfunktion**), um die Patienten jederzeit versorgen zu können und genügend Zeit für eine Nachbestellung (**Zeitüberbrückungsfunktion**) zu haben. Daneben kann die Lagerhaltung auch **Spekulationszwecken** dienen. Bei Lebensmitteln spielt die **Veredelungsfunktion** eine Rolle. So erhalten bestimmte Güter erst durch eine mehrmonatige Reifung ihren vollen Geschmack, z. B. Käse oder Schinken. In Gesundheitseinrichtungen gibt es sowohl die klassische Vorratsbeschaffung bis hin zum Just-in-Time-Verfahren.

4.5.1 Vorratsbeschaffung

Im Lager werden die benötigten Lagergüter eingelagert. Die Zeitabstände für die Beschaffung richten sich nach dem Verbrauch der Artikel.

▸ **Vorteil**
- große Unabhängigkeit vom Beschaffungsmarkt
- günstige Angebote lassen sich besser wahrnehmen

▸ **Nachteile**
- hohe Kapitalbindung
- hohe Lagerkosten

In der Praxis wird dieses Beschaffungsprinzip nur noch selten verfolgt.

B

Fallbeispiel

Ein Zahntechniker rechnet damit, dass das Gold in den nächsten Jahren im Preis ansteigen wird. Aufgrund dessen lagert er mehrere Kilo Gold. Stellt er Goldkronen her, legt er den Goldtagespreis zugrunde und kann so einen zusätzlichen Gewinn erwirtschaften.

4.5.2 Just-in-Time-Einkauf

Eine Gesundheitseinrichtung kann nach erfolgter Ausschreibung auch einen Belieferungsvertrag mit einem bestimmten Lieferanten eingehen. Dabei kann die Anlieferung im Just-in-Time-Verfahren erfolgen. Hierunter versteht man, dass die Anlieferung des Verbrauchsguts dann erfolgt, wenn es benötigt wird. Vorteil ist hier, dass keine unnötigen Lagerkapazitäten vorzuhalten sind bzw. sie sich auf ein Mindestmaß beschränken lassen. Vor dem Hintergrund, dass die überwiegende Zahl der Eingriffe planbar ist, ist die verbrauchsorientierte Anlieferung möglich. Einige Häuser praktizieren dieses Verfahren z. B. bei der Bestückung der Operationssäle. Die benötigten Instrumente und Gerätschaften werden nicht einzeln zusammengestellt, sondern bedarfsgerecht in Fallwagen angeliefert. Ein Fallwagen enthält dabei sämtliche notwendigen Instrumente, die für diesen Eingriff maximal notwendig sind. Die Just-in-Time-Anlieferung ermöglicht Kostenreduzierung sowie Zeitersparnis und dient der Fehlervermeidung, da sämtliche Materialien vorher in einem oder mehreren standardisierten Behältern und nicht mehr einzeln gerichtet werden.

4.6 Lagerarten

Damit ein Pflegeheim oder eine Klinik jederzeit ihren Verpflichtungen nachkommen kann, muss sie häufig viele Güter auf Vorrat lagern. Häufig reicht ein Lager nicht aus. So benötigen die aufgeführten Einrichtungen Lager für Lebensmittel, Pflegemittel, Medikamente oder andere medizinisch und pflegerisch notwendige Utensilien. Häufig existiert für die einzelnen Bereiche ein **Zentrallager**, z. B. Lebensmittellager, medizinisches Lager etc. Dieses wird durch die dezentralen Vorratslager in den einzelnen Abteilungen ergänzt.

In den Abteilungen wird häufig das **Zweikammersystem** angewendet. In der 1. Kammer (Box) werden die benötigten Güter entnommen. Ist diese leer, erfolgt die Entnahme aus der 2. Kammer. Gleichzeitig wird die 1. Box zum Auffüllen an das zentrale Lager verschickt.

Die zu lagernden Materialien werden in Gesundheitseinrichtungen in **geschlossenen Lagern** eingelagert. Dies kann im Eigen- oder Fremdlager erfolgen. Gesundheitseinrichtungen betreiben häufig **Eigenlager**. Diese verursachen hohe Kosten. Somit besteht die Notwendigkeit zu überlegen, wie sich diese Kosten verringern lassen. Die sich ergebenden Kosten hängen eng mit der Anzahl und dem Wert der eingelagerten Güter zusammen. Grundsätzlich kann die Lagerhaltung durch ein anderes Unternehmen (Dienstleister) erbracht werden. Hierzu schließt die Gesundheitseinrichtung z. B. einen Mietvertrag und kann dann ein sog. **Fremdlager** für ihre Zwecke nutzen. Oft können noch weitere Serviceleistungen zugekauft werden. Gleichzeitig fallen die übrigen Lagerkosten weg. Welche Lagerhaltung günstiger ist, muss ermittelt werden. Das Anmieten kann auch dann infrage kommen, wenn kurzfristig der Bestand der Güter erhöht wird.

Die Einlagerung der Güter kann systematisch oder „chaotisch" erfolgen. Im letzteren Fall erfolgt die Einlagerung der Materialien dort, wo gerade der benötigte Platz vorhanden ist. Diese Lagerform ist nur mithilfe moderner EDV möglich. Fällt sie aus, ist das entsprechende Lagergut nahezu nicht mehr auffindbar. Für die chaotische Lagerhaltung eignen sich besonders gut **Hochregallager**. Bestimmte Einsatzstoffe müssen in sog. **Speziallagern** wie z. B. einem Kühllager gelagert werden. In vielen Gesundheitseinrichtungen ist heute das **Konsignationslager** anzutreffen. Der Lieferant legt beim Abnehmer ein Lager an, welches er auf eigene Kosten einrichtet und betreibt. Er bleibt auch bis zur Entnahme der Ware Eigentümer. Im Gegenzug stellt der Abnehmer den Lagerplatz kostenlos zur Verfügung und kann jederzeit die Produkte bzw. Waren aus dem Lager entnehmen. Wird Ware entnommen, ist damit der Kaufpreis gegenüber dem Lieferanten fällig. Die Entnahme des Produktes wird teilweise heute schon dem Lieferanten vollautomatisch mitgeteilt und von diesem eine Rechnung an den Kunden verschickt.

Diese Lagerform ermöglicht eine kontinuierliche Versorgung des Abnehmers und kommt bei Artikeln mit einer hohen Variantenvielfalt vor, deren Bedarf nicht voraussehbar bzw. sehr unterschiedlich ist.

► **Vorteil**
- Keine Kapitalbindung
- Risiko des Verfalls trägt der Lieferant
- Versorgungssicherheit

Für den Abnehmer besteht die Gefahr, dass er seltener einen Preisvergleich für die im Konsignationslager befindlichen Güter durchführt und somit zu „teuer" einkauft. Neben den geschlossenen Lagern gibt es die halboffenen und offenen Lager. Das **halboffene Lager** könnte beispielsweise eine eingezäunte Tankstelle auf dem Klinikgelände sein. Abgeladene Pflastersteine vor einer Gesundheitseinrichtung stellen dagegen ein **offenes Lager** dar. Eine weitere Einteilung ist die Gliederung nach den eingelagerten Stoffen/Materialien. Dies kann ein Lebensmittellager für Trockenlebensmittel, zu kühlende Lebensmittel (= Speziallager), Medikamentenlager, Giftlager, Betäubungsmittellager, Gaslager etc. sein.

4.7 Lagerorganisation

4.7.1 Zentrale Lagerhaltung

Sind Materialien zu lagern, dann ist zu überlegen, ob eine zentrale oder eine dezentrale Lagerhaltung erfolgen soll. Bei der zentralen Lagerhaltung wird ein Lager eingerichtet, von dem aus alle Einrichtungen des Unternehmens zu beliefern sind, was folgende **Vorteile** bieten kann:
- geringere Raumkosten aufgrund der Konzentration auf einen Standort
- bessere Übersichtlichkeit
- geringerer Kontrollaufwand etc.

Die **Nachteile** eines Zentrallagers sind:
- längere Transportwege
- Einsatz von Transportmitteln
- Einrichtungen/Abteilungen horten Materialien etc.

4.7.2 Dezentrale Lagerhaltung

Bei der dezentralen Lagerhaltung existieren mehrere Lager. Die benötigten Stoffe werden dort gelagert, wo sie benötigt werden.

Die **Vorteile** eines dezentralen Lagers sind:
- keine/geringe Transportwege/-zeiten
- schnelle Versorgung der Einrichtung mit den benötigten Materialien

Nachteile sind:
- geringere Übersicht
- höhere Kapitalbindung

In Kliniken und Pflegeeinrichtungen ist oft eine **Mischform** erkennbar (► Abb. 4.7). So werden die Güter und Stoffe in zentralen Lagern aufbewahrt. Gleichzeitig besitzen die einzelnen Abteilungen noch Zwischenlager.

Das Zentrallager ergibt sich in erster Linie aus der Größe des Unternehmens. So wird ein einzelnes Pflegeheim oder Krankenhaus diese Lagerorganisationsform bevorzugen. Schwieriger wird es, wenn ein Pflegeheim- oder Klinikbetreiber mehrere Heime bzw. Kliniken besitzt. Sofern diese eine räumliche Nähe zueinander aufweisen, kann die zentrale Lagerhaltung auch hier von Vorteil sein.

Neben betriebswirtschaftlichen Erwägungen müssen auch die Mitarbeiter oder aber die öffentliche Meinung Beachtung finden, so z. B. wenn Arbeitsplätze zur Disposition stehen oder aber Regionen/Gemeinden glauben, benachteiligt zu werden, weil der Klinikbetreiber die Lagerhaltung zentralisieren möchte. Vor eventuellen Umstrukturierungen sollte deshalb eine frühzeitige Kommunikation mit den Betroffenen erfolgen.

4.8 Lagerkosten

Durch das Einlagern von Waren und Gütern wird eine Reihe von weiteren Kosten verursacht. Diese ergeben sich durch die Beschäftigung von Mitarbeitern, Prämien für Versicherungen, Energiekosten, etc. Die anfallenden Kosten lassen sich in folgende Gruppen einteilen:

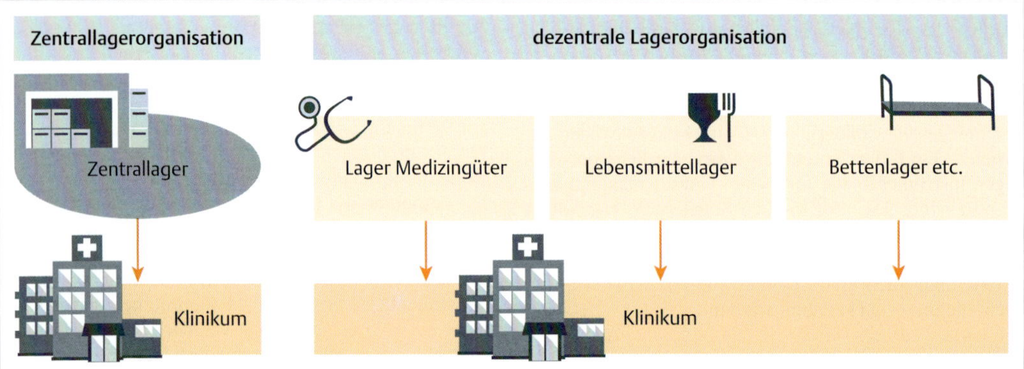

Abb. 4.7 Lagerorganisation eines Klinikums.

- **Lagerverwaltungskosten:**
  - Lohn- und Gehaltskosten für Lagermitarbeiter
  - Personalnebenkosten (gesetzliche und freiwillige)
  - Kosten für die eingelagerten Güter/Waren
  - Kosten für die Transporte der Lagergüter und Waren
  - Gütererhaltungskosten, z. B. für den Einsatz von Klimaanlagen etc.
- **Raumkosten:**
  - Abschreibungskosten für Lagereinrichtungen etc.
  - Energiekosten
  - Versicherungsaufwendungen auf Lagereinrichtungen etc.
- **Lagerbestandskosten:**
  - Versicherungsprämien für die eingelagerten Waren
  - Aufwendungen für möglichen Schwund, Verderb etc.
  - Kosten in Form von entgangenen Zinsen für das im Lagergut gebundene Kapital

Für jedes Unternehmen gilt, dass die Lagerkosten so gering wie möglich zu halten sind.

> **Merke**
>
> Je länger Materialien auf Lager liegen, umso mehr Kosten verursachen sie.

Um dies zu vermeiden, ist darauf zu achten, dass Materialien nicht länger als nötig auf Lager liegen, z. B. durch Reduzierung der Bestellmenge oder Verringerung des eisernen Bestandes. Für ein erfolgsorientiertes Lagermanagement wird in der Regel auch die **ABC-Analyse** (4.9.2) zur Optimierung der Lagerhaltung eingesetzt.

4.9 Lagermanagement

4.9.1 Lagerkennziffern

Eine ökonomische Lagerhaltung lässt sich anhand von Lagerkennziffern überprüfen.

> **Definition**
>
> Als **Kennziffer** wird das Ins-Verhältnis-Setzen von Zahlen bezeichnet. Je nachdem, in welchem Verhältnis sie zueinander stehen, sind daraus Folgerungen ableitbar. So gibt die Lagerumschlagshäufigkeit beispielsweise an, wie oft, statistisch gesehen, der Artikel in einer Periode (Jahr) verkauft/gebraucht wird.

In der Praxis wird die Wirtschaftlichkeit eines Lagers anhand der nachfolgenden Lagerkennzahlen gemessen:

Lagerbestand

Hier wird errechnet, wie viel von einem Einsatzstoff innerhalb einer Periode durchschnittlich im Lager liegt.

Formel:

$$\frac{\text{Anfangsbestand} + \text{Enbestand}}{2}$$

Diese Formel hat für die Ermittlung des Jahresbestandes oder des Monatsbestandes Gültigkeit, vorausgesetzt, die Periode wird als Monat bzw. Jahr definiert.

Genauer lässt sich der durchschnittliche Jahresbestand mit der **modifizierten Formel** errechnen:

$$\frac{(\text{Jahresanfangsbestand} + 12\ \text{Monatsendbestände})}{13}$$

> **Fallbeispiel**
>
> Der Jahresanfangsbestand an Gipsbinden beträgt 480 Stück, der Jahresendbestand 680.
>
> **Berechnung** des Lagerbestands:
>
> $$\frac{(480 + 680)}{2} = 580$$
>
> **Interpretation:** Durchschnittlich liegen 580 Gipsbinden auf Lager. Ob dieser Lagerbestand notwendig ist, muss die weitere Analyse klären. Von Interesse ist in diesem Zusammenhang die Wertermittlung eines solchen durchschnittlichen Lagerbestandes. Wenn davon ausgegangen wird, dass jede Binde einen Wert von 4 € hat, dann wurden bei dem ermittelten Lagerbestand 580 × 4,00 € = 2 320,00 € durchschnittlich an Kapital gebunden.

Umschlagshäufigkeit

Die Umschlagshäufigkeit zeigt an, wie oft ein Gut gekauft bzw. wie lange ein Gut durchschnittlich gelagert wird.

Formel:

$$\frac{\text{Materialverbrauch}}{\text{Lagerbestand}}$$

> **Fallbeispiel**
>
> Der Materialverbrauch beträgt im Jahr 600 Gipsbinden, der durchschnittliche Lagerbestand 580 Stück.
>
> **Berechnung** der Umschlagshäufigkeit:
>
> $$\frac{600}{580} = 1,03$$
>
> **Interpretation**: Insgesamt wird der Jahreslagerbestand 1,03-mal umgeschlagen bzw. verbraucht. Hier ist zu überlegen, ob es wirklich nötig ist, einen so hohen Lagerbestand an Gipsbinden auf Vorrat zu halten.

Lagerdauer

Die durchschnittliche Lagerdauer gibt an, wie viele Tage ein Lagergut im Lager liegt. Je länger das der Fall ist, umso genauer ist zu überlegen, ob es überhaupt auf Lager gelegt werden sollte.

Formel:

$$\frac{360 \text{ Tage}}{\text{Umschlagshäufigkeit}}$$

Fallbeispiel

Für die Gipsbinden ergab sich eine Umschlagshäufigkeit von 1,03. Die Klinikleitung möchte erfahren, wie hoch die durchschnittliche Lagerdauer ist.

Berechnung der Lagerdauer:

$$\frac{360 \text{ Tage}}{1,03} = 349,51 \text{ Tage}$$

Interpretation: Die Gipsbinden lagern durchschnittlich fast 350 Tage, bis sie gebraucht werden. Hier ist zu überlegen, ob z. B. der Lagerbestand zu verringern ist.

Lagerreichweite

Mithilfe der Lagerreichweitenberechnung wird festgestellt, wie lange ein Lagergut bei durchschnittlichem bzw. kontinuierlichem Lagerabgang ausreicht.

Formel:

$$\frac{\text{aktueller Lagerbestand}}{\text{Verbrauch pro Periode}}$$

Fallbeispiel

Der aktuelle Lagerbestand beträgt 580 Gipsbinden. Wie lange reichen diese noch aus, wenn ca. 12 pro Tag verbraucht werden?

Berechnung der Lagerreichweite:

$$\frac{580}{12} = 48,33 \text{ Tage}$$

Interpretation: Die auf Lager befindlichen Gipsbinden reichen noch ca. 48 Tage.

Lagerzinssatz

Der Lagerzinssatz gibt Auskunft, wie viel Zinsen dem Unternehmen durch das Lagergut entgehen, bzw. was es an Zinsen kostet. Das im Lagergut gebundene Geld könnte auch als Anlage Zinsen erwirtschaften. Je länger ein Gut auf Lager liegt, umso größer ist der Betrag, der verloren geht. Dementsprechend wichtig ist es, dass ein Lagergut nur kurz auf Lager liegt.

Formel:

$$\frac{\text{Jahreszinssatz} \times \text{Lagerdauer}}{360 \text{ Tage}}$$

Der Jahreszinssatz wird durch die Addition mehrerer Zinssätze, z. B. von kurzfristigen Anlagen bei diversen Geschäftsbanken ermittelt.

Fallbeispiel

Der Jahreszinssatz beträgt 5 %. Wie viel Prozent beträgt der Lagerzinssatz für die Gipsbinden?

Berechnung:

$$\frac{5 \times 349,51}{360} = 4,85 \%$$

Interpretation: Bezogen auf das gebundene Kapital von 2 320,00 € bedeutet dies, dass dem Unternehmen für ein Jahr 2 320,00 € × 4,85 % = 112,52 € an Zinsen aufgrund der eingelagerten Gipsbinden entgehen.

4.9.2 ABC-Analyse

In der Praxis hat sich die ABC-Analyse als hilfreich erwiesen (▶ Abb. 4.8). Sie beruht auf der Erkenntnis, dass in einem Lager sehr viele Artikel lagern und die gelagerten Artikelmengen in einem entsprechenden Verhältnis zu ihrem Wert stehen. In Untersuchungen zeigte sich, dass ca. 15 % der Materialien ungefähr 70–80 % des Lagergesamtwertes repräsentieren, zwischen 25 und 35 % der Güter ungefähr 15–20 % des Gesamtwertes und 50–55 % der Materialien nur noch 5–10 % des Gesamtwertes ergeben. Das bedeutet: Die Materialien mit relativ geringem Wert sind mengenmäßig stark im Lager vertreten.

Als A-Güter sind hochpreisige Materialien/Güter zu bezeichnen, was je nach Branche sehr unterschiedlich aussehen kann. C-Güter sind dagegen von relativ geringem Wert. Sie werden häufig auch als Massenprodukte/-güter bezeichnet, z. B. Kanülen, Injektionsnadeln oder Windeln. Allerdings kann ein Gut mit einem geringen Stückpreis sehr schnell zu einem A-Gut avancieren. **Beispiel:** Ein Klinikum der Maximalversorgung kauft Kanülen/Spritzen pro Jahr im Wert von 4 Millionen € ein. Auch wenn der Artikel für sich gesehen nur einen Einzelpreis von ca. 0,10 € hat, kann nicht sofort davon ausgegangen werden, dass es sich um ein C-Gut handelt. Für den Praktiker bedeutet das, dass grundsätzlich zu überprüfen ist, wie hoch der Einkaufswert in der Periode eines einzelnen Artikels gegenüber den Einkaufswerten anderer Artikel ist.

Folgt man den Erkenntnissen der ABC-Analyse, dann wird ein vorausschauendes Unternehmen sein Augenmerk grundsätzlich auf die A-Güter lenken, indem es beispielsweise:

- die Lagerzeiten verringert, die ein A-Gut auf Lager ist
- aktive und regelmäßige Preis- und Konditionenpolitik vornimmt
- Rahmenverträge mit Lieferanten abschließt
- regelmäßige Kontrollen der Lagerbestände durchführt

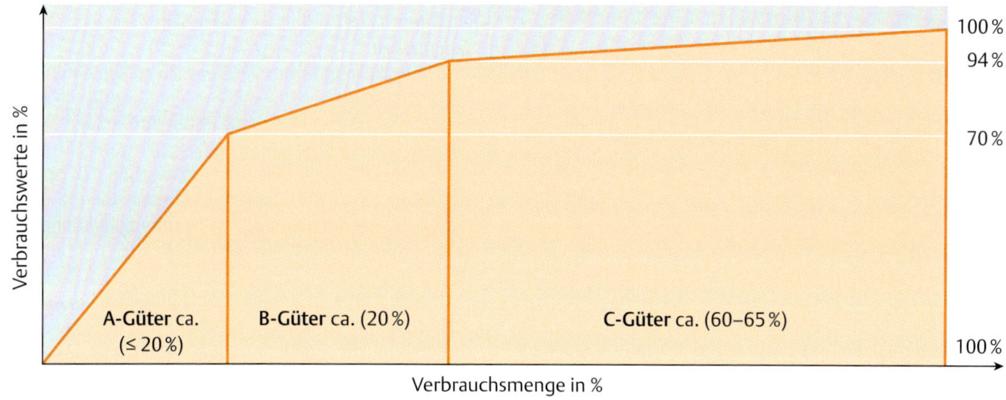

Abb. 4.8 ABC-Analyse (Idealdarstellung).

Auch für B-Güter kann es durchaus sinnvoll sein, sofern diese relativ hochpreisig sind, die oben genannten Punkte zu beachten. Bei C-Gütern ist es häufig angebracht, den Aufwand in Grenzen zu halten.

Hier bietet die folgende Vorgehensweise **Vorteile:**

- regelmäßige Belieferung durch die Lieferanten
- Sicherheitsbestände relativ hoch festlegen
- Rahmenlieferverträge etc.

Sofern ein Unternehmen noch keine ABC-Analyse durchgeführt hat, aber in Zukunft dieses Hilfsmittel einsetzen möchte, ist diese in folgenden Teilabschnitten durchführbar:

1. Ermittlung des Datenmaterials
2. Auswertung der Daten
3. Maßnahmenfestlegung etc.

Fallbeispiel

B

Das medizinische Hilfsmittellager des Mustermann-Klinikums weist den in ▶ Tab. 4.6 aufgeführten Warenbestand auf. Die ABC-Analyse wird wie folgt durchgeführt:

1. Die einzelnen Materialpositionen werden nach ihrem Verbrauchswert absteigend geordnet. Die Materialposition mit dem höchsten Betrag erhält den Rang 1, die mit dem zweithöchsten Betrag den Rang 2 usw. (▶ Tab. 4.6, Spalte 1).
2. Im Anschluss wird ermittelt, welchen Verbrauchsanteil die einzelnen Materialien am Gesamtverbrauch haben (▶ Tab. 4.6, Spalte 5). Nachdem bekannt ist, welchen prozentualen Anteil die Materialien am Gesamtverbrauch sowie am Gesamtwert besitzen (▶ Tab. 4.6, Spalte 6), wird festgelegt, welche Materialien als A-, B- oder C-Gut gelten (▶ Tab. 4.6, Spalte 7).
3. Nachdem die Güter in A-, B- und C-Güter aufgeteilt wurden, kann das Management festlegen, welche Einkaufspreise die Einkäufer verhandeln sollen oder welche Einkaufsstrategien zu verfolgen sind.

Tab. 4.6 Beispiel: ABC-Analyse – rechnerische Lösung.

Materialnr./ Artikel	Jahresbedarf/ Stück	Preis je Stück [€]	Verbrauchswerte in €	relativer Verbrauchswert am Gesamtwert [%]	Kumulierte Verbrauchswerte	Verbrauchsmenge (Stück) in %	Klassenbildung
13008	620	110	68 200,00	43,7	43,7 %	0,64	A
01010	300	180	54 000,00	34,6	78,3 %	0,31	A
02002	5 000	2,1	10 500,00	6,7	85,0 %	5,12	B oder A
01340	4 800	1,4	6 720,00	4,3	89,3 %	4,92	B
20041	1 000	6,3	6 300,00	4,0	93,3 %	1,02	B
01204	1 500	3	4 500,00	2,9	96,2 %	1,54	B oder C
28479	42 000	0,06	2 520,00	1,6	97,8 %	43,02	C
19765	14 000	0,1	1 400,00	0,9	98,7 %	14,34	C
27762	17 200	0,08	1 376,00	0,9	99,6 %	17,62	C
38876	11 200	0,05	560,00	0,4	100,0 %	11,47	C
gesamt	**97 620**		**156 076,00 €**			100 %	

M!

Merke

Durch einen professionellen Einkauf in Verbindung mit einem vorausschauenden Lagermanagement, lässt sich die Gewinnentwicklung einer Gesundheitseinrichtung entscheidend beeinflussen. Hier sollte die gleiche Maxime wie im Einzelhandel gelten: Der Gewinn wird im Einkauf erwirtschaftet.

In dem Beispiel wird erkennbar, dass die ersten zwei Artikel einen Wert- oder Kostenanteil von 78,3 % besitzen. Ihre Verbrauchsmenge liegt, bezogen auf die anderen Artikel, gerade mal bei einem knappen Prozent. Wird dagegen die Artikelanzahl als Berechnungsgrundlage genommen, also 10, dann verursachen diese zwei Artikel nahezu 80 % der Kosten. Inwieweit der dritte Artikel als A- oder B-Gut anzusehen ist, entscheidet die Abteilungsleitung evtl. in Absprache mit der Unternehmensleitung. Das Gleiche gilt für den Artikel 01204.

M!

Merke

In der Praxis gibt es lediglich folgende Empfehlung:

A-Güter sollten ca. 15 % Mengenanteil und etwa 80 % Wertanteil,

B-Güter ca. 35 % Mengen- und 15 % Wertanteil,

C-Güter ca. 50 % Mengen- und 5 % Wertanteil besitzen.

Diese Vorgaben dienen zur Orientierung und sollen Hilfestellung geben. Letztendlich entscheidet das Management, was als A-, B- und C-Gut zu betrachten ist.

Das Lagermanagement wird heute nahezu ausnahmslos per EDV durchgeführt, sodass die benutzten EDV-Programme dem Anwender immer auch eine ABC-Analyse in Sekundenschnelle erlauben.

4.9.3 XYZ-Analyse

Neben dem Wissen, welche Güter einen hohen Materialwert besitzen, ist für die Materialwirtschaft auch von Interesse zu erfahren, welche Güter regelmäßig bzw. unregelmäßig aus dem Lager entnommen werden. Die XYZ-Analyse versucht hierauf eine Antwort zu geben.

Ausgangspunkt ist die Durchführung einer ABC-Analyse. Anschließend werden die Gütergruppen daraufhin untersucht, ob ihr Bedarf sich sehr genau oder sehr ungenau vorhersagen lässt.

Dabei sind:

- **X-Güter** = Güter mit einer hohen Vorhersagegenauigkeit
  Bei ihnen kommt es nur gelegentlich zu Schwankungen im Verbrauch.
- **Y-Güter** = Güter mit einer mittleren Vorhersagegenauigkeit
  Ihre Vorhersagegenauigkeit liegt zwischen den beiden geschilderten Positionen, d. h. bei ihnen sind die Schwankungen regelmäßig. Schwankungen können sich beispielsweise aufgrund von saisonalen Besonderheiten ergeben.
- **Z-Güter** = Güter, die eine sehr ungenaue Vorhersagegenauigkeit aufweisen.
  Ihr Verbrauch ist vollkommen unregelmäßig. Dazwischen liegen die Y-Güter

Für die Materialwirtschaft lassen sich folgende Konsequenzen ableiten: Hohe Aufmerksamkeit gilt den ZA- und ZB-Gütern. Im Einzelnen bedeutet dies:

- höhere Vorratsbeschaffung
- höhere Sicherheitsbestände
- automatisierte Beschaffung in Form eines Supply-Einkaufsmanagements.

Für die anderen Gütergruppen gilt ein gegenteiliges Vorgehen. Ob sich die dargestellten Verfahren für die einzelne Gesundheitseinrichtung eignen, ist immer in der Praxis zu überprüfen, da jede Unternehmung Besonderheiten aufweist.

4.10 Materialwirtschaft-Controlling

Die dargestellten Verfahren sowie die Kennzahlen sind die Grundlage für ein Materialwirtschaft-Controlling. Das Controlling im Beschaffungs- und Materialbereich verfolgt folgende Ziele:

- Aufdecken von ineffizienten Vorgängen, z. B. beim Beschaffungswesen oder in den Versorgungsbereichen
- Einsparmöglichkeiten aufzeigen, z. B. Alternativprodukte oder einem Einkauf direkt beim Hersteller
- Strategieentwicklung, z. B. Gestaltung von Einkaufsverhandlungen

Nur wenn ein Vergleich und eine Auswertung der Plandaten mit den Kennzahlen durchgeführt und daraus Konsequenzen gezogen werden, kann das Controlling ein sinnvolles Instrument im Kampf gegen die Kostenspirale im Gesundheitsbereich sein.

Fragen und Aufgaben

1. Ein Krankenhausbetreiber unterhält in einem Radius von 40 km 8 Kliniken. Die Bettenanzahl beträgt durchschnittlich 320 Betten. Jedes Haus wird durch das eigene Zentrallager beliefert. Für das vergangene Jahr liegt der Abteilung Materialwirtschaft das in ▶ Tab. 4.7 aufgeführte Datenmaterial vor.
   a) Ermitteln Sie für den vorliegenden Artikel die notwendigen Lagerkennziffern.
   b) Begründen Sie, warum bei der Berechnung des durchschnittlichen Lagerbestandes häufig die folgende Formel verwendet wird:
   $$\frac{AB + EB}{2}$$
   c) Welches Bestellverfahren liegt in dem Beispiel vor?
   d) Unterbreiten Sie den Abteilungsleitern Vorschläge zur Effizienzverbesserung.
2. Berechnen Sie für den vorliegenden Artikel die Lagerkennziffern und begründen Sie, welche Konsequenzen ein Überschreiten des Meldebestandes nach sich ziehen kann.
   - Anfangsbestand am 01.01.2019: 23 400 €
   - Endbestand am 31.01.2019: 21 172 €
   - Materialeinsatz: 281 430 €
   - Marktzinssatz: 4,8 %
3. Der Ausdruck aus einer Warenkarte weist das in ▶ Tab. 4.8 dargestellte Aussehen auf. Sie erhalten den Auftrag, die Wirtschaftlichkeit der Lagerhaltung für diesen Artikel zu überprüfen.
   a) Erklären Sie die Begriffe Höchstbestand und Meldebestand.
   b) Ermitteln Sie die einzelnen Monatsbestände für den vorliegenden Artikel und berechnen Sie den durchschnittlichen Lagerbestand.
   c) Berechnen Sie die Umschlagshäufigkeit.
   d) Gibt es Möglichkeiten, die Wirtschaftlichkeit für den Artikel zu erhöhen?
4. Das Lager eines Sanitätsgroßhändlers weist auszugsweise das in ▶ Tab. 4.9 aufgeführte Datenmaterial auf.
   a) Überprüfen Sie rechnerisch, bei welchen Gütern es sich um A- bzw. C-Güter handelt.
   b) Nehmen Sie zu folgender Aussage Stellung: „Es kann durchaus sinnvoll sein, bestimmte B-Güter wie A-Güter zu behandeln."
5. Der Artikelumschlag in einem Sanitätsgeschäft stagniert seit einigen Wochen. Die Inhaber überlegen, ob eine Verringerung der Gewinnspanne den Umschlag erhöhen kann, da hierdurch das Unternehmen die Produkte um ca. 10 % günstiger als die übrigen Konkurrenten anbieten könnte. Die Verwaltungskosten würden um 15 000 € auf 350 000 € steigen.
   a) Überlegen Sie mögliche Vor- und Nachteile, die sich durch eine Verringerung der Gewinnspanne ergeben.
   b) Ermitteln Sie den Umsatz/Gewinn, wenn sich der Umschlag durch die Reduzierung der Gewinnspanne auf 18 erhöht.
   c) Durch die Umsatzsteigerung steigen sehr wahrscheinlich auch die Kosten. Erläutern Sie, um welche Kosten es sich dabei handelt und begründen Sie, weshalb die von Ihnen genannten Kosten zunehmen.

Tab. 4.7 Beispiel: Berechnung von Lagerkennziffern.

Datum	Ein-/Ausgangsbeleg	Zugang	Ausgang	Bestand
01.01.	Inventur	–	–	401
17.01.	A100	–	210	291
23.01.	E101	600	–	891
15.02.	A200	–	160	631
02.03.	A300	–	128	503
28.03.	A400	–	140	363
11.04.	A500	–	82	281
22.04.	E200	600	–	881
20.05.	A600	–	171	711
02.07.	A700	–	100	611
19.07.	E300	600	–	1 211
23.08.	A800	–	60	1 111
04.09.	A900	–	240	871
17.09.	A901	–	80	791
12.10.	A949	–	150	641
24.10.	E400	600	–	1 241
30.11.	A964	–	200	1 041
15.12.	A989	–	165	876
31.12.	Inventur	–	–	876

Tab. 4.8 Beispiel: Warenkarte.

Mustermann Klinikum GmbH Artikel: Einmalklammergeräte Höchstbestand: 4 000 Meldebestand: 200			
Tag	Eingang	Ausgang	Bestand
01.01	–	–	1 500
16.01	1 000	–	2 500
05.02	–	800	1 700
03.03	800	–	2 500
01.04	–	1 500	1 000
29.04	1 200	–	2 200
04.05.	–	400	1 800
02.06	1 200	–	3 000
26.06	–	200	2 800
12.08	–	300	2 500
08.09	–	100	2 400
24.09	600	–	3 000
12.10	–	300	2 700
30.10	–	400	2 300
15.11	600	–	2 900
02.12	–	1 200	1 700
17.12	–	800	900
31.12	2 000	–	2 900

Tab. 4.9 Beispiel: Datenmaterial des Lagers eines Sanitätsgroßhändlers.

Material	Bedarf pro Jahr/Stück	Durchschnittspreis/St.	Gesamtkosten
0012	200	1 200,–	240 000,–
0230	580 000	0,02	11 600,–
0045	750	1 900,–	1 452 000,–
0017	41 000	120,–	492 000,–
0687	400	28,50	11 400,–

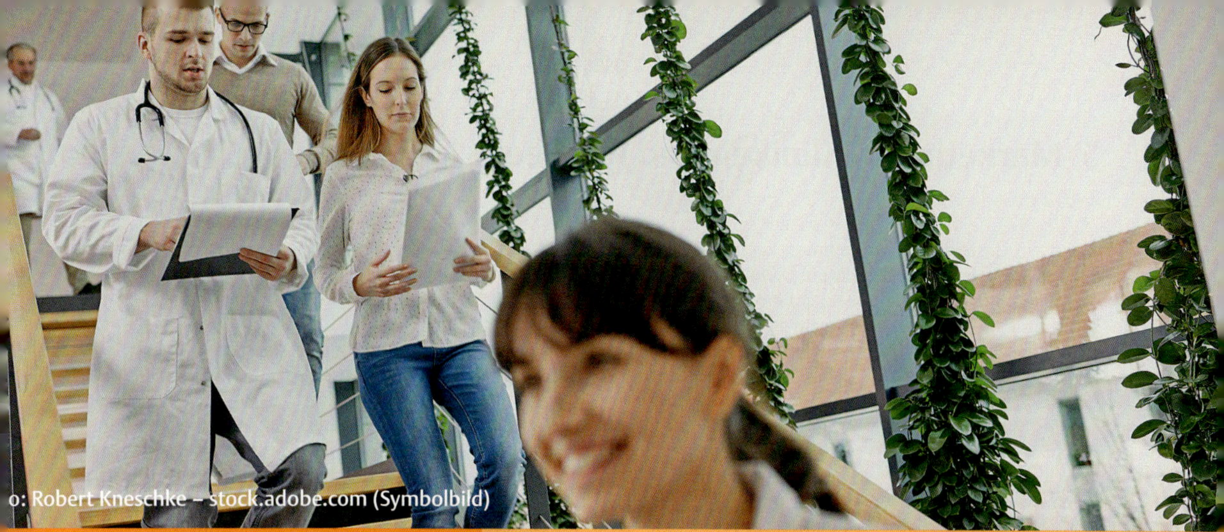
o: Robert Kneschke – stock.adobe.com (Symbolbild)

Kapitel 5

Marketing in Kliniken und Pflegeeinrichtungen

5 Marketing in Kliniken und Pflegeeinrichtungen

Anja Grethler

Kaum ein Gesundheitsunternehmen kann es sich erlauben, auf Marketing zu verzichten. Dabei rücken Marketingmaßnahmen zur Akquise und Bindung von Einweisern und Patienten mehr und mehr in den Vordergrund. Marketing (engl.: auf den Markt bringen, Vermarktung) bedeutet, dass sich alle Aktivitäten des Unternehmens zur Verwirklichung der Unternehmensziele an den Bedürfnissen des Marktes ausrichten. Trotz merklicher Fortschritte in den letzten Jahren, wird Marketing bis heute als wichtiges Kompetenzfeld auf dem neu ausgerichteten Gesundheitsmarkt unterschätzt und zurückhaltend verwendet. Um Marketing in einem Gesundheitsunternehmen einzusetzen, bedarf es einer Konzeption, einem Marketing-Prozess-Modell (Kotler et al., 2007) (▶ Abb. 5.1):

5.1 Marktforschung

5.1.1 Formen der Marktforschung

Nicht selten steht ein Gesundheitsbetrieb vor der Frage, ob er Marktforschung betreiben soll. Marktforschung liefert wichtige Informationen für marktorientierte Entscheidungen des Gesundheitsunternehmens. Sie darf nicht einmalig und sporadisch betrieben werden, sondern muss kontinuierlich und systematisch erfolgen. Aufgabe der Marktforschung ist die systematische Untersuchung des Marktgeschehens durch eine Marktanalyse oder -beobachtung. Bei der **Marktanalyse** werden Marktverhältnisse zu einem bestimmten Zeitpunkt untersucht (Zeitpunktbetrachtung). Es werden Informationen gesammelt über die Situation des Gesundheitsbetriebes, welche Meinung Patienten, Heimbewohner, Mitarbeiter, Öffentlichkeit über ihn haben und wie die Konkurrenzsituation zu vergleichbaren Einrichtungen ist.

Sollen Entwicklungen und Veränderungen der Marktsituation im Zeitablauf aufgezeigt werden, handelt es sich um die **Marktbeobachtung**. Die Marktbeobachtung sollte bei langfristigen Marketingentscheidungen des Gesundheitsbetriebes angewendet werden. Dies ist z. B. dann angebracht, wenn sich der Betrieb zukünftig auf bestimmte Behandlungs- oder Pflegeangebote spezialisieren möchte, die eine kostspielige Anschaffung neuer medizinischer Geräte notwendig macht.

Die Ergebnisse der Marktforschung führen schließlich zur Marktprognose.

5.1.2 Methoden der Marktforschung

Sekundärforschung

Zunächst greift ein Gesundheitsunternehmen auf Daten zurück, die bereits vorhanden sind, ursprünglich jedoch für andere Zwecke erhoben wurden (Sekundärforschung). Dieses Datenmaterial wird in diesem Fall unter den speziellen Aspekten der Fragestellung in die Untersuchung einbezogen. Sekundärdaten können aus **betriebsexternen oder -internen Quellen** stammen (▶ Tab. 5.1), z. B. von statistischen Landes- oder Bundesämtern, aus Befragungen ähnlicher Unternehmen im Gesundheitswesen, etc. Auch die in den EDV-Dateien über Patienten und Ärzte gespeicherten Daten, wie Alter, Art der Krankenversicherung, Patientendiagnosen oder Fachrichtung des Arztes und sein Einweisungsverhalten, können mit einbezogen werden.

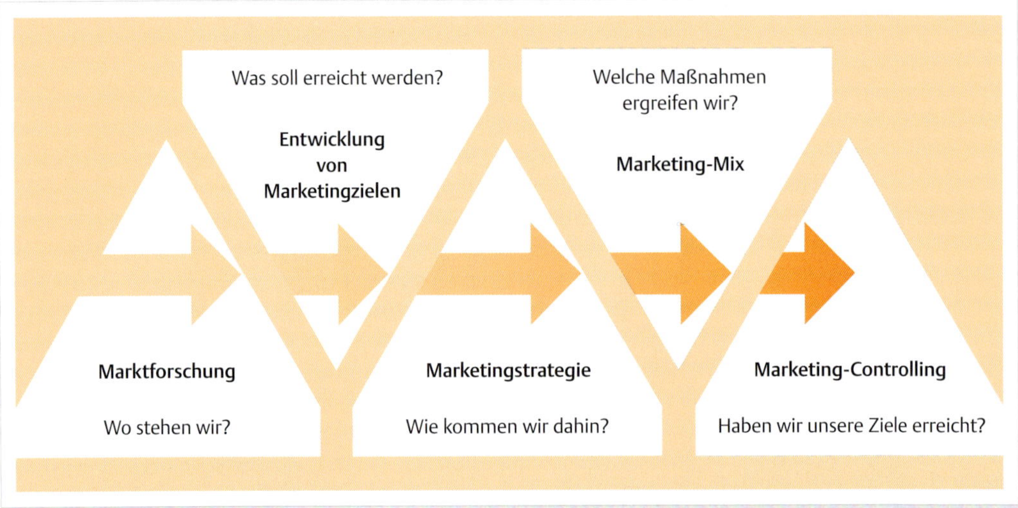
Was soll erreicht werden?
Entwicklung von Marketingzielen
Welche Maßnahmen ergreifen wir?
Marketing-Mix
Marktforschung
Wo stehen wir?
Marketingstrategie
Wie kommen wir dahin?
Marketing-Controlling
Haben wir unsere Ziele erreicht?

Abb. 5.1 Marketing-Prozess-Modell.

Tab. 5.1 Datenquellen der Sekundärforschung.

interne Datenquellen	externe Datenquellen
• Absatz-/ und Umsatzstatistiken • Kunden- oder Patientenstatistiken/-kartei • Ergebnisse von Mitarbeiterumfragen • Abrechnungsdaten (z. B. Daten nach § 21 KHEntgG, Buchhaltungsunterlagen, Unterlagen aus der Kosten- und Leistungsrechnung, Gewinn-und-Verlust-Rechnung) • eigene frühere Primärerhebungen (z. B. Daten aus Patientenzufriedenheitsmessungen) • Informationen aus dem Controlling (z. B. Fallzahlen, Verweildauern, Bettenauslastungszahlen, Personal- und Materialstatistiken) • Daten aus dem Beschwerdemanagement • Daten aus dem Qualitätsmanagement (z. B. Daten aus internen Audits)	• amtliche Statistiken und Erhebungen (z. B. Statistisches Landes- und Bundesamt, OECD, Statistiken der Berufsgenossenschaften und Unfallversicherer, fallpauschalenbezogene Krankenhausstatistik [DRG-Statistik]) • Studien von Marktforschungsinstituten oder nationalen oder internationalen Organisationen wie der WHO • Veröffentlichungen von Verbänden und Vereinigungen (z. B. Kassenärztliche Vereinigung, Ärztekammern, Deutsche Krankenhausgesellschaft, Informationen der Krankenkassen) • Veröffentlichungen von Instituten (z. B. Wissenschaftliches Institut der AOK [WIdO], Deutsches Krankenhausinstitut e. V., Institut für das Entgeltsystem im Krankenhaus [InEK], Institut für Qualität und Wirtschaftlichkeit im Gesundheitswesen [IQWiG]) • Veröffentlichungen von ähnlichen Unternehmen (Jahresbilanzen, PR-Berichte, Hauszeitschriften) • Veröffentlichungen in Zeitungen, Zeitschriften und Büchern der Wirtschafts- und Fachpresse (z. B. „führen und wirtschaften im Krankenhaus (f&w)“, „Das Krankenhaus“, „Das Gesundheitswesen“, „Deutsches Ärzteblatt“, „Die Schwester Der Pfleger“) • Daten von Messen, Kongressen und Ausstellungen • Informationsplattformen, Foren zum Gesundheitswesen im Internet • wissenschaftliche Publikationen (z. B. Dissertationen und Diplomarbeiten)

Primärforschung

Werden im Vergleich dazu neue, bisher noch nicht erfasste Informationen speziell zur Lösung eines aktuellen Untersuchungsproblems erhoben, spricht man von Primärforschung. Die Primärforschung kennt 4 unterschiedliche Erhebungsinstrumente:
- Befragung
- Beobachtung
- Experiment
- Paneluntersuchung

► **Der Fragebogen.** Die Befragung ist der Mittelpunkt der Primärforschung und die wichtigste Erhebungsmethode, um quantitative, aber auch qualitative Ergebnisse, z. B. Meinungen und Zufriedenheitsdaten über eine Einrichtung, zu erhalten. Befragungen können zeitpunktbezogen (z. B. alle Patienten, die zu einem bestimmten Stichtag im Krankenhaus sind) oder zeitraumbezogen (alle Patienten, die in einem Monat in der Klinik aufgenommen wurden) vorgenommen werden. Für Einrichtungen des Gesundheitswesens bietet sich eine schriftliche Befragung ihrer Zielgruppe an (► Abb. 5.2).

Persönliche oder telefonische Befragungen sind aus Kosten- und Zeitgründen nur selten möglich. In Einzelfällen kann z. B. bei der relativ kleinen Gruppe der einweisenden Ärzte eine telefonische Befragung sinnvoll sein.

Der 1. Schritt zur Durchführung einer schriftlichen Befragung ist die Entwicklung eines Fragebogens. Der **Fragebogen** erhält in der Regel Fragen, die dem Befragten zur Beantwortung vorgelegt werden. Ein eingesetzter Fragebogen in einer Arztpraxis kann beispielsweise Fragen zu folgenden Themen beinhalten (Frodl, 2015):
- Informationsmaterialen
- Information durch die Praxismitarbeiterinnen
- Information durch den Behandler
- telefonische Erreichbarkeit
- Wartezeiten
- allgemeines Praxiserscheinungsbild
- Praxisbeschilderung
- Wartezimmerausstattung
- Hygiene und Sauberkeit in Praxisräumen und Toiletten
- Freundlichkeit und Hilfsbereitschaft des Praxispersonals
- Gründlichkeit der Untersuchung
- Erläuterung der Diagnose
- Erläuterung von Behandlungsalternativen
- Beurteilung des Behandlungserfolgs
- Bereitschaft zur Weiterempfehlung der Praxis
- Verbesserungsvorschläge

Mit Rücksicht auf die Befragten sollten Fragebögen nicht zu lang sein. Die Fragen sollten verständlich formuliert, eindeutig, genau und nicht suggestiv gestellt werden. Der **Fragebogenaufbau** ist in einen Einleitungstext, Fragen zur Einleitung und Kontaktaufnahme und einen Hauptteil mit entsprechenden Sachfragen unterteilt. Zum Schluss der Befragung folgt die Erhebung von soziodemografischen Merkmalen. Dabei ist die Struktur von 4 Arten von Fragen geprägt:
- Kontakt- und Eisbrecherfragen
- Sachfragen
- Kontrollfragen
- Fragen zur Person

Fragen können in verschiedener Art und Weise gestellt werden. Grob kann zwischen 2 **Fragetypen** differenziert werden – der offenen und der geschlossenen Fragestellung.

Bei den **offenen Fragen** muss der Befragte frei seine Antwort, Einstellung oder Überzeugung auf die gestellte Frage formulieren. Er wird nicht durch vorgegebene Antwortmöglichkeiten in ein Raster gezwungen. Er antwortet in seinen eigenen Worten. Offene Fragen sind z. B.

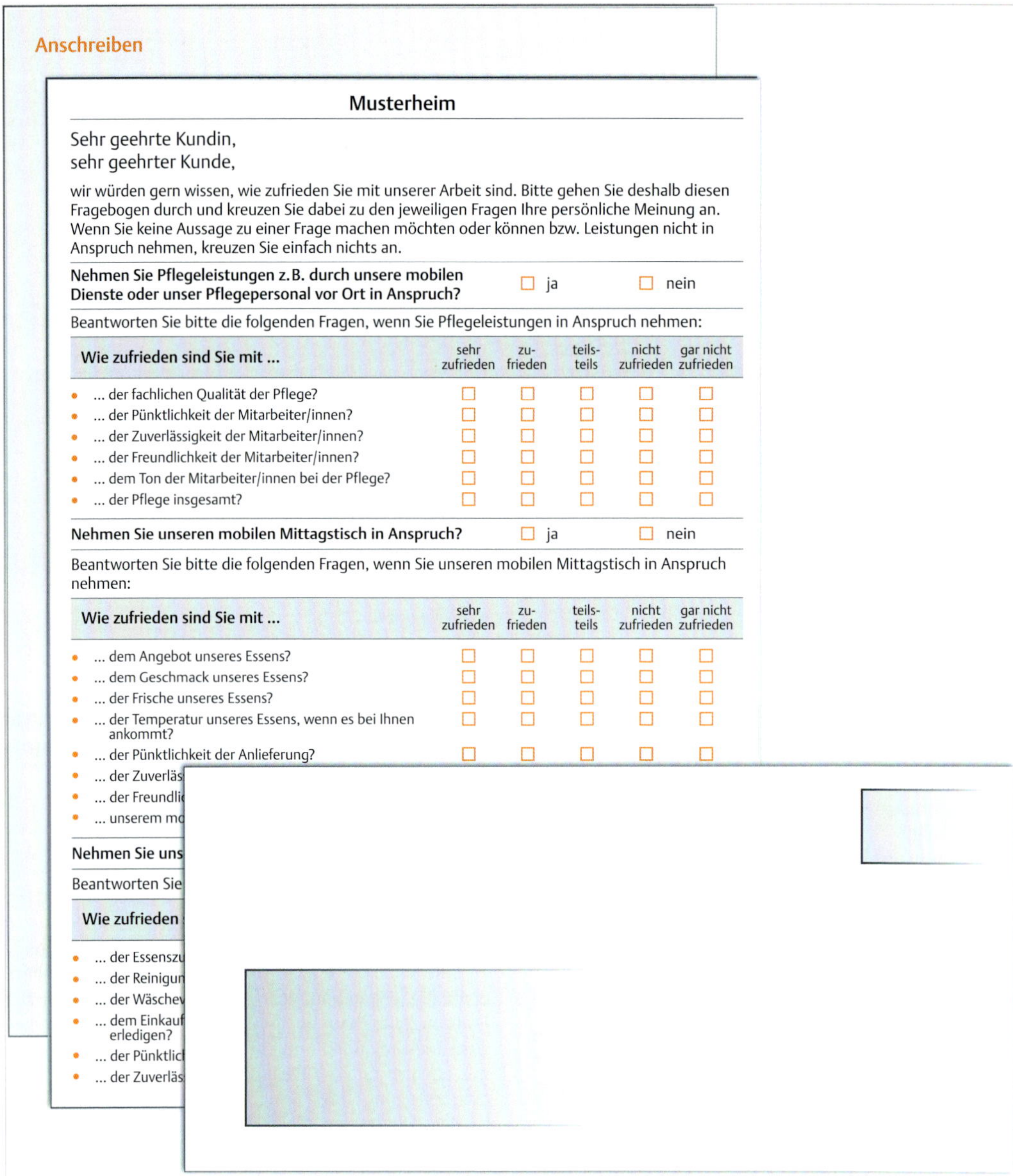

Anschreiben

Musterheim

Sehr geehrte Kundin,
sehr geehrter Kunde,

wir würden gern wissen, wie zufrieden Sie mit unserer Arbeit sind. Bitte gehen Sie deshalb diesen Fragebogen durch und kreuzen Sie dabei zu den jeweiligen Fragen Ihre persönliche Meinung an. Wenn Sie keine Aussage zu einer Frage machen möchten oder können bzw. Leistungen nicht in Anspruch nehmen, kreuzen Sie einfach nichts an.

Nehmen Sie Pflegeleistungen z. B. durch unsere mobilen Dienste oder unser Pflegepersonal vor Ort in Anspruch? ☐ ja ☐ nein

Beantworten Sie bitte die folgenden Fragen, wenn Sie Pflegeleistungen in Anspruch nehmen:

Wie zufrieden sind Sie mit ...	sehr zufrieden	zu-frieden	teils-teils	nicht zufrieden	gar nicht zufrieden
... der fachlichen Qualität der Pflege?	☐	☐	☐	☐	☐
... der Pünktlichkeit der Mitarbeiter/innen?	☐	☐	☐	☐	☐
... der Zuverlässigkeit der Mitarbeiter/innen?	☐	☐	☐	☐	☐
... der Freundlichkeit der Mitarbeiter/innen?	☐	☐	☐	☐	☐
... dem Ton der Mitarbeiter/innen bei der Pflege?	☐	☐	☐	☐	☐
... der Pflege insgesamt?	☐	☐	☐	☐	☐

Nehmen Sie unseren mobilen Mittagstisch in Anspruch? ☐ ja ☐ nein

Beantworten Sie bitte die folgenden Fragen, wenn Sie unseren mobilen Mittagstisch in Anspruch nehmen:

Wie zufrieden sind Sie mit ...	sehr zufrieden	zu-frieden	teils-teils	nicht zufrieden	gar nicht zufrieden
... dem Angebot unseres Essens?	☐	☐	☐	☐	☐
... dem Geschmack unseres Essens?	☐	☐	☐	☐	☐
... der Frische unseres Essens?	☐	☐	☐	☐	☐
... der Temperatur unseres Essens, wenn es bei Ihnen ankommt?	☐	☐	☐	☐	☐
... der Pünktlichkeit der Anlieferung?	☐	☐	☐	☐	☐
... der Zuverläs					
... der Freundli					
... unserem m					

Nehmen Sie uns

Beantworten Sie

Wie zufrieden
... der Essensz
... der Reinigu
... der Wäsche
... dem Einkau erledigen?
... der Pünktlic
... der Zuverläs

Abb. 5.2 Musterfragen. (Abb. aus: Konzept & Markt GmbH, Geisenheim)

„Was hat Ihnen in unserer Klinik nicht gefallen? Was sollen wir künftig anders machen?“. Linien signalisieren, dass der Befragte die Antwort selbst hinschreiben soll. Diese Frageform traut dem Befragten eine differenzierte Selbstwahrnehmung, Ausdrucksfähigkeit, Motivation und Ehrlichkeit zu. Sie wird immer dann benutzt, wenn Antwortmöglichkeiten nicht bekannt bzw. spontane und vielfältige Reaktionen erwünscht sind. Neue Aspekte, die bei der Entwicklung des Fragebogens keine Berücksichtigung fanden, werden durch den Befragten aufgezeigt.

Die weitaus gebräuchlichsten Fragestellungen sind die **geschlossenen Fragen**. Hier sind die möglichen Antworten vorgegeben, entweder zum Ankreuzen oder durch einfache und abgestufte Antwortvorgaben mithilfe von Skalen, Rangreihen, Noten- bzw. Punktebewertungen und anderen Abstufungen wie z. B. „trifft voll und ganz zu“ bis „trifft überhaupt nicht zu“. Sie sind vom Befragten schnell und leicht auszufüllen und geben wenig Raum zur persönlichen Entfaltung. **Beispiel:** Die Frage lautet: „Wie zufrieden sind Sie mit unserem Essensangebot?“ Die Antwortvorgaben lauten dann zum Beispiel „vollkommen zufrieden“ bis „unzufrieden“. Dieser Fragetyp bietet den Vorteil, dass die standardisierten Antworten eine bessere Vergleichbarkeit und Datenauswertung ermöglichen. Der Befragte bewegt sich in einem definierten Raster. Das Gedächtnis wird durch Vorgaben gestützt. Ihr Nachteil besteht darin, dass sich der Befragte unter Umständen nicht in den vorgegebenen Antwortkategorien wiederfindet und Fragen nicht oder bewusst falsch beantwortet.

Allgemein lässt sich festhalten: Je spezifischer der Informationsbedarf ist, desto eher muss auf Primärforschung zurückgegriffen werden. Möchte man Auskunft über Einstellungen, Meinungen und Bedürfnisse von Patienten gewinnen, kommt man normalerweise nicht ohne die Primärforschung aus. Objektive Sachverhalte, wie die Anzahl an Orthopäden in einem Stadtteil, lassen sich im Gegensatz dazu anhand von Sekundärdaten klären.

Vor- und Nachteile der Methoden

Sekundärforschung ist gewöhnlich kostengünstiger und einfacher durchzuführen als die Primärerhebung. Andererseits sind diese Daten oftmals veraltet oder wenig passgenau auf konkrete Fragestellungen. Außerdem haben auf dieses Datenmaterial Konkurrenzunternehmen ebenfalls Zugriff. Wesentlich höhere Kosten und ein höherer Zeitaufwand sind bei der Primärerhebung in Kauf zu nehmen. In ▶ Tab. 5.2 sind die Vor- und Nachteile der Primär- und Sekundärforschung aufgezählt.

Zusammenfassend werden die Begriffe zum Thema „Marktforschung“ in der ▶ Abb. 5.3 dargestellt.

5.2 SWOT-Analyse

Die Ergebnisse der Marketingforschung und Marketingprognose fließen in die sogenannte SWOT-Analyse ein. Die Abkürzung „SWOT“ besteht aus den Anfangsbuchstaben der englischen Begriffe **S**trengths (Stärken), **W**eaknesses (Schwächen), **O**pportunities (Chancen) und **T**hreats (Risiken). Ihren Ursprung hat die SWOT-Analyse im strategischen Management.

Ausgangspunkt der SWOT-Analyse ist eine interne Leistungsbewertung. Die SWOT-Analyse versucht, die Stärken und Schwächen des Gesundheitsbetriebes mit denen der wichtigen Konkurrenten in Vergleich zu setzen. Ziel ist es, Bereiche zu identifizieren, innerhalb derer das eigene Unternehmen besondere Stärken hat, die sich zu einem Wettbewerbsvorteil gegenüber der Konkurrenz ausbauen lassen.

Stärken können zum Beispiel sein:
- ein hervorragendes Qualifikationsniveau der Mitarbeiter,
- ein guter Ruf,
- ein hoher Bekanntheitsgrad bei niedergelassenen Ärzten,
- eine sehr gute medizinische Ausstattung,
- eine hohe Innovationskraft oder
- eine hohe Patientenzufriedenheit.

Schwächen hingegen sind:
- ein nicht vorhandenes Finanzpolster,
- geringe Fallzahlen,
- schlechte Infrastruktur,
- fehlende Motivation bei Mitarbeitern und
- hohe Fluktuationsquoten.

Diese Einflussfaktoren auf den Unternehmenserfolg zählen zur internen Analyse. Zusätzlich werden Trends und Entwicklungen im Markt oder Umfeld des Unternehmens als Chancen oder als Risiken betrachtet, die bei den unternehmerischen Aktivitäten berücksichtigt werden müssen. Dazu zählen beispielsweise Veränderungen im **politisch-rechtlichen Bereich** (z. B. Änderungen in der Gesetzgebung, insbesondere im Sozialrecht, Steueränderungen, Veränderungen der Mindestmengenvorgaben), **technischen Bereich** (z. B. neue medizinische Standards, Innovationen bei Diagnose- und Therapiegeräten), **soziokulturellen Bereich** (z. B. Lebensstiländerungen, zunehmendes Anspruchsdenken der Patienten), **ökonomischen Bereich** (z. B. Zinsentwicklung, Kostensteigerung im Energiebereich, Arbeitslosenzahlen), etc. Man spricht daher auch von einer externen Analyse.

Die gewonnenen Daten beider Analysen werden miteinander verknüpft. Die SWOT-Analyse hilft herauszufinden, ob die gegenwärtige Strategie des Gesundheitsbetriebes angesichts seiner Stärken und Schwächen geeignet und ausreichend ist, um auf Veränderungen im Unternehmensumfeld reagieren und agieren zu können. Sie bildet die Grundlage, um klare Ziele zu formulieren, erfolgsversprechende Zielgruppen festzulegen sowie Marketingstrategien und -maßnahmen auszuarbeiten.

Tab. 5.2 Vor- und Nachteile von Primär- bzw. Sekundärforschung.

Vorteile	Nachteile
Primärforschung	
• Erhalt von authentischen Daten für eine konkrete Fragestellung • Aktualität • Exklusivität • problemorientierte, genaue und entscheidungsrelevante Daten	• hoher Zeit- und Kostenaufwand • eigenes Know-how und personelle Kapazität erforderlich • häufig nur durch externe Berater möglich
Sekundärforschung	
• kostengünstiger • geringerer Zeitaufwand • kann Primärforschung unterstützen • gibt schnell einen Einblick in das Untersuchungsgebiet	• Konkurrenzunternehmen hat ebenso Zugriff auf das Datenmaterial • veraltetes Datenmaterial • Datenmaterial wenig spezifisch

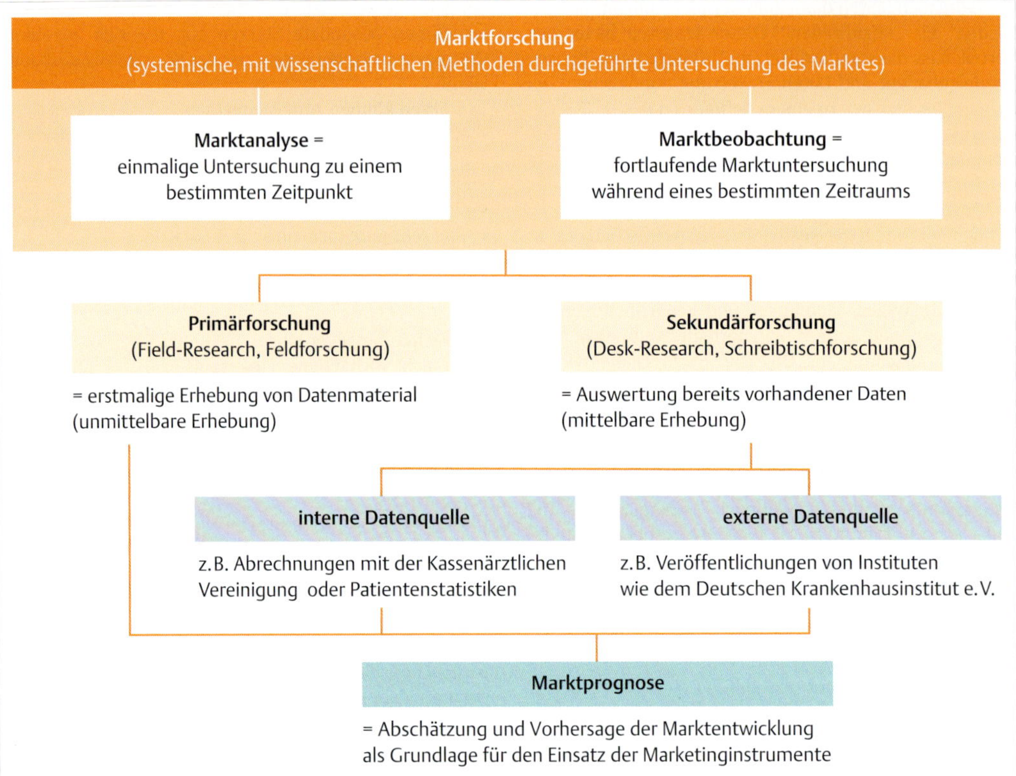

Abb. 5.3 Marktforschung.

Charakteristisch für eine SWOT-Analyse ist die grafische Darstellung einer Vier-Felder-Matrix, in der die Stärken und Schwächen der Einrichtung sowie die Chancen und Risiken eingetragen werden. ▸ Abb. 5.4 zeigt exemplarische Fragenstellungen, die im Rahmen einer SWOT-Analyse im Krankenhaus gestellt werden können.

5.3 Marketingziele

Auch Gesundheitsdienstleister wollen als allgemeingültiges Ziel die Erhaltung und Vermehrung der Wirtschaftskraft erreichen. Das zwingt zum ständigen Bemühen um Weiterentwicklung und Anpassung der Unternehmenspolitik. Im Allgemeinen lassen sich 2 Formen von Marketingzielen unterscheiden: ökonomische und psychologische.

▸ **Ökonomische Marketingziele.** Sie sind auf rein monetär (geldlich) erfasste Marktziele ausgerichtet. Ein ökonomisches Marketingziel wäre es zum Beispiel, den Umsatz einer Klinik um xy Prozent zu erhöhen.

▸ **Psychologische Marketingziele.** Sie beziehen sich auf emotionale Faktoren. Ein psychologisches Marketingziel könnte sein, den Bekanntheitsgrad der Klinik und der angebotenen Dienstleistungen zu steigern.

Eine Gegenüberstellung ökonomischer und psychologischer Marketingziele gibt ▸ Tab. 5.3. Dem Zielsystem vorgelagert sind die Unternehmensphilosophie und die Unternehmenskultur.

5.4 Marketingstrategie

Die Marketingstrategien stellen das Bindeglied zwischen den Marketingzielen und den Maßnahmen im Bereich des Marketingmixes dar. Ein wichtiger Bestandteil einer Marketingstrategie ist die Entscheidung, auf welchen Märkten das Unternehmen tätig sein möchte. Dies gilt auch für Gesundheitsbetriebe. Zu diesem Zweck ist eine genaue Zielgruppenabgrenzung und Auswahl erforderlich (Marktsegmentierung). Für die einzelnen gebildeten Segmente werden dann Strategien entwickelt, die den Anforderungen der jeweiligen Zielgruppen am ehesten gerecht werden.

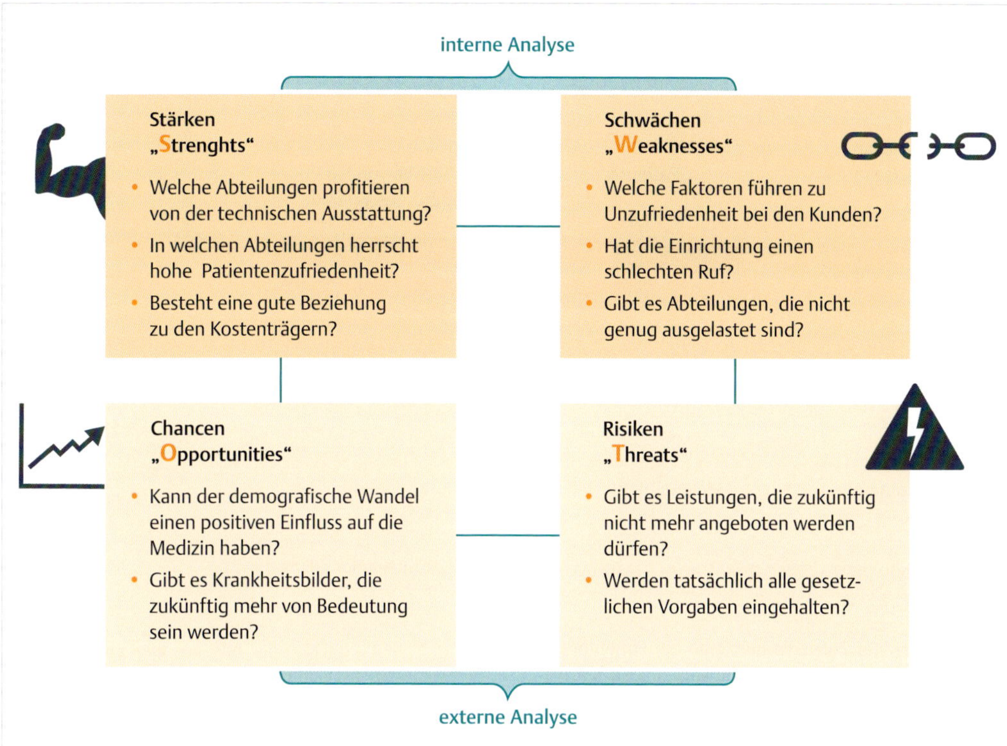

Abb. 5.4 SWOT-Analyse im Krankenhaus.

Tab. 5.3 Marketingziele.

ökonomische Ziele	psychologische Ziele
• Wirtschaftlichkeit der Leistungserstellung • Umsatzsteigerung • Steigerung der Behandlungsfallzahlen • optimale (Betten-)Auslastung • Erhaltung bzw. Erhöhung des Marktanteils/Patientenvolumens gegenüber Mitbewerbern • langfristige Kostendeckung und Liquiditätssicherung • bessere Auslastung von Kapazitäten • langfristige Existenzsicherung durch marktgerechte Investitionen • Sortimentsbereinigung auf gewinnbringende bzw. erfolgversprechende Dienstleistungen (ABC-Analyse) • sparsame Mittelverwendung • Verbesserung der Informationskanäle und Erschließung neuer, potenzieller Kunden	• Erhöhung der Zielgruppenzufriedenheit (Bewohner, Patienten, Einweiser etc.) • Imageaufbau • Erhöhung des Bekanntheitsgrads bei potenziellen Patienten und niedergelassenen Ärzten • Erhöhung der langfristigen Zielgruppenbindung (Kooperationen) • Verbesserung der Produkt- und Servicequalität • Deckung bzw. Befriedigung des medizinischen Versorgungsbedarfs • Verbesserung der patientengerechten Kommunikation aller Mitarbeiter

5.4.1 Zielgruppenbestimmung

Die Planung gezielter Marketingmaßnahmen zur Verbesserung des Images, der Auslastung und dadurch der finanziellen Einnahmesituation kann nur dann erfolgreich sein, wenn die Zielgruppen des Gesundheitsbetriebes zweifelsfrei feststehen. Als Adressaten der Einrichtung und damit auch der Marketingaktivitäten werden auf der einen Seite die (möglichen) Patienten, Bewohner, Hilfebedürftigen und ihre Angehörigen erfasst, auf der anderen Seite die einweisenden Fach- und Hausärzte. Hinzu kommen die Kommunen als Umfeld der Einrichtung und nicht zuletzt die Krankenkassen als Leistungsfinanzierer. Erfolgsrelevant sind nicht nur externe Zielgruppen, sondern auch die Mitarbeiter als die internen Adressaten des Marketings. So hängt die Qualität der Dienstleistung und da-

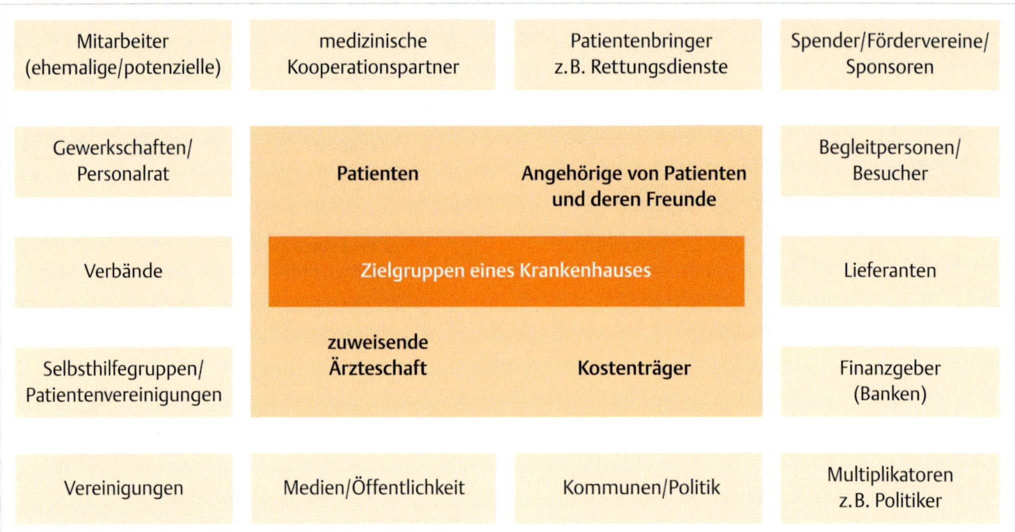

Abb. 5.5 Zielgruppen eines Krankenhauses bzw. einer Vorsorge- und Rehabilitationsklinik.

mit verbunden der Zufriedenheitsgrad der Patienten wesentlich von der Qualifikation, Motivation und dem Verhalten der einzelnen Mitarbeiter ab.

Für ein Krankenhaus bzw. eine Vorsorge- und Rehabilitationsklinik sind die in ▶ Abb. 5.5 dargestellten Zielgruppen relevant.

5.4.2 Marktsegmentierung

Mithilfe der Marktsegmentierung kann ein Gesundheitsunternehmen seinen Gesamtmarkt aufteilen in gleichartige Teilmärkte (Marktsegmente). Beispielsweise lassen sich unterschiedliche Patientensegmente identifizieren, die sich hinsichtlich ihres Verhaltens unterscheiden. So belegen Untersuchungen, dass ältere Patienten sich zur Bewertung von Krankenhäusern in höherem Maße auf zurückliegende Zufriedenheitserfahrungen stützen als jüngere Patienten. Jüngere Patienten messen hingegen den Empfehlungen von Freunden, Bekannten und Verwandten eine vergleichsweise hohe Entscheidungsrelevanz bei. In ▶ Tab. 5.4 erfolgt eine Segmentierung der heterogenen Zielgruppe „Patient/Bewohner" anhand allgemeiner Merkmale.

Die Marktsegmentierung bildet die Grundlage einer differenzierten Marktbearbeitung. Die einzelnen Segmente sollen untereinander möglichst unähnlich (heterogen) sein und (innerhalb des Segments) in bestimmten, markanten Merkmalen möglichst übereinstimmen (homogen). Dies wurzelt in der Erkenntnis, dass es unmöglich ist, alle Marktteilnehmer gleich zu bedienen.

Ziel der Marktsegmentierung ist die Ausrichtung der eigenen Marketingaktivitäten (Marketingmix) an den unterschiedlichen Bedürfnis- bzw. Verhaltensmerkmalen der einzelnen Segmente. Die Marktsegmente sollen so gebildet werden, dass sie möglichst gleichartige Reaktionen auf die Marketinginstrumente und Verhaltensweisen des Unternehmens aufweisen, um so eine differenzierte Marktbearbeitung zu ermöglichen. Zielsetzung ist es, auf diese Weise Kosten und Wirkung des Einsatzes der Marketinginstrumente zu optimieren.

In vielen Unternehmen erfolgt die Marktsegmentierung nach mehreren Segmentierungsmerkmalen. Auf Senioren ausgerichtete Anbieter trennen z.B. nach Altersgruppen und, darauf aufbauend, nach Einkommen und Sozialstatus.

5.5 Marketinginstrumente und Marketingmix

Das Marketinginstrumentarium und dessen Einsatz leiten sich aus den Marketingzielen und diese wiederum aus den übergeordneten Unternehmenszielen ab. In der Regel unterscheidet man 4 Marketinginstrumente, deren Inhalt und Bedeutung sich am deutlichsten durch Fragen kennzeichnen lassen:

1. **Produktpolitik** („product"):
   - Welche Produkte oder Dienstleistungen sollen am Markt angeboten werden?
   - Wie sollen diese Produkte oder Dienstleistungen gestaltet werden?
2. **Preispolitik** („price"):
   - Zu welchem Preis und zu welchen Bedingungen sollen Produkte (Dienstleistungen) angeboten werden?
3. **Distributionspolitik** („place"):
   - Wer ist die Zielgruppe?
   - Wie sollen Produkte oder Dienstleistungen an den Kunden oder die Patienten herangetragen werden?
4. **Kommunikationspolitik** („promotion"):
   - Welche Informations- und beeinflussenden Maßnahmen sind zu ergreifen, um die Produkte und Dienstleistungen erfolgreich abzusetzen?

Tab. 5.4 Segmentierungskriterien zur Systematisierung von Patienten.

Kriterien	Beispiele
geografisch	• Bundesland • Region • Grenznähe • Einwohnerzahl • Einzugsgebiet • Ortsteil • Postleitzahl
demografisch	• Geschlecht • Alter • Familienstand • Haushaltsgröße • Anzahl der Kinder • Konfession
sozio-ökonomisch	• Einkommen bzw. Vermögen • Berufstätigkeit/berufliche Position • Bildungsgrad • Staatsangehörigkeit • soziale Schicht • Besitz- und Ausstattungsmerkmale
psychografisch	• Persönlichkeitsmerkmale (Aktivitäten, Interessen, Risikoneigung etc.) • Einstellungen, Präferenzen, Bedürfnisse/Motive und Nutzenerwartungen gegenüber Produkten, Behandlungen und unterschiedlichen Leistungen • Lebensstile, z. B. gesundheitsbewusste, progressive und konservative Patienten
Verhalten	• Preisverhalten • Serviceverhalten • Art der Mediennutzung (Art und Zahl der Medien, Nutzenintensität etc.) • Einstellung zur Dienstleistung • Einstellung zur Einrichtung
Versicherung	• GKV • PKV • Zusatzversicherung • Unfallversicherung • Selbstzahler • Teilnehmer IV oder gesonderter Vertrag
Morbidität	• gesund • verletzt • akut erkrankt • chronisch krank • pflegebedürftig
Behandlungsart	• konservativ • operativ • ambulant • stationär

Am Beispiel eines Altenheimes sollen die verschiedenen Instrumente zusammenfassend dargestellt werden. In den folgenden Kapiteln erfolgt eine genauere Betrachtung im Einzelnen.

B

Fallbeispiel

- Im Rahmen der Produktpolitik sind Fragen über die räumliche Gestaltung und Ausstattung der Zimmer, Serviceangebote und Form der Betreuung zu klären.
- Die Preispolitik trifft Entscheidungen über die Höhe der Pflegesätze und das Leistungsniveau.
- Im Rahmen der Distributionspolitik wird entschieden, auf welchen Vertriebswegen die Leistungen am Markt angeboten werden sollen: Vertraut man auf Empfehlungen der niedergelassenen Ärzte oder wird ein eigener „vorgeschalteter" Pflegedienst gegründet?
- Die Kommunikationspolitik entscheidet schließlich über die Inhalte und Form der Werbemaßnahmen.

Dabei spielt die richtige Instrumentenkombination (**Marketingmix**) eine wesentliche Rolle.

Definition

Unter **Marketingmix** versteht man den kombinierten Einsatz aller Marketinginstrumente, die ein Unternehmen zur Verwirklichung seiner Marketingziele einsetzt.

Dabei sind die einzelnen Marketinginstrumente nicht isoliert einzusetzen, sondern aufeinander abzustimmen. Es besteht zwischen den Instrumenten eine enge Abhängigkeit. Jede Veränderung eines Marketinginstruments wirkt sich auch auf andere Instrumente aus. Verschiedene Maßnahmen können sich ergänzen, behindern oder gar ausschließen. Fehleinschätzungen in nur einem Instrumentalbereich können dazu führen, dass das gesamte Marketingkonzept für eine Dienstleistung nicht die vom Gesundheitsunternehmen gewünschte Akzeptanz im Markt findet. Gesetzliche und gesellschaftliche Veränderung verlangen regelmäßige Anpassungen und damit einen Wechsel im Marketingmix.

Das Dienstleistungsmarketing wird häufig um drei weitere Ps ergänzt: die **Personalpolitik** („people"), die **Ausstattungspolitik** („physical evidence") und die **Prozesspolitik** („progress"). Im Folgenden sollen diese jedoch als Bestandteil des klassischen Marketingmixes verstanden werden.

5.6 Produktpolitik und Dienstleistungsangebot

Produktpolitische Entscheidungen zählen neben der Kommunikationspolitik sicherlich zum Kernbereich des Marketings eines Gesundheitsbetriebes. „Die Produktpolitik beschäftigt sich mit sämtlichen Entscheidungen, die in Zusammenhang mit der Gestaltung des Leistungsprogramms einer Unternehmung stehen und das Leistungsangebot (Sach- und Dienstleistungen) eines Unternehmens repräsentieren" (Bruhn, M., 2016). Wichtig ist, dass der verwendete Begriff „Produkt“ nicht ausschließlich für einen produzierten Gegenstand gilt, sondern auch für eine Dienstleistung, wie die Behandlung in einer Arztpraxis oder in einem Krankenhaus. Im Folgenden werden die Begriffe Produkt und Dienstleistung synonym verwendet.

M!

Merke

Das Dienstleistungsangebot eines Krankenhauses beispielsweise besteht insgesamt aus 3 Bereichen:
1. die medizinisch-pflegerische Leistung,
2. die Versorgungsleistung sowie
3. die Verwaltungs- und Instandhaltungsleistung.

Die Bereitstellung einer hochwertigen diagnostischen, therapeutischen und pflegerischen Leistung stellt die Hauptleistung eines Krankenhauses dar. Diese wird erweitert um die Hotelleistung (Unterbringung und Verpflegung) sowie spezielle Serviceleistungen, die den Krankenhausaufenthalt für den Patienten vereinfachen und angenehmer gestalten. Das Angebot an Serviceleistungen reicht von der Qualität der Küche über Patienten- und Besuchercafeterien. Darüber hinaus liefern Verwaltungs- und Instandhaltungsleistungen die nötige Infrastruktur für die Erbringung sämtlicher patientennaher Prozesse. Im Rahmen der gesetzlichen Krankenversicherung (GKV) werden nicht alle Leistungen übernommen, sodass zusätzlich zwischen allgemeinen Krankenhausleistungen (Regelleistung) und Wahlleistungen zu unterscheiden ist. Während bei den allgemeinen Krankenhausleistungen alle medizinisch-pflegerisch notwendigen Leistungen sowie die erforderliche Unterbringung und Verpflegung von der GKV bezahlt werden, müssen darüber hinausgehende Wahlleistungen privat vergütet werden. Zu den Wahlleistungen zählen neben der wahlärztlichen Leistung auch nicht ärztliche Wahlleistungen wie Ein- oder Zweibettzimmer, Telefon, kostenfreies Fernsehen oder Telefax und Internetdienste im Patientenzimmer (vgl. Grethler, A., 2017, S. 67ff.).

Ebenso muss ein Pflegedienst ein attraktives Dienstleistungsangebot vorhalten, um sich im Pflegemarkt zu behaupten und den unterschiedlichen Bedürfnisstrukturen sowie den Ansprüchen alter und pflegebedürftiger Menschen gerecht zu werden. Dazu gehören:

- die pflegerisch-betreuerische Leistung z. B.:
  - Hilfe bei der Selbstversorgung in Bezug auf Körperpflege, dem Baden und Duschen, dem An- und Auskleiden und der Zubereitung von Essen und Trinken oder Hilfe bei der Organisation des Alltages und der Haushaltsführung
  - Behandlungspflege
- Serviceleistung, z. B.:
  - Vermittlung von medizinischer Fußpflege, Ergotherapie und Physiotherapie
  - Einkaufsservice (auch für Medikamente)
  - Fahrdienste
  - Essen auf Rädern
  - diverse Beratungs- und Informationsdienste

5.6.1 Wesen und Besonderheiten der Dienstleistung

In Abgrenzung zur Produktion von Sachleistungen zeichnet sich die Erstellung von Dienstleistungen durch einige Besonderheiten aus. Diese Spezifika haben auch Auswirkungen auf das Marketing eines Dienstleistungsunternehmens (Krankenhaus oder Altenheim). Dienstleistungen sind durch 3 grundlegende Eigenschaften geprägt:

Immaterialität (Nichtgreifbarkeit bzw. Nichtvorhandensein)

Eine Dienstleistung ist generell nicht stofflich, nicht körperlich, infolgedessen materiell nicht wahrnehmbar. Der Kunde hat keine oder nur eingeschränkte Möglichkeiten, analoge Leistungen miteinander zu vergleichen, ohne sie in Anspruch zu nehmen. Das Image eines Anbieters spielt dadurch im Vorfeld der Entscheidung des Kunden für ein Dienstleistungsangebot eine wichtige Rolle.

Aus dem Merkmal der Immaterialität (Nichtgreifbarkeit bzw. Nichvorhandensein) ergeben sich 2 weitere Merkmale:

- **Nichtlagerfähigkeit**:
  Der Konsument der Dienstleistung nimmt sie in Anspruch, sobald sie produziert wird. Es ist eine permanente Leistungsbereitschaft sicherzustellen. Dies führt im Ergebnis zu Leerkosten, d. h. Personalkosten ergeben sich, obwohl kein Patient zu behandeln ist.
- **Nichttransportfähigkeit**:
  Leistungserstellung und -inanspruchnahme fallen zeitlich zusammen („Uno-actu-Prinzip“). Dienstleistungen können für gewöhnlich nicht an einem anderen Ort als dem der Erstellung konsumiert werden, beispielsweise wird der Patient im Krankenhaus aufgeklärt.

Leistungsfähigkeit des Dienstleistungsanbieters

Zur Erbringung der Dienstleistung sind spezifische menschliche oder automatische Leistungsfähigkeiten (z. B. Know-how, körperliche Fähigkeiten, Ausstattung usw.) des Dienstleistungsanbieters erforderlich.

Integration eines externen Faktors

Der Patient/Bewohner/Pflegebedürftige bringt sich selbst oder ein ihm gehörendes Objekt in den Leistungserstellungsprozess ein und beeinflusst passiv oder aktiv das Ergebnis. So z. B. bringt sich ein Patient selbst mit ein, indem er durch möglichst präzise Angaben über das eigene Befinden der Diagnosestellung des Arztes zuarbeitet.

Diese Eigenschaften erfordern eine spezifische Marketingarbeit bei Dienstleistungen. Es gilt, ein Wirtschaftsgut zu planen, zu vermarkten und zu kommunizieren, das nicht greif- und sichtbar ist, das in engem Kontakt zum und unter Mitwirkung des Konsumenten (Patient) entsteht und das folglich sehr von der persönlichen Interaktion zwischen Kontaktpersonal des Dienstleisters (Pflegekraft) und dem Konsumenten (Patient) abhängt. Deshalb steht der Konsument und dessen Vertrauen zum Leistungserbringer im Mittelpunkt jeglicher Überlegungen und der zwischenmenschliche Kontakt hat eine noch größere Relevanz.

5.6.2 Konzept des Produktlebenszyklus

Definition

Das Konzept des **Produktlebenszyklus** stellt den „Lebensweg" eines Produktes von der Markteinführung bis zum Marktaustritt dar.

Analysiert wird die Entwicklung des Umsatzes bzw. Gewinns im Zeitverlauf. Dabei wird die Lebensdauer eines Produktes, das neu im Sortiment ist (▸ Abb. 5.6) in 5 unterscheidbare Phasen unterteilt:

1. Einführungsphase
2. Wachstumsphase
3. Reifephase
4. Sättigungsphase
5. Rückgangsphase

Die **Einführungsphase** erstreckt sich von der Markteinführung des Produktes bis zum Erreichen der Gewinnschwelle. Aufgrund der geringen Bekanntheit des Produkts beginnt diese Phase zunächst mit dem Produzieren kleiner Stückzahlen und relativ geringen Umsätzen. Da den langsam steigenden Umsätzen hohe Kosten der Markteinführung (für die vorangegangene Produktentwicklung und die Einführungswerbung) entgegenstehen, zeigen sich in dieser Phase Anfangsverluste. In diesem Zeitraum entscheidet sich, ob der Markt das Produkt annimmt. Die Einführungsphase ist beendet, wenn der Break-even-Point erreicht ist, die Erlöse demzufolge die Kosten erstmals übersteigen.

Ist das Produkt kein „Flop", setzt in der **Wachstumsphase** der sogenannte Umsatzboom ein. Das Produkt kommt in die Gewinnphase. Die Ausgaben für Promotion und Kommunikation werden noch nicht nennenswert herabgesetzt und erreichen breite Käuferschichten. In dieser Periode treten immer mehr Konkurrenten auf den Markt, die das neue Produkt nachahmen. Die anfängliche monopolistische Marktform entwickelt sich in eine oligopolistische. Produktpolitisch werden Produktvariationen erarbeitet. Sie führen zu Käuferverlusten.

Die **Reifephase** ist die längste Marktphase und endet beim Umsatzmaximum. Diese Phase ist die profitabelste. Die Wachstumsraten des Produktumsatzes nehmen allerdings ab. Die Marktstruktur wird zunehmend polypolis-

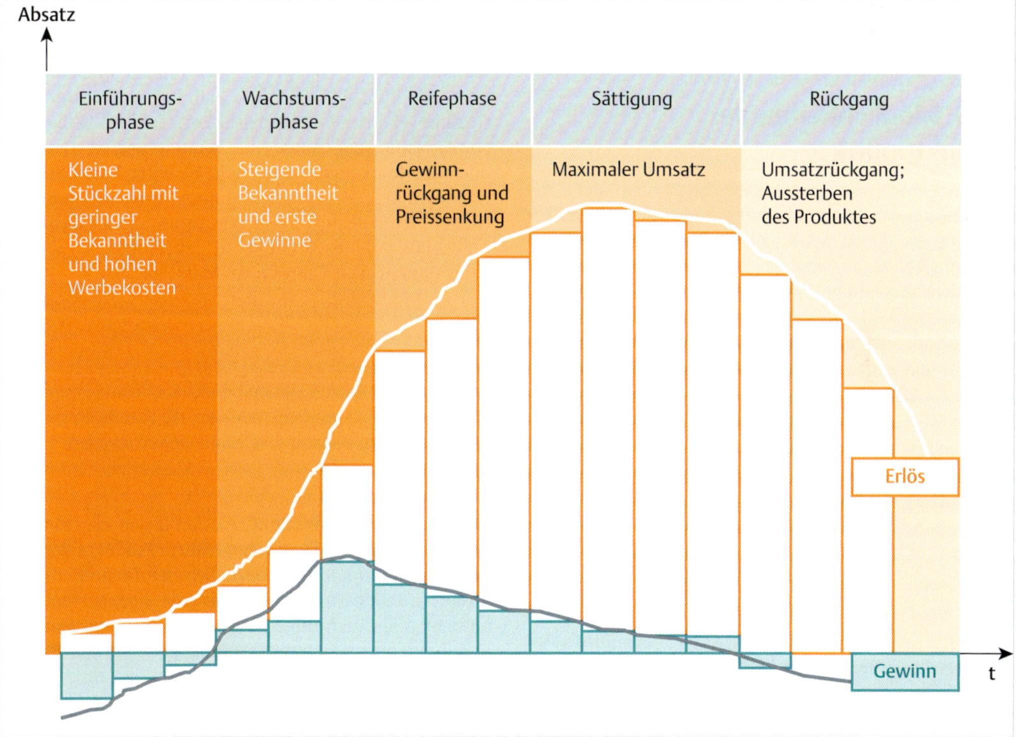

Abb. 5.6 Jedes neue Produkt auf dem Markt durchläuft den Produktlebenszyklus.

tisch. Durch die wachsende Zahl an Konkurrenten gehen zum Ende der Phase die Gewinne zurück. Dessen ungeachtet haben die Unternehmen nach wie vor einen hohen Marktanteil. Die Unternehmen stellen sich auf eine Differenzierung des Produktionsprogramms ein, um sich von der Konkurrenz abzuheben. Vermehrt wird Werbung eingesetzt.

Die anschließende **Sättigungsphase** wird durch das Erreichen der Verlustzone begrenzt. Umsatz und Gewinn gehen ständig zurück. Zuletzt stellen sich in der **Rückgangsphase** Verluste ein, weil neue Produkte oder aber veränderte Kundenwünsche zu einer verringerten Nachfrage führen. Das Produkt hat nur noch einen Restmarkt. Das Unternehmen muss umgehend Nachwuchsprodukte auf den Markt bringen, sonst leidet das Image. Die Werbung wird zunehmend verringert. Viele Kunden sind bereits auf verbesserte Konkurrenzprodukte umgestiegen. Am Ende wird das Produkt aus dem Markt genommen. Teilweise werden die letzten beiden Phasen auch zusammengefasst.

Die Kenntnis der Produktlebenszyklen ermöglicht dem Unternehmen, gezielter die marketingpolitischen Instrumente (S. 112) anzuwenden. Es existiert natürlich kein allgemeingültiger, gleichlaufender Produktlebenszyklus für alle Produkte. Im Gesundheitswesen sind die Lebenszyklen vergleichsweise lang. Generell sollte ein Unternehmen möglichst über eine Mischung aus Produkten in unterschiedlichen Lebensphasen verfügen. Nur so lassen sich Umsatz- und Gewinnschwankungen im Rahmen des unternehmerischen Handelns im Zeitablauf ausgleichen. Bei Dienstleistungen, insbesondere bei sozialen Leistungen, ist die Lebenszyklusanalyse nur bedingt einsetzbar.

5.6.3 Möglichkeiten der Produktpolitik

Um den Erfolg eines Gesundheitsbetriebes zu beeinflussen, muss sich das Produkt-/Leistungsprogramm den ständig wandelnden Marktbedingungen anpassen. Zentrale Aufgabenfelder sind dabei:

- die Auswahl und Einführung neuer Leistungen (Produktinnovation)
- die kontinuierliche Verbesserung bzw. Modifizierung bereits vorhandener Leistungen im Zeitablauf (Produktvariation)
- die Bereinigung des Leistungsprogramms (Produktelimination)

Produktinnovation

Von Produktinnovation spricht man zum einen, wenn ein völlig neues Produkt bzw. eine völlig neue Dienstleistung (neue Geräte, Behandlungsmethoden, Operationstechniken, Medikamente, das Angebot alternativer Heilmethoden usw.) erstmals auf dem Markt eingeführt werden (**Marktneuheit**). Gründe liegen im medizinischen und medizinisch-technischen Fortschritt. Zum anderen handelt es sich ebenso um eine Innovation, wenn dieses Produkt bzw. diese Leistung nur für ein bestimmtes Unternehmen neuartig ist, nicht für den Markt an sich (**Betriebsneuheit**).

> **M!**
> **Merke**
>
> Der Begriff Produktinnovation wird sowohl bei Marktneuheiten (Produkt erstmals neu auf dem Markt) als auch bei Betriebsneuheiten (Produkt nur für ein bestimmtes Unternehmen neu) verwendet.

Produktneuheiten erweitern die Angebotspalette und verbessern damit die Absatzchancen. Für Gesundheitsbetriebe ist die Innovationskraft maßgeblich durch finanzielle Restriktionen und strenge gesetzliche Bestimmungen begrenzt. Meist vergeht eine lange Zeit von der Innovation bis zur Aufnahme in den GKV-Katalog. In der Initialphase stehen Innovationen nur Selbstzahlern oder Privatversicherten offen.

Produktvariation

Werden Änderungen eines auf dem Markt bereits eingeführten Produktes vorgenommen, spricht man von Variation. Eine solche Produktvariation wird auch als „Relaunch" bezeichnet. Dadurch soll das Produkt für die Konsumenten attraktiver und die Wettbewerbsposition des Unternehmens besser werden. Zum Beispiel werden technische Operationsabläufe in einem Krankenhaus verändert oder diagnostische Maßnahmen weiterentwickelt. Die Grundfunktion des Produktes bleibt, es werden bestimmte Eigenschaften oder Leistungsmerkmale verändert. Das Ursprungsprodukt wird durch die verbesserte Variante abgelöst. Die Änderungen können physikalischer oder funktionaler (z. B. neue Handhabung, Materialart, Qualität, Haltbarkeit), ästhetischer (Design, Farbe, Stil, Form) Natur sein. Auch eine Veränderung des Namens oder des Markenzeichens zählt zu einer Variation. Der Kunde erhält etwas Neues und doch Vertrautes mit mehr Nutzen. Ein Relaunch lohnt nur, wenn mit überschaubarem Aufwand ein Produkt so „wiederbelebt" werden kann, dass es auch Chancen am Markt hat.

> **M!**
> **Merke**
>
> Der Begriff Produktvariation bezeichnet Veränderungen an bereits bestehenden Produkten, die dazu beitragen sollen, die Attraktivität bei den Kunden zu steigern.

Die Ursachen einer Produktvariation liegen zum einen in der Notwendigkeit, länger eingeführte Produkte den veränderten Anforderungen bezüglich der Technik, der geforderten Standards, des Designs usw. anzupassen. Zum anderen soll durch diese Maßnahme den sich wandelnden Kundenbedürfnissen Rechnung getragen werden. Bei der Produktvariation bleibt die Anzahl der angebotenen Produkte im Programm gleich.

▸ **Produktdifferenzierung.** Tritt neben das ursprüngliche Produkt eine neue Variante hinzu, spricht man von einer Produktdifferenzierung, z. B. exklusivere Zimmerausstattung. Mit der Produktdifferenz versuchen Anbieter, bestehende Kunden stärker zu binden und zu halten sowie spezifische Bedürfnisse einzelner Kundengruppen zu befriedigen. Sie wird angewendet, wenn eine Differenzierung der Kunden bezüglich des Nachfrageverhaltens möglich ist. Die Zahl der vom Unternehmen angebotenen Produkte steigt durch die Produktdifferenzierung. Das Produktionsprogramm wird tiefer. So wird in einem Altenheim die Unterbringung mit oder ohne Zusatzleistung „Haustierversorgung" angeboten. Ziel der Produktdifferenzierung ist es, aus der Sicht des Kunden einzigartig zu erscheinen.

► **Produktdiversifikation.** Schließlich wird unter Produktdiversifikation die Aufnahme zusätzlicher Produkte bzw. Leistungen in das Produktprogramm einer Unternehmung verstanden. Sie werden auf neuen Märkten angeboten. Das Produktionsprogramm wird breiter. In der Regel werden so neue Kundenkreise angesprochen. Oft stehen diese neuen Produkte in einem Zusammenhang mit dem bisherigen Leistungsprogramm. Ein Krankenhaus, das bisher nur in der Akutmedizin tätig war und nun ein Altenheim aufbaut, diversifiziert.

Es werden 3 Richtungen unterschieden, in die sich eine Diversifikation ausbreiten kann:

1. **Horizontale Diversifikation:**
   Produkte der gleichen Marktstufe werden aufgenommen. Es kommt zu einer Ausweitung des bestehenden Leistungsprogramms. Die Produkte sprechen den gleichen oder gleichartigen Kundenkreis an. Beispielsweise bietet ein ambulanter Pflegedienst einen Essenservice an oder ein Chirurg erbringt neben Eingriffen mit medizinischer Indikation auch Schönheitsoperationen.
2. **Vertikale Diversifikation:**
   Im Rahmen der vertikalen Diversifikation wird die Einrichtung auf vor- oder nachgelagerten Marktstufen aktiv. So bietet eine stationäre Einrichtung (z. B. ein Alten- und Pflegeheim) im Zuge einer vertikalen Diversifikation ambulante Pflege durch Gründung eines ambulanten Pflegedienstes an. Ein weiteres Beispiel der vertikalen Diversifikation ist eine Klinik, die verstärkt im ambulanten Bereich tätig wird (z. B. über die Gründung eines MVZ) oder in den Rehabilitationsmarkt eintritt.
3. **Laterale Diversifikation:**
   Das Gesundheitsunternehmen wendet sich völlig neuen Betätigungsfeldern zu, die in keiner Beziehung mit dem eigentlichen Geschäftsfeld stehen. Von einer lateralen Diversifikation spricht man, wenn eine Rehabilitationsklinik z. B. durch die Umwidmung von Klinikbetten in Pflegebetten in einen völlig neuen Markt – nämlich den Pflegemarkt – einsteigt.

Die Diversifikation kann durch Zusammenschluss (z. B. Fusion mit anderen Krankenhäusern), durch Übernahme samt den gewünschten Produkten oder durch Beteiligung oder Neugründung erfolgen.

Produktelimination

Werden erfolglose Produkte bzw. Dienstleistungen aus dem Leistungsprogramm herausgenommen (Schließung einer medizinischen Abteilung), wird dies als Produktelimination bezeichnet. Die Produktelimination bewirkt die Bereinigung des Produktprogramms. Nach dem Produktlebenszykluskonzept sollten Produkte aus dem Markt genommen werden, wenn die Verlustzone erreicht ist und die Umsätze stark zurückgehen.

M!

Merke

Die Produktelimination bezeichnet das Herausnehmen eines Produkts aus dem Produktprogramm. Dieses Produkt wird nicht mehr auf dem Markt angeboten und kann nicht mehr vom Kunden erworben werden.

Weitere Kriterien, die zu einer Produktelimination führen können, sind z. B.:

- Änderungen der Wünsche der Abnehmer
- mangelnde Finanzierbarkeit
- zu hoher Aufwand bei der Leistungserstellung
- Leistungen stören den Praxis-/Klinikablauf
- Änderung gesetzlicher Vorschriften:
  Beispielsweise begründet sich die Eliminierung der Kniespiegelung aus dem stationären Leistungsangebot daraus, dass sie heute in der Regel zu den ambulant erbringbaren Leistungen nach § 115b SGB V zählt.
- nicht dem medizinischen Standard entsprechende Leistungen
- negativer Einfluss der Leistung auf den guten Ruf (Image) des Unternehmens (häufige Beschwerden)
- unverantwortliche Produktionsweise in Zeiten des Klimabewusstseins und der Corporate Social Responsibility (CSR)

Allerdings sollten vor der endgültigen Produktelimination folgende Punkte überprüft werden:

- Könnten durch eine Produktvariation die negativen Faktoren beseitigt werden?
- Hat das Produkt noch einen positiven Deckungsbeitrag und trägt damit zur Abdeckung der Fixkosten bei?
- Welche Kosten werden durch die Elimination verursacht?
- Welcher Zusammenhang besteht zu anderen Leistungen?
- Welche Bedeutung hat die Leistung für das Firmenimage? Prägt sie das Bild der Einrichtung?

5.6.4 Markenpolitik

Längst ist die Zeit vorbei, in der sich Leistungsanbieter wie Kliniken und Ärzte auf genügend Patienten anlässlich ihres lokalen Einzugsgebietes verlassen konnten. Heutzutage spielt die Reputation des Arztes ebenso eine Rolle wie die Serviceleistungen des Krankenhauses. Patienten wählen auch weiter entfernte Behandlungsorte, wenn die

Leistung dort für sie stimmt. Eine starke Marke als weiteres Element der Produktpolitik kann die Wahl der Patienten dabei beeinflussen.

Definition

Die **Markenpolitik** beinhaltet alle Entscheidungen und Maßnahmen, welche die Markierung, d. h. die Kennzeichnung des Dienstleistungsbetriebes und seiner Angebote betreffen. Sie ist ein zentrales Element des Marketings und wird nicht selten als das „Herzstück" der Produktpolitik angesehen.

Erste Schritte hin zu einer zeitgemäßen Markenausrichtung begeht beispielsweise das „Deutsche Rote Kreuz" und beschreibt in einem Markenhandbuch (Markenhandbuch-deutsches-rotes-kreuz.html) seine Markenpersönlichkeit, bestehend aus Markenleitsatz, Markenleitbild, Markenattributen und Markenwelt (▶ Abb. 5.7).

Nach dem deutschen Markengesetz können sämtliche „Zeichen [...] geschützt werden, die geeignet sind, Waren oder Dienstleistungen eines Unternehmens von denjenigen anderer Unternehmen zu unterscheiden" (§ 3 Abs. 1 MarkenG). Marken können aus Worten einschließlich Personennamen, Buchstaben, Zahlen, Abbildungen, 3-dimensionalen Gegenständen und aus akustischen Signalen bestehen. Je nachdem spricht man von Wort-, Bild-, Hör- oder 3-dimensionalen Marken. Markenschutz entsteht durch die Eintragung in das vom Deutschen Patent- und Markenamt (DPMA) geführte Register, gewinnt aber rein juristisch betrachtet bereits durch die intensive Nutzung eines Zeichens im Geschäftsverkehr oder durch notorische Bekanntheit Geltung (§ 4 MarkenG). Mit der Eintragung der Marke erhält der Inhaber das alleinige Recht, die

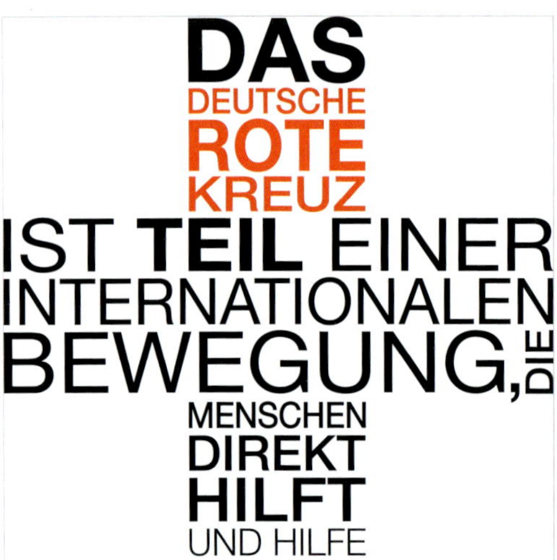
DAS
DEUTSCHE
ROTE
KREUZ
IST TEIL EINER
INTERNATIONALEN
BEWEGUNG, DIE
MENSCHEN
DIREKT
HILFT
UND HILFE
VERMITTELT.

Abb. 5.7 Markenleitsatz des Deutschen Roten Kreuzes. (Abb. aus: Deutsches Rotes Kreuz)

Marke für die geschützten Waren und/oder Dienstleistungen zu benutzen. Marken können vom Markeninhaber jederzeit verkauft und veräußert werden. Der Inhaber einer Marke kann überdies ein Nutzungsrecht an seiner Marke zulassen (**Markenlizenz**). Eine Marke ist unbegrenzt verlängerbar. Sie kann ewig leben. Wird die Verlängerungsgebühr nach jeweils 10 Jahren nicht mehr gezahlt, wird die Marke gelöscht (§ 47 MarkenG).

Allgemein lassen sich folgende Möglichkeiten der Markenführung (Markenstrategien) voneinander abgrenzen:

Einzelmarkenstrategie

Bei der Einzelmarkenstrategie wird für jede Leistung eine eigene Marke generiert, die nur ein Marktsegment besetzt. Jede Marke erhält eine eigene „Persönlichkeit" und ist auf dem entsprechenden Markt der Unternehmensrepräsentant. So können zum Beispiel einzelne Operationstechniken als Marke etabliert werden und als Differenzierungsmerkmal gegenüber Mitbewerbern dienen. Wird für einzelne Personen ein spezielles Identitäts- und Imagemanagement betrieben, handelt es sich um das Grundprinzip der Personenmarke. Sowohl Führungskräfte wie Chefärzte als auch andere führende Krankenhausmitarbeiter können als Personenmarke aufgebaut werden.

Familienmarkenstrategie

Bei einer Familienmarke werden mehrere Produkte, Produktgruppen oder Leistungsgruppen unter derselben Marke geführt. Für die Familienmarkenstrategie spricht die Tatsache, dass die Einführung neuer Einzelprodukte in den Markt leichter und mit erheblich weniger Kosten realisiert werden kann, da der Konsument das Produkt als zur Familie gehörig erkennt und von bisherigen positiven Erfahrungen auf das neue Erzeugnis schließt. Die einzelnen Produkte profitieren vom Image der gesamten Markenfamilie.

Dachmarkenstrategie

In der Regel werden bei einer Dachmarkenstrategie sämtliche Dienstleistungen eines Unternehmens unter einem einheitlichen Markennamen geführt. Dies ist meist der Name des Unternehmens selbst. So nennt sich zum Beispiel der ambulante Pflegedienst des Alfried Krupp Krankenhauses in Essen „Alfried Krupp Krankenhaus – Ambulanter Pflegedienst". Heute verstärken vor allem private Krankenhausträger ihre Bemühungen, eine Dachmarke für alle Einrichtungen ihres Trägers zu schaffen. Mit dieser Strategie versucht man beim potenziellen Patienten, über das Vertrauen in die Dachmarke auch Vertrauen in die Qualität der einzelnen, zur Dachmarke gehörenden Einrichtungen zu übertragen. In Deutschland verfolgen die Asklepios- und Sana-Kliniken, aber auch die Charité in Berlin eine Dachmarkenstrategie.

Der Markierung kommen mehrere Funktionen zu. Eine Marke soll das markierte Produkt aus der Masse gleichartiger Produkte hervorheben und von Konkurrenzmarken und -produkten abheben. Sie soll Orientierungs- und

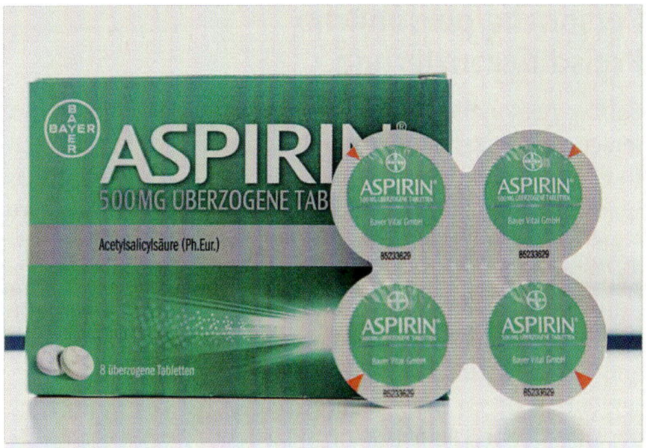

Abb. 5.8 Aspirin®. (Foto: K. Oborny, Thieme)

Entscheidungshilfe bei der Wahl von Leistungen geben (für Patienten), als Qualitätssiegel dienen und Vertrauen dem Unternehmen gegenüber schaffen (bei Einweisern, Patienten, Bürger, Partnern). Dadurch wird Markentreue aufgebaut, Kundenbindung erreicht und eine Unternehmenswertsteigerung erzielt. Es kommt auf eine konsequente und vor allem einheitliche Umsetzung in der Darstellung an, gleichgültig ob auf Briefpapier, in E-Mails, Räumlichkeiten oder im Verhalten.

Die Kraft der Marke wird im Gesundheitssektor noch wenig genutzt. Allein bei Arzneimitteln und in der Medizintechnik ist die Entwicklung von Produkten zu Marken selbstverständlich. Ein für viele andere stehendes Beispiel ist etwa Aspirin® (▸ Abb. 5.8).

5.7 Preis- und Konditionenpolitik

Die Entscheidung über den Preis der angebotenen Produkte und Leistungen gehört mit zu den wichtigsten unternehmerischen Aufgaben.

Definition

Preispolitik beinhaltet alle Maßnahmen und Entscheidungen in Bezug auf die Preisbildung eines Unternehmens und bildet zusammen mit der Konditionenpolitik (Rabatte, Absatzkredite, Skonti etc.) den Bereich der **Kontrahierungspolitik.**

Zur Kontrahierungspolitik gehören somit die Entscheidungen der Preis- und Rabattpolitik, die Gestaltung der Lieferungs- und Zahlungskonditionen sowie die Kreditpolitik (Kreditierung von Forderungen). Im Dienstleistungsbereich spricht man häufig von Entgeltpolitik.

5.7.1 Bestimmungsfaktoren der Preisbildung

Preisentscheidungen sind für die betrieblichen Entscheidungsträger mit erheblichem Risiko verbunden. In der Praxis richten Unternehmen ihre Preisentscheidungen an folgenden Determinanten aus:

- den Kosten,
- der Nachfrage bzw. Zahlungsbereitschaft der Kunden und
- den Konkurrenzpreisen.

Die Ausgewogenheit dieser Einflussgrößen auf die Preisbestimmung berücksichtigt das „Magische Dreieck der Preispolitik" (▸ Abb. 5.9).

Kostenorientierte Preisbildung

Eine kostenorientierte Preisbildung geht von den tatsächlich anfallenden Kosten aus. Zu diesem Betrag wird ein angemessener Gewinnzuschlag addiert. Neben den Kosten und dem gewünschten Gewinn sind keine weiteren Informationen erforderlich.

Auch auf dem Gesundheitsmarkt wurde in Teilbereichen lange Zeit mit kostenorientierten Preisen gearbeitet. Das wohl bekannteste Beispiel hierfür ist unter der Bezeichnung **„Selbstkostendeckungsprinzip"** bekannt.

Konkurrenzorientierte Preisbildung

Alternativ kann sich ein Unternehmen an der Preisstellung der Konkurrenten ausrichten. Diese Methode bietet den Vorteil einer einfacheren Preiskalkulation. Jedoch müssen eine Kostendeckung und ein angemessener Gewinn mittelfristig gegeben sein. So empfiehlt sich für ein Krankenhaus bei der Kalkulation der Entgelthöhe für nicht ärztliche Wahlleistungsangebote bzw. Hotelleistungen, neben der Beachtung der entstehenden Kosten auch das Vorgehen der Mitbewerber in die eigenen Überlegungen einzubeziehen.

Nachfrageorientierte Preisbildung

Die Nachfrage der Kunden stellt die 3. Ecke des Magischen Dreiecks dar. Sie entscheidet letztlich über die Angemessenheit eines Preises. Erfolgt die Preisbildung nachfrageorientiert, so richtet sich der Preis mit dem Ziel der Gewinnmaximierung allein an der Zahlungsbereitschaft des

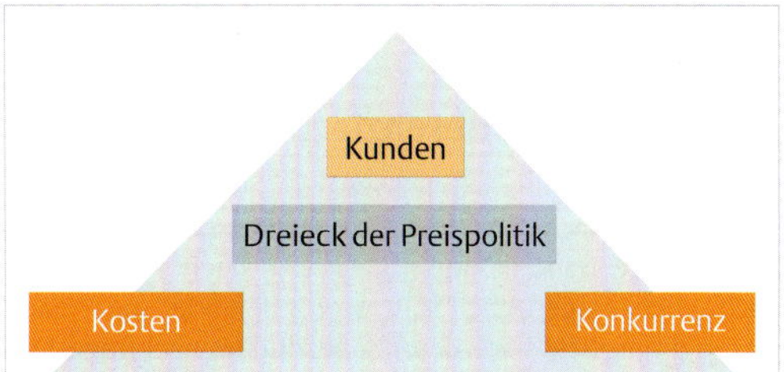

Abb. 5.9 Magisches Dreieck der Preispolitik.

Kunden aus. Bei dieser Art der Preisbildung dient der Kunde mit seinen Preisvorstellungen, seinem Preisbewusstsein und seiner Kaufbereitschaft als Entscheidungsgrundlage. Es geht darum, herauszufinden, welcher Preis der Abnehmer für ein Produkt oder eine Dienstleistung zu zahlen bereit ist. Das Preis-Leistungs-Verhältnis muss für den Nachfrager stimmen. Schließlich kann ein selbstzahlender Patient vor dem möglichen Krankenhausaufenthalt unterschiedliche Wahlleistungsangebote der infrage kommenden Kliniken miteinander vergleichen. Leistungen und Kosten können damit für den Nachfrager durchaus ein entscheidendes Kriterium für die Präferenz des einen oder anderen Hauses sein.

5.7.2 Formen der Preisdifferenzierung

Eine Form der Preispolitik, die jedes Unternehmen mehr oder weniger intensiv einsetzt, ist die Preisdifferenzierung. Man spricht von Preisdifferenzierung, wenn für ein Produkt oder eine Dienstleistung vom gleichen Anbieter unterschiedlich hohe Preise gefordert werden. Dies ist möglich, da die Konsumentengruppen aufgrund ihrer persönlichen Wertevorstellungen unterschiedliche Kauf- und Zahlungsbereitschaften an den Tag legen. Ziel der Preisdifferenzierung ist die Gewinnsteigerung durch Abschöpfung der unterschiedlichen Zahlungsbereitschaften. Darüber hinaus wird die Preisdifferenzierung als Mittel der Kundenbindung eingesetzt. Nicht selten erhalten langjährige Kunden bessere Preise als neue Kunden.

In der Praxis sind folgende Formen der Preisdifferenzierungen zu finden:

- räumlich (regional)
- zeitlich
- personell/persönlich (nach Kundengruppen)
- nach Absatzmenge
- sachlich

Räumliche (regionale) Preisdifferenzierung

Bei der räumlichen Preisdifferenzierung gelten verschiedene Preise in unterschiedlichen geografischen Gebieten (z. B. Inland oder Stadt). Eine räumliche Preisdifferenzierung wäre z. B., wenn eine Krankenhauskette für die gleichen Wahlleistungen an unterschiedlichen Standorten unterschiedliche Preise fordert. Ebenso liegt eine erzwungene räumliche Preisdifferenzierung durch unterschiedliche Basisfallraten in den Bundesländern vor.

Zeitliche Preisdifferenzierung

Bei der zeitlichen Preisdifferenzierung werden zu unterschiedlichen Nachfragezeitpunkten unterschiedliche Preise gefordert. Dabei können die Preise nach Tageszeiten, nach Wochentagen, nach Saisonverläufen oder sogar nach Jahren differenziert werden. An besonders nachfragestarken Terminen (z. B. Wochenenden) werden für die Bereitstellung von Angehörigenbetten höhere Preise gefordert als an nachfrageschwachen.

Personelle/persönliche Preisdifferenzierung

Bei der personellen Preisdifferenzierung schöpft man Unterschiede zwischen den Kundengruppen zur Preisgestaltung aus. Als Differenzierungskriterien kommen z. B. das Lebensalter, die berufliche Situation, die Zugehörigkeit zu einer Berufsgruppe oder speziell erworbene Zugangsberechtigungen in Betracht. So berechtigen Kurkarten in Kurorten zu kostenfreien und ermäßigten Leistungen und Veranstaltungen (z. B. Kurkonzerte, Vorträge, Wanderungen oder Nutzung der Bibliothek). In mehreren Ferienregionen und Orten gewähren Kurkarten die Benutzung des öffentlichen Nahverkehrs. Flächendeckende Konzepte dieser Art in Deutschland sind das „KONUS“ im Schwarzwald, das „GUTi“ im Nationalpark Bayerischer Wald, die „VHB-Gästekarte“ am Bodensee, die „Sauerland-Card“ und seit 2011 das Gäste-Ticket im Landkreis Cochem-Zell.

Preisdifferenzierung nach Absatzmenge

Auch Mengenrabatte, d. h. geringere Stückpreise bei höherer Mengenabnahme, zählen zur Preisdifferenzierungsstrategie der Unternehmen. Man spricht von mengenmäßiger oder quantitativer Preisdifferenzierung. In der Regel ist das Ziel der Behandlung die Gesundung des Patienten und damit tendenziell eine Reduzierung der Kontakte zum Gesundheitswesen. Dem steht die Gewährung von Mengenrabatten entgegen. Ebenso sind Rabatte aus ethischer Sicht im Gesundheitswesen problematisch. Sinnvolle Bereiche mögen Krankheitsgebiete mit Unterversorgung sein, z. B. bei Präventionsmaßnahmen. Die Rabattgewährung kann hier in Form einer unentgeltlichen Draufgabe (Naturalrabatt) erfolgen, z. B. in Form von Seminaren zu verwandten Themen, Büchern oder Workshop-Einladungen.

Sachliche Preisdifferenzierung

Oft wird die Preisdifferenzierung in Kombination mit einer Produktdifferenzierung vorgenommen. So erlauben Wahlleistungen eine Preisdifferenzierung z. B. hinsichtlich der Größe des Krankenzimmers.

5.7.3 Konditionenpolitik

Definition M!

Der **Konditionenpolitik** kommt die Aufgabe der preispolitischen Feinsteuerung zu.

Zur Konditionenpolitik gehören die Instrumente, die, außer dem Preis, Gegenstand vertraglicher Vereinbarungen über das Leistungsentgelt sein können. Dazu zählen u. a. Entscheidungen über Rabatte, Absatzkredite sowie Liefer- und Zahlungsbedingungen. Im Folgenden wird auf die gesonderte Behandlung der Absatzkredite verzichtet, weil sie wahrscheinlich nur in Nischen denkbar sind (z. B. Schönheitsoperationen auf Kredit).

Rabattpolitik

Rabatte sind Preisnachlässe. Mit ihrer Gewährung verändert sich der Preis, den der Kunde tatsächlich für ein Produkt bzw. eine Dienstleistung zu entrichten hat. So hat der Gesetzgeber die gesetzliche Krankenversicherung bei den Arzneimittelausgaben entlastet, indem pharmazeutische Unternehmen und Apotheken verpflichtet sind, Krankenkassen einen Preisnachlass pro verordneter Arzneimittelpackung zu gewähren. Darüber hinaus gelten Rabattregelungen, die auf Freiwilligkeit beruhen. Gesetzliche Rabattregelungen im Arzneimittelmarkt finden sich in den folgenden Paragrafen:

- Apothekenrabatt nach § 130 Abs. 1 SGB V
- Herstellerrabatt nach § 130a SGB V
- Rabattverträge nach § 130a Abs. 8 SGB V
- Erstattungsvereinbarungen nach §§ 130b und 130c SGB V

Rabatte können als Maßnahme der Kundenbindung, vorwiegend bei Stammkunden, oder zur Kundengewinnung eingesetzt werden.

Es gibt verschiedene Rabattarten. Die wichtigsten sind:

- Mengenrabatte (S. 120)
- **Funktionsrabatte**
- **Zeitrabatte** (z. B. Frühbucherrabatt)

Liefer- und Zahlungsbedingungen

Die Liefer- und Zahlungsbedingungen sind in der Regel Bestandteil der „Allgemeinen Geschäftsbedingungen", kurz AGB (S. 210). Sie legen die Rechte und Pflichten der Vertragspartner fest. Im Einzelfall können sie modifiziert werden. Die **Lieferbedingungen** regeln im Allgemeinen die Einzelheiten über:

- Ort der Warenübergabe (Gefahrenübergang)
- Zeitpunkt der Lieferung
- Umtausch- und Rücktrittsmöglichkeiten innerhalb eines bestimmten Zeitraums
- Vereinbarung einer Konventionalstrafe für eine verspätete Leistungserbringung
- Berechnung der Verpackungs-, Fracht- und Versicherungskosten
- Mindestmengenzuschläge

Werden keine besonderen Lieferbedingungen getroffen, dann gelten die gesetzlichen Regelungen.

Durch die **Zahlungsbedingungen** werden die Modalitäten der Zahlung festgelegt. Sie regeln im Allgemeinen:

- Zahlungsweise (z. B. Vorauszahlung in voller oder in Höhe eines Teilbetrages, Höhe der Rate bei Teil-, Bar-, Abschlagszahlung)
- Zahlungsabwicklung
- Zahlungssicherung (Personal- bzw. dingliche Sicherung)
- Inzahlungnahme gebrauchter Waren
- Zahlungsfristen und Preisnachlässe bei vorzeitiger Zahlung (Skonto)

5.7.4 Preis- und Konditionenpolitik im Gesundheitswesen

Im Unterschied zu anderen Ländern sind dem Einsatz der preispolitischen Maßnahmen in Deutschland durch gesetzliche Regelungen enge Grenzen gesetzt. Nur in begrenztem Umfang besteht ein gewisser Spielraum. Exemplarisch werden die Möglichkeiten der Preis- und Konditionenpolitik eines Krankenhauses, im Altenheim und im Pflegedienst dargestellt.

Preispolitik im Krankenhaus

Krankenhäuser können die Preise für ihre Leistungen nicht selbst festsetzen. Auch bei einer hohen Nachfrage nach einer Leistung (z. B. innovative Hüftoperation), die auf einem nicht regulierten Markt zu einem Preisanstieg führen würden, kann das Krankenhaus seine Preise nicht verändern. Denn seit Anfang 2004 sind die meisten Krankenhäuser in Deutschland hinsichtlich ihrer Preispolitik an genaue rechtliche Vorgaben gebunden. Für den mit Abstand größten Teil der Krankenhausleistungen gilt ein einheitliches Preissystem, das DRG (Diagnosis-related-Groups)-System. Es gilt einheitlich für alle Krankenhäuser mit staatlichem Versorgungsauftrag und primär für alle Patienten, bei denen die Sozialversicherung (gesetzliche Krankenversicherung) für die Kosten aufkommt. Dieses System unterscheidet mehr als 20 Diagnosebereiche. Innerhalb dieser Bereiche werden aus den wichtigsten Diagnosen und Behandlungsprozeduren nunmehr 1 318 Fallpauschalen (Stand: 2019) abgeleitet. Die Fallpauschalen sind grundsätzlich einheitlich bewertet.

Der Bewertungsfaktor (Bewertungsrelation) multipliziert mit einem Basisfallwert ergibt den Preis der spezifischen Krankenhausbehandlung (vgl. Grethler, A., 2017, Kap. 13.5 ff. und Kap. 16 ff.):

$$\text{Fallpreis} = \text{Bewertungsrelation} \times \text{Basisfallwert}$$

Dennoch haben Krankenhäuser im Rahmen der allgemeinen Krankenhausversorgung – wenn auch begrenzt – die Möglichkeit, preispolitische Aktivitäten durchzuführen, so zum Beispiel im Rahmen der Integrationsversorgung (§ 140 a SGB V).

Eine aktive Preispolitik kann ein Krankenhaus im Bereich Wahlleistungen, Serviceleistungen bzw. Zusatzleistungen betreiben, die nicht von den Krankenkassen finanziert werden und vom Patienten selbst zu tragen sind. Kliniken und Ärzte konzentrieren sich deshalb verstärkt auf Privatpatienten und Selbstzahler. Voraussetzung ist, dass die allgemeinen Krankenhausleistungen durch die Wahlleistungen nicht beeinflusst werden (§ 17 KHEntgG). Wahlleistungen müssen vor der Erbringung schriftlich vereinbart werden. Vor Abschluss der Vereinbarung ist der Patient über die Entgelte zu unterrichten. Die Vereinbarung über wahlärztliche Leistungen erstreckt sich auf alle an der Behandlung des Patienten beteiligten Ärzte des Krankenhauses, soweit diese zur gesonderten Berechnung ihrer Leistung berechtigt sind. Dies schließt auch die von diesen Ärzten veranlassten Leistungen ein, die außerhalb des Krankenhauses von Ärzten und ärztlich geleiteten Einrichtungen erbracht werden. Solche Fälle können z. B. laborärztliche Untersuchungen oder radiologische Leistungen betreffen. Eine Vereinbarung über eine gesondert berechenbare Unterkunft darf nicht von einer Vereinbarung über sonstige Wahlleistungen abhängig gemacht werden. Für die Abrechnung der wahlärztlichen Leistungen gibt es konkrete Vorschriften: die **Gebührenordnung für Ärzte**.

Die Preise der sonstigen Wahlleistungen kann das Krankenhaus dagegen frei kalkulieren. Eine Reglementierung besteht nur insoweit, als diese Entgelte in einem angemessenen Verhältnis zu den Leistungen zu stehen haben. Im Wesentlichen handelt es sich bei diesen Wahlleistungen um die sogenannten Hotelleistungen. So kann der Patient beispielsweise das Ein- oder Zwei-Bett-Zimmer wünschen. Je nach Krankenhaus ist das Zimmer mit Dusche und/oder Bad und/oder WC sowie zusätzlichen Komfortmerkmalen ausgestattet. Über die einzelnen Komfortmerkmale der angebotenen Wahlleistungszimmer und deren Preis ist der Patient mittels einer Leistungsbeschreibung zu unterrichten. ▶ Tab. 5.5 zeigt eine zwischen dem PKV-Verband und der deutschen Krankenhausgesellschaft (DKG) abgestimmte Liste von preisbildenden Komfortelementen, die bundesweit zur Bemessung der Entgelte für die im Krankenhaus angebotene Wahlleistung „Unterkunft" vereinbart wurde.

Auch die Unterbringung und Verpflegung einer Begleitperson – sofern nicht medizinisch begründet – kann eine Wahlleistung sein. Darüber hinaus kommen sonstige Leistungen wie Bereitstellung eines Telefons oder Fernsehgeräts, Dolmetscherdienste, Anschlussaufenthalte nach einer geplanten ambulanten Operation (nach IGeL), u. Ä. als Wahlleistung in Betracht. In diesem Bereich haben die Krankenhäuser etliche Möglichkeiten der Gestaltung des Angebots und des Preises:

- Unterbringung in einem **1-Bett-Zimmer** nach Maßgabe der folgenden Komfortmerkmale: separates WC und separate Dusche, häufiger Bettwäschenwechsel, besondere Zimmergröße, persönlicher Service, Erledigung der Aufnahmeformalitäten auf dem Zimmer, Wahl- und Zusatzverpflegung (Preis pro Berechnungstag 76,20 €)
- Unterbringung in einem **1-Bett-Zimmer** nach Maßgabe der folgenden Komfortmerkmale: separates WC und separate Dusche, Schreibtisch, Internetanschluss, Zusatzartikel Sanitär, Telefon, Komfortbett, häufiger Bettwäschenwechsel, persönlicher Service, Besucherecke, Safe, Kühlschrank, besondere Zimmergröße, Erledigung der Aufnahmeformalitäten auf dem Zimmer, Wahl- und Zusatzverpflegung (Preis pro Berechnungstag 81,60 €)
- Unterbringung und Verpflegung einer Begleitperson: 55,00 € Entgelt je Berechnungstag
- Unterbringung einer Begleitperson ohne Verpflegung: 45,00 € Entgelt je Berechnungstag
- Anschlussaufenthalt nach einer geplanten ambulanten Operation (nach IGeL): 75,00 € Entgelt je Berechnungstag

In der Praxis halten sich die Kliniken größtenteils an Muster-Wahlleistungsvereinbarungen. Inhalte werden an die Gegebenheiten der Einrichtung angepasst. Einige Kliniken veröffentlichen ihre Wahlleistungenvereinbarungen im Internet frei zugänglich. Lukrativ sind für Kliniken auch ausländische Patienten. Meist steht diese Möglichkeit nur wenigen hoch spezialisierten und international renommierten Krankenhäusern, überwiegend Universitätskliniken, offen. Für deren Behandlung gelten nicht selten gesonderte Tarife. Diese entstehen durch den in der Regel zusätzlichen Aufwand, wie vorherige Befunderhebung und -beurteilung, Kommunikation im Vorfeld der Behandlung, Vermittlungs- und Transferleistungen, Dolmetscherdienste, herkunftslandspezifische Essensversorgung, Aufnahme von Begleitpersonen. Die mit diesen Mitteln erzielten Einnahmen bleiben bei der Berechnung des Budgets unberücksichtigt (§ 4 Abs. 4 KHEntgG). Allerdings ist diese Einnahmequelle unkalkulierbar, zumal auch andere Länder um die zahlungskräftige Klientel werben.

Tab. 5.5 Liste von preisbildenden Komfortelementen (nach Gemeinsame Empfehlung gemäß § 22 Abs. 1 BPflV/ § 17 Abs. 1 KHEntgG zur Bemessung der Entgelte für eine Wahlleistung Unterkunft).

Komfortbereiche	Leistungsdefinition
Sanitärzone	separate Dusche und WC, besondere Größe der Sanitärzone, sonstige Sanitärausstattung, z. B. mit Spiegel, Stauräumen, Ablagen und Sitzgelegenheiten etc. je Patient, Zusatzartikel, wie z. B. Bademäntel, Frotteetücher, Fön, eine Auswahl an Pflegeprodukten
Sonstige Ausstattung des Krankenzimmers	Komfortbetten, Rollos, Besucherecke, Schreibtisch, Schränke, Safe, Kühlschrank, Dekoration, Farbfernseher, Telefon, Telefax- und Internetanschluss, Audioanlage
Größe und Lage	Besondere Zimmergröße, Balkon/Terrasse, bevorzugte Lage, organisatorische Einheit („Privatstation"), d. h. die Wahlleistungszimmer verfügen außerhalb der Zimmer über besondere Zusatzausstattungen. Zum Beispiel besonders ansprechende Einrichtung und Gestaltung der zusätzlichen Räumlichkeiten. Aufenthaltsräume, Flure (z. B. hochwertige Bodenbeläge, Tapeten, Bilder, Blumenschmuck etc.) und Patientenküche (separater Raum zur Benutzung für Wahlleistungspatienten und deren Besucher, ausgestattet mit Wasserkocher, Kaffeemaschine, Mikrowelle, Geschirr, Besteck).
Verpflegung	Wahlverpflegung und Zusatzverpflegung, z. B. in Form von Nachmittags- und Besucherkaffee, täglich frisches Obst etc.
Service	täglicher Hand- und Badetuchwechsel sowie häufiger Bettwäschewechsel, kostenfreie Tageszeitungen, TV-Zeitschrift, Erledigung der Aufnahmeformalitäten auf dem Zimmer, persönlicher Service, Service für die persönliche Wäsche

Speziell für Selbstzahler sollte auch die Gestaltung der Zahlungsbedingungen mit in die Betrachtung einbezogen werden, um Anreize zur Inanspruchnahme von Krankenhausleistungen zu schaffen. So kann z. B. bei besonders kostenintensiven medizinischen Leistungen über die Option von Teilzahlungen nachgedacht werden.

Preispolitik im Altenheim

Grundsätzlich besteht für das Unternehmen Alten- und Pflegeheim keine Möglichkeit, für seine Dienstleistungen aus dem SGB XI und SGB V eine aktive Preispolitik durchzuführen. Sofern die Einrichtung über Sozialversicherungsträger abrechnen will, ist der Preis der Dienstleistung ein regulierter Preis. Die Pflegesätze nach Pflegegraden sowie die Entgelte für Unterkunft und Verpflegung werden in **landesweiten Pflegesatzvereinbarungen** prospektiv zwischen dem Pflegeheim, den Pflegekassen oder sonstigen Sozialversicherungsträgern und dem für den Sitz des Pflegeheims zuständigen Sozialhilfeträger vereinbart (§ 85 und § 87 SGB XI). Es kommt zu einer Verhandlungslösung beziehungsweise einem Verhandlungspreis. Infolge dieser Preisnormierung erübrigen sich für den einzelnen Heimträger im Bereich der Grundleistungen alle preispolitischen Aktionsparameter.

Eine realistische Möglichkeit zur Preisgestaltung und Preisdifferenzierung kann bei den **Wahl- und Zusatzleistungen** (§ 88 SGB XI) Anwendung finden. Hierunter fallen alle Leistungsangebote, die über das Maß der durch das SGB XI definierten Grundleistungen hinausgehen. Zusatzleistungen sind besondere Komfortleistungen bei Unterkunft und Verpflegung sowie zusätzliche pflegerische-betreuende Leistungen, die durch den Pflegebedürftigen individuell wählbar und mit ihm vorher schriftlich zu vereinbaren sind. Ohne eine solche Vereinbarung kann kein Entgelt für zusätzliche Leistungen verlangt werden.

Eine wirksame vertragliche Vereinbarung von Zusatzleistungen im Wohn- und Betreuungsvertragstext könnte beispielhaft folgendermaßen lauten:

„Als Zusatzleistung im Sinne des § 88 SGB XI können besondere Leistungen bei Unterkunft und Verpflegung sowie zusätzliche pflegerisch-betreuende Leistungen gesondert gegen Entgelt vereinbart werden. Diese Leistungen werden schriftlich mit konkretem Leistungsinhalt, Leistungsumfang und dem Preis der Leistung zwischen der Bewohnerin/dem Bewohner und der Einrichtung vereinbart. Die Zusatzleistungen sind in der dieser Vereinbarung beigefügten Aufstellung (Anlage …) aufgeführt."

Zusatzleistungen müssen von den Bewohnern selbst bezahlt werden und werden im Nachhinein monatlich abgerechnet. Grundsätzlich dürfen Zusatzleistungen die notwendigen stationären oder teilstationären Leistungen des Pflegeheimes nicht beeinträchtigen und müssen den Landesverbänden der Pflegekassen und den überörtlichen Trägern der Sozialhilfe im Land vor Leistungsbeginn schriftlich mitgeteilt werden. Im Rahmen der Sozialhilfe können Zusatzleistungen nicht übernommen werden.

Mitunter kann eine Unterscheidung zwischen **Zusatzleistungen** und **Grundleistungen** schwierig sein. Es gelten jedoch folgende Grundsätze: Mit den Pflegesätzen und den Entgelten für Unterkunft und Verpflegung sind alle Leistungen abgegolten, die für die Unterbringung und Verpflegung sowie die Pflege der Pflegebedürftigen je nach Art und Schwere ihrer Pflegebedürftigkeit erforderlich sind. Die in diesem Umfang notwendigen Leistungen dürfen auch dann nicht gesondert als Zusatzleistungen in Rechnung gestellt werden, wenn sie besonders aufwendig sind und das Maß des Normalen überschreiten. Zu den notwendigen – und damit nicht als Zusatzleistungen berechenbaren Leistungen – gehören z. B. eine besondere Diätkost oder technisch besonders aufwendige Pflegebetten. Als Zusatzleistungen kommt ein besonders großes oder im Unterschied zu den übrigen Zimmern des Heims besonders luxuriös ausgestattetes Zimmer, persönliche Begleitung zu Arztbesuchen, zeitintensive Schönheitspflege (z. B. Maniküre oder Pediküre), ein individueller Vorleseservice, Hilfe bei der Erledigung privater Korrespondenz, soweit diese selbst erledigt werden könnte, Nutzung von Gemeinschaftsräumen für private Feiern, Einlagerung privater Gegenstände, „Gourmetkost" und anderes mehr in Betracht.

Neben den Zusatzleistungen können sonstige Dienstleistungen vom Heim angeboten und ein zusätzliches Entgelt für diese Leistungen berechnet werden. Es handelt sich weder um besondere Komfortleistungen bei Unterkunft und Verpflegung noch um zusätzliche pflegerische-betreuende Leistungen. Sonstige Leistungen können z. B. sein:

- Hilfe beim Einzug in die Einrichtung oder Auszug aus der Einrichtung
- Haustierversorgung
- Unterricht unter fachlicher Leitung (z. B. Erlernen eines Instruments)
- Eintrittsgelder und Ähnliches im Rahmen von Kultur- und Freizeitwünschen
- Teilnahme an einer Urlaubsreise
- Fahr- und Begleitdienste im Zusammenhang mit sonstigen Dienstleistungen, etc.

Bei der Kalkulation des Entgelts empfiehlt es sich, neben der Beachtung der entstehenden Kosten auch das Vorgehen der konkurrierenden Einrichtungen in die eigenen Überlegungen einzubeziehen. Aus taktischen Gründen kann es sich anbieten, teilweise auf eine Rechnungsstellung zu verzichten, um sich mit diesem „Service des Hauses" auf dem Markt zu profilieren. Den Bewohnern würde in diesem Fall ein echter materieller Vorteil entstehen, der ihnen zudem das gute Preis-Leistungs-Verhältnis des Heimes verdeutlicht. Eine weitere Alternative zur Veranschaulichung des Preis-Leistungs-Verhältnisses bietet in diesem Zusammenhang das Angebot des „Probewohnens". Solche Angebote eines kostenlosen Probewohnens in einem Alten-/Pflegeheim helfen, Hemmschwellen zu senken.

Die Konditionenpolitik gibt dem Heim ein weiteres Mittel, sich als ein kompetentes, serviceorientiertes Unternehmen darzustellen. Hier können zum einen die Gestaltung der Zahlungsbedingungen in Form eines zurückhaltenden Umgangs mit Mahnungen zahlungsrückständiger Kunden, zum anderen die Gewährung von Rabatten ab einem bestimmten Umfang an erbrachten Wahl- und Zusatzleistungen dazu beitragen, sowohl den Bewohnern als auch der gesamten Öffentlichkeit ein „faires" und angemessenes Preis-Leistungs-Verhältnis zu verdeutlichen.

Preispolitik im ambulanten Pflegedienst

Prinzipiell besteht für einen Pflegedienst keine Gelegenheit, für seine Kernangebote eine eigene Preispolitik durchzuführen. Eine realistische Möglichkeit der Preisgestaltung ist im Gegensatz dazu in den Wahl- und Zusatzleistungen gegeben. Dazu sollte der Pflegedienst seinen Bedarf an ergänzenden Leistungen in seinem Einzugsgebiet kennen und entsprechend aktuelle und originelle Angebote anbieten. Als Zusatzleistungen, auch Serviceleistungen genannt, sind über das verpflichtende Kernangebot hinausgehende Leistungen. Diese Erweiterungen kann der Pflegedienst z. T. finanziell frei gestalten oder auch kostenlos anbieten. Zusatzleistungen können z. B. sein:

- 24-Stunden-Betreuung
- „betreutes Wohnen zu Hause"
- Hilfe beim Ausfüllen von Anträgen aller Art (Antrag auf Pflege, Kostenübernahmen mit Krankenkassen, Sozialamt)
- haushaltnahe Dienstleistungen wie z. B. Bügeln, Wäsche waschen und falten, Staub wischen, Staub saugen, abwaschen, Fenster putzen, Gardinen abnehmen, Rollladen hoch/- runterziehen, Mülleimer leeren und rausbringen, Hausflur reinigen
- Begleitung zu Veranstaltungen (Konzert, Theater, Museum), zum Friedhof oder zum Einkauf
- Übernahme von kleineren Besorgungen und Botengänge (Frühstücksbrötchen, Tageszeitung mitbringen, Abholung von Medikamenten, Briefe und Pakete zur Post bringen) und Haustierversorgung (ausführen, reinigen, Tierarztbesuche)
- Vermittlung von Hilfsmitteln (z. B. Rollstuhl, Pflegebett oder Badelifter)
- Gartenpflege (Rasen mähen, Unkraut jäten, Blumenpflege, Hof fegen)
- Leistungen bei vorliegender Verordnung bzw. Attest, wenn keine Kostenübernahme durch die Krankenkasse erfolgt oder bei nicht verordnungsfähigen Leistungen
- Gesprächsgruppen für pflegende Angehörige und spezielle Gruppen, z. B. für Angehörige von dementen Personen

Einige der Angebote sind bei zuerkanntem Pflegegrad über den Entlastungsbetrag erstattungsfähig (§ 45b SGB XI).

In zunehmendem Maße bieten Pflegedienste kostenlose zusätzliche Serviceleistungen an, z. B. ein kostenloses Bad, eine individuelle kostenlose Pflegeberatung, mehrere pflegerische Testbesuche vor der endgültigen Entscheidung der Klienten für den Pflegedienst („Pflege auf Probe"). Damit wollen Pflegedienste entweder Kunden werben oder belohnen. Zusatzleistungen können zu den „Stars" der Einkommensseite werden.

Aber auch die Kernleistungen sollten neu durchdacht und qualitativ durch Zusatzleistungen verbessert werden („Mobilisierung nach Bobath/kinästhetisches Prinzip", „Körperpflege mit Naturschwamm und basaler Stimulation"). Unter Umständen kann der Pflegedienst auf der Grundlage von besonderen und erweiterten Leistungen Exklusivverträge mit den Pflegekassen schließen. Der flexible Dienstleistungsmix wird zukünftig das Profil der einzelnen Pflegedienste prägen.

5.8 Distributionspolitik

Das dritte Instrument im Marketingmix ist die Distributionspolitik.

Definition

Die **Distribution** hat die Aufgabe, eine marktfähige Leistung in der richtigen Menge und zum richtigen Zeitpunkt an den Ort der Nachfrage zu bringen.

Ganz allgemein beschäftigt sich die Distributionspolitik mit allen Entscheidungen und Handlungen, die mit dem Weg eines Produktes oder einer Leistung vom Anbieter bis zum Endverbraucher in Verbindung stehen. So muss sich ein Pflegedienst folgende Fragen stellen:

- Sollen die Leistungen nur von eigenen Mitarbeitern erbracht werden?
- Ist es sinnvoll, eine Filiale in einem entfernter liegenden Stadtteil aufzubauen?
- Sind die Kontaktwege zu den gegenwärtigen und potenziellen Nutzern zu optimieren?
- Empfiehlt sich die Kooperation mit einem benachbarten Pflegedienst, der bei einem Nachfrageüberhang Pflege übernimmt?
- Kann eine stärkere Betonung der Sprechstunden und Gruppenaktivitäten in den Räumen des Pflegedienstes bestimmten Zielgruppen (z. B. pflegenden Angehörigen) Vorteile bringen?
- Sind die Fahrzeuge in optimalem Zustand? Entsprechen sie dem Bedarf (Sicherheit, Komfort, Wirtschaftlichkeit)?
- Sind die Anfahrtswege und Parkmöglichkeiten sorgfältig geplant?

Distribution beinhaltet nicht nur den Transport des Produktes, sondern auch, wie mit den Kunden Kontakt aufgenommen wird. Aufgrund der besonderen Eigenschaften von Dienstleistungen („Uno-actu-Prinzip") muss nicht die Leistung (Behandlungsleistung) zum Nutzer (Patient), sondern vielmehr der Nutzer (Patient) zum Ort der Dienstleistungserstellung (Krankenhaus, Arztpraxis) gebracht werden. Die Distributionspolitik beschäftigt sich allgemein mit den in ► Abb. 5.10 aufgeführten Problemkreisen.

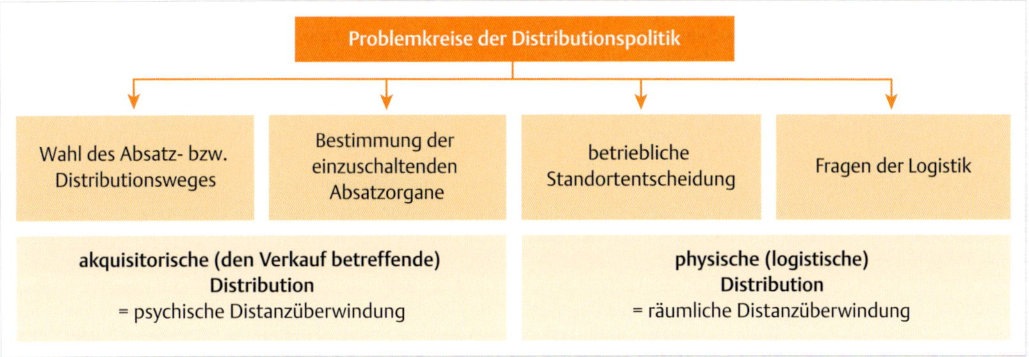

Abb. 5.10 Problemkreise der Distributionspolitik.

5.8.1 Absatz-/Distributionsweg

Der Weg eines Produktes bzw. einer Leistung vom Hersteller bis zum Kunden wird Absatz- oder Distributionsweg genannt. Er ergibt sich aus der Gesamtheit aller an der Distributionsaufgabe beteiligten Institutionen bzw. Organe. Generell kann der Absatz erstellter Leistungen auf direktem oder indirektem Wege erfolgen (▶ Abb. 5.11).

Untrennbar mit der Wahl und Bestimmung des Absatzweges verbunden sind Entscheidungen hinsichtlich des Einsatzes von Absatzorganen. **Absatzorgane** sind Bestandteile bzw. Komponenten von Absatzwegen. Als Absatzorgane bezeichnet man alle Personen und Institutionen, die im Zusammenhang mit dem Verteilungsweg eines Produktes Distributionsaufgaben wahrnehmen. Sie sind die Leistungsträger der Distribution. Man unterscheidet zwischen betriebseigenen und fremden Absatzorganen.

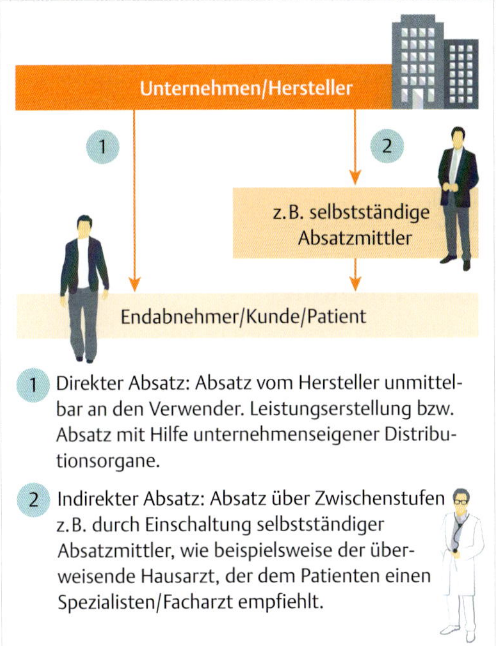

Abb. 5.11 Absatz-/Distributionsweg.

Zu den **internen Distributionsorganen** zählen die Mitarbeiter der Einrichtung, die mit dem Patienten/Bewohner in Kontakt kommen (u. a. ärztliches, therapeutisches und pflegerisches Personal sowie Mitarbeiter der Patientenverwaltung). Sie beeinflussen die Kundenzufriedenheit, vermitteln dem Patienten und seinem jeweiligen Umfeld das spezielle Klima bzw. das Leitbild sowie die Leistungsschwerpunkte der Einrichtung. Als **externe Distributionsorgane** kommen einweisende Stellen infrage, hauptsächlich zuweisende Ärzte, Belegärzte, ambulante Pflegeeinrichtungen, Seniorenbüros sowie Notarzt- und Krankenwagenbesatzungen, mehr und mehr auch die Krankenkassen. Sie übernehmen für eine Einrichtung eine indirekte Vertriebsfunktion, indem sie Empfehlungen für eine Einrichtung aussprechen oder potenzielle Kunden dort direkt zuweisen. Die Beziehungen und Kooperation zwischen der Einrichtung und den einweisenden Instanzen sollten gepflegt werden. Maßnahmen sind zum **Beispiel:** rascher Informationsfluss über Patienten an die zuweisenden Ärzte, organisatorische und räumliche Verbesserungen, die den Abtransport von Patienten für Krankenwagen erleichtern bzw. beschleunigen. Diese Gruppen besitzen eine erhebliche Multiplikationsfunktion, da sie das Image der Einrichtung nachhaltig prägen.

Im Gegensatz zum Sachgütermarketing konzentriert sich die Distributionspolitik von Gesundheitsdienstleistern auf Standortfragen (Einzugsbereiche) und Fragen der Erreichbarkeit (Verkehrsmittel). Die **Wahl eines Standortes** ist von verschiedenen Einflussgrößen abhängig und eine im besten Fall langfristige veränderbare strategische Entscheidung. Daher sollten nicht nur die momentan relevanten Faktoren eines Standortes berücksichtigt werden, sondern auch Aspekte, die langfristig von Bedeutung sein können (Nähe zum Arbeitsmarkt oder gute infrastrukturelle Lage der Einrichtung). Denn der Standort der Einrichtung grenzt den Absatzmarkt auf einen bestimmten Radius ein und die Distribution ist an Bevölkerungszahl, Altersstruktur und Einzugsgebiet gebunden. Der Standort, bei dem die Kombination der einzelnen Standortfaktoren auf Dauer den höchsten Unternehmensgewinn verspricht, ist auszuwählen. Zugegeben ist die Frage des Standorts bei den meisten Einrichtungen bereits beantwortet und stellt sich lediglich im Rahmen von Neubauabsichten erneut.

Aus Kundensicht sollte eine Einrichtung möglichst „kundenfreundlich" gestaltet und einfach erreichbar sein. Eine sehr gute **verkehrstechnische Anbindung** z. B. an öffentliche Verkehrsmittel ist in jedem Fall wünschenswert. Ebenso müssen ausreichend Parkflächen vor der Einrichtung geschaffen, die Ausschilderung entlang möglicher Zufahrtswege und die Gestaltung eines internen Leitsystems kundengerecht geplant und gestaltet sein. Folglich sollte die Beschilderung innerhalb der Einrichtung so sein, dass der Patient oder der Besucher die entsprechenden Räumlichkeiten gut findet. Zudem sollte ein schneller, unkomplizierter Zugang des Patienten zur Leistungserstellung durch eine optimierte Empfangs- und Aufnahmesituation erfolgen (z. B. Terminabsprachen, angemessene Wartezeiten, ansprechendes Ambiente).

Telemedizin

Auch die Telemedizin kann als Distributionsinstrument gesehen werden. Nach der AG Telemedizin der Bundesärztekammer ist Telemedizin: „[...] ein Sammelbegriff für verschiedenartige ärztliche Versorgungskonzepte, die als Gemeinsamkeit den prinzipiellen Ansatz aufweisen, dass medizinische Leistungen der Gesundheitsversorgung der Bevölkerung in den Bereichen Diagnostik, Therapie und Rehabilitation sowie bei der ärztlichen Entscheidungsberatung über räumliche Entfernungen (oder zeitlichen Versatz) hinweg erbracht werden. Hierbei werden Informations- und Kommunikationstechnologien eingesetzt" (AG Telemedizin, 2015).

> **Merke** M!
>
> Durch telemedizinische Methoden können sich Ärzte und Patienten sowie verschiedene Leistungserbringer miteinander vernetzen und Informationen über Distanzen hinweg austauschen.

Dabei kann ohne zeitlichen Verlust auf diese Informationen zugegriffen werden. Auch die Einbindung hochspezialisierter Experten in individuelle Behandlungsprozesse wird erst durch Einsatz dieser Technik ermöglicht.

Telemedizin ist inzwischen fest etabliert und in einigen Bereichen, wie etwa der Akutversorgung von Schlaganfallpatienten, schon weit verbreitet. So werden beispielsweise Schlaganfallpatienten in mehreren Bundesländern auf sogenannten Tele-Stroke-Units behandelt, wenn keine reguläre Stroke Unit in erreichbarer Nähe ist. Ebenso hat der Erweiterte Bewertungsausschuss 2016 das Monitoring von Patienten mit einem implantierten Defibrillator oder CRT-System (kardiale Resynchronisationstherapie) als telemedizinische Leistung in den Einheitlichen Bewertungsmaßstab (EBM) aufgenommen. Weitere Instrumente der Telemedizin sind zum Beispiel Telekonsile zum Online-Austausch von Befunden oder Röntgenbildern oder die elektronische Übermittlung von Patientendaten bei Hausbesuchen durch Praxisangestellte zum Arzt.

Um die Telemedizin in Deutschland zu stärken und dem Vorwurf der Politik zu begegnen, die Ärzte verschenkten durch das sogenannte Fernbehandlungsverbot die Potenziale, mittels Telemedizin die Versorgung zu verbessern, wurden berufsrechtliche Änderungen notwendig. Bislang waren im bundesweiten Berufsrecht „ausschließliche" Behandlungen von Patienten über Kommunikationsmedien untersagt. Mit dem 121. Deutschen Ärztetag in Erfurt wurde eine Liberalisierung der Musterberufsordnung beschlossen. Künftig können in Deutschland tätige Mediziner Patienten ohne einen vorherigen persönlichen Kontakt in Einzelfällen ausschließlich per Telefon, SMS, E-Mail oder Online-Chat behandeln. Gewiss bei Beachtung aller ärztlichen Sorgfalt und der Patientensicherheit. Patienten sollen damit unnötige Wege und Wartezeiten erspart werden. Trotzdem soll die notwendige persönliche Zuwendung des Arztes durch digitale Techniken nicht ersetzt werden. Sie unterstützten die ärztliche Tätigkeit. Damit ist der berufsrechtliche Weg für die ausschließliche Fernbehandlung von Patienten geebnet. Der neugefasste § 7 Abs. 4 MBO lautet fortan: „Ärztinnen und Ärzte beraten und behandeln Patientinnen und Patienten im persönlichen Kontakt. Sie können dabei Kommunikationsmedien unterstützend einsetzen. Eine ausschließliche Beratung oder Behandlung über Kommunikationsmedien ist im Einzelfall erlaubt, wenn dies ärztlich vertretbar ist und die erforderliche ärztliche Sorgfalt, insbesondere durch die Art und Weise der Befunderhebung, Beratung, Behandlung sowie Dokumentation, gewahrt wird und die Patientin oder der Patient auch über die Besonderheiten der ausschließlichen Beratung und Behandlung über Kommunikationsmedien aufgeklärt wird." Nach dem Grundsatzbeschluss des Ärztetages muss der Großteil der 17 Landesärztekammern ihre regionalen Berufsordnungen dementsprechend anpassen.

5.8.2 Franchising

Der Begriff des Franchisings ist im Gesundheitsmarkt zwar noch fremd und wird eher mit Fast-Food-Ketten, Autowerkstätten oder anderen gewerblichen Unternehmen verbunden. Generell ist Franchise für alle Branchen von Bedeutung. Auch in Bereichen des Gesundheitswesens haben sich Franchise-Konzepte etabliert. Beispielhaft seien die Sanitätshaus Aktuell AG, das Physiotherapiezentrumskonzept Novotergum AG, die Home Instead Seniorenbetreuung sowie die Brinkmann Pflegevermittlung erwähnt. Allgemein kann Franchising wie folgt beschrieben werden:

- Franchising ist eine Partnerschaft rechtlich selbstständiger Unternehmen, die eine auf Dauer angelegte Zusammenarbeit vertraglich vereinbaren. Gebildet wird dieses System aus dem Franchise-Geber und den ange-

schlossenen Franchise-Nehmern. Sowohl Franchise-Geber als auch Franchise-Nehmer arbeiten im eigenen Namen und auf eigene Rechnung.
- Der Franchise-Geber entwickelt die Geschäftsidee, erstellt ein Absatz- und Organisationskonzept, sorgt für die ständige Weiterentwicklung des Systems, vermittelt die für den Absatz der Waren oder Dienstleistungen erforderlichen Kenntnisse, Erfahrungen und das Know-how an den Franchise-Nehmer, berät und unterstützt ihn beim Betriebsaufbau und bei der laufenden Führung des Betriebs. Die Investitionen für die Geschäftsstelle trägt der Franchise-Nehmer.
- Der Franchise-Nehmer erhält indessen die Erlaubnis, über genau festgelegte Rechte des Franchise-Gebers zu verfügen. Diese Rechte sind zum Beispiel die Benutzung von Markennamen, Warenzeichen, Ausstattung, Anwendung einer Rezeptur, Erzeugung und/oder Vertrieb einer Warengruppe.
- Dafür zahlt der Franchise-Nehmer eine fixe Eintrittsgebühr und/oder laufende Beträge (häufig auch Marketingabgaben).

Außenstehenden Dritten erscheint der Betrieb des Franchise-Nehmers wie eine Filiale des Franchise-Gebers. Allerdings unterscheidet sich ein Franchise-System in wesentlichen Merkmalen von einem Filialunternehmen. Während der Franchise-Nehmer Betriebskapital und Sachmittel einbringt, leitet der Filialleiter ohne unternehmerisches Risiko die Niederlassung. Er bringt nur seine persönliche Arbeitskraft in die Unternehmung ein. Er ist nur Angestellter. Franchise-Verträge enthalten eine Vielzahl gegenseitiger Leistungen und Pflichten, die in ▸ Tab. 5.6 zusammengefasst sind.

Das Franchise-System bietet dem Franchise-Geber und dem Franchise-Nehmer sowohl Vor- als auch Nachteile. Zwar ist die Entscheidungsfreiheit des Franchise-Nehmers durch den Anschluss an ein bestehendes System eingeschränkt, doch ein erprobtes Geschäftskonzept und die Unterstützung sowie Beratung des Franchise-Gebers sichern den Weg in eine unternehmerische Selbstständigkeit.

Die wichtigsten **Vorteile** für den Franchise-Nehmer sind im Einzelnen:
- reduziertes Risiko der Existenzgründung (typische Gründungsfehler können vermieden werden)
- Nutzung einer etablierten Marke am Markt
- Kostenvorteile durch Marktmacht, z. B. durch den koordinierten Einsatz von Marketinginstrumenten

Ebenso profitiert der Franchise-Geber von der Partnerschaft. Statt über viele Jahre hinweg ein teures Filialsystem aufzubauen, kann er in relativ kurzer Zeit mit vergleichsweise niedrigen Kosten den Markt erschließen. Die niedrigen Kapitalkosten ergeben sich, weil sich der Franchise-Nehmer durch die Gebühren und Investitionen an jeder Expansion beteiligt. Die Expansion birgt somit weniger Risiken, da die Partner rechtlich eigenständige Unternehmen sind. Gleichzeitig bringen die Franchise-Nehmer ihre Fähigkeiten, Erfahrungen und Kontakte vor Ort in die Partnerschaft ein. Erfahrungsgemäß bemühen sich selbstständige Franchise-Nehmer intensiver als angestellte Mitarbeiter um die Kundenbeziehungen. Einen nicht zu unterschätzenden Vorteil spielt der Informationsaustausch im Netzwerk. Die Erfahrungen der Franchise-Nehmer sind eine wertvolle Informationsgrundlage bei der Weiterentwicklung des Systems und bei eventuell notwendigen Reaktionen auf veränderte Marktbedingungen.

Dementgegen können folgende Punkte als **Nachteile** für einen Franchise-Geber erachtet werden:
- vergleichsweise geringe Einnahmen
- aufwendige Kontrollen erforderlich, ob Produkt- und Servicequalität eingehalten werden
- eventuelle Imageschädigung bei Fehlverhalten des Franchise-Nehmers
- Ausfälle bei Insolvenz des Franchise-Nehmers
- schwierige Auswahl geeigneter Franchise-Nehmer

Tab. 5.6 Gegenseitige Pflichten und Leistungen im Franchise-System (Meffert, 2015).

Leistungen/Pflichten des Franchise-Gebers	Leistungen/Pflichten des Franchise-Nehmers
• Bereitstellung von Produkt, Firmen- und Markenzeichen • Überlassung des System-Know-hows • Gewährung von Nutzungsrechten am Systemimage • Hilfe beim Betriebsaufbau • Werbung, Verkaufsförderung, Aktionen, Sortimentsplanung • laufende Beratung auf allen Unternehmensgebieten • betriebswirtschaftliche Dienstleistungen, Organisationsmittel • laufende Aus- und Weiterbildung der Franchise-Nehmer • Erfahrungsaustausch • Belieferung bzw. Nachweis von Einkaufsgelegenheiten zu festgelegten Konditionen • Erhaltung der Wettbewerbsfähigkeit des Systems • Gewährung von Gebietsschutzrechten	• Führung des Geschäfts nach vorgegebenen Richtlinien • Verwendung von Marken und Zeichen des Franchise-Gebers • Vorbehaltsloser Einsatz für das System • Wahrung der Betriebs- und Geschäftsgeheimnisse • periodische Daten- und Ergebnismeldung • ausschließlicher Leistungsbezug beim Franchise-Geber oder bei vorgegebenen Quellen • Duldung von Kontrollen und Inspektionen • Anerkennung des Weisungsrechts des Franchise-Gebers • Sortimentsbildung und Einhaltung der Systemstandards • Inanspruchnahme der Dienstleistungen des Franchise-Gebers • Abführung einer Franchise-Gebühr (variabel/fix)

5.9 Kommunikationspolitik und ihre Instrumente

5.9.1 Einschränkungen der Kommunikationspolitik und Werbung im Gesundheitssektor

In den vergangenen Jahren sind die rechtlich zulässigen Werbemöglichkeiten im Gesundheitssektor vielfach erweitert und bestehende Werbeverbote ganz gefallen oder gelockert worden. Seither treten Ärzte, Krankenhäuser oder ähnliche Einrichtungen im Gesundheitswesen vermehrt werbend ins Blickfeld ihrer Zielgruppe. Es ist hier eine deutliche Liberalisierung eingetreten. Auch wenn mittlerweile mehr Freiraum besteht, werden die Aktivitäten der Ärzte, Krankenhäuser und Kliniken im Vergleich zu anderen Branchen noch immer eingeschränkt. Derzeit bestimmen vor allem:

- die Vorschriften der Musterberufsordnung für die deutschen Ärztinnen und Ärzte (MBO-Ä) mit den Regelungen der jeweiligen Landesärztekammern,
- das Gesetz gegen den unlauteren Wettbewerb (UWG),
- die Regelungen des Heilmittelwerbegesetzes (HWG),

was ein Arzt oder ein Krankenhaus darf und was nicht.

Das Heilmittelwerbegesetz

Für die Bewerbung von Gesundheitsprodukten und -dienstleistungen liegt seit 1965 das „Gesetz über die Werbung auf dem Gebiet des Heilwesens" vor (Heilmittelwerbegesetz, HWG). Ausnahmslos jegliche Werbung im heilberuflichen Bereich wird mithilfe des Heilmittelwerbegesetzes auf Zulässigkeit geprüft. Erlaubt sind nur solche Werbemaßnahmen, die das Gesetz ausdrücklich gestattet. Andernfalls ist von unzulässiger Werbung auszugehen. Das HWG bezieht sich auf die Werbung für:

- Arzneimittel
- Medizinprodukte
- andere Mittel (z. B. Kosmetika), Verfahren, Behandlungen und Gegenstände (...) sowie operative nicht indizierte plastisch-chirurgische Eingriffe (z. B. „Schönheitsoperationen"; § 1 Abs. 1 HWG)

Dabei grenzt das HWG zwischen „Fachkreisen" (Fachwerbung) und „Laienpublikum" (Publikums- oder Laienwerbung) ab. Die Abgrenzung findet sich in § 2 HWG. Gegenüber dem Laienpublikum legt das HWG strengere Maßnahmen an als gegenüber Fachkreisen. Mit „Fachkreisen" sind alle Gesundheitsberufe gemeint: vom Arzt, Apotheker über die Gesundheits- und Krankenpflegerin bis hin zum Klinikverwalter und Medizinprodukteberater. Zu beachten sind die in ▶ Tab. 5.7 aufgeführten Paragrafen.

Tab. 5.7 Ausgewählte Tatbestände des Heilmittelwerbegesetzes.

Rechtquelle	Aussage
§ 3 HWG	Irreführende Werbung ist unzulässig. Eine Irreführung liegt z. B. vor, • wenn Arzneimitteln, Medizinprodukten, Verfahren, Behandlungen, Gegenständen oder anderen Mitteln eine therapeutische Wirksamkeit oder Wirkung zugesprochen wird, die sie nicht haben (§ 3 Nr. 1 HWG), • wenn fälschlich der Eindruck erweckt wird, dass a) ein Erfolg mit Sicherheit erwartet werden kann, b) bei bestimmungsgemäßem oder längerem Gebrauch keine schädlichen Wirkungen eintreten (§ 3 Nr. 2 HWG).
§ 6 HWG	Verbot der (unvollständigen) Gutachtenwerbung.
§ 7 HWG	Verbot von Zuwendungen oder sonstigen Werbegaben.
§ 9 HWG	Werbung für Fernbehandlungen ist unzulässig.
§ 11 Abs. 1 HWG (außerhalb der Fachkreise)	Bei der Kommunikation bzw. Werbung ist u. a. verboten: • Werbung mit Angaben oder Darstellungen, die sich auf eine Empfehlung von Wissenschaftlern, von im Gesundheitswesen tätigen Personen, [...] oder anderen Personen, die aufgrund ihrer Bekanntheit zum Arzneimittelverbrauch anregen können, beziehen. (§ 11 Nr. 2 HWG) • Werbung mit der Wiedergabe von Krankengeschichten oder Hinweisen darauf, wenn diese in missbräuchlicher, abstoßender oder irreführender Weise erfolgt oder durch eine ausführliche Beschreibung oder Darstellung zu einer falschen Selbstdiagnose verleiten kann. (§ 11 Nr. 3 HWG) • Werbung mit einer bildlichen Darstellung, die in missbräuchlicher, abstoßender oder irreführender Weise Veränderungen des menschlichen Körpers aufgrund von Krankheiten oder Schädigungen oder der Wirkung eines Arzneimittels im menschlichen Körper oder in Körperteilen verwendet. (§ 11 Nr. 5 HWG) • Werbeaussagen, die nahelegen, dass die Gesundheit durch die Nichtverwendung des Arzneimittels beeinträchtigt oder durch die Verwendung verbessert werden könnte. (§ 11 Nr. 7 WHG) • Werbevorträge, mit denen ein Feilbieten oder eine Entgegennahme von Anschriften verbunden ist. (§ 11 Nr. 8 HWG) • Werbung mit Äußerungen Dritter, wenn diese in missbräuchlicher, abstoßender oder irreführender Weise erfolgen. (§ 11 Nr. 11 HWG) • Preisausschreiben, Verlosungen oder anderen Verfahren, deren Ergebnis vom Zufall abhängig ist, falls sie einer unzweckmäßigen oder übermäßigen Verwendung von Arzneimitteln Vorschub leisten. (§ 11 Nr. 13 HWG) • Vorher-nachher-Vergleiche bei operativ plastisch-chirurgischen Eingriffen.
§ 12 HWG	Gänzlich verboten ist die Werbung außerhalb der Fachkreise für die Behandlung bestimmter Krankheiten (z. B. Suchterkrankungen, bösartige Neubildungen)

Ein schuldhafter Verstoß gegen das HWG ist eine Ordnungswidrigkeit (§ 15 HWG) und kann mit einer Geldbuße geahndet werden. Ein vorsätzlicher Verstoß gegen das Verbot irreführender Werbung erfüllt sogar den Straftatbestand des § 14 HWG, der mit einer Freiheitsstrafe bis zu einem Jahr oder einer Geldstrafe geahndet wird. Überdies kann das eingesetzte Werbematerial beschlagnahmt und vernichtet werden (§ 16 HWG).

Das Gesetz gegen den unlauteren Wettbewerb

Das UWG ergänzt die Bestimmungen des HWG. Das Gesetz gilt für alle Werbetreibenden und damit auch für Ärzte, für Klinken und andere Einrichtungen des Gesundheitswesens. Der Großteil an Vorschriften des UWG bezieht sich auf Geschäfts- oder Wettbewerbshandlungen und nicht konkret auf Werbeaktivitäten. Nur einzelne Vorschriften des UWG stellen ausdrücklich klar, dass bestimmte Erscheinungsformen von Werbung unzulässig sind.

Die zentrale Vorschrift des Gesetzes gegen den unlauteren Wettbewerb (UWG), der § 3 Abs. 1 UWG, lautet: „Unlautere geschäftliche Handlungen sind unzulässig". Diese Norm ist als sogenannte Generalklausel ausgestaltet. Sie soll sicherstellen, dass allen unlauteren geschäftlichen Handlungen mit entsprechenden Sanktionen begegnet werden kann. Neben der Generalklausel gibt es speziellere Vorschriften, bei deren Vorliegen von einer wettbewerbswidrigen Handlung auszugehen ist. Unzulässig ist z. B.:

- **Unlauterer Wettbewerb durch Rechtsbruch (§ 3a UWG).** Unlauter handelt, wer gegen Gesetze verstößt, die dazu bestimmt sind, im Interesse der Marktteilnehmer das Marktverhalten zu regeln, und der Verstoß geeignet ist, die Interessen von Verbrauchern, sonstigen Marktteilnehmern oder Mitbewerbern spürbar zu beeinträchtigen. Zu diesen Marktverhaltensregeln zählt die Rechtsprechung unter anderem das Heilmittelwerbegesetz (HWG). Verstöße gegen die Werberegelungen des HWG stellen in der Regel auch einen Verstoß gegen das Wettbewerbsrecht dar. So verstößt die Werbung auf der Internetseite eines Arztes für Schönheitsoperationen mit sogenannten Vorher-nachher-Bildern sowohl gegen das entsprechende Verbot in § 11 HWG als auch gegen § 3a UWG. [OLG Koblenz, 08.06.2016, Az.: 9 U 1326/15]
- **Eine irreführende geschäftliche Handlung (§ 5 UWG).** Eine geschäftliche Handlung gilt als irreführend, „wenn sie unwahre Angaben enthält oder sonstige zur Täuschung geeignete Angaben" (z. B. irreführende Werbung). Irreführend ist, wenn ein Krankenhaus in der Öffentlichkeit den Eindruck erweckt, das einzige Krankenhaus einer Region für die Behandlung bestimmter Krankheiten zu sein. Ebenso wurde die Werbung mit einem Hygienezertifikat als Wettbewerbsverstoß angesehen, das lediglich bestätigte, dass der Betrieb die gesetzlichen Hygienestandards einhält. Die Irreführung lag nach Ansicht des Gerichts darin, dass durch den Hinweis auf das Zertifikat die Vorstellung erweckt wurde, dass dies eine Auszeichnung für einen den gesetzlichen Standard übertreffenden Hygienezustand sei. [OLG München, 15.01.2015, Az.: 6 U 1186/14]
- **Irreführung durch Unterlassen (§ 5a UWG).**
- **Vergleichende Werbung (§ 6 UWG).** § 6 Abs. 2 Nr. 1–6 zählt vergleichende Werbemaßnahmen auf, welche als unlauter anzusehen und daher unzulässig sind. Nicht zulässig sind z. B. herabsetzende oder verunglimpfende Bezugnahmen auf andere Ärzte oder deren Leistungen.
- **Unzumutbare Belästigung (§ 7 UWG).** Eine unzumutbare Belästigung ist bei Werbung in Gestalt von Werbeanrufen oder Werbe-E-Mails anzunehmen ohne eine vorherige Einwilligung des Empfängers.

Diese speziellen Regelungen sind vorrangig anzuwenden. Greifen keine der genannten speziellen Regelungen des UWG, besteht demungeachtet die Möglichkeit, dass die Handlung eines Unternehmers nach der Vorschrift des § 3 Abs. 1 UWG unlauter und damit unzulässig ist.

Bei Verstößen gegen das UWG kann der Betroffene Beseitigung und bei Wiederholungsgefahr Unterlassung vom Zuwiderhandelnden verlangen (§ 8 UWG). Ferner führen Verstöße zu Schadensersatzansprüchen (§ 9 UWG). Irreführende Werbung mit unwahren Angaben in öffentlichen Bekanntmachungen oder durch Mitteilungen an einen größeren Kreis von Personen können mit Freiheitsstrafe geahndet werden.

Das ärztliche Standesrecht

Über lange Zeit hinweg war den deutschen Ärztinnen und Ärzten Werbung für die eigene Person durch Standesordnungen untersagt. Einschlägig für das allgemeine Werbeverbot ist die Regelung des § 27 MBO-Ä. Generalklauselartig regelt der Paragraf die Abgrenzung zwischen sachlicher Information über die Berufstätigkeit des Arztes und berufswidriger Werbung. Zulässig sind sachliche berufsbezogene Informationen. Sie sind im Hinblick auf das Interesse des Patienten an Informationen sogar erwünscht. Dabei werden alle Werbeträger (Praxisschild, Briefbogen, Rezeptvordrucke, Internetauftritt, Zeitungsannoncen) gleich behandelt. Auch Rundfunk- und Fernsehwerbung ist grundsätzlich zulässig. Allerdings kommt es auch hier auf die konkrete Ausgestaltung im Einzelfall an. Genauso sind sachliche Informationen unabhängig vom Anlass (Urlaub, Praxisvertretung, Änderung der Sprechzeiten etc.) und in allen Medienformen zulässig. Erlaubt wäre demnach: „Die reisemedizinische Beratung bei Dr. Meyer wird ab sofort in einer Sondersprechstunde mittwochs von 15–18 Uhr angeboten." Nicht erlaubt wären dagegen Formulierungen wie, „Suchen Sie reisemedizinische Beratung? Dann besuchen Sie doch die Praxis von Dr. Meyer in Münster."

Ausdrücklich verbietet der § 27 Abs. 3 MBO-Ä berufswidrige Werbung (▶ Tab. 5.8).

Tab. 5.8 Ausgewählte Tatbestände der Musterberufsordnung.

Rechtsquelle	Aussage
§ 27 Abs- 2–4 MBO-Ä	Zulässig ist: Die sachlich berufsbezogene Information. Zulässige Informationen sind u. a.: • Nach der Weiterbildungsordnung **erworbene Bezeichnungen.** Hierunter fallen Fachgebietsbezeichnungen und die Bezeichnungen von Schwerpunkt- und Zusatzweiterbildungen. • **Angaben von Tätigkeitsschwerpunkten**, wie zum Beispiel die Akupunktur oder die Rauchentwöhnung. Häufig bezeichnen die Tätigkeitsschwerpunkte einen Bereich, der enger ist als die allgemeine Gebietsbezeichnung – zum Beispiel „Neuropädiatrie". • **Organisatorische Hinweise** wie zum Beispiel Zulassung zu den Krankenkassen, Bereitschaftsdienst- oder Notfallpraxis, Lehrpraxis der Universität X oder „behindertengerechte Praxis". • Nach sonstigen öffentlich-rechtlichen Vorschriften **erworbene Qualifikationen.** Hierzu zählen Zertifikate der Ärztekammern oder von den Kassenärztlichen Vereinigungen erteilte Genehmigungen für die Durchführung bestimmter Untersuchungs- und Behandlungsmethoden, wie Ultraschall oder Arthroskopie. • **Publizistische Tätigkeiten** von Ärzten sowie die Mitwirkung des Arztes an aufklärenden Veröffentlichungen in den Medien. Unzulässig ist: • **Anpreisende Werbung:** Anpreisend ist eine gesteigerte Form der Werbung, insbesondere eine solche mit reißerischen und marktschreierischen Mitteln, z. B. mit Internet-Domain-Namen wie „Super-Hausarzt.de". **Ein Fallbeispiel aus der Praxis:** Als anpreisend beurteilte die Rechtsprechung die Bezeichnung des ärztlichen Leistungsangebotes als „Deal" und die Verwendung eines „Countdowns". So hatte ein Zahnarzt eine Leistungskombination aus professioneller Zahnreinigung und Zahn-Bleaching als „Daily Deal" für 149 € statt 530 € beworben. Die konkrete Darstellung auf der Internetplattform wurde als berufswidrig anpreisend bewertet (LG Köln, 21.06.12, AZ.: 31 O 25/12). • **Irreführende Werbung:** Irreführend sind Angaben, die geeignet sind, potenzielle Patienten über die Person des Arztes, über die Praxis und die Behandlung irrezuführen, z. B. durch eine Alleinstellungsbehauptung durch Internet-Domain-Namen wie „www.gynaekologie-luebeck.de" • **Vergleichende Werbung**
§ 17 Abs. 4 MBO-Ä	Die Niederlassung ist durch ein Praxisschild kenntlich zu machen mit u. a. Angabe des Namens, Bezeichnung als (Fach-)Arzt sowie Ankündigung von Sprechstundenzeiten, ggf. die Zugehörigkeit zu einer Berufsausübungsgemeinschaft. Ein unaufdringliches Praxislogo ist ergänzend erlaubt. Fakultativ sind weitere Angaben zulässig.

5.9.2 Formen der Kommunikationspolitik

Schon lange kommunizieren Einrichtungen der Gesundheitsbranche nicht mehr lediglich über Patientenbroschüren. Fachbereich-Flyer, Programmhefte, Public Relation und nicht zuletzt die Website der Gesundheitseinrichtung sind wichtige Kommunikationsinstrumente geworden. Kommunikationspolitik ist eine der 4 Hauptinstrumente der Marketingpolitik. Sie beinhaltet alle Instrumente, die einem Unternehmen zur Verfügung stehen, um mit ihrer Zielgruppe in Verbindung zu treten. Sie soll durch die Kommunikationspolitik auf das Unternehmen, seine Produkte bzw. Dienstleistungen aufmerksam werden.

Für diese Aufgabe stehen im Rahmen der Kommunikationspolitik u. a. die klassischen Instrumente Werbung, Verkaufsförderung, persönlicher Verkauf und Public Relation zur Verfügung. Daneben haben sich moderne Kommunikationsinstrumente etabliert, zu denen neben Sponsoring, Event- und Online-Marketing ebenso das Product Placement zählen (▶ Abb. 5.12).

Einige der genannten Instrumente spielen in der Sozial- und Gesundheitsbranche noch kaum eine Rolle, ande-

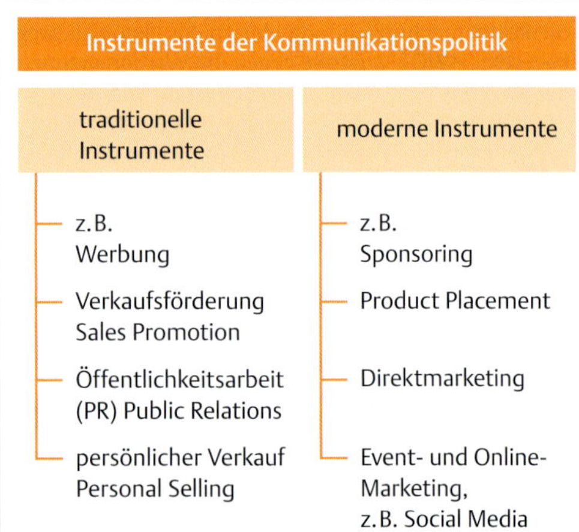

Instrumente der Kommunikationspolitik
traditionelle Instrumente
moderne Instrumente
z. B. Werbung
Verkaufsförderung Sales Promotion
Öffentlichkeitsarbeit (PR) Public Relations
persönlicher Verkauf Personal Selling
z. B. Sponsoring
Product Placement
Direktmarketing
Event- und Online-Marketing, z. B. Social Media

Abb. 5.12 Instrumente der Kommunikationspolitik.

re werden mehr und mehr eingesetzt. Ziel der Kommunikationspolitik eines Gesundheitsbetriebes muss es sein, die spezifische Unternehmensidentität durch aufeinander abgestimmte Kommunikationsmaßnahmen zu vermitteln, sodass die Einrichtung im Gesundheitsmarkt identifizierbar ist.

5.9.3 Werbung

Werbung versucht, durch den Einsatz von Werbemitteln in Werbeträgern die erfolgsrelevanten Zielgruppen zu beeinflussen. Die Werbung ist auf das Ziel gerichtet, kurzfristig Markterfolge zu erreichen.

Wirksamkeit der Werbung

Bei der Gestaltung sollte die psychologische Wirkungsweise der Werbung auf den Menschen beachtet werden, wie das bekannteste und älteste Stufenmodell zeigt: das sogenannte **AIDA-Schema**. Dieses erklärt die Wirkung von Werbung anhand von 4 Stufen (▸ Abb. 5.13). Das Wort „AIDA“ ist dabei zusammengesetzt aus 4 Begriffen: Attention – Interest – Desire – Action.

Das Unternehmen muss zuerst **Aufmerksamkeit** (Attention) bei der Zielgruppe (z. B. Pflegebedürftige) erregen, damit sie sich mit der Werbebotschaft beschäftigt. Werbung erreicht dies durch Provokation, Aktualität, Widersprüchlichkeit oder Spannung. Sie muss Schlüsselreize (Augen, Sexualsymbole, Kindchenschema usw.) bieten. In der 2. Stufe löst Werbung durch die Vermittlung von gezielten Informationen **Interesse** (Interest) aus. Der potenzielle Kunde muss z. B. durch direkte Ansprache („Sie als pflegender Angehöriger“) erkennen, dass die vor ihm liegende Werbung ein ihn interessierendes Angebot enthalten könnte. Das Interesse sollte zu einer positiven Einstellung und damit zum **Kaufwunsch** (Desire) führen. Am Schluss steht die **Handlung** (Action). Dies kann je nach beabsichtigter Werbewirkung der tatsächliche Kauf des Produkts oder auch nur eine Kontaktaufnahme mit dem Werbenden sein. Der potenzielle Pflegebedürftige muss mit dem werbenden Pflegedienst in Kontakt treten. Dazu ist eine klare Handlungsanweisung notwendig, etwa: „Rufen Sie uns an; das Team des Pflegedienstes XY freut sich, Ihnen helfen zu können.“

Freilich wird die lineare Abfolge bei der Werbewirkung in hintereinander folgenden Stufen infrage gestellt und gilt wegen seiner vereinfachten Darstellung des Werbewirkungsprozesses allgemein als veraltet. Dennoch verdankt es das AIDA-Schema wohl gerade diesem Umstand, dass es bis heute immer noch populär ist. So lässt sich dieses Modell auf das Fundraising übertragen. Spendenorganisationen nutzen das AIDA-Modell, um Interesse für ihre gemeinnützigen Projekte zu wecken und die Menschen zum Spenden aufzufordern.

Arten der Werbung

▸ **Einteilung nach Anzahl der Werbenden.** Werbeaktionen können sowohl durch eine Einrichtung alleine als auch in Zusammenarbeit mit anderen Einrichtungen durchgeführt werden.

- **Alleinwerbung (Individualwerbung):**
  In diesem Falle wirbt ein Unternehmen alleine für sich selbst bzw. für seine eigenen Produkte und Dienstleistungen. Beispielsweise wirbt ein ambulanter Pflegedienst in Zeitschriften, Prospekten und Zeitungsbeilagen für sich und sein Leistungsspektrum. Dabei ist es irrelevant, ob der Anbieter namentlich in Erscheinung tritt oder nicht. Ein Vorteil ist, dass die Werbung detailliert auf die eigenen Bedürfnisse abgestimmt werden kann.
- **Kollektivwerbung:**
  Werben z. B. mehrere ambulante Pflegedienste für ihre Leistungen gemeinsam, wird dies als „Kollektivwerbung“ bezeichnet. Die Kollektivwerbung wird unterschieden in Sammel- und Gemeinschaftswerbung.
  - **Sammelwerbung:**
    Sammelwerbung liegt vor, wenn sich mehrere Werbetreibende zusammenschließen und unter Namensnennung gemeinsam für ihre Leistungen werben. Ein Anbieter wird sich für die Sammelwerbung entscheiden, weil er dadurch preisgünstig werben kann. Allerdings kann und sollte die Sammelwerbung die Alleinwerbung nicht ersetzen.
  - **Gemeinschaftswerbung:**
    Hier arbeiten die beteiligten Einrichtungen mit dem Ziel einer gemeinsamen Marktbeeinflussung zusammen. Geworben wird für das Leistungsangebot einer Branche oder eines Wirtschaftszweiges. In der Regel treten die kooperierenden Einrichtungen nicht namentlich hervor, sie bleiben anonym. Besser gesagt stehen entweder die Vorzüge der beworbenen Produkte/Dienstleistungen (z. B. „Die Milch macht's“,

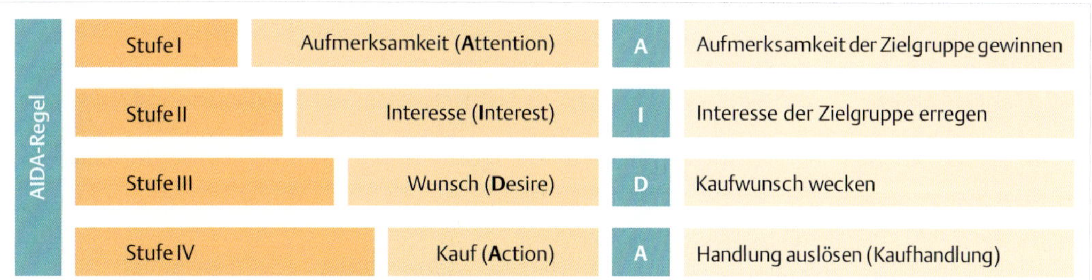

Abb. 5.13 AIDA-Modell.

„Esst mehr Obst", „Badischer Wein – von der Sonne verwöhnt") oder die Leistungsfähigkeit und das Image der Branche im Mittelpunkt der werblichen Kommunikation.

▶ **Einteilung nach der Zahl der Umworbenen**

- **Einzelumwerbung:**
  Bei der Einzelumwerbung (Direktwerbung) wendet sich die Werbebotschaft an eine bestimmte Zielperson oder ein Unternehmen und ist individuell gestaltet. Hier empfehlen sich Direkt-Mailing-Aktionen. Das sind persönlich adressierte Aussendungen, die gezielte Informationen enthalten. Auf diese Weise entstehen relativ hohe Werbungskosten. Meist ist der wirtschaftliche Erfolg jedoch auch größer.
- **Massenumwerbung:**
  Werden dagegen Massenmedien wie TV, Rundfunk, Zeitschriften eingesetzt, um eine Vielzahl von Umworbenen zu erreichen, wird von Massenwerbung gesprochen. Die Werbung ist unpersönlich gehalten. Soll die Werbung eine sehr breite, nicht abgrenzbare Schicht der Bevölkerung erreichen, so spricht man von gestreuter Massenwerbung (= Allgemeinwerbung). Wendet sich die Werbung im Gegensatz dazu an einen bestimmten Personenkreis, z. B. an eine Berufs-, Alters- oder Geschlechtsgruppe, so liegt gezielte Massenwerbung (= Gruppenwerbung) vor, z. B. Arzneimittelwerbung an Ärzte.

▶ **Einteilung nach den Zielen der Werbung.** Nach der Aufgabe der Werbung im Produktlebenszyklus können Einführungs-, Stabilisierungs- oder Erinnerungswerbung unterschieden werden.

▶ **Einteilung nach den Werbeobjekten**

- **Produktwerbung:**
  Bei der Produkt- und Dienstleistungswerbung werden die einzelnen Leistungen in den Mittelpunkt der Werbung gestellt. Das werbende Unternehmen tritt unter Umständen ganz in den Hintergrund.
- **Unternehmenswerbung:**
  Im Gegensatz zur Produktwerbung ist die Werbung bei der Unternehmens- oder Firmenwerbung primär auf das Unternehmen abgestellt. Mit ihr soll die gesamte Leistungspalette eines Unternehmens dargestellt oder sein Image gezielt verbessert werden.

Werbeplan

Werbung kann im Hinblick auf das gesetzte Werbeziel und unter Berücksichtigung der Kostenminimierung nur dann erfolgreich sein, wenn sie im Voraus geplant wird. Dies erfolgt durch einen detaillierten Werbeplan (▶ Tab. 5.9).

Werbemittel und Werbeträger

Unter dem Begriff **Werbemittel** versteht man die gestaltete (objektivierte) Form der Werbebotschaft. Sie wird durch Werbeträger an die Zielpersonen übermittelt. Bei der Vielzahl von Werbemitteln ist eine vollständige Auflistung nicht möglich. Es sollen in ▶ Abb. 5.14 nur einige Werbemittel beispielhaft dargestellt werden.

Die Auswahl und Ausgestaltung der Werbemittel sollten stets zielgruppenorientiert erfolgen und Interessen, Sprachgebrauch und Wertevorstellung der Zielgruppe einbeziehen. Dabei kann die Werbewirkung durch die Kombination unterschiedlichster Werbemittel erhöht werden. Zur ergänzenden Unterstützung ist die zeitliche Abstimmung des Einsatzes zu beachten.

Aufgrund der zunehmenden Werbeflut kommt es darauf an, geschickt Werbemittel zu gestalten, um in der Informationskonkurrenz wahrgenommen zu werden. Der Einsatz von emotionalen, physischen und kognitiven Reizen (z. B. Kindchenschema, Erotik, Farbe, Formen, Überraschungen, Ungewöhnliches) erreicht dies. Dennoch dürfen die eingesetzten Reize nicht von der eigentlichen Werbebotschaft ablenken und die ganze Aufmerksamkeit auf sich ziehen (Vampireffekt).

Tab. 5.9 Detaillierte Werbeplanung.

Teilplan/zentrale Punkte	Ziele	Beispiele
Wozu soll geworben werden?	Festlegung der Werbeziele	Erhaltung bzw. Erhöhung des Marktanteils, Erhöhung der Zielgruppenzufriedenheit (Bewohner, Patienten, Einweiser etc.)
Wie viel kann für Werbung ausgegeben werden?	Festlegung des Werbebudgets	–
Wofür soll geworben werden?	Festlegung des Werbeobjekts	Produkt-/Dienstleistungswerbung, Unternehmenswerbung
Welche Botschaft soll übermittelt werden?	Formulierung und Gestaltung der Werbebotschaft	–
Wer soll erreicht werden?	Bestimmung der Zielgruppe (Streukreis)	bestimmte Berufs- (Ärzte), Einkommens- und Altersgruppen (Senioren)
Wo soll geworben werden?	Bestimmung des Werbegebiets (Streugebiet)	das Werbegebiet orientiert sich u. a. nach dem Einzugsbereich der Zielgruppe
Wie soll geworben werden?	Festlegung der Werbemittel und Werbeträger (Streumedien)	Anzeige, Werbebrief, Broschüre, Plakate, Homepage
	Festlegung Streuweg	Dauer- oder Gelegenheitswerbung, Saisonwerbung
Wann soll geworben werden?	Bestimmung der Werbezeit (Streuzeit)	Wochenendtage, Ferientage

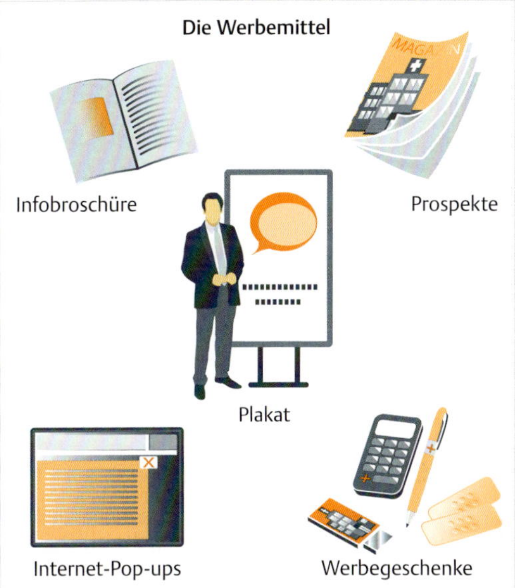

Abb. 5.14 Werbemittel.

Jedes Werbemittel benötigt einen **Werbeträger**. Ein Werbeträger – auch als Streumedium bezeichnet – dient dem Heranführen von Werbebotschaften über Werbemittel an die umworbene Zielgruppe. Werbeträger der Anzeige ist eine Tageszeitung, der Werbeträger eines Plakats eine Anschlagtafel oder eine Plakatwand. Eine Reihe von Werbemitteln ist gleichzeitig Werbeträger. Hierzu gehören: Flyer, Werbebriefe, Handzettel, Broschüren o. Ä. Es gibt wenig, was nicht als Werbeträger geeignet wäre. Selbst der gesetzlich vorgeschriebene strukturierte Qualitätsbericht eines Krankenhauses (§ 136b SGBV), der den Stand der Qualität beschreibt und jährlich erstellt und veröffentlicht werden muss, kann zum Werbeträger werden. Einen Überblick über das breite Spektrum der Werbeträger vermittelt folgende Auflistung:

- Zeitungen und Zeitschriften (Tageszeitungen, Anzeigenblätter, Fachzeitschriften, Hauszeitschriften, Praxiszeitungen, Magazine, Adress- und Telefonbücher)
- Rundfunk- und Fernsehanstalten
- Website, E-Mail, Chatroom
- Soziale Netzwerke, Videoplattformen und Suchmaschinen
- Plakatanschlag, Verkehrsmittelwerbung (z. B. auf und in Bahnen und Bussen)
- Litfaßsäulen, Gerüstplanen, Plakatwände, Fassaden oder Mauern (Bemalung, Schilder), Bauzäune, Skywriting, Gehwegflächen, Bahnsteige, Treppen, Visitenkarten, Kleidung
- Produkte und Packungen, Einkaufstüten, Schaufenster, Werbegeschenke/Merchandising-Artikel wie Kalender, Kugelschreiber, Tragetaschen und andere Mitgaben
- Personen, namentlich Prominente wie Models, Schauspieler, Sportler, Schriftsteller oder Politiker

Die Auswahl des Werbeträgers findet in 2 Schritten statt. Zunächst geht es um die Entscheidung, welche Art des Werbeträgers für die Werbemaßnahme geeignet ist, z. B. Print- oder elektronisches Medium. Diese Stufe der Werbeträgerauswahl wird als **Intermediaselektion** bezeichnet. Im Anschluss daran wird der konkrete Werbeträger ausgewählt, z. B. Zeitung X oder Zeitung Y. Diese Stufe der Werbeträgerauswahl wird **Intramediaselektion** genannt. Die Auswahl des Werbeträgers hängt von verschiedenen Determinanten ab. Zu diesem Punkt gehören:

- die Nutzerschaft des Werbeträgers
- der geografische Verbreitungsgrad
- die Verfügbarkeit (Zahl der Anzeigenseiten)
- die Produkt-/Dienstleistungsart
- der Werbeetat
- die Aktivitäten der Konkurrenten
- die Gestaltungsmöglichkeiten der Werbemittel
- die beabsichtigten Werbeziele

Kosten der Werbung

Bei der Umsetzung einer geplanten Werbemaßnahme entstehen Kosten für die Entwicklung eines Werbemittels (z. B. für den Dreh eines Imagefilms) sowie für die Nutzung des ausgewählten Werbeträgers. Nicht nur die Kosten einer Werbemaßnahme sind wichtig, sondern auch, wie viele Personen aus der infrage kommenden Zielgruppe erreicht werden. Zur Bewertung der Wirtschaftlichkeit eines Mediums dienen die sogenannten **Tausenderpreise**. Es handelt sich um Kennzahlen, die besagen, wie teuer es ist, 1 000 Personen mit einer Werbebotschaft anzusprechen. Der Tausenderpreis stellt die Relation zwischen Preis und Leistung eines Werbeträgers dar.

▸ **Tausender-Auflagen-Preis (TAP).** Dieser Tausenderpreis sagt aus, wie viel Geld aufzuwenden ist, um ein Werbemittel bestimmten Typs (z. B. eine vierfarbige 1/1 Seite) in 1 000 verkauften Auflageneinheiten eines Printmediums zu schalten.

Berechnung:

$$\text{Tausender}-\text{Auflagen}-\text{Preis (TAP)}$$
$$= \frac{\text{Schaltkosten (z.B. Preis je Anzeigenseite)} \times 1000}{\text{Auflage}}$$

▸ **Tausender-Leser-Preis (TLP).** Der Tausender-Leser-Preis (auch -Hörer- oder -Seher-Preis) gibt an, welche Kosten entstehen, um 1 000 Leser (Webseiten-Besucher, Fernsehzuschauer etc.) zu erreichen.

Berechnung:

$$\text{Tausender}-\text{Leser}-\text{Preis (TLP)}$$
$$= \frac{\text{Schaltkosten (z.B. Preis je Anzeigenseite)} \times 1000}{\text{Leser pro Ausgabe}}$$

▸ **Tausend-Zielpersonen-Preis (TZP).** Bei der Erstellung von Rangreihen ist es sinnvoll, den mit der Zielgruppe (z. B. Frauen, Männer, Pflegebedürftige) der Einrichtung gewichteten Tausenderpreis zu bilden. Dieser TZP sagt aus, was bei einem Werbeträger die Chance kostet, mit tausend Zielpersonen in einen werblichen Kontakt zu gelangen.

Berechnung:

$$\text{Tausend–Zielpersonen–Preis (TZP)} = \frac{\text{Schaltkosten (z.B. Preis je Anzeigenseite)} \times 1000}{\text{Zielpersonen pro Ausgabe}}$$

B

Fallbeispiel

Eine Frauenklinik steht vor der Entscheidung, eine Anzeige in einer Zeitung zu schalten. Zwei Zeitungen stehen zur Wahl.

a) Berechnen Sie die Tausenderpreise (Werte ▶ Tab. 5.10, Berechnung ▶ Tab. 5.11).
b) Welche Zeitung würden Sie belegen, wenn Sie vom zielgruppenspezifischen Preis von 1 000 Lesern (Frauen) ausgehen?

Ergebnis Aufgabe b):
Sollen nur Frauen erreicht werden, so ist der Anzeigenpreis zielgruppenspezifisch zu gewichten. Dies erfolgt in der Weise, dass der Tausenderpreis zielgruppenspezifisch errechnet wird, d. h. der Preis pro Anzeigenseite nur auf die weiblichen Leser bezogen wird (Tausend-Zielpersonen-Preis). In diesem Fall sollte die Zeitung 2 belegt werden.

Im Internet geben Statistiken über die Aufrufe von Webseiten, Nutzerprofilen in sozialen Netzwerken oder Kanälen auf Videoplattformen Aufschluss über die Reichweite eines Werbeträgers.

Werbeerfolgskontrolle

Mit Werbung will jedes Unternehmen ein bestimmtes Ziel erreichen. In welchem Umfang dieses Ziel erreicht wurde, lässt eine Kontrolle des Erfolgs der Werbung erkennen. Mittels der Verfahren der Werbeerfolgskontrolle stellt das werbende Unternehmen fest, ob sich die Investition rentiert. Dazu zählen:

- Kontrolle des außerökonomischen Erfolges (kommunikativer Erfolg):
  z. B. AIDA-Formel, Recall-Verfahren (Erinnerungsverfahren), Recognition-Verfahren (Wiedererkennungsverfahren), Image- und Einstellungstests
- Kontrolle des ökonomischen Erfolges:
  z. B. Bestellung unter Bezugnahme auf das Werbemittel (BuBaW-Verfahren), Direktbefragung, Gebietsverkaufstests

Das Erfassen des Werbeerfolgs ist extrem unsicher. Das liegt darin begründet, dass Werbung erst mit zeitlicher Verzögerung wirkt. Da die langfristige Wirkung häufig unzureichend berücksichtigt wird, kommt es unter kurzfristiger Sichtweise mitunter zu Fehleinschätzungen des Werbeerfolgs.

5.9.4 Öffentlichkeitsarbeit

Die Öffentlichkeitsarbeit ist das zentrale Kommunikationsinstrument einer marktorientierten Unternehmensführung. In den USA wurde der Begriff **Public Relations**, kurz **PR**, erstmalig 1882 verwendet, die deutsche Entsprechung Öffentlichkeitsarbeit 1917. Die Gründe für Öffentlichkeitsarbeit sind vielfältig: Erhöhung des Bekanntheitsgrads, Aufbau, Festigung oder Veränderung des Images, Neukundengewinnung, Erschließen weiterer Märkte, Motivation von Mitarbeitern, Änderung des Meinungsklimas und Vertrauensaufbau. Dabei wird nach diversen Öffentlichkeiten unterschieden. Ob Patienten/Pflegekunden, Lieferanten, Kooperationspartner, Angehörige, Belegschaft oder die umliegende Bevölkerung – jede Zielgruppe bedarf der speziellen und zielgerichteten Ansprache und erfordert unterschiedliche Maßnahmen. Letztendlich kommt es nicht darauf an, möglichst viele Maßnahmen aneinanderzureihen, sondern zielgruppenadäquate Instrumente zum richtigen Zeitpunkt einzusetzen, um Synergieeffekte zu nutzen. In der Praxis sind PR-Stellen im Gesundheitswesen – wenn überhaupt – häufig als Stab der Unternehmensleistung installiert.

Tab. 5.10 Beispiel: Tausenderpreise.

	Zeitung 1	Zeitung 2
Preis je Anzeigenseite (€)	2 000 €	4 000 €
verkaufte Auflage	100 000	100 000
Leser pro Exemplar (jede Zeitung wird nicht nur vom Käufer, sondern auch von anderen Personen gelesen)	2	5
Gesamtleserschaft pro Auflage	200 000	500 000
Zielpersonen	80 000	200 000

Tab. 5.11 Berechnung der Tausenderpreise (Ergebnis Aufgabe a).

	Zeitung 1	Zeitung 2
Tausender-Auflagen-Preis (TAP)	$= \frac{2000\,€ \times 1000}{100\,000} = 20\,€$	$= \frac{4000\,€ \times 1000}{100\,000} = 40\,€$
Tausender-Leser-Preis (TLP)	$= \frac{2000\,€ \times 1000}{200\,000} = 10\,€$	$= \frac{4000\,€ \times 1000}{500\,000} = 8\,€$
Tausend-Zielpersonen-Preis (TZP)	$= \frac{2000\,€ \times 1000}{80\,000} = 25\,€$	$= \frac{4000\,€ \times 1000}{200\,000} = 20\,€$

An dieser Stelle sollen einige der gebräuchlichsten Instrumente der Öffentlichkeitsarbeit exemplarisch aufgezählt werden:

- **Informationsmedien und -material** z. B. Patientenumfrage, Pressemitteilungen, Beiträge in Fachzeitschriften, Internetauftritt, „Schwarzes Brett", Geschäfts- und Qualitätsbericht
- **öffentliche und interne Veranstaltungen** z. B. Workshops, Seminare und Ausstellungen (z. B. Kunst im Krankenhaus), Tag der offenen Tür
- **Bildungsveranstaltungen** z. B. Vorträge zu medizinischen Spezialthemen der Einrichtung

B

Fallbeispiel

Der „Tag der offenen Tür" unterscheidet sich von den anderen Veranstaltungsformen dadurch, dass er eine breite Öffentlichkeit anspricht. Ziel ist es, sich der Öffentlichkeit zu präsentieren, das Unternehmen und seine Produkte oder Dienstleistungen bekanntzumachen, Kontakte zu knüpfen oder aber die Zusammenarbeit mit Einweisern usw. zu pflegen. Somit steht im Mittelpunkt dieser Veranstaltung der direkte Dialog mit den Zielgruppen und dient der Selbstdarstellung des Gesundheitsunternehmens. Von Beginn an sind bei der Planung einer solchen Aktion die Mitarbeiter einzubeziehen. Bewährt hat es sich, ein Projektteam für die Organisation dieser Veranstaltung zu bilden, bestehend aus allen Leistungsbereichen. In ▸ Tab. 5.12 werden wichtige Arbeitsschritte beschrieben, angefangen bei der Planung bis zur Nachbereitung.

5.9.5 Verkaufsförderung

[ ]

Definition

Unter **Verkaufsförderung** werden kommunikative Maßnahmen verstanden, die am Ort des Absatzes erfolgen. In der Literatur wird Verkaufsförderung auch mit dem englischen Fachbegriff der „Sales Promotion" gleichgesetzt.

Die Verkaufsförderung umfasst alle unterstützenden und motivierenden Aktionen, durch die ein Gesundheitsbetrieb auf die am Absatz beteiligten Institutionen und Personen (z. B. Personal, Einweiser, Kostenträger) Einfluss nehmen kann. Letztlich soll die Verkaufsförderung den Absatz der Gesundheitsleistungen steigern, also im Krankenhaus für eine hohe Bettenauslastung sorgen. Dabei handelt es sich um kurzfristige Maßnahmen mit Aktionscharakter. Je nach Adressat variiert auch die Erscheinungsform der Verkaufsförderung:

- Informationsmaterial über die Einrichtung bzw. einzelne Abteilungen oder Wohnbereiche
- Schaukästen mit spezifischen Ausstellungsgegenständen
- Aufklärungs- und Anschauungsmaterial für Patienten zur Diagnose oder bevorstehenden Operationen
- Aushang eines Pressespiegels
- Erstellung von Präsentationsunterlagen (Sales Folder, Videopräsentationen)
- Haus-TV
- Informationsveranstaltungen für Patienten, Zuweiser und Angehörige über das Leistungsspektrum der Einrichtung
- regelmäßige Informationen über die Anwendung neuartiger Therapien durch Fortbildungsveranstaltungen und Schulungen
- Workshops zu diagnostischen und therapeutischen Konzepten für bestimmte Patientengruppen

5.9.6 Persönlicher Verkauf

Beim persönlichen Verkauf findet ein direktes Gespräch zwischen Kunden und Mitarbeitern der Organisation statt. In erster Linie bei erklärungsbedürftigen Produkten ist der persönliche Verkauf das wirkungsvollste Instrument der Kommunikationspolitik. Hier wird das Kaufverhalten des Kunden in hohem Maße von Beratungs- und Überzeugungsleistungen des Mitarbeiters beeinflusst. Es ist ein interaktiver Prozess, in dem Mitarbeiter über Leistungen informieren und auf Wünsche und Argumente des Gesprächspartners eingehen. Ein Vertrauensverhältnis wird aufgebaut.

Folgende **Regeln** sind zu beachten:

- Mitarbeiter sollten von der Qualität der angebotenen Leistungen überzeugt sein und sich ausreichende Sachkenntnisse der Produkte und Dienstleistungen aneignen.
- Verständnis für Kundenanliegen zeigen und diese ernst nehmen.
- Kunden aktivieren, z. B. durch Einsatz von Demonstrationsmaterial, Infoscreens, Videoblogs etc.
- Kundeneinwände positiv behandeln.

Ein besonderes Augenmerk sollte auf die Schulung des Personals gelegt werden. Dazu gehört der administrative Bereich (Pförtner, Aufnahme- und Entlassungsabteilung), das medizinische Personal, das in informierender und beratender Funktion tätig ist, sowie das Pflegepersonal, das von Klienten als Informationsquelle genutzt wird. Schulungsmaßnahmen können z. B. Gesprächsführung, Verhaltenstraining oder Smile-Kurse sein.

5.9.7 Sponsoring

In den letzten Jahren hat das Kommunikationsinstrument „Sponsoring" stark an Bedeutung gewonnen und gilt als sanfter Weg zur Imagepflege. Sponsoring geht auf die Förderform des Mäzenatentums zurück. Ein Mäzen fördert Personen oder Institutionen, ohne eine konkrete Gegenleistung dafür zu erwarten. Er handelt aus altruistischen und selbstlosen Zielen. Hingegen beruht Sponsoring auf dem Prinzip Leistung und Gegenleistung.

Tab. 5.12 Checkliste zur Veranstaltung eines Tages der offenen Tür (Darstellung im Detail).

Arbeitsschritt	Details
Terminfrage	Hier müssen der Wochentag, der Monat und die Dauer des Tages der offenen Tür festgelegt werden. Erfahrungsgemäß eignen sich arbeitsfreie Samstage und Sonntage (dabei müssen die Mitarbeiter mitspielen). Ferientermine sollten beachtet werden. Die Veranstaltung sollte nicht mit anderen lokalen oder überregionalen Ereignissen kollidieren. Der Beginn sollte nicht vor 9:00 Uhr, das Ende der Veranstaltung nicht später als 17:00 Uhr sein.
Anlass und Thema	Ratsam, aber nicht zwingend ist, sich ein Motto, eine Leitidee, einen Aufhänger zu wählen. Geeignet dafür sind Firmenjubiläen, die Eröffnung eines neuen Bettenhauses oder die Grundsteinlegung eines neuen Gebäudes.
Einladung	Die Einladungen sollten rechtzeitig – mindestens 4–6 Wochen vorher – versendet werden. Die Einladungsliste muss sorgfältig überdacht sein. Wichtige Zielgruppen sind: • Mitarbeiter, ehemalige und potenzielle Mitarbeiter • Patienten/Bewohner und deren Angehörige • niedergelassene Ärzte • Selbsthilfegruppen • lokale Multiplikatoren und Entscheidungsträger, dazu zählen Kommunalpolitiker, Vertreter von Behörden und Kostenträgern • Presse/Medienvertreter • Partner-/Zuliefererbetriebe Damit alle Zielpersonen vom Tag der offenen Tür Kenntnis erlangen und möglichst viele Besucher kommen, sind verschiedene Arten der Einladung einzusetzen. Unter anderem erhalten niedergelassene Ärzte persönliche Briefe plus Antwortkarten. Mitarbeiter werden durch Flyer, das Intranet oder über die Mitarbeiterzeitschrift informiert. Plakate und Flyer werden in der Einrichtung und in der näheren Umgebung verteilt oder mit der Tagespost verschickt. Der Internetauftritt ist ein weiteres zentrales Kommunikationsmittel, um den Tag der offenen Tür zu bewerben. Zusätzlich können Pressemeldungen und Spots in lokalen Tageszeitungen, Anzeigenblättern und Radiosendern geschaltet werden.
organisatorische Fragen	• Kostenetat festlegen • Personal einteilen, sodass eine reibungslose Versorgung der Besucher gewährleistet ist. Beispielsweise übernehmen Mitarbeiter Fahrdienste, das Catering oder das Unterhaltungsprogramm, andere betreuen die Presse. Zudem muss während der Veranstaltung die Betreuung der Patienten/Bewohner gesichert sein. Dies ist im Dienstplan zu berücksichtigen • Führungen planen, z. B. Zeitplan, Zuständigkeiten, Inhalte • Pressemappen an Medienvertreter austeilen • Foto- und Aufnahmetermine im Vorfeld vereinbaren • Raumreservierung (z. B. für Vorträge) und -gestaltung • Anfahrtswege, Parkplätze und Toiletten beschildern • Hinweisschilder und Wegweiser zu Ereignissen aufstellen • Transferdienst anbieten • Sicherheitsmaßnahmen klären (Haftpflichtversicherung für parkende Autos, Unfallversicherung für Gäste, Notausgänge) • technische Hilfsmittel zur Verfügung stellen (Rednerpult, Mikrofon, Beamer etc.) • auf Notfälle vorbereiten, z. B. Bereitstellung eines Sanitätsdienstes • Informationsstände vorbereiten und ausreichendes Informationsmaterial erstellen und bereithalten (Broschüren, Jahresbericht, Informationsblätter)
Rahmenprogramm und Aktionen	Fachvorträge zu aktuellen Gesundheitsfragen oder Krankheitsbildern, Filmvorführungen zu Abteilungen, Vorstellung von operativen, diagnostischen und therapeutischen Verfahren oder Demonstrationen lockern den Tag auf. Eine kleine Speisekarte mit warmen und kalten Gerichten wird von den Besuchern gut angenommen. Wichtig ist, dass unterschiedliche Orte zum Essen und Trinken eingerichtet werden. Erfahrungsgemäß wünschen sich Besucher „Mitmachaktionen“. Gern angenommen werden Gesundheitstests, bei denen der Besucher seinen Blutzuckerwert oder Blutdruck messen lässt. Auch Gesprächs- und Diskussionsrunden mit Ärzten und Pflegepersonal zu Arbeitsschwerpunkten sind möglich. Musikalische Darbietungen sorgen für eine angenehme Atmosphäre. Erfahrungsgemäß sind ortsansässige Musikvereine oder Chöre gern bereit, an einer derartigen Veranstaltung mitzuwirken. Zur Beschäftigung der Kinder können Mal- oder Bastelwettbewerbe organisiert werden. Besonders gut kommen bei den Besuchern Souvenirs mit dem Werbeaufdruck des Unternehmens wie Mützen, Tragetaschen und Schreibutensilien an. Ergänzend sollte ausreichend Informationsmaterial zur Einrichtung ausliegen. Ebenso frequentiert werden Informationsstände von Kassen und Verbänden.
Nachbereitung	• Pressemitteilungen herausgeben (Fakten zum Verlauf der Veranstaltung, Besucherzahlen, zur Anzahl der durchgeführten Programmpunkte, Resonanz bei den Besuchern und Multiplikatoren) • Information und Danksagung an alle Mitarbeiter • Artikel und Fotos über den Tag der offenen Tür in Patienten- und Mitarbeiterzeitungen veröffentlichen • Kosten kontrollieren, Ergebnisse dokumentieren, Kosten-Nutzen-Berechnung erstellen und einen Schlussbericht verfassen

Merke

Vom Sponsor werden Geld, Sachmittel, Dienstleistungen oder Know-how bereitgestellt. Im Gegenzug für die Förderung kann das Unternehmen bei öffentlichen Auftritten der geförderten Person oder Veranstaltung werblich in Erscheinung treten.

Sponsoring erfüllt für das Unternehmen/den Sponsor eine kommunikative Funktion, d. h. die Förderung soll in der Öffentlichkeit bekannt werden. So werden die Namen von Sponsoren bei Veranstaltungen wie dem Tag der offenen Tür oder in der Anzeigenwerbung genannt.

Weitere Beispiele für **Gegenleistungen für den Sponsorpartner** sind:
- Der Sponsor wird in Presseberichten genannt.
- In den Medien der Mitarbeiterkommunikation (Mitarbeiterzeitung, schwarzes Brett, Intranet) wird über den Sponsor informiert.
- Das Sponsoring wird in Briefen und Mailings erwähnt.
- Der Gesponserte stellt dem Sponsor sein spezielles Know-how zur Verfügung. Beispielsweise halten Krankenhausärzte für Mitarbeiter des Sponsorpartners Vorträge zur Vorbeugung bestimmter Krankheiten.
- Ein Projekt des Gesundheitsunternehmens trägt den Namen des Sponsors.
- Der Name des Sponsors wird auf Plakaten, Broschüren und anderen Printmedien abgedruckt.
- Das Logo des Sponsors wird auf Patientenbroschüren und anderen Druckmedien abgebildet.
- Verwendung des Unternehmens- bzw. Firmennamens auf einem gesponserten Auto.
- In der Patientenzeitung erscheint ein Artikel über das Sponsoring.
- Gemeinsame öffentlichkeitswirksame Veranstaltungen.

Sponsoring ist ein Geschäft auf Gegenseitigkeit. Aus der Sicht des Geförderten verkörpert das Sponsoring ein Finanzierungsinstrument, aus der des Sponsors eines der Kommunikation. Steuerrechtlich sind die Aufwendungen des Sponsors als Betriebsausgaben (§ 4 Abs. 4 EStG) unbegrenzt abzugsfähig. Der Gesponserte kann eine Einzelperson, Personengruppe oder Institution (Krankenhäuser, Kranken- und Altenhilfeeinrichtungen, Rettungsdienste, Behinderteneinrichtungen etc.) sein. Sponsoring kann sich auf alle denkbaren gesellschaftlichen Bereiche beziehen. Als Gesponserte kommen Sport, Kultur und Bildung sowie soziale und ökologische Bereiche infrage. Man unterscheidet zwischen den folgenden Sponsoringgebieten:
- **Sportsponsoring**
- **Kultursponsoring**
- **Soziosponsoring** (oft auch als Sozialsponsoring bezeichnet): häufig wird auch das **Umweltsponsoring** (bisweilen auch Ökosponsoring genannt) mit zum Soziosponsoring gezählt.
- **Wissenschafts- und Hochschulsponsoring**
- **Programm- und Mediensponsoring**

Mit den Sponsoringmaßnahmen soll der Bekanntheitsgrad des Sponsors und/oder seiner Produkte erhöht, sollen Mitarbeiter motiviert bzw. das Image verbessert werden. ► Tab. 5.13 stellt die Ziele des Sponsors den Zielen des Geförderten gegenüber.

Grundlage des Sponsoring-Engagements sollte eine schriftliche Vereinbarung sein. In ihr werden der Gegenstand und der Inhalt der Zusammenarbeit zwischen Sponsor und Gesponserten genau beschrieben und die Rechte und Pflichten der beiden Vertragspartner exakt festgelegt.

5.9.8 Social Media

Ohne Facebook, Twitter und Co. wäre die Nutzung des Internets eine andere. Immer mehr Menschen treffen sich im Internet, um zu plaudern, Neuigkeiten zu erfahren und sich untereinander auszutauschen. Sie „netzwerken", „bloggen", „tweeten" und „retweeten"– auch und gerade in Bezug auf Ärzte und Kliniken. Längst hat sich das Instrument Social Media zu einer festen Komponente im Online-Marketingmix etabliert. Unternehmen aller Branchen und Größen spüren die Folgen dieser Entwicklung und nutzen Social Media, um mit ihren Zielgruppen in direkten Kontakt zu treten. Die Gesundheitsbranche ist da keine Ausnahme. Vergangen sind die Zeiten, in denen mit Arztvorträgen, den Printmedien und einer Broschüre Marketing bestritten werden konnte. Gegenwärtig kommunizieren deutsche Krankenhäuser am häufigsten über Facebook-Seiten. Es folgen YouTube, XING, Twitter, Instagram-Accounts und Blogs.

Tab. 5.13 Ziele des Sponsorings aus Sicht des Sponsors bzw. des Gesponserten.

Ziele des Sponsors	Ziele des Gesponserten
• Imageverbesserung durch Transfer des Images vom Gesponserten auf den Sponsor • Steigerung des Bekanntheitsgrades • Kontaktpflege zu Kunden und Kundenbindung • Motivationswirkung nach innen bzw. Identitätsstiftung • Stärkung der Corporate Identity • Aufbau von „Goodwill" • direkte Vermarktung von Produkten • Neukundengewinnung • Ertrags- und Umsatzsteigerung • Demonstration von gesellschaftlicher Verantwortung	• Erschließung neuer Geldquellen • Erschließung von Sachleistungsquellen und Know-how • Inanspruchnahme organisatorischer Unterstützung • Nutzung von Kontakten des Sponsors • finanzielle Absicherung des Betriebs

Darüber hinaus werden Krankenhäuser und Ärzte von ihren Patienten in sozialen Medien und spezialisierten Online-Portalen bewertet. Eine gute Bewertung ist für einen Gesundheitsdienstleister außerordentlich vorteilhaft – umso schlimmer – eine schlechte Bewertung.
Auch vernetzen sich Patienten mit Gleichgesinnten und tauschen untereinander Informationen, Erfahrungen, Meinungen und Wissen in Foren aus. Foren gibt es zu den verschiedensten Gesundheitsthemen, wie z. B. Demenz, MS, Asthma, Diabetes usw.

M!

Merke

Wer soziale Netzwerke nutzt, tut dies vor allem zur Kundengewinnung und -information, um sie an die Einrichtung zu binden, in der Personalrekrutierung oder dem Beschwerdemanagement. Überraschend wenige zur Zuweiserinformation.

Krankenhäuser der Regel- und Maximalversorgung beispielsweise nutzen soziale Medien erfahrungsgemäß zur Kommunikation von PR und Corporate-Themen sowie für das Recruiting. Bei kleineren Privatkliniken, z. B. für Ästhetische und Plastische Chirurgie, steht eher die klassische Bewerbung konkreter Leistungen im Vordergrund.
Unter den Gesundheitsdienstleistern, die Social Media noch nicht einsetzen, überwiegt die Skepsis des zu hohen Aufwandes im Vergleich zum Nutzen. Zudem gibt es Bedenken im Hinblick auf negative Darstellungen der eigenen Einrichtung. Mit einem Social-Media-Auftritt sind Kliniken und Praxen öffentlicher und die Gefahr, dass sich negative Reputationen schneller ausbreiten, erscheint größer als ohne Präsenz. Schließlich sind es Datenschutzbestimmungen, die Gesundheitsbetriebe von dem aktiven Schritt ins Web 2.0 abhalten.

Welche Kanäle genutzt werden sollten, hängt vom Ziel ab. Geht es zum Beispiel rein um die Personalbeschaffung, sind Recruiter-Plattformen wie XING oder LinkedIn die Sozialen Medien der Wahl. Speziell junge Ärzte und Mitarbeiter im Managementbereich lassen sich über diese Karriereseiten gezielt ansprechen. Geht es um PR, Corporate-Themen oder klassische Werbung, kommt man an Facebook und YouTube nicht vorbei. Diese Netzwerke weisen die größten Nutzerzahlen vor.

Heute stehen dem Nutzer eine Vielzahl von Medien und Plattformen zur Auswahl. Das sogenannte Social Media Prisma von Ethority veranschaulicht die in Deutschland relevanten Angebote von Social Media (▶ Abb. 5.15).

Keine Frage, an Social Media geht kein Weg mehr vorbei. Plattformen wie Facebook, Twitter und Instagram erfreuen sich steigender Beliebtheit. Auf diese Entwicklung müssen sich Ärzte und auch Krankenhäuser einstellen. Sie müssen sich auf eine neue Kommunikationsform mit ihren Zielgruppen einlassen und sich dem durch Social Media vollziehenden Kulturwandel stellen. Ohne entsprechende Konzepte für die Social-Media-Kommunikation bleiben sie anderenfalls bei diesen Konversationen außen vor und laufen Gefahr, den Anschluss an ihre im Internet kommunizierenden Zielgruppen zu verlieren. Zukünftig werden sich Gesundheitsdienstleister überlegen müssen, welche Social Channels sie bespielen und vor allem, in welchem sie überdurchschnittlich oder führend sein möchten (Stichwort: Strategie). Social Media ist ein wichtiger Bestandteil der Kommunikationspolitik geworden und aus der heutigen modernen, digitalen Welt nicht mehr wegzudenken.

5.9.9 Corporate Identity

Ende der 60er- und Anfang der 70er-Jahre tauchte der Begriff „Corporate Identity“, auch als CI abgekürzt, erstmalig in England und in den USA auf. Eine allgemein gültige Definition für den Begriff gibt es dennoch nicht. Corporate Identity kann übersetzt werden als **Unternehmensidentität**. Sie ist nicht nur die konsequente Umsetzung eines einheitlichen visuellen Erscheinungsbildes eines Unternehmens, sondern auch einer einheitlichen Kommunikation sowie das darauf abgestimmte Verhalten der Mitarbeiter. Zu den zentralen Komponenten der Corporate Identity zählen (▶ Abb. 5.16):

- Corporate Design (Unternehmenserscheinungsbild)
- Corporate Communication (Unternehmenskommunikation)
- Corporate Behaviour (Unternehmensverhalten)

Diese Bausteine der Unternehmensidentität formen das Fremdbild (Corporate Image) der Einrichtung.

Durch professionelle CI-Arbeit wird der langfristige Unternehmenserfolg unterstützt. Nach außen führt es zu einer klaren Abgrenzung zum Konkurrenten. Intern erreicht der Gesundheitsbetrieb die Akzeptanz der eigenen Philosophie bei den Mitarbeitern und die Verstärkung des „Wir-Gefühls“. Langfristig sind Corporate-Identity-Bemühungen nur dann erfolgversprechend und glaubwürdig, wenn das visuelle Erscheinungsbild, die Kommunikation und das Verhalten übereinstimmen. Aufgrund der Tragweite muss Corporate Identity Aufgabe der Einrichtungsleitung sein. Nur sie kann kraft ihrer Leitungsfunktion ein solches Projekt dauerhaft um- und vor allem durchsetzen.

Corporate Design

[ ]

Definition

Corporate Design befasst sich mit den Faktoren, die das visuelle Erscheinungsbild einer Einrichtung prägen.

Schon optisch sollen der Gesundheitsbetrieb und seine Produkte bzw. Dienstleistungen unverwechselbar identifizierbar sein. Um ein einheitliches Design gewährleisten zu können, müssen Gestaltungsrichtlinien aufgestellt und eingehalten werden. Corporate Design wird geprägt von verschiedenen Gestaltungselementen:

- Einrichtungslogo und Leitspruch
- Name der Einrichtung und deren Symbole
- Leit- und Orientierungssysteme

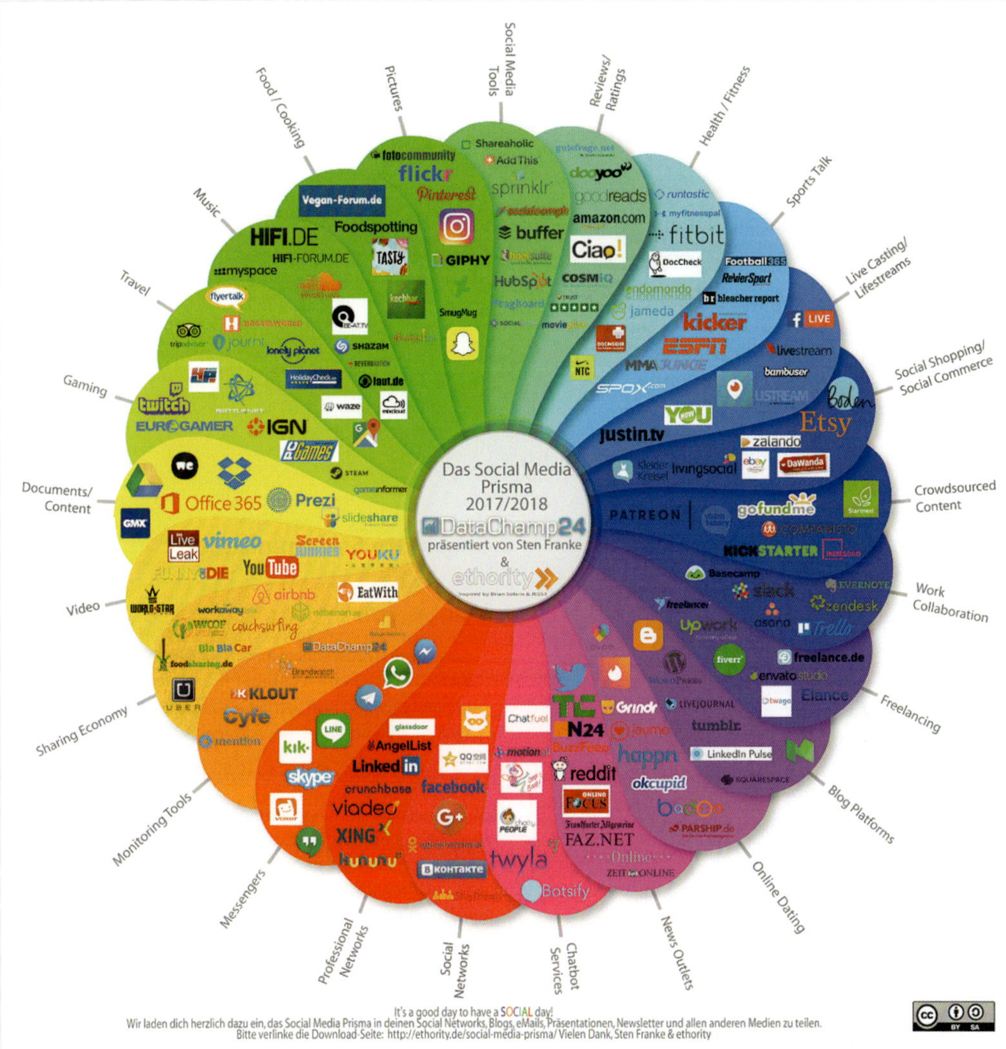

Abb. 5.15 Das Social Media Prisma. (Abb. von: ethority. Im Internet: https://ethority.de/social-media-prisma/; Stand: 21.02.2019)

- Hausfarben und Gestaltung des Schriftsatzes (Typografie)
- Mitarbeiterkleidung und Namensschilder
- Gestaltung von Gebrauchsgegenständen wie Geschirr oder Wäsche
- Gestaltungsraster und stilistische Sollvorgaben für Abbildungen, Fotos und andere Illustrationselemente

Diese Konstanten bestimmen das Design aller visuellen Äußerungen des Gesundheitsbetriebes. Hierzu gehören u. a. Visitenkarten, Briefbögen, Anzeigen, Patientenbroschüren, Rechnungsformulare, Pflegedokumentationsblätter, Beschilderung, Gestaltung von Messeständen, Gebäudebeschriftung, mitunter die Arbeits-/Berufskleidung sowie Werbeschilder für Geschäftsfahrzeuge und -räume als auch der Internetauftritt. Auch die bauliche Architektur der Einrichtung wird bei einem durchdachten Corporate Design mit einbezogen. Die Gestaltung aller Elemente des Corporate Designs geschieht unter einheitlichen Gesichtspunkten, um bei jedem Kontakt einen Wiedererkennungseffekt zu erreichen.

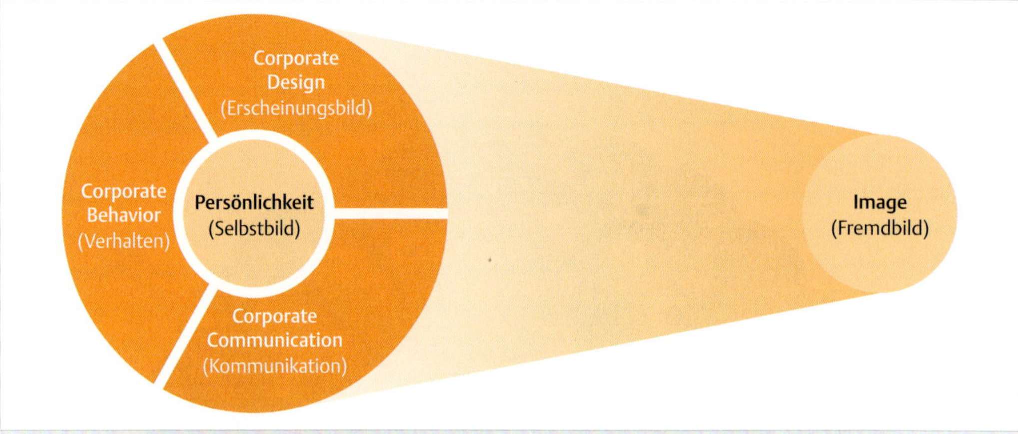

Abb. 5.16 Corporate Identity. (Abb. aus: VRS Münster, Münster)

Corporate Behaviour

In jedem Falle ist es einfacher, das Design zu ändern, als menschliches Verhalten umzustellen. Damit stellt Corporate Behaviour in der Praxis eine der größten Herausforderungen dar.

Definition

Corporate Behaviour befasst sich mit dem Verhalten der Einrichtung nach innen zu seinen Mitarbeitern, nach außen zu den potenziellen Leistungsempfängern sowie deren Umfeld.

Das Verhalten muss schlüssig und stimmig sein. Auch Mitarbeiter sollen in ihrem Auftreten und Verhalten die Einrichtung und ihren unverwechselbaren Stil repräsentieren. Es werden verbindliche Regeln im Umgang mit allen Zielgruppen wie Patienten/Bewohner als auch gegenüber deren Angehörigen, Einweisern, Zulieferern, Besuchern oder Kostenträgern vorgegeben. Der Eindruck, den das Personal hinterlässt, ist entscheidend für das Image, das sich in der Öffentlichkeit einprägt. Corporate Behaviour zeigt sich vor allem im Umgangston innerhalb der Einrichtung, darin, wie Konflikte gelöst oder auf Kritik und Beschwerden reagiert wird. Auch der Führungsstil, das Verhalten, nach welchen Kriterien Personal eingestellt, befördert und gefördert wird sowie das Verhalten in der Ausbildung zählen dazu.

Corporate Communication

Definition

Corporate Communication als weitere Säule des CI vermittelt die Firmenidentität durch strategisch geplante, widerspruchsfreie Kommunikation – und zwar in 2 Richtungen: nach innen und nach außen.

Entscheidend ist, dass alle Botschaften, die kommuniziert werden sollen, aus dem Leitbild und den Unternehmenszielen hergeleitet, aufeinander abgestimmt und einheitlich und konsequent umgesetzt werden. Auf diese Weise wird das damit verbundene Image verstärkt. Corporate Communication zeigt sich bei Werbemaßnahmen, in der Öffentlichkeitsarbeit, der Verkaufsförderung, dem Sponsoring aber auch bei unternehmensinterner Kommunikation.

5.10 Marketing-Controlling

Die letzte Phase im Marketingprozess ist die Kontrolle der Marketingaktivitäten. Die Funktion des Marketing-Controllings besteht darin, die Effektivität und Effizienz einer marktorientierten Unternehmensführung sicherzustellen.

Fragen und Aufgaben

1. Nicht selten steht eine Einrichtung des Gesundheitswesens vor der Frage, ob es für die Deckung seines Informationsbedarfes notwendig ist, Primärforschung zu betreiben oder ob nicht auch Sekundärforschung ausreichend wäre.
   a) Definieren Sie kurz, was unter den Begriffen der Primär- und Sekundärforschung zu verstehen ist.
   b) Aus welchen Gründen sollten Sekundäruntersuchungen durchgeführt werden, bevor Primärerhebungen stattfinden?
   c) Nennen Sie je 2 Instrumente der Primär- und Sekundärforschung.
   d) Listen Sie die Arten der Befragung mit ihren Vor- und Nachteilen auf.
2. Um die momentane Kundenzufriedenheit in einem Krankenhaus zu erfassen, soll unter den Patienten eine schriftliche Umfrage durchgeführt werden.
   a) Zählen Sie je 3 Vor- und Nachteile der schriftlichen Befragung (Fragebogen) auf.
   b) Verfassen Sie 3 Fragen für einen entsprechenden Fragebogen.
   c) Was verstehen Sie unter „offenen" und „geschlossenen" Fragen?
   d) Was versteht man unter Kontakt-(Eisbrecher)-Fragen?
   e) Warum sind Kontrollfragen wichtig?
   f) Wie gehen Sie beim Aufbau eines Fragebogens vor?
   g) An welcher Position im Ablauf einer Befragung sollten die „Fragen zur Person" gestellt werden?
3. Der examinierte Altenpfleger Niklas Bauer will einen ambulanten Pflegedienst „mobil" gründen. Er überlegt sich, wie er seine potenziellen Kunden segmentieren könnte.
   a) Was versteht man ganz allgemein unter Marktsegmentierung?
   b) Welche Trenngrößen kennen Sie, nach denen eine Marktsegmentierung vorgenommen werden kann?
   c) Geben Sie jeweils 2 demografische und zwei psychografische Kriterien an, nach denen Altenpfleger Niklas Bauer eine sinnvolle Segmentierung vornehmen könnte.
4. „Erst die Entwicklung eines geeigneten Marketingmixes für das Krankenhaus führt zu einem durchschlagenden Erfolg."
   a) Nehmen Sie Stellung zu dieser Aussage.
   b) Nennen Sie die vier Teilpolitiken des Marketingmixes.
5. Nennen Sie 3 Merkmale, die Dienstleistungen charakterisieren und beschreiben Sie 2 näher.
6. Die Nachfrage nach einem Produkt verändert sich im Zeitablauf.
   a) Was versteht man unter einem Produktlebenszyklus?
   b) Beschreiben Sie die einzelnen Phasen des Produktlebenszyklus.
   c) Was versteht man unter Produktvariation und Produktdifferenzierung?
7. Erläutern Sie den Begriff der Produktinnovation und grenzen Sie vor diesem Hintergrund „Marktneuheiten" von „Betriebsneuheiten" ab.
8. Was versteht man unter einer Marke und warum braucht man sie?
9. Welche Markenstrategien gibt es?
10. Welche verschiedenen Arten von Marken gibt es?
11. Was versteht man unter Preisdifferenzierung?
12. Welche Arten der Preisdifferenzierung kennen Sie? Beschreiben Sie diese allgemein und geben Sie jeweils ein Beispiel.
13. Für Preisdifferenzierung gibt es unterschiedliche Gründe, welche?
14. Welche Entscheidungsfelder werden unter dem Begriff Konditionenpolitik subsumiert?
15. Unter welchen Voraussetzungen ist ein Entgelt für Zusatzleistungen im Pflegeheim gerechtfertigt?
16. Welche Leistungen einer Pflegeeinrichtung können Zusatzleistungen sein? Welche Leistungen sind bereits durch den Pflegesatz abgegolten?
17. Erklären Sie die Begriffe Absatzmittler und Absatzhelfer.
18. Stellen Sie fest, wie der Absatz in Ihrem Ausbildungsbetrieb organisiert ist.
19. Was sind Absatzorgane?
20. Was ist Franchising? Gehen Sie auf die Grundprinzipien des Franchisings ein. Welche Vor- und Nachteile bietet das Franchise-System dem Franchise-Geber als auch dem Franchise-Nehmer?
21. Ein Krankenhaus kann nicht wie andere Dienstleistungsunternehmen werben, da der Gesetzgeber spezielle Werbeverbote vorgibt. Verdeutlichen Sie diese Aussage an 2 Beispielen aus dem Heilmittelwerbegesetz (HWG).
22. „Trotz strenger gesetzlicher Regelungen lohnt sich Marketing dennoch!" Nehmen Sie Stellung zu dieser These.
23. Wenden Sie Instrumente der Kommunikationspolitik auf die 3 folgenden Zielgruppen an und geben Sie pro Zielgruppe 2 Beispiele:
   a) Patienten
   b) Angehörige
   c) Mitarbeiter
24. Zeigen Sie an einem Beispiel Ihrer Wahl auf, wie das Modell eines linearen Werbewirkungsprozesses verlaufen soll.
25. Erstellen Sie einen Werbeplan.
   a) Legen Sie Werbeziel, Zielgruppe, Streugebiet, -medium und -zeit fest, und begründen Sie ihre Entscheidung.
   b) Gestalten Sie ein Streumedium genauer auf einem gesonderten Blatt.
26. Welche Werbemittel und Werbeträger werden in ihrem Ausbildungsbetrieb eingesetzt?
27. Im medizinischen Bereich möchte die Mustermann AG ihr Leistungsangebot erweitern. Dies soll in die Homepage der Mustermann AG aufgenommen werden.

a) Erklären Sie 3 Vorteile, die für einen Werbeauftritt im Internet sprechen.
b) Nennen Sie 3 weitere Werbemittel und 3 Werbeträger.

28. Um das Pflegeheim Mustermann bekannt zu machen, soll in 2 Zeitungen je eine ganzseitige Anzeige platziert werden. Entscheiden Sie alleine auf der Basis der Tausenderpreise, welche der 5 zur Wahl stehenden Zeitungen A bis E infrage kommen (▸ Tab. 5.14).
29. Worin unterscheiden sich Öffentlichkeitsarbeit (PR) und Werbung?
30. In einer Pressemitteilung heißt es: „Klinik lässt sich ins Innerste schauen: Am Samstag, den 10. Juli, können sich Besucher ungezwungen über das Mustermann Krankenhaus und dessen Geschichte informieren. Anlässlich des 100-jährigen Bestehens wird das Mustermann Krankenhaus für alle Besucher seine Pforten öffnen."
    a) Welches Instrument der Kommunikationspolitik wird dabei angesprochen?
    b) Nennen Sie 5 Zielgruppen, die Sie mit dieser Aktion ansprechen wollen.
    c) Sie sollen den Termin für den „Tag der offenen Tür" festlegen. Welche Überlegungen müssen Sie bei der Terminplanung berücksichtigen?
    d) Ermitteln Sie eine Checkliste für die Vorbereitung dieser Veranstaltung.
    e) Welche Werbemittel könnten eingesetzt werden?
    f) Was sind für das Gesundheitswesen typische Merkmale, die bei der Gestaltung von PR-Maßnahmen zu berücksichtigen sind?
31. Skizzieren Sie, welche Bedeutung das Sponsoring für den Sponsor bzw. den Gesponserten hat.
32. Welche werblichen Nutzungsmöglichkeiten kann z. B. ein Krankenhaus, eine Sozialstation bzw. ein Altenheim einem Sponsor konkret anbieten?
33. Welche Gründe gibt es für ein Krankenhaus, ein Corporate-Identity-Konzept zu entwickeln?
34. Welche Gestaltungsbereiche der Corporate Identity kann man unterscheiden?

Tab. 5.14 Aufgabe: Tausenderpreise.

	A.	B.	C.	D.	E.
Leser pro Ausgabe	350 000	280 000	700 000	1 000 000	850 000
1/1-Seite farbig kostet (€)	12 500	9 500	24 000	30 000	29 000

Teil II

Geldwirtschaftliche Grundlagen im Gesundheitswesen

II

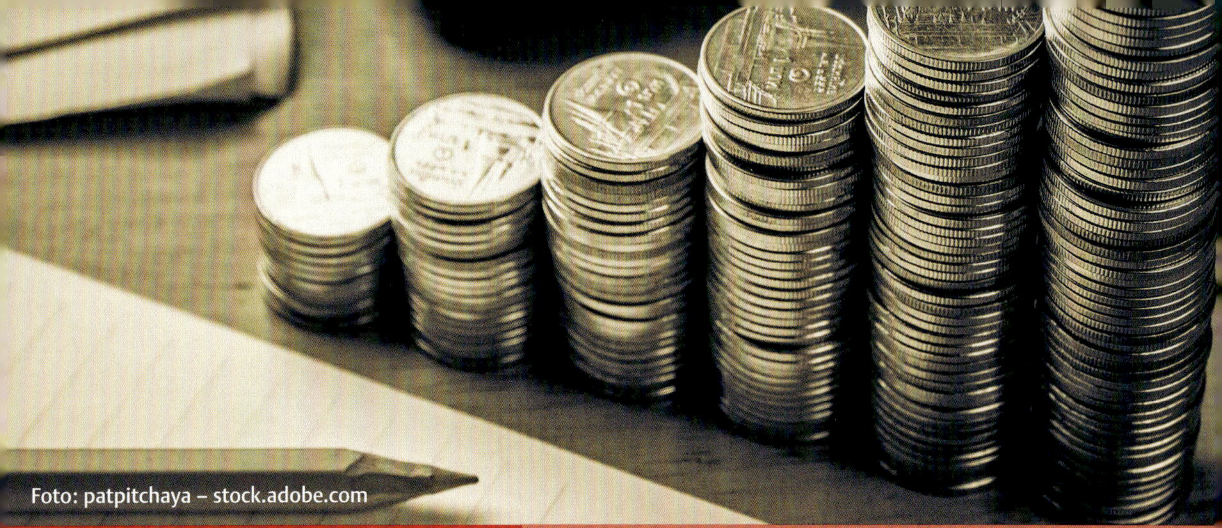

Foto: patpitchaya – stock.adobe.com

Kapitel 6

Investition

6 Investition

Anja Grethler

6.1 Zusammenhang zwischen Investition und Finanzierung

Der zunehmende Wettbewerbs- und Effizienzdruck, der medizinisch-technische Fortschritt, die steigenden Ansprüche der Patienten und die immer älter werdende Bevölkerung erfordern bei vielen Gesundheitsdienstleistern strukturelle Veränderungen und entsprechende Investitionen, vor allem im Bereich der baulichen Struktur. Die Notwendigkeit zu investieren ist ohne die Bereitstellung finanzieller Mittel nicht möglich und die Anlässe für Finanzierungsvorgänge sind vorrangig in Investitionen begründet. Die enge Verbindung zwischen Investition und Finanzierung wird in der Bilanzdarstellung deutlich (▶ Abb. 6.1).

Das Eigen- und Fremdkapital stehen auf der Passivseite der Bilanz, das Vermögen wird auf der Aktivseite ausgewiesen. Die Passiva zeigt die Art der Kapitalbeschaffung, die Aktiva die Kapitalverwendung. In den Bereich der Kapitalverwendung fällt der Investitionsbegriff.

6.2 Der Begriff Investition

Der Begriff Investition ist lateinischer Herkunft und bezeichnet den zielgerichteten Einsatz finanzieller Mittel zur Beschaffung von Sachvermögen, immateriellem Vermögen und Finanzvermögen, die der Erwirtschaftung von Erträgen dienen. Auf der Aktivseite der Bilanz zeigt sich diese Kapitalverwendung.

Die ihm zur Verfügung stehenden finanziellen Mittel muss jedes Unternehmen, auch ein Gesundheitsdienstleister, optimal einsetzen, um auf Dauer bestehen zu können. Eine Investition, z. B. der Bau eines neuen Altenheims, aber auch die Anschaffung von Fahrzeugen oder medizinisch-technischen Geräten wie der Kauf eines Röntgenapparates oder eines Magnetresonanztomografen, führt zu einer Kapitalbindung und kann kurzfristig nicht ohne größere Schwierigkeiten oder finanzielle Verluste rückgängig gemacht werden. Darüber hinaus beeinflussen sie in beträchtlichem Maße die beschäftigungsunabhängigen Kosten in einem Unternehmen, d. h. sie erhöhen den Fixkostenanteil. Im Übrigen gehen mit einer Investition häufig Folgewirkungen auf andere Bereiche des Unternehmens einher. Umgekehrt sichern vorteilhafte Investitionen das Überleben des Unternehmens, legen langfristig technische und wirtschaftliche Entwicklungen fest und verbessern oder stärken die Wettbewerbsfähigkeit.

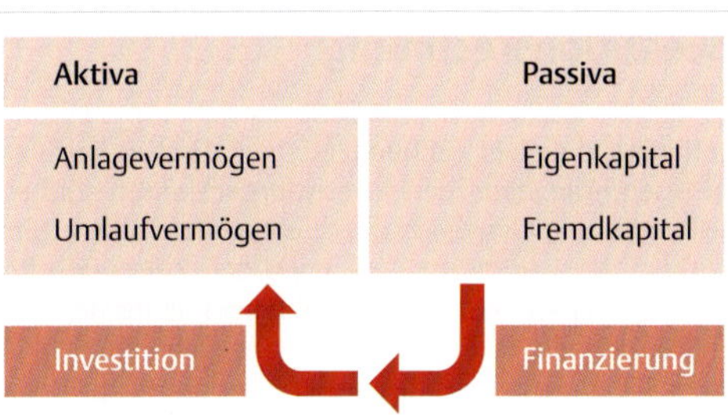

Abb. 6.1 Zusammenhang zwischen Finanzierung und Investition.

6.3 Investitionsanlässe

Investitionen können nach verschiedenen Gesichtspunkten eingeteilt werden (▶ Abb. 6.2).

Nach dem Investitionsgegenstand differenziert man zwischen

- Sachinvestitionen,
- Finanzinvestitionen und
- immateriellen Investitionen.

Sachinvestitionen liegen vor, wenn finanzielle Mittel zur Beschaffung von Sachgütern eingesetzt werden, z. B. der Erwerb eines Grundstückes, eines Betriebsgebäudes, eines Röntgenapparates oder Operationstisches usw. Bei **Finanzinvestitionen** werden Finanzmittel zum Erwerb von Finanzvermögen ausgegeben. Das können Beteiligungen an anderen Unternehmen oder Forderungsrechte sein. **Immaterielle Investitionen** führen – im Gegensatz zu den Sach- und Finanzinvestitionen – nicht zu Veränderungen der Bilanzposten. Gleichwohl sind sie geeignet, die Wettbewerbsfähigkeit des Unternehmens zu erhalten bzw. zu stärken. Aufwendungen für Ausbildung und Fortbildung der Mitarbeiter, Auszahlungen für Forschung oder Entwicklung, Patente zur Schaffung neuer Produkte sowie die Verbesserung des Firmenimages sind Beispiele hierfür.

Nach dem Zweck der Investition unterscheidet man zwischen Errichtungs-, Ersatz-, Erweiterungs- und Rationalisierungsinvestitionen. **Errichtungsinvestitionen** fallen im Zusammenhang mit der Gründung eines Betriebes im Ganzen oder bei dessen Kauf an. Sie sind einmalig und haben das Ziel, den Geschäftsbetrieb in Gang zu setzen. Eine Errichtungsinvestition liegt zum Beispiel bei Neugründung einer Altenpflegeeinrichtung oder einer neuen Betriebsstätte vor. **Ersatzinvestitionen** erfordern Geldausgaben für den Austausch veralteter bzw. nicht mehr nutzbarer Investitionsobjekte, z. B. Fahrzeuge, medizinische Geräte u. a. Im Rahmen der **Erweiterungsinvestition** wird die verfügbare Kapazität eines Unternehmens durch zusätzliche Sachanlagen vergrößert, um das Leistungspotenzial des Unternehmens zu steigern. Sie sind nur sinnvoll, wenn vorab durch eine Marktanalyse die Absatzmöglichkeiten und die Konkurrenzverhältnisse analysiert wurden. Mit ihnen fallen zwangsläufig weitere Kosten an, die eine Kapazitätserhöhung nach sich ziehen. Beispielsweise sieht sich ein Altenheim durch zunehmende Nachfrage gezwungen, weitere Räumlichkeiten zur Verfügung zu stellen. **Rationalisierungsinvestitionen** sind solche,

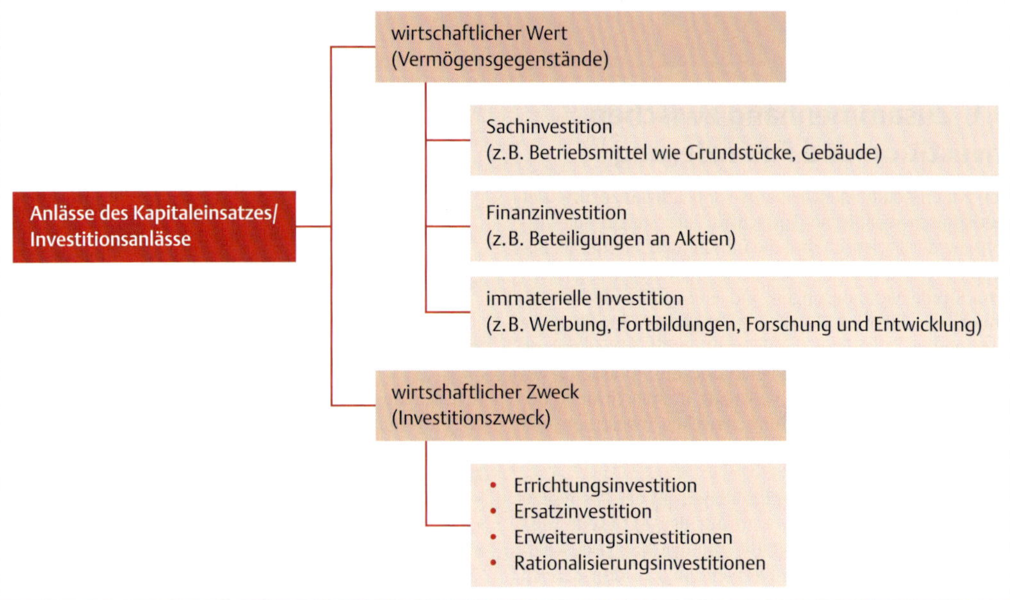

Abb. 6.2 Investitionsanlässe.

die der Steigerung der Leistungsfähigkeit des Unternehmens dienen, indem vorhandene Investitionsobjekte durch neue, technisch verbesserte ersetzt werden.

6.4 Investitionsrechnung

Jede Investition erfordert eine sorgfältige vorausgehende Investitionsplanung und intensive Entscheidungsvorbereitungen. Wichtig ist die richtige Bewertung späterer Folgen der unterschiedlichen Investitionsmöglichkeiten. Diese Aufgabe erfüllt die Investitionsrechnung.

Bei Investitionsentscheidungen geht es zum einen um den Vergleich zwischen einzelnen Möglichkeiten, zum anderen um die Entscheidung zwischen Investitions- und Nichtinvestitionsalternativen. Es wird geprüft, ob es aus rein wirtschaftlichen Überlegungen sinnvoll ist, die geplante Investition durchzuführen oder zu unterlassen. Zum Treffen dieser Entscheidung werden Investitionsrechnungen als zentrales Hilfsmittel angewendet. Ihre Aufgabe besteht darin, dem Investor rechnerisch fundierte Informationen zur Vorteilhaftigkeit und Wirtschaftlichkeit eines Investitionsvorhabens zu geben. Investitionsrechnungen sollen veranschaulichen, inwiefern ein spezifisches Investitionsprojekt zum zukünftigen Unternehmenserfolg beiträgt. Im Allgemeinen lohnt sich eine Investition immer dann, wenn die Summe der zukünftigen Einzahlungen die der Auszahlungen übersteigt. Kernproblem der Investitionsrechnung ist, diese Zahlungsströme vorauszusehen.

Zusammengefasst versucht die Investitionsrechnung folgende Fragen auf rechnerische Art und Weise zu klären: Ist ein bestimmtes Investitionsvorhaben für ein Unternehmen von Vorteil oder nicht? Dabei geht es um Aspekte wie Gewinnerzielung, gegebenenfalls unter Beachtung des damit verbundenen Risikos. Darüber hinaus soll die Investitionsrechnung aufzeigen, welches von mehreren möglichen Projekten das vorteilhafteste für das Unternehmen ist und wann eine betriebliche Anlage durch eine neue ersetzt werden sollte. Das Ergebnis der Investitionsrechnung ist die wesentliche Grundlage der Entscheidung. Zu bedenken ist, dass in Investitionsrechnungen Entscheidungsfaktoren unberücksichtigt bleiben, die nicht quantifizierbar sind (z. B. einfache Bedienung, gefälliges Design, usw.). Insofern können Investitionsrechnungen nur einen Teilaspekt des Entscheidungsproblems abdecken.

Die verschiedenen Verfahren der Investitionsrechnung können in 2 Bereiche eingeteilt werden, die statischen und dynamischen Verfahren. In den nachfolgenden Abschnitten werden ausgewählte Verfahren der Investitionsrechnung beschrieben.

6.4.1 Statische Verfahren der Investitionsrechnung

Bei diesen Rechenarten handelt es sich um Praktikermethoden, die nicht auf finanzmathematischen Verfahren aufbauen. Alle statischen Investitionsverfahren sind einfach und schnell anwendbar, beziehen weder die zeitliche Struktur der Zahlungsströme noch den Zinseszinseffekt ein. Hier werden lediglich die Zahlungen einer bestimmten Zeitperiode, in der Regel ein Jahr, betrachtet. In der Praxis haben sich folgende statische Verfahren zur Bewertung von Investitionsentscheidungen durchgesetzt:

- Kostenvergleichsrechnung
- Gewinnvergleichsrechnung
- Rentabilitätsvergleichsrechnung
- Amortisationsvergleichsrechnung

Kostenvergleichsrechnung

Die Kostenvergleichsrechnung (▶ Abb. 6.3) ist relativ einfach durchzuführen. Daher ist dieses Verfahren in der Praxis weit verbreitet. Bei der Kostenvergleichsrechnung wird die Vorteilhaftigkeit einer Investition durch die Ermittlung der jährlich gesamten betrieblichen Kosten beurteilt, die sich aus den fixen und variablen Kosten zusammensetzen. Ziel ist die Ermittlung der kostengünstigsten Investition.

Andere Faktoren, wie z. B. Qualitätsunterschiede oder unterschiedliche Nutzungsdauern, werden nicht einbezogen. Die Methode geht davon aus, dass die Erträge durch die Wahl des Investitionsvorhabens nicht beeinflusst werden. Die Kostenvergleichsrechnung lässt sich vorwiegend zur Lösung zweier Problemfelder nutzen: In erster Linie eignet sie sich zur Ermittlung des kostenmäßig günstigsten Investitionsobjektes aus einer Vielzahl von Alternativen (Auswahlproblem). Diejenige Investition wird ausgewählt, welche die geringsten Gesamt- bzw. Stückkosten verursacht. Des Weiteren behandelt die Kostenvergleichsrechnung die Fragestellung, ob ein bereits vorhandenes Investitionsobjekt ersetzt oder weitergenutzt werden soll (Ersatzproblem).

Fallbeispiel

B

Ein Rettungsdienst möchte einen Rettungswagen samt medizinischer Grundausstattung anschaffen. Zur Wahl stehen 2 Fahrzeuge. Die Anschaffungskosten, variablen Kosten und fixen Kosten sind in ▶ Tab. 6.1 enthalten. Es ist beabsichtigt, den Rettungswagen 4 Jahre zu nutzen. Die Abschreibung erfolgt linear bis auf den Restverkaufserlös. Die kalkulatorische Verzinsung beträgt 10 %.

Ergebnis: Der Kostenvergleich zeigt, dass bei gleicher Auslastung das Fahrzeug B gegenüber dem Fahrzeug A vorteilhafter ist. Die anfallenden Kosten sind geringer.

Allerdings sind in der Realität die Entscheidungsalternativen meist nicht mit den gleichen Leistungsvermögen ausgestattet. Das folgende Beispiel soll den Kostenvergleich bei mengenmäßig unterschiedlicher Leistung verdeutlichen. Angesichts der unterschiedlichen Leistungsfähigkeit wird ein Stückkostenvergleich durchgeführt.

Fallbeispiel

B

Das Fahrzeug B habe nun eine Fahrleistung von 30 000 km pro Jahr. Ändert sich die Vorteilhaftigkeit? Die Berechnung der Gesamtkosten ist in ▶ Tab. 6.2 aufgeführt.

Ergebnis: Unter den oben dargestellten Bedingungen ist jetzt das Fahrzeug A vorzuziehen, da die Kosten je km geringer sind.

Gewinnvergleichsrechnung

Die Gewinnvergleichsrechnung stellt eine Erweiterung der Kostenvergleichsrechnung dar, indem die Erlösseite in den Vergleich einbezogen wird. Der Vorteil liegt darin, dass die Kosten nicht isoliert betrachtet, sondern die Erlöse mitberücksichtigt werden. Die Gewinnvergleichsrechnung wird bei der Beurteilung von Ersatz-, Erweiterungs- und Rationalisierungsinvestitionen verwendet. Man entscheidet sich für die Alternative, die im Vergleich zwischen den Varianten den maximalen (durchschnittlichen) Gewinn erwirtschaftet. Der durchschnittliche Gewinn ist die Differenz zwischen den durchschnittlichen Erlösen und den durchschnittlichen Kosten. Die Erlöse ergeben sich durch die am Markt (voraussichtlich) erzielbaren Preise. Der Gewinn ermittelt sich nach folgender Formel:

$$\text{Erlöse} - \text{Gesamtkosten} = \text{Gewinn}$$

Kapitalkosten:

kalkulatorische Abschreibung = $\underbrace{\dfrac{\text{Anschaffungskosten } (A_0) - \text{Restwert (RW)}}{\text{Nutzungsdauer (n)}}}_{\text{kalk. Abschreibung}}$

\+ kalkulatorische Zinsen = $\underbrace{\dfrac{\text{Anschaffungskosten } (A_0) + \text{Restwert (RW)}}{2} \times \dfrac{i}{100}}_{\text{kalk. Zinsen}}$

dabei ist:
i: Kalkulationszinsfuß

\+ fixe Betriebskosten je Periode
= fixe Kosten je Periode
\+ variable Kosten
= Gesamtkosten je Periode

Abb. 6.3 Kostenvergleichsrechnung.

Tab. 6.1 Beispiel Rettungswagenkauf: Alternativenvergleich mit gleicher Kapazität (Aufgabe und Berechnung).

Aufgabenstellung		
	Fahrzeug A	**Fahrzeug B**
Anschaffungspreis (€)	128 000	135 000
Wiederverkaufswert nach 4 Jahren (€)	18 000	20 000
Fahrleistung pro Jahr (km)	35 000	35 000
Erlös pro km (€)	2,5	2,5
Kfz-Steuer pro Jahr (€)	900	600
Kfz-Versicherung pro Jahr (€)	800	800
Kraftstoff und Öl pro 100 km (€)	18	14
Inspektion und Reparatur pro 100 km (€)	12	11
Reifenverschleiß pro 100 km (€)	2	2
Personal- und sonstige Fixkosten pro Jahr (€)	20 000	20 000
Berechnung der Gesamtkosten (€)		
Ermittlung der fixen Kosten (€)		
kalk. Abschreibung	27 500	28 750
kalk. Zinsen	7 300	7 750
Steuer	900	600
Kfz-Versicherung	800	800
Personal- und sonstige Fixkosten	20 000	20 000
Summe fixe Kosten	56 500	57 900
Ermittlung der variablen Kosten (€)		
Kraftstoff und Öl	18 × 350 = 6 300	14 × 350 = 4 900
Reparaturkosten	12 × 350 = 4 200	11 × 350 = 3 850
Reifenverschleiß	2 × 350 = 700	2 × 350 = 700
Summe variable Kosten	11 200	9 450
Gesamtkosten/Periode (€)	**67 700**	**67 350**

Tab. 6.2 Berechnung der Gesamtkosten.

	Fahrzeug A	**Fahrzeug B**
Ermittlung variable Kosten (€)		
Kraftstoff und Öl	18 × 350 = 6 300	14 × 300 = 4 200
Reparaturkosten	12 × 350 = 4 200	11 × 300 = 3 300
Reifenverschleiß	2 × 350 = 700	2 × 300 = 600
Summe variable Kosten	11 200	8 100
Gesamtkosten/Periode	67 700	66 000
Kosten je km	1,93	2,20

Neben dem Alternativvergleich kann für eine Investitionsmaßnahme auch ermittelt werden, ob sie überhaupt Gewinn abwirft. Denn selbst das kostengünstigste Investitionsobjekt muss nicht zwingend Gewinn erwirtschaften. Das folgende Beispiel soll die Durchführung einer Gewinnvergleichsrechnung veranschaulichen. Ausgangspunkt sind die Ergebnisse der ▸ Tab. 6.2.

Fallbeispiel

B

Der erzielbare Erlös pro km Fahrleistung betrage bei beiden Fahrzeugen 2,50 €. Somit ergeben sich die in ▸ Tab. 6.3 dargestellten Gewinne.

Ergebnis: Das Fahrzeug A mit dem höchsten Gewinn wird gewählt.

Tab. 6.3 Beispiel: Gewinnvergleich.

	Fahrzeug A	Fahrzeug B
Erlös pro Periode in €	2,5 × 35 000 = 87 500	2,5 × 30 000 = 75 000
Gesamtkosten pro Periode in €	67 700	66 000
Gesamtgewinn pro Periode in €	19 800	9 000

Tab. 6.4 Berechnungsschemata für den Kapitaleinsatz.

Vermögensgegenstand	Ø Kapiteleinsatz =
nicht abnutzbare Anlagegüter (z. B. Grundstücke)	Anschaffungskosten
Umlaufvermögen	Anschaffungskosten
abnutzbare Anlagegüter	$\frac{(\text{Anschaffungskosten} + \text{Restwert})}{2}$

Rentabilitätsvergleichsrechnung

Bei der Rentabilitätsrechnung werden eingesetztes Kapital und Gewinn in Relation zueinander gesetzt. Sie eignet sich sowohl zur Auswahl von mehreren alternativen Investitionsobjekten als auch zur Beurteilung von Einzelinvestitionen bzw. Ersatzinvestitionen. Die Ermittlung der Rentabilität erfolgt über die folgende Formel:

$$\text{Rentabilität} = \frac{\text{Gewinn}}{\oslash \text{ Kapitaleinsatz}} \times 100$$

Die Rentabilität drückt die durchschnittliche jährliche Verzinsung des eingesetzten Kapitals aus. Ein Investitionsobjekt ist dann vorteilhaft, wenn die Rentabilität eine erwünschte Mindestverzinsung übersteigt. Liegt die Rentabilität unterhalb, wird die Investition nicht ausgeführt. Im Vergleich mehrerer Alternativen ist die Variante mit der höchsten Rentabilität auszuwählen.

Die Einfachheit der Formel täuscht über die Vielfalt der Inhalte hinweg, die die Rentabilitätskennziffer durch unterschiedliche Definitionen der Gewinngröße und der Kapitaleinsatzgröße erhält. Als Gewinnbegriff kann sowohl ein Gewinn vor Abzug kalkulatorischer Zinsen (Bruttorendite) als auch der Gewinn nach Zinsen (Nettorendite) herangezogen werden. Sie errechnet sich nach folgender Formel:

$$\begin{aligned} &\text{Gewinn nach Zinsen (Nettorendite)} \\ &+ \text{kalkulatorische Zinsen} \\ &= \text{Gewinn vor Zinsen (Bruttorendite)} \end{aligned}$$

Je nachdem, welcher Gewinn zur Berechnung angewendet wird, lässt sich eine höhere oder niedrigere Rentabilität ermitteln. Die Einbeziehung der Bruttorendite hat den Vorteil, dass unvorhergesehene Zins- bzw. Finanzierungsschwankungen keinen Einfluss auf das Ergebnis haben. Wie üblich wird der Gewinn als Überschuss der Erlöse über alle Kosten errechnet. Genauso kann das eingesetzte Kapital auf unterschiedliche Weise definiert werden. Dabei ist die Art des Vermögensgegenstands ausschlaggebend für das anzuwendende Berechnungsschema (▶ Tab. 6.4). Letztendlich entscheidet die Unternehmensleitung, wie sie die Berechnung durchführt.

Fallbeispiel

B

Eine Klinik für Pneumologie beabsichtigt, sein seit mehreren Jahren in Betrieb befindliches Bronchoskopie-System durch ein neues zu ersetzen. Zur Auswahl stehen 2 Alternativen. Beide weisen die gleiche maximale Kapazität pro Jahr auf. Die Anschaffungskosten der Alternative 1 betragen 16 000 €, die der Alternative 2 betragen 14 000 €. Laut Herstellerangabe beträgt die Nutzungsdauer der ersten Alternative 8 Jahre, die der zweiten 10 Jahre. Beide sollen linear abgeschrieben werden. Der Resterlös der Alternative 1 wird am Ende der Nutzungsdauer auf 4 500 € geschätzt. Der Resterlös der zweiten Alternative auf 3 500 €. Die Klinik rechnet mit einem Kalkulationszinssatz von 9 %. Die Nettorendite der Alternative 1 beläuft sich auf 122 270 €, die der Alternative 2 auf 117 295 €. Mithilfe der Rentabilitätsvergleichsrechnung (▶ Tab. 6.5) soll geprüft werden, welche der zur Verfügung stehenden Alternativen vorteilhafter ist. Es sei davon auszugehen, dass der Gewinn vor Zinsen und der Kapitaleinsatz zu Beginn der Investition als Basis zur Berechnung der Rentabilität dienen.

Ergebnis: Die Alternative 2 ist gegenüber der Alternative 1 vorteilhafter, da sie eine höhere Rendite erwirtschaftet.

Tab. 6.5 Beispiel: Rentabilitätsvergleich.

	Alternative 1	Alternative 2
Anschaffungsausgabe (€)	16 000	14 000
Nutzungsdauer (Jahre)	8	10
kalk. Resterlös	4 500	3 500
Gewinn nach Zinsen (Nettorendite)	122 270	117 295
+ kalkulatorische Zinsen	922,50	787,50
Gewinn vor Zinsen (Bruttorendite)	123 192,50	118 082,50
Ø gebundenes Kapital	10 250	8 750
Rentabilität (%)	12,02	13,50

Amortisationsrechnung

Die Amortisationsrechnung (▶ Abb. 6.4), die u. a. auch als Kapitalrückfluss- oder Pay-off-Methode bekannt ist, baut auf dem Kosten- und Gewinnvergleich auf. Ziel ist es, den Zeitraum zu ermitteln, in dem das eingesetzte Investitionskapital im Rahmen des Betriebsprozesses über die Einnahmeüberschüsse des Anlagegutes wieder dem Unternehmen zugeflossen ist. Den auf diese Art ermittelten Zeitraum nennt man **Amortisationszeit** (auch als Wiedergewinnungszeit bezeichnet). Vorteilhaft ist die Investition, wenn sie eine als maximal vorgegebene **Amortisationsdauer** (Soll-Amortisationszeit) unterschreitet. Bei alternativen Investitionsvorhaben gibt die kürzeste Amortisationszeit den Ausschlag. In der Praxis wird das Amortisationskriterium bei Einzelinvestitionen, beim Alternativvergleich und dem Ersatzproblem angewendet.

$$\text{Amortisationszeit (Jahre)} = \frac{(\text{Kapitaleinsatz} - \text{Restwert})}{\text{Ø Rückfluss pro Periode}}$$

$$\text{Ø Rückfluss pro Periode} = \text{Ø jährlicher Gewinn} + \text{jährliche Abschreibungen}$$

$$\text{kalkulatorische Abschreibung} = \frac{(\text{Anschaffungskosten} - \text{Restwert})}{\text{Nutzungsjahre}}$$

Abb. 6.4 Amortisationsrechnung.
Der Kapitaleinsatz (abzüglich eines eventuellen Restwerts) ist im Zähler und wird durch die durchschnittlichen Rückflüsse dividiert. Die durchschnittlichen Rückflüsse ergeben sich aus dem durchschnittlichen Gewinn zuzüglich der Abschreibungen (und Zinsen, falls eigene Mittel verwendet werden).

Fallbeispiel

B

Eine Klinik liebäugelt mit der Anschaffung und Installation eines Kernspintomografen. Dazu liegen dem Haus 2 Angebote von Gerätelieferanten vor. Die Klinikleitung macht das Ergebnis der Amortisationsrechnung zur Grundlage ihrer Investitionsentscheidung. Für die beiden Alternativen ergeben sich die in ▶ Tab. 6.6 aufgeführten Amortisationszeiten. Für welche Alternative sollte sich die Klinikleitung aufgrund der Ergebnisse der Amortisationsrechnung entscheiden?

Ergebnis: Nach diesem Beispiel ist Alternative 1 innerhalb von ca. 5,4 Jahren refinanziert und wäre demzufolge der Anlage 2 vorzuziehen.

Das Beispiel verdeutlicht, dass die Amortisationsrechnung eher auf die Risikobeurteilung von Investitionen abzielt und sich nicht am Vermögens- und Gewinnstreben orientiert. Denn je kürzer eine Planungsperiode ist, desto geringer ist die Unsicherheit der Annahmen und Prognosen (wirtschaftspolitische oder technische Entwicklung). Gefahren, die aus Unsicherheit resultieren, können bei einer kurzen Amortisationszeit reduziert werden. Mit anderen Worten: Je kürzer die Amortisationszeit, desto geringer das Risiko. Dessen ungeachtet sollten neben der Amortisationsrechnung zusätzlich andere Verfahren herangezogen werden, da sie keine Aussage über die Rentabilität der Investition macht.

Tab. 6.6 Beispiel: Amortisationsrechnung.

	Alternative 1	Alternative 2
Anschaffungsausgabe (€)	1 000 000	1 200 000
Nutzungsdauer (Jahre)	8	10
Abschreibung (€/Jahr)	125 000	120 000
Ø Gewinn (€)	60 000	78 000
Ø Rückfluss (€)	185 000	198 000
Amortisationszeit (Jahre)	5,4	6,1

6.4.2 Bewertung der statischen Verfahren

Zusammenfassend kann festgehalten werden, dass die Stärke der statischen Verfahren ohne Frage in der Einfachheit ihrer Anwendung liegen. Gerade deshalb erfreuen sie sich einer großen Beliebtheit. Vorwiegend als überschlägliche Rechnung verwandt, eignen sie sich als Entscheidungsgrundlage für kleinere, überschaubarere Investitionsvorhaben, die wenig innerbetriebliche Abhängigkeiten aufweisen. Dort können sie zu Entscheidungsempfehlungen führen, obwohl die möglichen Veränderungen während der oft langen Investitionsdauer weitgehend unberücksichtigt bleiben. Der Aufwand der Datenermittlung ist verhältnismäßig gering.

Zweifellos weisen die statischen Investitionsrechnungsverfahren auch einige grundlegende Nachteile auf, die zusammenfassend kurz aufgezählt werden:

- Die Zahlungszeitpunkte bei den Ein- oder Auszahlungen bleiben unberücksichtigt. Ob Zahlungen am Anfang oder Ende der Laufzeit anfallen, wird gleich behandelt. Allerdings spielt gerade dieser Aspekt für eine Unternehmung nicht nur bezüglich der Liquidität, sondern auch bezüglich der Rentabilität eine wichtige Rolle. Je weiter der Einzahlungsüberschuss in der Zukunft liegt, umso kleiner wird die Rentabilität, da das Geld erst zu einem späteren Zeitpunkt zur Reinvestition angelegt werden kann.
- Die Betrachtung einer repräsentativen Periode und somit die Rechnung mit Durchschnittsgrößen gibt den wahren Sachverhalt stark vereinfacht wieder. Es wird impliziert, dass über die gesamte Nutzungsdauer einer Investition die Verhältnisse unverändert bleiben. Diese Annahme ist nicht realitätsgerecht und dürfte in der Regel nie eintreten.
- Zinsen, Tilgungszahlungen oder auch Inflationen treten völlig in den Hintergrund.
- Die isolierte Zuordnung der Ein- und Auszahlungen bzw. Erträge und Kosten auf ein einzelnes Investitionsprojekt ist in der betrieblichen Praxis höchst problematisch.

- Andere vom Investitionsprojekt betroffene Unternehmensbereiche (Finanzen, Personal, Materialwirtschaft) bleiben unbeachtet, ebenso qualitative Kriterien wie z. B. Sicherheitsaspekte, Lärmbelastung, Bedienerfreundlichkeit oder Umweltverträglichkeit.
- Die effektive Nutzungsdauer bleibt unberücksichtigt. Diese Vorgehensweise birgt die Gefahr in sich, dass längerfristige Investitionsprojekte unterbewertet werden. Dies wird besonders deutlich bei Anwendung der Pay-off-Methode.

Die oben genannten Kritikpunkte schränken die Verwendung der statischen Methoden der Investitionsrechnung stark ein und haben zur Entwicklung dynamischer Methoden geführt, die den Zeitpunkt der Entstehung eines Zahlungsstromes durch Auf- bzw. Abzinsung einbeziehen.

6.4.3 Dynamische Verfahren der Investitionsrechnung

Die dynamischen Verfahren der Investitionsrechnung werden in der betrieblichen Praxis häufiger verwendet als statische Verfahren, da sie höhere Aussagekraft besitzen. Die dynamischen Investitionsrechnungsverfahren betrachten den periodenübergreifenden Verlauf einer Investition und damit mehrere oder alle Perioden. Der Zeitfaktor wird berücksichtigt. Alle einer Investition zurechenbaren Ein- und Auszahlungsströme, die zu unterschiedlichen Zeitpunkten erfolgen, werden bis zum Ende der wirtschaftlichen Nutzungsdauer eines Investitionsobjekts erfasst und auf einen bestimmten Planungszeitpunkt bezogen. Zur Vereinfachung des Rechenaufwands werden sie zu Zahlungsreihen umgeformt. Mathematisch wird der zeitliche Unterschied zwischen den Zahlungen durch die Nutzung der Zinseszinsrechnung berücksichtigt. Im Allgemeinen geschieht dies durch Abzinsung der Ein- und Auszahlungen auf den Investitionsentscheidungszeitpunkt (**Barwertermittlung**). So lässt sich mithilfe der dynamischen Verfahren der Investitionsrechnung die Wirtschaftlichkeit eines Investitionsobjekts wesentlich exakter bestimmen als durch die bisher dargestellten statischen Verfahren. Auch ein Vergleich bei mehreren Investitionsalternativen ist möglich. Diejenige Investition, die zum Planungszeitpunkt den günstigsten Wert aus den abgezinsten Ein- und Auszahlungen besitzt, ist die vorteilhafteste.

Die Bezugnahme auf Ein- und Auszahlungen und das ausdrückliche Einbeziehen mehrerer Perioden sind die wesentlichen Merkmale, die die dynamischen von den statischen Methoden unterscheiden.

Zwei wesentliche Verfahren werden hier dargestellt:
- Kapitalwertmethode
- Annuitätenmethode

Barwert und Endwert

Vorweg sollen allerdings notwendige finanzmathematische Grundkenntnisse vermittelt werden, die sich durch die folgenden Grundbegriffe widerspiegeln: Barwert und Endwert.

► **Barwert.** Der Barwert oder Gegenwartswert einer zukünftigen Ein- oder Auszahlung ist der Wert, der sich durch Abzinsung (oder auch Diskontierung) ergibt. Ziel ist es, aus einem gegebenen Endbetrag bei einer gegebenen Laufzeit und einem gegebenen Zinssatz, den Barwert, also den Anfangswert, zu errechnen. Mit seiner Hilfe kann verdeutlicht werden, welchen Wert eine oder mehrere zukünftige Zahlungen zu Beginn der Betrachtungsperiode haben. Das Ergebnis zeigt, welches Investitionsprojekt auf Basis der zukünftigen Zahlungen heute am vorteilhaftesten ist. Mit anderen Worten ist der Barwert (► Abb. 6.5) der Wert einer Zahlung bzw. Zahlungsreihe in der Zukunft, bezogen auf den heutigen Zeitpunkt (Gegenwart).

Dabei ist der Barwert bei einmaliger Zahlung zu einem späteren Zeitpunkt umso niedriger, je weiter dieser Zeitpunkt in der Zukunft liegt und je höher der verwendete Zinssatz ist. Um zum Barwert (K_0) bei einmaliger Zahlung zu gelangen, wendet man die in ► Abb. 6.6 aufgeführte Formel an. Neben dem Barwert für einen einzelnen Betrag kann ebenso für eine Zahlungsreihe ein Barwert errechnet werden.

$$K_0 = K_n \times \frac{1}{(1+i)^n}$$

dabei sind:

K_0 = Barwert (€)

K_n = Kapital am Ende des n-ten Jahres (€)

i = Kalkulationszinssatz (%)

$\frac{1}{(1+i)}$ = Abzinsungsfaktor

Abb. 6.6 Barwertberechnung. Der Barwert (K_0) ergibt sich folglich durch Multiplikation des Endwertes (K_n) mit dem Abzinsungsfaktor.

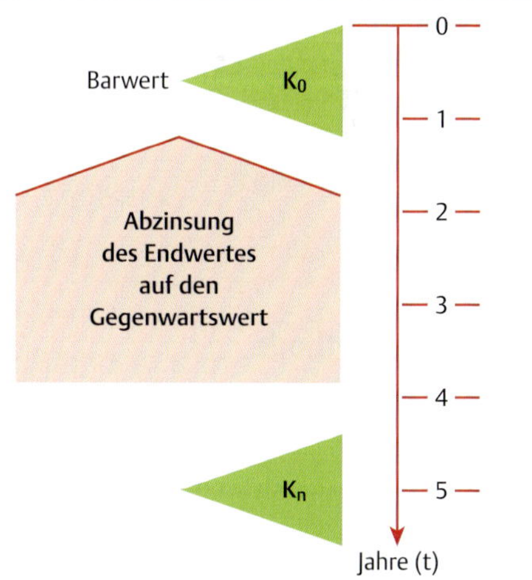

Abb. 6.5 Barwert bei einer einmaligen Zahlung.

Fallbeispiel

Ein Betrag von 450 €, der am Ende des 3. Jahres zur Verfügung steht, hat auf den Zeitpunkt Null abgezinst mit 10 % den folgenden Wert:

$$K_0 = 450 \times \frac{1}{(1+0,1)^3} = 338,09\ €$$

► **Endwert.** Umgekehrt kann nach dem Wert gefragt werden, den eine oder mehrere während eines Betrachtungszeitraums geleisteten Zahlungen am Ende des Spar- oder Investitionszeitraumes haben.

Ein zum Gegenwartszeitpunkt t = 0 geleisteter Geldbetrag (K_0) vergrößert sich unter Berücksichtigung der Zinseszinsen über die Betrachtungsperiode (n) hinweg zum Endkapital (K_n). Der Faktor (1 + i) wird in diesem Zusammenhang **Aufzinsungsfaktor** genannt (► Abb. 6.7).

Allgemein bestimmt sich der Endwert bei einer einmaligen Zahlung nach der in ► Abb. 6.8 aufgeführten Formel.

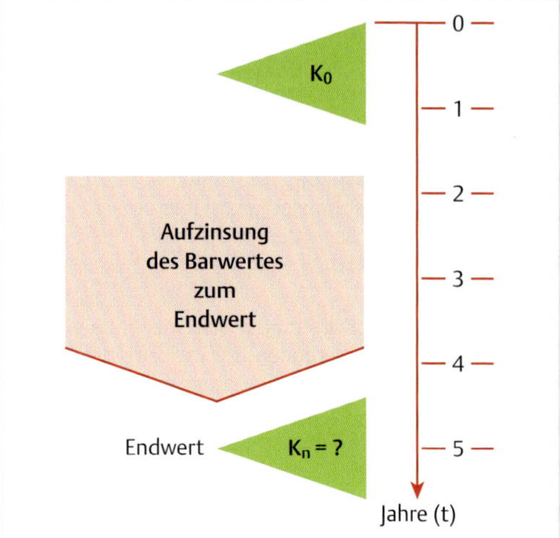

Abb. 6.7 Endwert bei einer einmaligen Zahlung.

$K_n = K_0 \times (1+i)^n$
dabei sind:
K_n = Endwert (€)
K_0 = Wert zum Zeitpunkt t_0 (€)
i = Kalkulationszinssatz (%)
(1+ i) = Aufzinsungsfaktor

Abb. 6.8 Endwertberechnung.

Fallbeispiel

Ein Kredit über 1 000 € soll nach 2 Jahren in einer Summe zurückgezahlt werden. Der Zinssatz beträgt 5 %. Es ergibt sich folgende Rückzahlungssumme:

$$K_2 = 1000 \times (1+0,05)^2 = 1102,5\ €$$

Bei mehrmaliger Zahlung gleich hoher Zahlbeträge (Raten) am Ende jeder Periode des Betrachtungszeitraums berechnet sich der Endwert wie in ► Abb. 6.9 dargestellt.

Fallbeispiel

Es werden zum Ende eines jeden Jahres 500 € einbezahlt. Die Bank verspricht 5 % Zinsen. Am Ende des 3. Jahres beläuft sich das Kapital auf die folgende Summe:

$$K_3 = 500 \times \frac{(1+0,05)^3 - 1}{0,05} = 1576,25\ €$$

Kapitalwertmethode

Die am häufigsten angewandte Methode der dynamischen Investitionsrechnung ist die Kapitalwertmethode. Sie kann sowohl zur Bewertung eines einzelnen Investitionsobjektes als auch zum Vergleich mehrerer Investitionsalternativen oder eines Ersatzproblems genutzt werden. Gesucht wird die unter Renditegesichtspunkten beste Anlagemöglichkeit.

Bei der Kapitalwertmethode werden alle mit einer Investition verbundenen Einnahmen und Ausgaben für die einzelnen Nutzungsjahre ermittelt. Die Differenz zwischen Einnahmen und Ausgaben (Rückflüsse) der einzelnen Jahre werden mit dem Kalkulationszinssatz auf den Investitionsbeginn (Zeitpunkt 0) abgezinst und schließlich addiert. Ebenso sind Anschaffungsausgaben als auch eventuell anfallende Liquidationserlöse am Ende der Nutzungsdauer zu berücksichtigen. Die Liquidationserlöse sind wie die Rückflüsse des letzten Jahres abzuzinsen und erhöhen den Kapitalwert. Als Kalkulationszinssatz wird häufig die Verzinsung einer sicheren Kapitalanlage verwendet. Sie zeigt die erwartete Mindestverzinsung.

Somit lässt sich der Kapitalwert (C_0) einer Investition als Summe aller über die Nutzungsdauer verursachten Ein- und Auszahlungen ($E_t - A_t$), abgezinst auf den Anschaffungstag definieren und ermittelt sich wie in ► Abb. 6.10 dargestellt.

Der Kapitalwert wird sowohl vom Kalkulationszinssatz i als auch von den zukünftigen Auszahlungen und Einzahlungen ($E_t - A_t$) und deren zeitlicher Verteilung beeinflusst. Durch Abzinsung gewichtet die Kapitalwertmethode frühe Zahlungen stärker als später anfallende. Der Abzinsungsfaktor $(1+i)^t$ dient dabei als Nenner, mit dem der Differenzbetrag aus Ein- und Auszahlung ($E_t - A_t$) einer jeden Periode abdiskontiert wird. Er ergibt sich im Wesentlichen aus dem konstanten Zinssatz i und dem Zeit-

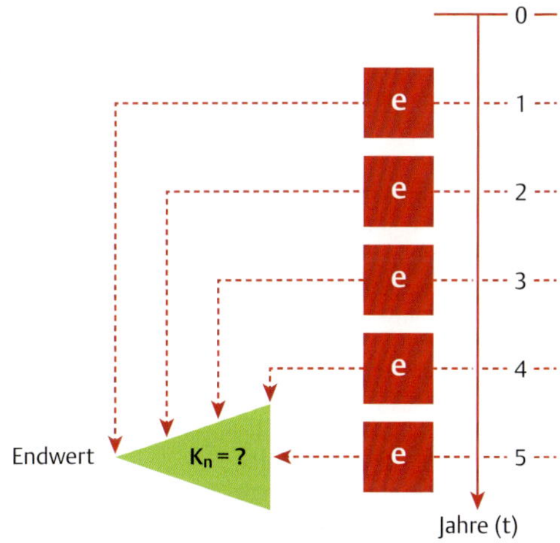

$$K_n = e \times \frac{q^n - 1}{q - 1} = e \times \frac{(1+i)^n - 1}{i}$$

dabei sind:

K_n : Endwert (€)

e = Einzahlungen (€/Jahr)

i = Kalkulationszinssatz (%)

$\frac{q^n - 1}{q - 1}$ = Endwertfaktor

Abb. 6.9 Endwert bei mehrmaliger Zahlung.

Kapitalwert (C_0) =

$$-A_0 + \Sigma_{t=1}^{n} (E_t - A_t) \times (1+i)^{-t} + L_n \times (1+i)^{-n}$$

wobei:

A_0 =	Anschaffungsausgaben zum Zeitpunkt 0
$(E_t - A_t)$ =	Einzahlungen–Auszahlungen zum Zeitpunkt t (Rückflüsse)
i =	Kalkulationszinssatz
$(1+i)^{-t}$ =	Abzinsungsfaktor
L_n =	Liquidationserlös zum Zeitpunkt t

Abb. 6.10 Kapitalwertberechnung.

index t = 0, … n. Je höher der Kalkulationszinssatz angenommen wird bzw. je größer t ist, desto stärker werden Zahlungen abdiskontiert.

Ist der Kapitalwert > 0, erwirtschaftet die Investition nicht nur die vorgegebene Mindestverzinsung, sondern einen zusätzlichen Investitionsgewinn. Beträgt der Kapitalwert 0, so decken die Einnahmen die investitionsbedingten Ausgaben und die erwartete Verzinsung. Obwohl ein Investitionsgewinn nicht gegeben ist, kann die Investition positiv beurteilt werden – es sei denn, es stünde eine Investitionsalternative zur Wahl, die einen höheren Kapitalwert hat. Ist der Kapitalwert negativ, so würde der Investor bei der Realisierung der Investition einen barwertigen Verlust in Höhe des Kapitalwerts hinnehmen müssen. Er gewinnt sein eingesetztes Kapital nicht oder nur zum Teil zurück. Die Investition ist abzulehnen. Folglich ist eine Investition dann vorteilhaft, wenn ihr Kapitalwert ≥ 0 ist. Sollen 2 oder mehrere Investitionsprojekte auf ihre Vorteilhaftigkeit geprüft werden, ist dasjenige am vorteilhaftesten, das den höheren bzw. höchsten positiven Kapitalwert besitzt.

B

Fallbeispiel 1

Die Berechnung des Kapitalwerts wird am folgenden Beispiel dargestellt: Ein medizinisches Gerät ist durch folgende Zahlungsreihe gekennzeichnet. Die Anschaffungsausgaben betragen zum heutigen Zeitpunkt – 4 000 €. Das Minus steht für einen Zahlungsmittelabfluss (zur Anschaffung des Geräts). Die Investition verspricht nach einem Jahr einen Zahlungsmittelzufluss von + 5 000 €. Das Plus steht für einen Zahlungsmittelüberschuss. Nach 2 (3) Jahren fließen + 3 000 € (+ 4 500 €) Zahlungsmittel zu. Für die Ermittlung des Überschusses werden alle zahlungswirksamen Vorgänge addiert, die dem Gerät für das Jahr zuzuordnen sind. In der Berechnungsmethode wird angenommen, dass alle Zahlungen, Einnahmen (z. B. Erstattung für die Behandlung und Untersuchung durch die Patienten und Krankenkassen) und Ausgaben (z. B. Reparatur- und Wartungskosten, anteilige Lohnkosten, anteilige Stromkosten) mit dem gleichen Zinsfuß (i = 10 %) verzinst werden (▶ Tab. 6.7, ▶ Abb. 6.11):

Ergebnis: Bei einer angenommenen Periode von 3 Jahren und einer Verzinsung von 10 % geht ein positiver Kapitalwert hervor. Dies besagt, dass sich die Investition mit einem über dem vorgegebenen Kalkulationszins liegenden Wert verzinst hat. Der Investor gewinnt sein eingesetztes Kapital zurück. Darüber hinaus realisiert er einen barwertigen Überschuss von 6 405,71 €.

Tab. 6.7 Beispiel 1: Rückflüsse zum Zeitpunkt t_0 bis t_3.

Zeitpunkt	t_0	t_1	t_2	t_3
Rückflüsse	– 4 000	5 000	3 000	4 500

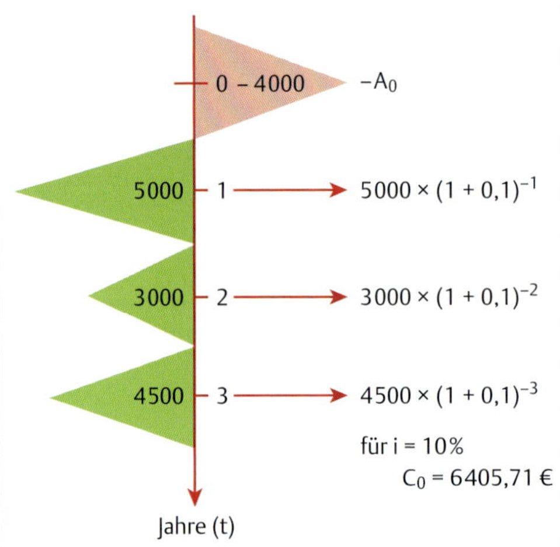

Abb. 6.11 Beispiel 1: Berechnung des Kapitalwerts (grafische Darstellung).

Fallbeispiel 2

Ein Krankenhaus in kirchlicher Trägerschaft beabsichtigt, seine 35 Jahre alte Energiezentrale zu erneuern. Dem Krankenhaus liegt ein Angebot vor. Die Anlage hat einen Anschaffungswert von 500 000 € und eine Nutzungsdauer von 5 Jahren. Ein Liquidationserlös kann nicht erzielt werden. Die Rückflüsse der Anlage sind ▶ Tab. 6.8 zu entnehmen. Berechnen Sie unter Zugrundelegung eines Kalkulationszinssatzes von 4,25 % mithilfe der Kapitalwertmethode die Vorteilhaftigkeit.

Ergebnis: Entsprechend der Kapitalwertmethode ist die Investition vorteilhaft und sollte durchgeführt werden, da der Kapitalwert positiv ist. Ein positiver Kapitalwert sagt aus, dass die gewünschte Mindestverzinsung erreicht, sogar übertroffen und darüber hinaus ein Gewinnbeitrag in Höhe von 117 996 € erwirtschaftet wurde.

Tab. 6.8 Beispiel 2: Kapitelwertberechnung.

$Jahr_t$	Rückflüsse (€)	Barwert (€)
0	– 500 000	– 500 000
1	43 307	41 541
2	143 856	132 366
3	158 795	140 155
4	174 816	148 005
5	192 003	155 929
Kapitalwert		117 996

Annuitätenmethode

Die Annuitätenmethode wird aus der Kapitalwertmethode abgeleitet und gibt eine Antwort auf die Frage „Wie viel kostet bzw. erwirtschaftet eine Investition pro Jahr?“. Zur Beantwortung dieser Frage werden die ermittelten Barwerte der Zahlungsreihe (also der Kapitalwert) rechnerisch mithilfe des Annuitätenfaktors in gleiche jährliche Beträge über die gesamte Nutzungsdauer aufgeteilt. Man spricht bei solchen jährlich in gleicher Höhe auftretenden Beträgen von „Annuitäten“. Der enge Zusammenhang zwischen Kapitalwert- und Annuitätenmethode wird anhand der Berechnung der Annuität verdeutlicht. Die Annuität einer Investition ergibt sich aus der Multiplikation des Kapitalwertes (C_0) mit dem Annuitätenfaktor (Wiedergewinnungsfaktor). Der Wiedergewinnungsfaktor ist von der Anzahl der betrachteten Perioden (n) und dem Kalkulationszinssatz (i) abhängig. Formal lässt sich die Annuität wie in ▶ Abb. 6.12 dargestellt beschreiben.

Somit ist eine Investition vorteilhaft, wenn die Annuität $A_n \geq 0$ ist. Ist die Annuität $A_n < 0$, ist die Investition unwirtschaftlich. Wird die Annuitätenmethode angewendet, um alternative Investitionen zu vergleichen, so ist das Objekt mit der größten Annuität zu bevorzugen.

Fallbeispiel

Hier ein einfaches Beispiel zur Demonstration:

- Kapitalwert (C_0) einer Investition: 100 €
- Kalkulationszinssatz i: 5 %
- Laufzeit in Jahren: 3 Jahre

Berechnung:

$$\text{Annuität } (A_n) = 100 \times \frac{0,05 \times (1,05)^3}{(1,05)^3 - 1} = 100 \times \frac{0,05 \times 1,158}{1,158 - 1} = 36,646 \text{ €}$$

Ergebnis: Die Annuität beträgt 36,65 €.

Mithilfe der Annuitätenmethode lässt sich auch die Frage klären, welche Kosten eine Investition pro Jahr verursacht (Kostenannuitäten). Dazu betrachtet man nicht mehr den Kapitalwert C_0, sondern lässt nur die Auszahlungen, also die Anschaffungskosten und die Kosten in den einzelnen Perioden, in die Berechnung einfließen. Mit dem so er-

$$\text{Annuität } (A_n) = C_0 \times \frac{i\,(1+i)^n}{(1+i)^n - 1}$$

dabei sind:

C_0: Kapitalwert (€)

n: Anzahl der Jahre

i: Zinssatz

$$\frac{i\,(1+i)^n}{(1+i)^n - 1} = \text{Annuitätenfaktor}$$

Abb. 6.12 Berechnung der Annuität.

rechneten Barwert aller Kosten wird zur Bestimmung der Kostenannuitäten anschließend genauso verfahren wie bei der Berechnung der Gewinnannuitäten.

6.4.4 Bewertung der dynamischen Verfahren

Da die dynamischen Investitionsrechenverfahren im Vergleich zu den statischen Verfahren nicht mit Durchschnittswerten rechnen, sondern zukünftig zu erwartende Rückflüsse heranziehen, führen sie zu realistischeren Ergebnissen als die statischen Ansätze. Gleichwohl wird auch hier eine Vielzahl von Annahmen getroffen:

Zunächst müssen die Ein- und Auszahlungsströme erfasst werden, was häufig nur mit einem sehr großen Aufwand möglich ist. Aufgrund dessen werden solche Werte einfach geschätzt. Die Schätzungen sind mit einer gewissen Unsicherheit behaftet, denn es ist nicht nur die Höhe der Zahlungsströme zu erfassen, sondern auch ihre zeitliche Verteilung auf die einzelnen Nutzungsperioden vorzunehmen. Vor allem bei längeren Planungshorizonten ist es sehr problematisch, die einzelnen Zahlungsreihen zu prognostizieren.

Neben den zukünftig zu erwartenden Rückflüssen muss auch der Zinssatz festgelegt werden, der zur Diskontierung herangezogen werden soll. Auch dieser Zinssatz ist schwer zu errechnen oder muss geschätzt werden. Dies wird häufig in der Praxis angewendet und wirkt sich negativ auf die Qualität der Investitionsrechnung aus. Außerdem bleiben, wie auch bei den statischen Verfahren, die kalkulatorischen Kosten und auch eventuelle steuerliche Auswirkungen unberücksichtigt.

Fragen und Aufgaben

1. Ein Pflegeheim möchte einen Kombi mit 8 Sitzen zur Beförderung seiner Bewohner anschaffen. Es liegen dem Pflegeheim mehrere Angebote vor.
   a) Welche Methoden werden in der Investitionsrechnung unterschieden?
   b) Zählen Sie die Methoden der statischen Investitionsrechnung auf.
   c) Nennen Sie die Methoden der dynamischen Investitionsrechnung.
   d) Es soll mithilfe der Kostenvergleichsrechnung das kostengünstigste Fahrzeug ausgewählt werden. Entscheiden Sie rechnerisch, welches Fahrzeug bei einer jährlichen Fahrleistung von 10 000 km zu wählen ist. Das Pflegeheim rechnet mit einem Zinssatz von 15 %. Die in ▶ Tab. 6.9 aufgeführten Daten sind bekannt.
   e) Entscheiden Sie sich rechnerisch für ein Fahrzeug bei einer jährlichen Fahrleistung von 18 000 km. Das Pflegeheim rechnet mit einem Zinssatz von 15 %.
   f) Vergleichen Sie Ihre Ergebnisse aus den Teilaufgaben d) und e) und nehmen Sie dazu Stellung.
   g) Welche Kritik lässt sich an der Kostenvergleichsrechnung üben?
2. Ein Hospital benötigt einen neuen Belastungs-EKG-Messplatz. Er soll direkt mit dem EDV-Netz verbunden werden, sodass die ermittelten Daten im Haus umgehend weiterversendet werden können. Der Förderverein der Klinik ist bereit, die notwendigen Mittel aufzubringen, wenn die im Investitionsobjekt angelegten Finanzmittel bereits nach 1,5 Jahren durch entsprechende Rückflüsse dem Haus wieder zur Verfügung stehen.
   Es stehen 2 Alternativen zur Wahl: Alternative 1 verursacht Anschaffungskosten in Höhe von 15 000 €. Die Nutzungsdauer der Alternative beträgt 12 Jahre und soll linear abgeschrieben werden. Am Ende der Nutzungsdauer beläuft sich der Restwert auf 0 €. Der durch die Alternative 1 zu erwartete Gewinn beläuft sich auf jährlich 5 736 €. Die Anschaffung der Alternative 2 kostet 18 000 €, die Nutzungsdauer beträgt ebenfalls 12 Jahre. Alternative 2 soll linear abgeschrieben werden. Der Restwert am Ende der Nutzungsdauer beläuft sich auf 0 €. Durch die Investition in Alternative 2 sind jährliche Gewinne in Höhe von 7 170 € zu erwarten. Der Förderverein möchte das Ergebnis der Amortisationsrechnung als Grundlage der Investitionsentscheidung nehmen. Beantworten Sie dazu folgende Fragen:
   a) Nach welcher Zeit sind die jeweils investierten Mittel wieder zurückgeflossen, wenn der erwartete Gewinn tatsächlich erzielt wird?
   b) Für welche Alternative sollte sich der Förderverein aufgrund der Ergebnisse der Amortisationsrechnung entscheiden?
   c) Erläutern Sie, ob sich in Zusammenhang mit der festgestellten Amortisationsdauer auch eine Aussage über die Wirtschaftlichkeit der Investition machen lässt.
3. Sie wollen jährlich einen konstanten Betrag auf ein Sparbuch mit einem Zinssatz von 5 % p. a. legen und nach 10 Jahren einen Betrag von 150 000 € angespart haben. Wie hoch ist der jährlich notwendige Ansparbetrag bei jährlicher Verzinsung?
4. Ein Alten- und Seniorenheim entschließt sich zur Erhöhung seiner Heimplätze von 62 auf 79. Im Zuge der Erweiterungsplanung sollen zusätzliche Gemeinschaftsflächen entstehen und Wohngruppenstrukturen geschaffen werden.
   a) Es sind an 2 Stellen Neubauten geplant, die sich ans vorhandene Gebäude anschließen sollen. Es stehen 2 Grundstücke zur Wahl (▶ Tab. 6.10). Welches sind die Kapitalwerte für A und B?
   b) Neben der Erweiterung der Pflegeplätze soll auch ein Bereich für betreutes Wohnen neu entstehen und integriert werden. Dort soll es später 20 Plätze geben. Die Umbaukosten für diesen Trakt betragen 100 000 €. Die Heimleitung erwartet durch den Umbau in den nächsten 5 Jahren jährlich gleichbleibende Rückflüsse von je 26 000 €. Die Finanzierung erfolgt über einen Kredit (Laufzeit 5 Jahre, Zinssatz 8 %). Zins und Tilgung soll in gleichen Jahresraten erfolgen. Lohnt sich der Umbau?

Tab. 6.9 Aufgabe: Kostenvergleich der Fahrzeuge A und B.

	Fahrzeug A	Fahrzeug B
Anschaffungspreis (€)	27 000	21 000
Steuer und Versicherung (€/Jahr)	1 000	800
Pflege und Wartung (€/Jahr)	2 000	1 500
Kraftstoffkosten (€/l)	1,5	1,5
Kraftstoffverbrauch (l/100 km)	7,5	10,0
Reparaturkosten (€/km)	0,10	0,20
Fahrleistung (km/Jahr)	10 000	10 000
Geplante Nutzungsdauer (Jahre)	5	5
Restverkaufserlös (€)	2 000	1 000

Tab. 6.10 Aufgabe: **Kaufpreis und Resterlös der beiden Grundstücke A und B.**

	Grundstück A	Grundstück B
Kaufpreis (€)	350 000	850 000
Resterlös nach 10 Jahren (€)	600 000	1 600 000
Kalkulationszinsfuß 6 %		

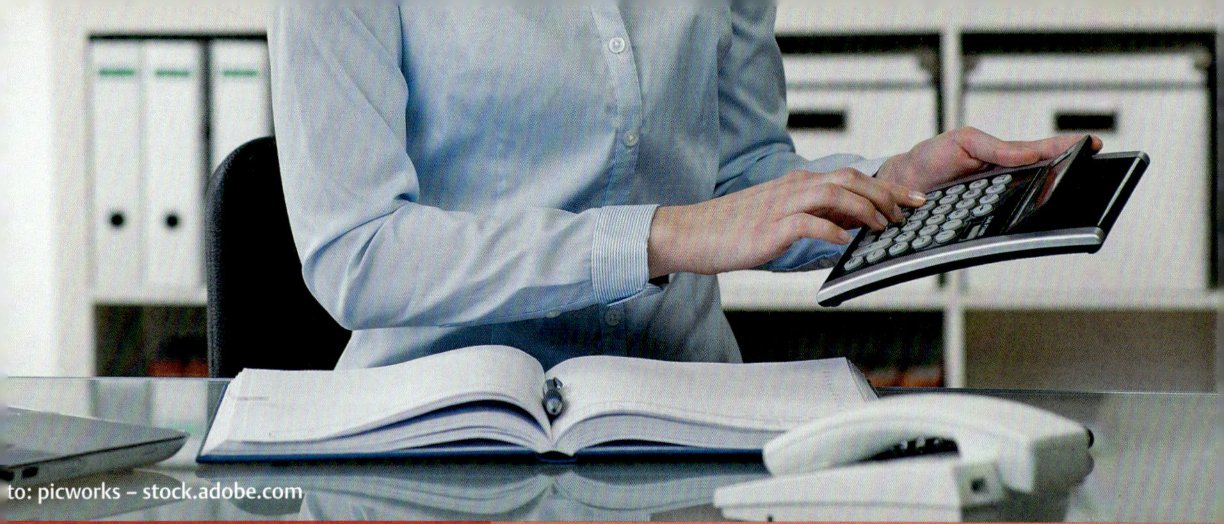

to: picworks – stock.adobe.com

Kapitel 7

Finanzierung

7 Finanzierung

Anja Grethler

7.1 Begriff der Finanzierung

Geht es bei Investitionen um die Verwendung des bereitgestellten Kapitals, steht bei der Finanzierung die Kapitalbeschaffung im Vordergrund. Auch sozialwirtschaftliche Unternehmen sind zur Verfolgung ihrer Ziele und Aufgaben auf Geldmittel angewiesen. Die Beschaffung von finanziellen Mitteln, d. h. Kapital, nennt man Finanzierung. Die Finanzierung umfasst damit „alle Maßnahmen zur Deckung des Kapitalbedarfs einer Unternehmung".

7.2 Ermittlung des Kapitalbedarfs

7.2.1 Einflussgrößen des Kapitalbedarfs

Ehe sich ein Unternehmen um die eigentliche Finanzierung bzw. um die Kapitalbeschaffung kümmern kann, muss ermittelt werden, wie viel Kapital zur Durchführung der betrieblichen Ziel- und Zwecksetzung gebraucht wird. Die Ursache des Kapitalbedarfs liegt dabei im zeitlichen Auseinanderfallen der Ein- und Ausgabenströme. Dementsprechend fallen auch bei einem sozialwirtschaftlichen Unternehmen Auszahlungen an – beispielsweise für Medizintechnik und Personal –, denen unmittelbar keine Einzahlungen gegenüberstehen. Es muss der Kapitalbedarf ermittelt werden. Es stellt sich die Frage: Wie kann ein Unternehmen auf die Höhe des Kapitalbedarfs Einfluss nehmen? Einflussgrößen sind:

- Unternehmensgegenstand (Leistungsprogramm, -tiefe, -breite, Bedeutung der einzelnen Leistungszweige)
- Verfahren der Leistungserstellung (Prozessanordnung z. B. im OP-Ablauf, Prozessgeschwindigkeit)
- Beschäftigungsniveau
- Preisniveau der Produktionsfaktoren (z. B. menschliche Arbeitskraft)
- Unternehmensgröße

Die betrieblichen Entscheidungen über diese Kriterien beeinflussen das Ausmaß des Kapitalbedarfs.

7.2.2 Aufbau der Kapitalbedarfsrechnung

Die Kapitalbedarfsrechnung übernimmt die Aufgabe, den zu erwartenden Kapitalbedarf zu ermitteln. Sie wird notwendig bei Errichtung eines Betriebes, dessen Erweiterung und bei Umsatzveränderungen innerhalb der gegebenen Kapazität. Als kontinuierliche Finanzplanung nicht geeignet, kann die Kapitalbedarfsrechnung den Kapitalbedarf auf relativ einfache Weise als Näherungswert bestimmen. Dies ist umso leichter durchführbar, je mehr sie unternehmensspezifisch oder zumindest branchenspezifisch aufgebaut ist. Die Kapitalbedarfsrechnung wird in drei Schritten durchgeführt (▸ Abb. 7.1).

Mit der getrennten Ermittlung des Anlage- und Umlaufkapitalbedarfs wird den unterschiedlichen Eigenschaften des Anlage- und des Umlaufvermögens – aufgrund der unterschiedlichen Zeitgebundenheit – Rechnung getragen. Durch Addition beider Positionen ergibt sich der Gesamtkapitalbedarf (= Gesamtkosten) einer Investition.

7.2.3 Kapitalbedarf für das Anlagevermögen

Der Anlagekapitalbedarf ist der Kapitalbedarf, der durch das Anlagevermögen des Unternehmens verursacht wird und dazu dient, die Betriebsbereitschaft des Unternehmens sicherzustellen. Anlagevermögen soll dem Unternehmen dauerhaft zur Verfügung stehen. Um den Anlagekapitalbedarf zu errechnen, müssen die Anschaffungskosten des Investitionsvorhabens bekannt sein. Die Anschaffungskosten ergeben sich aus dem Anschaffungspreis sowie den Anschaffungsnebenkosten wie z. B. Transportkosten oder bauliche Veränderungen. Wird die Berechnung

Aufbau der Kapitalbedarfsrechnung	
1. Schritt	Ermittlung des Kapitalbedarfs für die Gegenstände des Anlagevermögens
	Hierbei müssen die Aufwendungen für Grundstücke, Betriebsgebäude, Geschäftsausstattung, Geräte etc. sowie sämtliche Anschaffungsnebenkosten berücksichtigt werden.
2. Schritt	Ermittlung des Kapitalbedarfs für das Umlaufvermögen
3. Schritt	Feststellung des Gesamtkapitalbedarfes

Abb. 7.1 Aufbau der Kapitalbedarfsrechnung.

aus Anlass der Gründung eines Unternehmens erstellt, sind daneben Ausgaben für die Gründung (z. B. Kosten für den Notar, Steuerberater, Eintrag ins Handelsregister) sowie die Ingangsetzung des Geschäftsbetriebs (z. B. Personalbeschaffungskosten, Auszahlungen für Marktforschungsstudien) zu addieren. Die Ermittlung des Anlagekapitalbedarfs soll anhand eines Beispiels dargestellt werden:

B

Fallbeispiel

Der Seniorenheimbetreiber hat sich für den Bau eines weiteren Pflegeheims entschieden. Voraussichtlich fallen die in ▶ Tab. 7.1 aufgeführten Kosten an.

Ergebnis: Der Kapitalbedarf beträgt 1 515 000 €.

Generell ist der Kapitalbedarf bei der Gründung eines Unternehmens deutlich höher als in einem bereits bestehenden Unternehmen. Durch freigesetzte Abschreibungen und Reinvestitionen stehen liquide Mittel zur Verfügung, um den weiteren Anlagenausbau mitfinanzieren zu können. Der von außen zu deckende Kapitalbedarf ist folglich verringert.

7.2.4 Kapitalbedarf für das Umlaufvermögen

Der Umlaufkapitalbedarf ist der Kapitalbedarf, der durch das Umlaufvermögen des Unternehmens verursacht wird. Er dient dazu, die Durchführung des Leistungsprozesses sicherzustellen. Zum Umlaufvermögen eines Unternehmens gehören alle Vermögensteile, die nicht dauerhaft im Unternehmen verbleiben. Umlaufvermögen soll sich schnell umschlagen und schnell verarbeitet werden. Die Ermittlung des Umlaufkapitalbedarfs gestaltet sich schwieriger als beim Anlagekapitalbedarf. Das ist in erster Linie darin begründet, dass die täglichen Auszahlungen und deren Bindungsdauer nicht ohne Weiteres ermittelbar sind. Der Umlaufkapitalbedarf wird in 3 Schritten errechnet:

1. Feststellung der Kapitalbindungsdauer für das Umlaufvermögen. Darunter ist der Zeitraum zu verstehen, für den Kapital bereitgestellt werden muss. Dabei gilt: Je länger die Zeitspanne der Kapitalbindung, desto höher ist der Kapitalbedarf.
2. Berechnung der durchschnittlichen täglichen Auszahlungen. Diese werden beeinflusst vom täglichen Verbrauch von Material (z. B. Sterilgut), der Entlohnung der Mitarbeiter, den Energiekosten etc.
3. Errechnung des Umlaufkapitalbedarfs durch Multiplikation der gesamten Kapitalbindungsdauer mit den durchschnittlich täglichen Auszahlungen.

Tab. 7.1 Beispiel: Anlagekapitalbedarf.

	anfallende Kosten	Kosten (€)
	Grundstücks- und Nebenkosten	380 000
+	Baukosten für ein schlüsselfertiges Gebäude	790 000
+	Baunebenkosten	148 000
+	Büro- und Gebäudeausstattung	160 000
+	Nebenkosten (z. B. für Einbauten etc.)	23 500
+	Einführungswerbung (Tag der offenen Tür)	14 000
=	**Kapitalbedarf Anlagevermögen**	1 515 500

Die Ermittlung des Umlaufkapitalbedarfs soll beispielhaft anhand folgenden Sachverhalts verdeutlicht werden:

B

Fallbeispiel

Die Mustermann GmbH fertigt orthopädische Hilfsmittel wie orthopädische Schuhe, orthopädische Einlagen und Sporteinlagen sowie orthopädische Schuhumbauten an. Dies alles wird von Hand in eigener Werkstatt gefertigt. Zur Fertigung der Hilfsmittel sind folgende Kapitalbindungsdauern zu berücksichtigen:

- Lagerdauer der Materialen wie Leder und Gummi: Ø 10 Tage
- Herstellungsdauer: Ø 8 Tage
- Lagerung der Erzeugnisse: Ø 5 Tage
- Kundenziel: 8 Tage
- Liefererziel: 8 Tage

Der Geschäftsführer hat folgende Werte für die täglichen Auszahlungen ermittelt:

- Materialbereich: 5 200 €
- Lohneinsatz: 3 800 €
- Verwaltung und Vertrieb: 1 000 €

Wie hoch ist der Kapitalbedarf für das Umlaufvermögen?

Das Unternehmen bezahlt 8 Tage nach Wareneingang. Zehn Tage nach Wareneingang beginnt der Herstellungsprozess, der 8 Tage dauert. Danach liegen die orthopädischen Hilfsmittel durchschnittlich 5 Tage im Lager, bis sie verkauft werden. Die Käufer überweisen den Rechnungsbetrag ca. 8 Tage nach Kauf des Produkts (▶ Abb. 7.2).

Die Kapitalbindungsdauer beträgt 23 Tage. Dabei bleiben 8 Tage unberücksichtigt, die das Material vor Bezahlung gelagert wurde, da hierfür kein Kapital der Mustermann GmbH gebunden war.

Zur Ermittlung des Kapitalbedarfs für das Umlaufvermögen genügt es nicht, nur die Kapitalbindung für den Materialbedarf zu berücksichtigen. Es sind die gesamten Selbstkosten (Löhne, Energiekosten, Verwaltungskosten u. a.) einzubeziehen. Der Umlaufkapitalbedarf summiert sich in diesem Beispiel auf:

$$(10\ \text{Tage} + 8\ \text{Tage} + 5\ \text{Tage} + 8\ \text{Tage} - 8\ \text{Tage}) \times (5200\ € + 3800\ € + 1000\ €)$$

$$= 23\ \text{Tage} \times 10\,000\ € = 230\,000\ €$$

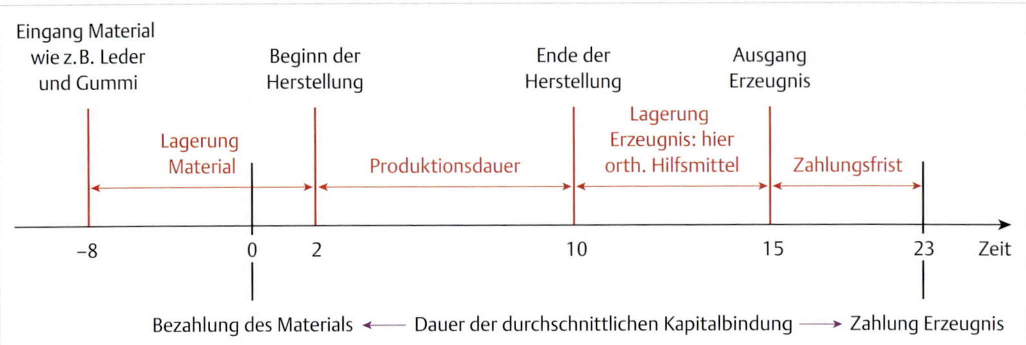

Abb. 7.2 Beispiel: schematische Darstellung einer durchschnittlichen Kapitalbindung.

Diese Berechnungsweise beinhaltet allerdings einige Annahmen, die in der betrieblichen Praxis nicht immer gegeben sind: Zum einen wird das genaue Wissen über die einzelnen Aus- und Einzahlungstermine und deren Höhe unterstellt. Zum anderen führen Durchschnittrechnungen nur bei einem Betrieb mit konstanter Beschäftigung zu brauchbaren Ergebnissen. Hingegen führt ein solches Verfahren bei Gründung oder Betriebserweiterung durchweg dazu, dass ein zu geringer Kapitalbedarf angesetzt wird.

Grundsätzlich stellt die Kapitalbedarfsrechnung nur den 1. Schritt dar, um grob festzustellen, wie viel Kapital nötig ist, um eine Investition durchführen zu können. In allen Fällen geht allerdings der den Kapitalbedarf verursachenden Entscheidungen eine Investitionsentscheidung mit einer Investitionsrechnung (S. 146)ff. voraus.

7.3 Finanzierungsanlässe

Die Ingangsetzung, Aufrechterhaltung bzw. Erweiterung des laufenden Geschäftsbetriebes einer Einrichtung (Altenheim, Sozialstation, Krankenhaus u. a.) macht die Beschaffung und Bereitstellung von Kapital erforderlich. Finanzierungsanlässe können wie folgt systematisiert werden:

- Gründung eines Unternehmens bzw. Ingangsetzung des Geschäftsbetriebes
- Absicherung des laufenden Geschäftsbetriebes
- Wachstum
- Umwandlung der Rechtsform
- Übernahme bzw. Zusammenschluss
- Sanierung bzw. Auflösung

7.4 Kriterien bei der Auswahl der Finanzierungsart

Liegen in einem Krankenhaus oder Pflegeheim ein oder mehrere der dargestellten Finanzierungsanlässe vor, müssen geeignete Finanzierungsquellen ausgewählt werden, um den vorhandenen Bedarf zu decken. Das wichtigste Kriterium sind die Kapitalkosten, die sich aus Zinssätzen, Laufzeiten und Tilgungsmodalitäten ergeben. Sie haben einen direkten Einfluss auf die Rentabilität und damit auf den Gewinn, die Finanzkraft und den Verschuldungsgrad des investierenden Krankenhauses bzw. Pflegeheims. Darüber hinaus spielen u. a. weitere Kriterien im Rahmen einer Finanzierung eine Rolle:

- Verfügbarkeit eines Finanzierungsinstruments
- Publizität (d. h. „Welche Informationen müssen offengelegt werden?“)
- Bonitätsanforderungen an die Einrichtung
- Einflussmöglichkeiten der Kapitalgeber
- Art und Umfang der verlangten Sicherheiten („Sind Sicherheiten bereitzustellen?“)
- Dauer der Kapitalüberlassung
- Rückzahlungsmodalitäten

7.5 Finanzierungsarten im Überblick

Lange Zeit war die Finanzierung z. B. von Krankenhäusern und Altenheimen gesetzlich geregelt, d. h. sie erfolgte primär über öffentliche Mittel, selten über Fremdkapital von Banken und nur mit geringem Eigenkapital.
Im Rahmen des dualen Finanzierungssystems sind z. B. die Bundesländer und die Krankenkassen zur Finanzierung der Krankenhäuser verpflichtet. Diese Strukturen sind historisch gewachsen. Demgemäß werden die notwendigen Investitionen der Krankenhäuser, wie bauliche Maßnahmen und medizinische Ausstattung, im Wege der öffentlichen Förderung durch die Bundesländer übernommen (§ 4 Nr. 1 KHG). Hinsichtlich der Art der öffentlichen Förderung ist zwischen Pauschalförderung und Einzelförderung zu unterscheiden. Die laufenden Betriebskosten werden demgegenüber durch leistungsgerechte Erlöse aus den Pflegesätzen finanziert (§ 4 Nr. 2 KHG). Diese Zweiteilung in der Krankenhausfinanzierung wird in ▸ Abb. 7.3 grafisch dargestellt

Die KHG-Förderung der Länder für Krankenhausinvestitionen ist allerdings seit Langem rückläufig. In den letzten 20 Jahren hat sich die Höhe der jährlichen Fördermittel inflationsbereinigt halbiert. Angesichts dieser Entwicklung sind die zur Verfügung stehenden öffentlichen

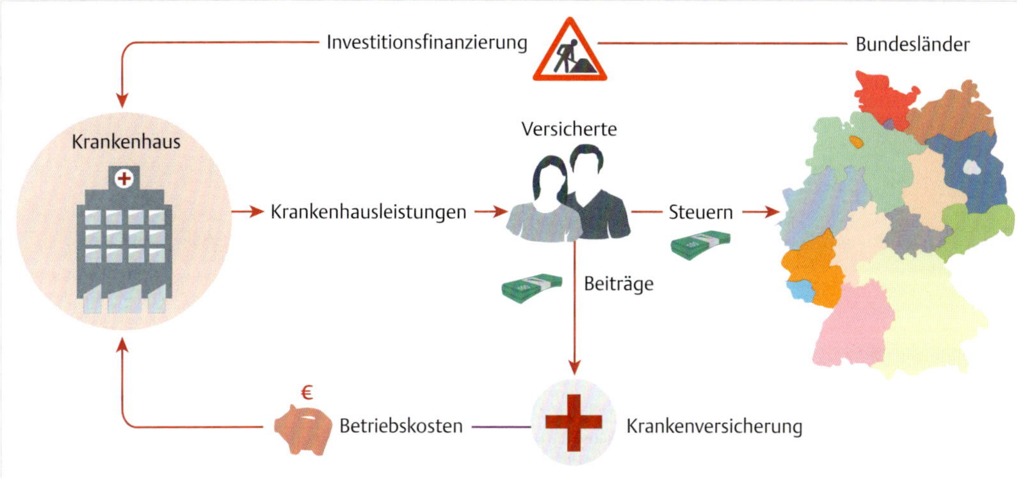

Abb. 7.3 Das Prinzip der dualen Krankenhausfinanzierung. (Abb. aus: I care – Pflege. Thieme; 2015)

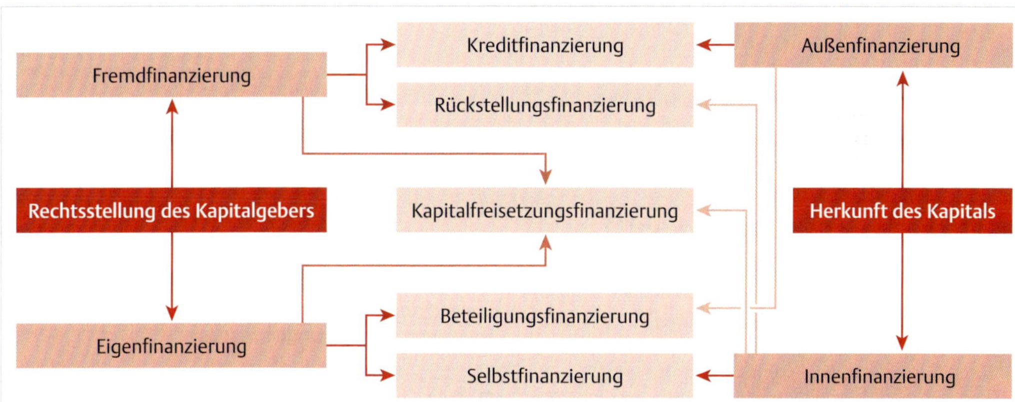

Abb. 7.4 Finanzierungsarten.

Fördermittel nicht mehr ausreichend, um den Investitionsbedarf der Krankenhäuser zu decken. Dieser Rückgang muss kompensiert werden. Krankenhäuser sind infolgedessen gezwungen, Investitionen teils auch aus anderen Quellen, insbesondere aus einbehaltenen Gewinnen, zu finanzieren. Vor allem die Investitionsfinanzierung über den Kapitalmarkt nimmt an Bedeutung zu.

Aufgabe der nächsten Kapitel ist, die breite Palette möglicher Finanzierungsinstrumente mit ihren wesentlichen Inhalten, die durch Unternehmen im Allgemeinen und damit auch für Gesundheitsbetriebe genutzt werden können, näher zu betrachten. Das Spektrum der Finanzierungsarten lässt sich dabei nach unterschiedlichen Kriterien unterscheiden. Überwiegend wird die Einteilung in Eigen- und Fremdfinanzierung (nach der Rechtsstellung der Kapitalgeber) sowie in Innen- und Außenfinanzierung (nach der Kapitalherkunft) verwendet (▶ Abb. 7.4).

7.5.1 Einteilung nach Rechtsstellung des Kapitalgebers

Die **Eigenfinanzierung** ist eine Form der Unternehmensfinanzierung aus Mitteln der Eigentümer. Zur Finanzierung mit Eigenkapital gehört die Beteiligungsfinanzierung als Zuführung von Eigenkapital von außen in Form von Geldeinlagen, Sacheinlagen oder Rechten in das Unternehmen sowie die Finanzierung aus zurückbehaltenen Gewinnen (Selbstfinanzierung).

Fremdfinanzierung bezeichnet die Beschaffung von Geld- und Sachkapital zur Deckung des Finanzbedarfs durch Dritte. Auch sie kann Außenfinanzierung sein in Form von Kreditfinanzierung oder Innenfinanzierung in Form der Finanzierung durch Rückstellungen. Der Finanzierungseffekt aus gebildeten Rückstellungen ergibt sich im Rückstellungsjahr aufgrund von Steuerreduzierungen.

Tab. 7.2 Gegenüberstellung Eigen- vs. Fremdfinanzierung (nach Schlüchtermann, J.; Pape, U.).

Kriterien	Eigenschaften des Eigenkapitals	Eigenschaften des Fremdkapitals
Rechtliche Position der Kapitalgeber	Eigentümer	Gläubiger
Haftung	Je nach Rechtsform haftet der Eigenkapitalgeber mind. in Höhe der Kapitaleinlage, ggf. auch mit seinem gesamten Privatvermögen; nachrangiger Anspruch der Kapitalgeber im Liquidationsfall.	keine Haftung; vorrangig Anspruch der Kapitalgeber im Liquidationsfall
Unternehmensleitung	Geschäftsführungsrecht	kein Geschäftsführungsrecht
Verfügbarkeit	steht unbeschränkt zur Verfügung	steht zeitlich begrenzt zur Verfügung, Anspruch auf Rückzahlung des überlassenen Kapitals
Erfolgsbeteiligung	unbegrenzte Beteiligung an Gewinn/Verlust	keine Beteiligung an Gewinn/Verlust, sondern fester Verzinsungsanspruch
Liquiditätsbelastung	gewinnabhängige Ausschüttung	feste Zinszahlung (gewinnunabhängig)
Finanzvolumen/Umfang	durch private Vermögenssituation der Eigentümer begrenzt	grundsätzlich unbeschränkt, abhängig von der Ertragskraft, Sicherheiten und Kreditwürdigkeit (Bonität)
Interesse	Eigenkapitalgeber haben ein starkes Interesse am Erhalt des Unternehmens. Ihre Ziele sind vorrangig die Wertsteigerung der Anteile sowie Kontroll- und Einflussmöglichkeiten.	Fremdkapitalgeber sind am Erhalt ihres Kapitals interessiert. Ihre primären Ziele sind die Verzinsung und Rückzahlung des Kapitals sowie ein begrenztes Risiko.

In der ▶ Tab. 7.2 werden die Eigen- und Fremdfinanzierung anhand verschiedener Kriterien verglichen.

7.5.2 Einteilung nach der Kapitalherkunft (Mittelherkunft)

Kann das Unternehmen Finanzierungsmittel aus dem eigenen Betriebs- und Umsatzprozess beschaffen, handelt es sich um **Innenfinanzierung**. Die Mittel fließen nicht von außen zu, sondern sind auf interne Prozesse zurückzuführen. Dazu müssen 2 Bedingungen erfüllt sein:

1. Dem Unternehmen fließen liquide Mittel auf dem normalen betrieblichen Umsatzprozess zu.
2. Dem Zufluss an liquiden Mitteln steht kein auszahlungswirksamer Aufwand gegenüber.

Innenfinanzierung ist auf unterschiedliche Weise möglich:

- aus Gewinnen (Selbstfinanzierung)
- aus Abschreibungen
- durch Bildung von Rückstellungen
- durch Kapitalfreisetzung (verbunden mit Vermögensumschichtungen)

Werden Finanzierungsmittel durch Einlagen der Unternehmenseigner oder Beteiligungen von Gesellschaftern sowie Kreditkapital von Gläubigern zur Verfügung gestellt, liegt **Außenfinanzierung** vor. Außenfinanzierung steht in keiner direkten Beziehung mit den Leistungen, die in der Einrichtung erbracht werden. Zu den Formen der Außenfinanzierung zählt man:

- Eigenfinanzierung (Einlagen- und Beteiligungsfinanzierung)
- lang- und kurzfristige Fremdfinanzierung (Kreditfinanzierung)
- mezzanine Finanzierung

Für jede Finanzierungsart ergeben sich unterschiedliche Möglichkeiten (▶ Abb. 7.5).

Der traditionellen Einteilung der verschiedenen Finanzierungsarten folgend, soll von der Unterteilung in Innenfinanzierung, Außenfinanzierung und Sonderformen der Finanzierung ausgegangen werden.

7.6 Innenfinanzierung

7.6.1 Finanzierung aus Gewinnen (Selbstfinanzierung)

Bei der Innenfinanzierung stellt die Einbehaltung von Gewinnen (**Gewinnthesaurierung**) die eleganteste Form der Kapitalbeschaffung dar. Die Nichtausschüttung nennt man offene Selbstfinanzierung. Bei Einzelunternehmen und Personengesellschaften werden die einbehaltenen Gewinne in der Bilanz nicht gesondert ausgewiesen, erhöhen aber die Kapitalkonten des Einzelunternehmers bzw. der Gesellschafter. Die Verteilung von Gewinnen oder Verlusten erfolgt bei Personengesellschaften nach gesetzlichen Bestimmungen oder den Regelungen des Gesellschaftsvertrags. Sie ist wegen der fehlenden Emissionsfähigkeit häufig die einzige Möglichkeit zur Eigenkapitalbeschaffung. Bei Kapitalgesellschaften wie z. B. Aktiengesellschaften werden die thesaurierten Gewinne in Gewinnrücklagen eingestellt. Die offene Selbstfinanzierung wird mit bereits versteuerten Bilanzgewinnen realisiert, die in den Eigenkapital- oder Rücklagekonten aus-

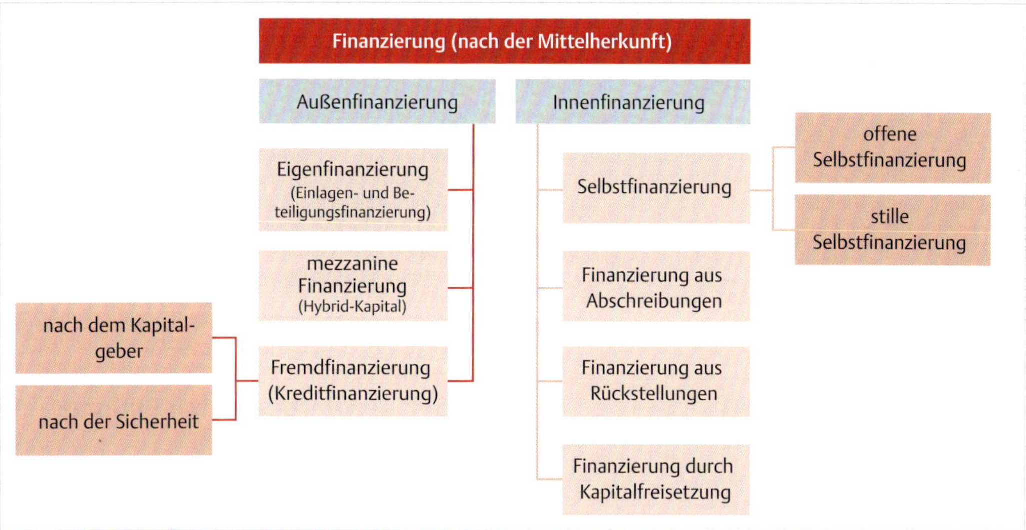

Abb. 7.5 Finanzierung nach der Mittelherkunft.

gewiesen sind und dem Unternehmen in vollem Umfang zur Verfügung stehen. Der entsprechende Wert ist „offen" aus dem Jahresabschluss ersichtlich.

Allerdings setzt die Gewinnthesaurierung voraus, dass auch tatsächlich Gewinne erzielt werden konnten. Bei einem Großteil deutscher Krankenhäuser ist die Umsatzrentabilität jedoch sehr gering und genügt nicht, um die Infrastruktur des Krankenhauses aus eigener Kraft zu erhalten. Nach Expertenmeinung ist zur Sicherstellung der eigenen Investitionsfähigkeit eine Umsatzrentabilität von mindestens 4% anzuvisieren. Gleichwohl erreichen nur etwa 10% der Krankenhäuser diese Zielmarke. Langfristig führt dies zu einer deutlichen Einschränkung der Investitionsfähigkeit. In der Tendenz erwirtschaften private Krankenhäuser gegenüber freigemeinnützigen und öffentlichen Häusern eine deutlich höhere Umsatzrentabilität. Auch die Größe eines Krankenhauses spielt bei der Umsatzrentabilität eine wichtige Rolle. Am besten geht es noch den Krankenhäusern in den mittleren Größenklassen.

Die Selbstfinanzierung kann aber auch verdeckt erfolgen (stille Selbstfinanzierung). Die stille Selbstfinanzierung ergibt sich aus der Einbehaltung zuvor nicht ausgewiesener Gewinne. Unter Ausnutzung von Bilanzierungs- und Bewertungswahlrechten wird der Gewinnausweis verringert. Es bilden sich **stille Reserven**. Die stille Selbstfinanzierung hat den Vorteil, dass keine Erträge in Erscheinung treten und daher zunächst keine Steuern anfallen. Der Gewinn wird besteuert, wenn er nach Auflösung in Erscheinung tritt. Damit ergibt sich ein Steuerstundungseffekt, der dem Betrieb eine Liquiditätsentlastung bietet. Folgende Maßnahmen machen die Bildung stiller Reserven in der Bilanz möglich:

- **Unterbewertung von Aktiva**, z.B. indem Vermögensgegenstände mit einem geringeren als ihrem tatsächlichen Wert angesetzt werden oder durch überhöhte direkte Abschreibungen. **Beispiel:** Für eine mögliche Erweiterung erwarb ein Seniorenheim vor 10 Jahren ein Baugrundstück. Obwohl die Grundstückspreise vor Ort deutlich gestiegen sind, wird das Grundstück mit den niedrigeren Anschaffungskosten angesetzt. Die Wertsteigerung des Grundstücks erhöht nicht das ausgewiesene Vermögen und wirkt so nicht gewinnerhöhend.
- **Überbewertung von Passiva** wie z.B. durch zu hohe Bewertung der Rückstellungen (insbesondere Pensionsrückstellungen). **Beispiel:** Ein Krankenhaus bildet Rückstellungen für eventuelle Prozesskosten. Wenn der Betrag besonders hoch angesetzt wird, ergeben sich stille Reserven.

Die Höhe der stillen Reserven zeigen sich in der Aktiva aus der Differenz der Buchwerte und den tatsächlichen höheren Werten, bei den Passiva aus der Differenz zwischen Buchwerten und den tatsächlichen niedrigen Werten. Der Finanzierungsvorgang ergibt sich jedoch nicht bei der Bildung stiller Reserven, sondern erst im Rahmen der Realisierung (z.B. durch Veräußerung), wenn dem Unternehmen die Finanzierungsgegenwerte in liquider Form zufließen.

Die Nichtausschüttung von Gewinnen bzw. von Teilen führt zu Vor- und Nachteilen (▸ Tab. 7.3).

7.6.2 Finanzierung aus Abschreibungen

Bei Abschreibungen wird berücksichtigt, dass Vermögensgegenstände einer Wertminderung unterliegen, die jeweils periodengerecht erfasst und zugeordnet werden müssen. **Beispiel:** Bei einem Dienstfahrzeug eines ambulanten Pflegedienstes geht man in der Regel von einer Nutzungsdauer von fünf Jahren aus, sodass ein Fünftel der Anschaffungskosten als Abschreibung angesetzt wird.

Tab. 7.3 Vor- und Nachteile der Selbstfinanzierung.

Vorteile	Nachteile
• Unternehmen bleibt relativ unabhängig von den Bedingungen am Kapitalmarkt • keine Zinszahlungen für Kredite, keine Bindung an Kapitalrückzahlungstermine, keine Beschaffungskosten • Mitspracherechte und Mehrheitsverhältnisse im Unternehmen werden nicht berührt • keine Kreditsicherungen, keine Kreditwürdigkeitsprüfung • erhöhte Sicherheit, weil erhöhtes Eigenkapital • steuerliche Vorteile bei stiller Selbstfinanzierung und Steuerstundung	• Eigenkapitalgeber stellen Mittel nicht kostenlos zur Verfügung; verlangen eine „Verzinsung“ • die Eigenkapitalverzinsung liegt, aufgrund des Risikos des Gesellschafters (z. B. die Nachrangigkeit gegenüber Fremdkapital), normalerweise über dem Fremdfinanzierungssatz • Mittel aus der Selbstfinanzierung werden nur unzureichend Ertrags- und Sicherheitskriterien unterzogen. Fehlentscheidungen können gefördert werden. • nur in Gewinnzeiten möglich, daher begrenztes Finanzierungsvolumen • bei stiller Selbstfinanzierung geringere Aussagekraft der Bilanz

Der Abschreibungsbetrag ist abhängig vom:
- Abschreibungsverfahren (z. B. lineare Abschreibung) und der
- Nutzungsdauer.

Der Abschreibungsbetrag der jeweiligen Anlagegüter wird als Kosten in der Kalkulation der Preise bzw. Entgelte einbezogen und verhandelt und fließt über die Umsatz- bzw. Entgelterlöse als liquide Mittel in den Gesundheitsbetrieb zurück. Ebenso ist mit der Verrechnung von Abschreibungsraten ein indirekter Liquiditätseffekt verbunden, da der Periodengewinn und damit die Basis für Steuerforderungen des Fiskus geschmälert werden. Diese Mittel dienen der Finanzierung von Investitionen, gewöhnlich für abgeschriebene Vermögensgegenstände.

Dieser Kreislauf aus
- Abschreibungen in der Gewinn-und-Verlust-Rechnung,
- der Abnahme des Anlagevermögens auf der Aktivseite der Bilanz (z. B. der Fahrzeuge oder medizinisch-technischen Geräte),
- des Rückflusses über die Entgelt- oder Umsatzerlöse in der Gewinn-und-Verlust-Rechnung
- sowie der liquiden Mittel auf der Bank als Aktivkonto

nennt man **Abschreibungskreislauf**. Es entsteht ein Aktivtausch.

Eine besondere Form der Finanzierung durch Abschreibungen stellt der **Lohmann-Ruchti-Effekt** dar. Er setzt sich aus 2 Komponenten zusammen: dem Kapitalfreisetzungseffekt sowie dem Kapazitätserweiterungseffekt. Der **Kapitalfreisetzungseffekt** besagt, dass durch den Umsatzprozess finanzielle Mittel freigesetzt werden, die nicht direkt, sondern erst zu einem späteren Zeitpunkt für Ersatzinvestitionen benötigt werden. Diese freigesetzten Mittel stehen für andere Zwecke zur Verfügung. Werden die über die Abschreibung zurückfließenden Mittel nicht zur Ersatzbeschaffung benötigt, können sie zwischenzeitlich auch für Neu- oder Erweiterungsinvestitionen genutzt werden. Diese Investitionen setzen über die Preise bzw. Entgelte selbst wieder Abschreibungen frei. Da die Erhöhung der Ausstattung eine Umsatzerhöhung möglich macht, wird vom **Kapazitätserweiterungseffekt** gesprochen. Bei einer Reinvestition der Finanzmittel können auf diese Weise Anlagen oder Geräte ersetzt werden, ohne dass zusätzliches Kapital von außen zufließt.

7.6.3 Finanzierung durch Bildung von Rückstellungen

Ein Unternehmen darf Rückstellung bilden, wenn der Grund der Aufwendung zum Bilanzstichtag feststeht, deren genaue Höhe und Fälligkeit dagegen ungewiss ist. Rückstellungen sind in der Bilanz dem Fremdkapital eines Unternehmens zuzurechnen, da aus ihnen künftig fällige Verbindlichkeiten beglichen werden. In § 249 HGB wird die Bildung von Rückstellungen geregelt. Rückstellungen können für folgende Anlässe gebildet werden:
- für ungewisse Verbindlichkeiten (z. B. Pensionsrückstellungen)
- für drohende Verluste aus schwebenden Geschäften
- für unterlassene Aufwendungen (z. B. Instandhaltung oder Abraumbeseitigung)

Durch ihre Bildung wird der Gewinnausweis bis zu ihrer Auflösung gemindert und die davon abhängigen Steuerzahlungen ermäßigt. Mehr Kapital verbleibt im Unternehmen, das u. a. auch zu Finanzierungszwecken verwendet werden kann.

Die Dauer des Mittelverbleibs hängt vom Charakter der Rückstellung ab: Je größer der zeitliche Abstand zwischen Rückstellungsbildung und Inanspruchnahme ist, umso interessanter sind sie als Kapitalquelle zur Finanzierung. Den bedeutendsten Finanzierungseffekt für einen Gesundheitsdienstleister besitzt die **Pensionsrückstellung**. Sie wird für Pensionsberechtigte gebildet und steht diesen später zu. Bis zu diesem Zeitpunkt kann sie für andere Finanzierungszwecke eingesetzt werden.

7.6.4 Finanzierung durch Kapitalfreisetzung

Kapitalfreisetzungen entstehen z. B. durch Rationalisierungsmaßnahmen oder Vermögensumschichtungen. Bei dieser Form der Innenfinanzierung wird kein zusätzliches Kapital geschaffen, sondern es werden materielle und/ oder immaterielle Vermögenswerte in liquide Mittel umgewandelt. Als Möglichkeiten kommen in Betracht:

▶ **Kapitalfreisetzung durch Rationalisierung.** Bei der Rationalisierung wird durch das Absenken des Kapitaleinsatzes, bezogen auf das gleiche Umsatz- bzw. Leistungsvolumen, eine Freisetzung finanzieller Mittel erreicht. Gelingt es, gleiche Leistungsergebnisse mit geringerem Aufwand zu schaffen, werden Mittel, die bisher in der Unternehmung gebunden waren, für andere Aufgaben frei. Eine Kapitalfreisetzung wird möglich durch:

- Reduzierung der ausstehenden Forderungen durch Verkürzung der den Kunden gewährten Zahlungszielen, durch strikteres Mahnwesen oder durch Factoring (Forderungsverkauf)
- Verringerung der Lagerbestände durch Bestandsoptimierung oder per Just-in-Time-Lieferungen.

▶ **Veräußerung von Vermögensbestandteilen.** Finanzielle Mittel können durch den Verkauf von nicht betriebsnotwendigen Vermögensteilen beschafft werden, z. B. durch die Veräußerung von nicht betrieblich genutzten Grundstücken oder Wertpapieren im Finanzanlagevermögen. Zum Beispiel wird im Rahmen einer Sale-and-lease-back-Transaktion ein Klinikgebäude an einen Leasinggeber verkauft und von diesem im Anschluss daran wieder zurückgeleast. Auf diese Weise wird kurzfristig Kapital frei. Das Gebäude verbleibt im Besitz des Krankenhausträgers und wird weiterhin genutzt, solange die Leasingzahlungen eingehalten werden. In gleicher Weise sind Wertpapiere bei Finanzierungsengpässen relativ leicht in Geld umzuwandeln.

7.7 Außenfinanzierung

Im Rahmen der Außenfinanzierung bietet der Kapitalmarkt ein breites Spektrum an Möglichkeiten. Bisher bestehen seitens der Gesundheits- und Sozialwirtschaft große Berührungsängste. Gefürchtet sind z. B. Investoren, die ausschließlich Renditen erzielen wollen und sich weder um die ethische Ausrichtung noch um die langfristigen Zielsetzungen des Trägers kümmern. Bedenken bestehen auch gegenüber Kapitalgebern, die Stimm- oder Mitspracherecht im Unternehmen erwerben. Dennoch gibt es eine Reihe geeigneter Finanzierungswege.
Wie bereits beschrieben, wird die Außenfinanzierung in die Eigen-, Fremd- und mezzanine Finanzierung unterschieden. Einige Formen der Außenfinanzierung, die auch für Gesundheitsbetriebe wie Krankenhäuser, Pflegedienste und Altenheime relevant sind, werden auf den folgenden Seiten vorgestellt.

7.7.1 Eigenfinanzierung

Eigenfinanzierung liegt vor, wenn dem Gesundheitsbetrieb zusätzliches Eigenkapital von außen durch bestehende (bzw. des Trägers eines Krankenhauses) oder neu hinzutretende Gesellschafter zugeführt wird. Sie ist auch als „Beteiligungs- und Einlagenfinanzierung" bekannt. Von Beteiligungsfinanzierung im engeren Sinne spricht man, wenn Eigenkapital von außen durch Neugesellschafter zugeführt wird. Als Einlagenfinanzierung bezeichnet man die Zuführung von Mitteln durch Altgesellschafter von außen.

Dieses Kapital geht dem Gesundheitsbetrieb durch Geld- und Sacheinlagen oder in Form von Rechten zu. Einlagen- und Beteiligungsfinanzierung findet stets bei der Gründung eines neuen Unternehmens statt, allerdings auch später im Rahmen von Kapitalerhöhungen oder einer Umwandlung. Dabei hat die gewählte Rechtsform (S. 39) des Gesundheitsbetriebes einen bedeutenden Einfluss auf die Finanzierungsmöglichkeiten. Häufig ist gerade die Kapitalbeschaffung ausschlaggebend für die Wahl der Rechtsform.

7.7.2 Fremdfinanzierung

Eine Fremdfinanzierung erfolgt durch die Zuführung von Fremdkapital durch externe Kapitalgeber wie Banken und Investoren. Vonseiten der Banken werden Kredite vergeben, um Kapital übergangsweise zur Verfügung zu stellen. Weitere Beispiele sind Kredite anderer Kreditgeber, z. B. Lieferantenkredite oder Gesellschafterdarlehen. Aus Finanzierungsgesichtspunkten gilt im Sinne der goldenen Bilanzregel, dass langfristige Investitionen auch immer durch langfristiges Kapital wie zum Beispiel Darlehen finanziert werden müssen.

Fremdfinanzierung nach dem Kapitalgeber

▶ **Lieferantenkredit.** Der Lieferantenkredit, z. B. um den Praxisbedarf einer Arztpraxis zu beschaffen, ist eine besonders bequeme Form der kurzfristigen Fremdfinanzierung. Im Allgemeinen werden sie formlos bereitgestellt und ohne übertrieben große Prüfung der Kreditwürdigkeit und ohne Sicherheit gewährt. Die einzige Sicherheit, von der Gebrauch gemacht wird, ist der Eigentumsvorbehalt an der gelieferten Ware.

> M!
>
> **Merke**
>
> Dem Lieferantenkredit liegt ein Kaufvertrag auf Ziel zugrunde, bei dem der Lieferer als Kreditgeber und der Abnehmer als Kreditnehmer auftritt.

Der Kredit ergibt sich dadurch, dass ein Lieferant nicht auf sofortige Zahlung der Lieferung oder Leistung besteht, sondern für die Zahlung eine Frist (d. h. ein **Zahlungsziel**) setzt. Der Abnehmer muss seine Schuld aus der Lieferung erst zu einem späteren Zeitpunkt begleichen. Üblich sind Fristen von 20 oder 30 Tagen. Die Zahlungsverpflichtung wird herausgeschoben. Da der Lieferer somit den Absatz seiner Ware kreditiert, ist der Lieferantenkredit seinem Wesen nach ein Mittel zur Absatzförderung und drückt damit eine Art Vertrauensverhältnis zum Kunden aus. Bei ausgeschöpftem Kreditrahmen ermöglicht er dem Abnehmer durch die Einräumung des Zahlungsziels, Einkäufe tätigen zu können. Das Ziel erlaubt es dem Abnehmer, die beschaffte Ware weiterzuverarbeiten und zu verkaufen und aus dem daraus erzielten Erlös den Rechnungsbetrag zu begleichen. Der Kapitalbedarf des Abnehmers wird dadurch reduziert.

Gewöhnlich wird das Zahlungsziel jedoch von einem Skontoangebot begleitet. Der Lieferant gewährt den **Skonto** i. d. R. innerhalb einer bestimmten Frist (Skontofrist), um seine Kunden zu einer schnelleren Zahlung anzureizen. Zahlt der Abnehmer sofort bzw. vorzeitig, kann er den Rechnungsbetrag unter Abzug eines bestimmten Prozentsatzes (Skontosatz) begleichen. Dieser Skontobetrag wird bei der Verkaufskalkulation eingerechnet. Damit ist die Verzinsung des Lieferantenkredits im Zielverkaufspreis inbegriffen. Wer das Zahlungsziel ausnutzt, bekommt vom Lieferanten die Zahlung solange gestundet und bezahlt dafür, indem er den Skontosatz nicht vom Rechnungspreis abziehen darf. Dieser Betrag stellt den Zinssatz für den Lieferantenkredit dar. Fast immer ist die sofortige bzw. vorzeitige Bezahlung innerhalb der Skontofrist mittels eines kostengünstigeren Kredits, z. B. Kontokorrentkredit, wirtschaftlicher, als einen Lieferantenkredit in Anspruch zu nehmen. Auf Skontoabzug sollte bei Liquidationsschwierigkeiten nur dann verzichtet werden, wenn keine Kreditaufnahme möglich ist.

B

Fallbeispiel

Ein Sanitätshaus erhält eine Rechnung über 10 000 €. Auf der Rechnung steht folgender Vermerk: „Zahlbar innerhalb von 10 Tagen mit 2 % Skonto, innerhalb von 30 Tagen ohne jeden Abzug.“ Wegen fehlender liquider Mittel ist ein Skontoabzug nur möglich, wenn das Sanitätshaus einen Kontokorrentkredit in Anspruch nimmt. Entscheiden Sie anhand einer Vergleichsrechnung (▶ Abb. 7.6), was für das Sanitätshaus günstiger ist: den Kontokorrentkredit (Zinssatz 13 %) in Anspruch zu nehmen, um den Skonto auszunutzen, oder erst nach Ablauf des Zahlungsziels zu bezahlen.

Ergebnis: Die Inanspruchnahme des Kontokorrentkredits lohnt sich, da das Sanitätshaus trotz eines Zinsaufwands in Höhe von 70,78 € einen Gesamtbetrag in Höhe von 129,22 € spart. Die Skontoausnutzung ist vorteilhafter.

▶ **Kontokorrentkredit.** Die am häufigste beanspruchte Kreditform ist der Kontokorrentkredit (Kredit in laufender Rechnung). Er wird auf einem Geschäftsgirokonto (Kontokorrentkonto) und nicht wie andere Kreditarten auf besonderen Kreditkonten eingeräumt.

$$\text{Ertrag durch Skontoausnutzung: } 2\,\% \times 10\,000 = 200{,}00\,€$$

$$-\text{ Kreditzinsen} = \frac{K \times P \times t}{100 \times 360} = \frac{9800 \times 13 \times 20}{100 \times 360} = -70{,}78\,€$$

$$= \text{Nettoertrag der Skontoausnutzung} \quad +129{,}22\,€$$

$$\text{entgangener Skonto (Verlust)} \quad = 200{,}00\,€$$

Abb. 7.6 **Beispiel: Vergleichsrechnung Skonto vs. Kontokorrentkredit.**

Je nach Bedarf gestattet die Bank ihrem Kreditnehmer, bis zu einer vereinbarten Höchstgrenze über sein Konto zu verfügen, obwohl es kein Guthaben aufweist. Der Kunde kann also vertragsgemäß bis zu einer bestimmten Geldsumme, dem Limit, „ins Soll“ kommen. Ob und bis zu welcher Höhe er die Kreditlinie in Anspruch nimmt, liegt im Ermessen des Kreditnehmers. Damit entspricht der Kontokorrentkredit in etwa dem Dispo-Kredit für Privatleute. Formal hat der Kontokorrentkredit kurzfristigen Charakter, steht dem Kreditnehmer jedoch durch laufende Prolongation in der Regel langfristig zur Verfügung. Typisch für Kontokorrentkredite ist, dass jeweils nur der tatsächlich in Anspruch genommene Kredit und nicht die komplette Kreditlinie verzinst wird. Die Tilgung erfolgt durch Zahlungseingänge auf dem Kontokorrentkonto, zum Beispiel in Form von Rechnungseingängen für erbrachte Leistungen.

Grundsätzlich sollte die Nutzung von Kontokorrentkrediten möglichst begrenzt werden. Der Zinsfuß ist relativ hoch, da die Bank ständig Mittel für den Fall einer vollen Inanspruchnahme des Kredits vorhalten muss. Richtig eingesetzt haben Kontokorrentkredite einen großen Nutzen. Insbesondere bei einmaligen oder gelegentlichen Spitzenbelastungen wird der finanzielle Spielraum erweitert und somit die Flexibilität beträchtlich erhöht. Auch wenn der Kredit nicht beansprucht wird, bildet er dennoch eine Liquiditätsreserve. Man kann jederzeit darauf zurückgreifen, gleichgültig wofür das Kapital benötigt wird. Eine Bindung an einen bestimmten Zweck gibt es nicht. Daher ist der Kontokorrentkredit ein sehr flexibles Finanzierungsinstrument. Meist ist der Kontokorrentkredit günstiger als der Lieferantenkredit und gibt die Möglichkeit, einen gewährten Skonto im Rahmen eines Lieferantenkredites in Anspruch zu nehmen (siehe Fallbeispiel: Vergleichsrechnung Skonto vs. Kontokorrentkredit). Einerseits sind die tatsächlichen Kosten für einen Kontokorrentkredit abhängig von den aktuellen Geldmarktzinssätzen, andererseits eng an die Bonität der Einrichtung sowie den persönlichen Beziehungen zur Hausbank gekoppelt.

▶ **Darlehen.** Das bekannteste und wohl auch das wichtigste mittel- bis langfristige Kreditinstrument dürfte auch für Gesundheitsdienstleister das Darlehen sein. Das Darlehen ist ein schuldrechtlicher Vertrag, durch den einem Darlehensnehmer in der Regel Geld (**Gelddarlehen**; §§ 488 ff. BGB) vorübergehend überlassen wird. Durch den Darlehensvertrag (▶ Abb. 7.7) wird der Darlehensgeber verpflichtet, dem Darlehensnehmer einen Geldbetrag in vereinbarter Höhe zu geben. Der Darlehensnehmer verpflichtet sich, den vereinbarten Zins sowie bei Fälligkeit das bereitgestellte Darlehen zurückzuerstatten und, sofern vereinbart, Sicherheiten zu stellen.

Prinzipiell kann der Gegenstand eines Darlehensvertrages auch jede andere vertretbare Sache sein (Sachdarlehen; §§ 607 ff. BGB).

Gelddarlehen werden in einer Summe oder in vorher vereinbarten Teilbeträgen durch Barauszahlung oder Gutschrift auf einem Girokonto zur Verfügung gestellt. Üblicherweise sind ab der Auszahlung für das Darlehen vom

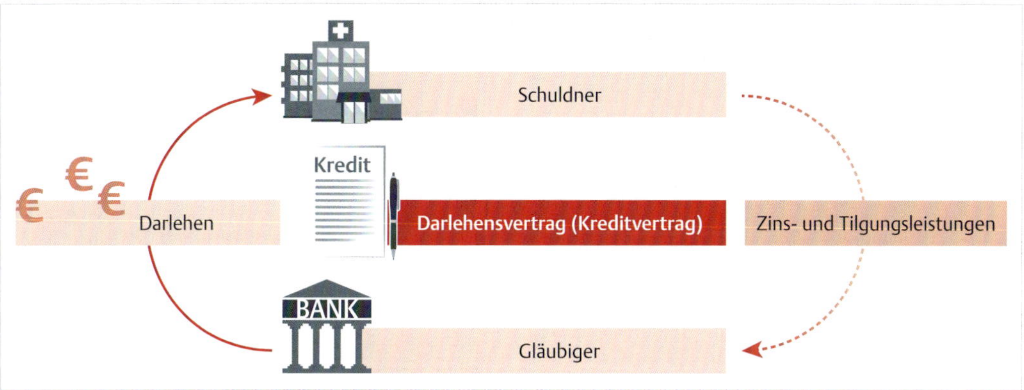

Abb. 7.7 Darlehensvertrag.

Gläubiger Zinsen zu zahlen. Diese sind, vorausgesetzt der Vertrag bestimmt nichts anderes, nach Ablauf eines jeden Jahres oder, wenn das Darlehen vorher zurückerstattet wird, mit der Rückzahlung des Darlehens zu begleichen (§ 488 Abs. 2 BGB). Meist ist der Auszahlungsbetrag etwas niedriger als die Darlehenssumme, d. h. der Rückzahlungsbetrag. Beispielsweise werden bei einem Kredit von 200 000 € und einem Auszahlungskurs von 99 % lediglich 198 000 € ausgezahlt und 1 % einbehalten. Der Ein-Prozent-Auszahlungsverlust wird **Disagio**, Damnum oder Abschlag genannt. Zinsen und Tilgungsraten werden jedoch immer auf den vollen Kreditbetrag berechnet.

Ein großer Teil der Darlehensverträge wird mit Banken und Sparkassen sowie Versicherungen geschlossen. Daneben spielen Kredite der Öffentlichen Hand (Bund, Länder und Gemeinden) für die Finanzierung eine wichtige Rolle. Diese werden nicht selten von Sonderkreditanstalten (z. B. KfW [Kreditanstalt für Wiederaufbau]) verwaltet und zu besonderen Konditionen gewährt. Mittlerweile gibt es eine Vielzahl verschiedener Darlehensformen, die sich in erster Linie durch Variationen bei der Ausgestaltung der Zins- und Tilgungsleistungen unterscheiden. Dennoch lassen sich folgende **3 Grundtypen** abgrenzen. Bei allen Darlehensformen kann über zurückgezahlte Beträge nicht mehr verfügt werden.

1. **Abzahlungsdarlehen:** Beim Abzahlungsdarlehen, auch Tilgungsdarlehen genannt, bleiben die Tilgungsleistungen über die Laufzeit des Kredits konstant. Die jährliche Gesamtbelastung des Kreditnehmers (z. B. des Krankenhauses) verringert sich im Laufe der Zeit, da die Restschuld und damit die Zinsbelastung durch die Rückzahlung von Periode zu Periode sinken (▶ Abb. 7.8).
2. **Annuitätendarlehen:** Ziel des Annuitätendarlehens ist es, den geliehenen Betrag die gesamte Laufzeit über in gleich bleibende Rückzahlungsbeträge (Raten) aufzuteilen, um so eine konstante und berechenbare Zahlungsreihe zu ermitteln. Die Annuitätenrate oder kurz **Annuität** setzt sich aus einem Zins- und einem Tilgungsanteil zusammen. Weil sich mit jeder Rate die Höhe des abzuzahlenden Kredits fortlaufend verringert und damit auch die Höhe der Zinszahlungen, wachst der Tilgungsanteil kontinuierlich. Die Anteile zwischen Zins und Tilgung verschieben sich im Laufe der Jahre (▶ Abb. 7.9). Das Annuitätendarlehen ist infolge der immer gleich bleibenden Belastung besonders berechenbar und erlaubt dem Kreditnehmer eine einfache und langfristige Planung. Es wird bei Unternehmen der Gesundheitsbranche oft zur Finanzierung von Anlagegütern verwendet. Überdies ist das Annuitätendarlehen die klassische Variante zur Finanzierung von Immobilien.
3. **Fälligkeitsdarlehen:** Beim Fälligkeitsdarlehen wird die Darlehensschuld erst am Ende der Laufzeit getilgt. Die Belastung während der Laufzeit beschränkt sich auf die Zahlung der Zinsen. Der Zinssatz kann je nach vertraglicher Vereinbarung bis zum Laufzeitende fest oder auch variabel sein. Je nach finanzieller Lage kann die-

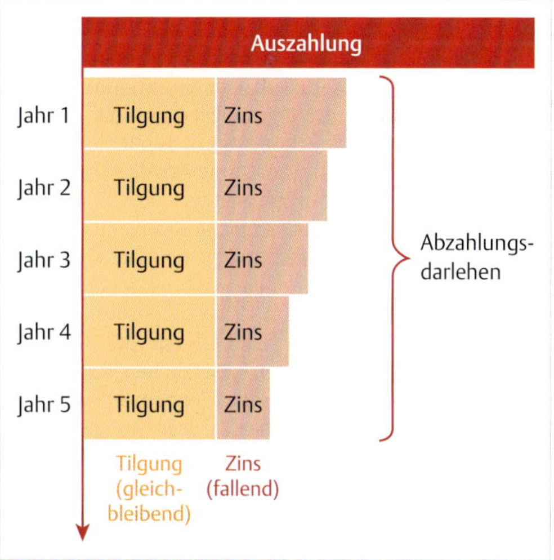

Abb. 7.8 Abzahlungsdarlehen.

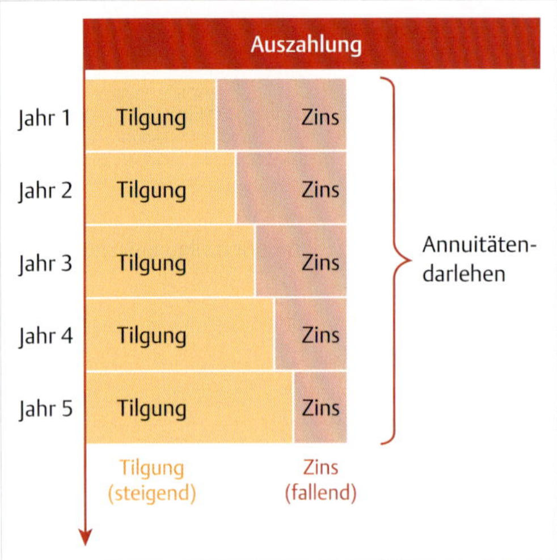

Abb. 7.9 Annuitätendarlehen.

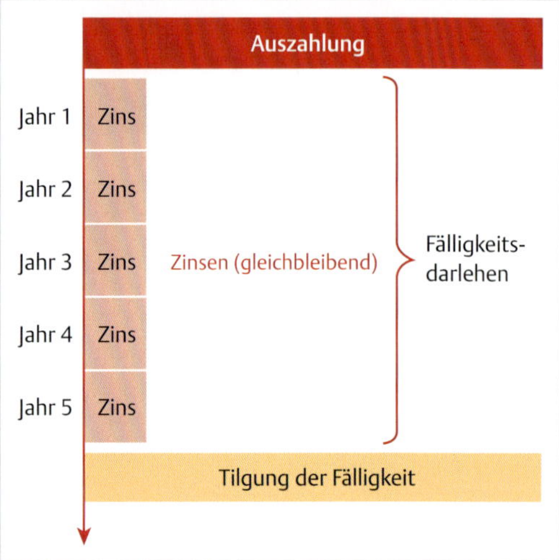

Abb. 7.10 Fälligkeitsdarlehen.

ser Zahlungsverlauf zu erheblichen Belastungen führen und am Ende der Laufzeit einen Anschlusskredit nötig machen (▸ Abb. 7.10). Der Vorteil besteht darin, dass die Raten während der Laufzeit sehr niedrig sind, da sie keinen Tilgungsanteil einschließen. Diese Darlehen sind risikoreicher, da der Kreditgeber damit rechnen muss, dass das Darlehen am Ende nicht bedient werden kann. Infolgedessen weisen endfällige Kredite oftmals einen höheren Zinssatz auf. Fälligkeitsdarlehen werden nicht selten dann verwendet, wenn eine Zwischenfinanzierung zugesagter, aber noch nicht ausbezahlter Zuschüsse bzw. öffentlicher Mittel erforderlich wird. Die Tilgung des Darlehens erfolgt dann durch die Auszahlung der zugesagten Zuschüsse bzw. öffentlichen Mittel.

Bankdarlehen sind heute die wichtigste Finanzierungsquelle für Krankenhäuser außerhalb der öffentlichen Fördermittel gemäß KHG. De Facto wird damit das dualistische Krankenhausfinanzierungssystem durch die Beschaffung von Investitionsmittel am Kapitalmarkt unterlaufen. Während dies in Niedrigzinsphasen wie aktuell verständlich erscheinen mag, gehen deutsche Krankenhäuser damit zukünftig hohe Verpflichtungen ein. Der Grund ist, dass mit steigender Laufzeit die Risikoeinschätzung für eine Bank schwieriger ist. Im Krankenhausbereich wird die Risikoeinschätzung der Bank durch das Finanzierungssystem und die unsteten gesetzlichen Rahmenbedingungen zusätzlich erschwert. Tendenziell sind die Laufzeiten für Kredite an Krankenhäuser deshalb kürzer. Bei der Finanzierung langlebiger Investitionsobjekte ist eine Fristenkongruenz deshalb nicht immer realisierbar, sodass ggf. Anschlusskredite notwendig sind. Bei Wiederanstieg des Zinsniveaus können wirtschaftliche Folgen drohen. Die zunehmende Finanzierung der Investitionen durch verzinstes Kapital bringt ein weiteres Problem mit sich. Während Nichtkrankenhäuser die Zinsaufwendungen und die Aufwendungen für Abschreibungen in ihren Preisen mitberücksichtigen können, sind Krankenhäuser über die DRGs und Basisfallwerte von Planpreisen abhängig. Die Höhe ihrer Vergütung ist gesetzlich fixiert. Und diese Planpreise schließen keine Anteile für Zinsen oder Abschreibungen ein. Mit der Konsequenz, dass Krankenhäuser die Zinsen und Abschreibungen über zusätzliche Leistungen oder über Kosteneinsparungen decken müssen. Mit anderen Worten: Wer investiert muss kostengünstiger behandeln oder die Zahl der Patienten und die Leistungsmenge steigern. Das ist insbesondere deshalb schwer, weil die DRGs regelmäßig neu kalkuliert werden und somit Kosteneinsparungen ihre Auswirkung in den Planpreisen finden. Auch Leistungssteigerungen haben ihre Grenzen. Folglich werden nur finanziell starke Häuser die Anforderungen des Kapitalmarktes erfüllen können und in der Lage sein, den erforderlichen Kapitaldienst aus ihrem originären Geschäftsbetrieb zu erzielen.

Fremdfinanzierung nach der Sicherheit

Während kleinere Kredite oftmals keine speziellen Sicherungen benötigen, sind bei höheren Kreditsummen Sicherheiten notwendig. Kann der Schuldner seinen Kredit nicht zurückzahlen, ist der Gläubiger berechtigt, die gestellten Sicherheiten zu verwerten und damit seine Forderungen zu befriedigen. Solche Sicherheiten können von Personen im Rahmen von Bürgschaften erbracht werden. Überdies können Kredite über Vermögensgegenstände abgesichert werden (Realsicherheiten). Dazu zählen Abtretungserklärungen von Patenten und Forderungen sowie von beweglichen und unbeweglichen Sachen wie Gebäuden und Grundstücken (z. B. Hypothek), aber auch Eigentumsvorbehalte. Dem Kreditsuchenden steht eine Reihe von Möglichkeiten zur Verfügung (▸ Abb. 7.11).

In demselben Maße werden bei der Besicherung von Finanzierungen im Krankenhausbereich die gleichen Si-

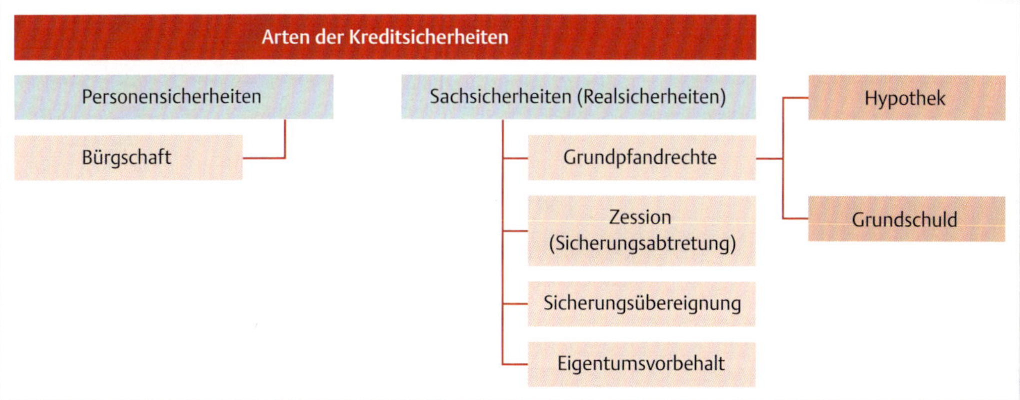

Abb. 7.11 Arten der Kreditsicherheiten.

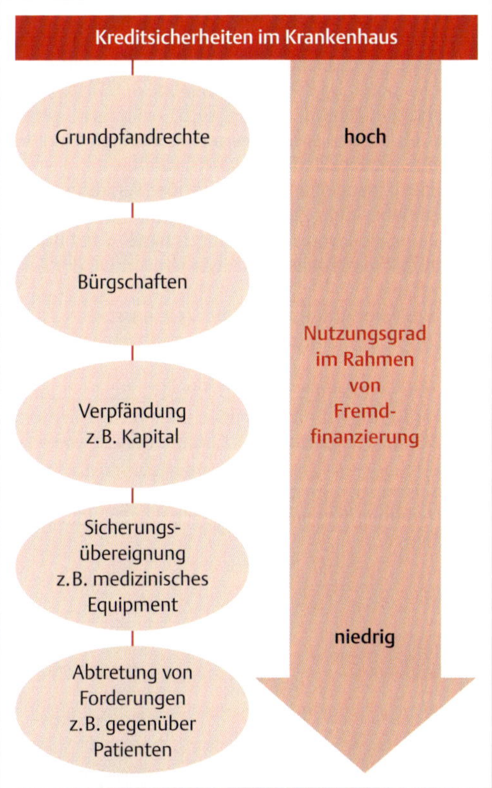

Abb. 7.12 Kreditsicherheiten im Krankenhaus.

cherungsinstrumente verwendet, die auch in der klassischen Unternehmensfinanzierung zum Einsatz kommen. ▸ Abb. 7.12 zeigt Absicherungsmöglichkeiten für Kapitalgeber für anstehende Finanzierungen im Krankenhaus.

▸ **Bürgschaft.** Die Bürgschaft ist die Verpflichtung einer Person (Bürge), für Verbindlichkeiten eines Dritten (des sogenannten Hauptschuldners) gegenüber dem Gläubiger aufzukommen (§ 765 BGB). Bei der Bürgschaft handelt es sich um eine Personalsicherheit. Mit der Bürgschaft erhält der Gläubiger neben dem Anspruch gegen den Schuldner die Möglichkeit, die Schuld beim Bürgen einzufordern. Der Bürge übernimmt eine sogenannte Nebenverbindlichkeit, die an die Hauptverbindlichkeit gekoppelt ist. Kann der Hauptschuldner nicht zahlen, haftet der Bürge unbeschränkt mit seinem gesamten Vermögen. Entfällt die Hauptverbindlichkeit, z. B. durch Zahlung, erlischt die Nebenverbindlichkeit. Außerdem haftet der Bürge für die vom Schuldner dem Gläubiger zu ersetzenden Kündigungs- und Rechtsverfolgungskosten (§ 767 BGB). Das Bürgschaftsverhältnis kommt durch einen Bürgschaftsvertrag zustande. Die Bürgschaft entsteht dem Grund nach aus 2 getrennten Rechtsgeschäften (▸ Abb. 7.13).

Sie ist ein einseitig verpflichtender Vertrag. Um einer übereilten Zusicherung des Bürgen vorzubeugen (Warnfunktion), andererseits auch, um die Beweislage zu erleichtern (Beweisfunktion), werden Bürgschaftserklärungen schriftlich geschlossen. Bei fehlender Schriftform ist die Bürgschaftserklärung nicht wirksam (§ 766 BGB). Das Bürgschaftsversprechen von Vollkaufleuten im Rahmen eines Handelsgeschäfts ist im Gegensatz dazu, mangels Schutzbedürftigkeit solcher Personen, formfrei möglich (sogenannte Handelsbürgschaft, § 350 HGB). Zwei Arten von Bürgschaften stehen im Vordergrund: die Ausfallbürgschaft (▸ Abb. 7.14) und die selbstschuldnerische Bürgschaft (▸ Abb. 7.15).

Bei der Ausfallbürgschaft kann der Bürge die „Einrede der Vorausklage“ geltend machen. Der Gläubiger muss zunächst eine Zwangsvollstreckung gegen den Hauptschuldner durchführen. Bleibt diese erfolglos, kann sich der Gläubiger an den Bürgen wenden (§ 771 BGB).

Bei der selbstschuldnerischen Bürgschaft verzichtet der Bürge vertraglich auf die „Einrede der Vorausklage“. Er haftet selbstschuldnerisch und steht haftungsmäßig

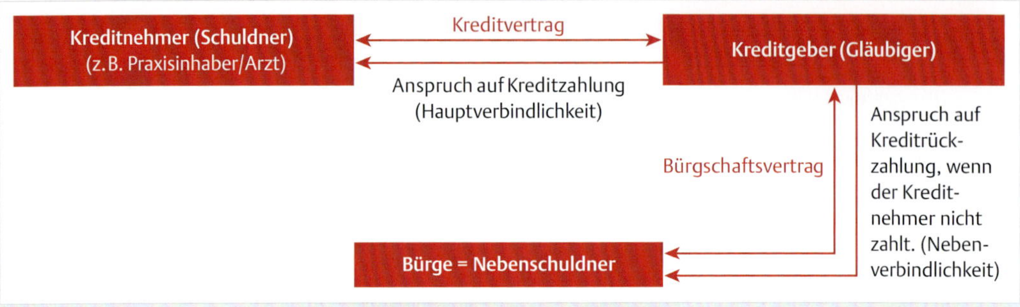

Abb. 7.13 Bürgschaftsvertrag.

auf gleicher Stufe neben dem Hauptschuldner. Dadurch kann sich der Gläubiger direkt an den Bürgen wenden, wenn der Hauptschuldner seinen Zahlungsverpflichtungen nicht nachkommt (§ 773 BGB). Da es sich um eine Haftungsverschärfung handelt, bedarf die Verzichtserklärung des Bürgen der Schriftform. Diese Form der Bürgschaft ist für den Bürgen erheblich risikoreicher als die einfache Bürgschaft.

Eine Bürgschaft ist vom Fortbestehen und dem Umfang der zu sichernden Hauptschuld abhängig (§ 767 BGB). Verringert oder erlischt die Hauptverbindlichkeit, geschieht mit der Bürgschaftsschuld dasselbe (Akzessorietät). Zahlt der Bürge an den Gläubiger, geht die Hauptforderung auf den Bürgen über (§ 774 BGB). Dadurch wird der Bürge neuer Gläubiger des Hauptschuldners. Mit dem Tod des Bürgen erlischt die Bürgschaft jedoch nicht (Nachlassverbindlichkeit). Hier greifen Erbschaftsregelungen, da die Erben des Bürgen nicht nur dessen Vermögen, sondern auch dessen Schulden übernehmen.

▸ **Zession.** Bei einer Zession (Sicherungsabtretung) werden einem Gläubiger (Zessionar) zur Sicherung seiner Forderungen vom Schuldner (Zedent) Forderungen, d. h. schuldrechtliche Ansprüche als auch andere Rechte (z. B. Patente), die dieser gegenüber einem oder mehreren Drittschuldnern hat, übertragen (▸ Abb. 7.16). Beispielsweise wird eine Forderung über Honoraransprüche aus bereits erfolgten Behandlungen von einem Arzt durch Vertrag auf die Bank als neuem Gläubiger abgetreten. Bei einer Zession kommt es zu einer Änderung der Rechtszuständigkeit hinsichtlich der Forderung. Die Forderungsabtretung ist in den §§ 398 ff. BGB geregelt.

Für den Abtretungsvertrag (Zessionsvertrag) besteht zwar keine Formvorschrift, dennoch ist die Schriftform empfehlenswert. Da die Abtretung ohne den Drittschuldner zustande kommt, darf er nicht schlechter gestellt werden als vorher. Die bisherigen Rechte und Einreden, die ihm gegenüber dem Schuldner zustanden, z. B. spätere Fälligkeit, mangelhafte Lieferung oder Verjährung, bleiben gegenüber dem Zessionar bestehen, auch wenn der neue Gläubiger davon keine Kenntnis hatte (§ 404 BGB). In ▸ Tab. 7.4 werden die verschiedenen Formen der Zession aufgeführt.

Nachteile der Abtretung für den Zessionar:

- Die Forderung kann schon einmal abgetreten worden sein.
- Der Zedent leitet die Zahlungseingänge nicht weiter.
- Die Forderung hat nie bestanden oder wird bestritten.
- Die Zahlungsfähigkeit des Drittschuldners ist zweifelhaft.
- Der Schuldner kann alle Einwendungen, die ihm gegen den Zedenten zustehen, auch gegen den Zessionar erheben.

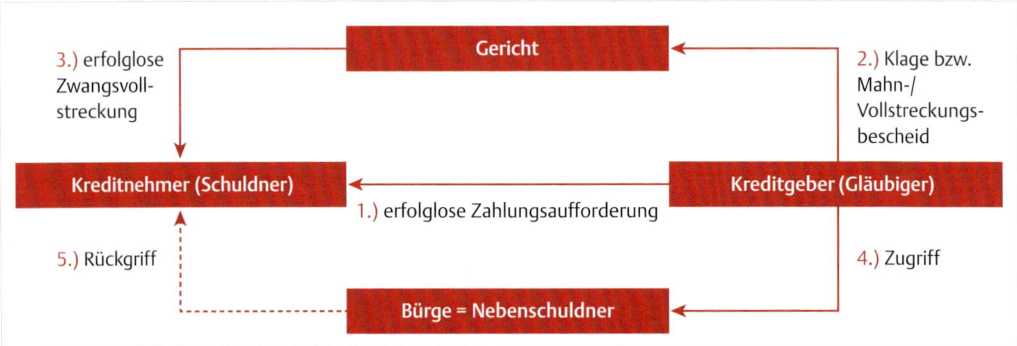

Abb. 7.14 Ausfallbürgschaft.

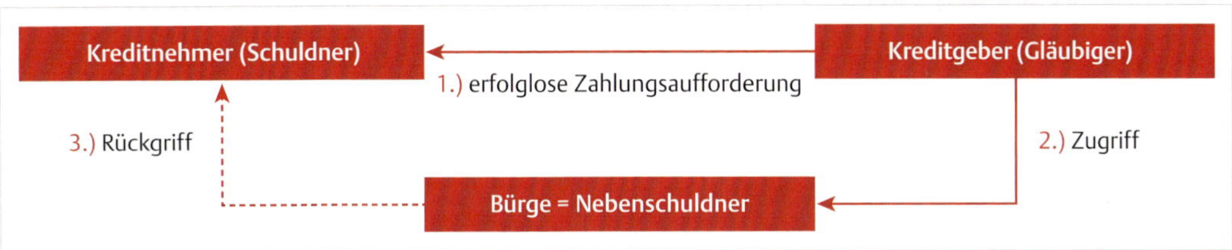

Abb. 7.15 Selbstschuldnerische Bürgschaft.

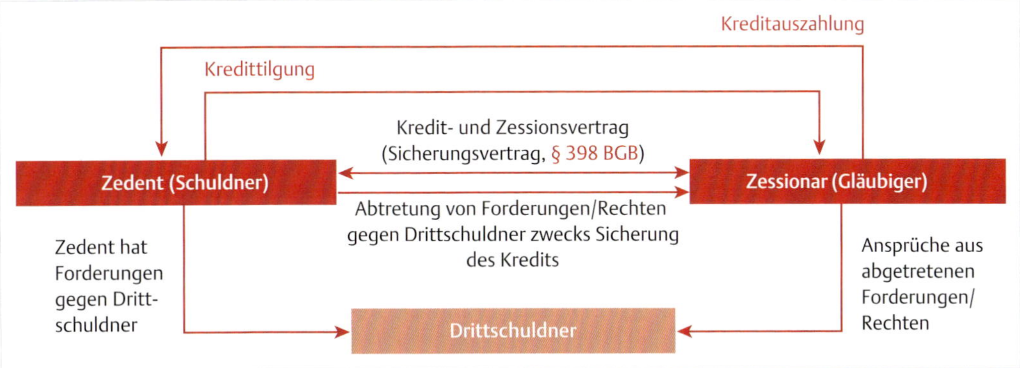

Abb. 7.16 Zession.

▸ **Sicherungsübereignung.** Die Sicherungsübereignung ist gesetzlich nicht geregelt. Sie hat sich im Laufe der Zeit aus der Praxis entwickelt und ist gebräuchliches Mittel der Kreditsicherung. Unter der Sicherungsübereignung wird die Übertragung des Eigentums an einer beweglichen Sache (z. B. Fuhrpark, Übereignung von medizinischen Großgeräten) oder an einer Sachgesamtheit (z. B. Warenlager) durch den Kreditnehmer (Sicherungsgeber) an den Kreditgeber (Sicherungsnehmer) zur Sicherung einer Schuld verstanden. Die zur Eigentumsübertragung sonst erforderliche Übergabe wird bei der Sicherungsübereignung durch die Vereinbarung eines Besitzkonstituts (§ 930 BGB) ersetzt (▸ Abb. 7.19). Neben dem eigentlichen Kreditvertrag wird dieser Vorgang in einem selbstständigen Sicherungsübereignungsvertrag geregelt.

Merke M!

Der Kreditnehmer bleibt im Rahmen eines Pacht- oder Mietverhältnisses weiterhin unmittelbarer Besitzer der Sache. Er übt direkt die tatsächliche Herrschaft aus. Der Kreditgeber wird Eigentümer und mittelbarer Besitzer der übertragenen Sache. Er übt die rechtliche Herrschaft aus. Es geht das Eigentum über, nicht der Besitz.

Durch das Überlassen des Besitzes kann der Kreditnehmer weiterhin über die Sache verfügen und hat damit die Voraussetzungen für pünktliche Zinszahlungen und Schuldentilgung. Der Sicherungsnehmer, z. B. eine Bank, darf sich frühestens bei Nichterfüllung der Vertragsbedingungen am Eigentum des Sicherungsgebers befriedigen. Neben der Übereignung einer einzelnen Sache, können auch mehrere Gegenstände als Sicherungsgegenstand eingesetzt werden. In diesem Fall wird zwischen Markierung und Raumbeschreibung unterschieden. Gewöhnlich ist die Sicherungsübereignung nur rechtswirksam, wenn die übereigneten Gegenstände eindeutig und ausreichend bestimmt werden (Individualisierung). Sie müssen sich von allen anderen Gegenständen des Kreditnehmers klar abgrenzen.

Im Normalfall ist der Kreditgeber nach Tilgung der so gesicherten Schuld zur Rückübertragung des Eigentums verpflichtet (§ 812 BGB), oder das Eigentum fällt nach vollständiger Bezahlung der Schuld automatisch an den Schuldner zurück (§ 158 Abs. 2 BGB).

Ganz ohne Risiko ist die Sicherungsübereignung für den Sicherungsnehmer allerdings nicht. Er hat keinen Einfluss darauf, was der Sicherungsgeber mit den übereigneten Gegenständen macht oder wie er sie behandelt. Die Gefahren der Sicherungsübereignung sind sehr vielschichtig, u. a.:

- Gefahr der Doppelübereignung
- Eigentumsvorbehalt eines Lieferanten: Der Kreditgeber erwirbt zunächst kein Eigentum, bis bestimmte Bedingungen erfüllt sind.
- Veräußerung des Sicherungsgutes an gutgläubige Dritte
- Wertverlust am Sicherungsgut, z. B. durch Änderung der Marktverhältnisse, durch neue technische Entwicklungen, durch Beschädigungen oder durch Abnutzung
- Verwertungsprobleme: Die Absatzmöglichkeiten einzelner Sicherungsgüter können beschränkt sein.

Tab. 7.4 Die verschiedenen Formen der Zession.

Zessionsformen	Beschreibung
Offene Zession	Bei der offenen Zession wird dem Drittschuldner mitgeteilt, dass der Zedent seine Forderungen an den Zessionar abgetreten hat. In diesem Falle kann der Drittschuldner seine Schuld bei Fälligkeit mit befreiender Wirkung nur an den Zessionar begleichen.
Stille Zession	Wird auf die Offenlegung der Abtretung gegenüber dem Drittschuldner verzichtet, spricht man von einer stillen Zession (▶ Abb. 7.17). Nach außen hin steht die Forderung nach wie vor dem Zedenten zu, obwohl dieser die Forderung bereits gültig an den Zessionar abgetreten hat. Dementsprechend zahlt der Drittschuldner mit schuldbefreiender Wirkung seine Schuld an den bisherigen Gläubiger (Schuldner). Dieser ist jedoch verpflichtet, die eingegangenen Gelder an den Zessionar weiterzuleiten. Grund für eine stille Zession kann darin begründet sein, dass der Kunde nicht erfahren soll, dass der Zedent (z. B. wegen Liquiditätsschwierigkeiten) seine Forderung abtreten musste.
Einzelabtretung	Im Rahmen einer Einzelabtretung wird eine einzelne Forderung des Zedenten gegenüber einem Drittschuldner an den Zessionar abgetreten. Die Einzelzession kann als stille oder offene Zession abgewickelt werden. Diese Form der Zession wird zur Sicherung eines kurzfristigen einmaligen Kreditbedarfs angewendet.
Mantelzession	Nicht immer wird nur eine einzelne Forderung abgetreten. Bei der Mantelzession tritt der Zedent mehrere bestehende Einzelforderungen an den Zessionar ab. Die abgetretenen Forderungen sind im Einzelnen aus einer beigefügten Debitoren- bzw. Rechnungsliste ersichtlich, in der alle Schuldner eingetragen sind. Auf diese Weise sind die abgetretenen Forderungen ausreichend individualisiert. Diese Liste bewirkt bei der Übergabe an den Zessionar die rechtswirksame Entstehung dieser Zession. Demnach hat die Übergabe der Debitorenliste eine konstitutive Wirkung. Der Mindestdeckungsbestand muss immer garantiert sein, d. h. sobald eine Forderung ausgeglichen wurde, muss diese durch eine neu entstandene Forderung ersetzt werden. Somit ergibt sich ebenfalls die Pflicht, die Zusammenstellung der Debitorenliste in regelmäßigen Zeitabständen zu erneuern (Führung aktueller Debitorenlisten).
Globalzession	Anders verhält es sich bei der Globalzession. Im Rahmen einer Globalzession werden Forderungen umfassend, global übertragen. Abgetreten werden sämtliche bestehenden und zukünftigen Forderungen des Zedenten aus seinem Geschäft oder aus einem seiner Geschäftszweige an eine Bank oder einen anderen Gläubiger, z. B. Abtretung aller inländischen Forderungen der Kunden mit Anfangsbuchstaben A–C (▶ Abb. 7.18). Zu diesem Zweck müssen die Forderungen ausreichend abgrenzbar sein. Dies erfolgt durch Angabe von Gegenstand, Rechtsgrund, Höhe und Schuldner. Auch die Forderungen einer Globalzession werden in einer Debitoren- bzw. Rechnungsliste aufgeführt. Dies hat nur deklaratorische Wirkung (rechtsbekundend), keine rechtserzeugende. Die Rechtswirkung der Globalzession tritt mit dem Entstehungszeitpunkt der jeweiligen Forderung ein. Wie auch bei der Mantelzession werden abgelaufene Forderungen ebenfalls durch neue ersetzt.

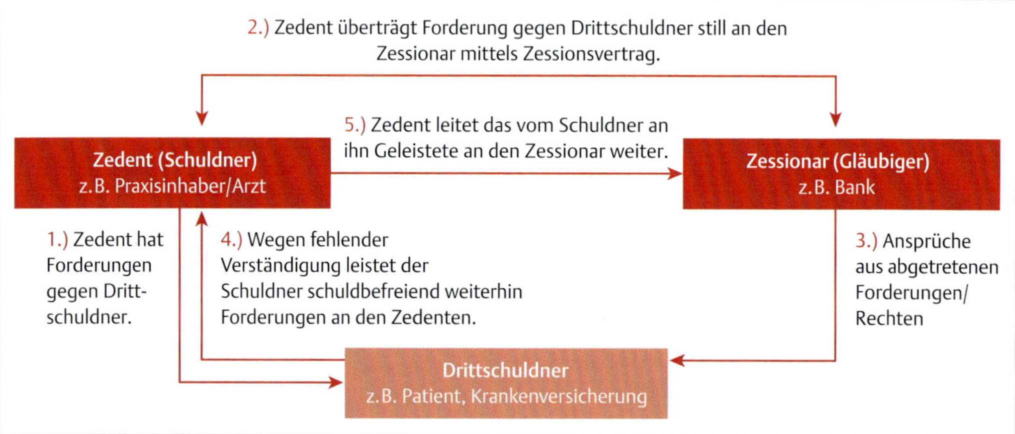

Abb. 7.17 Stille Zession. Der Schuldner wird von der „Abtretung" nicht verständigt.

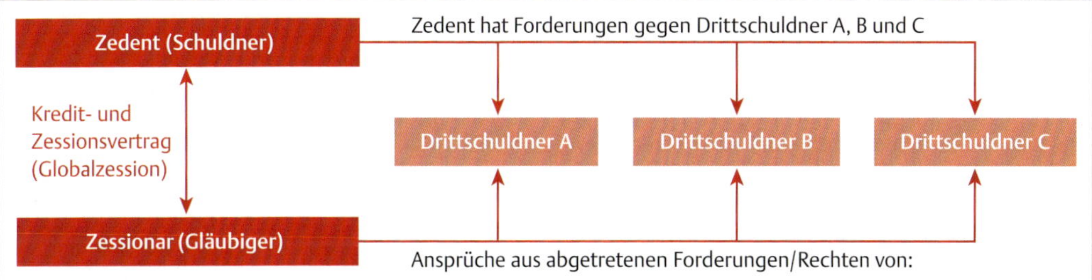

Abb. 7.18 Globalzession.

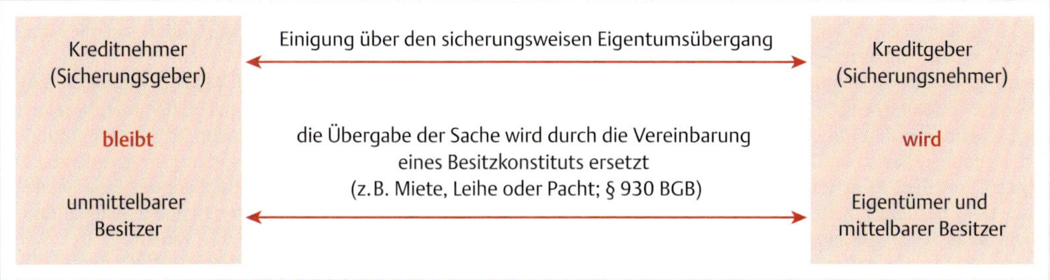

Abb. 7.19 Rechtliche Struktur der Sicherungsübereignung.

Wegen dieser Gefahren wird nur ein bestimmter Prozentsatz der übertragenen Gegenstände beliehen. In vielen Fällen benutzen Kreditinstitute die Sicherungsübereignung nur als ergänzende Sicherheit, wenn andere Sicherungsmittel als nicht ausreichend angesehen werden.

▸ **Grundpfandrechte.** Grundpfandrechte sind Kreditsicherheiten, die durch Verpfändung unbeweglicher Vermögensgegenstände (meist Grundstücke) entstehen. Bedeutung gewinnen sie in erster Linie zur Sicherung langfristiger Kredite und entstehen durch Eintragung im Grundbuch. Diese Eintragung wird von einem Notar veranlasst. Das Grundbuch ist das vom zuständigen Amtsgericht geführte öffentliche Register aller Grundstücke, die in einem Bezirk liegen. In ihm werden die Wirtschafts- und Rechtsverhältnisse an Grundstücken festgehalten. Für jedes Grundstück wird ein Grundbuchblatt angelegt, das neben einer Aufschrift (Deckblatt) aus folgenden Teilen besteht:

- **einem Bestandsverzeichnis:** enthält Angaben über die genaue Lage und Größe des jeweiligen Grundstücks
- **Abteilung I:** Angaben zu den Eigentümern oder Erbbauberechtigten eines Grundstücks
- **Abteilung II:** Lasten und Beschränkungen, z. B. Vorkaufsrechte
- **Abteilung III**: Grundpfandrechte, z. B. Hypotheken.

Einsicht nehmen darf jeder, der ein berechtigtes Interesse belegen kann.

Ein im Grundbuch eingetragenes Grundpfandrecht gibt dem Gläubiger das Recht auf Zahlung einer bestimmten Summe aus dem verpfändeten Grundstück bzw. Gebäude. Diese Zahlung erfolgt, wenn der Schuldner nicht fristgerecht zahlt, durch eine Zwangsvollstreckung (Zwangsversteigerung, Zwangsverwaltung). Ein Grundstück kann auch mit mehreren Grundpfandrechten belastet sein. Diese werden der Reihe nach im Grundbuch eingetragen und erhalten so einen bestimmten Rang. Bei einer Zwangsvollstreckung werden nicht alle Gläubiger mit einem gleichen Bruchteil berücksichtigt, sondern primär muss die Forderung mit erstem Rang vollständig beglichen werden, dann die mit zweitem Rang usw., bis der Erlös aufgebraucht ist. Ist der Wert des Grundstücks geringer als die eingetragenen Belastungen, gehen die mit letztem Rang eingetragenen Grundpfandrechte nicht selten leer aus. Kreditinstitute legen Wert auf den ersten Rang und beleihen in der Regel nicht mehr als 40–70 % des Grundstückswerts.

Insgesamt gibt es 3 Möglichkeiten für die Belastung von Grundstücken:

1. die Hypothek (§ 1113 ff. BGB)
2. die Grundschuld (§ 1191 ff. BGB)
3. die (nicht weit verbreitete) Rentenschuld (§ 1199 ff. BGB)

M!

Merke

Die Hypothek ist geregelt in § 1113 ff. BGB. Hauptunterschied der Hypothek zur Grundschuld ist, dass sie nicht nur kraft Gesetzes an eine Forderung gebunden, sondern auch von ihrem Bestand abhängig ist.

Sie ist eine akzessorische Sicherheit, d.h. die Hypothek kann nur wirksam entstehen oder bestehen, wenn sie der Sicherung einer Forderung dient. Sie verlangt ein rechtsgültiges Schuldverhältnis. Die Hypothek ist untrennbar mit der zugrunde liegenden Forderung verbunden. Nicht selten ist das ein Darlehen. Existiert diese Forderung – das Darlehen – noch nicht oder nicht mehr, z.B. durch Tilgung der letzten Kreditrate, erlischt auch die Sicherheit. Eine Hypothek kann als Buchhypothek oder als Briefhypothek bestellt werden. Für die wirksame Bestellung einer Hypothek sind die Einigung und Eintragung in das Grundbuch erforderlich (§873 BGB). Es sind der Gläubiger, der Betrag der Forderung, der Zinssatz und der Geldbetrag eventueller Nebenleistungen einzutragen (§1115 BGB). Die Hypothek muss vor einem Notar bestellt werden. Begleicht der Schuldner seine Schuld, kann die Hypothek mit Einwilligung des Gläubigers (Löschungsbewilligung) gelöscht werden oder als Eigentümergrundschuld bestehen bleiben. Im Falle eines Zahlungsverzugs durch den Schuldner an den Hypothekengläubiger, kann das mit der Hypothek belastete Grundstück zwangsversteigert werden. Aus dem Erlös wird dann die Forderung beglichen. Dem Gläubiger haftet somit das belastete Grundstück dinglich für die eingetragene Forderung und die Zinsen. Außerdem haftet der Schuldner persönlich mit seinem gesamten übrigen Vermögen. Als Kreditgeber für eine Hypothek kommen Hypothekenbanken, Pfandbriefanstalten, Sparkassen und Bausparkassen, Banken sowie öffentliche Gemeinden in Frage.

M!

Merke

Die Grundschuld (§1191 ff. BGB) ist wie die Hypothek ein Pfandrecht an einem Grundstück und wird ebenfalls zur Sicherung von Forderungen angewendet.

Generell gelten für die Grundschuld die Hypothekenvorschriften (§1192 BGB), mit der Ausnahme, dass die Grundschuld rechtlich nicht vom Bestehen einer Forderung abhängig ist („Grundschuld ohne Schuldgrund“). Gewöhnlich ist die Grundschuld mit einer Kreditgewährung verbunden, doch bleibt sie auch bei vollständiger Rückzahlung des Kredits voll bestehen. Die Forderung ist nur der Anlass der Bestellung der Grundschuld, nicht jedoch die Voraussetzung ihrer Entstehung. Sie ist eine abstrakte dingliche Schuld, die von der Person des Schuldners losgelöst ist. Nur das Grundstück haftet. Aus diesem Grund wird in der heutigen Zeit im Rahmen der Kreditsicherung der Grundschuld meist der Vorzug gegenüber der Hypothek gegeben. Sie muss in Abteilung III des Grundbuches eingetragen werden. Maßgeblich für den „Wert“ einer Grundschuld ist der Rang der Eintragung, der sich in der Regel nach dem Zeitpunkt der Eintragung bestimmt. Wie bei der Hypothek kann das Grundstück versteigert werden, wenn der Eigentümer seine Schulden nicht tilgt. Bei einer Zwangsversteigerung tritt die Befriedigung der Gläubiger dem Rang nach ein.

Eine Besonderheit stellt die Eigentümergrundschuld dar, bei welcher der Eigentümer selbst der Berechtigte aus der Grundschuld ist. Sie entsteht dadurch, dass der Eigentümer für sich eine Grundschuld eintragen oder aber eine getilgte Hypothek umschreiben lässt. Damit hat der Grundstückseigentümer die Möglichkeit, auf die Rangstelle seiner Grundschuld eine neue Hypothek eintragen zu lassen. Damit ist ein Kredit, der zu einem späteren Zeitpunkt aufgenommen wird, nicht automatisch schlechter abgesichert.

Die Grundschuld dient auch als Sicherheit bei Finanzierungen von Sozialimmobilien. Angestrebt wird eine Grundschuld in Höhe des bereitgestellten Darlehensbetrages. Wenn möglich, sollte die Eintragung an erster Rangstelle im Grundbuch sein. Besonderheiten bestehen bei der Bewertung von Grundschulden auf die Sozialimmobilie. Sozialimmobilien, wie ein Krankenhaus oder eine Pflegeeinrichtung, bieten kaum Drittverwendungsmöglichkeiten. Sie sind auf ganz bestimmte Nutzungen ausgerichtet. Ihr Wert hängt davon ab, ob diese Immobilien dennoch für alternative Nutzungsmöglichkeiten zur Verfügung stehen. Dies ist meist nicht der Fall. Sie erzielen trotz hohen materiellen Werts keinen adäquat hohen Marktwert. In der Mehrzahl der Fälle liegt der Beleihungswert unter dem Erstellungswert bzw. den Baukosten der Immobilie. Den entstehenden unbesicherten Kreditanteil stellen die Banken auf die Bonität des Kunden ab oder versuchen, weitere Sicherheiten zu vereinbaren.

▸ **Eigentumsvorbehalt.** Der Eigentumsvorbehalt ist ein Sicherungsmittel des Verkäufers. Er stellt das am weitesten verbreitete und in seiner Umsetzung einfachste Sicherungsmittel dar. Üblich ist die Vereinbarung eines Eigentumsvorbehalts in den allgemeinen Geschäftsbedingungen (AGB). Rechtsgrundlage des Eigentumsvorbehalts ist §449 BGB. Der Eigentumsvorbehalt ist eine vertragliche Regelung beim Kauf von beweglichen Sachen, wodurch der Käufer erst Eigentümer wird, wenn der Kaufpreis vollständig bezahlt ist. So lange ist der Käufer unmittelbarer Besitzer der Sache. Die Übergabe der Sache erfolgt vor der Bezahlung. Beim Eigentumsvorbehalt erwirbt der Käufer Eigentum mit aufschiebender Wirkung (§158 BGB). Der Käufer erhält ein Anwartschaftsrecht. Mit der vollständigen Zahlung wechselt das Eigentum automatisch auf den Käufer über. Kommt der Schuldner mit der Zahlung in Verzug, ist der Verkäufer berechtigt, die unter Vorbehalt verkaufte Sache zurückzufordern. Voraussetzung ist, dass er zuvor vom Kaufvertrag zurückgetreten ist (§449 Abs. 2 BGB). Das Rücktrittsrecht entsteht automatisch (keine Fristsetzung). Das eigenmächtige Zurückholen des Kaufgegenstandes nach Ausbleiben der Zahlung durch den Käufer ist nicht erlaubt. Im Falle eines Konkurses des Käufers hat der Verkäufer ein Recht auf Aussonderung.

Weil der einfache Eigentumsvorbehalt dem Verkäufer keine hinreichende Sicherheit bietet, wenn die Ware zur Weiterveräußerung oder Verarbeitung geliefert wird, da das Eigentum des Verkäufers durch gutgläubigen Erwerb eines Dritten (§932 ff. BGB, §366 ff. HGB) oder Verarbeitung untergeht (§950 BGB), wird seine Wirksamkeit er-

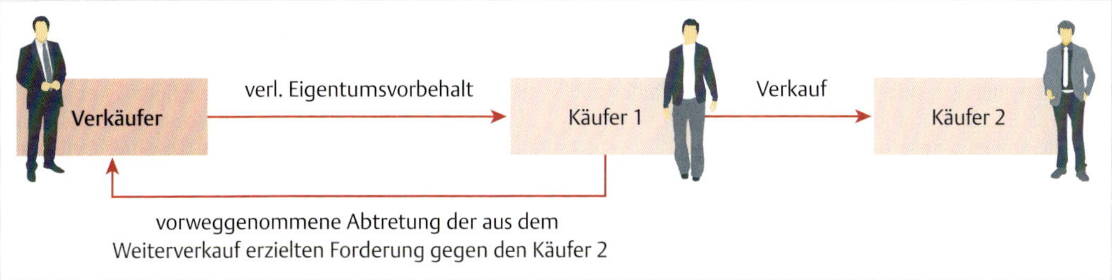

Abb. 7.20 Verlängerter Eigentumsvorbehalt.

weitert. Am gebräuchlichsten ist die Vereinbarung des verlängerten Eigentumsvorbehalts (▶ Abb. 7.20).

Ein verlängerter Eigentumsvorbehalt ergibt sich, indem sich der Verkäufer schon im Voraus die Forderung seines Käufers gegen dessen Kunden abtreten lässt (**Vorausabtretungsklausel**). Der verlängerte Eigentumsvorbehalt soll verhindern, dass der Sicherungseffekt des Eigentumsvorbehalts mit Weiterveräußerung der Sache entfällt. Verarbeitet der Käufer die Ware, wird der Verkäufer Eigentümer der hergestellten, neuen Sache. Weitere Formen des Eigentumsvorbehalts sind:

- der erweiterte Eigentumsvorbehalt (Verarbeitungseigentumsvorbehalt)
- der nachgeschaltete Eigentumsvorbehalt
- der Kontokorrentvorbehalt

7.7.3 Mezzanine Finanzierung (Hybridkapital)

Neben den klassischen Formen der Außenfinanzierung mit Eigen- und Fremdkapital gibt es hybride Finanzierungsinstrumente (Mezzanine-Kapital). Vor allem durch die vorsichtigere Kreditvergabe der Banken infolge Basel II werden Mezzanine-Finanzierungen immer interessanter. Mit Mezzanine-Mitteln können Finanzierungslücken vor allem dann geschlossen werden, wenn die Kreditaufnahme wegen fehlender Sicherheiten begrenzt, der Grad der Fremdverschuldung bereits sehr hoch ist oder die Bonitätseinstufungen des Unternehmens (Rating) keine weitere Kreditaufnahme erlaubten.

Das Wort „Mezzanine" stammt aus der Architektur und leitet sich aus dem italienischen Begriff „Zwischengeschoss" („Mezzanino") ab. Sinnbildlich übertragen auf die Unternehmensfinanzierung ist Mezzanine-Kapital ein Oberbegriff für eine Vielzahl von Finanzierungsinstrumenten, die aufgrund ihrer rechtlichen und wirtschaftlichen Ausgestaltung zwischen Eigen- und Fremdkapital anzusiedeln sind (▶ Abb. 7.21).

Oftmals werden diese Finanzierungsinstrumente auch als hybride Finanzierungsformen bezeichnet. Klassische Anwendungsgebiete für Mezzanine-Kapital sind Buyouts, Brückenfinanzierungen, Wachstums- und Projektfinanzierungen (z. B. Neubau eines Krankenhauses) sowie Sanierungen. Die Finanzierung mit Mezzanine-Kapital zeichnet sich durch folgende grundsätzliche Eigenschaften aus:

- Nachrangigkeit gegenüber klassischem Fremdkapital und Vorrangigkeit gegenüber „echtem" Eigenkapital. Im Insolvenzfall werden zunächst alle ausstehenden Forderungen von fremdkapitalgebenden Gläubigern und erst dann von Mezzanine-Kapital investierenden Gläubigern befriedigt. Angesichts dieser Nachrangigkeit leitet sich die Einstufung als wirtschaftliches Eigenkapital ab.
- langfristige, aber zeitlich befristete Kapitalüberlassung (Rückzahlungsverpflichtung); üblicherweise werden Laufzeiten zwischen 5 und 10 Jahren vereinbart
- Verzicht auf Sicherheiten oder Bürgschaften
- Flexibilität und Vielseitigkeit hinsichtlich der Ausgestaltung der Vertragskonditionen in Bezug auf Laufzeiten, Verzinsungs-, Gewinn- und Verlustregelungen, Kündigungs- und Tilgungsmöglichkeiten etc.
- Verbesserung der Bilanzstruktur und somit positive Wirkung auf Bonität des Unternehmens
- höhere Verzinsung bei der Bereitstellung des Kapitals als beim klassischen Fremdkapital aufgrund der Nachrangigkeit (höheres Risiko für die Kapitalgeber)

Mezzanine-Geber können Kreditinstitute, Versicherungen, Venturecapital-Gesellschaften, Unternehmensbeteiligungsgesellschaften oder private Investoren sein. Sie stellen wirtschaftliches Eigenkapital bereit und tragen ein entsprechendes Risiko. Daher ist Mezzanine-Kapital in der Regel teurer. Der Zinssatz für Mezzanine-Kapital liegt zwischen 7 und 9 % und unterliegt im direkten Vergleich mit Fremdkapital.

Je nach Vertragsgestaltung zeigt Mezzanine-Kapital mehr eigenkapitaltypische (Equity Mezzanine Capital) oder eher fremdkapitaltypische Eigenschaften (Debt Mezzanine Capital). Mittlerweise zählten Genussscheine und

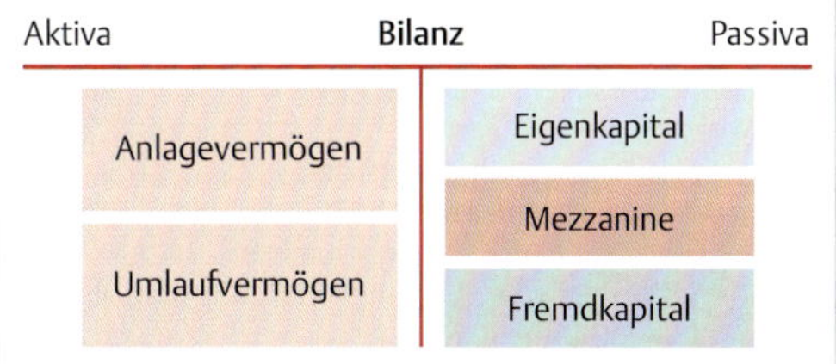

Abb. 7.21 Mezzanine-Kapital.

Nachrangdarlehen zu den am weitesten vertretenen Formen des Mezzanine-Kapitals.

Weitere mezzanine Formen sind typisch und atypisch stille Beteiligungen oder Wandel- und Optionsanleihen. Wie jede Finanzierungsform bieten Mezzanine nicht nur Vorteile, sondern auch Nachteile (▶ Tab. 7.5).

7.7.4 Sonderformen der Außenfinanzierung

Ausgelöst durch die Reformen des Gesundheitswesens sind nicht nur Krankenhäuser in der Zukunft gezwungen, verstärkt alternative Finanzierungsquellen zu erschließen, um ihren Bestand und ihre Konkurrenzfähigkeit zu wahren. Nachfolgend werden für das Finanzmanagement des Gesundheitswesens alternative Finanzierungsinstrumente dargestellt. Neben den etablierten finden im Gesundheitsmarkt weitere innovative Finanzierungsinstrumente Beachtung. Zu nennen sind beispielsweise Franchise-Konzepte (Kap. 5.8.2) oder die Gründung von Fördervereinen/Förderkreisen.

Leasing

Leasing ist die Vermietung oder Verpachtung von beweglichen oder unbeweglichen Wirtschaftsgütern durch einen Leasinggeber (z. B. eine Leasinggesellschaft) an einen Leasingnehmer (z. B. ein Altenheim). Als Preis hat der Leasingnehmer in regelmäßigen Abständen ein Entgelt in Form einer monatlichen Leasingrate zu bezahlen (Ratenzahlung). Geleast werden neben Lager- und Bürogebäuden, PKWs, IT-Systemen, Telefonanlagen oder Büromaschinen wie Fotokopieranlagen auch neue Ultraschallgeräte oder hochpreisige Geräte wie ein Kernspintomograf (MRT). Von der OP- oder Laborausstattung bis zu Pflegebetten, Therapiegeräten, Praxiseinrichtungen, Rufanlagen, Wäschereimaschinen gibt es nichts, was sich nicht zum Leasing eignet. Die großen Hersteller von Medizintechnik wie Siemens, Philips oder General Electric verfügen über eigene Leasinggesellschaften.

Leasing tritt in den unterschiedlichsten Erscheinungsformen auf (▶ Tab. 7.6).

▶ **Stellung des Leasinggebers.** Je nachdem, wer als Leasinggeber auftritt, trennt man zwischen indirektem und direktem Leasing. Beim **indirekten Leasing** besteht ein Dreiecksverhältnis. Hier tritt zwischen Hersteller des Gegenstandes und dem Leasingnehmer, der den betreffenden Gegenstand für seine Zwecke nutzt, eine Leasinggesellschaft als Leasinggeber. Der Leasingnehmer wählt beim Hersteller ein Leasingobjekt aus, das der Leasinggeber daraufhin vom Hersteller erwirbt und dann an den Leasingnehmer gegen Zahlung von Leasingraten überlässt. Der Hersteller liefert i. d. R. das Leasinggut direkt an den Leasingnehmer. Die Leasinggesellschaft finanziert somit eine vom Leasingnehmer getroffene Investitionsentscheidung. Genau das ist auch Sinn und Zweck des indirekten Leasings. Beim indirekten Leasing steht die Finanzierungsfunktion der Leasinggesellschaft im Mittelpunkt (▶ Abb. 7.22). Dem Leasingnehmer soll die Finanzierung des Leasingobjektes ermöglicht werden.

Zwischenzeitlich wird in zunehmendem Maße Leasing von Herstellern selbst betrieben (**direktes Leasing**). Gewöhnlich unterhalten Hersteller dazu eigene Leasinggesellschaften als Tochterunternehmen. Beim direkten Leasing (▶ Abb. 7.23) tritt der Hersteller des Leasingguts selbst als Leasinggeber auf (Hersteller-/Händlerleasing). Wie beim indirekten Leasing übernimmt er die Finanzierung des Leasingobjektes, strebt primär jedoch ein anderes Ziel an. Er nutzt das direkte Leasing eher zur Absatzförderung, d. h. er versucht, nicht kaufwillige Kunden zu gewinnen oder an das Unternehmen zu binden.

▶ **Vertragsgestaltung/-verpflichtung.** Unterscheidet man hinsichtlich der Vertragsausdauer, wird Leasing in 2 Grundformen unterteilt:

1. kurzfristiges sogenanntes operatives Leasing (Operating-Leasing oder Operate-Leasing)
2. mittel- bis langfristiges Finanzierungsleasing (Financial-Leasing)

Tab. 7.5 Vor- und Nachteile einer Mezzanine-Finanzierung.

Vorteile	Nachteile
• Stärkung der Eigenkapitalquote, ohne dass dies eine Veränderung der Gesellschafterverhältnisse herbeiführt • keine unmittelbare Entscheidungsbefugnis und Einflussnahme des Mezzanine-Investors in Bezug auf strategische und operative Entscheidungen des Unternehmens • Eigentumsverhältnisse und Unabhängigkeit des Unternehmens bleiben bestehen • verbesserte Bilanzstruktur und damit bessere Bonität (Rating) • erleichterte Kreditaufnahme • Kosten i. d. R. steuerlich abzugsfähig • weitgehender Verzicht auf Sicherheiten • hohe Flexibilität in der Vertragsgestaltung • der Kapitalgeber erhält einen höheren Zinsertrag als bei besichertem Darlehen	• höhere Finanzierungskosten • Mezzanine-Kapitalgeber muss eine langfristige positive Ertrags- und Wachstumsprognose erkennen (intensive Prüfung des Unternehmens vor Kapitalvergabe) • nachhaltiger Cashflow nötig, damit Kapitaldienst leistbar • Mindestvolumen von i. d. R. 500 000 € und mehr; folglich ist Mezzanine tendenziell nur dem größeren Mittelstand zugänglich • für kleine Unternehmen oder Unternehmen mit geringem Kapitalbedarf eher ungeeignet • Flexibilität der Vertragsgestaltung erhöht die Komplexität; höhere Transaktionskosten sind die Folge • hohes Risiko des Forderungsausfalls im Falle der Insolvenz für den Kapitalgeber • niedrigere Rendite als bei Direktbeteiligung für den Kapitalgeber (durch fehlende Teilnahme an der Wertsteigerung des Unternehmens)

Tab. 7.6 Unterscheidungsmerkmale der Leasingarten.

nach Stellung des Leasinggebers	nach der Vertragsgestaltung/-verpflichtung (Dauer und Kündbarkeit des Leasingvertrages)	nach Art des Leasinggegenstandes	Sonderform
indirektes Leasing: Leasinggeber ist eine unabhängige Leasinggesellschaft, die Güter von verschiedenen Herstellern zur weiteren Vermietung an Dritte kauft.	**Operate-Leasing bzw. Operating-Leasing:** • unechtes Leasing; entspricht einem normalen Mietvertrag • kurzfristig (i. d. R. max. 1 Jahr) • Kündigung jederzeit möglich • Investitionsrisiko beim Leasinggeber • Anschaffungskosten werden nur teilweise amortisiert • nur für Gegenstände mit wiederkehrender Nachfrage; mehrere Leasingnehmer nacheinander • Wartung und Instandhaltung durch den Leasinggeber • Bilanzierung immer beim Leasinggeber	**Immobilienleasing:** Vermietung von Gebäuden und ganzen Betriebsanlagen	**Sale-and-lease-back**
direktes Leasing (= Herstellerleasing): Hersteller des Leasinggutes ist gleichzeitig auch Leasinggeber. Dies dient der eigenen Absatzförderung.	**Finanzierungsleasing bzw. Financial-Leasing:** • echtes Leasing • langfristige Nutzungsdauer • unkündbare Grundmietzeit • Investitionsrisiko beim Leasingnehmer • Anschaffungskosten werden meist vollständig amortisiert • i. d. R. Nutzung nur durch einen Leasingnehmer • Wartung und Instandhaltung durch den Leasingnehmer • Bilanzierung meist beim Leasinggeber	**Mobilienleasing:** Vermietung von Gegenständen, die einzeln wirtschaftlich genutzt werden können	

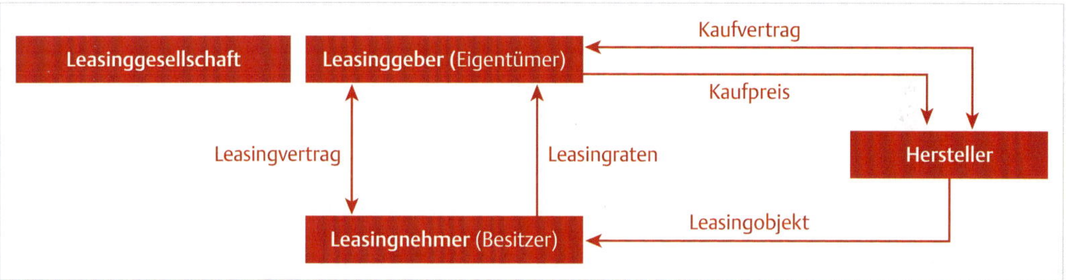

Abb. 7.22 Indirektes Leasing.

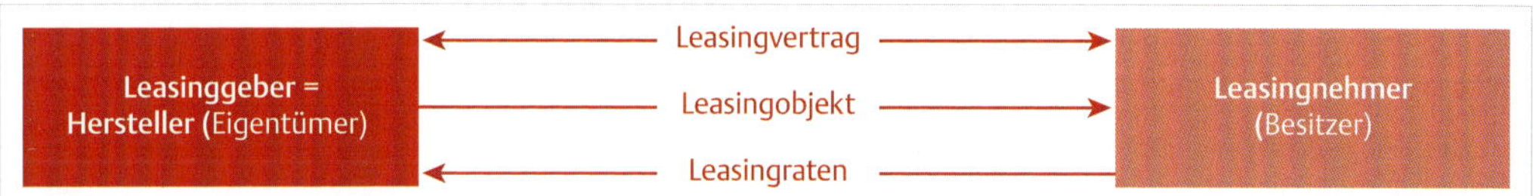

Abb. 7.23 Direktes Leasing.

Die Hauptunterschiede dieser beiden Formen liegen in der vertraglichen Regelung des Kündigungsrechts und in der Verteilung des Investitionsrisikos zwischen Leasinggeber und Leasingnehmer.

Finanzierungsleasing ist das klassische Finanzierungsmodell. Kennzeichnend ist die unkündbare Grundmietzeit. Das Investitionsrisiko trägt der Leasingnehmer, da er das Objekt nicht beliebig zurückgeben kann. Ebenso übernimmt der Leasingnehmer die Kosten für Wartung, Reparatur, Instandhaltung und Versicherung des Leasingobjektes und haftet dem Leasinggeber gegenüber bei Verlust oder Beschädigung. Der Leasingnehmer trägt auch das Risiko, dass der Leasinggegenstand infolge des technischen Fortschritts veraltet.

Werden in der – hier unkündbaren – Grundmietzeit die zu zahlenden Leasingraten so kalkuliert, dass sämtliche Aufwendungen des Leasinggebers zuzüglich einer Gewinnspanne abgedeckt sind, spricht man von **Vollamortisationsverträgen** (Full-pay-out). Im Regelfall werden diese Leasingverträge derart gestaltet, dass das Leasinggut dem Leasinggeber steuerlich zuzurechnen ist. Nach Ablauf der Grundmietzeit kann eine weitere Nutzung des Leasinggutes vereinbart sein, wobei zwischen Leasingverträgen ohne Optionsrecht, mit Kaufoption und mit Mietverlängerungsoption differenziert wird.

Anders als bei Vollamortisationsverträgen verbleibt bei **Teilamortisationsverträgen** am Ende der Grundmietzeit ein nicht amortisierter Betrag. Die vollständige Amortisation der Investitionskosten wird bei Teilamortisationsverträgen durch andere vertragliche Vereinbarungen erreicht, die erst am Ende der Grundvertragsdauer zu leisten sind. Für die Zeit nach der Grundvertragsdauer gibt es verschiedene Regelungen. Es kann z. B. ein Andienungsrecht des Leasinggebers festgelegt werden, das den Leasingnehmer verpflichtet, den Leasinggegenstand zu einem vorher fixierten Preis zu erwerben. Allerdings besteht seitens des Leasinggebers nicht die Pflicht zum Verkauf. Ist es z. B. möglich, das Objekt auf dem freien Markt zu deutlich besseren Konditionen zu veräußern, wird der Leasinggeber das Andienungsrecht nicht einsetzen. Ebenfalls denkbar ist ein Teilamortisationsvertrag mit Aufteilung des Mehrerlöses. Hier wird das Leasingobjekt nach Ablauf der Grundmietzeit vom Leasinggeber zurückgenommen und an einen Dritten verkauft. Erzielt der Veräußerungserlös nicht den amortisierten Restbuchwert, muss der Leasingnehmer eine Abschlusszahlung in Höhe der Differenz zwischen dem Restwert und dem Erlös der Veräußerung leisten. Übersteigt der Veräußerungserlös die noch fehlende Restamortisation, wird der den Restbuchwert übersteigende Betrag zwischen Leasinggeber und -nehmer aufgeteilt.

Das **operative Leasing** ist durch kurze Vertragslaufzeiten gekennzeichnet. Diese Leasingform ist für den Leasingnehmer vor allem dann interessant, wenn nur ein kurzzeitiger Bedarf besteht und sich die Anschaffung deshalb nicht lohnt. Operate-Leasing-Verträge gleichen normalen Mietverträgen im Sinne des BGB (vgl. §§ 535 ff. BGB) und werden nach Mietrecht behandelt. Eine feste Grundmietzeit gibt es nicht. Beide Vertragspartner können kurzfristig kündigen. Infolge der kurzen Laufzeit kann der Leasinggeber die Anschaffungskosten für den Gegenstand in der Regel nicht durch die Leasingraten tilgen. Eine vollständige Amortisation erwirtschaftet er nur, wenn er das Leasingobjekt im Anschluss daran an eine Vielzahl von Leasingnehmern weiterverleast und/oder verkauft. Der Leasinggeber trägt das gesamte Investitionsrisiko. Daher wird er nur solche Wirtschaftsgüter anbieten, für die eine wiederkehrende Nachfrage besteht. Darüber hinaus hat der Leasinggeber für die Wartung und Instandhaltung des Leasinggutes zu sorgen. Bilanziert wird das Leasingobjekt immer beim Leasinggeber (Abschreibung über Nutzungsdauer). Der Leasingnehmer kann die gezahlten Leasingraten als Aufwand verbuchen.

▸ **Art des Leasinggegenstandes.** Je nachdem, ob es sich beim Leasinggegenstand um eine bewegliche oder unbewegliche Sache handelt, bezeichnet man das zugrunde liegende Vertragsverhältnis als Mobilienleasing oder Immobilienleasing.

Die Palette der leasingfähigen Mobilien reicht von Kraftfahrzeugen, EDV-Anlagen bis hin zu Wartezimmermöbeln oder medizinischen Geräten. Die Verträge haben meist eine kurze Grundmietzeit. Sie liegt im Durchschnitt bei 2–9 Jahren. Die Objekte kennzeichnen sich durch eine eher positive Fungibilität (Wiederverwertbarkeit). Mitunter können hier Kauf- und/oder Mietverlängerungsoptionen vereinbart werden. Es kommen hier sowohl Teil- als auch Vollamortisationsverträge vor.

Bei Immobilienleasing handelt es sich um die Vermietung und Verpachtung von Grundstücken, Gebäuden und Betriebsanlagen, die an einen festen Ort gebunden sind. Die überwiegend individuell abgestimmten Verträge haben lange Grundmietzeiten von im Durchschnitt etwa 22,5 Jahren. Die Fungibilität ist sehr gering, da gerade kommunale Bauvorhaben meist eine sehr spezielle Ausrichtung haben. Die Verträge beinhalten fast immer Kauf- und/oder Mietverlängerungsoptionen.

▸ **Sonderform des Leasings.** Beim **Sale-and-lease-back** wird das Leasingobjekt in einem ersten Schritt vom Leasingnehmer an den Leasinggeber (sale) verkauft. Dieser verleast das Leasingobjekt direkt an den Leasingnehmer zurück (lease back). Das Sale-and-lease-back ist sowohl in der Form des Finanzierungsleasings als auch als Operate-Leasing möglich. In der Regel handelt es sich um Immobilien. Für den Leasingnehmer birgt dieser Vorgang gewisse Vorteile. Trotz Veräußerung des Leasinggegenstandes an den Leasinggeber steht dem Leasingnehmer der Gegenstand weiterhin zur Nutzung zur Verfügung. Durch den Verkauf des Objektes an den Leasinggeber setzt das Unternehmen das bisher in diesem Investitionsgut gebundene Kapital frei und verbessert seine Liquidität. Die zufließende Liquidität kann für andere unternehmerische Aktivitäten genutzt werden. Zudem wird die Bilanzstruktur verbessert, indem die Eigenkapitalquote erhöht wird. Nachteilig können sich die laufenden Zahlungen der Leasingraten in der Folge auswirken. Solche Sale-and-lease-back-Transaktionen wurden schon in der Klinikbranche angewandt.

▸ **Leasing und Kreditkauf im Vergleich.** Die Beurteilung des Leasings unter dem Rentabilitätsaspekt zeigt, dass das Leasing teurer ist als der Kauf eines Investitionsgutes mit begleitender traditioneller Finanzierung. Speziell für wirtschaftlich gesunde Einrichtungen mit einem guten Rating ist der klassische Bankkredit günstiger als eine Leasingfinanzierung.

B

Fallbeispiel

Erstellen Sie einen Kredit- und Leasingzahlungsplan mit den in ▸ Tab. 7.7 aufgeführten Werten und ermitteln Sie die Liquiditäts- bzw. Kostenbelastung, die sich bei Leasing bzw. bei Kreditfinanzierung ergeben würde. Entscheiden Sie sich für eine dieser Finanzierungsvarianten (Nutzungsdauer: 10 Jahre).

Ergebnis: Die Kreditfinanzierung führt in diesem Fall gegenüber der Leasingfinanzierung sowohl zu einer geringeren Liquiditätsbelastung (Einsparung über 5 Jahre: 10 000 €) als auch zu einer geringeren Kostenbelastung (Einsparung über 5 Jahre: 260 000 €).

Tab. 7.7 Beispiel: Berechnung eines Kredit- und eines Leasingzahlungsplans.

Jahr	Kreditfinanzierung						Leasing
	Kreditsumme: 500 000 € Laufzeit: 5 Jahre Tilgung jährlich in gleichbleibenden Raten Zinssatz: 6 % p. a.						Leasingdauer: 5 Jahre Leasingraten: 10 000 € pro Monat
	Liquiditätsbelastung			Kostenbelastung			Liquiditätsbelastung = Kostenbelastung
	Tilgung	Zinsen	Summe	Zinsen	Abschreibung	Summe	Leasingrate
1	100 000	30 000	130 000	30 000	50 000	80 000	120 000
2	100 000	24 000	124 000	24 000	50 000	74 000	120 000
3	100 000	18 000	118 000	18 000	50 000	68 000	120 000
4	100 000	12 000	112 000	12 000	50 000	62 000	120 000
5	100 000	6 000	106 000	6 000	50 000	56 000	120 000
Summe	500 000	90 000	590 000	90 000	250 000	340 000	600 000

Vor einer endgültigen Entscheidung müssen auch nicht rechenbare, d. h. qualitative Kriterien beachtet werden. Vor dem Hintergrund kürzerer Innovationszyklen im Bereich der Medizintechnik bietet Leasing bei einer Vereinbarung kurzer Vertragslaufzeiten die Möglichkeit, technisch immer auf dem neusten Stand zu sein. Die Vor- und Nachteile des Leasings fasst ▶ Tab. 7.8 zusammen.

Factoring

Forderungsverluste gefährden die Existenz eines Unternehmens. Eigene Liquiditätsengpässe können die Folge sein. Das Factoring ist, neben der Kreditversicherung, eine effiziente Möglichkeit des Unternehmens, sich gegen Forderungsverluste abzusichern. In Deutschland wird Factoring seit Ende der 50er-Jahre des 20. Jahrhunderts angewendet und wird immer beliebter.

Bei Factoring verkauft ein Unternehmen (z. B. ein Krankenhaus, ein Arzt, ein Pflegedienst, ein Sanitätshaus) seine Forderungen aus Warenlieferungen und Dienstleistungen (gewöhnlich vor Fälligkeit) gegen seine Kunden (z. B. seiner Patienten) fortlaufend an eine spezielle Factoring-Gesellschaft oder eine Bank, kurz **Factor** genannt. Im Allgemeinen informiert der Factoring-Kunde seine Abnehmer beim Übersenden der Rechnung darüber, dass die Forderungen an eine Factoring-Gesellschaft abgetreten wurden und der Rechnungsbetrag direkt an den Factor zu zahlen ist. Man spricht hier auch von **„offenem Factoring"**. Grundlage der Beziehung zwischen der Factoring-Gesellschaft und dem Factoring-Verkäufer, auch Anschlusskunde genannt, ist der geschlossene Factoring-Vertrag. Als Gegenleistung für die Abtretung überweist der Factor an den Verkäufer (Factor-Kunde) eine vertraglich festgelegte Zahlung, die sich an der Höhe der Forderung ausrichtet. Auf diese Weise erhält der Factoring-Verkäufer sofort Liquidität unmittelbar aus seinen Außenständen. Die Schuldner zahlen an die Factoring-Gesellschaft. Beispielsweise muss ein Pflegedienst nicht mehr 30 Tage und mehr warten, bis seine Forderung von den Kassen beglichen wird. Der Pflegedienst verfügt bei Bedarf schon am nächsten Tag über die notwendige Liquidität. So kann sich der Pflegedienst auf sein Kerngeschäft konzentrieren. Das Factoring-Verfahren wird vereinfacht in ▶ Abb. 7.24 dargestellt.

Tab. 7.8 Vor- und Nachteile des Leasings.

Vorteile	Nachteile
• Finanzierung von Gütern auch möglich, wenn das nötige Kapital zum Kauf fehlt • Sicherheiten müssen gewöhnlich nicht gestellt werden • die monatlich gleichbleibende Leasingrate ist sichere Kalkulationsgrundlage • höhere Liquidität als beim Barkauf, da sich die Leasingraten über mehrere Jahre verteilen • flexible Anpassung an Nachfrageschwankungen und an den neuesten Stand der Medizintechnik (bei Operate-Leasing oder kurzer Grundmietzeit) • Übernahme von Servicefunktionen, gute Produktkenntnis und Marktübersicht des Leasinggebers → mögliche Kosten- und Zeitersparnis • Verbesserung von Bilanzkennzahlen → besseres Image • besseres Rating und dadurch günstigere Kredite • Leasingraten sind steuerlich absetzbar, da sie Aufwand darstellen.	• Leasingraten sind i. d. R. höher als der Kaufpreis des Leasinggegenstandes, da der Leasinggeber sowohl Gewinne einkalkuliert als auch Verwaltungskosten berechnet. • laufende Liquiditätsbelastung (Leasingraten) • keine Abschreibungen möglich → fehlender Innenfinanzierungseffekt • konstante Leasingraten bei eventuell fallenden Zinsen • kein Eigentum am Leasinggut, man ist lediglich Besitzer, somit nur beschränkte Verfügungsgewalt • Leasinggegenstände stehen für die Sicherungsübereignung nicht zur Verfügung • ggf. Problematik der Ermittlung eines Restwertes (Streitpunkt)

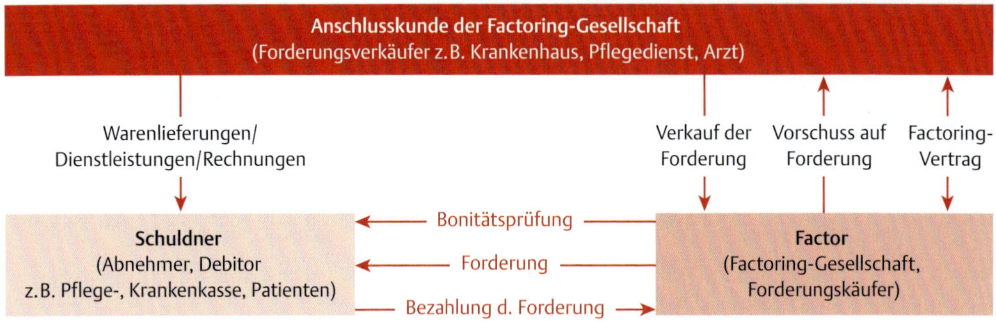

Abb. 7.24 Funktionsweise des Factorings.

Der Factor übernimmt je nach Vertrag grundsätzlich 3 Funktionen:

▸ **Finanzierungsfunktion.** Zum Zeitpunkt der Abtretung zahlt der Factor den Rechnungsbetrag der Forderung unter Abzug eines Sicherheitsabschlages an seinen Kunden aus. Diesem fließt unmittelbar nach Entstehung der Forderung Liquidität zu. Er muss nicht auf die Begleichung der Rechnung durch den Schuldner warten. Für die sofortige Zahlung der abgetretenen Forderung fallen Zinsen für die Vorfinanzierung der Forderung an, und zwar so lange, bis der Schuldner seine Rechnung beglichen hat. Der Zinssatz liegt etwas höher als der übliche Bankzins, da sich die Factoring-Gesellschaft größtenteils bei Kreditinstituten refinanziert. Der einbehaltene Sicherheitsabschlag, i. d. R. 10–20 %, bleiben beim Factor zum Ausgleich eventueller Rechnungskürzungen, z. B. um Kürzungen von Rechnungsbeträgen durch Skontoabzüge durch den Gläubiger verrechnen zu können, nicht jedoch zur Abdeckung eines Ausfallrisikos. Der zunächst einbehaltende Abschlag wird am Ende der Forderungslaufzeit dem Kunden gutgeschrieben. Um das Ausfallrisiko zu begrenzen, werden regelmäßig Grenzbeträge vereinbart, bis zu denen Forderungen angekauft werden.

▸ **Delkrederefunktion.** Der Factor kann teilweise oder vollständig das Ausfallrisiko (Delkredererisiko) für die angekaufte Forderung übernehmen. Die für die Delkrederefunktion berechneten Gebühren belaufen sich auf 0,2–1,2 % des Forderungsbetrags. Sie hängen in erster Linie von der Bonität der Schuldner, der Laufzeit der Forderung und von der Branche ab.

▸ **Dienstleistungs- und Servicefunktion.** Übernimmt der Factor für seinen Kunden auch die Debitorenbuchhaltung sowie regelmäßige Bonitätsprüfungen, das Mahn-, Prozess- und Inkassowesen, behält er für diese Dienstleistung eine Factoring-Gebühr ein. Sie beträgt zwischen 0,5–2,5 % des Forderungsnennwerts. Die Übernahme des Debitorenmanagements zählt zu einem Serviceangebot des Factors und reduziert den Zeit- und Personalaufwand beim Factor-Kunden (Outsourcing).

Art und Umfang der vom Factor zu erbringenden Leistungen können je nach Vereinbarung sehr unterschiedlich sein. Übernimmt der Factor alle 3 Funktionen, spricht man vom **echten Factoring** (auch Standard-Factoring). Dagegen liegt ein sogenanntes unechtes Factoring vor, wenn der Factor das Delkredererisiko nicht trägt. Weitere Formen sind das Fälligkeits-Factoring und das Bulk-Factoring, auch Inhouse-Factoring genannt. Hier übernimmt der Factor nur jeweils bestimmte Funktionen. Den Factoring-Kosten sind Einsparmöglichkeiten im Sach- und Personalkostenbereich gegenzurechnen.

Die Vor- und Nachteile des Factorings fasst ▸ Tab. 7.9 zusammen.

Mittlerweile ist es gang und gäbe, dass Arztpraxen ihre privatärztlichen Honorarforderungen gegen Patienten verkaufen. Häufig geschieht dies im Rahmen von echten bzw. unechten Factoring-Verträgen. Im Zusammenhang mit der Veräußerung von Forderungen an einen Factor benötigt dieser quantifizierbare Patienten- und Behandlungsinformationen, um den Vergütungsanspruch der erbrachten Leistungen geltend machen zu können. Dem Factor müssen Einzelheiten aus der Krankengeschichte eines Patienten und dem Behandlungsgeschehen (Indikation, durchgeführte Behandlungen, etc.) offenbart werden. Dabei handelt es sich um Daten aus dem hochsensiblen Bereich der privaten Lebensführung. Der Gesetzgeber hat Patientendaten als besonders schutzwürdig und geheimhaltungsbedürftig eingestuft. Patientendaten sind durch Vorschriften des Datenschutzgesetzes (BDSG) bzw. ab Mai 2018 durch die EU Datenschutz-Grundverordnung (DS-GVO) gesichert bzw. fallen unter die Schweigepflicht des Arztes (§ 203 StGB). Aus dem Recht eines Patienten auf Geheimhaltung seiner Daten ergeben sich bei Missachtung sowohl strafrechtliche als auch zivilrechtliche Konsequenzen. Aus diesem Grunde ist neben der Einbindung des Dienstleisters auch eine entsprechende Einwilligung des Patienten in die Abtretung und eine entsprechende Schweigepflichtentbindungserklärung bezüglich des behandelnden Arztes (Einverständniserklärung) zwingend notwendig. Findet der Forderungsverkauf ohne vorheriges Einverständnis des betroffenen Patienten statt, liegt ein Verstoß gegen die ärztliche Schweigepflicht vor.

Tab. 7.9 Vor- und Nachteile des Factorings.

Vorteile für den Factor-Kunden	Nachteile für Factor-Kunden
• Verbesserung der Marktstellung; den Kunden können bessere Zahlungsbedingungen eingeräumt werden (z. B. Patienten-Ratenzahlung), ohne die eigene Liquidität zu belasten. • brauchen, je nach Factoring-Verfahren, keine Debitorenbuchhaltung, kein Mahn- und Inkassowesen • werden im Falle des echten Factorings nicht mit uneinbringlichen Forderungen belastet • sparen die Kosten einer Kreditversicherung ein • Bonitätsprüfung des Debitors durch den Factor • können aufgrund ihrer Liquidität Verbindlichkeiten ablösen und Skontoabzug in Anspruch nehmen • verbessern die Bilanzoptik, weil der Abbau der Verbindlichkeit die Bilanzsumme verkürzt und infolgedessen die Eigenkapitalquote verbessert • bessere Verhandlungsposition bei der Bank durch besseres Rating • Finanzdisposition wird erleichtert, weil der Factorkunde genau weiß bzw. einschätzen kann, welche Beträge ihm zu welchem Zeitpunkt vom Factor zufließen	• Factor erhält Zinsen und Gebühren in nicht unerheblicher Höhe • bei langfristiger vertraglicher Bindung können Probleme entstehen, wenn das Unternehmen nach Ablauf des Vertrages die Dienstleistungsfunktion wieder selbst übernehmen will • manche Kunden reagieren misstrauisch auf das Einschalten eines Factors und vermuten dahinter eine wirtschaftliche Schwäche; Vorurteil: Factoring-Klienten sind bonitätsschwache Unternehmen • in manchen Fällen gewähren Unternehmen ihren besonders wichtigen Kunden auch eine Zielüberschreitung; ein Factor macht solche Zugeständnisse nicht • Festsetzung des Ankauflimits und Ausschluss von Kunden, deren Bonität einer Prüfung nicht standhalten

Merke

Die Verletzung der ärztlichen Schweigepflicht führt dazu, dass der Forderungsverkauf nichtig ist und der Factor nicht wirksam Forderungsinhaber wird.

Die Abtretung scheitert an § 134 BGB. Zusammenfassend: Eine Übertragung der privatärztlichen Honorarforderung an ein Factoring-Unternehmen ist nur mit vorheriger Einwilligung des Patienten möglich. Während die Einholung einer Einverständniserklärung in die Abtretung im Verhältnis zu Privatpatienten genügt, steht die gegenwärtige Rechtlage einer Abtretung der gegen die GKV gerichteten Forderungen entgegen. Allein das unechte Factoring käme im Rahmen der kassenärztlichen Ansprüche in Betracht. Die hohen gesetzlichen Anforderungen an den Schutz von Patientendaten gelten auch bei der Abtretung von Forderungen (Zession).

Spendenfinanzierung (Fundraising)

Nur einige Dutzend Organisationen dominieren den deutschen Spendenmarkt und werben aktiv und systematisch um Spenden. Dazu gehören das Deutsche Rote Kreuz, UNICEF, Brot für die Welt oder die Deutsche Aids-Stiftung.

Definition

Eine **Spende** ist eine Zuwendung, die von einer Person oder einem Unternehmen freiwillig ohne rechtliche Verpflichtung erbracht wird.

Es kann sich dabei um Geld- als auch um Sachzuwendungen handeln. Bei einer **Geldspende** gibt der Spender einen Geldbetrag in bar, per Überweisung, Abbuchung oder mittels Scheck. Ferner gelten als Geldspende auch der Verzicht auf die Bezahlung einer erbrachten Lieferung oder Leistung sowie die sogenannten Aufwandsspenden (Verzicht auf Ersatzanspruch: bei Fahrtkosten die Reisekostenpauschale).

Bei einer **Sachspende** werden Zuwendungen in Form von Gegenständen oder Rechten geleistet, z. B. Geräte, Büromöbel, Fahrzeuge. Die Sachspende sollte genau bezeichnet werden und der gemeine Wert (Einzelveräußerungspreis) ist aufzuführen. Häufig gestaltet sich die sachgerechte Bewertung von gespendeten Wirtschaftsgütern als sehr schwierig.

Spenden zeichnen sich dadurch aus, dass sie ohne Gegenleistung erfolgen, aber mit einer bestimmten Zweckbestimmung überlassen werden. Unter Finanzierungsgesichtspunkten handelt es sich um einen Vermögenszuwachs. Das Werben um die Gunst potenzieller Spender erfolgt auf verschiedene Art und Weise, z. B. über:

- Spendenbrief, Mailing, Telefonaktion, persönliches Gespräch
- Online-Maßnahmen
- Lotterien
- Events
- Printmedien/Radio/Fernsehen
- Fördervereine/Förderkreise
- Stiftungen/Zustiftungen

Die Gründe für eine Spende sind vielfältig. Manche Spender haben das Gefühl, an gewissen Missständen indirekt Schuld zu haben (z. B. Leid in der Dritten Welt, Zerstörung der Umwelt) oder erhoffen sich soziales Prestige, einen Imagegewinn oder gesellschaftliche Anerkennung. Auch der Abbau von Angstgefühlen (z. B. bei Förderung der Krebsforschung) oder die Vermeidung von Unannehmlichkeiten können Beweggründe für eine Spende sein. Ein wichtiger zusätzlicher Anreiz ist die steuerliche Behandlung von Spenden. Spenden von einkommensteuerpflichtigen Personen oder körperschaftsteuerpflichtigen Körperschaften und Personenvereinigungen (z. B. GmbH, AG, Vereine) sind unter bestimmten Voraussetzungen für den Spender bei der Einkommensteuer als Sonderausgabe (§ 10 b EStG) bzw. bei der Körperschaftsteuer als abziehbare Aufwendung (§ 9 Abs. 1 Nr. 2 KStG) berücksichtigungsfähig und können sich letztlich für den Geber steuermindernd auswirken. Allerdings fördert der Gesetzgeber nicht alle erdenklichen Spenden, sondern nur Spenden an gemeinnützige, mildtätige und kirchliche Organisationen. Welche Zwecke konkret von der zuständigen Finanzbehörde als „gemeinnützig", „mildtätig" und „kirchlich" anerkannt wird, ist in §§ 52 ff. der Abgabenordnung definiert.

Damit der Spender die Zuwendung absetzen kann, muss die Empfängerorganisation eine Zuwendungsbestätigung (vormals Spendenquittung) ausstellen. Sie hat auf einem amtlich vorgeschriebenen Muster zu erfolgen. Es gibt für Geldspenden ein Formular und für Sachspenden ein anderes. Bei einer Spendensumme, die den Betrag von 200 € nicht übersteigt, genügen den Finanzbehörden der Bareinzahlungsbeleg oder die Buchungsbestätigung der Bank sowie zusätzlich ein Beleg der Empfängerorganisation mit bestimmten steuerlichen Pflichtangaben, sofern diese Angaben nicht ohnehin auf dem Überweisungsformular aufgedruckt sind.

Die Organisation, die eine Spende erhält, ist rechtlich verpflichtet, das Geld „zeitnah" zu verwenden. Die zeitnahe Mittelverwendung ist gegeben, wenn die Mittel spätestens in den auf den Zufluss folgenden zwei Kalenderjahren oder Wirtschaftsjahren für die steuerbegünstigten satzungsmäßigen Zwecke eingesetzt werden. Eine Verwendung besteht auch, wenn die Mittel für die Anschaffung oder Herstellung von Vermögensgegenständen, die satzungsmäßigen Zwecken dienen, gebraucht werden (§ 55 Abs. 1 Nr. 5 Abgabenordnung). Spenden eignen sich besonders, wenn die laufende Arbeit einer Organisation, ein Projekt oder eine Aktion kurzfristiger Unterstützung bedarf.

Um eine besondere Spendenform handelt es sich beim sogenannten **„Payroll-Giving"**. Beim Payroll-Giving erklären sich die Mitarbeiter eines Unternehmens bereit, zugunsten einer zuvor ausgewählten gemeinnützigen Organisation (NPOs) oder eines Projektes für einen Zeitraum auf einen kleinen Teil ihres Gehalts zu verzichten. Dieser kann der Centbetrag hinter dem Komma beim Nettogehalt sein (Restcent-Spende) oder ein festgelegter Betrag. Die Spende tut dem Spender aufgrund des geringen Betrages „nicht weh", führt aber in einem großen Unternehmen oft zu einem beachtlichen Spendenbetrag, wenn viele Mitarbeiter teilnehmen. Der Arbeitgeber zieht den gewünschten Betrag automatisch Monat für Monat vom Gehalt ab und leitet ihn als Spende weiter. Natürlich geht das nur, wenn Unternehmensleitung, Mitarbeiter und Mitarbeitervertretung dafür sind. Der einbehaltene Entgeltanteil bleibt bei der Feststellung des steuerpflichtigen Arbeitslohns unberücksichtigt. Im Gegenzug wird keine Spendenbescheinigung ausgestellt. Das Payroll-Giving ist eine fortwährende Form der Hilfe, die das Gemeinschaftsgefühl der Mitarbeiter stärken kann, weil sie sich zusammen für die gute Sache engagieren.

Sponsoring

Sponsoring basiert auf dem Prinzip des gegenseitigen Leistungsaustauschs und grenzt sich auf diese Weise von anderen Formen der Unternehmensförderung wie z. B. dem Mäzenatentum und Spendenwesen ab.

Definition

Sponsoring ist eine Förderung, für die ein mittelbarer oder unmittelbarer Nutzen bzw. eine Gegenleistung erwartet wird.

Aus Sicht der geförderten Einrichtung ist Sponsoring ein wichtiges Mittel zur Beschaffung von Geld- und Sachmitteln, Dienstleistungen oder Know-how, die in den unterschiedlichsten Einsatzbereichen Ausgaben vermeiden helfen. Für den Geförderten ist Sponsoring somit ein Beschaffungs- und Finanzierungsinstrument, da tatsächliche Einnahmen erzielt oder Ausgaben vermieden werden. Durch die Leistungen eines Sponsors wird der Gesponserte in die Lage versetzt, Projekte zu realisieren, deren Finanzierung mit den eigenen vorhandenen Mitteln nicht oder nur eingeschränkt durchführbar wären.

Im Gegenzug lässt sich der Begünstigte in den Dienst der marktorientierten Zielsetzungen des Gebers einbeziehen. Zum Beispiel wird der Sponsor auf der Internetseite eines Gesundheitsbetriebes mit einem Link präsentiert oder in Presseberichten genannt. Aus der Sicht des Sponsors ist Sponsoring ein Kommunikationsinstrument. Unternehmen setzen Sponsoring ein, um mit gewünschten Zielgruppen ins Gespräch zu kommen, ihren Bekanntheitsgrad zu verbessern oder durch die Sponsoringmaßnahmen ein absatzförderndes Image aufzubauen. Um Sponsoren zu gewinnen, ist der gute Ruf der Einrichtung entscheidend, denn ein potenzieller Sponsor möchte sein eigenes Image durch die Unterstützung der Einrichtung aufwerten (Image-Transfer). Bislang wird Sponsoring noch als ungewöhnlicher Weg für viele Gesundheitsdienstleister angesehen. Einrichtungen des Gesundheitswesens hegen Bedenken, für PR-Zwecke und vordergründige Werbung missbraucht zu werden. Potenzielle Sponsoren sehen Schwierigkeiten in der glaubwürdigen Darstellung ihres Engagements. Durch klare Verträge, in denen Form, Art, Zeitpunkt und Dauer der Zusammenarbeit zwischen Sponsor und Gesponserten genau definiert werden, lassen sich diese Unsicherheiten auf beiden Seiten abbauen.

In der Praxis hat sich ein vielfältiges und facettenreiches Spektrum möglicher Sponsoringfelder herausgebildet. Zu unterscheiden sind:

- Sportsponsoring
- Kultursponsoring
- Soziosponsoring
- Programm- und Mediensponsoring
- Wissenschafts- und Hochschulsponsoring

Public Private Partnership

Gerade in Zeiten angespannter öffentlicher Haushalte wird es für die öffentliche Hand immer interessanter, einen privaten Partner in die Erfüllung öffentlicher Aufgaben einzubeziehen.

Definition

Mithilfe der öffentlich-privaten Partnerschaft wird die Aufgabenwahrnehmung und Kontrolle einerseits bei der öffentlichen Hand belassen, andererseits werden private Unternehmen in die Wahrnehmung der Aufgaben eingebunden. Dafür hat sich der Begriff **„Public Private Partnership"**, kurz PPP (auch als öffentlich-private Partnerschaften [ÖPP] bezeichnet), durchgesetzt.

PPP-Modelle stehen zwischen der klassischen Beschaffung von Leistungen zur Eigenwahrnehmung und der (Voll-)Privatisierung öffentlicher Aufgaben. Bisher besitzt Großbritannien den am weitesten entwickelten PPP-Markt. Dort finanzieren Baufirmen Kliniken, betreiben sie und halten sie jahrelang instand. In Deutschland wurden PPP-Projekte größtenteils im Bereich des öffentlichen Hochbaus durchgeführt. Mehr und mehr werden PPP-Modelle auch im deutschen Krankenhaussektor diskutiert und finden erste Anwendung. Durch die Zusammenarbeit mit privaten Investoren soll dem Investitionsrückstand entgegengewirkt werden, so z. B. der Klinikneubau für das Kinderherz-Transplantationszentrum Gießen. In anderen Bereichen der Sozialwirtschaft, wie beispielsweise dem Altenhilfe- und Pflegebereich, haben PPP-Projekte bislang kaum eine Bedeutung.

Im Kern zeichnen sich PPP-Vorhaben durch eine langfristige, vertraglich geregelte Zusammenarbeit zwischen öffentlicher Hand und Privatwirtschaft aus. Sie eröffnet dem öffentlichen Sektor, neben den finanziellen Entlastungen, die Möglichkeit, das privatwirtschaftliche Know-how, die Managementerfahrungen usw. bei der Gestaltung und Durchführung von Infrastrukturprojekten zu nutzen. Für die privaten Unternehmen ergeben sich im Gegenzug neue Tätigkeitsfelder, in denen sie agieren können. In dieser Partnerschaft werden Verantwortungsbereiche und Risiken unterschiedlich verteilt. Denn PPP-Projekte bauen auf dem Prinzip auf, dass jeder die Aufgaben im Rahmen der Partnerschaft wahrnimmt, die er am besten und effektivsten kann. Jeder Partner spezialisiert sich auf sein Fachgebiet. Zum Beispiel konzentriert sich bei einer PPP im Krankenhausbereich der Träger der Gesundheitseinrichtung auf die medizinische Versorgung der Patienten und der private Partner bringt seine Fähigkeiten – Management und Technikwissen – hinsichtlich einer effektiveren Bewirtschaftung der infrastrukturellen Gegebenheiten ein. Nicht als PPP gelten reine Finanzierungsgeschäfte sowie die Erteilung von Dienstleistungsaufträgen der öffentlichen Hand an private Unternehmen. Ziel ist die Erfüllung öffentlicher Aufgaben unter Schaffung einer Win-Win-Situation, aus der beide Vertragsparteien ihren jeweiligen Nutzen ziehen können.

Merke

Für die Einbeziehung Privater bei der Erfüllung öffentlicher Aufgaben eignen sich verschiedene Modelle, die sich in Bezug auf den vertraglichen Leistungsumfang, die Entgeltstruktur, die Risikoverteilung sowie die Festlegung des Eigentümers vor, während und bei Beendigung des PPP-Projekts unterscheiden.

In der Praxis sind Betreiber-, Betriebsführungs- und Konzessionsmodelle von besonderer Bedeutung.

▸ **Betreibermodell.** Vorwiegend zur Umsetzung größerer Investitionen hat sich eine besondere Form der Partnerschaft entwickelt. Diese Modelle nennt man Betreibermodelle. Beim Betreibermodell überträgt ein öffentlicher Auftraggeber einem privaten Investor, dem sogenannten Betreiber, die Planung, den Bau, die Finanzierung und den Betrieb einer Infrastrukturmaßnahme oder Teilen davon, um durch die aufeinander abgestimmten Leistungen ein möglichst wirtschaftliches Gesamtkonzept zu erhalten. Somit übernimmt der Private eine aktive Rolle bei der Ausführung der öffentlichen Aufgaben. Der private Gesellschafter ist für die Finanzierung verantwortlich und trägt das wirtschaftliche Risiko. Die öffentliche Hand bleibt weiterhin aufgabenverantwortlich.

Charakteristisches Element ist der auf den kompletten Lebenszyklus eines Objektes ausgerichtete Projektumfang. Das jeweilige Objekt, z. B. eine Klinik- oder Laboreinheit, wird über ihren Lebenszyklus als Gesamtheit betrachtet. Das schließt über den Bau oder die Sanierung hinaus auch deren Erhaltung (Instandhaltung) und Betrieb ein. Die Kooperation besteht während aller Phasen eines Projektes. Die Lebenszyklusbetrachtung gibt den Anreiz für das private Unternehmen, schon beim Bau auf eine optimale Qualität des Objektes zu achten, da er neben der investiven Baumaßnahme auch das Gebäude während der Vertragslaufzeit (im Einzelfall bis zu 30 Jahre) erhalten, d. h. das Instandhalten und -setzen, sowie betreiben muss. Zu diesem Zweck schließen Private und öffentliche Partner langfristige Verträge über die gesamte Lebensdauer des Objektes ab. Rechtliche Grundlage ist ein Betreibervertrag, der mit weiteren Verträgen (z. B. Erbbaurechtsverträge) kombiniert werden kann.

Der Betreiber tritt nicht als selbstständiger Rechtsträger in Erscheinung, sondern erbringt Leistungen im Namen und auf Rechnung der öffentlichen Hand. Der öffentliche Auftragsgeber erhält von den Leistungsempfängern (Kunden bzw. Patienten) das Nutzungsentgelt für empfangene Leistungen. Von diesen Beträgen unabhängig erhält der Private als Gegenleistung monatlich eine vereinbarte Vergütung.

▸ **Betriebsführungsmodell.** Betriebsführungsmodelle sind in der kommunalen Praxis weit verbreitet und finden sich auch im Gesundheitssektor (z. B. Geschäftsführung und Management von öffentlichen Krankenhäusern). Beim Betriebsführungsmodell ist der öffentliche

Aufgabenträger Eigentümer und Betreiber der zu bauenden oder zu sanierenden Anlage. Er trägt das unternehmerische Risiko. Aufgrund der Zuordnung des Anlagevermögens zu der Kommune erfolgt die Finanzierung von Ersatz- und Erweiterungsinvestitionen durch den kommunalen Haushalt. Lediglich die Betriebsführung wird nach Weisung der Kommune in deren Namen und gegen Zahlung eines Entgelts auf einen Privaten übertragen. Der Betriebsführer erbringt im Außenverhältnis Leistungen des öffentlichen Aufgabenträgers. Typischerweise umfasst die übertragene Betriebsführung den Betrieb, die Wartung und die Instandhaltung der Anlagen. Ggf. kann sich die Leistung auch auf die kaufmännische Verwaltung erstrecken (▶ Abb. 7.25).

▶ **Konzessionsmodell.** Die öffentliche Hand vergibt eine Konzession an einen privaten Auftragnehmer. Der sogenannte Konzessionär verpflichtet sich, ein Gebäude für die öffentliche Hand zu planen, zu errichten und zu betreiben (Baukonzession) und/oder bestimmte Dienstleistungen gegenüber den Nutzern zu erbringen (Dienstleistungskonzession). Das wirtschaftliche Risiko trägt der Konzessionär. Im Gegenzug finanziert sich der private Auftragnehmer unmittelbar bei den Nutzern über Nutzungsentgelte wie z. B. Eintritts- oder Parkgebühren. Zusätzlich können von der öffentlichen Hand Zahlungen erfolgen (z. B. Anschubfinanzierung). Auf diese Weise ist die öffentliche Hand nicht mehr Eigentümer und direkter Betreiber, sondern ein Einkäufer von Dienstleistungen. Im Gesundheitswesen ist dieses Modell (▶ Abb. 7.26) nur eingeschränkt möglich, da ausschließlich Privatversicherte in der Lage wären, ein Nutzungsentgelt direkt an das Krankenhaus zu zahlen. Beim Großteil der Versicherten werden die Kosten jedoch von der gesetzlichen Krankenversicherung getragen und damit nicht direkt über den Patienten vergütet.

PPP hat aus Sicht der öffentlichen Hand gegenüber der konventionellen Beschaffung die in ▶ Tab. 7.10 aufgeführten Vor- und Nachteile.

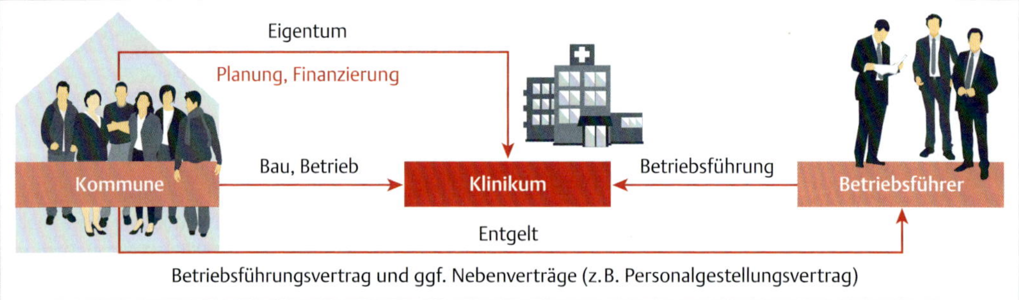

Abb. 7.25 Betriebsführungsmodell für ein öffentliches Klinikum.

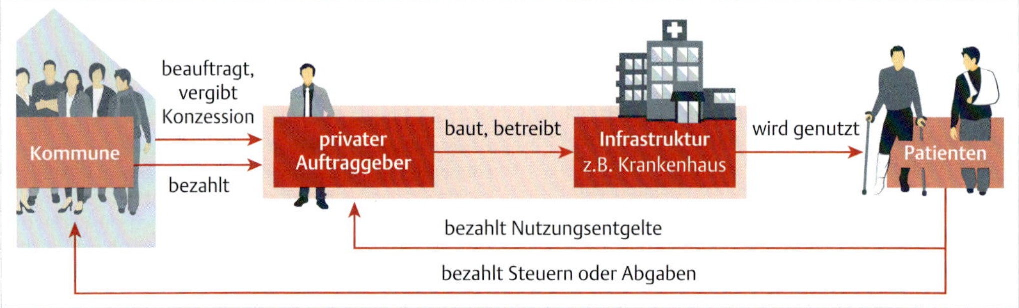

Abb. 7.26 Konzessionsmodell.

Tab. 7.10 Vor- und Nachteile des Public Private Partnerships.

Vorteile	Nachteile
• Risikoverlagerung auf privaten Partner • Entlastung kommunaler Haushalte durch Einbeziehung privaten Kapitals (Umgehung des Investitionsstaus) • Arbeitsentlastung der Kommunalverwaltung • Zugang zu neuartigen Techniken und Therapiemöglichkeiten • Nutzung externen Know-hows • steigende Konkurrenzfähigkeit öffentlicher Gesundheitsdienstleister gegenüber privaten Kliniken • Erschließung neuer Geschäftsfelder der privaten Unternehmen	• höhere Transaktionskosten infolge von Beratungsmehraufwand • Komplexität von PPP-Modellen • Verlust an Entscheidungsbefugnissen auf kommunaler Ebene • ungeklärte gesetzliche Rahmenbedingungen

Fragen und Aufgaben

1. Ein Krankenhaus der Grundversorgung soll erweitert werden. Der Neubau umfasst rund 150 Betten, hiervon 16 in der Komfortstation. Der zuständige Controller rechnet mit folgenden Auszahlungen für die Herstellung der Betriebsbereitschaft: Grundstückserwerb inklusive Nebenkosten 6 Mio. €; Baukosten: 1,4 Mio. €; Gebäudeausstattung inkl. Medizintechnik: 10,5 Mio. €; Umzugskosten: 1,5 Mio. €; sonstige Auszahlungen: 150 000 €, Kosten für die Einrichtung eines Internetauftritts sowie Startwerbung: 16 000 €.
   a) Wie hoch ist der Kapitalbedarf für das Anlagevermögen?
   b) Auf welchen vereinfachenden Annahmen baut die Kapitalbedarfsrechnung auf?
2. Welche Finanzierungsanlässe lassen sich unterscheiden?
3. Welche Probleme müssen bei der Finanzierung aus Abschreibungen beachtet werden?
4. Erläutern Sie das Grundprinzip der Finanzierung durch Rationalisierung.
5. Verdeckte Selbstfinanzierung entsteht bei der Bildung von „stillen Reserven".
   a) Erläutern Sie den Begriff „stille Reserven".
   b) Erklären Sie, wie „stille Reserven" gebildet werden.
   c) Nennen Sie 2 Bilanzpositionen und erläutern Sie, wie in diesen Bilanzpositionen „stille Reserven" enthalten sein können.
6. Ein Altenwohn- und Pflegeheim verfügt über 29 Betten. Einige der Pflegebetten sollen durch modernere Betten ersetzt werden. Die Liefererrechnung beläuft sich auf 5 000 €. Die Zahlungsbedingungen des Lieferanten lauten: „Zahlung sofort mit 3 % Skonto oder innerhalb von 30 Tagen netto." Um den Skonto zu nutzen, müsste ein Kredit über den Überweisungsbetrag aufgenommen werden. Die Nettokreditkosten betragen 18 %. Lohnt sich die Kreditaufnahme?
   a) Wie viel € beträgt der Skontoabzug? Wie hoch ist die Überweisung?
   b) Wie viel Jahresprozent beträgt der Skontosatz für die kostenpflichtige Kreditzeit?
   c) Wie viel € betragen die Kreditkosten und der Finanzierungsgewinn?
   d) Nennen Sie Vorteile des Lieferantenkredits aus der Sicht des Lieferanten und des Kunden.
   e) Ein Passus im Kaufvertrag besagt, dass die Pflegebetten unter Eigentumsvorbehalt geliefert werden. Was bedeutet dieser Vermerk?
   f) Weshalb genügt der einfache Eigentumsvorbehalt vielfach bei Lieferungen an den Endverbraucher, nicht dagegen bei Lieferung an Wiederverkäufer?
   g) Nennen Sie mindestens 4 Fälle, in welchen der Eigentumsvorbehalt erlischt. Geben Sie jeweils ein Beispiel dazu.
   h) Wie könnten Formulierungen eines einfachen Eigentumsvorbehalts lauten?
7. Eine Bank zahlt ein Darlehen von 60 000 €, das mit 8 % Zinsen gegeben wird, zu 95 % aus. Die Bank berechnet 2 % Bearbeitungsgebühren und 30 € Spesen. Das Darlehen ist nach Ablauf von 10 Jahren in einer Summe zu tilgen. Wie hoch sind
   a) der Auszahlungsbetrag,
   b) die tatsächlichen Kreditkosten in Euro,
   c) der effektive Zinssatz?
8. Zur Modernisierung des Seniorenzentrums wird Kapital in Höhe von 750 000 € benötigt. Die Hausbank bietet dazu ein Darlehen mit wahlweise folgenden Bedingungen an:
   - Variante A: Laufzeit 10 Jahre, Rückzahlung in gleichen Jahresraten, Zinssatz 8 %
   - Variante B: Annuität 120 000 €, Zinssatz 8 %.

   Erstellen Sie rechnerisch die Tilgungspläne für die ersten 3 Jahre.
9. Die Sozialstation beabsichtigt den Kauf neuer Einsatzfahrzeuge im Wert von 30 000 €. Die Finanzierung soll mit einem Darlehen erfolgen. Die Hausbank unterbreitet folgendes Angebot: Zinssatz 5,25 %, Disagio 2 %, einmalige Bearbeitungsgebühr 0,5 %, Laufzeit 5 Jahre Tilgungsalternativen:
   - Variante 1: Gesamttilgung am Ende der Laufzeit in einem Betrag
   - Variante 2: Tilgung in 5 Raten, fällig jeweils am Jahresende
   - Variante 3: jährliche Annuität 6 977,20 € (1.–4. Jahr), Resttilgung im 5. Jahr

   a) Wie kommt ein Kreditvertrag grundsätzlich zustande?
   b) Welche Kreditarten gibt es?

c) Welche Darlehensarten liegen der Sozialstation jeweils vor?
d) Ermitteln Sie den Auszahlungs- und den Rückzahlungsbetrag der Darlehen.
e) Berechnen Sie die Zinsen, Tilgung und Gesamtbelastung für die einzelnen Jahre.
f) Ermitteln Sie die gesamten Kosten des Darlehens.

10. Der Geschäftsführer der Mustermann GmbH ist eine selbstschuldnerische Bürgschaft für einen Kredit in Höhe von 10 000 € zugunsten der GmbH eingegangen. Grenzen Sie diese Bürgschaft gegen eine Ausfallbürgschaft ab.
11. „Die Sicherungsübereignung ist für den Kreditgeber mit besonderen Gefahren behaftet!" Begründen Sie diese Feststellung.
12. Wie wird Eigentum an unbeweglichen Sachen übertragen?
13. Erläutern Sie Grundschuld und Hypothek.
14. Unterscheiden Sie Darlehen und Kontokorrentkredit.
15. Unterscheiden Sie zwischen Financial-Leasing und Operating-Leasing in Bezug auf Laufzeit, Kündigung, Investitionsrisiko und Anzahl der Leasingnehmer.
16. Ein ambulanter Pflegedienst steht vor der Entscheidung, eine EDV-Anlage zu kaufen oder zu leasen (Nutzungsdauer 3 Jahre). Da die Einrichtung erst seit Kurzem besteht, muss der Pflegedienst einen Kredit in voller Höhe aufnehmen, sofern er sich für einen Kredit entscheidet. Das Angebot für den Kredit bei der Hausbank weist folgende Konditionen auf:
    - Kreditsumme: 48 000 €
    - Laufzeit: 3 Jahre
    - Tilgung: in gleichen Jahresraten, beginnend am Ende des 1. Jahres
    - Zinssatz: 8 % p. a.

    Die Leasinggesellschaft bietet die EDV-Anlage wie folgt an:
    - voraussichtliche Mietzeit: 3 Jahre
      Der Vertrag ist innerhalb dieser Zeit kündbar. Sollte der Vertrag vorher gekündigt werden, wird eine Abschlusszahlung in Höhe von 4 000 € fällig.
    - Leasingraten: 5 200 € pro Vierteljahr nachschüssig während der ersten 3 Jahre; danach ist ein Kauf der EDV-Anlage zum Gesamtpreis von 15 000 € möglich.

    a) Vergleichen Sie die Liquiditätsbelastung der beiden Finanzierungsalternativen während der ersten 3 Jahre.
    b) Wie hoch sind die Gesamtkosten der Investitionen für beide Finanzierungsarten?
    c) Worin sehen Sie die Vorteile des Leasings im Vergleich zum Kauf, worin die Nachteile?
    d) Was versteht man unter dem Restwert beim Leasing?
    e) Was versteht man unter Andienungsrecht?
    f) Unterscheiden Sie Leasingverträge nach ihrer vertraglichen Ausgestaltung.
17. Ein Krankenhaus möchte eine Investition entweder über ein Leasingmodell oder eine Kreditfinanzierung durchführen. Vergleichen Sie die jährlichen Liquiditätsauswirkungen. Die in ▶ Tab. 7.11 aufgeführten Daten sind bekannt.
18. Ein ambulanter Pflegedienst hat Forderungen gegenüber den gesetzlichen Krankenkassen in Höhe von 160 000 € im Jahr. Ein Factor unterbreitet dem Pflegedienst folgendes Angebot:
    - Dienstleistungsgebühr: 1,6 % des Forderungsbetrags/-nennwerts
    - Delkrederegebühr: 0,9 % des Forderungsbetrags
    - Zinsen: 12 % p. a.

    Es werden 10 % des Forderungsbetrages als Sperrbetrag einbehalten. Ermitteln Sie die Factoring-Kosten für das Jahr.
19. Neben der Abzugsfähigkeit von Spenden gibt es weitere Motive der Spendenbereitschaft. Zählen Sie Gründe auf.
20. Welche Gründe sprechen für Public Private Partnership (PPP)?
21. Welche Modelle des Public Private Partnerships (PPP) kennen Sie?

Tab. 7.11 Daten zu Aufgabe 17.

Kredit:	Leasing
• Kreditsumme: 600 000 € • Kreditlaufzeit: 6 Jahre • Kreditzinsen: 8 % • Kredittilgung: 6 gleiche Raten	• Grundmietzeit: 4 Jahre • Abschlussgebühr: 10 % • Leasing-Raten pro Monat: 3 % • Anschlussmiete pro Monat: 15 000 €

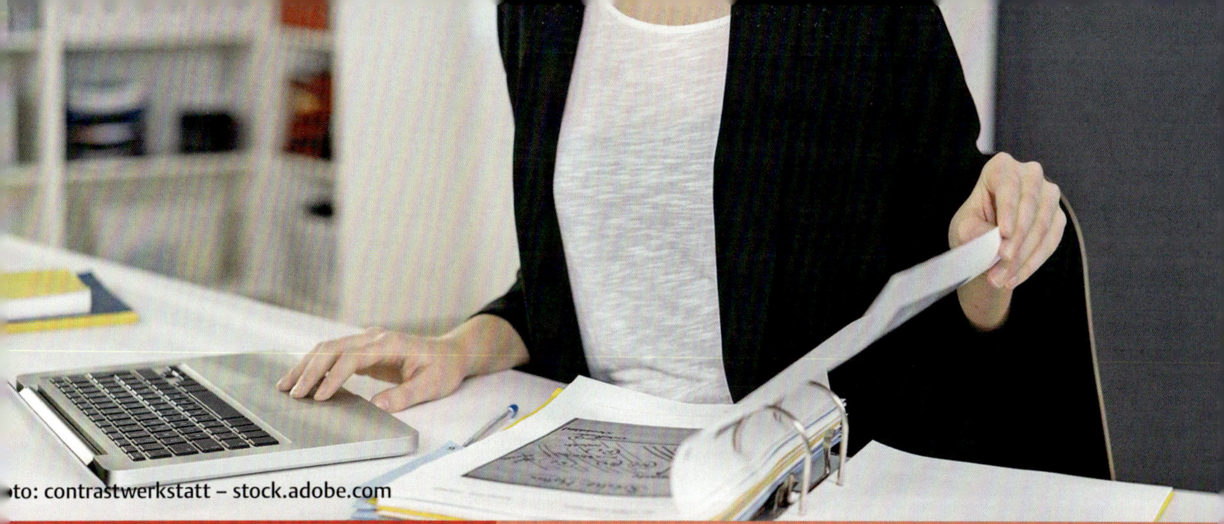

·to: contrastwerkstatt – stock.adobe.com

Kapitel 8

Betriebswirtschaftliche Kennzahlen

8 Betriebswirtschaftliche Kennzahlen

Anja Grethler

Kennzahlen sind wichtige Instrumente der Unternehmensführung. In der Betriebswirtschaftslehre setzt man sie ein, um Geschäftsprozesse messbar zu machen, Unternehmensziele festzulegen und die Produktivität oder die Rentabilität von Unternehmen zu bewerten. Kennzahlen können zum strategischen Controlling im Sinne von Frühwarnsystemen, Risiko- oder Krisenmanagement als auch zum operativen Controlling zur Steuerung des Betriebsgeschehens verwendet werden.

Definition

Über **Kennzahlen** bricht man komplizierte betriebswirtschaftliche Sachverhalte auf griffige Zahlen herunter und macht sie auf diese Weise vergleichbar. Mit Kennzahlen kann man das komplexe Unternehmensgeschehen objektivieren.

Kennzahlen sind nicht ohne jeden Vergleichsmaßstab zu beurteilen. In der Praxis ist der Vergleich mit anderen Unternehmen derselben Branche und Größenordnung üblich. Jede Abweichung der eigenen Kennzahl vom Benchmark ist zu überprüfen und zu hinterfragen.

Ebenso betrachtet man Kennzahlen im zeitlichen Verlauf, also von Monat zu Monat, von Quartal zu Quartal oder von Jahr zu Jahr, um Trends vorherzusehen und Entwicklungen des eigenen Unternehmens zu beobachten. Wie verändern sie sich (z. B. Gewinnentwicklung über die letzten drei Jahre)? Werden sie größer oder kleiner, nähern sie sich den angestrebten Sollvorgaben an oder aber entwickeln sie sich negativ und sprechen für eine Verschlechterung? Die Schlüsse, die das Management aus dem Vergleich zieht, sind die Grundlage für weitere Entscheidungen. Für einige Kennzahlen existieren allgemeingültige Richtwerte oder Margen (meist Branchendurchschnittswerte).

Merke

Was Kennzahlenwerte letztendlich aussagen, richtet sich auch immer nach der individuellen betrieblichen Situation. Eine falsche Interpretation von Kennzahlen kann unliebsame Auswirkungen haben und das Unternehmen läuft Gefahr, einen falschen Weg einzuschlagen.

Wichtig ist ferner, bei der Auswahl der Kennzahlen diejenigen auszuwählen, die für eine effektive Steuerung der Unternehmensbereiche zielführend sind. Diese richten sich z. B. nach

- Branchenzugehörigkeit,
- Größe,
- Investitionsbedingungen und Fremdkapitalbedarf,
- Personaleinsatz sowie
- Innovationsdruck des Unternehmens.

Ist das Unternehmen z. B. mit seinen Dienstleistungen sehr stark von der Kundenzufriedenheit abhängig, genügt es nicht, nur die Produktqualität anhand einer Kennzahl zu bestimmen. Es müssen auch die Kundenzufriedenheit mithilfe von Befragungen erforscht und die Ergebnisse in Kennzahlenform gefasst werden. Maßgeblich ist die Betrachtung mehrerer Kennzahlen, um Fehlinterpretationen durch Einzelergebnisse auszuschließen.

Kennzahlen können für alle betrieblichen Funktionsbereiche in Gesundheitsunternehmen erarbeitet werden.

Einen hohen Stellenwert nehmen Kennzahlen ein, die eine Aussage über den finanziellen Erfolg des Gesundheitsbetriebs ermöglichen. Sie sind für die kaufmännische Leitung von besonderer Wichtigkeit, um den Gesundheitsbetrieb zu lenken. Ebenso sind sie für Trägergremien oder Kapitalgeber von Bedeutung, die ein Interesse an der Verzinsung des eingesetzten Kapitals haben. Kennzahlen zur Finanz- und Ertragslage eines Gesundheitsbetriebes werden aus dem Jahresabschluss gewonnen. Der Jahresabschluss von Gesundheitsunternehmen zeigt den betrieblichen Ablauf über ein Geschäftsjahr in zahlenmäßig aufbereiteter Form zeitpunkt- (Bilanz) und zeitraumbezogen (Gewinn-und-Verlust-Rechnung). Die Bilanz gibt Auskunft über die Zusammensetzung des Vermögens und die Herkunft des Kapitals. Die Gewinn-und-Verlust-Rechnung informiert über die Art der Erträge und Kosten. ▶ Abb. 8.1 zeigt Positionen und Aufbau einer Krankenhausbilanz.

Die Bilanz und die Gewinn-und-Verlust-Rechnung sind nur zwei Komponenten des Jahresabschlusses. Auch der Anlagenspiegel, der Anhang und der Lagebericht gehören dazu. Bei Pflegeeinrichtungen besteht der Jahresabschluss außerdem aus einem Fördernachweis. Erst die Aufbereitung, Gruppierung und Verdichtung von Daten des Jahresabschlusses zu Kennzahlen führen zu Einsichten und Erkenntnissen. Dadurch lassen sich die wirtschaftliche Lage sowie die Zukunftsaussichten einer Einrichtung beurteilen. Übergeordnetes Ziel ist es, einen tieferen und zugleich breiteren Einblick in den Vermögens- und Kapitalaufbau, in die Finanzierung des Anlage- und Umlaufvermögens und in die Zahlungsfähigkeit und Rentabilität des eigenen Unternehmens zu bekommen. Die Analyse hilft nicht nur, Rückschlüsse auf interne Schwachstellen zu ziehen und Krisen frühzeitig zu erkennen, sondern bietet der Unternehmensleitung auch wertvolle Informationen zu Planung, Steuerung und Kontrolle des Betriebsgeschehens.

Aber auch leistungswirtschaftliche Kennzahlen etwa Kennzahlen, zur Erlösentwicklung (z. B. CM, CMI oder Anzahl Zusatzentgelte), Kennzahlen aus dem Personalbereich (S. 282) sowie Kennzahlen, die die Qualität der Leistungserbringung oder den Innovationsgrad eines Gesundheitsdienstleisters abbilden, können Hinweise über die Entwicklung des Unternehmens geben.

Aktiva	Passiva
A. Anlagevermögen	**A. Eigenkapital**
I. Immaterielle Vermögensgegenstände	1. Gezeichnetes Kapital
II. Sachanlagen	2. Kapitalrücklage
1. Grundstücke und grundstücksgleiche Rechte mit Betriebsbauten	3. Gewinnrücklage
2. Technische Anlagen	4. Gewinnvortrag/Verlustvortrag
3. Einrichtungen und Ausstattungen	5. Jahresüberschuss/Jahresfehlbetrag
4. Geleistete Anzahlungen und Anlagen im Bau	**B. Sonderposten aus Zuwendungen zur Finanzierung des Sachanlagevermögens**
III. Finanzanlagen	
1. Anteile an verbundenen Unternehmen	1. Sonderposten aus Fördermitteln nach dem KHG
B. Umlaufvermögen	2. Sonderposten aus Zuweisungen und Zuschüssen der öffentlichen Hand
I. Vorräte	3. Sonderposten aus Zuwendung Dritter
1. Roh-, Hilfs- und Betriebsstoffe	**C. Rückstellungen**
2. unterfertigte Leistungen	1. Rückstellungen für Pensionen und ähnliche Verpflichtungen
II. Forderungen und sonstige Vermögensgegenstände	2. Sonstige Rückstellungen
1. Forderungen aus Lieferungen und Leistungen	**D. Verbindlichkeiten**
2. Forderungen nach dem Krankenhausfinanzierungsrecht	1. Verbindlichkeiten gegenüber Kreditinstituten
3. Forderungen gegen verbundene Unternehmen	2. Verbindlichkeiten aus Lieferungen und Leistungen
4. Sonstige Vermögensgegenstände	3. Verbindlichkeiten gegenüber Gesellschaftern bzw. dem Krankenhausträger
III. Kassenbestand, Guthaben bei Kreditinstituten und Schecks	4. Verbindlichkeiten nach dem Krankenhausfinanzierungsrecht
C. Ausgleichsposten für Eigenmittelförderung	5. Verbindlichkeiten aus sonstigen Zuwendungen zur Finanzierung des Anlagevermögens
D. Rechnungsabgrenzungsposten	6. Verbindlichkeiten gegenüber verbundenen Unternehmen
	7. Sonstige Verbindlichkeiten
	E. Ausgleichsposten aus Darlehensförderung
	F. Rechnungsabgrenzungsposten
Bilanzsumme	Bilanzsumme

Abb. 8.1 Gliederung der Krankenhausbilanz.

Im Folgenden des Kapitels werden einige finanz- und erfolgswirtschaftliche Kennzahlen beschrieben und ihre Bedeutung kommentiert. Die Auswahl an Kennzahlen soll zur Veranschaulichung und Anregung dienen, ohne dabei vollständig sein zu können. ▸ Abb. 8.2 stellt ein Schema zur Einteilung der wichtigsten Kennzahlen zur Finanzanalyse dar.

8.1 Kennzahlen zur Beurteilung der Kapitalstruktur

Die gebräuchlichsten Kennzahlen zur Analyse der Kapitalstruktur sind die Eigen- und Fremdkapitalquote sowie der Verschuldungsgrad. Hier geht es um eine vertikale Bilanzanalyse. Diese Kennzahlen zeigen die Struktur der Passivseite der Bilanz und geben Auskunft über die unternehmerische Finanzierungsstruktur. Hauptzielsetzung dieser Kennzahlen sind, Finanzierungsrisiken abzuschätzen sowie über die Kreditwürdigkeit des Gesundheitsbetriebes zu informieren.

8.1.1 Eigenkapitalquote

Eine der wichtigsten Kapitalkennzahlen ist die Eigenkapitalquote. Sie erlaubt eine Aussage über den Anteil des Eigenkapitals am Gesamtkapital bzw. der Bilanzsumme, ausgedrückt in %. Die Formel für die Errechnung der Eigenkapitalquote zeigt folgendes Bild:

$$\text{Eigenkapitalquote} = \frac{\text{Eigenkapital}}{\text{Gesamtkapital}} \times 100\ \%$$

Unter dem Begriff Eigenkapital werden das (gezeichnete) Kapital, Kapital- und/oder Gewinnrücklagen, Gewinnvortrag und Jahresüberschuss zusammengefasst. Nach dem

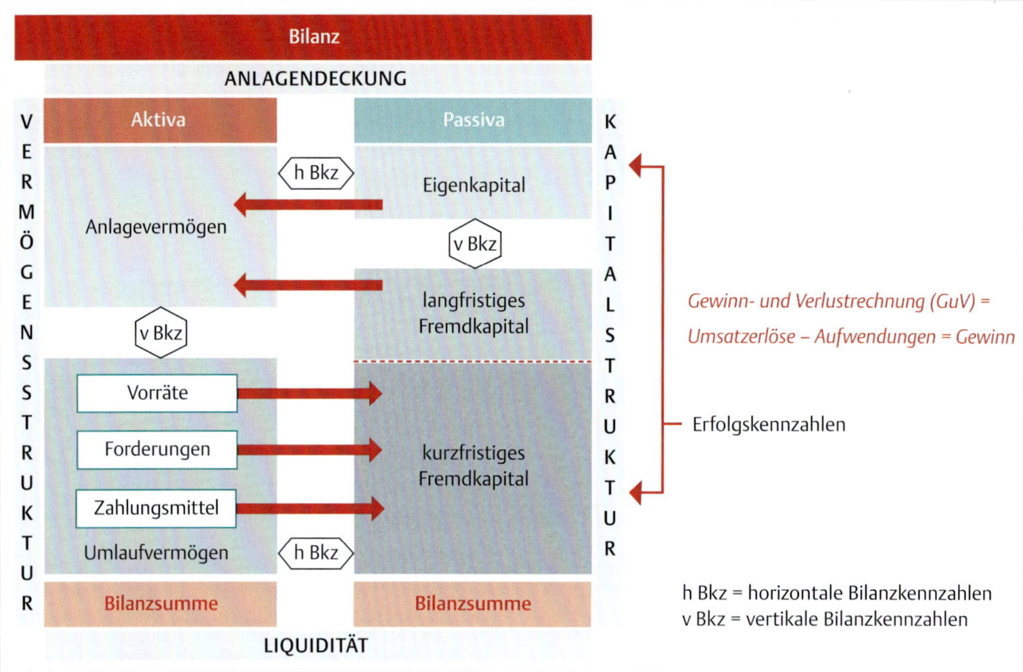

Abb. 8.2 Einteilung von Kennzahlen.

Gliederungsschema des HGB auch mit „A" auf der Passivseite gekennzeichnet (§ 266 Abs. 3 HGB). In deutschen Unternehmen liegt die Eigenkapitalquote je nach Branche in einer Größenordnung zwischen 15 und 30 %. Ohne Frage hängt die Bewertung auch von der Anlagenintensität ab. Anlagenintensive Unternehmen benötigen eine deutlich höhere Eigenkapitalquote. Die Eigenkapitalquote ist ein Kennzeichen für die finanzielle Stabilität des Gesundheitsbetriebes und ein Gradmesser für die finanzielle Unabhängigkeit gegenüber Fremdkapitalgebern. Je höher die Eigenkapitalquote ist, desto geringer ist die Insolvenzgefahr aus Überschuldung und mangelnder Zahlungsfähigkeit. Im Übrigen ist ein ausreichend hohes Eigenkapital eine wichtige Grundlage, um aus eigenen Mitteln Investitionen zu tätigen und Aufwendungen zu finanzieren. Eine hohe Eigenkapitalquote bedeutet für ein Gesundheitsunternehmen auch eine höhere Kreditwürdigkeit (Bonität) und steigert die Möglichkeit, Fremdkapital aufzunehmen. Im Umkehrschluss führt eine sinkende Eigenkapitalquote zu einer größeren Abhängigkeit des Unternehmens von fremden Geldgebern wie Banken und Lieferanten. Vor diesem Hintergrund spielt sie bei den Ratings der Banken eine zentrale Rolle und wird in der Praxis beim Vergleich von Unternehmen derselben Branche häufig genutzt.

Die Eigenkapitalquote kann bei gleichbleibender Bilanzsumme gesteigert werden, indem Fremdkapital durch Eigenkapital ersetzt wird oder der Gesundheitsbetrieb seine Bilanzsumme herabsetzt. Dies geschieht, indem er das Vermögen senkt, z. B. durch Reduktion der Vorräte an medizinischem Verbrauchsmaterial (Bestandsoptimierung, just-in-time), der Forderungsaußenstände (kürzere Kundenzahlungsziele, Mahnwesen, Einschaltung von Abrechnungsfirmen [Factoring]) oder des Anlagevermögens (z. B. durch Leasing).

Doch es gilt auch, dass Eigenkapital teurer ist als Fremdkapital und eine hohe Eigenkapitalquote sich u. U. negativ auf die Eigenkapitalrentabilität auswirkt (Leverage-Effekt). Gleichzeitig kann eine hohe Eigenkapitalquote auf fehlenden Investitionswillen hindeuten.

Branchenübergreifend lassen sich keine Vergleiche mit dieser Kennzahl anstellen, da sich die Werte je nach Branche erheblich unterscheiden.

B

Fallbeispiel

Ein Senioren- und Pflegeheim ist ein Regiebetrieb der Stadt Musterstadt. Das Seniorenheim weist in der Bilanz zum 31. Dezember 2019 ein Eigenkapital in Höhe von 1 807 709,25 € auf. Das Gesamtkapital bzw. die Bilanzsumme beläuft sich auf 7 506 647,32 €. Die Eigenkapitalquote beträgt:

$$\frac{1\,807\,709,25\ €}{7\,506\,647,32\ €} = 0,24 = 24,0\ \%$$

8.1.2 Fremdkapitalquote

Neben der Eigenkapitalquote ist die Fremdkapitalquote die bedeutendste vertikale Kapitalkennzahl. Diese Kennzahl gibt Auskunft, in welcher Höhe der Gesundheitsbetrieb mit Fremdkapital arbeitet. Sie ergibt sich aus dem Verhältnis zwischen Fremdkapital und Gesamtkapital (Bilanzsumme). Die Fremdkapitalquote wird wie folgt errechnet:

$$\text{Fremdkapitalquote} = \frac{\text{Fremdkapital}}{\text{Gesamtkapital}} \times 100\ \%$$

Die Fremdkapitalquote ist das Gegenstück zur Eigenkapitalquote. Es gilt:

$$\text{Eigenkapitalquote} + \text{Fremdkapitalquote} = 100\ \%$$

Formales Fremdkapital sind die in § 266 Abs. 3 HGB unter Positionen B und C auf der Passivseite der Bilanz aufgeführten Bestandteile.

Seine herausgehobene Stellung erlangt die Bilanzkennzahl „Fremdkapitalquote" aufgrund der Tatsache, dass der Jahresabschluss für Dritte die einzig zuverlässige Informationsquelle ist. Vor allem Kreditgeber richten sich bei ihren Entscheidungen über die Kreditvergabe an Bilanzkennzahlen aus und zwingen Unternehmen, bestimmte Normen hinsichtlich der Fremdkapitalquote zu erfüllen. Je höher der Anteil an Fremdkapital ist, desto weniger sind Banken bereit, Kredite zu bewilligen. Die Fremdkapitalquote wird so zu einem Indikator für die Bonitätseinschätzung durch Kreditinstitute.

Je geringer die Fremdkapitalquote ist, desto weniger Schulden – im Verhältnis zum Gesamtkapital – müssen an Kreditgeber zurückgezahlt werden. Tendenziell dezimiert sich bei einer geringen Fremdkapitalquote das Ausfallrisiko der Gläubiger, da die Gläubigerforderungen zu einem höheren Prozentsatz durch das Unternehmensvermögen gedeckt sind. Die Aussagekraft der ermittelten Fremdkapitalquote hängt von Kriterien wie Wirtschaftszweig, Betriebszweck, Betriebsgröße und Rechtsform ab.

8.1.3 Verschuldungsgrad

Wird das Fremd- auf das Eigenkapital bezogen, so sprechen wir vom Verschuldungsgrad. Als Formel:

$$\text{Verschuldungsgrad} = \frac{\text{Fremdkapital}}{\text{Eigenkapital}} \times 100\ \%$$

Werden Kredite aufgenommen, steigt der Verschuldungsgrad. Eine Erhöhung des Verschuldungsgrades geht mit einer entsprechenden prozentualen Erhöhung der Fremdkapitalquote bzw. mit einer Minderung der Eigenkapitalquote einher. Dies gilt bei einer Senkung des Verschuldungsgrades analog umgekehrt.

M!

Merke

Im Allgemeinen gilt: Je mehr der Verschuldungsgrad steigt, desto abhängiger wird das Unternehmen von externen Gläubigern und die Möglichkeit, weiteres Fremdkapital aufzunehmen, nimmt ab.

Außerdem steigt das Risiko einer Überschuldung. Folglich ist ein niedriger Verschuldungsgrad erstrebenswert. Andererseits kann er auch ausdrücken, dass das Unternehmen nicht alle Potenziale nutzt. Es könnte wirtschaftlich sein, wenn das Unternehmen mehr Fremdkapital einsetzt. Das zeigt sich im sogenannten Leverage-Effekt.

Eine „klassische Finanzierungsregel" besagt, dass das Verhältnis der Kapitalien untereinander 1:1 sein soll, d. h. Fremd- und Eigenkapital sollten wenn möglich gleich groß sein. Dieses Prinzip wird damit begründet, dass die Eigentümer des Unternehmens nicht weniger zur Finanzierung beitragen sollen (durch Kapitaleinlagen und Selbstfinanzierung) als die Gläubiger. In der erweiterten Fassung ist ein Verhältnis von Fremd- zu Eigenkapital = 2:1 anzustreben. Entscheidender als die Einhaltung solch starrer Regeln ist die Orientierung an branchenüblichen Verhältnissen oder die Entwicklung innerhalb eines Unternehmens im Zeitverlauf. Diese Regeln können nur als Faustregeln betrachtet werden. Neben der Branche ist die Verschuldung auch von der Rechtsform des Unternehmens bestimmt. Kapitalgesellschaften haben im Durchschnitt eine höhere Eigenkapitalausstattung als Personengesellschaften.

8.1.4 Anteil des langfristigen und des kurzfristigen Fremdkapitals

Weitere Kennzahlen zur Analyse der Kapitalstruktur sind der Anteil des langfristigen und des kurzfristigen Fremdkapitals. Die Formeln setzten sich wie folgt zusammen:

$$\text{Anteil des langfristigen Fremdkapitals} = \frac{\text{langfristiges Fremdkapital}}{\text{Gesamtkapital}} \times 100\ \%$$

$$\text{Anteil des kurzfristigen Fremdkapitals} = \frac{\text{kurzfristiges Fremdkapital}}{\text{Gesamtkapital} \times 100\ \%}$$

Der Anteil des langfristigen und des kurzfristigen Fremdkapitals zeigt, in welchen Zeiträumen die Schulden zurückzuzahlen sind. Unternehmen sind in der Regel bemüht, den Anteil des kurzfristigen Fremdkapitals möglichst klein zu halten. Je höher der Anteil des kurzfristigen Fremdkapitals am Gesamtkapital ist, desto schlechter ist es für das Unternehmen, da das Finanzierungsrisiko steigt und sich mögliche Forderungsausfälle auf die Liquidität des Unternehmens negativ auswirken. Eine Veränderung des Fremdkapitals in Richtung langfristige Verbindlichkeiten wird positiv, ein Übergewicht des kurzfristigen Fremdkapitals eher negativ beurteilt.

8.1.5 Eigenkapitalquote II und Förderquote (Exkurs)

Im Krankenhaus und bei Pflegeeinrichtungen ergeben sich Besonderheiten, die auf das dualistische Finanzierungssystem zurückzuführen sind. Ein großer Teil ihrer Investitionen wird durch Fördermittel (z. B. eines Bundeslandes) finanziert. Diese Finanzierungsform wird auf der Passivseite der Bilanz abgebildet. Dazu werden Sonderposten gebildet. Sonderposten stehen in der Bilanz unterhalb des Eigenkapitals und werden jährlich um den Anteil der geförderten Abschreibungen vermindert.

Der Begriff des Sonderpostens sowie seine Bildung und Auflösung wird z. B. in § 5 Abs. 2 und Abs. 3 der Krankenhausbuchführungsverordnung (KHBV) beschrieben. In der Gliederung der Krankenhausbilanz wird der Sonderposten in drei Arten unterteilt. Diese richten sich nach den Quellen der Fördermittel. Sobald Krankenhäuser in den Krankenhausplan des für ihn zuständigen Bundeslandes aufgenommen sind, können sie zur Finanzierung von Investitionen Fördermittel von diesem Land erhalten (§ 4 Nr. 1 KHG). Diese werden jährlich pauschal von den Ländern festgesetzt (Pauschalförderung). Ergänzend können auf Antrag Fördermittel eingeräumt werden (Einzelförderung z. B. für Bauvorhaben). In diesem Fall ist in der Bilanz ein „Sonderposten aus Fördermitteln nach dem KHG" (§ 5 Abs. 3 KHBV) zu bilden. Auch außerhalb dem KHG können Fördermittel der öffentlichen Hand generiert werden, wobei hierbei die öffentliche Hand nicht als Träger des Krankenhauses handeln darf. Die Zuweisungen und Zuschüsse der öffentlichen Hand sind auf der Passivseite als „Sonderposten aus Zuweisungen und Zuschüssen der öffentlichen Hand" (§ 5 Abs. 2 KHBV) auszuweisen. Schließlich können Fördermittel von Dritten zur Verfügung gestellt werden (z. B. in Form von Spenden, durch Fördervereine etc.), bilanziert auf der Passivseite als „Sonderposten aus Zuweisungen Dritter". Allen gemeinsam ist, dass es eine Zweckbindung der Fördermittel für die Verwendung zur Anschaffung von Anlagevermögen gibt. Bei zweckentsprechender Verwendung besteht für diese Mittel keine Rückzahlungspflicht. Der Sonderposten kann dadurch einen Eigenkapitalcharakter erhalten.

Aus diesem Grunde ist es sinnvoll, weitere Kennzahlen zu betrachten, in denen die Sonderposten (SoPo) mit aufgenommen werden. Als Kennzahlen werden die „Eigenkapitalquote II" und die „Förderquote" gebildet:

$$\text{Eigenkapitalquote II} = \frac{\text{Eigenkapital} + \text{SoPo}}{\text{Gesamtkapital}} \times 100\ \%$$

$$\text{Förderquote} = \frac{\text{Sonderposten}}{\text{Gesamtkapital}} \times 100\ \%$$

8.2 Kennzahlen zur Beurteilung der Vermögensstruktur

Bei der Analyse der Vermögensstruktur geht es um eine vertikale Analyse der Bilanzstruktur. Es wird die Aktivseite der Bilanz analysiert und Beziehungen zwischen Aktivpositionen und dem Gesamtvermögen hergestellt. Die Untersuchung der Vermögensstruktur soll die Frage klären, wie das Vermögen im Unternehmen verteilt ist. Ziel ist es, ein umfassendes Bild über die Art und Zusammensetzung des Vermögens zu gewinnen sowie die Dauer der Vermögensbindung zu verdeutlichen. Ergänzt wird die Vermögensstrukturanalyse durch Bildung zusätzlicher Kennzahlen wie z. B. die Kennzahl Debitorenlaufzeit, Anlagenabnutzungsgrad oder der Investitionsquote, die nicht Gegenstand der folgenden Ausführungen sind.

8.2.1 Anlagenintensität (Anlagenquote)

Die Anlagenintensität gibt Auskunft über den Vermögensaufbau eines Unternehmens. Sie ergibt sich aus dem Verhältnis von Anlagevermögen zu Gesamtvermögen und veranschaulicht, wie viel Prozent des Gesamtvermögens langfristig im Unternehmen gebunden sind. Das gesamte Anlagevermögen besteht aus immateriellen Vermögensgegenständen, Sachanlagen und Finanzanlagen. Das Gesamtvermögen ist der Bilanzsumme gleichzustellen. Die Kennzahl wird auch als Anlagenquote betitelt. Die Anlagenintensität wird allgemein wie folgt definiert:

$$\text{Anlagenintensität} = \frac{\text{Anlagevermögen}}{\text{Gesamtvermögen}} \times 100\ \%$$

Je höher das Anlagevermögen im Vergleich zum Gesamtvermögen und je höher dadurch die Anlagenintensität ist, umso anlageintensiver ist das Unternehmen und desto größer der Druck, der durch die fixen Kosten (Abschreibungen, Instandhaltungen etc.) entsteht. Fixe Kosten fallen unabhängig von der Geschäftstätigkeit an. Diese Kosten zwingen das Unternehmen, sich um die Vollauslastung der Kapazitäten zu bemühen. Zudem gestattet die Intensitätskennzahl auch Rückschlüsse auf die Anpassungsfähigkeit des Unternehmens. Mit steigender Anlagenintensität vermindert sich die Flexibilität des Unternehmens an wandelnde Marktbedingungen. Der Betrieb kann seine Kapazitäten bei wirtschaftlichen Veränderungen nicht schnell genug anpassen. Im Vergleich dazu ist ein Unternehmen mit geringer Anlagenintensität flexibler, weil es sich schneller den veränderten Marktverhältnissen anpassen kann. Die Anlagenintensität ist insofern ein Maßstab für die Anpassungsfähigkeit oder Flexibilität eines Unternehmens.

Die Höhe der Anlagenintensität variiert zwischen den Branchen nicht unbeträchtlich. Infolgedessen ist hier ein Branchenvergleich besonders aussagekräftig. Krankenhäuser z. B. benötigen sehr viel Sachanlagevermögen. Sie haben aufgrund des Gebäudes, der technischen Anlagen, der Einrichtungen (z. B. Operationseinrichtungen) und den Ausstattungen tendenziell eine hohe Anlagenintensität. Eine hohe Anlagenintensität setzt in der Regel einen hohen Anteil an Eigenkapital bzw. langfristigem Fremdkapital am Gesamtkapital voraus. Investitionen führen zur Steigerung der Kennzahl, mangelnde Investitionen bewirken das Gegenteil. Ein Rückgang der Anlagenintensität kann z. B. darauf begründet sein, dass Investitionsmaßnahmen in das Anlagevermögen unterlassen wurden und Anlagen überaltert sind, z. B. hervorgerufen durch einen Investitionsstau. Für die zukünftige Aufrechterhaltung der Wettbewerbsfähigkeit werden später mehr Investitionsausgaben nötig. Ein Absinken der Anlagenintensität ist eventuell auch auf erhöhtes Leasing zurückzuführen. Indes kann eine im Branchenvergleich überdurchschnittliche Anlagenintensität auf eine überdurchschnittlich moderne Infrastruktur hindeuten.

Um festzustellen, ob die Höhe des Anlagevermögens im Verhältnis zur Leistung angemessen ist, bietet sich die Gegenüberstellung vom Anlagevermögen zu den Umsatzerlösen an (Vermögensintensität). Die Vermögensintensität ergibt sich wie folgt:

$$\text{Vermögensintensität} = \frac{\text{Anlagevermögen}}{\text{Umsatzerlöse}} \times 100\ \%$$

Liegt die Kennzahl deutlich über dem Branchendurchschnitt, steht der Output nicht im optimalen Verhältnis zur vorgehaltenen Infrastruktur.

8.2.2 Umlaufintensität (Umlaufquote)

Das Spiegelbild zur Anlagenintensität ist die Umlaufintensität. Dargestellt wird der Anteil des Umlaufvermögens am Gesamtvermögen. Die Kennzahl errechnet sich wie folgt:

$$\text{Umlaufintensität} = \frac{\text{Umlaufvermögen}}{\text{Gesamtvermögen}} \times 100\ \%$$

Generell gilt:

$$\text{Anlagenintensität} + \text{Umlaufintensität} = 100\ \%$$

Die Wirtschaftlichkeit eines Unternehmens ist umso größer, je höher die Umlaufintensität ist. Denn ist der Anteil des Umlaufvermögens am Gesamtvermögen hoch, ist der Anteil des Anlagevermögens, das fixe Kosten verursacht, geringer. Das bedeutet, desto intensiver wird die vorhandene Kapazität genutzt und die fixen Kosten pro Stück sinken gleichzeitig. Dadurch verbessert sich die Ertragslage des Unternehmens. Eine intensive Nutzung der Kapazität führt auch zu höheren Umsatzerlösen.

Eine hohe Umlaufintensität, die mit einer geringen Anlagenintensität korrespondiert kann andererseits „negativ" ausgelegt werden. Eine hohe Umlaufintensität kann durch eine zu hohe und teure Lagerhaltung (z. B. aufgrund von Überbeständen oder eines zu breiten Sortiments), zu hohe Liquiditätsbestände, lange Durchlaufzeiten in der Leistungserstellung und/oder eine mangelnde Zahlungsbereitschaft oder -fähigkeit der Kunden verursacht werden. Es wird deutlich, dass immer der betriebswirtschaftliche Rahmen eine Rolle spielt. Eine abschließende Wertung kann nur durch einen Branchenvergleich vorgenommen werden.

Fallweise kann es aufschlussreich sein, nur das Vorratsvermögen oder die Forderungen aus Lieferungen und Leistungen in Beziehung zum Gesamtvermögen zu setzen. Es lassen sich zwei Kennzahlen, die Vorrats- und Forderungsintensität, bilden, die Aufschluss über die Absatzlage des Unternehmens geben.

Die Vorratsintensität (Vorratsquote) – auch als Grad der Lagerhaltung oder Lagerintensität bezeichnet – beschreibt dabei den Anteil der Vorräte, z. B. Medikamente, am Gesamtvermögen. Sie lässt sich wie folgt berechnen:

$$\text{Vorratsintensität} = \frac{\text{Vorratsvermögen}}{\text{Gesamtvermögen}} \times 100\ \%$$

Die Kennziffer ermittelt, wie viel des Gesamtvermögens als Vorrat gebunden ist, d. h. sie gibt Aufschluss über die Kapitalbindung in den Vorräten. Eine hohe Vorratsquote kann ein Indiz für überhöhte Lagerbestände (zu geringer Lagerumschlag bzw. zu hohe Lagerdauer) sein. Es sollte darauf geachtet werden, dass der Lagerbestand nicht zu hoch ist, denn diese Vorräte sind mit Werthaltigkeits- (Verderb, Schwund oder Wertverlust) und Liquidationsrisiken verbunden.

Die Forderungsquote zeigt den Anteil der Forderungen zum Gesamtvermögen auf. Die Formel für die Forderungsquote lautet:

$$\text{Fordungsintensität} = \frac{\text{Forderungen}}{\text{Gesamtvermögen}} \times 100\ \%$$

Ein hoher Anteil an ausstehenden Forderungen kann auf zukünftige Bareingänge hinweisen. Zudem kann dies späte Zahlungseingänge bzw. eine schlechte Zahlungsmoral oder -fähigkeit der Kunden anzeigen. Hohe Forderungsbestände können mit einem erhöhten Ausfallrisiko verbunden sein. Die Kennzahl kann je nach vorherrschender Zahlungsart in einer Branche unterschiedlich ausfallen. Des Weiteren muss zur Interpretation der Kennzahl ein mögliches Factoring des Unternehmens beachtet werden.

8.3 Kennzahlen zur Beurteilung der Liquidität

Bei der Analyse der Liquidität geht es um die Beurteilung der Liquiditätslage eines Gesundheitsbetriebes.

Definition

Mit der **Liquidität** wird die Zahlungsfähigkeit eines Unternehmens beschrieben. „Liquide sein" heißt so viel wie „flüssig" sein. Ein Unternehmen ist liquide, wenn es in der Lage ist, seine fälligen Zahlungsverpflichtungen fristgerecht zu erfüllen.

Die Aufrechterhaltung der Zahlungsfähigkeit durch Bereitstellung ausreichender liquider Mittel stellt ein wichtiges Unternehmensziel dar. Um die Liquiditätslage eines Unternehmens näher zu betrachten, werden Liquiditätskennzahlen gebildet. Die Liquiditätskennzahlen stellen Positionen des Umlaufvermögens in Relation zu den kurzfristigen Verbindlichkeiten. Sie heben sich durch die unterschiedliche Einbeziehung von Aktivposten gegeneinander ab. Die benötigten Daten zur Berechnung der Liquiditätskennzahlen werden aus der Bilanz entnommen.

Es handelt es sich um horizontale Bilanzkennzahlen. Eine Liquiditätskennzahl gibt an, zu wie viel Prozent die kurzfristigen Verbindlichkeiten durch vorhandene Liquidität am Bilanzstichtag, also zeitpunkt- und vergangenheitsbezogen, gedeckt sind. Da bei der Ermittlung der Liquidität der Ausgangspunkt der jeweilige Bilanzstichtag ist, spricht man von Stichtagsliquidität. Die begrenzte Aussagefähigkeit einer solchen Betrachtungsweise ist offenkundig, denn eine Liquiditätskennzahl zum 31.12. eines Jahres sagt wenig über die Liquiditätssituation am 3.2. des nächsten Jahres aus. Die liquiditätsmäßigen Verhältnisse können sich seit dem Bilanzstichtag erheblich verändert haben. Es wird eine Einschätzung über die Liquiditätssituation zu einem bestimmten Zeitpunkt getroffen und nicht über die zukünftige Liquidität. Die Auswirkungen kommender Auszahlungen (z. B. Material- oder Gehaltszahlungen) werden angesichts der Stichtagsbezogenheit der Bilanz nicht einbezogen. Hierfür wäre ein Finanzplan notwendig. Tendenziell lässt sich jedoch sagen, dass ein höherer Wert positiv zu bewerten ist, da dies auf eine bessere Zahlungsfähigkeit des Gesundheitsbetriebes schließen lässt. In der Regel werden drei verschiedene Liquiditätsgrade ermittelt:

8.3.1 Liquiditätsgrad I (Liquidität 1. Grades)

Die Liquidität I (Cash Ratio) wird auch Barliquidität genannt. Die Rechenformel lautet:

$$\text{Liquidität I} = \frac{\text{liquide Mittel}}{\text{kurzfristiges Fremdkapital}} \times 100\ \%$$

Sie ermöglicht eine Analyse, inwieweit ein Unternehmen seine offenen kurzfristigen Verbindlichkeiten allein durch seine liquiden Mittel bedienen kann. Ist der Liquiditätsgrad 100 %, so ist volle Deckung von Zahlungsverpflichtungen durch Zahlungsmittel sichergestellt. Ist der Liquiditätsgrad kleiner als 100 %, so besteht eine Unterdeckung. Eine positive Liquidität (über 100 %) signalisiert, dass die kurzfristig liquidierbaren Vermögenswerte die kurzfristigen Verbindlichkeiten übersteigen. Die Zahlungsmittel, die als Guthaben auf Bankkonten oder seltener als Bargeld im Kassenbestand verfügbar sind, können direkt für die Zahlung fälliger Schulden herangezogen werden. Ein Liquiditätsgrad über 100 % ist in der Regel nicht notwendig, da die Forderungen aus Lieferungen und Leistungen sowie weitere kurzfristige Vermögensgegenstände auch zur Deckung der kurzfristigen Verbindlichkeiten beitragen. Angesichts des grundlegenden Zielkonfliktes zwischen Rentabilität und Liquidität ist eine zu hohe Liquidität I nicht attraktiv. Eine hohe Liquidität wirkt sich negativ auf die Rendite aus. Anzustreben ist eine „Barliquidität" zwischen 10 und 20 %, um kurzfristige Verbindlichkeiten schnell bedienen und bei Lieferantenrechnungen den Skontoabzug vornehmen zu können.

Die Liquidität 1. Grades lässt sich in der zeitlichen Entwicklung bei einem bestimmten Unternehmen (Zeitvergleich) beobachten und mit anderen Unternehmen vergleichen (Betriebsvergleich).

8.3.2 Liquiditätsgrad II (Liquidität 2. Grades)

Der Liquiditätsgrad II (Quick Ratio) gilt als eine der wichtigsten Liquiditätskennzahlen. Bei der Liquidität II werden über den Zahlungsmittelbestand hinaus auch die kurzfristigen Forderungen berücksichtigt und ins Verhältnis zu den kurzfristigen Verbindlichkeiten bzw. dem kurzfristigen Fremdkapital gesetzt. Zu den kurzfristigen Forderungen gehören solche Forderungen, die eine Restlaufzeit bis zu einem Jahr haben (§ 268 Abs. 4 HGB). Die Barmittel werden somit um den kurzfristigen in Barmittel umwandelbaren Teil des Umlaufvermögens ergänzt. Formeltechnisch ändert sich nicht viel. Die Formel des Liquiditätsgrades II lautet:

$$\text{Liquidität II} = \frac{\text{liquide Mittel} + \text{kurzfristige Forderungen}}{\text{kurzfristiges Fremdkapital}} \times 100\ \%$$

Als ideal gilt für die Liquidität II eine Zielvorgabe von mindestens 100 %. Ein Wert von 100 % zeigt auf, dass ein Unternehmen mit seinen liquiden Mitteln und den kurzfristig zu erwarteten Zahlungen der Debitoren in der Lage ist, seine kurzfristigen Verbindlichkeiten zu begleichen. Unternehmens- bzw. branchenabhängig sind auch höhere Zielwerte üblich. Ist der Liquiditätsgrad größer als 100 %, so gibt es mehr schnell verfügbares Guthaben als kurzfristig fällige Verbindlichkeiten. In dieser Situation wäre die Liquidität erfüllt. Bei einem Wert kleiner als 100 % könnte dieser ein Hinweis auf eine angespannte Liquidität sein. Nach einer Erfahrungsregel sollte mindestens die Liquidität 2. Grades bereits eine volle Deckung der kurzfristigen Verbindlichkeiten ergeben.

Wie bei der Liquidität 1. Grades ist zu bemerken, dass ein hoher Bestand an monetären Vermögenswerten (insbesondere hoher Forderungsbestand und/oder Kassenbestand) einer hohen Rentabilität entgegensteht.

8.3.3 Liquiditätsgrad III (Liquidität 3. Grades)

Werden die liquiden Mittel und die Forderungen um die Vorräte ergänzt, lässt sich der Liquiditätsgrad III (Current Ratio) ermitteln. Hierdurch steht jetzt das gesamte Umlaufvermögen im Zähler. Die Rechenformel der Liquidität III lautet:

$$\text{Liquidität III} = \frac{\text{Umlaufvermögen}}{\text{kurzfristiges Fremdkapital}} \times 100\ \%$$

also

$$\text{Liquidität III} = \frac{\text{liquide Mittel} + \text{kurzfristige Forderungen} + \text{Vorräte}}{\text{kurzfristiges Fremdkapital}} \times 100\ \%$$

Für die Liquidität III gelten branchenabhängige Richtwerte von bis zu 200 % als ideal, d. h. das Umlaufvermögen sollte das Zweifache – also 200 % – der kurzfristigen Verbindlichkeiten betragen (2:1-Regel). Liegt der Liquiditätsgrad III unter 100 % wird der Grundsatz der Fristenkongruenz verletzt, da ein Teil des langfristigen Anlagevermögens kurzfristig finanziert wird. Eine Liquidität III von deutlich über 200 % deutet umgekehrt auf eine hohe Kapitalbindung im Umlaufvermögen hin. Die Bestände im Lager sind zu hoch.

8.3.4 Working Capital

Das Working Capital ist eine weitere Größe, deren Betrachtung eine Aussage über die Liquiditätsentwicklung der Unternehmung im Zeitablauf ermöglicht. Errechnet wird das Working Capital als Differenz zwischen dem kurzfristig gebundenen Umlaufvermögen und den kurzfristigen Verbindlichkeiten. Es wird auch als Nettoumlaufvermögen bezeichnet. Klassisch ist das Working Capital wie folgt definiert:

$$\text{Working Capital} = \text{Umlaufvermögen} - \text{kurzfristiges Fremdkapital}$$

$$\text{Working Capital} = \text{Eigenkapital} + \text{langfristiges Fremdkapital} - \text{Anlagevermögen}$$

Dieser Wert verdeutlicht, welcher Teil des kurzfristig verfügbaren Vermögens nicht zur Finanzierung der kurzfristigen Verbindlichkeiten erforderlich ist (▶ Abb. 8.3).

Ein hoher Wert steht für eine verbesserte Liquidität. Folglich sollte der Wert des Working Capitals mindestens > 0 sein. Ein positives Working Capital sagt aus, dass ein Teil des Umlaufvermögens langfristig finanziert ist. Eine negative Zahl ist ein Hinweis, dass ein Teil des langfristigen Vermögens mit kurzfristigem Fremdkapital bezahlt wird. In diesem Fall besteht ein Verstoß gegen den Grundsatz der Fristenkongruenz. Somit ermöglicht die Kennziffer „Working Capital" auch eine Aussage über die Bonität eines Unternehmens. Die Aussagekraft lässt sich mit der Liquidität 3. Grades gleichsetzen. Ein Working Capital von Null, entspricht einer Liquidität 3. Grades von 100 %. Auch diese Kennzahl unterstellt, dass die Liquidität eines Unternehmens umso besser ist, je langfristiger Zahlungsverpflichtungen und je schneller die Verflüssigungsmöglichkeiten (Liquidierbarkeit) zum Bilanzstichtag sind. Unter dem Gesichtspunkt der Rentabilität ist jedoch ein möglichst geringes Working Capital anzustreben (Zielkonflikt zwischen Rentabilität und Liquidität).

8.4 Kennzahlen zur Beurteilung der Finanzstruktur

Bei der Finanzierung eines Unternehmens sollten Regeln berücksichtigt werden.

Als Faustregel gilt, dass langfristige Vermögensgegenstände auch durch dem Unternehmen langfristig zur Verfügung stehendes Kapital und kurzfristiges Vermögen mit kurzfristigen Mitteln finanziert werden sollte („goldene Finanzierungsregel"). Im Vordergrund steht der Gedanke der fristenkongruenten Finanzierung des Vermögens. Die Fristigkeit der Finanzierungsmittel sollte der Nutzungsdauer der damit finanzierten Investitionsobjekte entsprechen. Hieraus kann die „goldene Bilanzregel" hergeleitet werden. In ihrer engsten Fassung wird gefordert, dass langfristig gebundenes Kapital im Anlagevermögen durch Eigenkapital gedeckt ist, um die Betriebsbereitschaft durch Erhaltung der Anlagen zu sichern. In einer weiteren Fassung gilt, dass das Anlagevermögen langfristig, also mit Eigenkapitel und durch langfristiges Fremdkapital, finanziert sein soll.

Die Finanzierungsgewohnheiten der Praxis zeigen, dass von der goldenen Bilanzregel in ihrer engen Fassung abgewichen wird. Gleichwohl sind viele Unternehmen da-

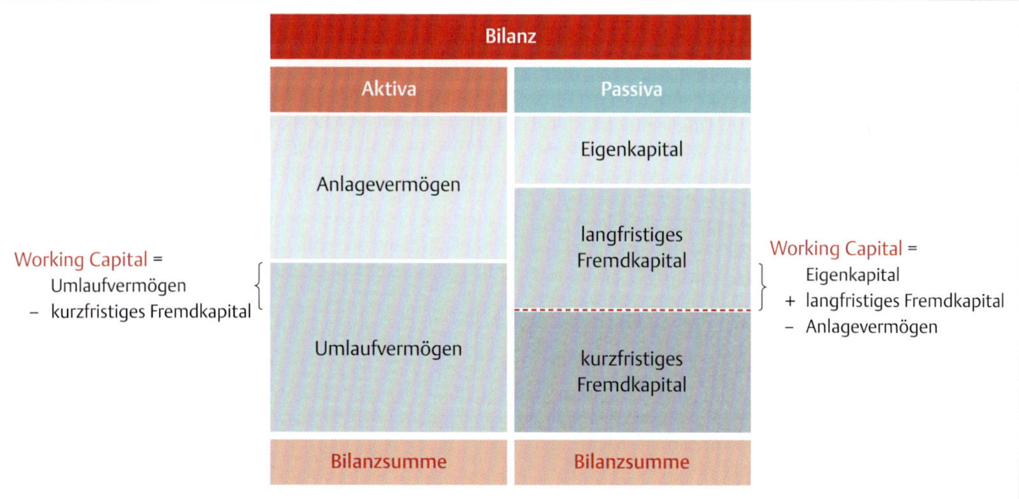

Abb. 8.3 Working Capital.

rauf bedacht, die Finanzierung des langfristig gebundenen Vermögens durch langfristiges Kapital sicherzustellen. Die Kennzahlen der Anlagendeckung berechnen diese Relation. Sie beschreiben die Finanzierungsverhältnisse und stellen Beziehungen zwischen der Finanzmittelverwendung (Investition) und der Finanzmittelherkunft (Finanzierung) her. Dabei werden bestimmte Positionen der Passivseite mit bestimmten Positionen der Aktivseite der Bilanz nebeneinandergestellt. Die Kennzahlen der Anlagendeckung veranschaulichen, mit welchen Mitteln das Anlagevermögen finanziert wurde. Sie zählen zu den horizontalen Bilanzkennzahlen. Je nach Strenge der Auslegung, unterscheidet man den Deckungsgrad I, den Deckungsgrad II sowie den Deckungsgrad III.

8.4.1 (Anlagen-)Deckungsgrad I

Der „Anlagendeckungsgrad I" stellt fest, in welchem Umfang das Anlagevermögen durch Eigenkapital gedeckt ist. Der Anlagendeckungsgrad I ergibt sich wie folgt:

$$\text{Deckungsgrad I} = \frac{\text{Eigenkapital}}{\text{Anlagevermögen}} \times 100\ \%$$

Bei der Definition des Eigenkapitals spielt die förderrechtliche Situation von Gesundheitsunternehmen wie Krankenhäuser oder Pflegeheimen eine entscheidende Rolle. Je nach Definition des Eigenkapitals ergeben sich unterschiedliche Versionen der Anlagendeckung. Zum Anlagevermögen gehören Grundstücke mit Betriebsbauten wie Bettenhäuser, Praxisgebäude (dazu zählen auch Wirtschaftsgebäude wie Wäscherei und Küche sowie Verwaltungsgebäude), technische Anlagen (z. B. Fahrstühle, Computertomografen oder Klimaanlagen) sowie Einrichtungen und Ausstattungen. Alle Positionen sind aus der Bilanz zu entnehmen.

Das Anlagevermögen ist langfristig gebundenes Vermögen und dazu bestimmt, dem Unternehmen unendlich lange zu nutzen. Es muss infolgedessen langfristig finanziert werden. Damit wird gewährleistet, dass im Falle einer Krise keine Anlagegüter verkauft werden müssen, um den Tilgungsverpflichtungen termingerecht nachzukommen. Die sicherste Deckung des Anlagevermögens ist ohne Frage das Kapital, das von den Gläubigern nicht zurückgefordert werden kann. Der Deckungsgrad I legt die Gegenüberstellung von langfristig zur Verfügung stehendem Kapital und langfristig gebundenem Vermögen am engsten aus. Die Anlagendeckung ist als sehr gut zu bewerten, wenn das Anlagevermögen durch Kapital gedeckt wird, das unbefristet verfügbar ist. Diese Forderung erfüllt das Eigenkapital. Je höher der Anlagendeckungsgrad I desto besser ist die Liquidität.

M!

Merke

Prinzipiell lässt sich festhalten, dass mit sinkender Anlagendeckung I das Finanzierungsrisiko steigt, da Anlagevermögen auch mit kündbarem Fremdkapital finanziert wird.

In der Praxis gibt es aber nur wenige Branchen, in denen das Anlagevermögen vollständig durch Eigenkapital gedeckt ist. Mehrheitlich liegt dieser Wert auch bei „gesunden" Unternehmen unter 100 %.

Der Deckungsgrad I lässt sich in der zeitlichen Entwicklung bei einem bestimmten Unternehmen (Zeitvergleich) beobachten. Ferner ist ein Betriebsvergleich des Anlagendeckungsgrads I zwischen Unternehmen der gleichen Branche sinnvoll.

8.4.2 (Anlagen-)Deckungsgrad II

Beim Anlagendeckungsgrad II wird im Zähler zum Eigenkapital das langfristige Fremdkapital hinzuaddiert. Die Anlagendeckung II misst das Verhältnis der langfristig zur Verfügung stehenden Mittel zum gesamten Anlagevermögen (► Abb. 8.4).

Diese Kennzahl beantwortet die Frage, zu wie viel Prozent das Anlagevermögen durch langfristiges Kapital, also durch Eigenkapital und langfristiges Fremdkapital, gedeckt ist. Es wird die Fristenkongruenz zwischen Vermögen und Kapital untersucht. Der Anlagendeckungsgrad II wird klassischerweise folgendermaßen ermittelt:

$$\text{Deckungsgrad II} = \frac{\text{Eigenkapital} + \text{langfristiges Fremdkapital}}{\text{Anlagevermögen}} \times 100\ \%$$

Bei Pflegeeinrichtungen und Krankenhäusern sollte der Deckungsgrad II den „Sonderposten aus Zuwendungen" einschließen, da dieser ein wichtiger Bestandteil der Finanzierung des Anlagevermögens ist. Die Formel des Anlagendeckungsgrads II ändert sich wie folgt:

$$\text{Deckungsgrad II} = \frac{\text{Eigenkapital} + \text{SoPo} + \text{langfristiges Fremdkapital}}{\text{Anlagevermögen}} \times 100\ \%$$

Entsprechend der „goldenen Bilanzregel" sollte der berechnete Wert deutlich über 100 % liegen. Je mehr dieser Mindestwert überschritten wird, umso größer ist die finanzielle Stabilität des Unternehmens. Liegt der Deckungsgrad II über 100 %, dann steht langfristiges Kapital nicht nur für die Finanzierung des Anlagevermögens zur Verfügung, sondern deckt auch einen Teil des Umlaufvermögens. Bei gut finanzierten Unternehmen ist dies auch der Fall. Liegt der Wert dieser Kennzahl unter 100 %, zeigt dies, dass Teile des Anlagevermögens mit kurzfristigem Kapital finanziert sind. Im Idealfall liegt der Wert bei 140 bis 170 %, maximal bei 190 %.

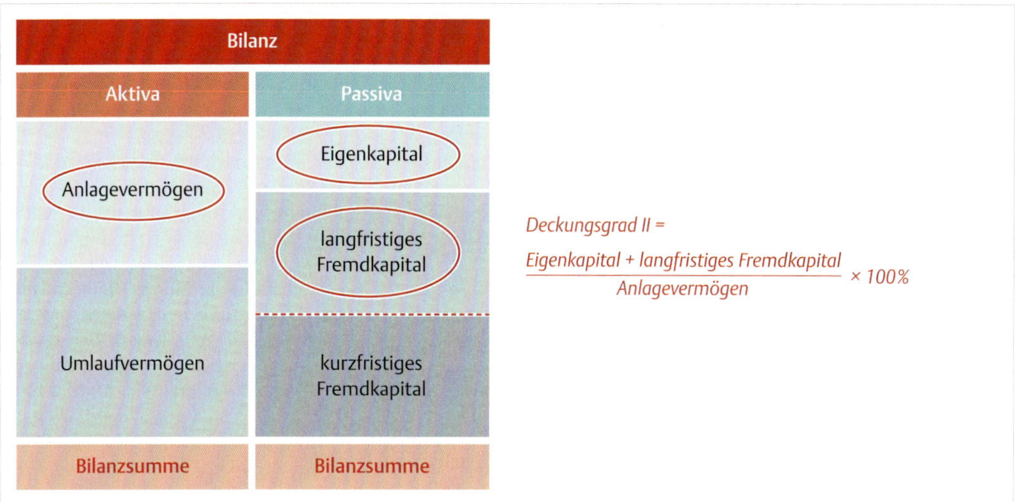

Abb. 8.4 Anlagendeckungsgrad II.

Fallbeispiel

B

Zum 31. Dezember 2019 liegt für ein Klinikum ein (vereinfachter) Ausschnitt aus der Passivseite der Bilanz vor (▶ Tab. 8.1).

Das Anlagevermögen beträgt 700 000 €. Aus dem Anhang ergibt sich, dass unter den sonstigen Rückstellungen eine Rückstellung für Prozesskosten in Höhe von 120 000 € gebildet wurde, die voraussichtlich in 6 Jahren auszahlungswirksam werden, und dass unter dem Posten „Verbindlichkeiten" langfristige Verbindlichkeiten mit einer Restlaufzeit von mindestens 5 Jahren in Höhe von 150 000 € enthalten sind. Ermitteln Sie für das Klinikum den Deckungsgrad I und den Deckungsgrad II.

Der Deckungsgrad I und II des Klinikums berechnet sich wie folgt:

$$\text{Deckungsgrad I} = \frac{450\,000\ €}{700\,000\ €} \times 100\ \% = 64{,}3\ \%$$

$$\text{Deckungsgrad II} = \frac{450\,000\ € + 50\,000\ € + 470\,000\ €}{700\,000\ €} \times 100\ \% = 138{,}6\ \%$$

Tab. 8.1 Berechnung der Deckungsgrade I und II.

PASSIVA	
A. Eigenkapital	450 000 €
B. Sonderposten aus Zuweisungen	50 000 €
C. Rückstellungen	
1. Rückstellungen für Pensionen und ähnliche Verpflichtungen	200 000 €
2. Sonstige Rückstellungen	280 000 €
D. Verbindlichkeiten	850 000 €
E. Rechnungsabgrenzungsposten	50 000 €
	1 880 000 €

8.4.3 (Anlagen-)Deckungsgrad III

In der Unternehmenspraxis zählt allerdings nicht nur das Anlagevermögen zum langfristig gebundenen Vermögen. Im Umlaufvermögen finden sich auch Vermögensgegenstände, die langfristig verwendet werden. Damit ergibt sich der Anlagendeckungsgrad III wie folgt:

$$\text{Deckungsgrad III} = \frac{\text{Eigenkapital} + \text{langfristiges Fremdkapital}}{\text{Anlagevermögen} + \text{langfristiges Umlaufvermögen}} \times 100\ \%$$

8.5 Kennzahlen zur Beurteilung der Rentabilität/Ertragskraft

Kennzahlen, die der Beurteilung der Rentabilität dienen, geben über die Ertragskraft des Gesundheitsbetriebes Aufschluss. Als Synonym zum Begriff Rentabilität wird oft auch der Begriff Rendite gebraucht. In der Regel ist es eines der wichtigsten Ziele der unternehmerischen Tätigkeit, Gewinn zu erzielen. Stellt man den erwirtschafteten Jahresgewinn ins Verhältnis zum eingesetzten Kapital oder zum Umsatz, so lässt sich feststellen, ob sich der Einsatz des Kapitals oder die Erzielung des Umsatzes „rentiert" haben. Denn ein erwirtschafteter Gewinn ist umso höher einzuschätzen, je geringer der dafür erforderliche Mitteleinsatz war.

Definition

Rentabilitätskennzahlen beschreiben, mit wie viel Prozent sich das eingesetzte Kapital durch die unternehmerische Geschäftstätigkeit in der betrachteten Periode verzinst hat.

Die Rentabilität stellt die Verzinsung des Kapitals eines Unternehmens dar. Die Rentabilitätsanalyse, bei der der Gewinn als Verzinsung des eingesetzten Kapitals angesehen wird, gilt als aussagekräftiger als die Betrachtung der absoluten Erfolgsgrößen.

Die unterschiedlichen Blickwinkel, aus denen man Rentabilität betrachten kann, führen zu drei wichtigen Rentabilitätskennzahlen. Man differenziert zwischen

- der Umsatzrentabilität,
- der Eigenkapitalrentabilität und
- der Gesamtkapitalrentabilität.

Diese Kennzahlen werden im Folgenden vorgestellt. Zwischen der Liquidität und der Rentabilität besteht ein Zielkonflikt. Das Ziel, die Rentabilität zu verbessern, sollte immer unter Berücksichtigung einer noch ausreichenden Liquidität angestrebt werden.

8.5.1 Umsatzrentabilität

Bezieht man den Gewinn auf den Umsatz, so erhält man die Umsatzrentabilität (Umsatzrendite). Die Umsatzrentabilität stellt die Verzinsung des Umsatzes im Unternehmen dar. Die Formel lautet:

$$\text{Umsatzrentabilität} = \frac{\text{Gewinn (Jahresüberschuss)}}{\text{Umsatzerlöse}} \times 100\,\%$$

Merke

Die Umsatzrentabilität beantwortet die Frage: Wie viel Prozent der Umsatzerlöse sind als Gewinn dem Gesundheitsbetrieb zugeflossen oder wie viel € wurden je 100 € Umsatzerlöse verdient?

Beträgt die Umsatzrentabilität 2 %, drückt dies aus, dass dem Gesundheitsunternehmen von 100 € Umsatz 2 € Gewinn nach Steuern bleiben. Umsatzrenditen von ca. 7 % werden in der Literatur als gut bewertet. Die Umsatzrentabilität gilt als Maßstab für die Gewinnentwicklung und ist der gebräuchlichste Indikator für den Erfolg der betrieblichen Tätigkeit. Besonders im Branchen- und im Zeitvergleich ist die Kennzahl dienlich, um Aussagen über die eigene Rentabilitätsentwicklung und das Verhältnis zur Konkurrenz bzw. zur Branche zu treffen. Eine überdurchschnittlich hohe Umsatzrentabilität sagt aus, dass entweder die erwirtschafteten Erlöse für die erbrachten Leistungen (z. B. die Umsatzerlöse aus allgemeinen Krankenhausleistungen, Wahlleistungen, ambulanten Leistungen, etc.) überdurchschnittlich sind oder die hierfür notwendigen Produktionsfaktoren überdurchschnittlich produktiv eingesetzt wurden. Die Kennzahl gilt auch als Steuerungsgröße für die zukünftige Ausrichtung der Geschäftstätigkeit.

8.5.2 Eigenkapitalrentabilität

Setzt man den Gewinn (Jahresüberschuss) ins Verhältnis zum Eigenkapital, so erhält man die Eigenkapitalrentabilität (▸ Abb. 8.5).

Die Eigenkapitalrentabilität wird allgemein wie folgt definiert:

$$\text{Eigenkapitalrentabilität} = \frac{\text{Gewinn bzw. Jahresüberschuss}}{\text{Eigenkapital}} \times 100\,\%$$

Statt Rentabilität wird auch der Begriff Rendite genutzt, sodass von Eigenkapitalrendite gesprochen wird. Die Eigenkapitalrentabilität ist für die Eigenkapitalgeber (Eigentümer) die bedeutendste Renditekennzahl. Sie informiert über die prozentuale Verzinsung des von den Eigenkapitalgebern zur Verfügung gestellten Kapitals und legt dar, ob sich der Einsatz des Eigenkapitals im Gesundheitsunternehmen rentiert hat. Die Eigenkapitalrentabilität ist der Maßstab für die Vorteilhaftigkeit einer Investition in einem Unternehmen (z. B. dem Krankenhaus), im Vergleich zu alternativen Anlagemöglichkeiten auf dem Finanzmarkt. Die Eigenkapitalrentabilität ist aus diesem Grund eine Entscheidungshilfe für Investitionen oder Deinvestitionen in das Unternehmen. Vor diesem Hintergrund sollte der Wert bei einem rentablen Betrieb langfristig über dem marktüblichen Zinssatz sein, da der Gewinn zusätzlich eine Vergütung für das Risiko der Eigenkapitalgeber (Unternehmer) beinhalten muss. Allgemein gilt: Je höher die Eigenkapitalrentabilität, umso positiver ist die Bewertung des Unternehmens. Die Eigenkapitalrentabilität lässt sich gut im Zeit-, Unternehmens- bzw. Branchen- und Soll-Ist-Vergleich anwenden.

8.5.3 Gesamtkapitalrentabilität

Eine weitere häufig eingesetzte Rentabilitätskennzahl ist die Gesamtkapitalrentabilität (▸ Abb. 8.5). Sie unterscheidet sich von der Eigenkapitalrentabilität dadurch, dass die für das Fremdkapital gezahlten Zinsen dem Jahresergebnis (Jahresüberschuss/Jahresfehlbetrag) hinzugerechnet werden. Die Begründung ist, dass die Fremdkapitalzinsen ebenso ein Gewinnbestandteil sind, der jedoch an die Fremdkapitalgeber ausbezahlt wird. Denn das Gesamtkapital „erwirtschaftet" nicht nur einen Gewinn auf das eingesetzte Eigenkapital, sondern darüber hinaus auch Zinsen für das Fremdkapital. Die Gesamtkapitalrendite beantwortet die Frage, „wie rentabel arbeitet das gesamte im Gesundheitsbetrieb investierte Kapital?". Der Fremdkapitalgeber kann an der Gesamtkapitalrentabilität sehen, ob das Gesundheitsunternehmen in der Lage ist, die vorgesehenen Fremdkapitalzinsen zu bezahlen. Die Gesamtkapitalrentabilität ergibt sich, wenn man das Jahresergebnis als auch die Fremdkapitalzinsen in Beziehung zum Gesamtkapital des Gesundheitsbetriebes setzt. Das Gesamtkapital entspricht der Bilanzsumme und umfasst die gesamten Finanzmittel, die dem Gesundheitsunternehmen durch Eigen- und Fremdkapitalgeber zur Verfügung gestellt werden. Die Renditezahl errechnet sich mit folgender Formel:

$$\text{Gesamtkapitalrentabilität} = \frac{\text{Gewinn bzw. Jahresüberschuss} + \text{Fremdkapitalzinsen}}{\text{Gesamtkapital}} \times 100\ \%$$

Die Gesamtkapitalrentabilität betrachtet, wie wirtschaftlich das gesamte im Unternehmen eingesetzte Kapital – unabhängig von seiner Finanzierung (Eigen- oder Fremdkapital) arbeitet.

Merke

M!

Im Allgemeinen gilt: Je höher die Gesamtkapitalrentabilität liegt, desto effizienter werden die verfügbaren Vermögenswerte eingesetzt.

Als Normalwert wird üblicherweise 10–15 % genommen. Insgesamt sollten Kapitalgeber die Gesamtkapitalrentabilität nie isoliert und als einzige Kennzahl betrachten. Auch die Branche oder die Rechtsform können Einfluss haben.

An dieser Stelle ist der Leverage-Effekt zu erwähnen. Der Leverage-Effekt veranschaulicht, dass zwischen Eigenkapital- und Gesamtkapitalrentabilität eine Hebelwirkung existiert. Solange die Gesamtkapitalrentabilität über dem zu zahlenden Fremdkapitalzins ist, nimmt die Eigenkapitalrentabilität bei Zuführung von Fremdkapital zu (= positiver Leverage-Effekt). In diesem Fall wirkt das zusätzliche Fremdkapital zugleich als „Hebel" für eine Steigerung der Eigenkapitalrentabilität. Falls die Gesamtkapitalrentabilität niedriger als der Fremdkapitalzinssatz ist, sinkt die Eigenkapitalrendite durch einen höheren Anteil des Fremdkapitals am Gesamtkapital (= negativer Leverage-Effekt).

Anhand eines Beispiels soll der Leverage-Effekt verdeutlicht werden.

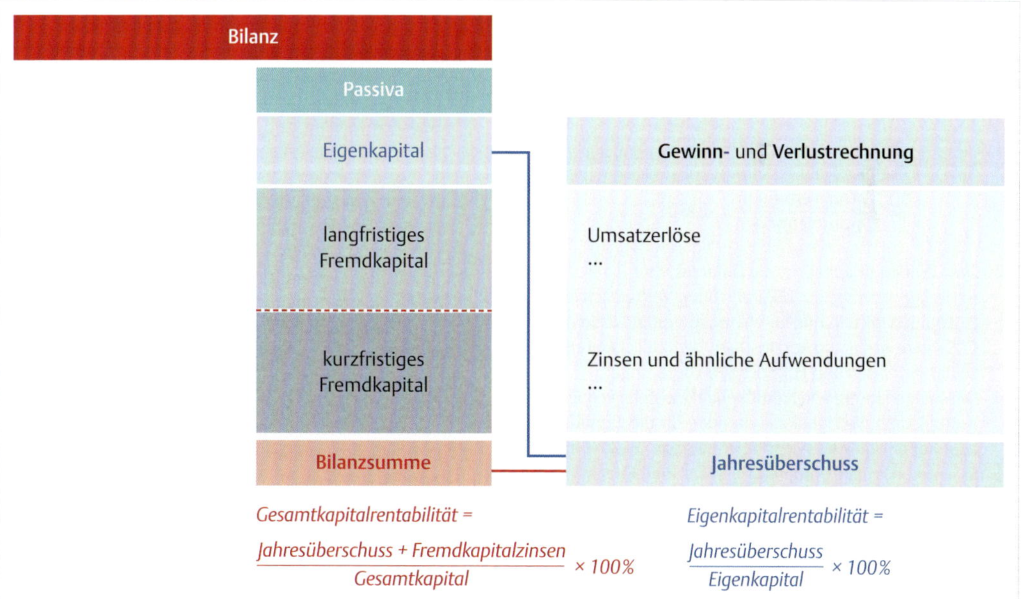

Abb. 8.5 Eigenkapital- und Gesamtkapitalrentabilität.

Fallbeispiel

B

Die Gesundheitsbetriebe A und B sind annähernd vergleichbar. Der Gesamtkapitalbedarf sei 150 000 €. Der erwartete Gewinn vor Fremdkapitalzinsen beziffert sich auf 30 000 €. A verfügt über Eigenkapital von 100 000 € und ist mit 50 000 € verschuldet. Unternehmen B besitzt Eigenkapital in Höhe von 75 000 € und Fremdkapital von 75 000 €. Für das Fremdkapital fallen 9 % Zinsen an. Welches Unternehmen ist effizienter?

Anhand dieser Angaben können nun die Eigen- und Gesamtkapitalrentabilität für beide Gesundheitsbetriebe errechnet werden. Die Rechnungen und Ergebnisse sind in ▶ Tab. 8.2 gegenübergestellt.

Durch erhöhten Fremdkapitaleinsatz wird eine Steigerung der Eigenkapitalrendite erreicht. Hier liegt ein positiver Leverage-Effekt vor. Die Eigentümer werden der höheren Eigenkapitalrendite des Gesundheitsunternehmens B den Vorzug geben, da das Eigenkapital dort zu 31 % verzinst wird. Bei A wird im Vergleich dazu eine Eigenkapitalrentabilität von 26 % erzielt. Durch den höheren Fremdkapitalanteil ist allerdings in Unternehmen B die Abhängigkeit von den Fremdkapitalgebern größer. Wer unabhängiger von Fremdkapitalgebern sein möchte, wird sich für Gesundheitsunternehmen A entscheiden. Aus der Sicht der Fremdkapitalgeber erwirtschaftet Unternehmen A einen höheren Gewinn und das haftende Eigenkapital ist größer. Ein Engagement in A bedeutet für die Fremdkapitalgeber ein geringes Risiko.

Tab. 8.2 Eigen- und Gesamtkapitalrentabilität für die Betriebe A und B.

Unternehmen	A	B
Eigenkapital	100 000 €	75 000 €
Fremdkapital	50 000 €	75 000 €
= Gesamtkapital	150 000 €	150 000 €
Verschuldungsgrad	0,5	1,0
Gewinn vor Fremdkapitalzinsen	30 000 €	30 000€
Zinsen für Fremdkapital	4 500 €	6 750 €
= Gewinn nach Zinsen	25 500 €	23 250 €
Eigenkapitalrentabilität	0,26	0,31
Gesamtkapitalrentabilität	0,20	0,20

Fragen und Aufgaben

1. Welche Kennzahl liegt vor?

$$\frac{(\text{Jahresgewinn} + \text{Fremdkapitalzinsen})}{\text{Eigenkapital} + \text{Fremdkapital}} \times 100\ \%$$

2. Welche Kennziffer ist bei der folgenden Formel gegeben?

$$\frac{\text{Anlagevermögen}}{\text{Gesamtvermögen}} \times 100\ \%$$

3. Das „Working Capital“ ist die Differenz von:
   A: Umlaufvermögen und kurzfristigen Verbindlichkeiten
   B: Liquiden Mitteln und kurzfristigen Verbindlichkeiten
   C: Barvermögen und kurzfristigen Verbindlichkeiten
   D: Barvermögen und kurzfristigen Forderungen
4. Durch den Einsatz von Fremdkapital (anstelle von Eigenkapital) kann die Eigenkapitalrendite für die Eigentümer angehoben werden. Wie bezeichnet man diesen Effekt?
5. Es liegt Ihnen eine aufbereitete Bilanz (vereinfacht) einer Klinik vor (▶ Abb. 8.6) sowie weitere Zahlen aus der Gewinn-und-Verlust-Rechnung. So wurden Zinsen und ähnliche Aufwendungen in Höhe von 70 000 € im Wesentlichen durch die Hypotheken- und Darlehensschulden verursacht. Im Berichtsjahr realisierte die Klinik einen Jahresüberschuss in Höhe von 410 000 €.

a) Zählen Sie den möglichen Adressatenkreis einer Kennzahlenanalyse auf. Welche Informationsbedürfnisse haben diese Interessenten?
b) Ermitteln Sie die nachfolgenden Kennzahlen. Die Bilanzkennzahlen sind auf ganze Prozente genau zu rechnen, die Erfolgskennzahlen auf eine Kommastelle.
   1. Eigenkapitalquote II
   2. Fremdkapitalquote
   3. Anlagenintensität
   4. Liquiditätsgrad II
   5. Anlagendeckungsgrad I
   6. Anlagendeckungsgrad II
   7. Rentabilität des Eigenkapitals
   8. Rentabilität des Gesamtkapitals
c) Wie beurteilen Sie die Höhe des Liquiditätsgrades II?
d) Begründen Sie, weshalb die goldene Bilanzregel von der Klinik erfüllt wurde.
e) Der Anlagendeckungsgrad II hat sich im Vergleich zum Vorjahr erhöht. Nennen Sie mögliche Gründe für eine Veränderung des Anlagendeckungsgrads II.
f) Welcher Wert ergibt die Summe aus Fremd- und Eigenkapitalquote?
g) Welche Nachteile sind ganz im Allgemeinen mit einem hohen Fremdfinanzierungsgrad verbunden?

h) Im Rahmen einer Kreditwürdigkeitsanalyse kommt man auf den Leverage-Effekt zu sprechen. Erklären Sie den Leverage-Effekt.

i) Welcher Kritik steht die Kennzahlenanalyse gegenüber? Skizzieren Sie kurz drei Kritikpunkte.

6. Für die Muster-Pflegeeinrichtung ist eine Kennzahlenanalyse durchzuführen. Die Muster-Pflegeeinrichtung ist ein Eigenbetrieb des Landkreises XY. Als Basis steht Ihnen die modifizierte Bilanz der Muster-Pflegeeinrichtung zur Verfügung (▸ Abb. 8.7). Aus der Gewinn-und-Verlust-Rechnung sind weitere Zahlen bekannt. So soll der Jahresüberschuss in Höhe von 56 665,61 € auf Vorschlag der Betriebsleitung vorgetragen werden. Zinsen und ähnliche Aufwendungen in Höhe von 51 759,13 € wurden im Wesentlichen durch Darlehensverbindlichkeiten verursacht. Die Pflegeeinrichtung realisierte Umsatzerlöse in Höhe von 6 937 439,80 €.
   a) Ergänzen Sie die Bilanz durch die Bilanzsumme und das Eigenkapital.
   b) Ermitteln Sie für das Berichtsjahr zwei Kennzahlen zur Beurteilung der Kapitalstruktur:
      1. Eigenkapitalquote.
      2. Eigenkapitalquote II.
      3. Beurteilen Sie die Kapitalstruktur der Muster-Pflegeeinrichtung mit den beiden errechneten Kennzahlen.
   c) Eine weitere vertikale Analyse der Passivseite der Bilanz soll Klarheit über die Verschuldung des Unternehmens geben. Zu diesem Zweck werden Verschuldungsgrade ermittelt.
      1. Nennen Sie die zwei wichtigsten Kennzahlen in Bezug auf den Verschuldungsgrad.
      2. Beurteilen Sie anhand dieser Kennzahlen den Verschuldungsgrad der Muster-Pflegeinrichtung. Die Kennzahlen sind auf ganze Prozente zu rechnen.
   d) Bei den Liquiditätsraten werden gewöhnlich zwei Kennzahlen verwendet.
      1. Nennen Sie diese.
      2. Wie beurteilen Sie die Höhe der beiden Liquiditätsgrade im vorliegenden Fall? Das kurzfristige Fremdkapital in den Rückstellungen und Verbindlichkeiten wird mit 378 000,00 € angesetzt. Die Forderungen und sonstigen Vermögensgegenstände sind kurzfristig.
      3. Beurteilen Sie die Aussagekraft der berechneten Liquiditätskennzahlen. Warum sind diese nur mit Einschränkung für eine Bewertung der Zahlungsfähigkeit eines Unternehmens geeignet?
   e) Was wird unter dem Begriff der Rentabilität verstanden, und warum sind Rentabilitätsanalysen gegenüber absoluten Gewinnanalysen den Vorzug zu geben?
   f) Ermitteln Sie die Kennzahlen zur Beurteilung der Ertragskraft:
      1. Eigenkapitalrentabilität.
      2. Gesamtkapitalrentabilität.
      3. Welchen möglichen Vorteil hat die Gesamtkapitalrentabilität gegenüber der Eigenkapitalrentabilität?
      4. In praxi wird häufig die Kennzahl „Umsatzrentabilität“ verwendet.
         1. Welchen Grund könnte dies haben, und wie ist die Umsatzrentabilität definiert?
         2. Errechnen Sie die Umsatzrentabilität für den vorliegenden Fall.
         3 Die Umsatzrentabilität in der Pflegedienstleistungsbranche liegt bei durchschnittlich 2 %. Wie ist damit die Umsatzrentabilität der Muster-Pflegeeinrichtung zu bewerten?
   g) Die sogenannten Intensitätskennzahlen werden verwendet, um die Liquidierbarkeit des Vermögens zu beurteilen.
      1. Wie sind diese Kennzahlen aufgebaut?
      2. Berechnen Sie zwei Intensitätskennzahlen, die Sie kennen.
      3. Beurteilen Sie die Vermögensstruktur der Muster-Pflegeeinrichtung mit den oben errechneten Kennzahlen.

Bilanz Klinik (Aktiva)		Bilanz Klinik (Passiva)	
Aktiva		**Passiva**	
A. Anlagevermögen		**A. Eigenkapital**	2.000.000
I. Immaterielle Vermögensgegenstände	600.000	**B. Sonderposten aus Zuweisungen**	400.000
II. Sachanlagen	3.000.000	**C. Rückstellungen**	
III. Finanzanlagen	300.000	1. Rückstellungen für Pensionen und ähnliche Verpflichtungen	600.000
B. Umlaufvermögen		**D. Verbindlichkeiten**	
I. Vorräte	280.000	1. Langfristige Verbindlichkeiten gegenüber Kredititinstituten (Hypotheken- und Darlehensschulden)	1.000.000
II. Forderungen und sonstige Vermögensgegenstände, davon mit einer Restlaufzeit von mehr als einem Jahr	1.150.000	2. Verbindlichkeiten aus Lieferungen und Leistungen, davon mit einer Restlaufzeit bis zu einem Jahr (650.000 €)	650.000
III. Kassenbestand, Guthaben bei Kreditinstituten	630.000	3. Verbindlichkeiten nach dem KHG, davon mit einer Restlaufzeit bis zu einem Jahr (1.250.000 €)	1.350.000
C. Ausgleichposten für Eigenmittelförderung	30.000		
D. Rechnungsabgrenzungsposten	10.000	**E. Rechnungsabgrenzungsposten**	0
	6.000.000		**6.000.000**

Abb. 8.6 Bilanz der Klinik – Aktiva und Passiva.

Bilanz der Muster-Pflegeeinrichtung (Aktiva)		Bilanz der Muster-Pflegeeinrichtung (Passiva)	
Aktiva		**Passiva**	
A. Anlagevermögen		**A. Eigenkapital**	?
I. Immaterielle Vermögensgegenstände	10.226,55	**B. Sonderposten aus Zuwendungen zur Finanzierung des Sachanlagevermögens**	
II. Sachanlagen		1. Sonderposten aus öffentlichen Fördermitteln für Investitionen	3.184.134,51
1. Grundstücke und grundstücksgleiche Rechte mit Betriebsbauten einschließlich der Betriebsbauten auf fremden Grundstücken	8.659.361,47	2. Sonderposten aus nicht öffentlichen Fördermitteln für Investitionen	26.052,00
2. Technische Anlagen	51.247,00	**C. Rückstellungen**	109.912,86
3. Einrichtungen und Ausstattungen ohne Fahrzeuge	331.033,19	**D. Verbindlichkeiten**	
4. Fahrzeuge	36.681,66	1. Verbindlichkeiten aus Lieferungen und Leistungen	132.688,70
B. Umlaufvermögen		2. Verbindlichkeiten gegenüber Kreditinstituten	1.398.042,43
I. Vorräte	36.386,31	3. Verbindlichkeiten aus öffentlichen Fördermitteln für Investitionen	0,00
II. Forderungen und sonstige Vermögensgegenstände	58.062,62	4. Verbindlichkeiten gegenüber dem Träger der Einrichtung	1.921,30
III. Kassenbestand, Guthaben bei Kreditinstituten und Scheck	2.335.921,86	5. Sonstige Verbindlichkeiten	25.776,09
C. Rechnungsabgrenzungsposten	5.278,34	6. Verwahrgeldkonto	33.569,61
	?	**E. Rechnungsabgrenzungsposten**	74.653,65
			?

Abb. 8.7 Bilanz der Muster-Pflegeeinrichtung– Aktiva und Passiva.

Teil III

Rechts- und Sozialkunde

III

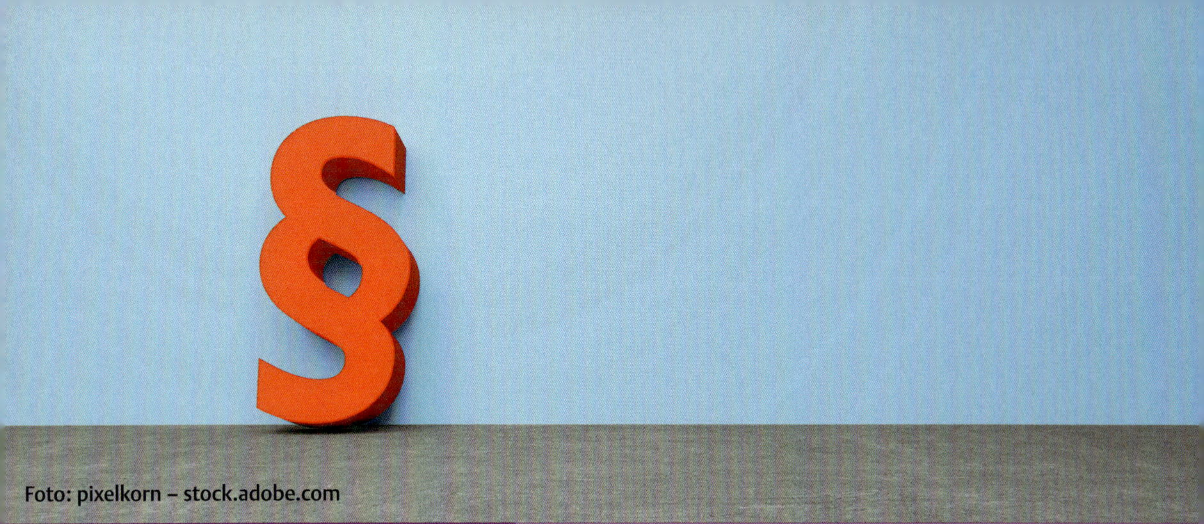

Foto: pixelkorn – stock.adobe.com

Kapitel 9

Grundlagen des Bürgerlichen Rechts

9 Grundlagen des Bürgerlichen Rechts

Wolfgang Schmitt

9.1 Grundlagen der Rechtsordnung

Eine Rechtsordnung regelt das Miteinander der Menschen innerhalb eines Staates. Sie besteht aus einer Vielzahl von Gesetzen und Verordnungen. In Deutschland stellt das Grundgesetz den Rechtrahmen – die Verfassung – dar. Alle Gesetze und Verordnungen müssen sich im Rahmen des Grundgesetzes bewegen.

B

Fallbeispiel

Verschiedene Bundesländer forderten vor einigen Jahren eine Feuerwehrabgabe ausschließlich von Männern, die nicht aktiv Mitglied in einer Feuerwehr oder einer anderen Hilfsorganisation waren, eine Feuerwehrabgabe in Höhe von bis zu hundert Mark abzuführen. Das Bundesverfassungsgericht stellte 1995 fest, dass es sich hierbei um eine nicht mit dem Grundgesetz konforme Sondersteuer handelt, da sie nur von Männern erhoben wird und somit u. a. gegen den Gleichheitsgrundsatz Art. 3 GG verstößt.

Inzwischen muss die nationale Rechtsordnung auch das Europarecht der europäischen Union beachten.

M!

Merke

Gesetze sind durch den Staat festgelegte (= gesetzte) bzw. niedergeschriebene Regeln und Vorschriften. Eine Verordnung bezieht sich in der Regel auf die Durchführung eines Gesetzes und regelt somit Details. Das Parlament (= Legislative) legt häufig bei Gesetzen fest, dass deren Durchführung in einer Verordnung durch die entsprechende Behörde/Ministerium (Exekutive) geregelt wird.

Neben dem geschriebenen Recht gibt es noch das **Gewohnheitsrecht**. Dieses Recht ergibt sich durch jahrelange Übung. **Beispiel:** Ein Arbeitgeber zahlt freiwillig seit über 10 Jahren ein Weihnachtsgeld in Höhe von 200,00 € an seine Mitarbeiter. Aus dieser Tatsache könnte ein Gewohnheitsrecht ableitbar sein.

Die Rechtsordnung Deutschlands (▶ Abb. 9.1) lässt sich in Privatrecht und öffentliches Recht einteilen: Das **Privatrecht** regelt das Verhältnis von Privatleuten zueinander. Jeder Bürger ist gegenüber anderen gleichgestellt. Anders sieht es im **öffentlichen Recht** aus. Hier ist der Bürger grundsätzlich dem Staat untergeordnet. In diesem Recht wird auch das Verhältnis der einzelnen Staatsorgane zueinander geregelt.

9.2 Rechts- und Geschäftsfähigkeit

Personen (= Rechtssubjekt) sind in unserem Rechtssystem Träger von Rechten und Pflichten. Sie lassen sich in natürliche und juristische Personen unterscheiden.

Natürliche Personen sind alle Menschen. Sie sind mit der Vollendung der Geburt Träger von Rechten und Pflichten. Die Beurkundung der Geburt hat lediglich rechtsbezeugende (deklaratorische) Wirkung. Niemand wird von Amts wegen eine Überprüfung vornehmen. Rechtsfähigkeit bedeutet aber nicht Handlungsfähigkeit. Ein Baby ist z. B. sofort nach der Geburt Träger von Rechten und Pflichten. Handlungsfähig ist es aber noch nicht. Bis es soweit ist, übernehmen die Eltern oder aber ein gesetzlicher Vormund diese Aufgabe.

Juristische Personen stellen dagegen „Kunstgebilde" dar, in dem sich Personen zu einer Vereinigung oder aber Vermögensmasse zusammenschließen. Durch die geltende Rechtsordnung werden sie als juristische Personen anerkannt. Eine juristische Person benötigt zur Lebensfähigkeit, genau wie eine natürliche Person, **Organe**. Die juristische Person wird in ein öffentliches Register, beispielsweise im Handelsregister, eingetragen. Diese Eintragung hat rechtserzeugende (= konstitutive) Wirkung und stellt die Geburt der juristischen Person dar. Die Geschäftsfähigkeit ergibt sich mit der Eintragung automatisch.

9.2.1 Geschäftsfähigkeitsarten bei natürlichen Personen

Der Gesetzgeber trägt der zunehmenden Handlungsfähigkeit beim Heranwachsenden Rechnung, indem er 3 Stufen der Geschäftsfähigkeit unterscheidet (▶ Tab. 9.1).

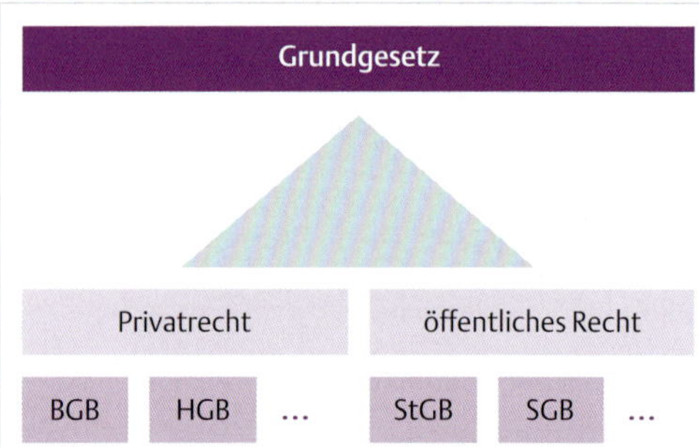

Abb. 9.1 Rechtsordnung Deutschlands.

Tab. 9.1 **Drei Stufen der Geschäftsfähigkeit.**

Stufe	Alter
Geschäftsunfähigkeit	<7 Jahre • Sie können keine Rechtsgeschäfte abschließen (**Beispiel:** Der Kauf von Spielsachen ist rechtsunwirksam.). • Sie können aber als Bote auftreten und Sachen kaufen (**Beispiel:** Kauf von Brötchen im Auftrag der Eltern).
beschränkte Geschäftsfähigkeit	7–17 Jahre • Verträge sind nur gültig, wenn der gesetzliche Vertreter dies im Voraus oder nachträglich genehmigt. Wird ein Vertrag mit einem Minderjährigen abgeschlossen, dann gilt er als schwebend unwirksam.
unbeschränkte Geschäftsfähigkeit	ab dem vollendeten 18. Lebensjahr

Tab. 9.2 **Ausnahmen bei beschränkt geschäftsfähigen Personen.**

Ausnahme	Details
Taschengeldparagraf (§ 110 BGB)	Es dürfen Geschäfte abgeschlossen werden, die z. B. mit dem erhaltenen Taschengeld bezahlt werden (z. B. Kauf einer CD). Es ist immer der Einzelfall zu prüfen.
Selbstständigkeit (§ 112 BGB)	Erlaubt der gesetzliche Vertreter in Verbindung mit dem Vormundschaftsgericht dem beschränkt Geschäftsfähigen eine Selbstständigkeit, so sind in der Regel alle damit verbundenen Geschäfte möglich (z. B. Kauf einer Büroeinrichtung, Einstellung von Personal).
Dienst- bzw. Arbeitsverhältnis (§ 113 BGB)	Gibt der gesetzliche Vertreter dem Minderjährigen die Erlaubnis, eine Ausbildung zu beginnen, sind alle damit verbundenen Rechtsgeschäfte dadurch genehmigt (z. B. Eröffnung eines Girokontos, Reise im Rahmen der Ausbildung).

Ausnahmen bei beschränkt geschäftsfähigen Personen

Für beschränkt geschäftsfähige Personen kennt das Gesetz 3 Ausnahmen (▸ Tab. 9.2), sodass dieser Personenkreis bestimmte Geschäfte abschließen darf.

Eine **Schenkung** darf ein Minderjähriger annehmen, sofern diese ausschließlich zu seinem Vorteil ist. Wird die Schenkung mit einer Bedingung verbunden, dann ist die Zustimmung des gesetzlichen Vertreters notwendig (§ 107 BGB).

M!

Merke

Bestimmte Erkrankungen/Behinderungen können dazu führen, dass Volljährige unter Betreuung (§ 1896 BGB) gestellt werden. Der vom Gericht bestellte Betreuer nimmt die Angelegenheiten für den zu Betreuenden wahr oder erteilt seine Zustimmung bzw. Ablehnung für entsprechende Geschäfte (z. B. Eröffnung eines Girokontos).

9.2.2 Rechtsgeschäfte

Geschäftsfähige Personen können jederzeit ein Rechtsgeschäft eingehen, indem sie eine Willenserklärung abgeben. Die Willenserklärung ist eine rechtlich bindende Äußerung einer Person. Durch die Abgabe einer Willenserklärung (WE) werden bewusst Rechtsfolgen in Form von Rechten bzw. Pflichten herbeigeführt.

9.3 Willenserklärung

Jedes Rechtsgeschäft setzt eine oder mehrere Willenserklärungen (WE) voraus. Eine Willenserklärung ist als eine Äußerung zu verstehen, welche einen Rechtserfolg aufgrund des eigenen Willens herbeiführen möchte. Die Willenserklärung lässt sich in 2 Komponenten einteilen: eine objektive und eine subjektive.

Die objektive Seite ist eine ausdrückliche Erklärung oder ein stillschweigendes (konkludentes) Handeln (▸ Abb. 9.2).

Die **subjektive** Seite ist der Wille. Wenn Wille und Erklärung auseinanderfallen, spricht man von einem Willensmangel, z. B. wenn sich jemand verspricht oder gar nicht die Rechtsfolgen herbeiführen wollte. Allerdings wird juristisch genau geprüft, ob der Betroffene erkennen hätte können, dass seine Handlung als Willenserklärung zu verstehen ist.

B

Fallbeispiel

Ein Auktionsbesucher sieht während einer Versteigerung einen Bekannten und winkt ihm zu. Der Auktionator versteht das Winken als Angebot und erteilt dem winkenden Besucher den Zuschlag. Der Bundesgerichtshof urteilt zugunsten des Auktionators, indem er festhielt, dass der Besucher hätte wissen müssen, was sein Winken für eine Bedeutung bei einer Auktion hat. (Vgl. Bundesgerichtshof Urt. v. 07.06.1984, Az.: IX ZR 66/83)

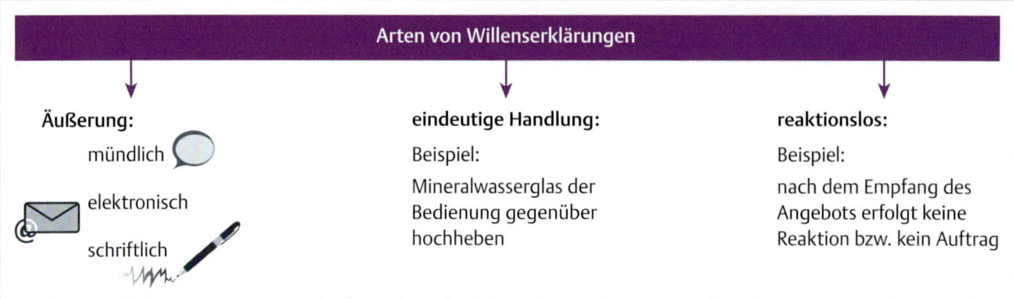

Abb. 9.2 Arten von Willenserklärungen.

Zu unterscheiden ist zwischen nicht empfangsbedürftigen und empfangsbedürftigen Willenserklärungen.

Die **nicht empfangsbedürftige** Willenserklärung wird wirksam, wenn die entsprechenden Voraussetzungen eingetreten sind (z. B. Testament). **Empfangsbedürftige** Willenserklärungen werden dagegen erst wirksam, wenn der anderen Person (= Erklärungsempfänger) die Willenserklärung zugeht (z. B. Kündigung eines Arbeitsvertrages). Hier muss jedoch unterschieden werden, ob die Willenserklärung gegenüber Anwesenden oder Abwesenden gemacht wird. Wurde eine Willenserklärung, z. B. ein schriftliches Angebot, verschickt, dann kann der Anbieter innerhalb einer verkehrsüblichen Frist eine Reaktion erwarten. Bei mündlichen bzw. telefonischen Willenserklärungen muss sofort eine Reaktion erfolgen. Es sei denn, der Anbieter gewährt eine Bedenkzeit. Erfolgt innerhalb dieser gesetzten Frist keine Reaktion, ist dies als Ablehnung zu werten. Bei elektronischer Übermittlung z. B. Fax oder E-Mail muss innerhalb der nächsten Stunden eine Antwort erfolgen. Keine Reaktion ist als Ablehnung zu interpretieren.

Willenserklärungen führen in der Regel zu einem Rechtsgeschäft. Ein Rechtsgeschäft kann aus einer oder mehreren Willenserklärungen bestehen, die alleine oder zusammen einen bestimmten Erfolg herbeiführen wollen.

Ein **einseitiges Rechtsgeschäft** ist dadurch gekennzeichnet, dass eine Person ihren Willen äußert und dadurch entsprechende Rechtsfolgen herbeiführen kann (z. B. Testament). Ein **zweiseitiges Rechtsgeschäft** setzt, um gültig zu werden, zwei gleich lautende Willenserklärungen voraus. Beide Seiten gehen Verpflichtungen ein. Die antragende Seite ist an die Bedingungen, zu der sie zum Beispiel den Vertrag anbietet, gebunden. Allerdings kann sie die Vertragserfüllungen von Bedingungen wie z. B. „Solange der Vorrat reicht" oder „Preisänderungen vorbehalten" abhängig machen. **Beispiel:** Die Lieferung der Einmalwaschlappen zu dem genannten Preis erfolgt nur solange der Vorrat reicht. Gehen Bestellungen ein, und ist der Vorrat erloschen, muss der Anbieter keine Belieferung mehr zu dem im Angebot genannten Preis durchführen.

9.4 Willenserklärung am Beispiel des Kaufvertrages

Jeder Kaufvertrag kommt durch zwei übereinstimmende Willenserklärungen zustande. Dabei sind folgende Möglichkeiten denkbar, wie in ▸ Abb. 9.3 dargestellt.

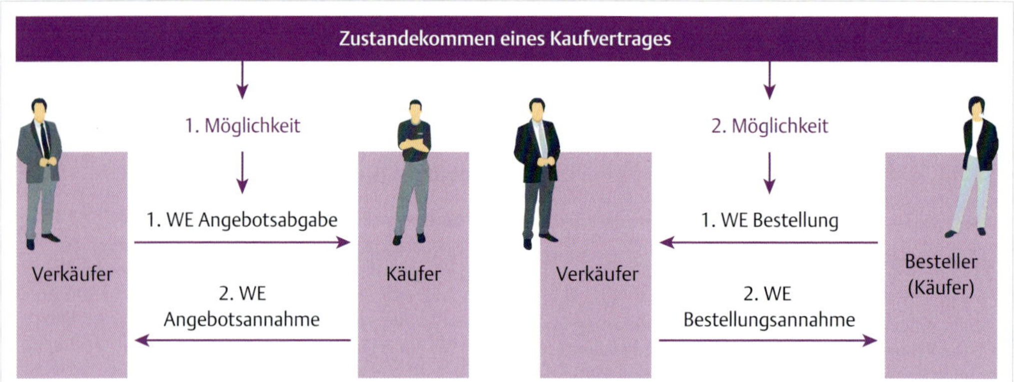

Abb. 9.3 Zustandekommen eines Kaufvertrags.

Kommt es zwischen Käufer und Verkäufer zu einem Vertrag, dann gehen beide Seiten Pflichten ein, die es zu erfüllen gilt.

9.4.1 Verpflichtungs- und Erfüllungsgeschäft beim Kaufvertrag

Aus den Pflichten der einen Seite ergeben sich für die andere Seite Rechte. Rechtlich betrachtet verpflichten sich 2 Personen zu einem bestimmten Tun, was als Verpflichtungsgeschäft bezeichnet wird:

- Der Verkäufer verpflichtet sich, die Ware in der geforderten Qualität an den Käufer zu einem bestimmten Termin zu übertragen und den Geldbetrag für die gelieferte Sache anzunehmen.
- Der Käufer verpflichtet sich zu Annahme der bestellten Ware und zur Zahlung des vereinbarten Kaufpreises.

Die eingegangenen Verpflichtungen können nur erfüllt werden, wenn der anderen Seite die Verfügungsgewalt über den vereinbarten Kaufgegenstand eingeräumt wird. Rechtlich gesehen ändern sich hierdurch die Besitz- und Eigentumsverhältnisse an der Sache:

- Durch Übergabe der Ware an den Käufer wird dieser Besitzer und Eigentümer der Ware. Der Verkäufer erfüllt somit seine eingegangenen Verpflichtungen, sofern keine Beanstandungen vorkommen.
- Wird der vereinbarte Kaufpreis sofort bezahlt und vom Verkäufer angenommen, dann haben beide Seiten ihre Verpflichtungen grundsätzlich erfüllt.

Bei jedem Kaufvertrag liegen ein Verpflichtungs- und ein Erfüllungsgeschäft vor. Rechtlich ist streng zwischen Verpflichtungs- und Erfüllungsgeschäft zu unterscheiden (▶ Tab. 9.3).

Merke

Die Inhalte eines Kaufvertrages sind mit den Angebotsinhalten identisch. Wird ein Angebot angenommen, dann ist ein Kaufvertrag zustande gekommen.

Von besonderer Bedeutung sind für Verkäufer und Käufer die Fragen, an welchem Ort die Leistung (Erfüllungsgeschäft) zu erbringen ist und wenn es zu Vertragsverletzungen kommt, an welchem Ort sich der Gerichtsstand (Klageverfahren) befindet.

9.4.2 Erfüllungsort und Gerichtsstand

Verkäufer und Käufer müssen die eingegangenen Verpflichtungen in Form des Erfüllungsgeschäftes umsetzen.

Definition

Unter dem **Erfüllungsort** versteht das Gesetz gem. § 269 BGB Folgendes:

„Ist ein Ort für die Leistung weder bestimmt noch aus den Umständen, insbesondere aus der Natur des Schuldverhältnisses, zu entnehmen, so hat die Leistung an dem Ort zu erfolgen, an welchem der Schuldner zur Zeit der Entstehung des Schuldverhältnisses seinen Wohnsitz hatte."

Entsprechend dem Gesetz ergeben sich somit 2 Erfüllungsorte:

- Für die Leistungserfüllung durch den Verkäufer liegt der Erfüllungsort beim Verkäufer („Warenschulden sind Holschulden").
- Für den Käufer liegt der Erfüllungsort an seinem Geschäftssitz („Geldschulden sind Bring- oder Schickschulden").

Die Vereinbarung des Erfüllungsortes legt weiterhin fest, ab wo der Gefahrenübergang für die Ware erfolgt.

Fallbeispiel

Ein Mitarbeiter eines Krankenhauses/Pflegeeinrichtung holt die bestellte Ware direkt beim Hersteller ab. Beim Beladen des Fahrzeuges rutscht ihm der Karton aus den Händen. Der Karton fällt auf die Straße. Ein Teil der eingekauften Gerätschaften wird unbrauchbar. Aufgrund der gesetzlichen Regelung trägt der Käufer das alleinige Risiko für den Untergang der Ware.

Anders wäre die Situation zu beurteilen, wenn der Gefahrenübergang erst beim Käufer erfolgt. Auch dazu ein Beispiel: Erfolgt die Lieferung durch den Hersteller/Lieferanten frei Haus und kommt es hier vor dessen Lagerhalle zum Untergang der Ware, indem ein Teil der zu liefernden Ware von der Laderampe des LKWs rutscht, trägt der Hersteller hierfür das Risiko.

Tab. 9.3 Unterscheidung zwischen Verpflichtungs- und Erfüllungsgeschäft im Rahmen eines Kaufvertrags.

	Verpflichtungsgeschäft (§ 433 BGB)	Erfüllungsgeschäft (§ 929 BGB)
Verkäuferpflichten	• mangelfreie Warenübergabe • Eigentumsübertrag an den Käufer • Kaufpreisannahme	Übereignung der Sache an den Käufer
Käuferpflichten	• Warenannahme wie vereinbart • Kaufpreiszahlung	Zahlung des Kaufpreises bzw. Übereignung des Geldes an den Verkäufer

Neben dem Erfüllungsort ist der **Gerichtsstand** von großer Bedeutung. Unter dem Gerichtsstand ist der Ort gemeint, an dem Verkäufer und Käufer gegen den jeweils anderen Vertragspartner bei Vorliegen von Pflichtverletzungen klagen können.

Die Zivilprozessordnung regelt, dass die Klageerhebung am Ort des Schuldners durchzuführen ist. Kommt es zu Pflichtverletzungen des Verkäufers, muss der Käufer diesen an dessen Geschäftssitz verklagen. **Beispiel:** Verkäufer Meyer mit Geschäftssitz in Hamburg liefert die bestellte Ware nicht aus. Der Käufer muss den Verkäufer Meyer in Hamburg verklagen.

Erfüllt dagegen der Käufer seine Verpflichtungen nicht, so muss der Verkäufer diesen an seinem Wohnsitz verklagen. **Beispiel:** Käufer Müller mit Wohnsitz in München bezahlt Meyer die verspätet gelieferte Ware nicht. Meyer muss Weber in München verklagen, um zu seinem möglichen Recht zu kommen.

Kaufleute können dagegen den Gerichtsstand vertraglich für beide Seiten regeln. So können sie vereinbaren, dass für beide Seiten der Gerichtsstand in Hamburg ist. Der Gerichtsstand sowie der Erfüllungsort werden in der Regel im sogenannten „Kleingedruckten", den allgemeinen Geschäftsbedingungen, geregelt.

9.4.3 Allgemeine Geschäftsbedingungen

Viele Verträge beinhalten allgemeine Geschäftsbedingungen (AGB). Sie dienen der Standardisierung von Verträgen sowie der Konkretisierung des Vertragsinhalts. Weitere Gründe für AGB sind:

- Rationalisierung der Vertragsgestaltung
- Risikoabwälzung auf die andere Vertragsseite
- Zeit- und Kostenvorteile
- Verhinderung fehlerhaft Verträge

Häufig werden sie von der wirtschaftlich stärkeren Seite verwendet. Sofern allgemeine Geschäftsbedingungen gegenüber Endverbrauchern eingesetzt werden, sind sie auf Zulässigkeit zu überprüfen. Um den Endverbraucher zu schützen, hat der Gesetzgeber in den §§ 305–310 BGB geregelt, unter welchen Voraussetzungen allgemeine Geschäftsbedingungen nicht Bestandteil eines Vertrages sein können. Damit sie überhaupt Vertragsbestandteil werden können, muss der Kunde auf ihre Verwendung vor Vertragsschluss ausdrücklich hingewiesen worden sein. Sollte der Kunde erst nach Abschluss des Vertrages Kenntnis von der Verwendung allgemeiner Geschäftsbedingungen erhalten, gelten die Klauseln als nicht verwendet. Auch wenn einzelne oder alle Klauseln unwirksam sind, bleibt der geschlossene Vertrag trotzdem gültig. An die Stelle der unwirksamen Klauseln tritt die gesetzliche Regelung.

Schließen Kaufleute einen Vertrag und verwenden allgemeine Geschäftsbedingungen, dann gelten in der Regel die vereinbarten Bedingungen. Hier geht der Gesetzgeber davon aus, dass Kaufleute im alltäglichen Geschäftsleben geübt sind und somit keines besonderen Schutzes bedürfen. Von besonderer Bedeutung sind die 3 folgenden Möglichkeiten:

1. **überraschende und mehrdeutige Klauseln § 305c BGB:**
   Sie lassen sich umgangssprachlich als Überrumpelung beschreiben. Verwender solcher Klauseln versuchen damit, den Endverbraucher beispielsweise zur Abnahme von bestimmten Produkten zu nötigen, die diese so nicht kaufen würden.
   Beispiel: Durch den Kauf des Kochherdes verpflichtet sich der Käufer, Kochgeschirr im Wert von 200,00 € je Kalenderjahr zu bestellen.
2. **Klauselverbot mit Wertungsmöglichkeit § 308 BGB:**
   Hierbei handelt es sich um Klauseln, die nicht grundsätzlich ungültig sind. Sie müssen auf den Einzelfall bezogen bewertet werden. Sofern sich die Beteiligten nicht einigen können und eine Partei vor Gericht eine Klärung anstrebt, erfolgt die Klärung durch ein Gerichtsurteil.
   Beispiel: Die Lieferung erfolgt innerhalb von 1 oder 2 Wochen nach Vertragsschluss, sofern keine Produktionsengpässe vorliegen.
3. **Klauselverbot ohne Wertungsmöglichkeit § 309 BGB:**
   Werden die Klauseln verwendet, dann sind diese, ohne dass der Einzelfall gewertet werden muss, nicht gültig.
   Beispiel: Sofern es zu Mängeln oder anderen Beanstandungen kommt, wird der Versuch einer gütlichen Einigung vor einer Schiedsstelle der IHK unternommen. Der Spruch der Schiedsstelle ist für beide Seiten bindend. Die Klageerhebung vor einem Gericht wird durch Unterschrift des Vertrages ausgeschlossen.

Grundsätzlich ist immer der Einzelfall zu betrachten. Bei Vertragsabschlüssen zwischen Kaufleuten oder einer juristischen Person des öffentlichen Rechts oder einem öffentlich-rechtlichen Sondervermögen (Krankenhäuser, Pflegeheime in der Hand der Kommune, die als gGmbH oder Stiftungen betrieben werden) können in Einzelfällen Klauseln unwirksam sein (§ 310 BGB). Dies ist dann der Fall, wenn der Verwender der Klauseln den anderen bewusst benachteiligt, weil dieser branchenunkundig ist. Gleiches gilt, wenn Klauseln so gestaltet sind, dass die andere Vertragsseite unangemessen benachteiligt oder überrascht wird. Regelmäßig findet die Überprüfung im Rahmen des § 242 BGB (Leistung nach Treu und Glauben) in Verbindung mit § 307 BGB statt.

► **Obduktions- und Sektionsklausel.** Bei der stationären Aufnahme von Patienten werden sogenannte allgemeine Vertragsbedingungen verwendet, die nichts anderes sind, als die bekannten allgemeinen Geschäftsbedingungen. Als besonders problematisch wird die Verwendung der sogenannten Obduktions- oder Sektionsklausel in der Rechtsmedizin angesehen.

B

Fallbeispiel

Allgemeine Vertragsbedingungen (AVB) aus einem Krankenhausbehandlungsvertrag

§ 12 Obduktion

Die innere Leichenschau kann vorgenommen werden, wenn sie zur Festlegung der Todesursache aus ärztlicher Sicht notwendig ist oder wenn ein wissenschaftliches Interesse besteht. Vor Durchführung der Obduktion ist eine Einwilligung dazu anzustreben.

Von der inneren Leichenschau ist abzusehen, wenn ihr die verstorbene Person zu Lebzeiten widersprochen hat. Hat die verstorbene Person der inneren Leichenschau nicht ausdrücklich zugestimmt, darf sie erst nach Ablauf von acht Tagesstunden vorgenommen werden (Tagesstunden sind die Stunden von 7:00 bis 22:00 Uhr).

Die Klausel beinhaltet, dass der Patient, wenn er während des Klinikaufenthaltes verstirbt und innerhalb von acht Stunden kein Angehöriger erreichbar ist, einer Obduktion seines Leichnams zustimmt. Der Bundesgerichtshof hat diese Klausel bisher nicht beanstandet. Allerdings bezieht sich das Urteil auf eine sog. Verbandsklage und hatte keinen konkreten Fall zum Gegenstand. In der Rechtswissenschaft wird diese Klausel kontrovers diskutiert. Dies gilt auch in Bezug auf ihre Verfassungsmäßigkeit. Die Kritiker führen an, dass ein Patient bei einem Krankenhausaufenthalt eher von einem Überleben des Aufenthaltes ausgeht, als von einem Sterben. Weiterhin wird kritisiert, dass diese AGB eine von vielen ist und nicht besonders hervorgehoben wird, was sie als Überrumpelung bezeichnen. Um mögliche Gerichtsverfahren mit Angehörigen aus dem Weg zu gehen, sollte diese Klausel entweder als AGB aus dem Behandlungsvertrag gestrichen oder aber vom Patienten gesondert unterschrieben werden.

Tipp: Führen Sie eine Internetrecherche durch, indem Sie in eine Suchmaschine folgende Begriffe eingeben:

Allgemeine Vertragsbedingungen (AVB), Krankenhaus.

Sofern beide Vertragsparteien allgemeine Geschäftsbedingungen verwenden, ist dies zulässig. Bei widersprechenden Klauseln gilt die Klausel, die den anderen günstiger stellt. Ansonsten werden die widersprechenden Klauseln interpretiert bzw. bewertet. Sofern dies nicht möglich bzw. keine Übereinstimmung herstellbar ist, gelten im Zweifel die gesetzlichen Vorgaben.

9.4.4 Kaufvertragsarten

Kommt es zu einem Kaufvertrag, ist es aus juristischer Sicht wichtig, ob eine oder beide Seiten Kaufleute sind, oder beide Seiten als Privatleute einen Kaufvertrag schließen. Juristisch gesehen handelt es sich um einen einseitigen/zweiseitigen Handelskauf bzw. bürgerlichen Kauf.

In der täglichen Praxis gehört der einseitige Handelskauf zu einem der häufigsten Kaufverträge. Hier schließt eine Privatperson mit einem Unternehmer einen Vertrag. Für den Kaufmann gelten die Vorschriften des HGB, während für die Privatperson die weniger strengen Regeln des BGB gelten. Liegt ein zweiseitiger Kaufvertrag vor (beide Seiten sind Kaufleute), dann sind die Vorgaben des HGB zu beachten. Als bürgerlicher Kauf wird ein Kaufvertrag zwischen zwei Privatpersonen bezeichnet. Für beide Seiten gelten die Vorschriften des BGB.

Weiter ist zu unterscheiden nach:

- **Dem Kaufgegenstand:** Stückkauf (z. B. Kauf eines speziell angefertigten Pflegebettes), Gattungskauf (z. B. Verbandsmaterial)
- **Art, Qualität und Warenbeschaffenheit:** Kauf auf Probe (Kauf, wenn das Produkt nicht innerhalb der Probezeit zurückgegeben wird), Kauf nach Probe (Käufer erhält eine kostenlose Probe und bestellt bei Gefallen mehr), Spezifikationskauf (Produkteigenschaften werden vom Käufer spezifiziert)
- **Lieferzeit:** Fixkauf (die Ware muss zu einem bestimmten Termin geliefert werden), Kauf auf Abruf (der Käufer teilt dem Lieferanten mit, wann er die Ware benötigt). In der Praxis kann der Verkäufer dem Käufer Materialien z. B. in speziellen Containern ins Lager oder die Operationsabteilung stellen, sodass der Käufer keine unnötigen Wartezeiten hinnehmen muss.

9.4.5 Formvorschriften und ihre Funktionen

Für die meisten Verträge gilt Formfreiheit, d. h. die Vertragsseiten können den Vertrag entsprechend ihren Vorstellungen gestalten. Der Gesetzgeber schränkt die Formfreiheit ein, wenn für eine der Vertragsseiten durch den Vertragsabschluss Gefahren entstehen können. Die Formvorschriften haben folgende Funktionen zu erfüllen:

- Aufklärungsfunktion
- Beweisfunktion
- Warnfunktion

Mithilfe der Aufklärungsfunktion sollen die Vertragsparteien über die möglichen Folgen durch den Vertragsabschluss und die rechtlichen Zusammenhänge in Kenntnis gesetzt werden. Durch die schriftliche Abfassung eines Vertrages ist seine Existenz einfach zu beweisen. Zeugen, die den Vertragsabschluss bezeugen, werden nicht benötigt. Die Formvorschriften sollen die Vertragsparteien warnen, dass es bei Vertragsabschluss zu weitreichenden Rechtsfolgen kommt. Bei besonderen Verträgen, wie z. B. einer Grundstücksveräußerung oder einem Ehevertrag, verlangt der Gesetzgeber, dass der Vertragsabschluss über eine neutrale Instanz, einem Notar, geschlossen wird.

M!

Merke

Formvorschriften sollen die Vertragspartner vor möglichen Nachteilen schützen.

Im Einzelnen sieht der Gesetzgeber folgende Formvorschriften vor:

Schriftform

Hier wird ein Schriftstück in Form eines Vertrages etc. verlangt, welches durch die Vertragsparteien eigenhändig zu unterschreiben ist (§§ 126, 126a und b BGB). Die Schriftform sieht der Gesetzgeber bei Kündigungen von Arbeitsverträgen oder Mietwohnraumverträgen vor. Mit Schriftform ist lediglich die eigenhändige Unterschrift unter einem Schriftstück gemeint. Eigenhändig ist aber nicht als Höchstpersönlichkeit misszuverstehen. Die Unterschrift darf somit auch ein Vertreter der Vertragsseiten leisten, wenn er zu Vertretung berechtigt ist.

B

Fallbeispiel

Karl Schneider, Eigentümer eines Pflegeheims, beauftragt Laura Meyer, ihn in seiner Abwesenheit zu vertreten. Hierzu erteilt er ihr eine entsprechende Vollmacht. Frau Meyer ist somit berechtigt, im Namen von Herrn Schneider Verträge abzuschließen.

Der Gesetzgeber hat inzwischen die Schriftform durch Aufnahme von **Sonderfällen** im BGB ergänzt. Hierzu gehören:

- **Elektronische Form** (§ 126a BGB):
  Viele Aufträge werden in Form von E-Mails geschlossen. Diese lassen sich nicht mit einer Unterschrift versehen. Rechtsgültigkeit erlangen sie, indem sie mit einer elektronischen Signatur, welche die eigenhändige Unterschrift ersetzt, versehen werden.
- **Textform** (§ 126b):
  In bestimmten Geschäftszweigen wie z. B. Versicherungen fallen massenhaft Mitteilungen an. Diese müssen nicht unbedingt eigenhändig unterschrieben werden. Hier genügt eine maschinenschriftliche Unterschrift, welche die Namensunterschrift der berechtigten Person nachbildet. Weiterhin kann die Unterschrift auch in Form „Ihre XY Versicherung“ erfolgen.

Öffentliche Beglaubigung

Dieses Schriftstück ist eigenhändig zu unterschreiben und durch einen Notar zu beglaubigen (§ 129 BGB). Der Notar garantiert somit, dass die Unterschrift von der Person stammt, die sich ihm gegenüber als die Person, welche die Unterschrift geleistet hat, ausgewiesen hat (z. B. Anmeldung zum Handelsregistereintrag).

Irrtümlicherweise wird oft die **behördliche Beglaubigung** z. B. eines Zeugnisses mit der notariellen Beglaubigung gleichgesetzt. Bei der Beglaubigung von Urkunden, Zeugnissen etc. handelt es sich um eine Beglaubigung, die ihre Rechtsgrundlage in entsprechenden Verfahrensverwaltungsgesetzen haben. Berechtigte Verwaltungsmitarbeiter oder Beamte erklären durch ihre Unterschrift in Verbindung mit dem Dienstsiegel, dass die Kopie dem Original entspricht.

Notarielle Beglaubigung

Diese Schriftstücke/Verträge setzt ein Notar auf. Die Echtheit des Vertrages wird durch seine Unterschrift und sein Siegel dokumentiert (§ 128 BGB). Die notarielle Beurkundung stellt die strengste Formvorschrift dar. Hier müssen die Vertragspartner vor einem Notar erscheinen. Diese geben vor dem Notar ihre Erklärungen ab, nachdem der Notar die Vertragsparteien entsprechend beraten hat. Die Erklärung der Vertragsparteien wird durch den Notar niedergeschrieben und den Erklärenden vorgelesen. In der Praxis setzt der Notar vorher die Erklärung auf, entsprechend der vorangegangenen Beratung bzw. Absprache mit den beiden Parteien. Die Erklärung wird dann allen Beteiligten durch den Notar vorgelesen. Sofern keine Einwände erfolgen, unterschreiben die Vertragsparteien sowie der Notar. Die Erklärung wird gesiegelt und jeder enthält gesiegelte Kopien. Die durchgeführte Beurkundung durch den Notar erfolgt nach dem Beurkundungsgesetz.

Von besonderer Bedeutung ist die notarielle Beurkundung bei unbeweglichen Sachen wie z. B. Immobilien. Hier erfolgt die Eigentumsübertragung durch eine sog. Auflassung und Eintragung in einem öffentlichen Register, dem Grundbuch. **Auflassung** bedeutet, dass der ehemalige Eigentümer im Grundbuch bzw. auf der entsprechenden Seite durchgestrichen und der neue Eigentümer eingetragen wird. Dieser Kauf ist nicht formfrei, d. h. hier sind besondere gesetzliche Vorschriften einzuhalten.

Ein Verstoß gegen die Formvorschrift führt grundsätzlich zur Nichtigkeit des Rechtsgeschäftes. Nur in Ausnahmefällen lässt sich der Formmangel heilen.

9.5 Besitz

Durch Abschluss eines Kaufvertrages soll letztendlich eine Sache in den Besitz und in das Eigentum einer anderen Person übergehen. Dies ist grundsätzlich nur möglich, wenn sich Käufer und Verkäufer vorher darüber geeinigt haben (= Verpflichtungsgeschäft im Kaufvertrag) und der Verkäufer die Sache an den Käufer übergibt (Erfüllungsgeschäft). Oft ist der Besitzer auch Eigentümer einer Sache. Besitz ist die tatsächliche Herrschaft über eine Sache. Der Besitzer einer Sache muss nicht auch der Eigentümer sein. Unterschieden wird in **unmittelbaren** (§ 854 BGB) **und mittelbaren Besitz** (§ 868 BGB).

Der Besitz einer Sache endet, wenn der Besitzer die tatsächliche Gewalt über die Sache aufgibt (Liegenlassen der Zeitung) oder in anderer Weise die Gewalt darüber verliert, z. B. wegen einer Kündigung bzw. Zwangsräumung (§ 856 BGB).

9.6 Eigentum

Unter Eigentum versteht das Gesetz die rechtliche Herrschaft über eine Sache (§ 929 BGB). Nur wenn nach erfolgter Einigung die Sache übergeben wird, ist eine tatsächliche Eigentumsübertragung erfolgt.

B

Fallbeispiel

Die Seniorenresidenz kauft mehrere E-Bikes telefonisch (und bezahlt sie auch sofort) bei einem ortansässigen Fahrradhändler, welche in der nächsten Woche durch einen Mitarbeiter der Seniorenresidenz abgeholt werden sollen. In der Zwischenzeit verkauft der Fahrradhändler die Bikes weiter. Aufgrund der fehlenden Übergabe ist die Seniorenresidenz noch nicht Eigentümer der Fahrräder. Es spielt keine Rolle, dass diese bereits bezahlt wurden. Allerdings hat der Fahrradhändler seine Pflichten aus dem Kaufvertrag nicht erfüllt und kann dementsprechend zur Verantwortung gezogen werden.

In der Praxis sind 2 Arten der Eigentumsübertragung zu unterscheiden:

Bei **beweglichen Sachen** (z. B. Fahrräder) erfolgt die Eigentumsübertragung durch Übergabe der Sache an den Käufer, während bei **unbeweglichen Sachen** (z. B. Immobilie) die Eigentumsübertragung nur durch eine notarielle Beurkundung und der anschließenden Eintragung ins Grundbuch möglich ist. Nicht immer ist ein Verkäufer auch Eigentümer der zu verkaufenden Sache. Der Käufer kann aber sehr wohl Eigentümer dieser Sache werden. Voraussetzung ist, dass er im guten Glauben war, das der Verkäufer der Eigentümer der Sache ist (§ 932 BGB).

B

Fallbeispiel

Die Pflegeresidenz kauft im Sanitätsgeschäft 2 neue Rollatoren, die diesem nur als Ausstellungsstücke vom Hersteller überlassen wurden. Da der Unternehmenszweck eines Sanitätsgeschäftes den Verkauf von Pflegematerialien und Gerätschaften darstellt, ist es dem Käufer nicht zumutbar, anzunehmen, dass das Sanitätsgeschäft lediglich Besitzer der Rollatoren und nicht der rechtmäßige Eigentümer ist.

Der gutgläubige Erwerb findet seine Grenzen in folgenden Fällen (§ 935 BGB):

- **gestohlene** Sachen
- **verlorene** Sachen (z. B. Gast lässt sein Handy in der Cafeteria liegen)
- **abhanden gekommene** Sachen (z. B. beim Bezahlen der Rechnung fällt das Handy unbemerkt aus der Tasche)

Der Übergang zwischen verloren und abhanden gekommenen Sachen ist fließend. Per Gesetz ist der Eigentumserwerb bei gestohlenen Sachen ausgeschlossen. Bei verlorenen Sachen muss der Finder den Fund melden (§ 965 BGB). Ist kein Eigentümer ausfindig zu machen sowie nach einer bestimmten Frist, kann der Finder zum Eigentümer erklärt werden (§ 973 BGB). Sofern Geldscheine verloren gehen, kann der Besitzer (= Finder) nach § 1006 BGB Eigentümer an diesen werden.

Eine Besonderheit stellt die Situation dar, wenn eine Sache an eine andere Person **ausgeliehen** wurde. Verkauft der Entleiher die ausgeliehene Sache, und ist der Käufer im guten Glauben, dann ist er Eigentümer der gekauften Sache geworden (§ 934 BGB). Hier stellt sich die Frage, wieso? Der Gesetzgeber argumentiert folgendermaßen: Wenn jemand einem anderen etwas ausleiht, muss er sich darüber klar sein, inwieweit er dem Entleiher vertrauen kann. Missbraucht der Entleiher dieses Vertrauen, dann muss der Eigentümer das Risiko hierfür selbst tragen. Der Vertrauensmissbrauch ist nicht dem neuen Eigentümer anzulasten.

Darüber hinaus ist der Eigentumserwerb durch Verbindung, Vermischung und Verarbeitung möglich (§§ 946–948 BGB).

B

Fallbeispiel

In der Reha-Klinik Musterstadt werden in den Patientenzimmern neue Fußböden verlegt. Durch den festen Einbau der Böden wird die Klinik Eigentümer der Fußböden. Dem Handwerker steht ein Vergütungsanspruch zu (§ 951 BGB). Die Herausgabe der Böden kann er allerdings nicht fordern.

9.7 Eigentumsvorbehalt

Um sich vor dem Eigentumsverlust zu schützen, wird häufig ein Eigentumsvorbehalt vereinbart. Folgende Arten des Eigentumsvorbehaltes sind möglich:

- **Einfacher Eigentumsvorbehalt** (§ 449 BGB):
  Der einfache Eigentumsvorbehalt wird zwischen Käufer z. B. Großhändler und Verkäufer (Einzelhändler) vereinbart. Beide haben vereinbart, dass das Eigentum an der Ware erst nach vollständiger Bezahlung auf den Einzelhändler übergeht. Wurde die Ware jedoch weiterverkauft, gilt dieser Herausgabeanspruch nicht mehr gegen den neuen Käufer (Dritten).
- **Verlängerter Eigentumsvorbehalt** (§ 398 BGB):
  Er berücksichtigt diese Problematik. Hier vereinbart der Verkäufer mit dem Käufer eine Abtretung. Verkauft also der Einzelhändler die Ware, dann besitzt der Großhändler einen Anspruch auf die Forderung gegenüber dem Dritten, sofern der Dritte nicht den Verkäufer sofort bezahlt hat.
- **Erweiterter Eigentumsvorbehalt** (§§ 185, 950 BGB):
  Er versucht dem Untergang durch Verarbeitung der gelieferten Sachen vorzubeugen, indem Käufer und Verkäufer eine Vereinbarung treffen, dass der Verkäufer Miteigentum an der neuen Sache erwirbt. Allerdings ist diese Auffassung rechtlich nicht wahrscheinlich, da ein neutraler Dritter nicht durch eine Vereinbarung, mit der er nichts zu tun hat, schlechter gestellt werden darf.

9.8 Anfechtung bei Rechtsgeschäften

Unter bestimmten Umständen können Rechtsgeschäfte angefochten oder als nichtig erklärt werden. Wird ein vollgültiges Rechtsgeschäft angefochten, dann wird es im Nachhinein als von Anfang an nichtig erklärt (§ 142 Abs. 1 BGB).

9.8.1 Anfechtungsgründe

Der Anfechtungsgrund führt zur Vernichtung des Rechtsgeschäfts, wenn eine Anfechtungserklärung gegenüber der anderen Vertragsseite erfolgt. Anfechtungsgründe sind in ▶ Tab. 9.4 aufgeführt.

Eine Anfechtung führt in der Praxis zu einem Problem, wenn die andere Vertragsseite den Anfechtungsgrund nicht akzeptiert. Dieser muss dann häufig nachgewiesen werden. Die Anfechtung muss unverzüglich nach Entdeckung des Irrtums erfolgen. Gleichzeitig kann die Gegenseite einen möglichen Schadensersatz geltend machen vgl. § 122 BGB. Handelt es sich um arglistige Täuschung, ist diese innerhalb eines Jahres nach Entdeckung der Täuschung anzufechten. Das Gleiche gilt, wenn ein Rechtsgeschäft durch eine widerrechtliche Drohung erzwungen wurde. Diese ist innerhalb eines Jahres anzufechten, nachdem die Zwangslage nicht mehr besteht.

B

Fallbeispiel

Dem Pächter einer öffentlichen Pflegeheimcafeteria wird gedroht, dass sein Ruf zu Schaden kommen wird, sollte er nicht regelmäßig bei einem bestimmten Großhändler seine Waren einkaufen. Der Pächter fasst Mut und fechtet das Rechtsgeschäft an.

9.8.2 Nichtige Rechtsgeschäfte

Rechtsgeschäftes können auch von Anfang auf folgenden Gründen nichtig bzw. unwirksam sein:
- **verbotene Geschäfte**, z. B. Organhandel oder Verkauf von Betäubungsmitteln (§ 134 BGB)
- **Schein- und Scherzgeschäfte**, z. B. Flug zur Sonne, Kauf einer Immobilie zu einem niedrigen Preis: Die Parteien vereinbaren die gesparte Summe privat zu zahlen, um Steuern zu sparen (§§ 117 f. BGB)
- Geschäfte, die **gegen die guten Sitten verstoßen**, z. B. Kreditnehmer bekommt den Kredit nur, wenn er 50 % Zinsen zahlt (§ 138 BGB)
- Geschäfte **mit Geschäftsunfähigen**, z. B. einem 5-jährigen Kind wird ein Modellauto verkauft (§ 104 BGB)
- alle Formgeschäfte, wenn sie **nicht die gesetzliche Form erfüllen**, z. B. mündliche Kündigung eines Arbeitsvertrages (§ 125 BGB)

Ein nichtiges Rechtsgeschäft hat keinerlei Rechtswirkungen zur Folge. Gerade in Bezug auf verbotene Geschäfte zeigt sich, dass der Gesetzgeber dem Bürger nur erlaubt, innerhalb der vorgegebenen Rechtsnormen Geschäfte oder Verträge abzuschließen. Verstößt ein Vertrag gegen andere Rechtsnormen, dann wird dies durch den Gesetzgeber sanktioniert. In Einzelfällen können nichtige Rechtsgeschäfte geheilt oder umgedeutet werden. **Beispiel**: Eine (unzulässige) fristlose Kündigung lässt sich in eine fristgerechte Kündigung umwandeln.

Vor dem Abschluss eines Kaufvertrages steht die Anfrage des Käufers.

9.9 Anfrage

Nachdem bestimmte Lieferanten in der engeren Auswahl stehen, wird mithilfe einer Anfrage versucht, den geeignetsten Lieferanten für die Einrichtung zu finden. Die Anfrage kann **allgemein** mit der Bitte um Mitteilung des Produktionsprogramms oder aber speziell gehalten sein, indem der Lieferant um Abgabe eines Angebots zu einem speziellen Produkt aufgefordert wird. Im ersteren Fall dient die Kontaktaufnahme zur möglichen Geschäftsanbahnung, im letzteren wird der Lieferant zur **konkreten** Abgabe eines speziellen Angebotes aufgefordert, das z. B. auf den Preis, die Konditionen, die Zahlungsbedingungen, den Service, die Ausstattungsmerkmale, die technischen Informationen und andere mögliche Nebenleistungen eingehen soll (▶ Abb. 9.4). Hierzu werden die möglichen Lieferanten kontaktiert.

Dem Lieferanten bietet eine Anfrage die einmalige Chance, sich dem Kunden mit seiner ganzen Leistungsfähigkeit zu präsentieren. Er kann diese aktiv beeinflussen, indem er auf die Anfrage z. B. mit einem Telefonat reagiert. So lassen sich fehlende Details erfragen, und ein erster persönlicher Kontakt wird geschaffen.

Tab. 9.4 Anfechtungsgründe und Beispiele.

Gründe	Beispiele
Inhaltsirrtum (§ 119 BGB)	Angehöriger bestellt in der Krankenhauscafeteria einen „Halve Hahn“ und ist erstaunt, dass er ein belegtes Brötchen erhält.
Erklärungsirrtum (§ 119 BGB)	Infusionslösung kostet 5,20 €. Durch einen Schreibfehler werden aber nur 2,50 € berechnet.
Eigenschaftsirrtum (§ 119 BGB)	Handelsklasse A wird mit Handelsklasse B verwechselt.
Übermittlungsfehler (§ 120 BGB)	Ein Unternehmen gibt per E-Mail eine Zusage, übermittelt wird aber das Gegenteil, d. h. der Auftrag wird als abgelehnt übermittelt.
arglistige Täuschung (§ 121 BGB)	Unfallfahrzeug wird als unfallfrei verkauft.

Mustermann Klinikum
Musterstraße 123
12345 Musterstadt

Anschrift des Lieferanten

Anfrage: Schlauchmull in div. Größen — Musterstadt, den 18.08.2019

Sehr geehrte Damen und Herren,

wir sind auf der Suche nach neuen und innovativen Lieferanten. Im Rahmen unserer Recherchen sind wir auf Sie gestoßen. Deshalb möchten wir Sie bitten, uns ein Angebot zur Lieferung von Schlauchmull in den gängigen Größen 5, 8, 10 und 16 cm zu unterbreiten.

Hierzu teilen Sie uns bitte Ihre Preise, Zahlungs- und Lieferbedingungen sowie mögliche Serviceleistungen mit. Für das Zuschicken von Mustern wären wir Ihnen dankbar.

Darüber hinaus würden wir gerne erfahren, innerhalb welcher Lieferzeit Sie bestellte Waren ausliefern. Gerne können Sie uns Referenzen nennen.

Vielen Dank im Voraus.

Mit freundlichen Grüßen
Fr. Schneider
(Stellv. Abteilungsleiterin Einkauf)

Abb. 9.4 Beispiel: Anfrage.

Eine Anfrage schafft generell keine rechtliche Verpflichtung. Sie ist immer unverbindlich und lässt sich sowohl schriftlich, mündlich, telefonisch oder aber per Internet an die Lieferanten oder Hersteller verschicken.

Die Anfrage stellt für einen Lieferanten die Aufforderung dar, ein Angebot abzugeben, sofern dieser an dem Kunden interessiert und in der Lage ist, zu liefern. Besteht kein Interesse an dem potenziellen Neukunden, sollte dieser zumindest eine kurze Rückmeldung vom Lieferanten erhalten.

9.10 Angebot

Definition

Bei einem **Angebot** handelt es sich um die Abgabe einer verbindlichen Willenserklärung gegenüber einer bestimmten Person, durch die sich der Lieferant verpflichtet, die angebotene Ware zu den im Angebot genannten Bedingungen zu liefern. Wird dagegen eine Ware der Allgemeinheit gegenüber angepriesen, dann handelt es sich immer nur um eine Kaufaufforderung (z. B. Wurfsendungen, Fensterauslagen etc.).

Der Anbieter ist so lange an sein Angebot gebunden, wie unter verkehrsüblichen Umständen eine Antwort zu erwarten ist. Das heißt: Wird ein mündliches Angebot abgegeben, dann muss es sofort angenommen werden, sofern keine weitere Bedenkzeit gewährt wird (§ 147 BGB). Erfolgt es schriftlich, dann ist innerhalb einer Woche eine Antwort zu erwarten. Wird das Angebot zu spät angenommen, dann ist seine Gültigkeit erloschen. Gleiches gilt, wenn es mit Abänderungen zurückgeschickt wird. Die Abänderung ist als eine neue Anfrage zu betrachten, auf die sich der Anbieter nicht einlassen muss. In der Praxis werden häufig viele Angebote von einem Lieferanten/Hersteller verschickt. Um nicht Gefahr zu laufen, nicht lieferfähig zu sein, werden die Angebote häufig mit einer **Freizeichnungsklausel** versehen z. B. „nur solange der Vorrat reicht" oder „unverbindlich". Im Angebot werden die genauen Bedingungen genannt, zu denen der Lieferant bereit ist, das Produkt zu liefern.

9.10.1 Angebotsvergleich

Unternehmen, die bestimmte Waren oder Dienstleistungen einkaufen, bitten mehrere Anbieter oder Lieferanten um die Abgabe eines Angebotes. Die eingehenden Angebote werden gesammelt und nach einer bestimmten Frist ausgewertet. Die besten Angebote sind mithilfe eines Angebotsvergleichs zu finden (► Abb. 9.5). Die nicht monetä-

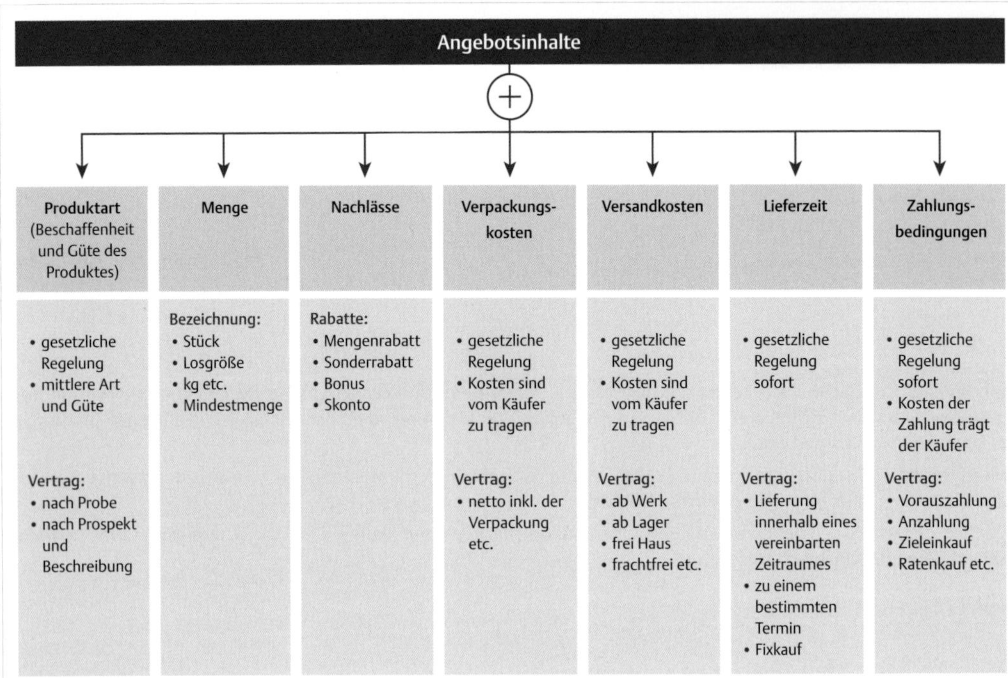

Abb. 9.5 Angebotsinhalte.

ren Kriterien können durch den Einsatz eines Scoring-Modells vergleichbar gemacht werden.

Fallbeispiel

Das Pflegeheim Mustermann benötigt 20 Blutzuckermessgeräte. Zwei regionale Sanitätshäuser werden zur Abgabe eines Angebots aufgefordert. Sanitätshaus A verlangt für das Gerät einen Einzelpreis von 45,00 €. Ab einem Einkauf von 10 Geräten wird ein Rabatt von 4 % gewährt. Erfolgt die Zahlung innerhalb von 14 Tagen nach Wareneingang darf Skonto in Höhe von 2 % auf den noch verbleibenden Warenwert in Abzug gebracht werden. Lieferkosten in Höhe von 21,00 € sind durch den Käufer zu tragen.

Das Sanitätshaus B verlangt für die Geräte 42,00 €. Rabatt wird nicht gewährt. Skonto darf bei Zahlung innerhalb von 14 Tagen in Höhe von 1 % abgezogen werden. Die Bezugskosten in Höhe von 23,50 € sind ebenfalls vom Käufer zu tragen.

Die Berechnung des Bezugspreises für die beiden Lieferanten ist in ▸ Tab. 9.5 erläutert.

Die Entscheidung orientiert sich dabei nicht nur am Preis, sondern muss weitere, nicht monetäre Aspekte beachten. Dazu zählen u. a.:

- Lieferzuverlässigkeit
- Service z. B. Schulungen vor Ort
- Rücknahme von Altgeräten
- Kundendienst

Wenn neben dem Preis nicht monetäre Kriterien zu berücksichtigen sind, dann ermöglicht der Einsatz eines sogenannten **Scoring-Modells** Hilfestellung bei der Auswahl des Lieferanten.

Fallbeispiel

Im vorliegenden Fall sind für den Kunden neben dem Preis die folgenden weiteren Kriterien von Bedeutung: Termintreue, Service und eine 24-Stunden-Hotline. Für ihn stellt sich die Frage, wie er diese Kriterien bei der Auswahl eines Lieferanten berücksichtigen kann (▸ Tab. 9.6).

Die Ränge werden vom Entscheider aufgrund der Informationen über die Lieferanten vergeben. So könnte in dem zugrunde liegenden Scoring-Modell dem Entscheider die Termintreue sehr wichtig sein. Sie wird deshalb mit 50 % gewichtet (▸ Tab. 9.7).

Ergebnis: Bei Einsatz des Scoring-Modells wird man sich für den Lieferanten A entscheiden.

Tab. 9.5 Beispiel: Angebotsvergleichsschema.

Kriterien	Lieferant A	Lieferant B
Listenpreis (€)	900,00	840,00
Rabatt (€)	36,00	–
= Zieleinkaufspreis (€)	864,00	840,00
– Lieferskonto (€)	17,28	8,40
= Bareinkaufspreis (€)	846,72	831,60
+ Bezugskosten (€)	21,00	23,50
= Bezugs- oder Einstandspreis (€)	867,72	855,10

Tab. 9.6 Beispiel: nicht monetäre Angebotskriterien.

Kriterien	Lieferant A	Lieferant B
Termintreue	• liefert immer absolut pünktlich • hat bisher nach Auskunft einer Auskunftei noch nie eine Vertragsstrafe zahlen müssen	• hatte schon 2-mal Probleme aufgrund von Produktionsengpässen
Service	• Kundenbetreuung ist sehr spartanisch	• wird groß geschrieben, z. B. durch Mitarbeiterschulungen vor Ort
24-Stunden-Hotline	• absolut zuverlässig und kompetent	• nicht vorhanden

Tab. 9.7 Beispiel: Scoring-Modell.

Kriterien	Gewichtung (%)	Lieferant A			Lieferant B		
		Rang	Punkte	Ergebnis	Rang	Punkte	Ergebnis
Termintreue	50	3	6	900	2	3	300
24-Stunden-Hotline	40	3	6	720	1	0	0
Service	10	1	0	0	3	6	180
Summe	100			1 540			480

Rangordnung (R): 1, 2 oder 3
Einzelpunkte (Pkt.): R = 1 = 0 Pkt.; R = 2 = 3 Pkt., R = 3 = 6 Pkt.

Für Kliniken und Pflegeeinrichtungen ist gerade die **Lieferzuverlässigkeit** ein wichtiges Kriterium. Der Käufer muss sich auf den abgesprochenen Liefertermin verlassen können. Genauso wichtig ist es, dass der Lieferant relativ schnell Waren und Produkte oder aber Ersatzeile liefern kann, da Patienten sich nicht auf später vertrösten lassen.

Die **Serviceleistungen** eines Anbieters werden heute besonders genau betrachtet, da gerade sie „bares Geld“ bedeuten. So kann eine kostenlose Mitarbeiterschulung innerhalb des eigenen Hauses helfen, mehrere 1 000 Euro einzusparen. Die Schulung durch den Hersteller oder Lieferanten stellt für ihn Werbung in eigener Sache dar und sorgt dafür, dass die Mitarbeiter des Kunden zufrieden mit dem Produkt sind, da sie weniger oder gar keine Einarbeitungsprobleme haben. Der Lieferant/Hersteller kann durch die Schulung wertvolle Informationen erhalten, beispielsweise ob es Bedienungsschwierigkeiten gibt oder ob das Produktdesign ankommt.

Für viele Besteller ist neben den eben aufgezählten Aspekten der Ruf eines Lieferanten, sein Umgang mit Kunden, aber auch, wie er mit seinen Mitarbeitern umgeht von Interesse. Sie können beispielsweise daraus ableiten, wie wichtig dem Lieferanten seine Kunden sind.

Nachdem der Käufer die Entscheidung zugunsten eines Lieferanten getroffen hat, können sich noch weitere Vertragsverhandlungen anschließen. Dabei hängt es vom Wert des Produktes oder dem Gesamteinkaufsvolumen ab, das abgenommen werden soll. Die Einkaufsverhandlungen können in mehreren Phasen ablaufen. Neben einer Besichtigung des Lieferanten bzw. Herstellers können verschiedene Verhandlungsrunden beim Abnehmer oder an neutralen Orten stattfinden. Inzwischen wird der Preis, den Lieferanten verlangen, nicht mehr als eine feste Größe gesehen. Gesundheitseinrichtungen sind durchaus bereit, hier aktiv Verhandlungen zu führen, so wie Industrieunternehmen schon seit Jahrzehnten vorgehen. Ziel ist immer, die Produkte bzw. Zusatzleistungen kostengünstiger zu erhalten. Um die Mitarbeiter, die diese Verhandlungen führen, zu motivieren, können ihnen entsprechend ihrem Verhandlungserfolg Prämien gezahlt werden.

Bei der Bestellung von Massenprodukten wird oft nicht nur ein Lieferant ausgewählt, sondern noch ein zweiter oder dritter mit Bestellungen bedacht. Allerdings häufig mit einem geringeren Bestellvolumen als der A-Lieferant. Die Gründe sind darin zu suchen, dass eine Abhängigkeit vermieden werden soll oder aber bei Ausfall eines Lieferanten sofort Ersatzlieferanten in Anspruch genommen werden können.

Bei einer Erstbestellung wird diese durch den Lieferanten häufig bestätigt. Aufgrund der gleichlautenden Willenserklärungen ist somit ein Kaufvertrag im Sinne des § 433 BGB zustande gekommen. Für jede Vertragsseite ist die Erfüllung ihrer Pflichten verbindlich, d. h. der Verkäufer stellt die bestellte Ware zum vereinbarten Zeitpunkt bereit und überträgt dem Käufer das Eigentum daran. Der Käufer wiederum verpflichtet sich zur Abnahme und fristgerechten Bezahlung der bestellten Ware. Generell sind mündliche Vereinbarungen gerade unter Kaufleuten genauso gültig. Aus Gründen der Beweisbarkeit wird aber regelmäßig die Schriftform gewählt.

9.11 Wareneingangs- und Rechnungsprüfung

Nach der Warenbestellung kommt es zur Anlieferung der Ware. Sofern keine Lieferbedingungen ausgehandelt wurden, ist der Käufer verpflichtet, die bestellten Waren beim Lieferanten oder Hersteller direkt abzuholen. Es gilt hier der Grundsatz: Warenschulden sind Holschulden. Viele Lieferanten betrachten die Lieferung der Ware jedoch als Möglichkeiten, dem Kunden einen Service bieten zu können und setzen die Lieferung „frei Haus" bewusst als Kundenbindungsinstrument ein.

Bei Anlieferung der Ware hat der Mitarbeiter, der die Waren in Empfang nimmt, eine **Wareneingangskontrolle** durchzuführen. Sie gliedert sich in

- eine **äußere Prüfung** (= Prüfung der angelieferten Sendung):
  - Stimmen Ladepapiere, Lieferschein etc. mit der Bestellung überein?
  - Ist die Verpackung beschädigt?
- **Prüfung der Ware:**
  - Stimmen Inhalt, Qualität und Menge?
  - Wareneingang erfassen bzw. wenn nötig, Mängelrüge einleiten
  - Stichprobenprüfung

Die Warenprüfung selbst ist unverzüglich durchzuführen. Ein Versäumnis kann enorme negative Konsequenzen haben. So kann der Käufer sein Reklamationsrecht verlieren, da er seine Untersuchungs- und Rügepflicht gem. §§ 377–379 HGB vernachlässigt hat. Zu beachten ist weiterhin, dass die Gesundheitseinrichtung gegenüber ihren Patienten zur Haftung verpflichtet sein kann. Wurde die fehlerhafte Ware (offensichtliche Mängel) beim Wareneingang nicht erkannt, kann die Gesundheitseinrichtung gegenüber ihren Kunden/Patienten u. U. in Regress genommen werden. Unabhängig von einer möglichen Haftung ist ein möglicher Imageschaden in der Öffentlichkeit nicht abschätzbar.

Ist die Warenlieferung nicht zu beanstanden, wird sie als Wareneingang gebucht und ins Warenlager aufgenommen. Enthält der Lieferschein auch die Rechnung, dann wird dieser an die Buchhaltung weitergegeben. Sofern die Ware Mängel aufweist, sind diese dem Lieferanten unverzüglich mitzuteilen.

9.12 Mangelhafte Lieferung

In der Praxis gibt es viele Möglichkeiten, die zu einer nicht einwandfreien bzw. mangelhaften Lieferung führen. Zu unterscheiden ist der Rechtsmangel vom Sachmangel. Ein **Rechtsmangel** liegt vor, wenn der Verkäufer überhaupt kein Recht an der Ware besitzt, z. B. weil er nicht Eigentümer der Ware ist oder weil er die Ware verpfändet hat. Am häufigsten kommt der **Sachmangel** vor. Hierbei handelt es sich um einen Mangel, der in der Sache selbst liegt. Eine Ware (Sache) kann folgende Mängel gem. § 434 BGB besitzen:

▸ **Falschlieferung.** Neben der Zusendung von nicht bestellter Ware (Falschlieferung) kommt es häufig vor, dass die Anzahl der bestellten Artikel nicht stimmt. Dabei können zu viel oder zu wenig Artikel geliefert werden. Die tatsächlich gelieferte Artikelanzahl ist mit der berechneten Artikelanzahl zu vergleichen. Selbstverständlich sollte der Lieferant auch dann informiert werden, wenn die zu viel gelieferten Artikel nicht berechnet wurden.

▸ **Qualitätsmängel.** Im Rahmen des Qualitätsmanagements ist es wichtig, die gelieferten Waren auf ihre Qualität zu prüfen. Kommt es hier zu unzulässigen Abweichungen, ist der Lieferant zu rügen.

▸ **Montagemängel.** Gleiches gilt, wenn die gelieferten Waren oder Gerätschaften sich nicht richtig montieren lassen, weil die Beschreibung nicht stimmt oder bestimmte Bohrungen ab Werk nicht vorgenommen wurden.

▸ **Fehlen beworbener Eigenschaften.** Nicht selten verspricht die Produktwerbung Eigenschaften, die das Produkt nicht oder nicht in dem beworbenen Umfang besitzt. Auch hierbei handelt es sich um einen Mangel, der zu rügen ist.

9.12.1 Rechte bei mangelhafter Lieferung

Liegt einer der aufgezählten Mängel vor, dann steht dem Käufer, nachdem er den Verkäufer davon in Kenntnis gesetzt hat, gem. § 437 BGB eine Reihe von Rechten zu. So kann er vom Verkäufer **Nacherfüllung** gemäß § 439 BGB innerhalb einer bestimmten Frist verlangen. Er kann wählen zwischen Nachbesserung oder Neulieferung.

Die **Nacherfüllungspflicht** des Verkäufers ist verschuldensunabhängig und gilt auch bei geringfügigen Mängeln. Sofern der Verkäufer schuldhaft gehandelt hat, z. B. bewusst Produkte mit geringer Qualität geliefert hat, kann der Käufer zusätzlich einen Schadensersatz fordern. Dabei sind 3 **Ausnahmen** zu beachten:

1. Die Nachbesserung oder Neulieferung führt zu unverhältnismäßig hohen Kosten:

Der Verkäufer kann die Nachbesserung/Neulieferung verweigern (§ 439 BGB). **Beispiel:** Kauf einer Gehhilfe für 120,00 €. Sie weist am Fuß einen mikroskopisch kleinen Kratzer auf. Die Schadensbeseitigung würde objektive Kosten in Höhe von 62,00 € verursachen.

2. 2 Nachbesserungsversuche sind fehlgeschlagen: Käufer kann seine weiteren nachrangigen Rechte verfolgen (§ 440 BGB). **Beispiel:** Kauf eines Rollators. Nach 2 Nachbesserungsversuchen durch den Verkäufer funktionieren die Bremsen immer noch nicht.
3. Leistung ist unmöglich: Anspruch auf Nacherfüllung der Leistung entfällt (§ 275 BGB). **Beispiel:** Das gelieferte EKG-Gerät zerstört sich bei der ersten Überprüfung durch den Kliniktechniker selbst. Inwiefern die Klinik einen weiteren Anspruch für das zerstörte Gerät hat, soll hier nicht weiter verfolgt werden.

Merke

Der Käufer kann eine Nachbesserung oder eine Neulieferung verlangen. Er hat grundsätzlich ein Wahlrecht.

In der Regel wird eine Nachbesserung einer Neulieferung vorgezogen, wenn dadurch die Sache schneller eingesetzt werden kann. Darüber hinaus hat der Käufer ein Recht auf Schadensersatz, sofern der Verkäufer die mangelhafte Lieferung verschuldet hat. **Beispiel:** Die Neulieferung eines OP-Tisches würde 14 Tage dauern, die Nachbesserung dagegen ist in 48 Std. erledigt.

Erfüllt der Verkäufer (= Schuldner) seine Nacherfüllungspflicht nicht innerhalb einer bestimmten Frist, dann stehen dem Käufer weitere (**nachrangige**) **Rechte** zu (► Abb. 9.6):

Die skizzierten Rechte können immer dann geltend gemacht werden, wenn der Käufer dem Verkäufer eine entsprechend ausreichende Nachfrist gesetzt hat. Die Nachfrist ist nicht nötig, wenn:

- 2 Nacherfüllungsversuche erfolglos waren,
- es unzumutbar für den Käufer ist,
- der Verkäufer die Nacherfüllung verweigert oder
- besondere Umstände vorliegen.

9.13 Mangelhafte Lieferung gegenüber Kaufleuten

Für den in der Praxis Tätigen stellt sich die Frage, ob die gleichen gesetzlichen Vorschriften auch greifen, wenn ein Unternehmen mangelhafte Ware an ein anderes Unternehmen (Kaufmann) liefert. Sofern das mit der mangelhaften Ware belieferte Unternehmen gem. § 377 HGB rechtzeitig gerügt hat, steht diesem gegenüber seinem Lieferanten der sogenannte Unternehmerregress nach § 478, 479 BGB zu. Der Unternehmer hat folgende Rechte gem. § 437 BGB:

- Nacherfüllung
- Minderung des Kaufpreises oder
- Schadensersatz
- Rücktritt vom Vertrag

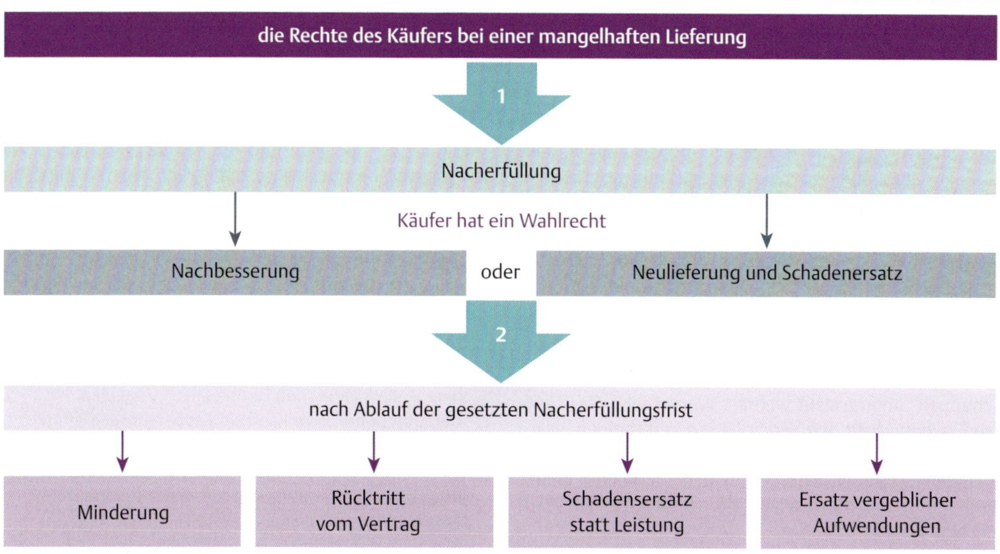

Abb. 9.6 Rechte des Käufers bei mangelhafter Lieferung.

M!

Merke

Der Händler kann die oben aufgeführten Rechte sofort gegenüber seinem Lieferanten geltend machen, wenn ein Kunde ihm gegenüber die Rechte geltend gemacht hat. Der Letzthändler muss gegenüber seinem Lieferanten keine Fristsetzung beachten.

Generell steht es den Unternehmen frei, die Möglichkeit der Nacherfüllung vertraglich oder mithilfe der AGB untereinander zu regeln.

9.14 Nicht rechtzeitige Lieferung

Ein großes Ärgernis stellt für den Besteller (Käufer) die Nichteinhaltung eines vereinbarten Liefertermins (Schuldnerverzug) dar. In der Sprache des Gesetzes heißt dieser Tatbestand nicht rechtzeitige Lieferung oder kurz Lieferungsverzug. Das Gesetz sieht als Schuldnerverzug eine vom Schuldner zu vertretende Verzögerung der fälligen oder angemahnten Leistung an (§§ 286 BGB). Damit sich der Lieferant juristisch gesehen im Lieferungsverzug befindet, müssen bestimmte Voraussetzungen vorliegen:

- **Fälligkeit.** Sie liegt vor, wenn ein kalendermäßig bestimmter Liefertermin wie z. B. Lieferung am 10.10.2019 vereinbart wurde. Liegt dagegen nur ein vages Lieferdatum vor, z. B. im Herbst, dann lässt sich der Liefertermin nicht genau anhand des Kalenders bestimmen. Lautet die Vereinbarung „Mitte des Monats", dann wird per Gesetz der 15. als Mitte des Monats definiert (§ 192 BGB). Genauso möglich ist die folgende Vereinbarung: Bauabnahme nach 18 Monaten ab Baugenehmigung. Hier lässt sich das Datum berechnen, sodass die Fälligkeit für den Schuldner ermittelbar ist.

- **Mahnung.** Notwendig wird sie, wenn kein kalendermäßig bestimmbarer Termin vorliegt und der Lieferant in „Lieferungsverzug" gesetzt werden soll. Wichtig ist, dass im Mahnschreiben ein „letzter" Liefertermin gesetzt wird und dieser ausreichend bemessen sein muss. In der Regel dürften 14 Tage als ausreichend angesehen werden.

- **Verschulden.** Den Händler trifft immer dann ein Verschulden, wenn er die verkehrsübliche Sorgfalt außer Acht gelassen hat. Dies ist dann der Fall, wenn er beispielsweise Sicherungsmaßnahmen unterlässt, die selbstverständlich sind, z. B. wenn hochwertige Waren in einem „Schuppen" untergestellt werden. Wenn Diebe diese entwenden, dann trifft den Verkäufer ein Verschulden. Wäre die Ware in einem Lager mit entsprechender Sicherung abhandengekommen, dann kann dem Verkäufer in der Regel kein Verschulden angelastet werden, da die Ware gesichert war.

In der Praxis gibt es den **Sonderfall** der **Gattungsware**. Bei ihr handelt es sich um Ware (oft wird auch von Massenware gesprochen), die immer und überall beschaffbar ist (z. B. Verbandsstoffe, Pflaster, Toilettenartikel etc.). Auch wenn der Verkäufer hier nachweisen kann, dass ihn kein Verschulden trifft, ist er in der Pflicht, die Ware zu liefern. Kann er dies nicht, dann befindet er sich immer in Lieferungsverzug. In der Praxis sollte jedoch darauf geachtet werden, dass man einem Lieferanten entgegenkommt, wenn die Lieferungsbeziehung aufrechterhalten werden soll.

9.14.1 Rechte des Käufers bei nicht rechtzeitiger Lieferung

Liegen die Voraussetzungen für die nicht rechtzeitige Lieferung vor, dann kann der Käufer die folgenden Rechte geltend machen:

Lieferung verlangen

Der Käufer wird immer dann die Nachlieferung vom Lieferanten verlangen, wenn diese für ihn auch nachträglich noch von Bedeutung ist, z. B. weil ein neuer Lieferant nicht so schnell gefunden oder aber die Zusammenarbeit mit dem bisherigen nicht aufgegeben werden soll. Zusätzlich zur Nachlieferung kann der Käufer Schadensersatz in Form eines sogenannten Verzögerungsschadens geltend machen (§§ 280, 286 BGB).

B

Fallbeispiel

Ein Prothesenhersteller soll eine besondere Prothese gegen 10:00 Uhr liefern, damit diese dem Patienten durch einen Spezialisten – der einen Stundensatz erhält – operativ angepasst werden kann. Aufgrund diverser Probleme wird die Prothese erst gegen 11:00 Uhr geliefert, die OP findet rund 2 Stunden später als geplant statt. Die Klinik könnte die zusätzlichen Kosten für den Spezialisten dem Prothesenhersteller in Rechnung stellen.

Schadensersatz statt Leistung

Besitzt eine Nachlieferung für den Käufer keinen Wert mehr, weil beispielsweise der Grund für die Bestellung weggefallen ist, dann kann er Schadensersatz vom Schuldner der Leistung verlangen (§§ 280, 281 BGB).

B

Fallbeispiel

Für die Einweihung einer neuen Station wurde ein Alleinunterhalter engagiert. Am Tag der Einweihung stellt sich heraus, dass dieser den Termin falsch eingeplant hat. Daraufhin wird kurzerhand ein Zauberkünstler verpflichtet, der aber ein höheres Honorar verlangt. Der Schuldner der Leistung (Alleinunterhalter) kann zur Zahlung des Zauberkünstlers als Schadensersatz herangezogen werden. War zur Vertragsunterzeichnung mit dem Alleinunterhalter eine Reise nötig, dann können die Kosten hierfür dem Alleinunterhalter ebenfalls in Rechnung gestellt werden. Juristisch wird dies als **Ersatz vergeblicher Aufwendungen** (§ 284 BGB) bezeichnet.

Rücktritt vom Vertrag

Von diesem Recht wird der Käufer dann Gebrauch machen, wenn sich der Lieferant im sog. **Lieferungsverzug** befindet und der Käufer feststellt, dass die bestellten Waren bei einem anderen Lieferanten günstiger zu haben sind. Per Brief (z. B. Einschreiben mit Rückschein) teilt der Käufer dem Lieferanten mit, dass er von seinem Rücktrittsrecht Gebrauch macht (§ 323 BGB).

B

Fallbeispiel

Ein Lieferant hat die bestellte Ware aufgrund eines Totalausfalls der Produktionsmaschinen nicht liefern können. Durch eine Internetrecherche wurde ein Lieferant gefunden, der die Waren sofort und noch preisgünstiger liefern kann.

Liegt dem Vertrag ein absolutes Fixgeschäft wie z. B. das Catering zugrunde und wird die Leistung zu dem vereinbarten Datum und Uhrzeit nicht erbracht, dann ist die Leistung nicht mehr nachholbar, da unmöglich (§ 275 BGB). In diesem Fall stehen dem Gläubiger Schadensersatzrechte zu (§§ 280, 283 BGB).

▸ **Absolutes Fixgeschäft.** Bei einem absoluten Fixgeschäft handelt es sich um ein Geschäft, das nur zu einem bestimmten Zeitpunkt bzw. während eines bestimmten Zeitraumes möglich ist. Hierzu zählt das Catering für eine Einweihung, die Kochshow beim „Tag der offenen Tür" etc. Wesentlich sind der Vertragszweck und die Interessenslage des Gläubigers. Für den Gläubiger macht eine spätere Erfüllung dann keinen Sinn mehr. Aber **Achtung:** nur wenn dies objektiv so ist.

B

Fallbeispiel

Ein Sanitätsgroßhändler hat 100 Rollatoren für den 29.06.2019 auf 10:00 Uhr bestellt. Aufgrund eines Planungsfehlers kommen diese erst gegen 11:00 Uhr im Sanitätshaus an. Der Geschäftsführer verweigert die Annahme mit der Begründung, die Lieferung macht jetzt keinen Sinn mehr.

Ein absolutes Fixgeschäft liegt hier nicht vor, da die Rollatoren nicht sofort benötigt wurden. Für ein **relatives Fixgeschäft** stellt sich die Frage, ob im Vertrag erkennbar war, dass das Geschäft aus einem bestimmten Anlass erfolgt ist. Beispiel wäre hier ein „Tag der Rollatorenvielfalt". Dies muss aus den Vertragsunterlagen erkennbar sein. Letztlich stellt sich noch die Frage, ob dem Sanitätshaus ein Schaden entstanden ist. Objektiv und verkürzt gesehen, ist dies zu verneinen, sodass auch der Schadensersatzanspruch ausscheiden wird.

9.15 Nicht rechtzeitige Annahme (Annahmeverzug)

Die bestellten Waren erreichen den Besteller oder Gläubiger häufig zu einem festgelegten Liefertermin, nicht selten sogar zu einer zuvor festgelegten Uhrzeit. Problematisch wird es, wenn der Lieferant die Waren am vereinbarten Ort übergeben möchte und diese ihm nicht abgenommen werden. Somit kommt es zu einer Störung, welche im Verantwortungsbereich des Gläubigers liegt (§ 293 BGB), die im Folgenden als **Annahme- oder Gläubigerverzug** bezeichnet wird. Um von einem Gläubigerverzug sprechen zu können, müssen die die vom Gesetzgeber genannten Voraussetzungen vorliegen:

- **Fälligkeit:**
  Die Auslieferung der Ware muss fällig sein.
- **Tatsächliches Angebot:**
  Der Lieferant muss die bestellte Ware auch tatsächlich ausliefern können.
- **Mahnung:**
  Bei Selbstabholung durch den Käufer

Ein Verzug liegt vor, wenn der Schuldner seine Leistung erbringen möchte, der Gläubiger ihm hierzu aber nicht die Möglichkeit gibt. Dies ist der Fall, wenn er die Leistung dem Gläubiger zur vereinbarten Zeit, am rechten Ort, in der richtigen Weise tatsächlich anbietet (§ 294 BGB). Es liegt kein Verzug vor, wenn der Gläubiger die Leistung noch gar nicht erwarten konnte (§ 271 BGB).

B

Fallbeispiel

Die bestellten Pflegeartikel wurden für den kommenden Monat bestellt. Da der Lieferant sein Lager räumt, liefert er 4 Wochen früher. Hier liegt kein Annahmeverzug durch den Gläubiger vor, da die Lieferung nicht zu der vereinbarten Zeit erfolgte.

Ein Annahmeverzug ist nur dann möglich, wenn der Lieferant im tatsächlichen Besitz der zu liefernden Ware ist. Befindet er sich nicht in ihrem Besitz, kann kein Gläubigerverzug entstehen (§ 297 BGB).

Liegt ein Gläubigerverzug vor, dann bedeutet dies keine Befreiung von der Erfüllungspflicht. Der Annahmeverzug begründet keine Schadensersatzforderung gegenüber dem Gläubiger (▸ Abb. 9.7). Er setzt grundsätzlich kein Verschulden voraus. Erst wenn die Voraussetzungen erfüllt sind, ist von einem Annahmeverzug auszugehen. Die sich für den Lieferanten (Schuldner und Kaufmann) ergebenden Rechtsfolgen hängen davon ab, ob es sich um einen zweiseitigen oder einseitigen Handelskauf handelt.

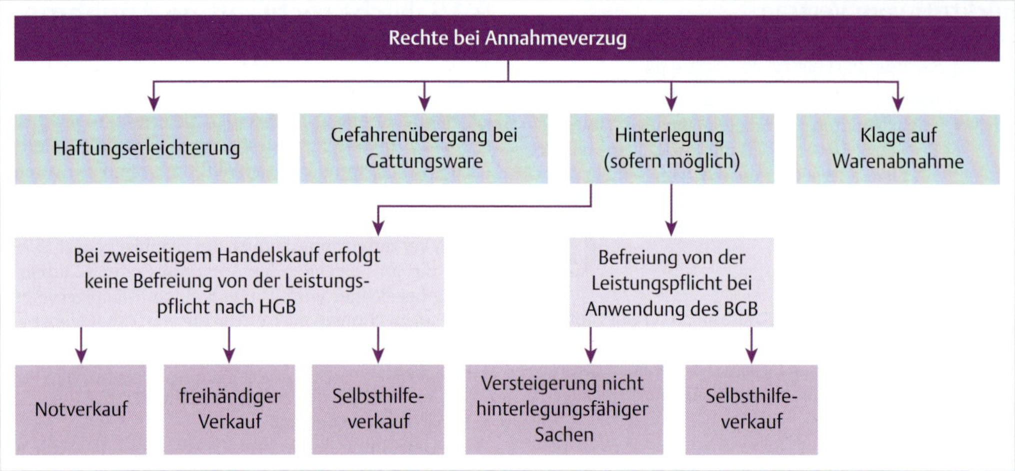

Abb. 9.7 Rechte bei Annahmeverzug.

> **Merke**
>
> Ein Annahmeverzug liegt nicht vor, wenn der Schuldner (Lieferant) schadhafte Waren liefert und der Gläubiger die Annahme dieser ablehnt. Die Lieferung fehlerfreier Ware stellt eine Hauptpflicht des Lieferanten dar.

9.15.1 Rechte bei Annahmeverzug

Hat sich der Lieferant für die Rückbeförderung der nicht abgenommenen Ware entschieden, und kommt es dabei zu einer Beschädigung oder gar zu einem Untergang der Ware, haftet er nur für grobe Fahrlässigkeit oder Vorsatz.

> **Merke**
>
> Dem Gläubiger muss die Ware im sprichwörtlichen Sinne tatsächlich angeboten werden. Vgl. § 294 BGB.

Der Gesetzgeber gesteht dem Schuldner bei Vorliegen eines Gläubigerverzugs eine Haftungserleichterung zu, sodass er nicht mehr für Fahrlässigkeit haften muss. In allen anderen Fällen haftet der sich im Annahmeverzug befindliche Gläubiger. Im Extremfall muss er die Ware bezahlen, ohne sie jemals benutzt bzw. in Besitz genommen zu haben. Dies gilt auch, wenn es sich bei der nicht abgenommenen Ware um Gattungsware handelt.

Die nicht abgenommenen Sachen können generell hinterlegt werden. Hierzu müssen sie hinterlegungsfähig sein. Nach § 372 BGB sind nur Sachen hinterlegungsfähig, wenn es sich bei ihnen um Geld, Kostbarkeiten oder Wertpapiere handelt. Die Sachen sind beim zuständigen Amtsgericht des Schuldners zu hinterlegen. Geregelt wird die Hinterlegung durch die Hinterlegungsgesetze in den einzelnen Bundesländern. Die Hinterlegung ist auf einem amtlichen Vordruck bei dem jeweiligen Amtsgericht zu beantragen. Durch die Hinterlegung hat sich der Schuldner von seiner Leistungspflicht befreit. Gleiches gilt, wenn der Schuldner die Waren nicht beim Amtsgericht hinterlegen kann, weil diese nicht hinterlegungsfähig sind. In diesem Fall kann er sie z. B versteigern lassen. Die Versteigerung ist dem Gläubiger vorher mitzuteilen (§ 384 BGB). Darüber hinaus stehen dem Verkäufer noch weitere Möglichkeiten zu, wenn der Kunde die Ware nicht abnimmt wie z. B auf Abnahme der Waren zu klagen, da es sich um eine Hauptpflicht aus dem Kaufvertrag gemäß § 433 II handelt.

Liegt dem Gläubigerverzug ein ein- oder zweiseitiger Handelskauf zugrunde, dann erweitern sich die Hinterlegungsmöglichkeiten des Schuldners (§ 373 II HGB). So kann er die Sachen in einem öffentlichen Lagerhaus auf Kosten des Gläubigers hinterlegen. Die Auswahl hat er mit der notwendigen kaufmännischen Sorgfalt durchzuführen. So wie im Fall des einseitigen Handelskaufs kann er bei verderblichen Waren einen Notverkauf oder freihändigen Verkauf organisieren. Der freihändige Verkauf erfolgt durch einen öffentlich bestellten Handelsmakler, z. B. in Form einer Versteigerung. Gleiches gilt für den Selbsthilfeverkauf. Hier sind dem Schuldner der Ort und das Datum, an dem der Selbsthilfeverkauf stattfindet, mitzuteilen (§ 373 HGB, § 383 BGB). Der erzielte Verkaufserlös ist mit der tatsächlichen Forderung inklusive Auslagen zu verrechnen. Bei verderblichen Waren (Obst, Gemüse etc.), besteht ebenfalls die Möglichkeit einer Versteigerung oder eines Selbsthilfeverkaufs (§ 384 II BGB). Sofern der Lieferant einen Überschuss erzielen sollte, muss er diesen an den sich im Annahmeverzug befindlichen Verkäufer auszahlen bzw. hinterlegen. Wird dagegen ein Verlust erzielt, ist der Schuldner verpflichtet, diesen zu tragen. Muss der Verkäufer einen Notverkauf durchführen, ist eine Nachfrist nicht notwendig.

Beim zweiseitigen Handelskauf befreit sich der Schuldner nicht von seiner Erfüllungspflicht. Dies liegt daran, dass er die Ware jederzeit wieder aus dem Lagerhaus herausholen und weiterveräußern kann, während bei einseitigem Handelskauf hinterlegungsfähige Sachen, nachdem sie hinterlegt wurden, nicht mehr durch den Schuldner zurückgeholt werden können.

9.16 Nicht rechtzeitige Zahlung (Zahlungsverzug)

Waren werden häufig auf Ziel geliefert. Der Kunde bezahlt die erhaltene Ware erst später bzw. entsprechend dem vereinbarten Termin. Nicht selten wird die Bezahlung vergessen oder nicht geleistet. Voraussetzungen für einen Zahlungsverzug sind:

▸ **Fälligkeit.** Sie liegt nach der geltenden Rechtsprechung immer nach 30 Tagen vor, wenn eine Rechnung ausgestellt und dem Käufer ausgehändigt oder zugeschickt wurde. Handelt es sich um ein Geschäft mit einem Endverbraucher, muss dieser auf die 30-Tage-Regelung hingewiesen worden sein z. B. indem diese deutlich auf der Rechnung/Kaufvertrag hervorgehoben wurde.

▸ **Mahnung.** Eine Mahnung sollte erfolgen, wenn der Kunde zum vereinbarten Zahlungstermin die Zahlung nicht leistet. Grundsätzlich könnte sofort eine Klageerhebung oder ein Antrag auf Erlass eines Mahnbescheides nach Verstreichen der 30-Tage-Frist gestellt werden. Um den Kunden nicht zu verärgern, werden diesem normalerweise immer erst eine Zahlungserinnerung oder mehrere Mahnungen zugeschickt.

M!

Merke

Die 30-Tage-Frist (Vgl. § 286 BGB) ist nur dann anwendbar, wenn der Verbraucher ausdrücklich davon in Kenntnis gesetzt wurde, beispielsweise in der Rechnung auf die Frist hingewiesen worden ist. Ein Hinweis in den AGB's auf die 30-Tage-Frist reicht dagegen nicht aus.

▸ **Verschulden.** Grundsätzlich ist bei einem möglichen Zahlungsverzug auch immer zu überprüfen, ob den Schuldner ein Verschulden trifft. So wird dem Schuldner im Fall von höherer Gewalt kaum eine böswillige Zahlungsverweigerung unterstellt. Generell ist aber immer der Einzelfall zu betrachten.

9.16.1 Rechte des Verkäufers

Dem Verkäufer stehen folgende Rechte zu:

Zahlung in Verbindung mit Schadensersatz

Dieses Recht wird der Verkäufer immer bei bereits erfolgter Lieferung wahrnehmen, da eine Rücknahme der Ware selten möglich und häufig nicht einfach durchführbar ist. Darüber hinaus ist die Ware schon durch den Käufer genutzt, was somit einen Wertverlust darstellt. Eine Mahnung ist nicht notwendig, wenn die oben dargestellten Voraussetzungen erfüllt sind. Weiterhin besteht die Möglichkeit, einen Schadensersatz (= Verzögerungsschaden) für die Zeit zu verlangen, die der Kunde seine Rechnung zu spät bezahlt.

Schadensersatz statt Leistung

Des Weiteren besteht die Möglichkeit, auf die Leistung (Zahlung) zu verzichten. Praktisch gesehen besteht der Schadensersatz in der Zahlung bzw. dem Erfüllungsanspruch (= Zahlung) plus weiterer Kosten, die der Gläubiger hatte. Hierbei ist zu beachten, dass dem Schuldner eine angemessene Nachfrist zur Zahlung gesetzt wurde. Die Nachfrist ist nicht nötig, wenn der Kunde nicht zahlungswillig oder aber erkennbar ist, dass er nicht zahlen wird. Darüber hinaus hat der Lieferant hier auch das Recht, den Ersatz von vergeblichen Aufwendungen (z. B. Kosten für das Zustandekommen des Vertrages etc.) vom Kunden zu fordern.

Rücktritt vom Vertrag

Dieses Recht wird häufig mit dem Recht auf Schadensersatz verknüpft. Der Lieferant muss bei Wahrnehmung dieses Rechts darauf achten, dass dem Kunden eine ausreichende Nachfrist zur Zahlung seiner Schulden gewährt wird. Ist dies der Fall, dann hat er einen Herausgabeanspruch auf die bereits gelieferte Ware, nachdem die Frist verstrichen ist. Allerdings darf er sich die Ware nicht selbst herausholen bzw. muss sich hierfür eines Gerichtsvollziehers oder anderer Dienste bedienen.

9.17 Berechnung von Verzugszinsen

Leistet der Schuldner seine Zahlung nicht pünktlich, stehen dem Gläubiger für jeden Tag des verspäteten Zahlungseingangs Verzugszinsen als Schadensersatz zu (§ 288 BGB). Die Grundlage der Berechnung stellt der ausstehende Zahlungsbetrag dar. Ob die Verzugszinsen vom Netto- oder Bruttozahlungsbetrag zu berechnen sind, hängt davon ab, wann der Gläubiger die Mehrwehrsteuer an das Finanzamt abzuführen hat. Sofern er dazu noch nicht verpflichtet war, ist der Verzugsschaden vom Nettobetrag zu berechnen. Der Eintritt des Verzugsschadens beginnt mit dem Tag nach der Fälligkeit. Vgl. § 187 BGB. Beim zweiseitigen Handelsgeschäft darf der Gläubiger dem Schuldner zusätzlich eine Verzugspauschale von 40,00 € in Rechnung stellen. Vgl. § 288 Abs. 5 BGB.

B

Fallbeispiel

Ein Sanitätsgeschäft hat Blutzuckermessgeräte im Wert von 340,00 € bezogen. Fällig wird die Rechnung am 17.08.2019. Am 01.09. geht die Überweisung beim Hersteller der Blutzuckergeräte ein.

Zahlungsfälligkeit 17.08.2019: Berechnet wird der Verzugsschaden ab dem 18.08.2019 bis zum 31.08.2019. Vgl. § 188 BGB.

Für die Berechnung der Zinsen ist wichtig, dass sowohl ein Basiszinssatz als auch der Verzugszinssatz zu beachten sind. Die genauen Zinssätze ändern sich regelmäßig und sind über das Internet (www.basiszinssatz.de) abrufbar. Dem Beispiel wird ein Basiszinssatz von −0,88 % zugrunde gelegt. Der Gesetzgeber legt ausdrücklich fest, dass der Basiszinssatz um eine feste Zinsgröße (aktuell liegen diese bei 9 und 5 %) zu erhöhen ist. Für Handelsgeschäfte ergibt sich zurzeit ein Zinssatz von 8,12 %, (−0,88 % + 8 % = 8,12 %) für Verbrauchsgütergeschäfte 4,12 % (§ 288 Abs. 1 und 2 BGB).

Aktuell liegt der Basiszinssatz bei −0,88 % (Stand 01.08.2018).

Im Internet gibt es div. Zinsrechner für Verzugszinsen z. B. www.zinsen-berechnen.de

B

Fallbeispiel

Das Pflegeheim Musterstadt GmbH schuldet dem Sanitätsgeschäft einen Zahlungsbetrag in Höhe von 15 000,00 €. Die Zahlung war am 18.06. fällig. Am 01.07. zahlt das Pflegeheim seine Rechnung. Welchen Verzugsbetrag (Schadensersatz) für den verspäteten Zahlungseingang kann das Sanitätsgeschäft fordern?

Berechnung:

Tage: seit dem 19.06. ist das Pflegeheim im Verzug → 19.06.–30.06. = 12 Tage

Zahlungseingang: am 01.07 ist die Zahlung eingegangen

Zinsformel:

$$\frac{\text{Kapital} \times \text{Zinssatz} \times \text{Verzugstage}}{100 \times 360 \text{ Tage}}$$

$$= \frac{15\,000 \times 8,12 \times 12}{100 \times 360 \text{ Tage}} = 40,60 \text{ €}$$

Das Sanitätshaus besitzt für den verspäteten Zahlungseingang einen Schadensersatzanspruch auf 40,60 € plus 40,00 € Verzugspauschale

9.18 Außergerichtliches Mahnverfahren

Kommt eine Vertragspartei ihren Verpflichtungen nicht nach, wird sie in Form einer Mahnung an ihre Verpflichtung erinnert. Dabei handelt es sich um das außergerichtliche Mahnverfahren. Dieses Verfahren hat sich in der Praxis etabliert und stellt den Versuch dar, ohne gerichtliche Auseinandersetzung zu seinem Recht zu kommen. Mahnungen kommen zwar regelmäßig vor, sind aber für beide Vertragsparteien ärgerlich. Um einen Kunden oder den Lieferanten nicht zu verlieren, ist entsprechend sensibel zu verfahren. Jedem Brief mit der Überschrift „Mahnung“ sollte eine freundliche Erinnerung vorangehen. Auch die vorherige telefonische Kontaktaufnahme hat sich bewährt. Für das außergerichtliche Mahnverfahren gibt es keine endgültige Vorgehensweise. Jedes Unternehmen kann hier individuell handeln. Allerdings haben sich in der Praxis folgende Vorgehensweisen bewährt:

- freundliche Erinnerung (▶ Abb. 9.8)
- 1.–3. Mahnung mit Fristsetzung
- letzte Mahnung mit der Androhung, rechtliche Schritte einzuleiten (▶ Abb. 9.9)

9.19 Gerichtliches Mahnverfahren

Reagiert die andere Vertragsseite ausweichend oder überhaupt nicht auf die Mahnungen, ist der gerichtliche Weg zu beschreiten:

- **Antrag auf Erlass eines gerichtlichen Mahnbescheides**
  Viele Unternehmen beantragen den Mahnbescheid per Internet. Die Bundesländer stellen hierfür die Plattformen dar. Das entsprechende Formular kann nach wie vor über den Schreibwarenhandel erworben werden. Dabei muss es auf das Sorgfältigste ausgefüllt werden. Anschließend wird es an das zuständige Amtsgericht zur Bearbeitung geschickt. Inzwischen gibt es in vielen Bundesländern nur noch ein zentrales Amtsgericht, das die Anträge auf Erlass eines gerichtlichen Mahnbescheides bearbeitet. Sofern der Schuldner seinen Firmensitz im europäischen Ausland (außer Dänemark) hat, besteht die Möglichkeit, einen europäischen Mahnbescheid zu erwirken. Für die Bearbeitung in Deutschland ist ausschließlich das Amtsgericht Berlin-Wedding zuständig.
  Entspricht der Antrag den Formalien, dann wird dieser per amtlichem Stempel zu einem gerichtlichen Mahnbescheid. Dieser wird auch gerichtlich bzw. per Post dem Schuldner zugestellt. Diesem stehen folgende Reaktionsmöglichkeiten offen:
  - Er zahlt den geschuldeten Betrag. Das gerichtliche Mahnverfahren ist beendet.
  - Er widerspricht dem Mahnbescheid. Die Angelegenheit wird jetzt vor Gericht geklärt und endet in der Regel mit einem Urteil.
  - Er lässt die Frist verstreichen, ohne zu reagieren. Der Gläubiger hat jetzt die Möglichkeit, einen Antrag auf Erlass eines Vollstreckungsbescheides zu stellen.

Freundliche Erinnerung

Mustermann GmbH

Mustermann GmbH
Musterstraße 123
12345 Musterstadt

Mustermann Klinikum
Einkauf/Fr. Meyer
Musterstraße 321
12345 Musterstadt

Unser Zeichen: VS-VK/A3012 | Ihr Zeichen: | Sachbearbeiter: Fr. Bauer
Tel.-Durchwahl: (012345) 56789-0

Karlsruhe, den 10.11.2019

Zahlungserinnerung

Sehr geehrte Frau Meyer,

bezugnehmend auf Ihre Bestellung vom 18.09.2019 dürfen wir Sie daran erinnern, dass die Zahlung der gelieferten Herzschrittmacher EP19X2 (Zweikammersystem) noch aussteht.
Bitte überweisen Sie den ausstehenden Betrag von 44 500,00 € bis zum 26.11.2019.

Wir würden uns freuen, wenn Sie die Zahlung umgehend veranlassen.

Mit freundlichen Grüßen

i.V. Bauer

Abb. 9.8 Beispiel: freundliche Erinnerung.

- **Antrag auf Erlass eines Vollstreckungsbescheides**
  Er ist zu stellen, wenn der Antrag auf Erlass eines gerichtlichen Mahnbescheides erfolglos war. Genauso wie beim Mahnbescheid wird dieser zunehmend über das Internet in digitaler Form gestellt.
  Wenn alle Formalien erfüllt sind, wird dieser dem Schuldner auf dem Postweg zugestellt. Jener hat die gleichen Reaktionsmöglichkeiten wie bei der Zustellung des Mahnbescheides.

Reagiert der Schuldner auf den Vollstreckungsbescheid nicht, dann kann der Antragsteller (Gläubiger) die **Zwangsvollstreckung** betreiben. Dazu muss sich der Gläubiger mit der Geschäftsstelle des Amtsgerichtes, in dem der Schuldner seinen Geschäfts- oder Wohnsitz hat, in Verbindung setzen und in Erfahrung bringen, welche Gerichtsvollzieher für den Schuldner zuständig sind. Inzwischen lassen sich die Gerichtsvollzieher auch über das Internet in Erfahrung bringen.

Die anfallenden Kosten für die Tätigkeit des Gerichtsvollziehers sind im Voraus zu begleichen. Der Gerichtsvollzieher sucht den Schuldner auf und zieht, wenn möglich, den Betrag ein. Kann der Schuldner nicht zahlen und befinden sich pfändbare Vermögensgegenstände im Eigentum des Schuldners, dann besteht die Möglichkeit einer **Pfändung**. Sind keine Vermögensgegenstände pfändbar, bleibt als letzte Möglichkeit, den Schuldner zur Abgabe einer **eidesstattlichen Versicherung** zu bewegen. In dieser versichert er, kein Vermögen zu besitzen. Dem Schuldner bleibt als letzter Ausweg die **Insolvenz** zu beantragen. Zu unterscheiden ist hier, die Privat- von der Geschäftsinsolvenz. Eine Liquiditätskrise ist oft Auslöser einer Geschäftsinsolvenz. So kann es passieren, dass Forderungen in Vergessenheit geraten oder aber diese nicht nachdrücklich eingefordert werden. Die Forderungen sind in der Regel uneinbringlich, wenn die Verjährung eingetreten ist.

9.20 Verjährung

Unternehmen, die ihre Verwaltung gut organisiert haben, geraten selten in Gefahr, dass ihre Ansprüche verjähren. Verjährung bedeutet, dass die bestehenden Ansprüche nach wie vor bestehen, aber vor Gericht nicht mehr einklagbar sind. Der Gesetzgeber will damit sicherstellen, dass nach einer bestimmten Zeitspanne Rechtssicherheit aufseiten der Schuldner gewährleistet ist. Konkret bedeutet dies, dass ein Schuldner nach Eintritt der Verjährung seine Schuld nicht mehr begleichen muss und vom Gläubiger hierfür nicht mehr verklagt werden kann (§ 194 BGB). Die Schuld selbst bleibt bestehen. Der Schuldner kann diese jederzeit nachträglich tilgen.

Mahnung

Mustermann GmbH

Mustermann GmbH
Musterstraße 123
12345 Musterstadt

Mustermann Klinikum
Einkauf/Fr. Meyer
Musterstraße 321
12345 Musterstadt

Unser Zeichen: VS-VK/A3012 Ihr Zeichen: Sachbearbeiter: Fr. Bauer
Tel.-Durchwahl: (012345) 56789-0

Karlsruhe, den 10.11.2019

Mahnung

Sehr geehrte Frau Meyer,

leider konnten wir bis heute immer noch keinen Zahlungseingang für die gelieferten Herzschrittmacher EP19X2 (Zweikammersystem) bei uns verbuchen. Um weiter Unannehmlichkeiten zu vermeiden, erwarten wir den Eingang des ausstehenden Rechnungsbetrags bis spätestens zum 18.12.2019.

Sollte zu dem genannten Datum kein Zahlungseingang bei uns vorliegen, sehen wir uns leider gezwungen, das gerichtliche Mahnverfahren einzuleiten.

Mit freundlichen Grüßen

i.V. Bauer

Abb. 9.9 Beispiel: letzte Mahnung.

Um die Konsequenz, die eine Verjährung für den Gläubiger mit sich bringt, abzumildern, hat der Gesetzgeber unterschiedliche Verjährungsfristen festgelegt. Die Spanne erstreckt sich von 2 bis maximal 30 Jahren. Bei den Verjährungsfristen spielt es eine wichtige Rolle, ob es sich um einen zwei- bzw. einseitigen Handelskauf oder bürgerlichen Kauf handelt. Um überhaupt rügen zu können, muss der Kaufmann die Waren prüfen, indem er z. B. eine Stichprobe nimmt. Handelt es sich dagegen um versteckte oder arglistig verschwiegene Mängel, dann gelten folgende Verjährungsfristen:

- 2 Jahre bei offenen (nur gegenüber Nichtkaufleuten) oder versteckten Mängeln
- 3 Jahre bei arglistig verschwiegenen Mängeln (nach max. 10 Jahren verjährt), nachdem diese als solche erkannt wurden

Besitzt eine Ware trotz Prüfung versteckte Mängel, dann können diese innerhalb von 2 Jahren nach Lieferung gegenüber dem anderen Vertragspartner geltend gemacht werden. Kaufleute müssen diesen allerdings unverzüglich rügen, nachdem sie den versteckten Mangel festgestellt haben. Ansonsten besteht kein Anspruch gegenüber dem Vertragspartner. Stellt ein Nichtkaufmann innerhalb von 6 Monaten nach dem Kauf einen versteckten Mangel fest, dann wird angenommen, dass der Verkäufer den Mangel zu vertreten hat. Wird der Mangel erst nach 6 Monaten oder später festgestellt, dann muss dem Verkäufer gegenüber nachgewiesen werden, dass der Mangel durch ihn verschuldet wurde. Die Verjährungsfristen dürfen nicht durch Verwendung von allgemeinen Geschäftsbedingungen eingeschränkt werden. **Ausnahme**: Wenn beide Vertragspartner Kaufleute im Sinne des HGB sind, können andere Vereinbarungen getroffen werden.

Verjährungsfristen lassen sich in regelmäßige (z. B. bei arglistig verschwiegenen Mängeln) und nicht regelmäßige Verjährungsfristen (z. B. bei versteckten Mängeln) unterscheiden. Kennzeichen der **unregelmäßigen Verjährungsfrist** ist, dass sie mit Auslieferung der Ware bzw. bei Mangelfeststellung beginnen und tagesgenau nach 2 Jahren enden. Die **regelmäßige Verjährungsfrist** (§ 199 BGB) beginnt immer erst am Jahresende des Jahres, in dem der Anspruch entstanden ist, und endet zum Jahresende. Als regelmäßige Verjährungsfrist gelten 3 Jahre (§ 195 BGB). Sie verschaffen dem Gläubiger häufig den Vorteil einer etwas längeren Verjährungsfrist (► Abb. 9.10).

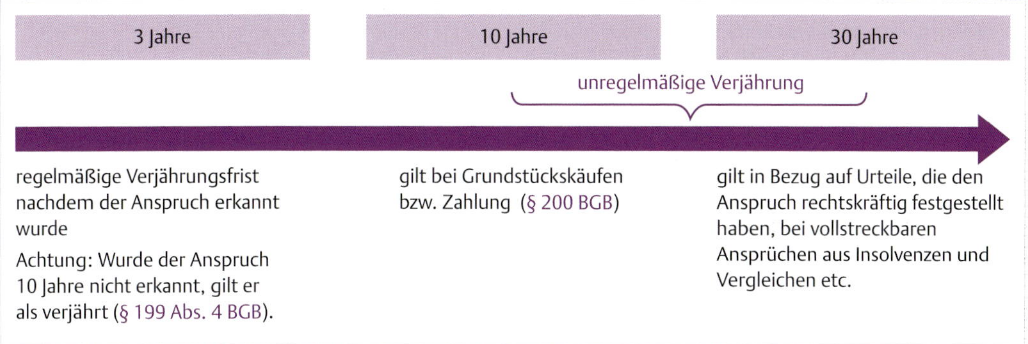

Abb. 9.10 Weitere Verjährungsfristen.

Fallbeispiele

Beispiel 1
Der Großhändler Meyer hat dem Pflegeheim Mustermann Lebensmittel im Wert von 2 000,00 € am 12.04.17 geliefert. Aufgrund der chaotischen Buchführung des Lieferanten hat das Pflegeheim keine Rechnung erhalten.

Frage: Wann ist die Rechnung verjährt?

Antwort: Eine Rechnung hat eine sog. regelmäßige Verjährungsfrist von drei Jahren. Diese beginnt am 31.12. des Jahres in dem der Anspruch entstanden ist. Im vorliegenden Fall also am 31.12.2017. Am 01.01.2021 ist die Verjährung eingetreten und das Pflegeheim kann die Zahlung mit dem Hinweis der Verjährung verweigern. Das Heim kann die Rechnung aber freiwillig immer noch bezahlen.

Beispiel 2
Das Pflegeheim hat Patient Müller vor Gericht auf Zahlung einer Rechnung verklagt. Das Gericht hat dem Heim in seinem rechtskräftigen Urteil am 12.05.2015 Recht gegeben und Patient Müller zur Zahlung der Rechnung aufgefordert. Es kann die Zahlung jetzt 30 Jahre lang von Patient Müller verlangen, ohne dass der Anspruch verjährt. Die Verjährung beginnt hier allerdings mit dem Urteil am 12.05.2015. Die Verjährung tritt am 12.05.2045 ein.

9.20.1 Hemmung der Verjährung

Während der Verjährungszeit kann diese aus verschiedenen Gründen unterbrochen bzw. gehemmt werden. Folgende Vorkommnisse führen zu einer Verjährungshemmung (§§ 203 ff. BGB):

▸ **Verhandlung.** Stehen die streitenden Parteien z. B. mithilfe ihrer Anwälte in Verhandlungen miteinander, dann führt dies zu einer Verjährungshemmung. Erst nach Verhandlungsende, z. B. weil die eine Seite keinen Sinn in weiteren Verhandlungen sieht, frühestens aber nach 3 Monaten endet die Hemmung der Verjährung. Die Verjährungsfrist verlängert sich dann um den Zeitraum der Hemmung.

Fallbeispiel

Das Pflegehotel Mustermann hat den Lieferanten Meyer fristgerecht gerügt, da die gelieferten Bettbezüge nicht die vereinbarte Qualität besitzen.

Beginn des Anspruchs 19.02.2019

Beginn der Verjährung: 31.12.2019

Art der Verjährung: Regelmäßige Verjährung; hier ist nur das Jahr entscheidend.

Voraussichtliche Verjährung des Anspruchs: 31.12.2021

Um die Auseinandersetzung nicht gerichtlich zu führen, haben sich beide Parteien darauf geeinigt eine staatlich anerkannte Streitbeilegungsstelle einzuschalten.

Am 01.05.2019 beginnen beide Seiten die Verhandlung. Diese endet ergebnislos am 31.05.2019. Die Verjährungsfrist beginnt frühestens am 30.11.2019.

Verjährungseintritt aufgrund der Verhandlung (= Pause) in Verbindung mit § 204 BGB, Abs. 2 (= Verlängerung) erfolgt am 31.05.2019

▸ **Rechtsverfolgung.** Im geschilderten Beispiel könnte das Pflegehotel, aufgrund der ergebnislosen Verhandlung, Klage bei dem zuständigen Gericht einreichen, was zu einer erneuten Hemmung führen würde. Die Hemmung der Verjährung bezieht sich in diesem Fall auf die Zeit des Verfahrens (Antrag auf Klageerhebung) bis zur Urteilsverkündung plus wiederum 6 Monate (§ 204 BGB).

Achtung: Das Urteil hat eine Verjährungsfrist von 30 Jahren sofern der Gläubiger (Pflegehotel) Recht bekommen sollte.

Neben der Klageerhebung führen ebenfalls zu einer Hemmung der Verjährung:

- die Anmeldung von Ansprüchen im Insolvenzverfahren
- die Ingangsetzung eines Schlichtungsverfahrens z. B. vor der IHK
- die Zustellung eines Mahnbescheides

► **Leistungsverweigerungsrecht.** Zu einer Hemmung der Verjährung kann es weiterhin kommen, wenn der Schuldner ein Leistungsverweigerungsrecht gem. § 205 BGB aufgrund einer Vereinbarung mit dem Gläubiger besitzt. In der Praxis ist diese Möglichkeit von geringer Relevanz

► **Höhere Gewalt.** In seltenen Fällen kann es zu einer Hemmung der Verjährung aufgrund von höherer Gewalt kommen, wenn diese in den letzten sechs Monaten der Verjährungsfrist eintritt und der Gläubiger hierdurch in der Rechtsverfolgung gehindert wird.

B

Fallbeispiel

Alfred Schneider stellt am 01.08.2019 fest, dass Kunde Meyer die Rechnung immer noch nicht bezahlt hat. Die Rechnung verjährt am 01.01.2021. Auf dem Weg zu einem Rechtsanwalt verunglückt Herr Schneider und liegt mehrere Wochen in einem Krankenhaus. Erst nachdem er sich langsam wieder an alles erinnern kann, fällt ihm am 30.12 ein, dass Meyer noch Schulden bei ihm hat.

Frage: Kann Alfred Schneider sein Recht trotzdem vor Gericht geltend machen?

Antwort: In dem geschilderten Fall besteht die Möglichkeit, dass Alfred Schneider sein Recht vor Gericht geltend machen kann, da ein Unfall als höhere Gewalt gem. § 206 BGB anzusehen ist. Sofern der Unfall als höhere Gewalt eingestuft wird, würde sich die Verjährungsfrist um den entsprechenden Zeitraum verlängern.

9.20.2 Neubeginn der Verjährung nach Unterbrechung

In der Realität kann die Verjährung gem. § 212 BGB unterbrochen werden durch:

- den Gläubiger, indem er z. B. einen Gerichtsvollzieher mit der Pfändung beim Schuldner beauftragt oder
- den Schuldner, indem er um eine Stundung bittet oder seine Schuld anerkennt, eine Teilzahlung leistet oder Sicherheitsleistungen erbringt.

M!

Merke

Eine Unterbrechung führt immer zu einem Neubeginn der Verjährung.

Die Gründe, die zu einer Unterbrechung durch den Schuldner führen, sind als Schuldanerkenntnis zu werten. Der Gläubiger kann die Verjährungsfrist unterbrechen, indem er z. B. Anklage vor Gericht gegen den Schuldner erhebt (► Abb. 9.11). Durch ein rechtskräftiges Urteil wird die Verjährung unterbrochen. Rechtskräftig ist ein Urteil immer dann, wenn keine weiteren gerichtlichen Möglichkeiten zulässig sind oder der Schuldner das Urteil anerkennt.

B

Fallbeispiel

Kunde Bauer hat seine Rechnung nicht bezahlt. Die Rechnung wurde ihm am 01.04.2019 per Post zugestellt. Am 31.12.2019 beginnt die Verjährungsfrist. Wenn keine weiteren Maßnahmen eingeleitet werden, ist die Forderung am 01.01.2023 verjährt. Zahlt Bauer am 15.02.2021 einen Teil der Rechnung, dann beginnt am 31.12.2021 die Verjährungsfrist von 3 Jahren erneut. Durch die Teilzahlung wurde die Verjährungsfrist unterbrochen, was zu einem Neubeginn der Verjährung führt § 212 BGB.

In der Praxis gibt es immer wieder Diskussion, wann eine Verjährung beginnt bzw. abgelaufen ist. Verbraucher können sich bei den Verbraucherberatungen oder über deren Online-Angebote informieren. Die wesentlichen Verjährungsfristen sind in ► Tab. 9.8 zusammengefasst:

Tab. 9.8 Verjährungsfristen.

Anspruchsart	Beispiel	Frist	Beginn der Frist	Gesetz
Rechtlich festgestellte Forderungen	Vollstreckungsbescheid, Urteil	30 Jahre	Ausstellungsdatum des Bescheides (UR)	§§ 197, 201 BGB
Herausgabeanspruch des Eigentümers	Buchleihe	30 Jahre	Mit entstehen des Anspruchs (UR)	§§ 197, 200 BGB
Kaufpreis	Vergütung, die der Kunde noch nicht beglichen hat	3 Jahre	Mit Ablauf des Entstehungsjahres (RV)	§§ 195, 199 BGB
Gewährleistungsrechte beim Kauf einer Sache	Kauf eines Pc's	2 Jahre	Mit entstehen des Anspruchs (UR)	§ 438 BGB
Gewährleitungsrechte bei einem Werkvertrag	Einbau einer Heizung	2 Jahre	Mit Abnahme des Werkes (UR)	§ 634a BGB
Kauf eines Bauwerkes	Hauskauf, schlüsselfertig Gilt auch bei Renovierungen oder Umbaumaßnahmen	5 Jahre	Durch Übergabe der Sache	§ 438 Abs. 1 Nr. 2 BGB

Hemmung und Unterbrechung

Gründe:	Gründe:
• höhere Gewalt • Rechtsverfolgung z.B. aufgrund der Klageerhebung durch den Gläubiger • vereinbartes Leistungsverweigerungsrecht des Schuldners	• Abschlags- oder Zinszahlungen • behördliche Vollstreckungshandlung
Folge: Die Verjährung wird um den Zeitraum des Stillstandes verlängert. D.h. in der Praxis, ab der letzten gerichtlichen Handlung oder anderweitiger Beendigungen des eingeleiteten Verfahrens. Siehe Beispiel.	Folge: Die Verjährung beginnt komplett neu zu laufen. Siehe Beispiel.

Abb. 9.11 Hemmung und Unterbrechung.

9.21 Zahlungsformen

Das heutige Geschäftsleben ist ohne die vielfältigen Zahlungsmöglichkeiten kaum noch denkbar. Vor wenigen Jahrzehnten waren neben der Barzahlung, der Überweisung und dem Scheck kaum andere Zahlungsformen bekannt. Heute dagegen gibt es eine Vielzahl von Zahlungsmöglichkeiten. Neben der klassischen Barzahlung stellt die unbare Zahlung, insbesondere die Kartenzahlung, den Hauptanteil als Zahlungsform dar.

9.21.1 Barzahlung

Die Barzahlung stellt sicherlich die gebräuchlichste Zahlungsform im Alltag dar, indem das Bargeld in Form von Münzen oder Scheinen den Besitzer wechselt. Im Geschäftsleben ist diese Zahlungsform eher selten vorzufinden. Auch die halbbare Zahlung ist heute nicht mehr häufig anzutreffen. Hier erfolgt die Zahlung z. B. in Form eines Barschecks. Der Schecknehmer kann den Scheck bei seiner Hausbank einreichen und erhält den entsprechenden Zahlungsbetrag bar ausgezahlt. Auch dies kommt heute eher selten vor. Die bargeldlose Zahlung ist dagegen heute die am weitesten verbreitete Zahlungsform. Zu unterscheiden ist die klassische von der modernen bargeldlosen Zahlung.

9.21.2 Bargeldlose Zahlung

Klassische Zahlungsformen

Bei den klassischen Zahlungsformen liefert der Händler die bestellte Ware aus und händigt dem Kunden ein Überweisungsformular aus oder erhält von diesem einen Scheck.

▸ **Verrechnungsscheck.** Hier wird dem Lieferanten ein Scheck/Verrechnungsscheckformular zur Bezahlung mitgegeben oder zugeschickt. Diesen kann er bei seiner Hausbank zur Gutschrift einreichen. Der Verrechnungsscheck darf nicht bar ausgezahlt werden. Der Scheckeinreicher erhält den Betrag auf seinem Girokonto gutgeschrieben. **Achtung:** Wird der Scheck dem Gläubiger zugeschickt und geht dabei verloren, dann haftet der Schuldner, d. h. er muss noch einmal zahlen.

> **M!**
> **Merke**
>
> Jeder Scheck kann durch den Vermerk „nur zur Verrechnung" zu einem Verrechnungsscheck umgewandelt werden. Inzwischen hat diese Zahlungsform nahezu ihre Bedeutung verloren.

▸ **Überweisung.** Durch das Ausstellen eines Überweisungsträgers erteilt der Schuldner seiner Bank den Auftrag, dem Zahlungsempfänger den auf dem Überweisungsformular eingetragenen Betrag gutzuschreiben. Sofern der Zahlungsempfänger sein Konto bei einer anderen Bank hat, wird der Betrag dieser Bank gutgeschrieben. Dieses Verfahren ist dadurch gekennzeichnet, dass regelmäßig wiederkehrende Zahlungen, die aber in der Höhe unterschiedlich sind, vom Konto des Schuldners abbuchbar sind. Vorteilhaft ist für den Kunden, dass er entscheiden kann, ob er das Formular bei seiner Bank abgibt oder ob er im Rahmen des Online-Bankings den Betrag per EDV überweist.

▸ **Lastschriftverfahren.** Dem Gläubiger/Zahlungsempfänger wird durch eine Lastschrift das Recht eingeräumt, die entsprechenden Zahlungen vom Konto des Schuldners abzubuchen. Für ihn hat es den Vorteil, dass er sein Geld zeitnah erhält, und beim Schuldner können keine Rechnungen in Vergessenheit geraten. Darüber hinaus sind Mahnungen in der Regel nicht mehr nötig, sofern das Konto des Schuldners gedeckt ist. Der Schuldner kann die erteilte Einzugsermächtigung jederzeit widerrufen. Weiterhin kann jeder unberechtigten Abbuchung innerhalb von 6 Wochen widersprochen werden. Der abgebuchte Betrag wird dann dem Schuldner wieder gutgeschrieben.

Moderne Zahlungsformen

Die modernen Zahlungsformen haben inzwischen die klassischen nahezu abgelöst. Im Geschäftsleben spielen das Electronic Cash sowie das Internet Banking eine große Rolle.

▸ **Electronic Cash.** Zu unterscheiden ist das echte Electronic Cash vom unechten, dem Electronic-Offline-Verfahren.

Beim Electronic Cash „zahlt" der Kunde mit seiner EC-Karte direkt beim Gläubiger. Dies wird auch als „Point of Sale" bezeichnet. Hierzu steckt er seine EC-Karte in das Kartenlesegerät. Auf diesem erscheint der Rechnungsbetrag, der durch den Kunden bestätigt wird. Der Kunde muss sich mit seiner PIN als Karteninhaber identifizieren. Sofern sein Konto gedeckt und die persönliche Identifizierung erfolgreich war, wird der Betrag von seinem Konto abgebucht und dem Gläubiger gutgeschrieben. Der Schuldner erhält einen Rechnungsbeleg bzw. eine Quittung. Nur hier hat der Händler die Garantie, dass die Zahlung eingeht. Beim **unechten Verfahren** erfolgt keine Autorisierung, es wird nur überprüft, ob der Kunde einen vorher bei der Bank vereinbarten Höchstbetrag (z. B. Tageslimit) überschreitet.

▸ **Internet Banking.** Dieses Verfahren ermöglicht dem Schuldner, die Beträge jederzeit an jedem Ort der Welt von seinem Konto abbuchen zu lassen. Hierzu meldet er sich bei seiner Bank durch eine individuelle Identifikationsnummer (PIN) an. Anschließend ruft er das entsprechende Formular, z. B. für eine Überweisung, auf, trägt die benötigten Daten ein und schickt dies an sein Kreditinstitut. Anschließend wird er aus Datensicherheitsgründen aufgefordert, die Daten durch eine nur ihm bekannte Transaktionsnummer (TAN) zu bestätigen. Der Kunde schaut in der ihm ausgehändigten Transaktionsliste nach oder kann mit einem speziellen Gerät die entsprechende TAN aufrufen und eingeben. Erst dann wird der Auftrag ausgeführt. Für den Kunden liegt der Vorteil darin, dass er jederzeit die Aufträge erteilen und dies auch schon für weit in der Zukunft als Terminüberweisung eingeben kann. Die Abbuchungen werden dann termingerecht durchgeführt. Terminüberweisungen können vom Kunden, sofern sie noch nicht ausgeführt wurden, jederzeit gelöscht bzw. verändert werden.

▸ **Sofort-Überweisung.** Dabei handelt es sich um ein Online-Zahlungssystem des gleichnamigen Unternehmens. Der Kunde, der bei einem Online-Händler Ware einkauft, kann diese sofort bezahlen. Genau genommen erhält der Online-Händler von dem Unternehmen „Sofort-Überweisung" nur eine Zahlungsbestätigung, dass der Kunde bezahlt. Die Daten des Kunden gehen direkt an die „Sofort-GmbH". Diese überweist den Rechnungsbetrag später an den Online-Händler.

Damit der Kunde diese Zahlungsform nutzen kann, benötigt er ein Girokonto, auf das er online zugreifen kann. Weiterhin muss er folgende Informationen weitergeben:

- IBAN sowie Bankleitzahl und Kontonummer
- Zugangsdaten zum Login bei seinem Kreditinstitut sowie
- sein PIN und die entsprechende TAN

Das Verfahren wird häufig als sicher bezeichnet. Allerdings ist festzuhalten, dass Kritiker bemängeln, dass PIN und TAN sowie die die Zugangsdaten bei einem externen Anbieter landen. Missbräuche sind bisher noch nicht bekannt.

Die dargestellten Verfahren kommen zwischen Kaufleuten am häufigsten vor. Konsumenten stehen inzwischen noch weitere Online-Bezahlmöglichkeiten offen.

Fragen und Aufgaben

1. Erklären Sie den Unterschied zwischen einer natürlichen und einer juristischen Person.
2. Alexander ist 16 Jahre alt. Er möchte sich von seinem ersparten Geld ein Mountainbike kaufen. Da er schon älter aussieht, verkauft Fahrradhändler Weiß ihm das Bike zum Sonderpreis von 689,00 €. Zwei Tage später hat Alexander einen Unfall mit dem Fahrrad. Erst dadurch erfahren die Eltern vom Kauf des Fahrrades. Sie bringen das zertrümmerte Fahrrad zu Herrn Brown und fordern das Geld zurück, da sie kein Einverständnis erteilt hatten. Brown verweigert dies mit dem Argument: Ihr Sohn ist schon groß und kann selbst entscheiden. Klären Sie die Rechtslage.
3. Alexander beginnt im August eine Ausbildung zum Kaufmann im Gesundheitswesen. Zur Auszahlung der Ausbildungsvergütung wird im Ausbildungsvertrag festgelegt, dass der Auszubildende ein Girokonto bei einer Bank eröffnet. Alexander unterschreibt mit seinen Eltern den Ausbildungsvertrag.
   a) Darf er jetzt auch ein Girokonto bei einem Kreditinstitut eröffnen? Begründen Sie ausführlich.
   b) Darf Alexander im Rahmen seiner Ausbildung auch für den Ausbildungsbetrieb einkaufen gehen?
4. Geschäfte kommen durch Willenserklärungen zustande. Welche Arten von Willenserklärungen kennen Sie?
5. Laura Müller möchte von ihrem Bruder ein Grundstück kaufen. Da sie Geschwister sind, schließen sie unter

sich einen Kaufvertrag. Laura gibt ihrem Bruder das Geld. Sie beantragen die Auflassung und Eintragung beim zuständigen Grundbuchamt. Hier verweigert man ihnen dies. Welche Erklärung haben Sie für das Verhalten des Grundbuchamtes?

6. Stellt die Beglaubigung einer Zeugniskopie durch einen Mitarbeiter einer Stadtverwaltung eine öffentliche Beglaubigung dar?
7. Aus welchen Gründen lassen sich Rechtsgeschäfte anfechten?
8. Unterscheiden Sie den Erklärungsirrtum vom Inhaltsirrtum.
9. Im Pflegeheim „Mustermann“ stellt der Verwaltungsmitarbeiter Fischer fest, dass versehentlich 1 000 Betten anstatt 100 Betten bestellt wurden.
   a) Aus welchem Grund lässt sich die Bestellung anfechten?
   b) Wie muss das Pflegeheim vorgehen, damit das Rechtsgeschäft unwirksam wird?
   c) Welche Probleme könnten bei der Anfechtung auftauchen?
10. Aus welchen Gründen können Rechtsgeschäfte nichtig sein?
11. Im täglichen Geschäftsverkehr werden regelmäßig allgemeine Geschäftsbedingungen verwendet. Nennen Sie Gründe, die für die Verwendung von allgemeinen Geschäftsbedingungen sprechen.
12. Das Mustermann Klinikum schließt mit einem Medizingerätehersteller einen Kaufvertrag. Dabei verwendet der Lieferant allgemeine Geschäftsbedingungen. Unter anderem lautet eine Bedingung, dass die Gewährleistung für das Narkosegerät ein Jahr beträgt. Der Sachbearbeiter des Klinikums ist der Meinung, dass diese Bedingung keine Gültigkeit besitzt. Klären Sie die Rechtslage.
13. Erklären Sie anhand eines selbstgewählten Beispiels, was unter einer überraschenden Klausel zu verstehen ist.
14. Unterscheiden Sie Besitz von Eigentum.
15. Lena leiht ihrer Freundin ihr Buch. Nach 3 Wochen stellt sie fest, dass eine Mitschülerin das ausgeliehene Buch von ihrer Freundin käuflich erworben hat. Lena fordert das Buch von ihrer Mitschülerin zurück. Diese argumentiert, dass sie es gutgläubig erworben hat. Klären Sie die Rechtslage.
16. Das private Mustermann Pflegeheim holt von 2 interessanten Lieferanten Angebote ein (▶ Abb. 9.12). Ermitteln Sie das günstigste Angebot. Erklären Sie, weshalb Kaufleute bei Verwendung von allgemeinen Geschäftsbedingungen nicht so zu schützen sind wie Konsumenten.
17. Begründen Sie, warum die sog. Sektionsklausel im Behandlungsvertrag besonders hervorgehoben und auch extra vom Patienten unterschrieben werden sollte.
18. Welche Vor- und Nachteile kann die Auslagerung der Wäscherei aus einem Krankenhaus mit sich bringen?
19. Die Wäscherei eines Krankenhauses arbeitet nicht wirtschaftlich. Zum einen ist sie nicht ausgelastet, zum anderen sind die Kosten zu hoch. Bevor die Entscheidung zum Outsourcing getroffen wird, erhalten Sie den Auftrag, Argumente zu finden, die einen Verbleib in der Klinik sinnvoll erscheinen lassen. Allerdings muss sichergestellt sein, dass die Auslastung zunimmt und die Kosten gleich bleiben bzw. sinken.
   a) Entwickeln Sie einen Plan/Konzept zum Verbleib in der Klinik.
   b) Welche Maßnahmen könnten zur Auslastung der Wäscherei führen?
20. Nennen Sie 4 weitere Bereiche, die sich für ein Outsourcing eignen.
21. Das Mustermann Klinikum hat entschieden, die Abteilung medizinische und pflegerische Weiterbildung auszulagern. Die Geschäftsführung steht jetzt vor der Frage, ob die Weiterbildung in einer eigenen Weiterbildungsgesellschaft zu betreiben ist oder an eine Fremdunternehmung abgegeben werden soll.
   a) Wägen Sie beide Alternativen gegeneinander ab.
   b) In welcher Unternehmensform würden Sie die Weiterbildungseinrichtung betreiben. Finden Sie 2 Argumente.
22. Welche Vorteile hätte es für die Mitarbeiter der Weiterbildungsabteilung, wenn das Mustermann Klinikum eine eigene Weiterbildungseinrichtung betreiben würde?
23. Das Mustermann Klinikum erhält folgende bestellte Waren:
    12 Kartons mit diversem Nahtmaterial, 10 Kartons mit Infusionssystemen (einer der Kartons ist an einer Ecke aufgerissen), 4 Kartons mit Schlauchmull (in 2 Kartons ist der Mull feucht, in einem Karton hat der Mull nicht die bestellte Größe), einen Überwachungsmonitor (dieser hat an der Rückseite einen kleinen Kratzer von einem Zentimeter).
   a) Entscheiden Sie, wie Sie sich in den Einzelfällen verhalten bzw. welche Möglichkeiten Ihnen zur Verfügung stehen.
   b) Formulieren Sie eine Mängelrüge gegenüber dem Lieferanten. Bei dem Lieferanten handelt es sich um die Mustermann GmbH, einem Großhändler für Klinikbedarf mit Geschäftssitz in 12345 Musterstadt, Musterstraße 123.
24. Ein Klinikum hat am 12.02. einen Spezialoperationstisch bei der Mustermann AG bestellt. Als Liefertermin wird der 14.04. vereinbart.
   a) Beurteilen Sie die Rechtslage, wenn die Mustermann AG am 14.04. dem Klinikum mitteilt, dass die Lieferung aufgrund eines Feuerschadens nicht durchführbar ist, und dies obwohl die Brandmeldeanlage einwandfrei funktioniert hat.
   b) Wie beurteilen Sie die Rechtslage, wenn es sich bei dem Tisch um keine Spezialanfertigung handelt und der Tisch bei Konkurrenzunternehmen abrufbereit lieferbar wäre?
   c) Zu welcher rechtlichen Beurteilung kommen Sie, wenn als Liefertermin „Frühjahr 2020“ vereinbart wird?
25. Nachdem der Operationstisch geliefert wurde, stellt ein Techniker des Mustermann Klinikums fest, dass der Tisch nicht voll funktionsfähig ist. So lässt sich der Tisch nicht nach rechts neigen und der Tischschlitten klemmt.

a) Wie sollte sich die Klinik gegenüber dem Lieferanten verhalten?
b) Entwerfen Sie ein Mahnschreiben, in dem Sie den Hersteller um die Mängelbeseitigung bitten.
c) Die Klinikleitung überlegt, ob Sie ein auf Medizintechnik spezialisiertes Unternehmen mit der Mängelbeseitigung betrauen soll. Entscheiden Sie, ob dies sinnvoll bzw. unter welchen Bedingungen es rechtlich korrekt wäre.

26. Ein Altenpflegeheim will am 21.03. seine Eröffnung feiern. Die Einrichtung soll von der Meyer-Mustermann GmbH am 10.03. geliefert werden. Am 11.03. erfahren Sie, dass eine Lieferung zum vereinbarten Termin nicht erfolgen kann.
    a) Klären Sie die rechtliche Situation ab.
    b) Welche Rechte können Sie gegenüber der Mustermann GmbH geltend machen?
    c) Unter welchen Umständen treten Sie vom Vertrag mit der Meyer-Mustermann GmbH zurück?
    d) Um die Eröffnung nicht zu verschieben, stellt ein anderes Unternehmen für die Hälfte der Räume Möbel leihweise zur Verfügung. Dies führt zu Kosten in Höhe von 8 900,00 €. Entscheiden Sie bitte begründet, ob diese der Meyer-Mustermann GmbH in Rechnung gestellt werden können.
27. Eine Klinik lädt zu einem Tag der offenen Tür ein. Die Veranstaltung beginnt mit einem Empfang für geladene Gäste. Für die Bewirtung wird ein Caterer beauftragt, gegen 9:00 Uhr mit dem Catering zu beginnen. Gegen 8:00 Uhr erfährt die Geschäftsführung vom Caterer, dass er den Termin versehentlich falsch eingetragen hat.
    a) Klären Sie die rechtliche Situation ab.
    b) Welche Rechte können gegenüber dem Caterer geltend gemacht werden?
    c) Unter welchen Umständen würden Sie das Recht „Rücktritt vom Vertrag“ wahrnehmen?
28. Ein Klinikum bestellt 200 kg Erdbeeren und 100 kg Kirschen bei Großhändler Fischer-Mustermann. Der LKW mit den Lebensmitteln erreicht das Klinikum gegen 11:50 Uhr. Lagerleiter Sauer ist gerade auf dem Weg in seine wohlverdiente Ruhepause und vertröstet den LKW-Fahrer auf 13:00 Uhr. Dieser hat jedoch noch weitere Termine abzuarbeiten.
    a) Überprüfen Sie, ob ein Annahmeverzug vorliegt.
    b) Welche Rechte kann Großhändler Fischer-Mustermann geltend machen?
    c) Welche Möglichkeiten hätte Großhändler Fischer-Mustermann, wenn es sich nicht um verderbliche Waren handeln würde?
29. Die Bauer-Mustermann Klinik GmbH kauft am 30.03.2019 bei einem Lebensmittelgroßhändler Waren im Wert von 6 000,00 €. Der zuständige Mitarbeiter im Lebensmittellager stellt fest, dass die komplette Lieferung nicht der vereinbarten Qualität entspricht. Dem Lebensmittelhändler wird eine Mängelrüge erteilt.
    a) Zu welchem Zeitpunkt sind die Ansprüche des Bauer-Mustermann Klinikums verjährt?
    b) Da im Lagerbereich mehrere Mitarbeiter erkrankt sind, kann der zuständige Mitarbeiter erst nach 3 Tagen die Waren prüfen und rügen. Welche Rechte besitzt die Klinik jetzt gegen den Lieferanten?
30. Frau Bauer verweigert auch nach mehrmaligen Mahnungen die Zahlung. Besorgen Sie sich einen Antrag auf Erlass eines Mahnbescheides und füllen Sie diesen aus.
31. Der Sanitätsgroßhändler Mustermann GmbH möchte eine Zwangsvollstreckung durchführen lassen. Der Schuldner hat seinen Geschäftssitz in Musterstadt in der Musterstraße. Erläutern Sie, wie sie die zuständigen Gerichtsvollzieher ermitteln können.
32. Frau Bauer setzt sich am 30.06.2019 mit dem Mustermann Klinikum schriftlich in Verbindung. Sie teilt darin mit, dass sie der Meinung sei, dass eine Zahlung von 1 000,00 € ausreichend sei, da das Preis-Leistungs-Verhältnis nicht gewahrt ist. Ein Scheck in Höhe von 1 000,00 € liegt dem Brief bei.
    a) Entscheiden Sie, wie sich das Mustermann Klinikum verhalten soll.
    b) Welche rechtliche Auswirkung hat die Teilzahlung von Fr. Bauer?
33. Unterscheiden Sie die Hemmung von der Unterbrechung der Verjährung.
34. Welche Gründe können den Gesetzgeber veranlasst haben, die Verjährung per Gesetz zu regeln?

Angebot 1

Mustermann GmbH

Mustermann GmbH
Musterstraße 123
12345 Musterstadt

Mustermann Klinikum
Einkauf/Fr. Meyer
Musterstraße 321
12345 Musterstadt

Unser Zeichen: VS-VK/A3012 Ihr Zeichen: Sachbearbeiter: Fr. Bauer
Tel.-Durchwahl: (012345) 56789-0

Karlsruhe, den 10.11.2019

Angebot

Sehr geehrte Frau Meyer,

bezugnehmend auf Ihre Anfrage vom 08.09.2019 können wir Ihnen unseren Herzschrittmacher EP19X2 (Zweikammersystem) zu folgenden Konditionen anbieten:

Einzelpreis 3340,00 €.

Bei Abnahme von 100 Geräten im Jahr gewähren wir einen Rabatt von 8%. Die Zusicherung der Geräteabnahme muss gesondert vereinbart werden. Erfolgt die Zahlung innerhalb von 14 Tagen nach Lieferung werden 2% Skonto gewährt. Die Lieferung erfolgt frei Haus ab einem Bestellwert von 7000,00 €.

Hinweisen möchten wir auf unsere 24-h Hotline, die Ihnen bei Problemen rund um die Uhr zur Verfügung steht.

Wir würden uns freuen, wenn unser Angebot Sie überzeugt.

Mit freundlichen Grüßen

i.V. Bauer

PS: Damit Sie sich vor Ort ein Bild von unserer Fertigung und den Arbeitsbedingungen unserer hochkompetenten Mitarbeiter machen können, sind Sie jederzeit zu einer Betriebsbesichtigung willkommen.

Angebot 2

Medizingeräte – Medizin-Mustermann AG

Medizin-Mustermann AG
Mustermannstraße 321
12345 Musterstadt
Tel: (012345) 567
Fax: 123/45678

USst-IdNr. DE12345678

Bankverbindung XY
BLZ: XXX XXX XX
Kontonr.: XXX XXX XX

Mustermann Klinikum
Einkauf/Fr. Meyer
Musterstraße 321
12345 Musterstadt

Musterstadt, den 06.09.2019

Angebot Nr.: 09/185/19

Sehr geehrte Frau Meyer,

herzlichen Dank für Ihre Anfrage vom 02.09.2019. Wir können Ihnen unseren Zweikammer-Herzschrittmacher CC2-12 zu folgenden Konditionen anbieten:

Einzelpreis:	3500,00 €.
Zahlungsbedingungen:	10 Tage ab Rechnungsdatum 2% Skonto Rabatt 8% bei einer Geräteabnahme von 50 Stück pro Jahr

Bei Bestellungen von Einzelgeräten berechnen wir Bezugskosten in Höhe von 120,00 €.
Unsere Lieferzeit beträgt ca. zwei Wochen.

Mit freundlichen Grüßen

i.V. Fischer

Abb. 9.12 Angebote von Lieferanten für das Mustermann Pflegeheim.

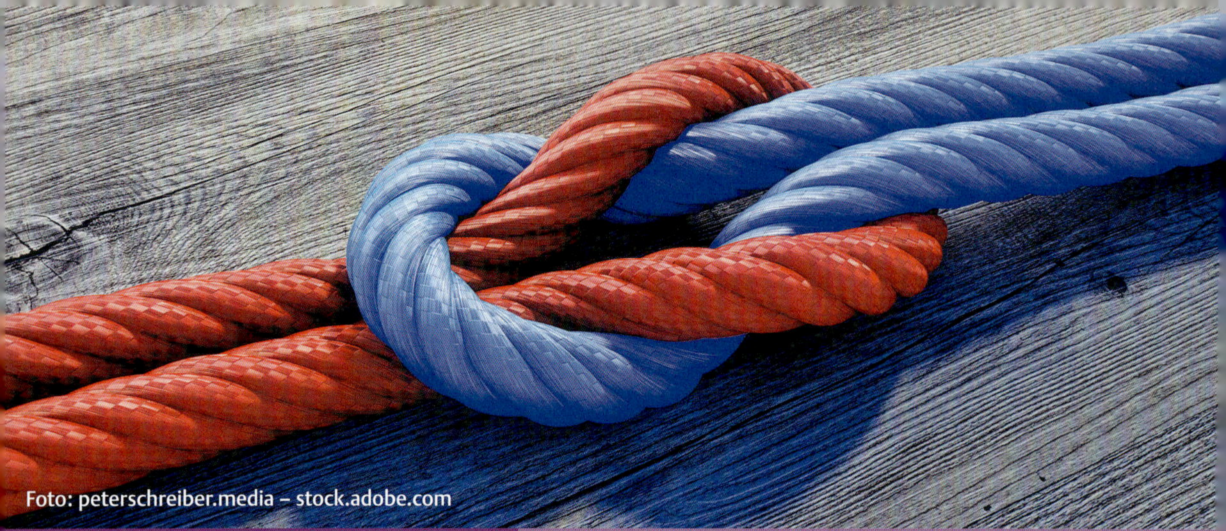

Foto: peterschreiber.media – stock.adobe.com

Kapitel 10

Sozialversicherung

10 Sozialversicherung

Wolfgang Schmitt

Für viele Menschen ist heute der Weg zum Arbeitsamt oder zur Krankenkasse selbstverständlich, genauso wie die regelmäßige Meldung in den Medien, dass das Sozialversicherungssystem in Zukunft nicht mehr finanzierbar und deshalb zu reformieren ist. Um ein Verständnis für die Sozialversicherung von heute zu bekommen, ist ein Blick zurück hilfreich.

10.1 Geschichte der Sozialversicherung

Im 19. Jahrhundert kannten die Menschen keine Sozialversicherung. Ihr Problem bestand darin, wie sie Arbeitslosigkeit bzw. Krankheit überhaupt überleben sollten. Hilfe konnten sie nur über Zuwendungen durch Arbeitervereine, Kirchen oder andere Einrichtungen erhalten. Doch diese Hilfe reichte bei Weitem nicht aus, um die sozialen Missstände zu lindern. Die Stimmung der Menschen, insbesondere der Arbeiterschaft in Form von Tagelöhnern und Fabrikarbeitern, gegenüber dem Staat war gereizt. Reichskanzler Bismarck erkannte, dass der Staat reagieren musste, um die Stimmung in der Arbeiterschaft gegenüber dem Staat zu verbessern. In der Kaiserlichen Botschaft vom 17.11.1881 erklärte Kaiser Wilhelm I., dass die Arbeiter in Zukunft einen Rechtsanspruch auf eine Versicherung in Bezug auf Invalidität, Unfall, Krankheit sowie auf Renten haben sollten. Die Kaiserliche Botschaft wird als Grundlage des heutigen Sozialversicherungssystems (▸ Abb. 10.1) betrachtet.

Als 1. Zweig des Sozialversicherungssystems etablierten sich 2 Jahre nach der Kaiserlichen Botschaft
- 1883 die **Krankenversicherung**,
- 1884 die **Unfallversicherung** und
- 1889 die **Rentenversicherung**.

Im Jahre 1911 wurden die aufgeführten Versicherungszweige in der Reichsversicherungsordnung in 6 Büchern zusammengefasst. Die **Arbeitslosenversicherung** wurde 1927 ins Leben gerufen. Der letzte Zweig der heutigen Sozialversicherung – die **Pflegeversicherung** – wurde 1995 in Kraft gesetzt.

10.2 Gesetzliche Krankenkassen und ihre Träger

Die gesetzliche Krankenversicherung ist eine Solidargemeinschaft. Dies bedeutet, dass die Mitglieder über ihre zu leistenden Beiträge füreinander einstehen. Das spezielle Risiko des Einzelnen spielt keine Rolle. Jeder wird gleich behandelt. In § 1 SGB V wird darauf hingewiesen, dass jeder Versicherte für seine Gesundheit eine Mitverantwortung trägt und durch entsprechende Maßnahmen dazu beitragen soll, Krankheiten oder Behinderungen zu vermeiden.

1991 gab es noch über 1 000 Krankenkassen, 2018 nur noch 110. Träger der gesetzlichen Krankenkassen sind die Primär- und Ersatzkassen (▸ Abb. 10.2). Der Begriff Primärkasse soll deutlich machen, dass es sich hier um die gesetzlichen Krankenversicherungen und ihre Träger handelt.

Zu den **Primärkassen** zählen:
- Allgemeine Ortskrankenkasse (AOK)
- Betriebskrankenkasse (BKK)
- Bundesknappschaft (Arbeitnehmer im Bergwerk)
- Ersatzkassen (EK)
- Innungskrankenkassen (IKK)
- Knappschaft Bahn-See

Die **Ersatzkassen** gehören ebenfalls zu den gesetzlichen Krankenkassen. Ursprünglich entstanden sie aus den Hilfskassen, die sich vor der gesetzlichen Krankenkasse entwickelt hatten. Ihre Mitgliedschaft war freiwillig und stand nur bestimmten Berufsgruppen offen. Aufgrund der gesetzlichen Regelung, dass jeder Arbeitnehmer gesetz-

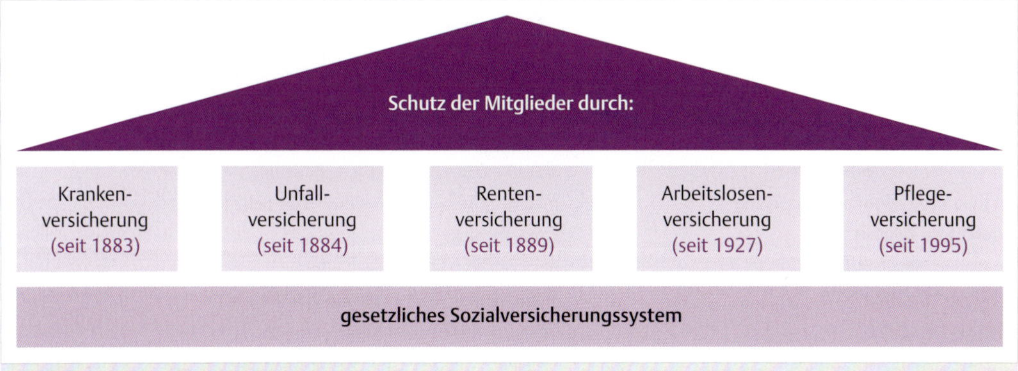

Abb. 10.1 Zweige der Sozialversicherung.

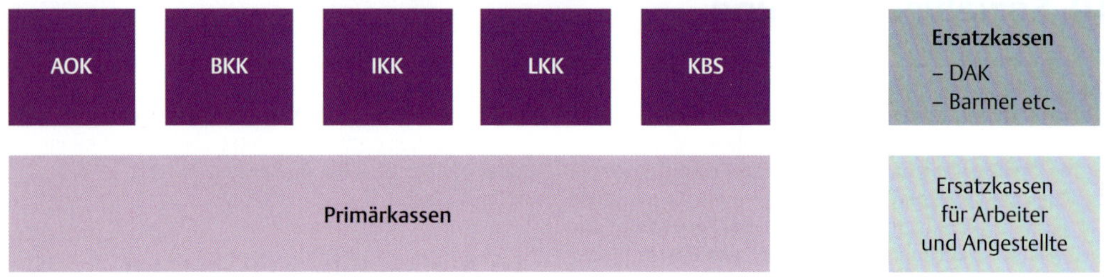

Abb. 10.2 Gesetzliche Krankenkassen im Überblick.

lich zu versichern war, mussten diese Kassen eine Zulassung zur Krankenversicherung als Ersatzkasse beantragen. Später durften nur noch Angestellte oder Arbeiter Mitglied in diesen Kassen werden. Seit 1996 ist diese Trennung aufgrund des Wahlrechts der Versicherungspflichtigen aufgehoben. Die Trennung in Ersatzkasse und Primärkasse ist heute nahezu ohne Bedeutung. Zu den Ersatzkassen zählen u. a.:

- Kaufmännische Krankenkasse Halle (KKH)
- Techniker Krankenkasse (TKK)

Die Ersatzkassen der Angestellten und Arbeiter haben sich seit 2009 zum Verband der Ersatzkassen zusammengeschlossen.

10.2.1 Leistungen der gesetzlichen Krankenversicherung

Das Leistungsspektrum der gesetzlichen Krankenversicherungen wird in § 2 SGB V geregelt. Dabei ist stets das Gebot der Wirtschaftlichkeit zu beachten. Die gesetzlichen Krankenkassen können Mehrleistungen erbringen, wenn dies in ihrer Satzung verankert ist und sie hierzu vom Gesetzgeber ermächtigt wurden. Das Spektrum der gesetzlichen Krankenkasse umfasst die in ▶ Tab. 10.1 aufgeführten Leistungen.

- Durch Leistungen zur **Früherkennung und Vorsorge** erhoffen sich die Krankenkassen eine Reduzierung der Erkrankungen. Können diese frühzeitig erkannt werden, sind die Heilungschancen in vielen Fällen wesentlich besser und weniger kostenintensiv.
- Die **ambulante Krankenbehandlung** sowie die stationäre Krankenhausbehandlung (medizinische und zahnmedizinische Versorgung, Pflege, Unterbringung und Versorgung des Patienten, sofern medizinisch notwendig bzw. verordnet) stellen die Grundlage der gesetzlichen Krankenversicherung dar.
- Ambulante und stationäre **Rehabilitation** sollen die Krankenbehandlung ergänzen und ihren Erfolg sicherstellen.
- Weiterhin gehört die **Hilfe für werdende Mütter** sowie das **Mutterschaftsgeld** in den Leistungskatalog der Kassen. Sterilisationen, sofern sie nicht medizinisch notwendig sind, gehören nicht mehr in den Leistungskatalog.
- Kann der Versicherte seiner Arbeit aufgrund einer Erkrankung längerfristig nicht nachgehen, dann erhält er für maximal 78 Wochen **Krankengeld.** Das Krankengeld beträgt 70 % des zuletzt erhaltenen Regelentgeltes durch den Arbeitgeber. Das Krankengeld wird auch gewährt, wenn ein Kind des Versicherten unter 12 Jahren erkrankt ist. Im Jahr bezahlt die Krankenkasse pro Kind für 10 Tage das Krankengeld. Bei Alleinerziehenden erhöht sich der Zeitraum auf 20 Tage pro Kind.
- Die Übernahme der **Fahrtkosten** wird bei medizinisch notwendigen Beförderungen, z. B. Krankenfahrten oder Fahrten mit dem Rettungswagen, übernommen, sofern sie notwendig sind. Die Eigenbeteiligung beträgt hier 10,00 €.

Tab. 10.1 Leistungen der gesetzlichen Krankenversicherung mit Beispielen.

Leistung	Beispiel
Früherkennung und Vorsorge	Krebsfrüherkennungsuntersuchungen
ambulante Krankenbehandlung	ärztliche und zahnärztliche Behandlung
stationäre Krankenhausbehandlung	medizinische und zahnmedizinische Behandlung
ambulante Rehabilitation	Physiotherapie
stationäre Rehabilitation	mehrwöchige Reha-Aufenthalte
Hilfe für werdende Mütter	Schwangerschaftsuntersuchungen, Medikamente
Einkommenshilfen	ab der 6. Krankheitswoche
Fahrtkostenübernahme	Transporte mit dem Kranken- oder Rettungswagen
weitere Leistungen	Haushaltshilfe

Tab. 10.2 Mitglieder der gesetzlichen Krankenkassen.

Mitglieder	Beispiele
Pflichtversicherte	• unselbstständige Arbeitnehmer • Rentner
freiwillig Versicherte	• unselbstständige Arbeitnehmer, die über der Versicherungspflichtgrenze (▸ Tab. 10.3) liegen • Studenten • Selbstständige
Familienversicherte	• Ehegatte oder Lebenspartner (sofern nicht pflichtversichert) • Kinder

Die aufgeführten Leistungen werden in den Satzungen bzw. Bedingungen der Kassen im Detail genau geregelt. So wird die Einkommenshilfe für maximal 78 Wochen gewährt, wenn der Erkrankte innerhalb von 3 Jahren durch dieselbe Krankheit seiner Erwerbstätigkeit nicht nachgehen kann bzw. durch den Arzt für arbeitsunfähig erklärt wird.

10.2.2 Versicherter Personenkreis

Die gesetzliche Krankenversicherung wurde in erster Linie für abhängig Beschäftigte als Zwangsversicherung eingeführt. Dementsprechend stellt dieser Personenkreis die meisten Mitglieder. Eine Übersicht über die Mitglieder der gesetzlichen Krankenkassen zeigt ▸ Tab. 10.2.

10.2.3 Beiträge

Die Beiträge zur gesetzlichen Krankenversicherung erbringen Arbeitnehmer und Arbeitgeber gemeinsam. Der Gesetzgeber führte 2009 den **Gesundheitsfonds** ein (▸ Abb. 10.3). Die Beiträge der Beitragszahler fließen in diesen Fonds. Der Gesundheitsfonds soll mindestens 95 % der Krankenkassenausgaben decken. Die restliche Lücke wird durch den Bund geschlossen, der diese aus Steuermitteln aufbringt.

Die Kassen erhalten aus dem Fonds je Versicherten eine Pauschale sowie einen Risikostrukturausgleich. Der **Risikostrukturausgleich** richtet sich nach Alter, Geschlecht und individuellem Risikozu- bzw. -abschlag je Versicherten. Manche Kassen haben sehr viele ältere Mit-

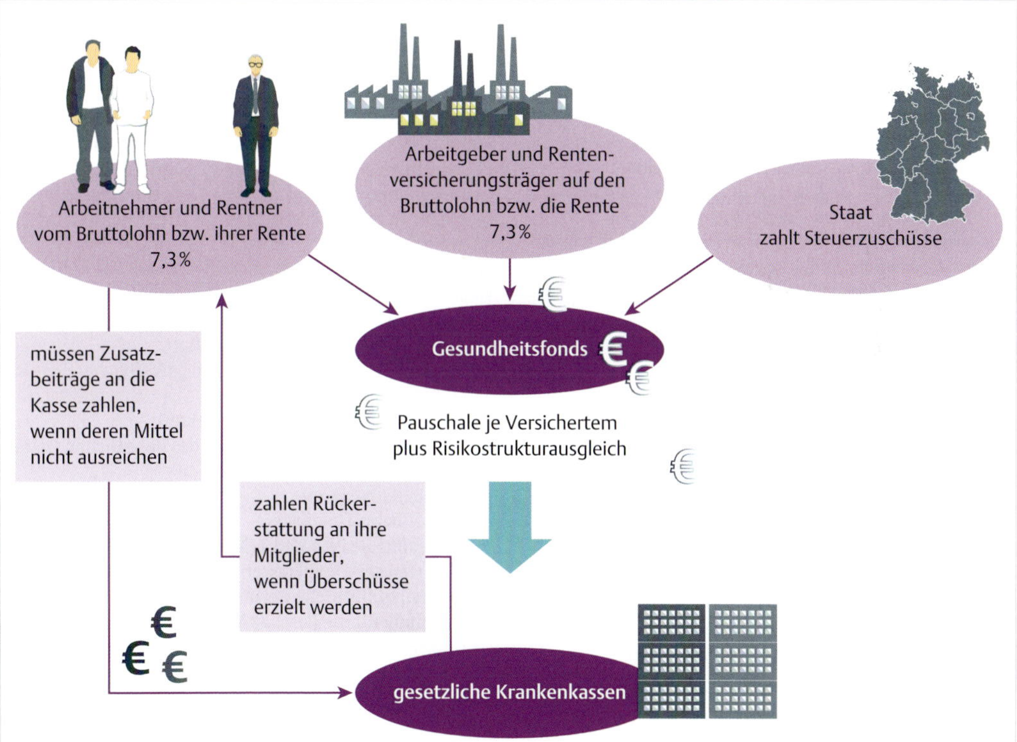

Abb. 10.3 Struktur des Gesundheitsfonds.

glieder, während andere Kassen über relativ junge Mitglieder mit geringem Erkrankungsrisiko verfügen. Der Risikostrukturausgleich versucht hier eine Nivellierung herbeizuführen, indem die erstgenannte Kasse für ihre Mitglieder einen finanziellen Ausgleich erhält.

Sofern das Geld aus dem Gesundheitsfonds nicht zur Ausgabendeckung der Kassen reicht, dürfen die Kassen von den einzelnen Versicherten einen **Zusatzbeitrag** erheben. Der Beitrag wird auf den Verdienst des Arbeitnehmers erhoben. Der **allgemeine Beitragssatz** beträgt 14,6 %. Der ermäßigte Beitragssatz beträgt 14,0 % auf den Bruttolohn des Arbeitnehmers. Mitglieder, die den **ermäßigten Beitragssatz** zahlen, haben keinen Anspruch auf Krankengeld. Ab 2019 teilen sich Arbeitnehmer und Arbeitgeber den Beitragssatz wieder hälftig. Die gesetzlichen Krankenkassen erheben weiterhin einen Zusatzbeitrag, den sich ab 2019 Arbeitgeber und Arbeitnehmer hälftig teilen.

10.2.4 Versicherungspflicht- und Beitragsbemessungsgrenze

Überschreitet der Jahresverdienst des Arbeitnehmers eine bestimmte Höhe, die sogenannte **Versicherungspflichtgrenze**, dann kann der Versicherte entscheiden, ob er weiterhin in der gesetzlichen Krankenkasse freiwillig verbleiben möchte oder sich privat versichert. Pflichtversicherte müssen 3 Jahre in Folge die Versicherungspflichtgrenze überschritten haben, erst dann ist ein Wechsel in die private Krankenversicherung möglich. Dabei sind die entsprechenden Kündigungsfristen zu beachten. Die Versicherungspflichtgrenze wird jährlich durch den Gesetzgeber neu festgelegt und liegt immer über der Beitragsbemessungsgrenze (▶ Tab. 10.3).

Die **Beitragsbemessungsgrenze** gibt Auskunft, welcher maximale Versicherungsbetrag zu zahlen ist. Einkommen, die diese Grenze übersteigen, sind nur bis zur Bemessungsgrenze beitragspflichtig. Familienmitglieder können beitragsfrei Mitglied in der Krankenversicherung des Versicherungsmitgliedes sein, sofern ein Antrag vorliegt. Darüber hinaus sind noch weitere Kriterien zu beachten. Der Versicherungsbetrag gilt für alle Bundesländer gleichermaßen.

Tab. 10.3 Beitragsbemessungs- und Versicherungspflichtgrenze (bundeseinheitlich geregelt).

Einkommen	Beitragsbemessungsgrenze 2019 in (€)	Versicherungspflichtgrenze 2019 in (€)
Monatsgehalt	4 537,50	5 062,50
Jahresgehalt	54 450,00	60 750,00

B

Fallbeispiel

M. Schneider verdient im Jahr 2019 ein Bruttomonatsgehalt von 4 600,00 €. Weitere Entgelte werden nicht gezahlt. Der Zusatzbeitrag seiner Krankenkasse beträgt 0,9 %.

a) Wie hoch ist der Versicherungsbeitrag?
   Berechnung: $\frac{4600\,€}{100} \times 14,6\ \%$
   Berechnung Zusatzbeitrag: $\frac{4600\,€}{100} \times 0,009\ \%$
   (Beitragssatz bezogen auf die Beitragsbemessungsgrenze) = 671,60 €. Den Beitrag teilen sich Arbeitnehmer (335,80 € = 7,3 %) und Arbeitgeber (335,80 € = 7,3 %).

Der Zusatzbeitrag liegt bei 41,40 €, d. h. für den Arbeitgeber und Arbeitnehmer ergeben sich 20,70 € an zusätzlichen Kosten für die gesetzliche Krankenversicherung des Arbeitnehmers. Der durchschnittliche Zusatzbeitrag wird jährlich im Voraus durch das Bundesministerium für Gesundheit festgelegt.

a) Kann er Mitglied in einer Privatversicherung werden?
b) Lösung: Nein, da das Jahresgehalt nicht die Versicherungspflichtgrenze von 60 750,00 € im Jahr überschreitet (4 600,00 € x 12 Monate = 55 200,00 €).

10.3 Unfallversicherung und ihre Träger

Vor der Einführung der Unfallversicherung hatte der Arbeiter bei einem Unfall am Arbeitsplatz keine Rechte. Kam es zu einem Unfall, wurde ihm gekündigt. Soziales Elend und Armut waren vorprogrammiert. Aufgrund der katastrophalen Zustände in den Fabriken kam es zur Gründung der gesetzlichen Unfallversicherung. Jeder Arbeitgeber war verpflichtet, seine Arbeitnehmer hierzu anzumelden und den Beitrag für sie an die Versicherung abzuführen. Heute lassen sich die Träger der Unfallversicherung in folgende **Trägergruppen** gliedern. Im Einzelnen sind dies:

1. **gewerbliche Berufsgenossenschaft:**
   zuständig für alle Unfälle, die im gewerblichen Bereich eintreten
2. **Unfallkassen der öffentlichen Hand:**
   zuständig für die Beschäftigten des öffentlichen Dienstes
   - Unfallkasse Bund
   - Eisenbahn-Unfallkasse
   - Unfallkasse Post und Telekom
   - Feuerwehr-Unfallkassen
3. **landwirtschaftliche Berufsgenossenschaften:**
   zuständig für die Beschäftigten in landwirtschaftlichen Unternehmen

Das SGB VII enthält die gesetzlichen Regelungen der Unfallversicherung.

Tab. 10.4 Unfallereignisse und ihre Voraussetzungen.

Unfallereignis	Voraussetzungen
Wegeunfall	• der direkte Weg zur Arbeitsstelle bzw. nach Hause wurde eingehalten
Arbeitsunfall	• das Ereignis trat während der Arbeit ein
Berufskrankheit	• muss durch einen autorisierten Arzt der Berufsgenossenschaft festgestellt werden • muss als Berufskrankheit anerkannt sein

10.3.1 Versicherter Personenkreis

Die Unfallversicherung ist eine Zwangsversicherung (Pflichtversicherung). Zum versicherten Personenkreis gehören:

- Arbeitnehmer
- Schüler und Studenten
- Selbstständige
- freiwillig Versicherte (auf schriftlichen Antrag)

Aber auch jeder Ersthelfer ist, während er Erste Hilfe leistet, per Gesetz durch die Unfallversicherung geschützt. Der Unfallversicherungsschutz tritt bei den in ▶ Tab. 10.4 aufgeführten Unfallereignissen ein.

10.3.2 Leistungen

Kommt es während oder auf dem direkten Weg zur Arbeit zu einem Wegeunfall bzw. zu einem Arbeitsunfall oder aufgrund der Arbeitstätigkeit am Arbeitsplatz zu einer vom Gesetzgeber anerkannten Berufskrankheit, dann sind folgende Leistungen durch die Unfallversicherung möglich:

Heilbehandlung und Rehabilitation

Diese Leistung bezieht sich auf die ärztliche Behandlung oder Krankenhausbehandlung, Versorgung mit Medikamenten und Hilfsmitteln sowie Rehabilitationsmaßnahmen. Kann der Arbeitnehmer aufgrund des Unfalls für längere Zeit nicht mehr seiner Arbeitstätigkeit nachgehen, zahlt die Unfallkasse ein Verletztengeld, das den Verdienstausfall ersetzt.

Ziel jeder Heilbehandlung ist die Wiederherstellung der Arbeitskraft des Betroffenen – sofern möglich. Es gilt der Grundsatz: „Rehabilitation vor Rente“. Die Unfallversicherungen betreiben über ganz Deutschland verteilt 11 Unfallkliniken sowie 2 Unfallbehandlungsstellen. Ihr Spezialgebiet ist die Versorgung und Behandlung von Schwerstverletzten. Die Versorgung findet auf höchstem medizinischem und pflegerischem Niveau statt.

Wiederherstellung/Erneuerung von Hilfsmitteln

Kommt es zur Zerstörung oder zu Schäden an einem Hilfsmittel wie z. B. einer Brille oder Prothese, dann hat der Versicherte einen Anspruch auf die Reparatur oder auf ein neues Hilfsgerät. **Beispiel:** Ein Ersthelfer leistet Erste Hilfe und dabei wird seine Brille zerstört.

Teilhabe am Arbeitsleben/der Gemeinschaft

Kann der Arbeitnehmer aufgrund des Unfalls in seinem ehemaligen Beruf oder seinem Arbeitsplatz nicht mehr eingesetzt werden, dann hat er Anspruch auf weitere Hilfen, z. B. auf eine mögliche Umschulung und Weiterbildung. Ist die Umschulung nicht am Wohnsitz möglich, übernimmt die Unfallkasse die Kosten für die Unterkunft, Verpflegung etc. Benötigt der Anspruchsberechtigte zudem eine behindertengerechte Wohnung, erfolgt die Kostenübernahme ebenfalls durch die Unfallkasse. Neben den aufgeführten Leistungen gibt es noch weitere Leistungen wie z. B. Kinderbetreuungskosten, welche die Unfallkasse übernimmt.

Pflege-/Verletztengeld und Rente

Ist der Geschädigte pflegebedürftig, so besteht Anspruch auf Pflegegeld. Kann der Geschädigte sich selbst nicht versorgen, besteht die Möglichkeit, durch eine Pflegekraft versorgt zu werden. Bei einer notwendigen Heimunterbringung werden die Kosten bis zu einer bestimmten Höhe übernommen. Solange der Betroffene arbeitsunfähig ist, hat er Anspruch auf ein **Verletztengeld.** Der Anspruch auf **Übergangsgeld** besteht während der Zeit, in der Maßnahmen zur Teilhabe am Arbeitsleben wahrgenommen werden. In der Regel beträgt das Übergangsgeld 80 % des zuletzt erhaltenen (regelmäßigen) Arbeitsentgelts.

Besteht keine Möglichkeit auf Wiedereingliederung des Arbeitnehmers, dann erfolgt eine **Verrentung** des Betroffenen, wenn er zu 100 % erwerbsunfähig ist. Die Rente wird entsprechend gekürzt, wenn nur eine Teilerwerbsunfähigkeit vorliegt. Die Rentenleistung bei 100 % Erwerbsunfähigkeit beträgt zwei Drittel des Jahresarbeitsentgeltes. Gezahlt wird die Rente ab dem Tag, an dem das Verletztengeld eingestellt wird. Wurde kein Verletztengeld gezahlt, dann erfolgen die Berechnung der Rentenleistung und die Leistung nach dem Unfalltag.

Witwen-/Waisenrente und Sterbegeld

Verstirbt der Verunglückte an den Folgen der erlittenen Verletzungen, besitzen die Hinterbliebenen einen Anspruch auf Witwen- und/oder Waisenrente. Die **Witwenrente** beträgt 40 % des Jahresarbeitsverdienstes des Verstorbenen, die **Waisenrente** 20 %. Sofern die Hinterbliebenen selbst Einkommen haben, wird dieses prozentual angerechnet.

Die Unfallversicherung zahlt ein **Sterbegeld** sowie Überführungskosten, wenn der Verstorbene nicht in einer wohnortnahen Klinik verstorben ist. Die Hinterbliebenenrente wird nicht mehr gezahlt bei Eingang einer neuen Ehe. Sofern diese scheitert, lebt der Anspruch erneut auf. Die Waisenrente wird regelmäßig bis zum 18. Lebensjahr – maximal bis zum 27. Lebensjahr – gezahlt, sofern der Berechtigte eine entsprechende Schul- bzw. Hochschulausbildung durchläuft. Für besondere Situationen bestehen noch weitere Regelungen.

10.3.3 Beiträge

Die Beiträge werden nicht pauschal erhoben. Sie werden regelmäßig neu errechnet und anhand der Gefahren in der Branche ermittelt. Kam es in einer Branche zu besonders vielen und kostenintensiven Unfällen, dann werden diese im nachfolgenden Jahr in Form der Versicherungsbeiträge auf die Mitglieder umgelegt. Für die Arbeitgeber besteht somit der Zwang, Unfälle durch Beachten der Sicherungsvorschriften und Schulung der Mitarbeiter zu verhindern. Die Beiträge können sich zwischen den Branchen erheblich unterscheiden.

10.4 Rentenversicherung und ihre Träger

Die Deutsche Rentenversicherung mit der zentralen Datenstelle in Würzburg setzt sich zusammen aus:

- der „Deutschen Rentenversicherung Bund“,
- der „Deutschen Rentenversicherung Regional“ sowie
- der „Deutschen Rentenversicherung Knappschaft Bahn-See“.

In der Deutschen Rentenversicherung Regional haben sich ehemalige Landesversicherungsanstalten zusammengeschlossen.

10.4.1 Versicherter Personenkreis

Die gesetzliche Rentenversicherung kennt nur gesetzlich und freiwillig Versicherte. Zu den gesetzlich Versicherten gehören u. a.:

- Personen, die eine Beschäftigung gegen Entgelt ausüben
- Auszubildende im Rahmen ihrer Ausbildung
- Handwerker mit Eintrag in der Handwerksrolle etc.

Freiwillig kann sich nahezu jeder versichern der möchte, sofern er nicht pflichtversichert ist und die vorgeschriebenen Wartezeiten erfüllt. Als Wartezeit wird die Zeit bezeichnet, die nötig ist, um die Versicherungsleistung zu erhalten.

Voraussetzung für die Regelaltersrente ist eine Wartezeit von 5 Jahren. Die Wartezeit von 15 Jahren ist Voraussetzung für einen Anspruch auf Altersrente wegen Arbeitslosigkeit. Für einen Anspruch auf Altersrente für langjährige Versicherte und einen Anspruch auf Altersrente für Schwerbehinderte muss eine Wartezeit von 35 Jahren erfüllt werden. Bei einem Anspruch auf Altersrente für besonders langjährig Versicherte muss eine Wartezeit von 45 Jahren erfüllt sein. Nicht immer müssen die Wartezeiten auch tatsächlich erfüllt sein.

Fallbeispiel B

Charlotte, 24 Jahre alt, nahm am 02.01.2017 ihre Arbeit in einem Pflegeheim als Verwaltungsleiterin auf. Davor studierte sie Gesundheitswissenschaften an einer Fachhochschule. Am 06.04.2019 verunglückte sie bei der Ausübung ihres Tauchhobbys so schwer, dass sie voll erwerbsgemindert ist. Obwohl sie die Wartezeit von 5 Jahren nicht erfüllt, erhält sie die Erwerbsminderungsrente. Hintergrund ist § 53 Abs.2 SGB VI, da sie vorher eine Ausbildung in Form eines Studiums durchgeführt und auch Pflichtbeiträge von 16 Monaten aufgrund ihrer Tätigkeit als Verwaltungsleiterin abgeführt hat.

10.4.2 Leistungen

Die Rentenversicherung wird regelmäßig mit der Auszahlung von Renten in Verbindung gebracht. Darüber hinaus ist sie allerdings noch für folgende weitere Leistungen zuständig.

Rentenleistung

Die **Altersrente** wird immer auf Antrag bei Erreichen des per Gesetz definierten Renteneintrittsalters gewährt. Aufgrund der demografischen Entwicklung wurde das Renteneintrittsalter in Stufen angehoben. So können Erwerbstätige, die 1964 oder später geboren wurden, erst mit 67 Jahren in Rente gehen. Sofern sie früher verrentet werden möchten, müssen sie Abschläge hinnehmen.

Eine volle bzw. teilweise **Erwerbsminderungsrente** wird Personen dann gezahlt, wenn sie regelmäßig weniger als 3 Stunden bzw. weniger als 6 Stunden arbeiten können. Personen, die arbeitslos oder aber in Altersteilzeit arbeiten, können unter bestimmten Voraussetzungen früher Altersrente beantragen. Verstirbt der Rentenbezieher, dann zahlt die Rentenversicherung an die Witwe bzw. den Witwer eine entsprechende Rente, sofern die Ehe bzw. Lebenspartnerschaft mindestens 1 Jahr bestanden hat. Zu unterscheiden sind:

- **Kleine Witwen-/Witwerrente:**
  Sie wird gezahlt, wenn der hinterbliebene Ehepartner jünger als 47 Jahre ist, kein Kind unter 18 Jahre versorgen muss bzw. nicht in Teilen oder in Gänze erwerbsgemindert ist. Sie ist zeitlich befristet und wird nur zwei Jahre lang gezahlt.
- **Große Witwen-/Witwerrente**:
  Liegen die Kriterien für die kleine Rente nicht vor, besteht in der Regel Anspruch auf die große Witwenrente.

Der Rentenanspruch fällt weg, wenn eine neue Ehe eingegangen wird. Sofern diese scheitert, lebt der Anspruch erneut auf. Wenn der Verstorbene Kinder hinterlässt, die noch nicht das 18. Lebensjahr vollendet haben, haben diese einen Anspruch auf **Waisenrente**. Der Anspruch verlängert sich bis zum Alter von maximal 27 Jahren, sofern die Waisen eine Schul-, Hochschul- oder Berufsausbildung absolvieren. Stirbt ein Ehepartner innerhalb eines Jahres nach Eheschließung, findet In der Regel eine Einzelfallentscheidung statt, ob eine Hinterbliebenenrente zu zahlen ist.

Fallbeispiel

B

War der Ehepartner bereits vor der Ehe lebensbedrohlich erkrankt, ist von einer sog. „Versorgungsehe" auszugehen, d. h. es ist anzunehmen, dass die Ehe geschlossen wurde, um den anderen Partner über die Rente zu versorgen. Eine Rentenzahlung ist hier nicht gerechtfertigt.

Fallbeispiel

B

Verstirbt einer der beiden Ehepartner bei Ausübung seines Sportes tödlich, ist davon auszugehen, dass der Unfall und Tod nicht vorhersehbar war. Die Einzelfallprüfung wird eine „Versorgungsehe" ausschließen bzw. die Rechtmäßigkeit der Rente feststellen. Diesen Umstand hat das Bundessozialgericht auch in Bezug auf Betriebsrenten aktuell festgestellt.

Rehabilitationsleistungen

Die Rentenversicherung ist auch zuständig für Rehabilitationsmaßnahmen. Sie sollen verhindern, dass ein Erwerbstätiger vorzeitig verrentet wird. Neben der Sicherung der Erwerbstätigkeit übernimmt die Rentenversicherung Maßnahmen, welche die Arbeitskraft erhalten, wie z. B. eine stationäre Rehabilitation.

10.4.3 Beiträge

Der Rentenbeitrag beträgt zurzeit 18,6 %. Arbeitnehmer und Arbeitgeber teilen sich den Beitrag. Der Beitrag errechnet sich anhand des zu versteuernden Monatseinkommens des Versicherungspflichtigen. Sofern es sich um freiwillig Versicherte handelt, können sie ihren Beitrag selbst wählen, wenn sie über dem festgelegten Mindestbeitrag liegen. Für geringfügig Beschäftige (= Minijobber) zahlt der Arbeitgeber einen Pauschalbeitrag. Der Minijobber hat die Möglichkeit, durch freiwillige Zahlung seinen Rentenanspruch zu erhöhen.

10.4.4 Beitragsbemessungsgrenze

Für Bezieher von höheren Einkommen existiert eine Beitragsbemessungsgrenze (▶ Tab. 10.5). Übersteigt ihr Einkommen diese Grenze, dann errechnet sich ihr Beitrag zur Rentenversicherung aus der Bemessungsgrenze. Jeder Euro, der die Beitragsbemessungsgrenze übersteigt, unterliegt nicht mehr der Versicherungspflicht. Freiwillig Versicherte besitzen ein Wahlrecht. Sie können ihren monatlichen Rentenbeitrag selbst wählen. Dabei müssen sie lediglich den Mindestbeitrag entrichten. Rentenbeitragszahlungen über den monatlichen Höchstbeitrag sind nicht möglich.

Für die knappschaftliche Rentenversicherung gelten andere Grenzen.

10.5 Arbeitslosenversicherung und ihre Träger

Nachdem in den letzten Jahren die Arbeitslosenversicherung reformiert wurde, wird heute in die Arbeitsförderung und die Grundsicherung für Arbeitssuchende unterschieden. Für die einzelnen Aufgaben ergeben sich unterschiedliche Zuständigkeiten und somit verschiedene Träger. Zuständig für die Arbeitslosenversicherung ist die **Bundesagentur für Arbeit** in Nürnberg. Im SGB III finden sich die gesetzlichen Regelungen. Um ihre Aufgaben erfüllen zu können, bedient sie sich untergeordneter Behörden bzw. kommunale Träger:

- Regionaldirektionen
- Agenturen für Arbeit
- kommunale Träger (Städte und Kreise)
- Arbeitsgemeinschaften (gebildet durch die Agentur für Arbeit und kommunalen Träger)

10.5.1 Versicherter Personenkreis

Alle Arbeitnehmer, die nicht geringfügig beschäftigt sind, sind arbeitslosenversichert. Hierzu gehören auch Auszubildende, die sich in der Berufsausbildung befinden. Selbstständige, Beamte, Soldaten oder Geistliche und Rentner sind versicherungsfrei. Auch Schüler und Studenten gehören nicht zum Kreis der Versicherten.

10.5.2 Leistungen

Die Leistungen der Arbeitslosenversicherung lassen sich grob in Leistungen zur Arbeitsförderung sowie in Grundsicherungsleistungen für Arbeitssuchende unterscheiden.

Tab. 10.5 Beitragsbemessungsgrenze in der gesetzlichen Renten-* und Arbeitslosenversicherung.

Einkommen	West (€)	Ost (€)
Monatsentgelt	6 700,00	6 150,00
Jahresgehalt	80 400,00	73 800,00

* Die Beiträge für freiwillig Versicherte betragen mind. 83,07 € und höchstens 1 209,00 € im Monat im Jahr 2018
Der Höchstbetrag liegt in den neuen Bundesländern bei 1 078,80 € im Monat

Leistungen zur Arbeitsförderung

Arbeits- und Ausbildungsvermittlung sowie Berufsberatungen stellen die klassischen Aufgaben dar. Hierzu gehört auch die Zahlung von Arbeitslosengeld, Kurzarbeitergeld und Insolvenzgeld, die als Entgeltersatzleistungen (**Arbeitslosengeld I** [ALG I]) bezeichnet werden. Die Zahlung von **Weiterbildungskosten** während einer beruflichen Weiterbildung gehört ebenso in den Leistungskatalog der Arbeitslosenversicherung wie die Unterstützung einer möglichen Selbstständigkeit mithilfe eines **Gründungszuschusses**.

Arbeitgeber können die Arbeitsvermittlung und Arbeitsmarktberatung in Anspruch nehmen. Sie können Zuschüsse zur Ausbildungsvergütung im Rahmen der Aus- und Weiterbildung oder Zuschüsse für die Beiträge zur Sozialversicherung beantragen. Gleiches gilt, wenn sie leistungsgeminderte Arbeitnehmer einstellen. Für behinderte oder schwerbehinderte Arbeitnehmer oder Auszubildende sind ebenfalls Leistungen auf Antrag möglich. Viele Leistungen sind befristet. Die Einzelheiten werden im SGB I und III geregelt. Für die Entgeltersatzleistungen müssen die Berechtigten eine mindestens 2-jährige Anwartschaftszeit nachweisen, d. h. sie müssen 2 Jahre einer versicherungspflichtigen Beschäftigung nachgegangen sein.

Grundsicherungsleistungen für Arbeitssuchende

Dieser Leistungsbereich kommt für Personen infrage, die zwischen 15 und 18 Jahren alt, aber noch nicht volljährig sind. Sie müssen hilfsbedürftig und erwerbsfähig sein. Leben sie mit anderen Personen, z. B. einem Lebenspartner, zusammen, können diese auch Leistungen in Anspruch nehmen, wenn dadurch ihre Hilfsbedürftigkeit geringer oder ganz beendet wird.

Das Leistungsspektrum für Arbeitssuchende kennt Geld- und Sachleistungen sowie Dienstleistungen in Form von Beratungen und Informationen etc. Die Geld- und Sachleistungen beziehen sich auf das **Arbeitslosengeld II** (ALG II) sowie Leistungen in Bezug auf die Unterkunft und Leistungen, die mit der Sicherung des Lebensunterhalts in engem Bezug stehen. Zum Teil werden die Leistungen zur Grundsicherung aus Bundesmitteln finanziert.

10.5.3 Beiträge

Der Beitrag beträgt 2,5 % ab 2019 und wird jeweils zur Hälfte durch den Arbeitnehmer sowie den Arbeitgeber aufgebracht. Berechnet wird er vom Arbeitsentgelt des Versicherungspflichtigen. Es gelten die gleichen Beitragsbemessungsgrenzen wie bei der Rentenversicherung. Auszubildende, die eine Ausbildungsvergütung unter 325,00 € erhalten, zahlen keine Beiträge. Dieser wird durch den Ausbildungsbetrieb alleine aufgebracht. Ist die Ausbildungsvergütung höher, muss der Auszubildende seinen Anteil zur Arbeitslosenversicherung zahlen.

10.6 Pflegeversicherung und ihre Träger

Sie ist der letzte Zweig der Sozialversicherung und wurde 1995 nach langen Debatten eingeführt. Bis dahin mussten Pflegebedürftige bei den zuständigen Sozialämtern Anträge auf Zuwendungen bei Pflegebedürftigkeit stellen. Pflegebedürftigkeitsstufen gab es bis dahin nicht. Das Gesetz sorgte für Abhilfe und differenzierte den Pflegebedarf entsprechend der vorhandenen Pflegebedürftigkeit. Die gesetzliche Grundlage stellt das SGB XI dar. Die Pflegekassen sind rechtlich selbstständige Körperschaften des öffentlichen Rechst mit eigenem Haushalt und verwalten sich selbst, auch wenn sie mit der entsprechenden Krankenkasse eng verbunden sind.

10.6.1 Versicherter Personenkreis

Alle gesetzlich pflichtversicherten Krankenkassenmitglieder sind gleichzeitig Pflichtmitglieder in der gleichnamigen Pflegekasse. Das Gleiche gilt für Familienversicherte und freiwillig Versicherte in der gesetzlichen Krankenkasse. Ein Wechsel der gesetzlichen Krankenkasse führt immer auch zu einem Wechsel in die gleiche gesetzliche Pflegekasse.

10.6.2 Leistungen

Wurde eine Pflegebedürftigkeit festgestellt und der Anspruchsberechtigte in einen Pflegegrad eingestuft, dann hat der Pflegebedürftige ein Wahlrecht: Er kann aus den Leistungskomplexen entsprechend seinem Bedürfnis heraus bei einer häuslichen Pflege **Pflegegeld** oder **Pflegesachleistungen** wählen, wobei sich die genannten Möglichkeiten kombinieren lassen. Weiterhin können **Hilfsmittel** wie Badewannenlifter, Rollator etc. beantragt werden.

Sofern der Pflegebedürftige durch einen Angehörigen gepflegt wird (Geldleistung), kann er bei Verhinderung der Pflegeperson für maximal 42 Tage (6 Wochen) eine **Verhinderungspflege** beantragen. Die Verhinderungspflege ist betragsmäßig limitiert und wird nur gewährt, wenn die Pflege über einen Zeitraum von mindestens 12 Monaten erfolgte.

Ergänzt wird der dargestellte Komplex durch die Kurzzeitpflege und teilstationäre Pflege. Der Anspruch auf **Kurzzeitpflege** beschränkt sich auf 56 Kalendertage (= 8 Wochen) und kommt infrage bei Krisensituationen und als kurzfristiger Ersatz für die häusliche Pflege oder in direktem Anschluss an eine Behandlung, z. B. im Krankenhaus. Der Gesetzgeber gestattet die Umwidmung von nicht in Anspruch genommener Verhinderungspflege in Kurzzeitpflege. Für Kurzzeit- und Verhinderungspflege stellt die Pflegekasse jeweils einen Betrag von 1 612,00 € zur Verfügung. Dieser Betrag wird aber ausschließlich für pflegerische Leistungen gewährt. Während einer Kurzzeitpflege (max. 8 Wochen) zahlt die Pflegekasse das Pflegegeld in Höhe von 50 % des zuletzt bezogenen Pflegegeldes weiter. Die **teilstationäre Pflege** kann in Form einer Tages- oder Nachpflege erfolgen. Dabei darf der gesetzlich fixierte finanzielle Rahmen nicht überschritten werden. Der Pflegebedürftige kann zur Pflege auch eine Heimeinrichtung aufsuchen und somit die vollstationäre Pflege vornehmen lassen.

Je nach Pflegegrad zahlt die Pflegeversicherung einen gesetzlich festgelegten Betrag. Überschreiten die anfallenden Kosten den Betrag der Pflegeversicherung, dann ist dieser privat durch den Pflegebedürftigen bzw. seine Familie zu erbringen. Können die finanziellen Mittel nicht aufgebracht werden, übernimmt die Sozialkasse (Sozialamt) die Kosten. Darüber hinaus sind noch sog. **zusätzliche Betreuungsleistungen** möglich, wenn ein erheblicher Betreuungsbedarf vorhanden ist, beispielsweise der Pflegebedürftige unter einer fortgeschrittenen Demenz leitet.

Inzwischen haben pflegende Familienangehörige einen Anspruch auf Freistellung von der Arbeit sowie auf Leistungen aus der Sozialversicherung. Um Pflegeleistungen aus der Pflegeversicherung zu erhalten, ist ein Antrag bei der zuständigen Pflegeversicherung zu stellen.

Pflegrade

Die Pflegekasse kann aufgrund des Gutachtens des Medizinischen Dienstes oder eines anderen Gutachters eine Pflegeeinstufung in eine der in ▸ Tab. 10.6 aufgeführten Pflegegrade durchführen.

Seit Oktober 2012 wurde das **Pflege-Neuausrichtungs-Gesetz** (PGS) schrittweise in Kraft gesetzt. Es versucht, das geltende Pflegegesetz zu verbessern. Hierzu gehört, dass Menschen, die keinen körperlichen Pflegebedarf haben, aber beispielsweise an Demenz erkrankt sind, jetzt Leistungen aus der Pflegekasse auf Antrag und nach Begutachtung erhalten können. Hierzu war eine Neudefinition der Pflegebedürftigkeit sowie die Neufassung des Begutachtungsverfahrens in Form von Modulen notwendig. Vgl. § 14 SGB XI. Das Pflegestärkungsgesetz II und III ist seit 2017 in Kraft

Darüber hinaus verbessert das Gesetz die Situation für pflegende Angehörige. Dazu zählen die Rentenabsicherung und die angedachte Möglichkeit, entsprechende Auszeiten in Form der Inanspruchnahme von Vorsorge- und Rehabilitationsleistungen nehmen zu dürfen. Weiterhin wurde das Pflegegeld erhöht und die Weiterzahlung von 50 % des Pflegegeldes festgelegt, wenn sich der Pflegebedürftige im Krankenhaus befindet.

M!

Merke

Pflegeleistungen sind nur in Anspruch zu nehmen, wenn eine Rehabilitation nicht möglich ist. Es gilt immer der Grundsatz: Rehabilitation vor Pflege.

10.6.3 Beiträge

Insgesamt beträgt der Beitrag derzeit 3,05 % (Stand August 2019). Davon müssen die gesetzlich Pflichtversicherten 1,525 % zahlen, sofern sie unter 23 Jahre alt sind. Sind sie älter und kinderlos, dann müssen sie einen Zusatzbeitrag von 0,25 % entrichten, wenn sie nicht vor 1940 geboren wurden. Der Arbeitgeber zahlt den gleichen Beitrag von 1,525 %. Freiwillig versicherte Arbeitnehmer müssen den gesamten Beitrag selbst zahlen, erhalten von ihrem Arbeitgeber aber einen Zuschuss in der entsprechenden Höhe. Für Beamte, die in der gesetzlichen Krankenversicherung Mitglied sind, gelten Sonderregelungen. Eine Ausnahme stellt das Bundesland Sachsen dar. Hier gilt für die Beschäftigten ein höherer Beitragssatz von 1,775 % und für die Arbeitgeber ein niedriger Satz in Höhe von 0,775 %. Für die Pflegeversicherung gilt die gleiche Beitragsbemessungsgrenze wie für die Krankenversicherung.

Familienversicherte Mitglieder zahlen keinen Beitrag, sofern sie nicht ein bestimmtes Einkommen überschreiten oder selbstständig sind. Rentner zahlen den Beitrag in voller Höhe. Der Betrag wird direkt von der Rentenversicherung einbehalten und an die gesetzliche Krankenversicherung bzw. Pflegeversicherung abgeführt. Gleiches gilt für Studenten: Sie müssen den Beitrag im Voraus zahlen.

10.7 Grundprinzipien der Sozialversicherung

Zum Sozialversicherungssystem in Deutschland zählen neben den dargestellten Bereichen noch weitere. Hierzu gehören u. a.:

- Sozialhilfe
- Kriegsopferversorgung
- sozialer Wohnungsbau

Sozialversicherungsleistungen werden auf 2 Arten finanziert: Die Finanzierung der gesetzlichen Sozialversicherungsträger erfolgt in erster Linie nach dem Versicherungsprinzip. Das Fürsorgeprinzip spielt dagegen eine große Rolle, wenn es um die Versorgung der Staatsbediensteten geht und bei der Versorgung der Opfer von Schadensereignissen wie z. B. bei Erdbebenopfern im Inland.

Tab. 10.6 Übersicht der Pflegegrade und ihrer Voraussetzungen.

Pflegegrad	Erläuterung
1	• geringe Beeinträchtigung der Selbstständigkeit
2	• erhebliche Beeinträchtigung der Selbstständigkeit oder der Fähigkeiten
3	• schwere Beeinträchtigung der Selbstständigkeit oder der Fähigkeiten
4	• schwerste Beeinträchtigung der Selbstständigkeit oder der Fähigkeiten
5	• schwerste Beeinträchtigung der Selbstständigkeit oder der Fähigkeiten mit besonderen Anforderungen an die pflegerische Versorgung z. B. bei einem Wachkoma

10.7.1 Versicherungsprinzip

Das Versicherungsprinzip gilt nicht für jede Versicherung in der Sozialversicherung. Grundlage des Versicherungsprinzips ist, dass ein großes Risiko, das sich für ein Individuum ergibt, durch die Verteilung auf viele Individuen mit gleichen Risiken tragbar und somit für den Einzelnen – und damit für die Versicherung überhaupt – kalkulierbar wird. Die Versicherung sichert dem Einzelnen die Risikoübernahme zu, wenn die Eintrittswahrscheinlichkeit und -häufigkeit bekannt ist. Die abzuführenden Beiträge orientieren sich nicht an dem individuellen Risiko des Einzelnen, auch werden keine Risikozuschläge erhoben oder Risikoausschlüsse vereinbart. Die Finanzierung erfolgt zum Teil aus Steuern sowie zum überwiegenden Teil aus einkommensabhängigen Beiträgen.

10.7.2 Fürsorgeprinzip

Das Fürsorgeprinzip kommt zum Zug, wenn die öffentliche Hand den Bedürftigen aufgrund eines Schadensereignisses Leistung in Form von Geldzahlungen oder Sachen zur Verfügung stellt, ohne dass diese vorher einen Beitrag hierfür entrichtet haben. Allerdings setzt das Fürsorgeprinzip die Feststellung und somit die Ermittlung der Bedürftigkeit voraus. **Beispiel:** Sozialhilfe, Wohngeld etc.

Damit der Staat bestimmte Aufgaben leisten kann, ist er auf Menschen angewiesen, die ihre Person und ihre Arbeitskraft in seinen Dienst stellen. Diesen Personengruppen gegenüber verpflichtet sich der Staat zur Versorgung (z. B. Soldaten und Beamten). Das Versorgungsprinzip begründet einklagbare Leistungsansprüche. Sowohl das Fürsorge- als auch das Versorgungsprinzip werden ausschließlich durch Steuern finanziert.

10.7.3 Probleme des sozialen Sicherungssystems

Obwohl das heutige Sozialversicherungssystem eine Erfolgsgeschichte ist, kämpft es mit einer Reihe von Problemen. Um das Sozialversicherungssystem heutiger Prägung für die Zukunft fit zu machen, wurden bereits Reformen in Angriff genommen – und müssen noch in wesentlich stärkerem Umfang fortgeführt werden. Im Rahmen der Krankenversicherung wird inzwischen sogar von Rationierung medizinischer Leistungen gesprochen. Auch wenn die Kassen aktuell einen Überschuss verbuchen, ist in der nahen Zukunft vom Gegenteil auszugehen.

Vom Arzt wird erwartet, dass er Medikamente von Pharmaherstellern verschreibt, mit denen die Kasse des Patienten Verträge abgeschlossen hat. Andernfalls muss der Patient das Medikament voll oder anteilig selbst bezahlen. Ausnahmen sind begründet möglich. Für die Kliniken gilt das **Fallpauschalensystem** in Form der DRG (**Diagnosis-related Groups = diagnosebezogene Fallgruppen**) flächendeckend. Im Rahmen der Zahnbehandlung werden nur noch die Regelleistungen bezahlt. In der Zukunft sollen noch weitere Reformbemühungen erfolgen.

Demografischer Wandel

Als eines der größten Probleme wird der demografische Wandel angesehen. In der Vergangenheit standen einer bestimmten Anzahl von Rentnern wesentlich mehr junge Menschen, z. B. die 3-fache Anzahl gegenüber. Gegenwärtig dreht sich das Verhältnis in die andere Richtung. Kurzfristig besteht keine Möglichkeit, diesen Wandel aufzuhalten. Für das Sozialversicherungssystem bringt dies unüberschaubare Konsequenzen mit sich. Hauptproblem ist die Finanzierbarkeit. Nur durch viele Einzahler und das entsprechende Beitragsaufkommen lassen sich die entsprechenden Ausgaben aufbringen.

Aufgrund der hohen Arbeitslosigkeit übernahm der Staat die Rentenbeiträge. Inzwischen geht die Arbeitslosigkeit zurück. Allerdings sind heute viele ehemalige Arbeitslose Rentner und erhalten aus dem System bereits ihre Rente. Sie tragen zwar weiterhin ihren Anteil für die Kranken- und Pflegeversicherung. Ihre Rente wird aber durch das aktuelle Beitragsaufkommen finanziert. Da entsprechend immer weniger junge Menschen in das System einzahlen, die Ausgaben gleichzeitig steigen, besteht Handlungsbedarf, das Ausgabevolumen zu reduzieren. Altersarmut ist kein Schreckensszenario mehr, sondern gehört bereits zur Realität.

In der Diskussion ist die Mindestrente. Nur wie finanzieren? Manche Vorschläge zielen auf die private Vorsorge. Unberücksichtigt bleibt, dass viele Erwerbstätige aufgrund ihres geringen Verdienstes keine private Vorsorge treffen können. Oder aber die private Vorsorge im Falle von Arbeitslosigkeit eventuell sogar wieder auflösen müssen. Erst wenn kein privates Vermögen vorliegt, können sie auf staatliche Unterstützung zählen. Allerdings wird die Arbeitslosigkeit aufgrund des demografischen Wandels in Zukunft nicht mehr wesentlich steigen, bzw. in wenigen Jahren wird ein enormer Mangel an Arbeitskräften herrschen. Somit kann für die Arbeitslosen- und Unfallversicherung eine geringere Problemlage konstatiert werden. So schlägt eine Expertenkommission einer bekannten Stiftung sogar vor, die Arbeitslosenversicherung aufzulösen und argumentiert, dass die Arbeitnehmer so mehr Lohn für sich hätten. Für den Fall einer Arbeitslosigkeit sollten sie private Vorsorge treffen. Für die Arbeitgeber würde die Umsetzung dieser Idee ebenfalls zu massiven Entlastungen führen. Nachteil dieser Idee wäre, dass die Arbeitslosigkeit dann zu einem ausschließlich privaten Problem werden könnte.

Die Pflegeversicherung steht vor der Frage, inwieweit die einzelnen Pflegeleistungen in Form von Pflegesachleistungen oder Geldleistungen finanzierbar sind, da diese Ausgaben in beträchtlichem Umfang steigen werden. Reformen zu Ausgabendeckelungen sind noch nicht erkennbar. Der Rentenversicherungsbeitrag wurde zwar etwas abgesenkt, allerdings wird auch das Rentenniveau zunehmend geringer werden. Die Gefahr der Altersarmut besteht, sodass private Vorsorge zu treffen ist. Die Unfallversicherung wurde ebenfalls reformiert, indem die Berufsgenossenschaften sich zusammengeschlossen und neu geordnet haben.

10.8 Private Vorsorge

Da einzelne Sozialversicherungsbereiche nach wie vor große Probleme haben, besteht für den Einzelnen die Notwendigkeit, privat vorzusorgen.

10.8.1 Private Krankenzusatzversicherung

Für die meisten Erwerbstätigen bieten die gesetzlichen Krankenkassen ausreichenden Schutz. Allerdings lässt sich dieser durch den Abschluss einer privaten Zusatzversicherung erweitern. So sollte überlegt werden, ob dieser für Zahnersatz, Versorgung mit Brillen etc. erweitert wird. Weiterhin ist zu überlegen, inwieweit mögliche stationäre Krankenhausbehandlungen durch eine private Zusatzversicherung abgesichert werden sollten.

In vielen Fällen reicht es, bestimmte Risiken durch eine private Krankenzusatzversicherung ohne hohe Zusatzbeiträge abzudecken. Inzwischen bieten die gesetzlichen Krankenkassen sogar private Zusatzversicherungen in Kooperationen mit privaten Versicherungsträgern an. Um das günstigste Angebot herauszufiltern, bleibt dem Versicherungsnehmer nur die Möglichkeit, kompetente Hilfe durch die einschlägigen Verbraucherberatungsstellen oder andere Stellen wie Versicherungsmakler in Anspruch zu nehmen.

10.8.2 Private Unfallversicherung

Da die gesetzliche Unfallversicherung nur für die genau definierten Fälle aufkommt, ist der Abschluss einer privaten Unfallversicherung häufig sinnvoll. Insbesondere für Arbeitnehmer, die noch nicht lange im Berufsleben stehen oder für Jugendliche und Kinder, die noch keinen Anspruch auf Leistungen aus der Rentenversicherung besitzen. Kommt es zu einem Unfall z. B. im privaten Umfeld, dann deckt die private Unfallversicherung den Schaden bis zur vereinbarten Deckungssumme bzw. auch die Behandlungskosten. Allerdings sind die möglichen Leistungen immer im Voraus zu vereinbaren. Bei Eintritt eines Schadensereignisses zahlt die Unfallversicherung einen bestimmten Betrag aus und übernimmt weitere Zahlungen entsprechend der im Vertrag getroffenen Vereinbarungen.

10.8.3 Berufsunfähigkeitsversicherung

Sie kommt sowohl für junge Menschen als auch für Arbeitnehmer in Betracht. Junge Menschen wie Arbeitnehmer haben noch keinen bzw. nur einen geringen Anspruch in Bezug auf staatliche Rentenleistungen. Selbst wenn ein entsprechender Anspruch besteht, klafft immer noch eine erhebliche Lücke zwischen der Rentenzahlung und dem einmal erhaltenen Nettolohn. Sofern die Berufsunfähigkeitsversicherung diese Lücke verkleinert, erscheint sie notwendig. Allerdings müssen die vorhandenen Angebote genau überprüft werden, um nicht im Bedarfsfall eine böse Überraschung zu erleben.

10.8.4 Zusätzliche Rentenversicherung

Private Rentenversicherung

Neben der privaten Rentenversicherung bieten viele Unternehmen ihren Mitarbeitern eine betriebliche Altersversorgung an. Privat kann jeder Mitarbeiter unter unzähligen Angeboten auswählen. Neben der klassischen Lebensversicherung, die inzwischen aufgrund der Besteuerung ihre Attraktivität eingebüßt hat, besteht die Möglichkeit, in Aktien oder Aktienfonds, Immobilienfonds zu investieren. Als interessant hat sich auch die Anlage in sog. ETF's erwiesen. Bei den ETF's (Exchange Traded Funds) handelt es sich um einen Indexfond, der einen bestimmten Index (z. B. DAX) nachbildet. Auch der Staat unterstützt die private Rentenvorsorge, indem er den Abschluss bestimmter Versicherungsprodukte finanziell fördert. Hierzu gehört die **Riester- und Rürup-Rente**. Unumgänglich sind aber auch hier eine neutrale Beratung sowie ein persönliches Vertrautmachen mit der Materie. Grundsätzlich sollten mehrere Angebote von verschiedenen Versicherungsanbietern eingeholt werden. Diese sollten dann mit fachkundigen neutralen Personen erörtert werden.

M!

Merke

Die private Rentenvorsorge ist in Zukunft ein Muss und sollte frühzeitig begonnen werden.

Betriebliche Rentenversicherung

Die betriebliche Rentenversicherung stellt eine freiwillige Zusatzleistung durch den Arbeitgeber dar. Für viele Arbeitgeber ist das Anbieten einer betrieblichen Rentenversicherung aus steuerlichen Erwägungen heraus von Vorteil. Die Unterschiede zwischen den betrieblich angebotenen Versicherungen sind enorm. Sie reichen von Zuschüssen des Arbeitgebers oder der Umwandlung von Lohnerhöhungen in betriebliche Rentenansprüche bis hin zu eigens aufgelegten Rentenfonds durch den Arbeitgeber. Die Auszahlungsbeträge aus der betrieblichen Rentenversicherung sind unterschiedlich. Im günstigsten Fall kann sie 20–40 % des ehemaligen Einkommens ausmachen, wenn es sich um Betriebsrenten von leistungsstarken Arbeitgebern handelt. Bei kleinen Arbeitgebern, sofern sie überhaupt eine betriebliche Altersversorgung anbieten, sehen die Auszahlungsbeträge wesentlich geringer aus und betragen teilweise unter 100,00 € im Monat.

Fragen und Aufgaben

1. Erklären Sie kurz die Entstehungsgeschichte der Sozialversicherung vor dem historischen Hintergrund.
2. Nennen Sie die heutigen Sozialversicherungszweige.
3. Die Beiträge zur Sozialversicherung werden sowohl vom Arbeitnehmer als auch vom Arbeitgeber aufgebracht.
   a) Begründen Sie, weshalb es sinnvoll ist, dass sowohl Arbeitnehmer als auch Arbeitgeber die Sozialversicherungsbeiträge gemeinsam aufbringen.
   b) Den Beitrag für die Unfallversicherung muss der Arbeitgeber alleine aufbringen. Welche Argumente sprechen dafür?
4. Die Krankenkassen haben die Einführung des Fallpauschalensystems (DRG-Abrechnung) befürwortet. Inzwischen sehen sie es kritisch. Wie lässt sich der Sinneswandel der gesetzlichen Kassen erklären?
5. Die gesetzliche Krankenkasse gewährt im Krankheitsfall bestimmte Leistungen.
   a) Welche Leistungen kennen Sie?
   b) Wenn der Versicherte länger krank ist, erhält er ein sogenanntes Krankengeld. Was ist darunter zu verstehen?
6. Krankengeld wird auch gezahlt, wenn Kinder erkranken und der Versicherte seine Kinder versorgen muss.
   a) Wie lange gewährt die Krankenversicherung das Krankengeld?
   b) Das Krankengeld wird für Kinder unter 12 Jahren gewährt. Wie sieht die Gesetzeslage aus, wenn ein Kind, das älter als 12 Jahre ist, aufgrund einer Chemotherapie in Behandlung ist?
7. Ab einem bestimmten Einkommen darf ein Pflichtversicherter wählen, ob er in der gesetzlichen Versicherung verbleiben möchte oder nicht.
   a) Erklären Sie, was unter der Versicherungspflichtgrenze und der Beitragsbemessungsgrenze zu verstehen ist.
   b) Clara Fischer verdient 6 000,00 € brutto. Berechnen Sie ihren Beitrag zur Krankenversicherung, wenn sie in der gesetzlichen Krankenversicherung verbleiben möchte.
   c) Weshalb wird die Beitrags- und Versicherungspflichtgrenze jährlich geändert?
8. Arbeitnehmer sind grundsätzlich gesetzlich unfallversichert. Unter welchen Umständen gewährt die Unfallversicherung ihren Mitgliedern entsprechende Leistungen?
9. Die gesetzliche Unfallversicherung steht zeitweise in der Kritik. So sprechen manche Zeitgenossen von ihr, dass sie Ankläger und Richter in einer Person sei. Beispielsweise übernimmt die Unfallversicherung die Behandlung eines Arbeitsunfalls, entscheidet aber gleichzeitig, ob eine Verrentung des Betroffenen nötig ist oder nicht. Versuchen Sie, das Problem zu erklären.
10. Die Beiträge zur Berufsgenossenschaft werden jedes Jahr neu festgelegt. Dabei können die Beiträge zwischen den einzelnen Berufsgenossenschaften stark abweichen. Wie lässt sich dies erklären?
11. Erklären Sie kurz die Funktionsweise des Rentensystems und gehen Sie dabei auf den Begriff Generationenvertrag ein.
12. Weshalb erhält der überlebende Ehegatte Witwen- bzw. Witwerrente?
13. Die Rentenversicherung finanziert auch ambulante wie stationäre Rehabilitationen.
    a) Nennen Sie 2 praktische Beispiele, die zu einem Anspruch auf eine Rehabilitationsleistung durch die Rentenversicherung führen.
    b) Unterscheiden Sie die ambulante von der stationären Rehabilitation.
14. Aufgrund der demografischen Entwicklung wurde das Renteneintrittsalter angehoben. Erklären Sie kurz, was darunter zu verstehen ist.
15. Welches Problem hätte sich ergeben, wenn das Renteneintrittsalter nicht angehoben worden wäre?
16. Die Arbeitslosenversicherung stellt im Bedarfsfall den Betroffenen ein ganzes Bündel an Maßnahmen zur Verfügung. Nennen Sie 4.
17. Nach neuesten Berechnungen sinken die Ausgaben der Arbeitslosenversicherung. Welche Gründe haben dazu geführt?
18. Welcher Personenkreis ist nicht Mitglied in der Arbeitslosenversicherung und warum nicht?
19. Die Pflegeversicherung ist der jüngste Zweig der Sozialversicherung. Gleichzeitig erwirtschaftet dieser Zweig inzwischen regelmäßig ein Defizit. Diskutieren Sie mögliche Ursachen.
20. Welche Leistungen kann ein Pflegebedürftiger aus der Pflegeversicherung erhalten?
21. Weshalb wurde im Pflege-Neuausrichtungsgesetz beschlossen, dass Demenzkranke ein Pflegegeld erhalten können, wenn sie von einem Angehörigen bzw. Pflegedienst versorgt werden?
22. Welche Leistungen stehen einem Demenzerkrankten des sogenannten Pflegegrads 0 zu?
23. Informieren Sie sich über weitere Neuerungen des Pflege-Neuausrichtungsgesetzes anhand der Internetseite des Bundesgesundheitsministeriums.
24. Seit einigen Jahren werben private Versicherungsgesellschaften für die private Vorsorge. Diskutieren Sie mit ihren Kolleginnen und Kollegen über den Sinn einer privaten Vorsorge.
25. Nennen Sie Möglichkeiten, wie Sie an neutrale Informationen z. B. über eine private Altersvorsorge gelangen können.
26. Inzwischen werden immer mehr private Zusatzversicherungen abgeschlossen. Nennen Sie mögliche Gründe.

Teil IV

Personalwesen

IV

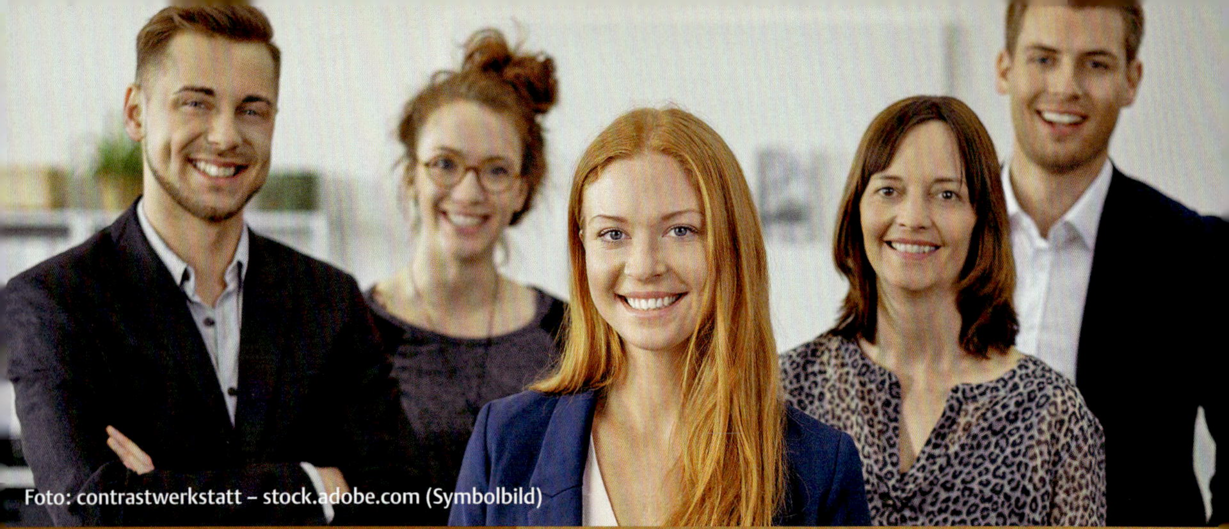

Foto: contrastwerkstatt – stock.adobe.com (Symbolbild)

Kapitel 11

Personalwirtschaft

11 Personalwirtschaft

Wolfgang Schmitt

11.1 Stellung des Faktors Personal in einem Gesundheitsbetrieb

Für Gesundheitseinrichtungen, die ihre Leistungen direkt am Patienten bzw. zu Pflegenden erbringen, stellt der einzelne Mitarbeiter den wesentliche Erfolgs- wie auch größten Kostenfaktor dar. Ca. 60 % der anfallenden Kosten in einer Klinik werden durch das Personal verursacht. Dementsprechend verlockend ist es, die Mitarbeiterzahl zu verringern, um so den Kostenblock zu reduzieren. Mittel- bis langfristig dürfte dieses kurzfristige Denken größere Probleme nach sich ziehen, beispielsweise, weil sich die Patienten schlechter versorgt oder die Mitarbeiter im Pflegebereich sich überbeansprucht fühlen.

Die Behandlung des Patienten lässt sich nur durch den Einsatz von Pflegekräften und Medizinern durchführen. Nur wenn ausreichend qualifizierte Mitarbeiter in der entsprechenden Anzahl vorhanden sind, kann die einzelne Gesundheitseinrichtung ihren Auftrag erfolgreich ausführen. In Zukunft dürften die beiden genannten Aspekte für Personalabteilungen eine enorme Herausforderung darstellen. Die Gesundheitseinrichtungen suchen händeringend nach qualifiziertem Personal. Somit stellt das Thema Personal den entscheidenden Wettbewerbsfaktor und den zentralen Engpassfaktor dar. Um Personal zu rekrutieren und an das Unternehmen zu binden, wird neben dem Gehalt das betriebliche Sozialwesen von zentraler Bedeutung sein.

M!

Merke

In Gesundheitseinrichtungen, die ihre Leistungen direkt am Patienten erbringen, ist das Personal der zentrale Erfolgsfaktor des Unternehmens.

Damit das Unternehmen am Markt erfolgreich sein kann, kommt dem Personalwesen und damit der Personalabteilung eine zentrale Bedeutung zu. Nur wenn die in der Personalabteilung eingesetzten Mitarbeiter aber auch die Unternehmensleitung erkannt haben, dass die einzelnen Mitarbeiter der Schlüssel zum Unternehmenserfolg sind, ist eine erfolgreiche Personalarbeit, die durch intelligente Zielbildung und -setzung gesteuert wird, möglich.

11.2 Ziele der Personalpolitik

Unter Personalpolitik lassen sich alle Maßnahmen verstehen, die geeignet sind, eine Belegschaft so zu führen, dass die Vorstellungen der Unternehmenseigentümer erreicht werden. Dabei handelt es sich um einen Spagat zwischen den Interessen der Eigentümer und denen der Belegschaft, insbesondere, wenn den Unternehmen nicht mehr genügend Arbeitnehmer zur Verfügung stehen. Die Personalpolitik hat aus Sicht der Unternehmensleitung die Steigerung der Leistungsbereitschaft und -fähigkeit der Arbeitnehmer sicherzustellen und zu erweitern. Um dies zu erreichen bedient sie sich den Instrumenten der Personalpolitik, die hier als Aufgaben der Personalabteilung aufgeführt sind.

Die wesentliche Aufgabe einer Personalabteilung ist, dass sie jedem Bereich zu jedem Zeitpunkt ausreichend Personal mit der entsprechenden Qualifikation (kostengünstig) zur Verfügung stellen kann.

Wichtige Ziele einer Personalabteilung können sein:
- Personalkostensenkung
- Verringerung der Fehlzeiten
- Verringerung der Fluktuation
- Steigerung der Arbeitszufriedenheit
- Gesundheitsschutz und -förderung
- Steigerung der Motivation etc.

Für die Gesundheitseinrichtung muss der Faktor Arbeit bezahlbar bleiben. Gleichzeitig müssen die im Unternehmen Beschäftigten das Gefühl haben, dass das Unternehmen sie für ihren Arbeitseinsatz gerecht entlohnt. Sofern die Mitarbeiter das Gegenteil vermuten, sind Fehlzeiten z. B. aufgrund von Erkrankungen und Fluktuation (Kündigungen) die Folgen. Nur wenn die Arbeitszufriedenheit der Mitarbeiter hoch ist, z. B. aufgrund eines guten Betriebsklimas, gerechter Entlohnung, familienfreundlichen Arbeitszeiten etc. stehen Mitarbeiter hinter ihrem Unternehmen. Gerade in Gesundheitseinrichtungen muss der Gesundheitsschutz und dessen Förderung oberste Priorität eingeräumt werden. Gesundheit lässt sich nur glaubwürdig anbieten, wenn die Mitarbeiter entsprechende Unterstützung durch das Unternehmen erhalten, ihre eigene Gesundheit sicherzustellen. So stellen Mitarbeitersportgruppen oder Gutscheine für Sportstudios Möglichkeiten dar, die Gesundheit und Motivation der Mitarbeiter positiv zu beeinflussen.

11.3 Aufgaben der Personalabteilung

Die Aufgaben der Personalabteilung hängen von der Größe des Unternehmens ab. Generell hat die Personalabteilung folgende Aufgaben zu erfüllen:
- Personalplanung
- Personalbeschaffung
- Personaleinsatz
- Personalentwicklung
- Personalführung
- Personalbeurteilung
- Personalverwaltung
- Personalentlohnung
- Personalbetreuung
- Sozialwesen
- Personalfreisetzung

Die einzelnen aufgeführten Aufgaben werden in kleinen sowie in mittelständischen Unternehmen durch die Personalverwaltung wahrgenommen. Sofern die Verwaltung aus nur einem oder wenigen Mitarbeitern besteht, werden sie nur Personalaufgaben wahrnehmen, die für das Unternehmen notwendig sind z. B. Personalentlohnung, Personalplanung und Personalverwaltung. Größere Unternehmen oder gar Gesundheitskonzerne sind dagegen in der Lage, die einzelnen aufgeführten Aufgaben durch Spezialabteilungen bzw. Unterabteilungen unter dem Dach der Personalabteilung durchführen zu lassen. Hierzu gehört speziell die folgende Aufgabe:

11.3.1 Personalplanung

Die Personalplanung muss vielfältige Planaufgaben erfüllen. Grundlage jeder Planung ist die Ermittlung, ob ein Personalbedarf vorliegt und welcher Art dieser Bedarf ist. Unterschieden wird in qualitative und quantitative Personalplanung.

Aufgaben der Personalplanung

Die Personalplanung hat die Aufgabe, den Personalbedarf in quantitativer und qualitativer Hinsicht, unter Berücksichtigung der Vorgaben der Unternehmensleitung, zu ermitteln. Die Planung bezieht sich auf die Bereiche:

- Beschaffung
- Einsatz
- Entwicklung
- Freisetzung
- Kosten

Die quantitative Planung ermittelt den zahlenmäßigen Bedarf an einzustellenden bzw. freizusetzenden Mitarbeitern. Die qualitative Personalbedarfsplanung versucht festzustellen, welche Qualifikationen das Unternehmen zukünftig von den Arbeitnehmern fordern muss, um im Wettbewerb bestehen zu können.

Planungsarten

Im Folgenden soll aufgezeigt werden, welche Planarten existieren und wie eine einfache Personalplanung funktionieren kann.

▸ **Temporäre Pläne.** Die Planung selbst kann sich auf einen festgelegten Zeitraum beziehen, sie kann aber auch rollierend, d. h. fortlaufend sein.

Als **kurzfristig** wird eine Planung mit einem Zeithorizont von bis zu 1 Jahr bezeichnet. Hierbei handelt es sich um Detailpläne sowohl für die Unternehmung als auch für die einzelnen Abteilungen. Planungen, die einen Zeitraum von 2–5 Jahren umfassen, gelten als **mittelfristige Planungen**. Übersteigt der Zeithorizont 5 Jahre, dann spricht man von einer **langfristigen Planung**.

Planungen erfolgen zu einem bestimmten Zeitpunkt, reichen aber häufig weit in die Zukunft. Nicht selten kommt es zu Umweltänderungen, die zum Planungszeitpunkt noch nicht relevant waren. Sofern ein Plan Umweltveränderungen unberücksichtigt lässt, spricht man von einem **statischen Plan**. Finden dagegen Umweltveränderungen Berücksichtigung und führen sie zu einer Veränderung des bestehenden Plans, dann handelt es sich um eine **dynamische Planung**.

Viele Pläne erfahren regelmäßig eine Fortschreibung. Nach Ablauf eines vorher definierten Zeitraumes wird der Plan um diesen Zeitraum verlängert und neu geplant. Dabei handelt es sich um einen sogenannten **rollierenden Plan**.

▸ **Strategische Planung.** Sinnvoll werden Planungen erst, wenn Vorstellungen über die Zukunft vorliegen. Da die Umwelt selten für eine längere Zeit stabil ist, sind mögliche Veränderungen zu berücksichtigen. Weil niemand in die Zukunft schauen kann, bietet der Einsatz der strategischen Planung die Möglichkeit – zumindest gedanklich –, die Zukunft etwas konkreter erscheinen zu lassen. Strategische Pläne lassen sich nur entwickeln, wenn die Unternehmung weiß, wo sie in Zukunft stehen möchte. Die strategische Planung beeinflusst dann alle anderen Pläne – direkt oder indirekt. Sie unterscheidet sich von den anderen Planungsformen dadurch, dass sie mehr als ein langfristiger Plan ist.

Der Begriff „Strategie" stammt aus dem Griechischen und bedeutet so viel wie „Vorausschauen". In Deutschland wurde der Begriff durch von Clausewitz und Molke eingeführt. Wesentlich friedlicher wird der Begriff beim Schachspiel eingesetzt, obwohl auch dieses Spiel das Ziel hat, den Gegner durch die richtige Strategie schachmatt zu setzen. In der Betriebswirtschaft verfolgt die strategische Planung durch den Einsatz von wissenschaftlichen Methoden, bestimmte in der Zukunft liegende Umweltzustände vorherzusagen bzw. bei Eintritt von angedachten Umweltzuständen sofort Handlungsmöglichkeiten parat zu haben. Als Vorhersagemethoden kommen unter anderem die nachfolgenden Methoden zum Einsatz.

Die Delphi-Methode ist eine klassische Methode der qualitativen Zukunftsforschung. Durch die Befragung von Experten erhofft man, Hinweise für die Zukunft zu erhalten.

> **Merke** M!
>
> Hintergrund der Delphi-Methode ist die Annahme, dass Experten die Zukunft in ihrem Fachgebiet besser einschätzen können als andere.

Nachdem die Fragestellung feststeht, werden den Experten Fragen oder Aussagen zu dem zu erforschenden Gegenstand schriftlich zugestellt. Dabei kennen sich die Experten nicht untereinander. Sie nehmen zu den Fragen schriftlich Stellung und senden diese an die Auswertungsstelle zurück. Diese wertet die Antworten aus, anonymisiert sie und schickt den Experten ein Gesamtergebnis zurück. Die Experten bewerten das zugeschickte Ergebnis bzw. besondere Meinungen erneut. Der Vorgang wiederholt sich mehrfach, bis sich ein Konsens zwischen den Experten ergibt. Da sich die Befragten nicht kennen, besteht auch keine Möglichkeit der gegenseitigen Abstimmung untereinander. Kritisch lässt sich anmerken, dass nicht sicher ist, ob der Konsens nicht deshalb zustande kommt, weil sich im Laufe des Verfahrens die Minderheit der Mehrheit anpasst. Die Delphi-Methode ist eine Weiterentwicklung der Expertenbefragung. Ihr Name leitet sie vom „Orakel von Delphi“ ab.

Die Szenariotechnik versucht – ähnlich wie die Expertenbefragung – die Entwicklung der Zukunft erkennbar zu machen. Allerdings ist ihr Ziel nicht die Entwicklung einer Zukunftsvorhersage.

Merke

M!

Ausgangspunkt der Szenariotechnik ist die Analyse der Gegenwart, die kurzfristig als nicht veränderbar betrachtet wird. Sie ist der Ausgangspunkt für die zu entwickelnden Zukunftsszenarien.

Für die Entwicklung aussagefähiger Szenarien ist es unabdingbar, dass die Thematik für die Szenarienbildung exakt formuliert wird. Im nächsten Schritt werden die Faktoren, welche die Zukunft bestimmen, ermittelt und in Bezug auf ihre zukünftige Wirkung hin bewertet. Die ermittelten Faktoren dienen als Ausgangspunkt für die nun stattfindenden Projektionen. Die Projektionen erfolgen durch Experten. Sofern diese zu unterschiedlichen Auffassungen kommen, wird kein künstlicher Kompromiss gesucht. Unterschiedliche Auffassungen dienen der Entwicklung unterschiedlicher Zukunftsszenarien zum gleichen Thema. Die unterschiedlichen Annahmen werden gesammelt und bewertet. Sich nicht widersprechende Annahmen werden gebündelt und beispielsweise zu einer Aussage zusammengefasst. Im Anschluss erfolgen die Bewertung sowie die Ableitung von Handlungsmöglichkeiten bei Eintritt der prognostizierten Ereignisse. Um nicht Gefahr zu laufen, die Zukunft zu pessimistisch bzw. zu optimistisch zu sehen, werden beide Möglichkeiten bewusst in Kauf genommen. Aus diesen Extrempositionen wird dann ein mittleres Szenario erstellt (▶ Abb. 11.1). Vorteilhaft an der Szenariotechnik ist die Ableitung von Handlungsempfehlungen in Bezug auf unterschiedliche eintretende Umweltzustände. Selbst wenn diese so nicht eintreten, stellen die geplanten Maßnahmen einen Zeitgewinn dar. Außerdem besteht die Möglichkeit, die geplanten Maßnahmen regelmäßig der tatsächlichen Umweltveränderung anzupassen. Der Zeithorizont für die Erstellung der Szenarios sollte über 3 Jahre liegen. Häufig bezieht sich dieser auf einen 5–10-jährigen Zeitraum. Je länger der Zeitraum definiert wird, umso ungenauer wird die Prognose der Zukunft.

Unabhängig von den eingesetzten Verfahren kommt der **strategischen Planung** große Bedeutung zu. Durch sie wird ein Unternehmen in die Lage versetzt, sich bewusst mit der Zukunft auseinanderzusetzen und für mögliche Umweltzustände Maßnahmen in Voraus zu planen. Dadurch gewinnen diese Unternehmen gerade in Krisensituationen Zeit bzw. sind vor unüberlegten Entscheidungen besser geschützt.

Die strategische Planung lässt sich auf alle Unternehmensbereiche anwenden und versucht, mögliche Umweltzustände vorwegzunehmen. Hierfür bedient sie sich wissenschaftlicher Methoden. Durch die strategische Personalplanung lässt sich der zukünftige Personalbedarf in quantitativer und qualitativer Hinsicht besser abschätzen.

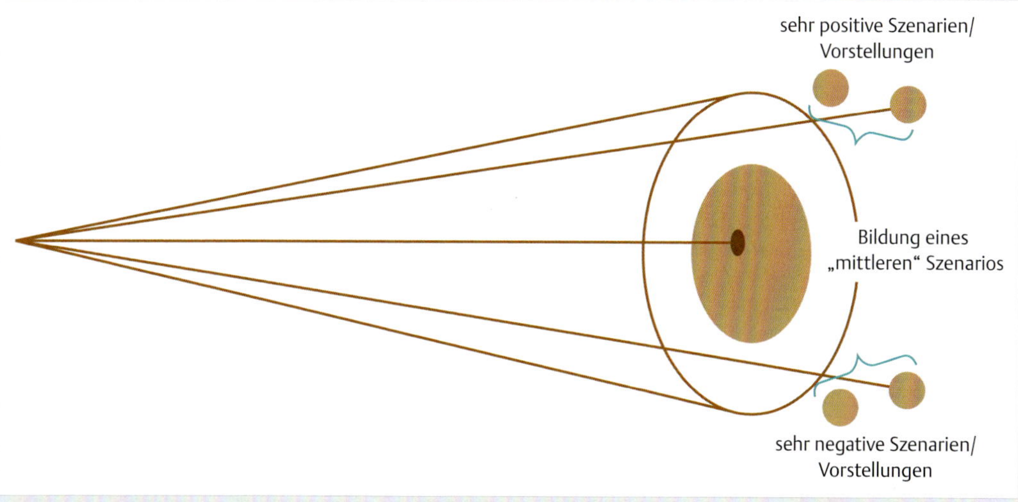

Abb. 11.1 Szenariotechnik.

B

Fallbeispiel

Eine Pflegeeinrichtung wird in den nächsten Jahren 2 weitere stationäre Pflegeeinrichtungen eröffnen. Mithilfe der strategischen Planung kann nicht nur der quantitative und qualitative Personalbedarf abgeschätzt werden. Wenn bekannt ist, dass der Bedarf in der Region nicht gedeckt werden kann (zu wenig Auszubildende, Konkurrenz etc.) lassen sich frühzeitig Maßnahmen andenken, wie der Bedarf zu decken ist, z. B. dass Mitarbeiter aus EU-Staaten mit einem ähnlichen kulturellen Wertesystem angeworben werden.

Qualitative Personalplanung

Die qualitative Personalplanung ist nur möglich, wenn der zukünftige qualitative Mitarbeiterbedarf bekannt ist. Dieser ist wiederum von der strategischen Ausrichtung des Unternehmens abhängig. Darauf aufbauend kann definiert werden, welche Kenntnisse und Fertigkeiten die Mitarbeiter in Zukunft benötigen bzw. welche Qualifikationen von zukünftigen Mitarbeitern zu fordern sind, wenn das Unternehmen die gesteckten Ziele erreichen möchte. Fixiert werden die Erkenntnisse in Form von Anforderungsprofilen und neuen Stellenbeschreibungen. Die qualitative Personalbedarfsanalyse ist durch den Einsatz der betrieblichen Personalforschung möglich. Allerdings verfügen die wenigsten Einrichtungen über eine eigenständige betriebliche Personalforschung. Durch den Besuch von Fachtagungen oder Arbeitskreisen können Gesundheitsunternehmen schon frühzeitig Impulse für ihre Personalarbeit und die Personalplanung erhalten.

Beispiel: Die Digitalisierung wird in Zukunft in der Gesundheitsbranche eine zentrale Rolle einnehmen. Für die qualitative Personalplanung bedeutet dies, dass die einzelne Gesundheitseinrichtung planen muss, was für sie die Digitalisierung bedeutet und welche Kompetenzen die zukünftig einzustellenden Mitarbeiter benötigen, damit das Unternehmen in Zukunft diese Herausforderung bestehen kann.

Beispiel: Der Einsatz von Pflegerobotern wird in den nächsten Jahren sehr wahrscheinlich Einzug halten. Mitarbeiter müssen diese bedienen und steuern können, d. h. sie benötigen hierzu spezielles Wissen. Die qualitative Personalplanung muss somit Ausbildungsinhalte für Pflegeauszubildende sowie für Fort- und Weiterbildungsprogramme formulieren und diese im Unternehmen umsetzen.

Quantitative Personalplanung

Eine konkrete Personalplanung fängt bei der Personalbestandsplanung an. Sie kann dynamischer oder statischer Natur sein. Die **dynamische Personalplanung** beachtet zeitliche Veränderungen und bezieht sich auf den zukünftigen Stellenplan. Gleichzeitig wird berücksichtigt, mit welcher Wahrscheinlichkeit es zu Kündigungen oder anderen Ereignissen kommen kann. Aus Vereinfachungsgründen beziehen sich die folgenden Ausführungen auf eine eher **statische Personalplanung**. Ausgangspunkt ist der aktuelle/zukünftige Stellenplan der Abteilung in Verbindung mit dem aktuellen Personalbestand. In der Praxis verbirgt sich dahinter der „Sollbestand" oder „Bruttopersonalbestand", der dem aktuellen Stellenplan (für die entsprechende Berufsgruppe oder der Abteilung allgemein) widerspiegelt.

Mit der Personalbedarfsrechnung stellt sich die Frage, weshalb kommt es überhaupt zu Personalbedarfsveränderungen? Dafür gibt es zwei Gründe:

a) zum einen kann sich der Arbeitsanfall im Unternehmen/Abteilung(en) ändern und
b) in jedem Unternehmen kommt es regelmäßig zu geplanten – wie auch ungeplanten Personalab- wie auch Personalzugängen.

Erklärung zu a.:

Der Arbeitsanfall kann sich ändern, weil das Unternehmen z. B. weitere Pflegeabteilungen eröffnen möchte, sich die gesetzlichen Vorgaben verändern usw. Dies hat zur Folge, dass die Unternehmen ihre Sollpersonalpläne anpassen. Die Berechnung der neuen Personalpläne ist dabei nicht einfach. Häufig werden Daten aus der Vergangenheit genutzt und fortgeschrieben. Zwei dieser Methoden werden weiter unten beschrieben. Zunehmend kommen auch komplexe Ermittlungsmethoden (z. B. math. Methoden aus der Unternehmensforschung, Multimoment-Verfahren etc.) zum Einsatz, die hier nicht weiter betrachtet werden.

Erklärung zu b.:

Auch wenn sich der Arbeitsanfall in einem Unternehmen nicht ändert, kommt es zu Personalveränderungen, sodass der Personal-soll-Bestand, der durch den Stellenplan vorgegeben wird, nicht mit dem aktuellen Personal-ist-Bestand übereinstimmt. Der Grund liegt darin, dass sich Mitarbeiter verändern möchten oder Unternehmen sich von Mitarbeitern trennen bzw. „attraktive" Bewerber vorzeitig an das Unternehmen binden möchte.

B

Fallbeispiel

Ein Sanitätshaus beschäftigt aktuell 150 Mitarbeiter. In der der Abteilung Rechnungs- und Mahnwesen sind laut Stellenplan 24 Mitarbeiter beschäftigt (▶ Tab. 11.1). In den vergangenen Monaten ergaben sich in der Abteilung Veränderungen, sodass der aktuelle Stellenplan eine andere Mitarbeiteranzahl ausweist. Für das kommende Jahr sollen sechs weitere Mitarbeiter eingestellt werden. Die sechs zusätzlichen Mitarbeiter wurden anhand des vorhandenen Arbeitsvolumens bzw. aufgrund der noch nicht erledigten Arbeitsvorgänge abgeschätzt. Die Personalabteilung möchte im Januar von der Abteilung Rechnungs- und Mahnwesen erfahren, ob eine Personalunterdeckung bzw. -überdeckung vorhanden ist. Als Rechengrundlage dient der Personalstellenplan für den 01.04.20XX sowie der Stellenbesetzungsplan zum 30.07.2019 sowie die Personalereignisse, die sich in der Zwischenzeit ergeben haben (▶ Tab. 11.2).

Im Dezember wurden zwei Mitarbeiterinnen in Mutterschutz entlassen. Sie werden anschließen für zwei Jahre in Elternzeit gehen. Im Februar werden vier Auszubildende, die ihre Abschlussprüfung vorgezogen haben, als Sachbearbeiter in die Abteilung übernommen. Im November haben fünf Mitarbeiter gekündigt und werden das Unternehmen verlassen. Im Dezember sind zwei Mitarbeiterinnen in den wohlverdienten Ruhestand verabschiedet worden. Durch einen Unfall hat das Unternehmen einen weiteren Mitarbeiter verloren. Ermitteln Sie den Nettopersonalbedarf des Unternehmens. Ab Februar wird die Abteilung durch drei neue Mitarbeiter, die bereits ihren Arbeitsvertrag unterschrieben haben, verstärkt.

Zu den geplanten Personalabgängen zählen u. a.:
- Pensionierungen
- auslaufende Zeitarbeitsverträge
- Mutterschutz/Erziehungsurlaub
- geplante Kündigungen
- Versetzungen in andere Bereiche

Ungeplante Personalabgänge:
- Tod
- ungeplante Kündigungen

Zugänge:
- Rückkehr aus dem Mutterschutz/Erziehungszeiten
- feststehende Neueinstellungen

Der Personalersatzbedarf wird mit folgender Formel errechnet (▶ Tab. 11.3).

Ergebnis: Das Unternehmen hat zum 30.03. einen Ersatzbedarf von 8 Mitarbeitern. (▶ Tab. 11.4).

Tab. 11.1 Stellenplan der Rechnungsabteilung.

Position	Anzahl	Name des Mitarbeiters
Abteilungsleiterin	1	Fr. Meyer
stellvertretende Abteilungsleiter	1	Hr. Müller
Telefonistin	1	Fr. Bauer
Sachbearbeiter	21	Fr. Schneider Fr. Williams Hr. Jones Hr. Fischer ...
gesamt	24	

Tab. 11.2 Rechengrundlage des Personalstellenplans.

Stellenplan	Soll 01.04.2017	Ist 30.07.2019
Abteilungsleiterin	1	1
Stellvertretende A-leiterin I	1	1
Stellvertretende A-leiterin II	1	nicht besetzt
Telefonist/-in	3	2
Sachbearbeiter	24	15
Bruttopersonalbedarf (= Sollbestand)	30	

Tab. 11.3 Formel Personalersatzbedarf.

Rechnung:	
	Bruttopersonalbestand
–	Personalbestand
+	Abgänge:
	geplant
	ungeplant
–	Zugänge
	geplant
	ungeplant
=	Netto-Personalbedarf
	Freistellungsbedarf (Überdeckung)
	Ersatzbedarf (Unterdeckung)

Tab. 11.4 **Bruttopersonalbedarfsrechnung.**

Ereignisse	Anzahl Personal
Bruttopersonalbedarf laut Stellenplan	30
Personalbestand aktuell	– 19
– Abgänge geplant (**= sichere**)	
Elternzeit	+ 2
Kündigungen	+ 5
Ruhestand	+ 2
Abgänge ungeplant (**= unsichere**)	+ 1
+ Zugänge geplant	
Auszubildende	– 4
Neu eingestellte Mitarbeiter	– 3
= Nettopersonalbedarf	= 14

Die hier beschriebene Personalbedarfsplanungsmethode nennt sich Stellenplanmethode. Der aktuelle Stellenplan wird mit dem zukünftigen Stellenplan abgeglichen. Die sich ergebenden Veränderungen zeigen einen positiven/negativen Personalbedarf auf.

Weitere Methoden sind:

- Kennzahlenmethode
- monetäre Methode

Die Kennzahlenmethode berücksichtigt den geplanten Umsatz bzw. Umsatz pro Mitarbeiter. Ist ein Umsatzanstieg geplant, führt dies zu steigenden Mitarbeiterzahlen.

Bei der monetären oder Kostenmethode wird das Kostenbudget für das im Unternehmen eingesetzte Personal geplant. Ausgangspunkt sind die Gesamtkosten für das Personal im aktuellen Jahr. Für das kommende Jahr wird ein Kostenbudget geplant. In die Planung gehen mögliche Tariferhöhungen und weitere Entgeltkomponenten ein. Sofern weiteres Personal eingestellt werden soll, wird ein Betrag x eingeplant. Für die Personalabteilung bedeutet dies, dass die Abteilungen vorher ihren in Zukunft benötigten zusätzlichen Personalbedarf mitzuteilen haben. Dabei sind in der Regel Prioritäten zu setzen. Hintergrund bei diesem Verfahren ist es, dass nicht ständig Personal eingestellt wird und die Kosten somit aus dem Ruder laufen. In der Praxis wird letzteres Verfahren in Kombination mit den oben dargestellten Verfahren eingesetzt. Darüber hinaus gibt es in der Praxis weitere Verfahren der quantitativen Personalplanung.

Weiterhin muss die Personalplanung geplante Erweiterungen/Verkleinerung beachten. Sie schlagen sich als Erstes in den Stellenplänen nieder. Grundlage jeder Personalplanung ist der aktuelle bzw. für die Zukunft genehmigte Stellenplan. Sofern sich eine Personalunterdeckung abzeichnet, ist zu überlegen, wie die Personallücke zu schließen ist. Wird die Entscheidung getroffen, dass ein oder mehrere Mitarbeiter einzustellen sind, dann fängt die Personalbeschaffung an.

11.3.2 Personalbeschaffung

Gesundheitseinrichtungen bieten sich unterschiedliche Möglichkeiten der Personalrekrutierung an. So kann die Personalleitung Mitarbeiter im Unternehmen (intern) oder außerhalb (extern) des Unternehmens suchen. Grundsätzlich besteht seitens von Tarifverträgen bzw. des Betriebsverfassungsgesetzes die Verpflichtung, vakante Stellen betrieblich auszuschreiben. Erst wenn dies nicht möglich ist oder sich intern niemand auf die Stelle bewirbt, wird die zu besetzende Stelle extern ausgeschrieben.

Interne Personalbeschaffungsmaßnahmen

Benötigt das Unternehmen dringend Arbeitskräfte, kann der Bedarf intern kurzfristig dadurch gedeckt werden, dass die vorhandenen Mitarbeiter Mehrarbeit in Form von Überstunden leisten. Eine weitere Möglichkeit besteht darin, dass Mitarbeiter aus anderen Abteilungen zeitlich befristet abgeordnet oder versetzt werden. Eine andere Möglichkeit stellt der Rückruf auf Zeit von bereits pensionierten Mitarbeitern dar. Letztere Möglichkeit wird in Zukunft eine wichtige Rolle in Bezug auf den kommenden Fachkräftemangel im Gesundheitswesen spielen. Hat das Unternehmen einen Betriebsrat, dann kann dieser vom Arbeitgeber eine interne Stellenausschreibung gem. § 93 BetrVg. verlangen. Gibt es keinen Betriebsrat im Unternehmen, dann kann der Arbeitgeber frei agieren und nur eine externe Ausschreibung durchführen.

Externe Personalbeschaffungsmaßnahmen

Extern lässt sich das benötigte Personal durch Einschalten der Agentur für Arbeit, Schalten von Stellenanzeigen in der regionalen Presse oder aber auf der eigenen Homepage des Unternehmens rekrutieren. Gesundheitseinrichtungen werden in zunehmendem Maße die Dienste von Personaldienstleistern, aber auch von Personalberatungsunternehmen in Anspruch nehmen. Im medizinischen und pflegerischen Bereich wird so aktuell der kurzfristige Bedarf gedeckt. Um den langfristigen Bedarf zu decken, kann die Einschaltung von Personalberatungsunternehmen nicht nur für die Rekrutierung von Führungskräften, sondern zunehmen auch von Fachkräften sinnvoll sein.

► **Stellenausschreibungen.** Zeichnet sich ein Personalbedarf ab, dann ist dieser in Form einer Stellenausschreibung anzuzeigen. Die Stellenausschreibung ist so zu formulieren, dass sie Interesse bei den potenziellen Bewerbern weckt, indem die AIDA-Formel in Anwendung gebracht wird.

Unabhängig davon, wie das Unternehmen seinen Personalbedarf deckt, hat jeder Weg seine spezifischen Vor- und Nachteile.

Für die **interne Stellenbesetzung** sprechen folgende Argumente:

- Mitarbeiter ist dem Unternehmen bekannt

- geringere Kosten
- Mitarbeitermotivation wird gesteigert
- Mitarbeiter kennt sich im Unternehmen aus etc.

Für die Rekrutierung von **externen Mitarbeitern** sprechen folgende Argumente:
- Neue Mitarbeiter bringen neue Ideen ein.
- Neue Mitarbeiter sind nicht betriebsblind.
- Neue Mitarbeiter fühlen sich anderen Mitarbeiter gegenüber zu nichts verpflichtet.

M!

Merke

Eine Stellenausschreibung stellt für den potenziellen Bewerber eine Zukunftsbeschreibung seines künftigen Arbeitgebers und Arbeitsplatzes dar. Stimmt diese mit der späteren Realität nicht überein, ist die Wahrscheinlichkeit groß, dass der neue Mitarbeiter das Unternehmen wieder verlässt.

Der häufigste Weg, geeignete Mitarbeiter zu finden, ist die **Stellenanzeige**. Diese wird in Printmedien oder über das Internet und hier über spezielle Plattformen oder auch über die eigene Homepage verbreitet. Die Stellenanzeige entspricht dem folgenden Aufbau:
- Vorstellung des Unternehmens (Größe des Hauses, Bettenzahl, Pflegebewohner, Abteilungen usw.)
- Aussagen über die zu besetzende Stelle (Aufgaben, Kompetenzen)
- Anforderungsprofil für die ausgeschriebene Stelle (Qualifikationen)
- Leistungen des Unternehmens gegenüber dem neuen Mitarbeiter (Tarifvertrag, außertarifliche Entlohnung, 13. Monatsgehalt, vermögenswirksame Leistungen)
- Aufforderung zur Bewerbung

Bei der internen Stellenanzeige wird auf die Vorstellung des Unternehmens verzichtet.

Damit eine Stellenanzeige schnell in der Presse oder im Internet „geschaltet" werden kann, ist der Rückgriff auf die jeweilige Stellenbeschreibung hilfreich.

▸ **Stellenbeschreibung.** Die Stellenbeschreibung orientiert sich an den geforderten Stellenaufgaben.

M!

Merke

Nicht die Stellenbeschreibung muss auf die Person passen, sondern die Person auf die Stellenbeschreibung.

Sie zeigt die Rechte und Pflichten des Stelleninhabers und den Umfang seiner der Entscheidungs- und Weisungskompetenz auf. Insbesondere definiert sie, welche Aufgaben der Stelleninhaber zu erledigen hat. Die Stellenbeschreibung enthält die genaue Bezeichnung der Stelle und ihre Stellennummer, die organisatorische Eingliederung und die Angabe, welchen Stellen sie über- und/oder untergeordnet ist. Danach werden die Aufgaben, die der Stelleninhaber zu erfüllen hat, beschrieben und seine möglichen Kompetenzen und Verantwortungen sowie denkbare Vertretungsaufgaben aufgeführt. Im Anschluss erfolgt eine detaillierte Tätigkeitsbeschreibung, welche der Stelleninhaber zu erfüllen hat. Die Stellenbeschreibung beinhaltet weiterhin das Anforderungsprofil, das die „Mindestvoraussetzung" für die Stellenbesetzung darstellt. Eine Stellenbeschreibung wird formal durch die Personalleitung bzw. Geschäftsleitung abgezeichnet und dadurch formal wirksam. Je genauer eine Stellen- oder Arbeitsplatzbeschreibung abgefasst wird, umso weniger Spielräume hat der Arbeitnehmer, was zu dem Nachteil führen kann, dass die Kreativität des Mitarbeiters erstickt wird. In der Praxis werden Stellenbeschreibungen oft am „grünen Tisch" formuliert, indem überlegt wird, was in der Vergangenheit für Tätigkeiten in den einzelnen Stellen ausgeführt wurden oder in Zukunft auszuführen sind. Hier wird von der/den Hauptaufgeben, die im Rahmen der Stelle zu erledigen sind, ausgegangen. Anschließend erfolgt die Definition der Nebenaufgaben. Den Aufgaben werden prozentuale Zeitanteile z. B. im Rahmen einer Periode (Monat, Jahr), in denen die aufgeführten Aufgaben zu erledigen sind, zugeordnet.

11.3.3 Personalauswahl

Nach Ausschreibung der Stelle erfolgt die Sammlung der eingehenden Bewerbungen bis zu einem von der Personalabteilung festgelegten Termin. Danach kommt es zur Sichtung der eingegangenen Bewerbungen nach einem vorher festgelegten Kriterienkatalog (▸ Tab. 11.5). Der Katalog richtet sich nach der zu besetzenden Stelle. Für die Vergabe eines Ausbildungsplatzes wird ein Unternehmen andere Kriterien festlegen als für eine Stelle als Sachbearbeiter.

Aufgrund des zunehmenden Wettbewerbs um Mitarbeiter gehen bereits einige Unternehmen ganz neue Wege, indem sie auf das übliche Bewerbungsschreiben verzichten wie z. B. die Deutsche Bahn. Hier reicht bereits ein sog. Lebenslauf per Internet. Anhand der Angaben erfolgt dann eine Vorselektion die zu einer Zu- oder Absage für ein Bewerbungsgespräch führt. Weiterhin gibt es bereits die Möglichkeit, dass ein Telefonat mit dem Bewerber durchgeführt wird. Dieser gibt auf die gestellten Fragen Antworten. Die Antworten werden mittels eines Computerprogramms ausgewertet, sodass am Ende der Bewerber eine Einladung zu einem Gespräch erhält oder nicht. Praktiziert wird auch die Bewerberauswahl mithilfe sog. Mobilen Recruiting Assessment Games (e-Assessment).

Bewerbung

Jede Bewerbung ist eine Präsentation in eigener Sache. Sie muss leserlich und übersichtlich sein und darf keine Fehler enthalten. Sie besteht aus:
- Anschreiben (= Bewerbungsschreiben),
- Lebenslauf und
- Schulzeugnis(se).

Abteilung: Personal	Stellenbeschreibung	
Funktionsbezeichnung → Personalsachbearbeiter	Entgeltgruppe: TVöD	Stelleninhaberin: Fr. Meyer
Vorgesetzte(r) H. Müller Personalleiter	Vertretung: keine	Vertritt: H. Schneider
unterstellte Stellen: keine		
Tätigkeitsbeschreibung:		Arbeitszeitanteil
Anlegen von Personalakten		10 v. H.
Führen der Personalakten		10 v. H.
Überwachung der Arbeits- und Krankheitszeiten		30 v. H.
Vorbereitung von Arbeitsverträgen und Zeugnissen		20 v. H.
Vorbereitung schriftlicher Personalbeurteilungen nach Vorgabe		15 v. H.
Ausstellung div. Bescheinigungen gegenüber Mitarbeitern		5 v. H.
		100 %/38 Std.

Abb. 11.2 Beispiel für eine Stellenbeschreibung.

Tab. 11.5 Beispiel: Kriterienkatalog für eine Ausbildungsplatzvergabe. Dieser ist beliebig erweiterbar.

Kriterien	Schulnote (mind.)	Bewerber	Bemerkungen
Schulnoten			
Deutsch	2		
Mathematik	2		
Gemeinschaftskunde	3		
Englisch	3		
Vollständigkeit der Unterlagen (0 = nein, 1 = ja)			
• Bewerbungsschreiben • Lebenslauf • Abschlusszeugnis			
besondere Kenntnisse in Bezug auf den Ausbildungsplatz (z. B. EDV-Kurse; je Kenntnis wird ein Punkt vergeben; max. 3 Punkte sind möglich)			
Ehrenamt (z. B. Jugendbetreuer, freiwillige Feuerwehr; je Kenntnis wird ein Punkt vergeben; max. 3 Punkte sind möglich)			

Bei Bewerbungen um einen Arbeitsplatz gehören zusätzlich in die Bewerbung:

- Arbeitszeugnisse (qualifizierte)
- Referenzen

Qualifizierte Arbeitszeugnisse ermöglichen dem Unternehmen einen weitergehenden Blick auf den Bewerber. Der Bewerber kann sich durch Arbeitszeugnisse einen Vorteil gegenüber Mitkonkurrenten verschaffen. Gleiches gilt für Referenzen. Sie stellen eine Empfehlung dar. Von besonderem Wert ist eine Referenz, wenn sie durch eine bekannte Persönlichkeit erteilt wird.

Wichtig ist, dass die Bewerbung vollständig ist und der Bewerber damit einen bleibenden Eindruck beim Leser hinterlassen muss. Bewerbungen, die nicht den geforderten Kriterien entsprechen, werden sofort aussortiert und an den Bewerber zurückgesandt.

M!

Merke

Die Rücksendung der Bewerbungsunterlagen ist dem Unternehmen freigestellt. Aus Fairnessgründen sowie zur Vermeidung eines negativen Images ist es sinnvoll, die Unterlagen in Verbindung mit der Absage zeitnah an den Bewerber zurückzuschicken.

Sofern zu viele Bewerbungen den vorgegebenen Kriterien entsprechen, können diese für eine 2. Durchsicht verschärft werden. Die übrig gebliebenen Bewerber erhalten eine Einladung zu einem Vorstellungsgespräch oder einem Einstellungstest. Dem Vorstellungsgespräch können verschiedene Prozeduren vorgelagert sein:

Einstellungstests für Ausbildungsplätze sollen das Wissen des Bewerbers in Mathematik, Deutsch oder allgemein die Begabung für den Ausbildungsplatz ermitteln. Psychologische Tests oder Leistungstests kommen zur Anwendung, wenn für den Arbeitsplatz besondere Eigenschaften notwendig sind, die in einem normalen Vorstellungsgespräch nicht so einfach erkennbar sind.

Praktika oder Arbeitsproben ermöglichen dem Unternehmen, das Arbeitsverhalten des Bewerbers in der Praxis zu testen.

Das **Assessment-Center-Verfahren** kombiniert verschiedene Bewerbertests, indem mehrere Personen (Beobachter) die Bewerbergruppe oder den einzelnen Bewerber bei diversen Übungen beobachten und Gruppen- sowie Einzelgespräche führen. Nachteilig an diesem Verfahren ist der hohe Aufwand. Angewendet wird es häufig bei der Ermittlung des künftigen Führungsnachwuchses. Allerdings ist bisher nicht wissenschaftlich nachweisbar, ob erfolgreiche Assessment-Center-Kandidaten später auch wirklich erfolgreich sind.

Vorstellungsgespräch

Bei dem Vorstellungsgespräch lernt das Unternehmen den potenziellen Arbeitnehmer das erste Mal persönlich kennen. Das Unternehmen möchte mit dem Gespräch z. B. folgende Informationen über den Bewerber einholen:

- Welchen persönlichen Eindruck hinterlässt der Bewerber?
- Stimmen die schriftlichen Angaben in der Bewerbung mit den gemachten Aussagen beim Vorstellungsgespräch überein?
- Welche Vorstellungen hat der Bewerber über seine Arbeit und das Unternehmen?
- Welche beruflichen Ziele verfolgt er?

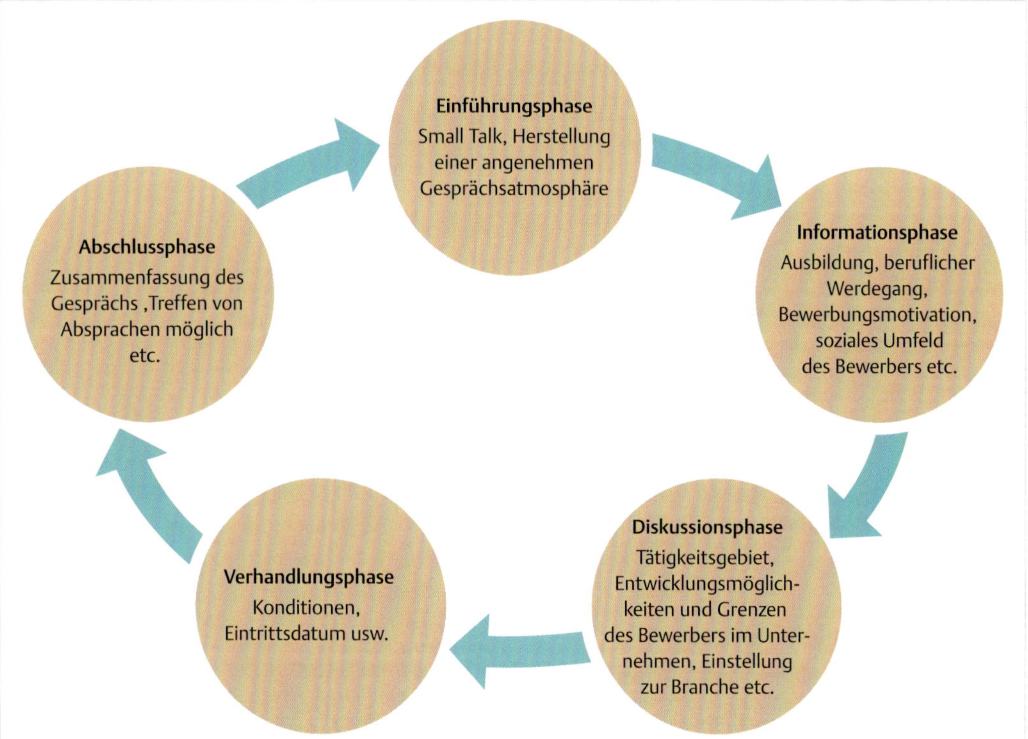

Abb. 11.3 Phasen eines Vorstellungsgesprächs.

Ein störungsfreier Gesprächsverlauf wird durch eine planvolle Organisation sichergestellt. Hierzu gehört, dass der Bewerber den Ort für das Vorstellungsgespräch leicht finden kann, der Ort von Störungen frei ist und dem Bewerber vorab Informationen zur Vorbereitung zugeschickt wurden. Die Personalabteilung muss das Gespräch vorbereiten, indem überlegt wird, welche Punkte im Gespräch zu klären sind und welche weiteren Personen, z. B. direkter Vorgesetzter des Bewerbers, zum Gespräch einzuladen sind. Hat der zukünftige Arbeitgeber im Vorfeld die Reiskostenübernahme nicht ausgeschlossen, dann hat er diese zu tragen. Der Rechtsanspruch leitet sich aus § 670 BGB ab. So trägt er die Kosten für die Hin- und Rückfahrt, Verpflegung und evtl. auch für eine Übernachtung. Generell kann er dies im Voraus ausschließen, aber nicht mehr kurz vor dem Bewerbungsgespräch, wenn der Bewerber vor ihm steht.

▸ **Ablauf eines Vorstellungsgesprächs.** Ein Vorstellungsgespräch besteht aus mehreren Phasen (▸ Abb. 11.3). Grundsätzlich beginnt es mit der **Begrüßung** des Bewerbers und der **Vorstellung** der am Gespräch Beteiligten. Die Vorstellung, verbunden mit einem sogenannten Small Talk, dient dazu, eine positive Atmosphäre zu erzeugen und führt zielgerichtet in die **Informationsphase**. Hier soll sich der Bewerber dem Unternehmen gegenüber präsentieren und über sich informieren. Die hier gemachten Aussagen ermöglichen dem Unternehmen Rückschlüsse auf den Bewerber und können in der sich anschließenden **Diskussionsphase** weiter vertieft werden. Diese Phase dient zur Überprüfung der fachlichen und praktischen Kenntnisse bzw. des Wissens des Bewerbers. Im Verlauf des Gesprächs kann ausgelotet werden, zu welchen Konditionen der potenzielle Mitarbeiter bereit wäre, die Arbeit aufzunehmen (**Verhandlungsphase**). In der **Abschlussphase** erfolgt eine Zusammenfassung des geführten Gespräches. Auch können weitere Absprachen getroffen werden.

Wurden mehrere Bewerber zu einem Vorstellungsgespräch eingeladen, so ist das Anfertigen eines Gesprächsprotokolls über jeden Bewerber hilfreich, um den Überblick zu behalten. Nach Beendigung des letzten Gesprächs kommt es zur Entscheidung, welcher Bewerber eingestellt wird. Kommt es zu unterschiedlichen Vorstellungen zwischen den Entscheidern, kann zu einem 2. Vorstellungsgespräch eingeladen werden. Dabei können die 2 Bewerber direkt oder nacheinander von den Verantwortlichen verglichen werden. Während des Bewerbungsgespräches ist streng darauf zu achten, dass keine unzulässigen Fragen z. B. „Sind Sie schwanger?“ gestellt werden.

11.3.4 Personaleinstellung

Ist die Entscheidung zugunsten eines Bewerbers gefallen, wird ihm dies per Brief oder auch sofort mitgeteilt. Dem zukünftigen Arbeitnehmer ist der Arbeitsvertrag zur Unterschrift auszuhändigen bzw. per Post zuzuschicken oder ein Termin für die Unterzeichnung mitzuteilen. Nachdem ein Arbeitsvertrag zustande gekommen ist, wird dem neuen Mitarbeiter von der Personalabteilung der genaue Eintrittstermin und die evtl. einzureichenden Unterlagen mitgeteilt. Darüber hinaus wird für den neuen Arbeitnehmer eine Personalakte angelegt.

Personalakte

Die Personalakte wird immer häufiger in elektronischer Form geführt. Teilweise liegt sie noch in Aktenform vor. In beiden Fällen sind die einschlägigen Datenschutzbestimmungen zu beachten. Die Akte beinhaltet alle wichtigen Informationen über den Arbeitnehmer:

- **Stammdaten:**
  Personalbogen mit allen wichtigen Personaldaten wie Personalnummer, Name, Anschrift, Geburtsdatum, schulische und berufliche Ausbildung, Bewerbungsanschreiben, Lebenslauf usw.
- **vertragliche Vereinbarungen:**
  Arbeitsvertrag, zusätzliche Vereinbarungen, z. B. vertragliches Wettbewerbsverbot
- **Informationen zum Einsatz im Unternehmen:**
  Beurteilungen, ausgeführte Tätigkeiten, Beförderungen, Abmahnungen, Fort- und Weiterbildungen
- **Entgelt:**
  Gehaltsklasse, Steuermerkmale, Sozialversicherungsmerkmale, Prämien, Gratifikationen
- **Abwesenheitsinformationen:**
  Urlaubszeiten, Krankmeldungen bzw. Arbeitsunfähigkeitsanzeigen
- **Korrespondenz:**
  Mitteilungen und Briefe

Die Personalakte ermöglicht den Mitarbeitern der Personalabteilung jederzeit einen aktuellen und schnellen Überblick über jeden im Unternehmen Beschäftigten.

Personal-Leasing

Neben der Festeinstellung von Mitarbeitern wird in Zukunft bei Gesundheitseinrichtungen das Leasing von Personal eine große Rolle spielen.

Definition

Personal-Leasing bezeichnet das Überlassen eines Mitarbeiters an ein anderes Unternehmen. Das Leihen erfolgt für einen befristeten Zeitraum gegen eine Leasinggebühr.

Früher auch als Leiharbeit bezeichnet, ist es für Personalabteilungen heute nahezu selbstverständlich, mit Personaldienstleistern (**Zeitarbeitsfirmen**) zusammenzuarbeiten. Personalabteilungen nehmen deren Dienste in Anspruch, wenn überdurchschnittlich viel Arbeit im Unternehmen anfällt oder wenn Arbeitsspitzen mithilfe des Personal-Leasings abzufangen sind. Das Personal-Leasing bzw. die Arbeitnehmerüberlassung stellt eine kurzfristige Form der Personalbeschaffung dar. Das Zeitarbeitsunter-

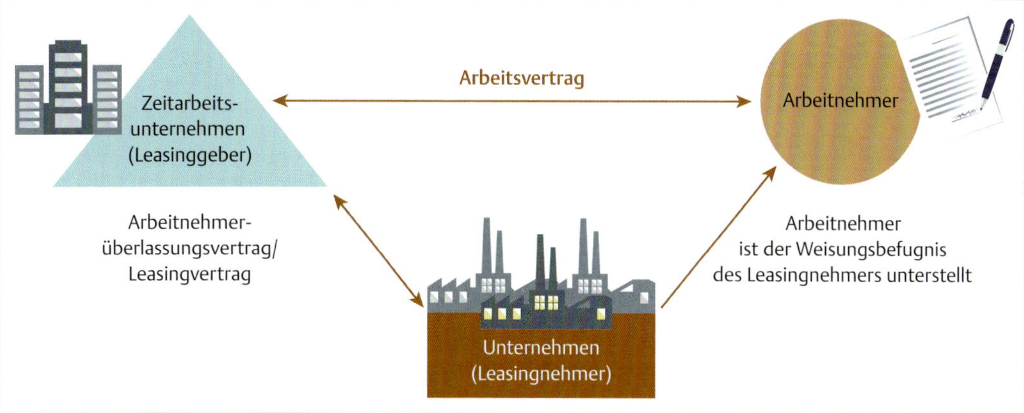

Abb. 11.4 Vertragsverhältnisse bei Personalüberlassung.

nehmen überlässt seine Arbeitnehmer für einen bestimmten Zeitraum einem anderen Unternehmen. Rechtlich gesehen besteht ein 3-seitiges Vertragsverhältnis (▸ Abb. 11.4).

Die geleasten Mitarbeiter schließen einen Arbeitsvertrag mit der Leasinggesellschaft und werden auch von ihr bezahlt. Mit dem Leasingunternehmen, das die Arbeitnehmer zur Verfügung stellt, schließt das ausleihende Unternehmen einen sog. **Überlassungsvertrag** ab. In ihm werden u. a. die Arbeitsdauer und -tätigkeit, das Entgelt für die Überlassung geregelt. In der Vergangenheit bot das Personal-Leasing Arbeitssuchenden die Möglichkeit, unterschiedliche Unternehmen kennenzulernen, Erfahrung zu sammeln und gleichzeitig einem potenziellen Arbeitgeber gegenüber positiv aufzufallen. Der Arbeitgeber dagegen kann Spitzenarbeitsbelastungen abfangen, ohne die Stammbelegschaft erweitern zu müssen. Für den Leasingnehmer (Gesundheitseinrichtung) besteht der Hauptvorteil, dass er gegenüber den „Leiharbeiternnehmern" keine Kündigungen aussprechen muss und sie keinen Anspruch auf Abfindungen oder gar einen Sozialplan besitzen.

Die Befürworter der Arbeitnehmerüberlassung argumentieren häufig mit der Aussage, dass Arbeitgeber ausgeliehenen Arbeitnehmern, die sich im Unternehmen bewährt haben, ein Angebot für einen unbefristeten Arbeitsvertrag unterbreiten. In der Praxis kommen diese Angebote bezogen auf die Anzahl der Überlassungen selten vor. Kritiker der Mitarbeiterüberlassung stellen das Argument in den Vordergrund ihrer Kritik, dass Leiharbeit zur Ausbeutung in Form von geringen Lohnzahlungen führt. Gerade für qualifizierte Mitarbeiter kann es allerdings interessant sein, die Arbeitskraft nicht mehr einem bestimmten Arbeitgeber, sondern einem Personaldienstleister anzubieten. So ist dieser Trend im medizinischen Bereich seit einiger Zeit bereits zu beobachten und dürfte in Zukunft im pflegerischen Bereich von noch stärkerer Bedeutung sein.

Für die Arbeitnehmer ergeben sich in Zukunft z. B. folgende **Vorteile:**

- höheres Einkommen
- geringere Arbeitszeit
- bessere Vereinbarkeit von Familie und Beruf
- abwechslungsreiche Tätigkeit

Sollten die aufgezählten Vorteile zutreffen, werden viele Unternehmen überlegen müssen, wie sie ihren Arbeitskräftebedarf in Zukunft decken wollen. Nur Unternehmen, die auch festangestellten Beschäftigten die oben genannten Vorteile bieten können, wird es gelingen, Arbeitnehmer für das Unternehmen zu begeistern.

Die Mitarbeitereinarbeitung

Eine erfolgreiche Mitarbeiterrekrutierung gibt noch keine Auskunft darüber, wie lange der Mitarbeiter im Unternehmen verbleibt. Erfolgt eine professionelle Einarbeitung, ist die Wahrscheinlichkeit wesentlich geringer, dass der neue Mitarbeiter das Unternehmen vorzeitig verlässt. Hierzu gehören:

▸ **Realistische Mitarbeiterrekrutierung.** Sie fängt bei einer realistischen Aufgabenbeschreibung an und zeichnet sich dadurch aus, dass die „unschönen" Dinge nicht verschwiegen werden.

▸ **Einführungstage/-seminar.** Hier erfahren neue Mitarbeiter alles Wissenswerte über das Unternehmen, den Betriebsrat, die Sozialleistungen, Betriebssportgruppen etc.

▸ **Einarbeitungsprogramm mithilfe eines Paten- und Mentorensystems.** Dem neuen Mitarbeiter wird ein Pate, der für diese Aufgabe entsprechend geschult wurde, zur Seite gestellt, dem für diese Aufgabe auch ein entsprechendes Zeitbudget zur Verfügung gestellt wird, um den neuen Mitarbeiter in sein neues Aufgabengebiet einzuarbeiten und ihm mit Rat und Tat beim Auftreten von Problemen zur Verfügung zu stehen.

▸ **Mitarbeitergespräch.** Durch ein offizielles Mitarbeitergespräch kann die Einarbeitungsphase abgeschlossen werden. Gleichzeitig dient es dazu, festzustellen, wo beim Mitarbeiter noch Schwachstellen oder Enttäuschungen sind und welche Möglichkeiten bestehen, um diese verringern zu helfen.

Im Anschluss ist dem Mitarbeiter die Chance zu geben, die gelernten Dinge umzusetzen und sich zu bewähren. Gleichzeitig sollte der neue Mitarbeiter nach wie vor den Paten bei Problemen ansprechen dürfen, ohne mit einem „Gesichtsverlust" rechnen zu müssen.

11.3.5 Personaleinsatzplanung

Bei der Personaleinsatzplanung geht es um die Frage, wie das vorhandene Personal, welche Aufgaben und an welchem Ort zu erledigen hat.

M!

Merke

Die Personaleinsatzplanung muss 3 Dimensionen beachten: Bei der quantitativen Dimension geht es um die Arbeitsaufgabe selbst. Hier spielen die Qualifikation, die Erfahrung sowie der Umfang der Arbeitsaufgabe eine Rolle. Bei der zeitlichen Dimension ist zu beachten, ob die Arbeiten dauernd anfallen oder ob sie nur zu bestimmten Terminen vorkommen. Und die örtliche Dimension beleuchtet den Aspekt, wo der Mitarbeiter die ihm gestellte Aufgabe zu erledigen hat.

In der Praxis ergeben sich für den Arbeitgeber relativ schnell gesetzliche, tarifliche und/oder bürokratische Hemmnisse, die es zu überwinden gilt. Ein weiteres Problem ergibt sich in der Gesundheitsbranche durch die unterschiedlichen Berufsgruppen. So sind in einem Pflegeheim der Pflege- und die Verwaltungsbereiche und in einem Krankenhaus zusätzlich der ärztliche Bereich zu beachten. Am häufigsten ist der Personaleinsatzplan gefragt, wenn es zu Ausfällen von Mitarbeitern kommt. In dieser Situation ist zu überlegen, ob Personal aus anderen Bereichen abzuziehen ist, damit nicht ein Bereich personalmäßig unterversorgt ist. Wenn in der Patientenaufnahme mehrere Mitarbeiter krankheitsbedingt ausfallen, ist z. B. zu überlegen, ob nicht aus dem übrigen Verwaltungsbereich Mitarbeiter zu Patientenaufnahmen abgezogen werden können.

Die Personaleinsatzplanung will das Problem der Personalbereitstellung lösen, indem das verfügbare Personal den Einsatzbereichen zugeordnet wird, in denen es benötigt wird. Hier wird in erster Linie dem Bedürfnis des Arbeitgebers nach Flexibilisierung der Arbeit Rechnung getragen, z. B. durch Abschluss von befristeten Arbeitsverträgen oder Leiharbeitnehmer. In Zukunft wird eher den Bedürfnissen der Mitarbeiter Rechnung zu tragen sein, da der Faktor Arbeitskraft aufgrund des demografischen Faktors den Erfolg der einzelnen Gesundheitseinrichtung zunehmend limitiert. Waren in der Vergangenheit die Unternehmen an befristeten Arbeitsverträgen interessiert, könnten in Zukunft die potenziellen Arbeitnehmer aufgrund veränderter Einstellungen zur Arbeit und der Betonung von Freizeit und Familie befristete Arbeitsverträge nachfragen. Außerdem dürften sie sich bewusst werden, dass der Nachfrage der Arbeitgeber nur ein begrenztes Angebot an Arbeitskräften gegenübersteht. Somit wird derjenige Arbeitgeber genügend Arbeitskräfte einstellen können, der ein überdurchschnittliches Entgelt bietet. Neben der Arbeitszeitflexibilisierung widmet sich die Personaleinsatzplanung auch den Aspekten Arbeitszeit und Einsatzort. In Gesundheitseinrichtungen kommt der Einsatzplanung eine besondere Bedeutung zu, da hier unterschiedliche Berufsgruppen zu koordinieren sind. Jede Profession ist zwar für sich selbst verantwortlich, so plant z. B. die ärztliche Leitung bzw. die einzelne medizinische Abteilung den Einsatz der Ärzte eigenverantwortlich, trotzdem müssen alle Bereiche die übergeordneten Vorgaben einhalten.

Eine erfolgreiche Einsatzplanung benötigt Informationen über:

- Arbeitsplätze sowie ihre Anforderungen
- Fähigkeiten der vorhandenen Mitarbeiter
- gesetzliche und tarifvertragliche Rahmenbedingungen

Arten der Personaleinsatzplanung

Die Personaleinsatzplanung unterscheidet sich in:

▸ **Quantitative Einsatzplanung.** Ihre Aufgabe ist es, dass ausreichend Mitarbeiter mit den benötigten Qualifikationen zum vorher festgelegten Einsatzzeitpunkt zur Verfügung stehen. Sie ist somit eng mit der Personalbedarfsplanung (langfristig) verbunden. Die Einsatzplanung muss dagegen eher kurzfristige Probleme lösen, die sich aus Krankmeldungen, Urlaub oder Personalentwicklungsmaßnahmen ergeben. **Hilfsmittel** der Einsatzplanung sind:

- Tages-/Schichtplan
- Vertretungsplan in Verbindung mit Vertretungsplänen
- Organisationsplan
- Stellenplan/Stellenbesetzungsplan
- Aushilfen
- Arbeitsumverteilung

Die **Funktionen** der Einsatzplanung sind:

1. **Ausgleichsfunktion:**
   Extraschichten oder Überstunden sind durch entsprechende Planung zu vermeiden, da sonst zusätzliche Kosten entstehen.
2. **Steuerungsfunktion:**
   Mitarbeitereinteilung oder temporäre organisatorische Veränderungen, z. B. Zusammenlegung von mehreren Stationen am Wochenende, um unnötige Mitarbeiterbeschäftigungen zu vermeiden.
3. **Überbrückungsfunktion:**
   Überstunden veranlassen, Aushilfskräfte engagieren, Personalreserve aktivieren, z. B. indem vor Kurzem pensionierte Mitarbeiter stundenweise eingesetzt werden.

Damit eine Personaleinsatzplanung flexibel auf Personalschwankungen reagieren kann, müssen folgende Bedingungen vorliegen:

- Einführung von Zeitarbeitskonten
- aktive Mitarbeiterbeteiligung in Bezug auf Planung und Steuerung der persönlichen Arbeitszeiten unter Akzeptanz der betrieblichen Vorgaben

▶ **Qualitative Einsatzplanung.** Die Aufgabe der qualitativen Einsatzplanung ist die Lösung qualitativer Probleme, z. B. wenn ein Mitarbeiter aufgrund einer Versetzung nicht mehr für den Arbeitsbereich zur Verfügung steht. Eine Lösung könnte darin bestehen, die Aufgaben auf die anderen Mitarbeiter zu verteilen, vorausschauend Mitarbeiter auf die mögliche Aufgabenübernahme zu schulen, Aufbau einer „Mitarbeiterreserve" usw.

M!

Merke

Die Personaleinsatzplanung in Gesundheitseinrichtungen ist äußerst schwierig und wird in Zukunft noch problematischer. Zunehmend setzen Gesundheitseinrichtungen auf unkonventionelle Möglichkeiten, beispielsweise indem ehemalige Mitarbeiter freiwillig der Gesundheitseinrichtung nach der Pensionierung tageweise, stundenweise oder als Urlaubsvertretung zur Verfügung stehen.

Die Personaleinsatzplanung lässt sich in eine kurz-, mittel- und langfristige Einsatzplanung einteilen. Die **kurzfristige** Planung muss ihre Aufgabe in wenigen Minuten oder Tagen erfüllen. So muss sie bei einer Krankmeldung eines Mitarbeiters relativ kurzfristig eine Vertretung organisieren, entscheiden, welche Aufgaben durch welche Personen abzuarbeiten sind bzw. welche ruhen können. Eine **mittelfristige** Einsatzplanung bezieht sich dagegen auf einen Zeitraum von mehreren Monaten bis hin zu 2 oder gar 5 Jahren. Die **langfristige** Planung kann einen Zeitraum von bis zu 10 Jahren umfassen.

11.3.6 Arbeitszeitmodell

In Gesundheitseinrichtungen existieren parallel unterschiedliche Arbeitsmodelle. So gilt für den ärztlichen und pflegerischen Bereich ein Schichtplan. In der Verwaltung dagegen sind Schichtarbeitspläne eher selten. Sie leistet ihre Arbeit in einem bestimmten definierten Zeitrahmen (Einschichtbetrieb) ab. Für die Zukunft dürfte der klassische Arbeitsrhythmus vielfältige Veränderungen erfahren.

Gleitzeitmodell

In der Verwaltung ist das bekannteste Arbeitsmodell das Gleitzeitmodell. Die Mitarbeiter sind zu vorher definierten **Kernzeiten** erreichbar, z. B. von 9:00–12:00 und von 14:00–16:00 Uhr an allen Werktagen von Mo.–Fr. Die Mitarbeiter arbeiten die restliche Arbeitszeit davor und/oder nach der Kernzeit ab. Für den Arbeitnehmer hat dieses Modell den Vorteil, dass er einen Teil seiner Arbeitszeit individuell gestalten und damit seine Motivation heben kann. Bei geschickter Planung stehen somit die Mitarbeiter nicht nur von 8:00–16:00 Uhr zur Verfügung.

Schichtmodell

Im Pflege- und ärztlichen Dienst ist das Gleitzeitmodell nicht anwendbar. Hier findet sich das klassische Schichtmodell. Im pflegerischen- und medizinischen Dienst wird der Arbeitstag von 24 Stunden in Schichten aufgeteilt. Dieser beginnt mit der **Frühschicht** (z. B. 6:00–14:00 Uhr) und wird durch die **Spätschicht** (z. B. 14:00–20:00 Uhr) abgelöst. Die **Nachtschicht** von 20:00–6:00 Uhr schließt den Arbeitstag ab. Kennzeichen der letzten Schicht ist die in der Regel wesentlich geringere Personalstärke. Während eine Station z. B. in der Frühschicht mit 5 und in der Spätschicht mit 3 Pflegekräften besetzt ist, kann die Nachtschicht von nur einer Person wahrgenommen werden. Das Schichtsystem kennt folgende Varianten:

▶ **Wechselschichtsystem mit/ohne Nacht- und Wochenendarbeit.** Die Arbeitnehmer arbeiten in Schichten, wobei für die Nacht-/Wochenendarbeit besondere Mitarbeiter zur Verfügung stehen können.

▶ **Kontinuierliche Schichtarbeit.** Stehen keine Mitarbeiter gesondert für die Nacht-/Wochenendarbeit zur Verfügung, wird die Wochenarbeit auf die vorhandenen Mitarbeiter aufgeteilt, was den Übergang zur kontinuierlichen Schichtarbeit bedeutet. Hier muss jeder Mitarbeiter regelmäßig in jeder Schicht sowie am Wochenende arbeiten. Dem Unternehmen stehen 3 und mehr Schichtbelegschaften zur Verfügung.

▶ **Teilzeitarbeit und Arbeitszeitkonten.** Das klassische Schichtmodell beachtet nur bedingt die unterschiedliche Personalbeanspruchung. So ist gerade die Frühschicht personalintensiv in Bezug auf die notwendigen Pflegetätigkeiten sowie die Essensausgabe. Inzwischen finden Diskussionen statt, ob nicht bestimmte Tätigkeiten auf Mitarbeiter auszulagern sind, die nur stundenweise z. B. für die Essensausgabe, zur Verfügung zu stehen. Die Zeiterfassung für diese Kräfte erfolgt per EDV auf sogenannten Arbeitszeitkonten, was wiederum die Entgeltabrechnung vereinfachen kann.

In diesem Arbeitszeitmodell wird die Arbeitszeit klassisch in Form von Halbtagsarbeit ausgeführt, z. B. nur am Vormittag. Im Verwaltungsbereich besteht zudem die Möglichkeit, dieses Modell mit einem **Telearbeitsplatz** zu kombinieren, indem der Mitarbeiter nur an 2 Vormittagen am Arbeitsplatz im Betrieb ist und die restliche Arbeitszeit zu Hause am PC abarbeitet. Generell sind viele Arten denkbar. Auch für den Pflege- und medizinischen Bereich eignet sich dieses Modell gut. So können Arbeitskräfte zu sogenannten Spitzenzeiten stundenweise eingesetzt werden, was allerdings eine Zeiterfassung erfordert. Vor dem Hintergrund, dass qualifizierte Pflegekräfte – z. B. Ärzte im Rahmen des Anästhesieaufklärungsgesprächs – immer schwerer zu finden sind, kann mithilfe dieses Modells überlegt werden, Mitarbeiter, die vor Kurzem pensioniert wurden, zeitweise in Form von Teilzeitarbeit weiter im Unternehmen zu beschäftigen. Das **Teilzeitarbeitsmodell** eignet sich auch für Mitarbeiter, die kurz vor ihrer Pensionierung stehen. So können die angehenden „Ruheständler" vorzeitig lernen, mit der künftigen Freizeit besser umzugehen, und die ehemaligen Kollegen lernen, die Aufgaben ohne den Mitarbeiter zu bewältigen.

In der Praxis findet die Personaleinsatzplanung selten nach wissenschaftlichen Maßstäben statt. Kommt es durch Umstrukturierungen zu Organisationsänderungen, dann kann die Notwendigkeit von Arbeitsplätzen hinterfragt werden. Dies wird aber selten vorausschauend durchgeführt.

Die Arbeitseinsatzplanung stellt generell ein wichtiges Element zur Mitarbeitermotivation dar und spielt für die Mitarbeiterzufriedenheit eine große Rolle. Sie kann nur erfolgreich sein, wenn die sich ergebenden Veränderungen auf den Arbeitsplätzen durch vorausschauende Personalentwicklungsmaßnahmen begleitet werden.

11.3.7 Personalentwicklung

Die Entwicklung des Personals fängt genau genommen bei der Ausbildung an, unabhängig davon, ob es sich um Verwaltungsmitarbeiter oder Pflegekräfte handelt. Dies gilt auch für die Ausbildung des medizinischen Nachwuchses in Form der Facharztausbildung. Durch eine professionelle Ausbildung wird der Auszubildende motiviert und lernt Dinge leichter. Außerdem kann so eine frühzeitige Bindung an das Unternehmen erfolgen. Dies gelingt Gesundheitseinrichtungen vor allem dann, wenn sie Ausbilder haben, die auf ihre Aufgaben vorbereitet sind und regelmäßig weitergebildet werden. Auszubildende wie Ausbilder müssen sich „entwickeln".

Definition

Generell wird die **Personalentwicklung** als eine Veränderung des Leistungsverhaltens des Mitarbeiters durch Lernprozesse verstanden.

Stichwort ist hier die „Halbwertzeit" des erworbenen Wissens im Rahmen der Ausbildung. Konnte man früher mit den erworbenen Ausbildungsinhalten ein ganzes Arbeitsleben bestreiten, so gelten diese heute nach 10–15 Jahren als veraltet. Nur wenn regelmäßige Fort- und Weiterbildungen erfolgen, bleiben die Mitarbeiter auf dem neusten Kenntnistand. Die Mitarbeiter selbst stellen damit einen wesentlichen Wettbewerbsfaktor für ein Unternehmen dar.

Von besonderer Bedeutung sind für Gesundheitseinrichtungen Mitarbeiter mit **Polyvalenzqualifikationen.** Diese Mitarbeiter besitzen Mehrfachqualifikationen indem sie z. B. zwei oder mehrere Ausbildungsabschlüsse aufweisen. **Beispiel:** Eine examinierte Gesundheitspflegerin erlernt den Beruf der Kauffrau im Gesundheitswesen.

Der Staat (Bund/Bundesländer) fördert ebenfalls die Fort- und Weiterbildung der Arbeitnehmer in Form von Zuschüssen z. B. über die Bundesanstalt für Arbeit/Jobcenter durch Bildungsgutscheine, Bildungsurlaub etc. Aktuell wird im Bundestag das Qualifizierungschancengesetz beraten, dessen Ziel es ist, die Weiterbildung der Beschäftigten unabhängig von ihrer Grundqualifizierung, ihrem Alter und der Größe ihres Betriebes zu sichern. Hauptaugenmerkt ist, dass die Mitarbeiter ihre Kompetenzen aufgrund des technologischen Wandels weiterentwickeln können.

Personalentwicklungsziele

Die Personalentwicklung muss unternehmensbezogenen Zielen Rechnung tragen und darf dabei keinesfalls die Ziele der Mitarbeiter außen vor lassen (▶ Tab. 11.6).

Durch die Personalentwicklung erhofft sich das Unternehmen, dass es seine eigene Wettbewerbsposition gegenüber anderen Unternehmen stärken kann. Nur wenn die Mitarbeiter richtig und ausreichend qualifiziert sind, kann den Patienten- und Kundenbedürfnissen Rechnung getragen werden. Darüber hinaus sind qualifizierte Mitarbeiter auch flexibler einsetzbar als weniger qualifizierte. Die Beschäftigten sehen in der Personalentwicklung durch das Unternehmen eine Chance der Einkommensverbesserung. Durch die Wahrnehmung von Qualifizierungsmaßnahmen können sie sich auf andere Positionen innerhalb des Unternehmens bewerben oder andere Tätigkeiten ausführen. Sind mit der Qualifizierungsmaßnahme Statussymbole verbunden, ergibt sich häufig ein Zuwachs an Prestige für den Mitarbeiter.

Personalentwicklung ist als ein ständiger Prozess zu begreifen, der nur dann erfolgreich ist, wenn er auf Dauer durchgeführt wird. Dies impliziert, dass Personalentwicklungsmaßnahmen keine Ad-hoc-Veranstaltung sind. Die durchzuführenden Maßnahmen werden im Voraus, z. B. in einem Jahresplan fixiert und veröffentlicht.

Tab. 11.6 Übersicht: Ziele der Personalentwicklung.

Unternehmenssicht	Arbeitnehmersicht
• Stärkung der Wettbewerbsposition durch Qualifikation der Mitarbeiter • Nachwuchskräfte entwickeln • Bereitschaft der Mitarbeiter zu Veränderung wecken • Abhängigkeit vom externen Arbeitsmarkt verringern • Motivation der Mitarbeiter fördern	• Möglichkeit der Verbesserung des Einkommens • Gefahr des Arbeitsplatzverlustes verringern • Karrierechancen nutzen • Verbesserung der persönlichen Qualifikation • Prestige

Aufgaben der Personalentwicklung

Die Entwicklungsziele ergeben sich aus den gegenwärtigen und zukünftigen Aufgaben und der Frage, wie sie sich bewältigen lassen. Mitarbeiter werden in Zukunft immer rarer und Entwicklungsmaßnahmen für die im Unternehmen Beschäftigten selbstverständlich sein. Die Geschäftsführung muss in Zusammenarbeit mit den einzelnen Mitarbeitergruppen passgenaue Entwicklungsziele formulieren, die sowohl den Unternehmens- als auch den Mitarbeiterinteressen dienen.

Die Planung des Bedarfs ergibt sich aus den vorhandenen Mitarbeiterqualifikationen. In Verbindung mit den persönlichen Karriereplänen, abgestimmt mit dem Qualifikationsbedarf des Unternehmens, ergeben sich daraus zwangsläufig individuelle Personalentwicklungspläne für jeden Arbeitnehmer.

Fallbeispiel

B

Alfred Müller hat im letzten Jahr seine Ausbildung als Kaufmann im Gesundheitswesen abgeschlossen. Nachdem ihm ein unbefristeter Arbeitsvertrag angeboten wurde, möchte er wissen, welche Entwicklungsmöglichkeiten ihm im Unternehmen offenstehen. Der Personalleiter könnte sich Herrn Müller in verschiedenen Positionen vorstellen. Sofern er interne und externe Seminare besucht, könnte er bis in die mittlere Führungsebene vorstoßen. Auch die oberste Ebene wäre unter bestimmten Voraussetzungen, wie z. B. einem berufsbegleitenden Studium und dem Besuch weiterer Seminare denkbar.

Bezugnehmend auf das fiktive Beispiel ist Ehrlichkeit der Führungskräfte unabdingbar. Mitarbeitern, denen Entwicklungsmöglichkeiten vorgegaukelt oder die auf unbestimmte Zeit vertröstet werden, sind Mitarbeiter auf Abruf. Das mögliche negative Image als Arbeitgeber ist dabei noch gar nicht beachtet.

Planung von Entwicklungsmaßnahmen

Die Durchführung der Entwicklungsmaßnahmen ist generell zu planen. Im Rahmen einer **Grobplanung** sind die möglichen Einzel-/Gruppenmaßnahmen aufzulisten und deren Kosten zu bestimmen. Um die Kosten zu kalkulieren, sind z. B. mögliche Reisekosten, Honorarkosten für Dozenten/Seminare oder Kosten für Literatur abzuschätzen. Danach ist das Budget für die Entwicklungsmaßnahmen mit der Unternehmensleitung auszuhandeln, sofern es nicht vorgegeben ist. Selten lassen sich alle Wünsche erfüllen, sodass eine Prioritätenliste für die Entwicklungsmaßnahmen je Mitarbeitergruppe/-branche hilfreich sein kann. Erst am Ende wird der endgültige Personalentwicklungsplan festgelegt und veröffentlicht. Personalentwicklung ist auf 3 Ebenen denkbar:

- individuelle Ebene
- Gruppenebene
- Organisationsebene

Die einzelnen Ebenen lassen sich nicht immer streng voneinander unterscheiden. Regelmäßig kommt es zu Überschneidungen. Bei der **individuellen Ebene** geht es um persönliche Veränderungen beim Mitarbeiter in Bezug auf seine Fachkenntnisse oder sozialen Kompetenzen (z. B. Verbesserung der Kommunikationsfähigkeit). Die Personalentwicklung auf **Gruppenebene** hat zum Ziel, dass die Arbeitsgruppe als Ganzes durch Maßnahmen der Teamentwicklung oder andere Maßnahmen eine Veränderung erfährt. Kommt es zu Problemen zwischen Abteilungen, muss mithilfe der Personalentwicklung auf **Organisationsebene** eine Verbesserung erzielt werden. Dabei werden häufig Organisationsberater oder Organisationsentwicklungen zurate gezogen.

Die Strategieentwicklung kann sich aus der Zielsetzung bzw. der strategischen Positionierung des Unternehmens in der Zukunft ergeben. Ist die angestrebte strategische Positionierung des Unternehmens bekannt, lassen sich die entsprechenden Personalentwicklungspläne ableiten. Da die Zukunft unsicher ist, werden häufig mögliche Umweltzustände/-situationen angenommen. Darauf aufbauend kann die gewählte Unternehmensstrategie mit entsprechenden Umweltszenarien kombiniert und entsprechende Entwicklungsmaßnahmen abgeleitet werden. Entscheidend ist nicht, ob eine Situation so eintrifft wie geplant, sondern dass Pläne für verschiedene Umweltzustände vorliegen, um adäquat handeln zu können.

Aus der strategischen Planung lassen sich **lang-, mittel und kurzfristige Planungen** ableiten.

Personalentwicklungsinhalte

Die Personalentwicklung von Mitarbeitern kann sich auf unterschiedliche Bereiche erstrecken. Am bekanntesten ist die Unterteilung in die Bereiche:

▸ **Wissen.** Bei dem zu vermittelnden Wissen kann es sich um spezielles theoretisches und/oder praktisches Fachwissen handeln. Möglich ist aber auch die Schulung der Mitarbeiter in der Entwicklung ihrer intellektuellen Fähigkeiten, z. B. dem Analysieren und der Beurteilung von Operationsverfahren oder Haftungsfragen.

▸ **Können.** „Können" meint die Kompetenz, das Erlernte in der Praxis anzuwenden. In der Vergangenheit war die Vorstellung weit verbreitet, dass Können nur durch Übung und Erfahrung sowie durch eine entsprechende planmäßige Unterweisung möglich ist. Durch Einführung von Simulationsdummies in der Medizin und Pflege lassen sich inzwischen viele Situationen üben, ohne dass es zu einem Schaden kommen muss. In der Verwaltung lassen sich ebenfalls viele Situationen z. B. mithilfe von Lernprogrammen üben.

▸ **Verhalten.** Die Einstellungen (Verhalten) von Mitarbeitern – allgemein als **Sozialkompetenz** bezeichnet – muss für bestimmte Situationen trainiert werden. Verhaltensformen sind das Produkt von Erziehung, Nachahmung, Umwelt und Motivation des Betroffenen. Verhaltenstrainings ermöglichen dem Mitarbeiter, situations- und unternehmensgerecht zu reagieren, geben ihm Sicherheit und dienen der Fehlervermeidung. So stellt gerade die Kontaktaufnahme mit einem Patienten oder Angehörigen hohe Anforderungen an den Mitarbeiter, da sie die Visitenkarte des Unternehmens ist. Gleiches gilt für Konfliktgespräche. Sie sind zum einen schwierig, und gleichzeitig stellen sie eine hervorragende Marketingmöglichkeit dar – wenn es professionell geführt wird und für beide Seiten zufriedenstellend verläuft. Führungsschulungen sind eine besondere Form von Verhaltensschulung. Sie sollen angehende Führungskräfte auf ihre Aufgabe vorbereiten und sie befähigen, Mitarbeiter zu motivieren und zu führen. Aktuell wird bei Entwicklungsmaßnahmen nicht nur ein Bereich geschult. Stattdessen werden die angesprochenen Bereiche in Schulen gleichermaßen vermittelt.

B

Fallbeispiel

In Führungsschulungen wird neben theoretischem und praktischem Wissen auch die Umsetzung geübt, z. B. in Form von Rollenspielen. Das Rollenspiel kann die Grundlage darstellen, den Teilnehmern aufzuzeigen, wie eine erfolgversprechende Kommunikation aufzubauen ist.

Personalentwicklungsmethoden

Personalentwicklungsmaßnahmen lassen sich direkt am Arbeitsplatz („on the job“) oder außerhalb des Arbeitsplatzes („off the job“) durchführen.

Zu den **On-the-Job-Methoden** gehören spezielle Formen der Arbeitsorganisation wie z. B.:

- Job Rotation
- Job Enrichment
- Job Enlargement
- Coaching
- Der Mitarbeiter erhält die notwendige Schulung direkt von einem Trainer am Arbeitsplatz wie z. B. bei der Anwendung eines neuen EDV-Systems.

Off-the-Job-Methoden sind alle Maßnahmen, die außerhalb des Arbeitsplatzes stattfinden wie z. B.:

- Seminare
- Vorträge
- Plan- und Rollenspiele
- Fallstudien

Jede Form hat ihre spezifischen Vor- und Nachteile, die es zu bedenken gilt. Vorteilhaft ist an den Off-the-Job-Methoden, dass der Mitarbeiter für eine bestimmte Zeit aus dem Unternehmen herauskommt und sich ausschließlich auf die Maßnahme konzentrieren kann. Außerdem kommt er mit anderen Teilnehmern in Kontakt und kann so neue Erkenntnisse gewinnen.

M!

Merke

„On the job“ bedeutet, dass der Mitarbeiter direkt am Arbeitsplatz bestimmte Dinge erlernt, z. B. den Umgang mit einem neuen EDV-Programm oder mit neuen Formularen. Lernt er das Programm in einem speziellen Schulungsraum im Unternehmen, dann handelt es sich um eine Entwicklungsmaßnahme außerhalb des Arbeitsplatzes („off the job“).

Der Übergang zwischen den Methoden ist teilweise fließend. Die Entwicklungsmaßnahmen außerhalb des Arbeitsplatzes können grundsätzlich im Unternehmen stattfinden. Jedoch kann es vorteilhaft sein, wenn die Mitarbeiter den Lernstoff außerhalb des Unternehmens vermittelt bekommen, da sie nicht in den betrieblichen Alltag eingebunden sind.

Eine Anleitung oder Unterweisung am Arbeitsplatz stellt die einfachste Form der Personalentwicklung dar. Dem Mitarbeiter wird gezeigt, wie eine bestimmte Tätigkeit auszuführen ist. Der Unterwiesene macht das Gezeigte so lange nach, bis er die Tätigkeit selbstständig ausführen kann. Die Unterweisung erfolgt in 4 Phasen nach der **4-Stufen-Methode** (▸ Tab. 11.7).

Mit der **Übertragung von Sonderaufgaben** können Mitarbeiter motiviert werden. Sie lassen sich so schrittweise an die Übernahme von komplexeren Aufgaben heranführen.

Das **„Management by Delegation“** ist sowohl eine Führungstechnik als auch eine Form der Personalentwicklung. Mitarbeiter, die entsprechendes Wissen, Kenntnisse und Erfahrungen besitzen, können eine vorher definierte Verantwortung für die Ausführung bestimmter Tätigkeiten sowie für Maschinen und Menschen erhalten. Die Führungsverantwortung z. B. für die Auswahl der Mitarbeiter bleibt dagegen immer beim Vorgesetzen.

Tab. 11.7 4-Stufen-Methode.

Stufe	Methode
1. Vorbereitung	Aufwärmphase: • Befangenheit nehmen • Vorkenntnisse feststellen • Lernende motivieren • Lernziele aufzeigen
2. Vorführung	Erklärung und Darstellung der Tätigkeit, z. B. Neupositionierung eines Patienten, Angebotsvergleich
3. Ausführung	Lernender führt Aufgabe selbst durch und erklärt, wenn er sie beherrscht das • Was? • Wie? • Warum?
4. Abschluss	Lernender übt die Aufgabe, bis er sie selbstständig beherrscht, führt eine Selbstkontrolle durch. Der Unterweiser fasst die Unterweisung zusammen und schließt sie ausdrücklich ab.

Seminare und Schulungen zählen heute zu den Standardentwicklungsmaßnahmen in Unternehmen. Sie können z. B. in Form von Vorträgen oder Produktschulungen ablaufen. Als Dozenten kommen Mitarbeiter, Vorgesetzte oder externe Trainer infrage. Die Maßnahmen lassen sich im Unternehmen oder in Bildungseinrichtungen bzw. Hotels durchführen.

Bei einer **Fallstudie** wird dem Mitarbeiter oder der Gruppe ein Sachverhalt schriftlich geschildert. Darüber hinaus kann sie weitere Informationen und Lösungshinweise enthalten. Der Mitarbeiter bzw. die Gruppe erhält eine bestimmte Arbeitszeit. Danach muss sie das Ergebnis präsentieren bzw. mit anderen diskutieren. Neben der Problemlösung lassen sich hier gezielt Sozialkompetenzen wie Gruppendiskussion, Konflikte, Führung u. v. a. m. einüben.

Bei **Rollenspielen** sollen die Teilnehmer mögliche Reaktionsmuster in bestimmte Situationen einüben. Weiterhin lassen sich Rhetorik, Fragetechnik, Körpersprache usw. einüben. Auch die Teilnehmer, als Beobachter, lernen dabei.

Planspiele, die häufig computergestützt sind, können Unternehmenssituationen für Quartale modellieren. Die Probanden lernen, welche direkten und indirekten Folgen bestimmte Entscheidungen haben. Sie spielen in Gruppen gegeneinander oder aber gegen den Computer. Zunehmend kommen wieder haptische Planspiele (Brettspiele) zum Einsatz. Sie dienen nicht nur der reinen Wissensvermittlung, sondern fördern nebenbei die Gruppendynamik und die Kommunikation unter den Teilnehmern.

Digitale Bildung. Sie ermöglicht es Unternehmen aber auch Mitarbeitern, im Unternehmen oder aber auch in ihrer Freizeit Bildungsinhalte am Computer bis hin zum Smartphone zu lernen. Dies geht so weit, dass sich Interessierte in Chats treffen können und gemeinsam lernen können, bis dahin, dass sie gegeneinander spielen.

Beispiel: Wer kann am schnellsten eine Pflegeabrechnung etc. erstellen oder aber wer kann bestimmte Punkte einem Sachverhalt am schnellsten fehlerfrei zuordnen? Die Entwicklung hat hier erst begonnen und wird in Zukunft eine entscheidende Rolle im Rahmen der Weiterbildung aber auch Erstausbildung einnehmen.

M!

Merke

Personalentwicklungen ergeben nur dann einen Sinn, wenn sie auf ihren Erfolg hin überprüft werden.

Personalentwicklungs-Controlling

Voraussetzung für ein sinnvolles Controlling ist die Kenntnis, welches Können, welche Fähigkeiten und welche Erfahrungen der einzelne Mitarbeiter besitzt. Im nächsten Schritt ist zu klären, welche Qualifikationen der Mitarbeiter in Zukunft benötigt und erhalten soll. Nach Abschluss der Qualifizierungsmaßnahmen hat das Personalentwicklungs-Controlling zu überprüfen, ob die eingeleiteten bzw. durchgeführten Maßnahmen erfolgreich waren. Gleichzeitig soll es neue Entwicklungsmaßnahmen initiieren, um so die Personalentwicklung zu steuern. Zu diesem Zweck ist festzustellen, ob die Mitarbeiter die gelernten Kenntnisse und Fertigkeiten in der Praxis anwenden bzw. überhaupt abrufen können/dürfen, ob und welche Entwicklungslücken noch existieren, die eine Nachschulung erfordern usw. Zielvereinbarungsgespräche können helfen, diese Informationslücke zu schließen. Obwohl Personalentwicklungsmaßnahmen schwer in Form von Kennzahlen abzubilden sind, sind auch hier Kennzahlen im Einsatz. Die bekanntesten sind in ▶ Tab. 11.8 aufgezeigt.

Eine weitere Möglichkeit wäre es, wenn in einem Personalentwicklungsbericht aufgeführt werden würde, wieviel Prozent der Mitarbeiter an einer Entwicklungsmaßnahme teilgenommen haben bzw. wie viel Tage sie fortgebildet wurden. Eine besondere Aussagekraft ergäbe sich, wenn eine Aufgliederung in diesem Bericht nach Mitarbeitergruppen und Hierarchieebene erfolgte.

Formen der Arbeitsorganisation

▶ **Job Rotation.** Beim Job Rotation wechseln die Mitarbeiter nach einem vorgegebenen Plan ihren Arbeitsplatz. So wird die einzelne Arbeit nicht zu monoton, und der Mitarbeiter erhält Einblicke in andere Bereiche. Einen „festen" Arbeitsplatz besitzt der Mitarbeiter hierbei nicht mehr.

B

Fallbeispiel

Ein Buchhalter für die Personalbuchhaltung wechselt regelmäßig seinen Arbeitsplatz mit dem Buchhalter für den Einkauf.

Tab. 11.8 Kennzahlen der Personalentwicklungsmaßnahmen.

Kennzahl	Formel	Interpretation
Summe der Qualifikationstage je Mitarbeiter innerhalb einer Periode	Anzahl der Qualifizierungstage = Gesamtzahl der Mitarbeiter	Gibt Auskunft, wie viele Tage jeder Mitarbeiter im Durchschnitt Fortbildungen wahrgenommen hat. Achtung: Sie gibt leider keine Auskunft, ob jeder Mitarbeiter tatsächlich eine Fortbildung angeboten bzw. wahrgenommen hat.
Personalentwicklungsaufwand je Mitarbeiter innerhalb einer Periode	Anwendungen für PE = Anzahl der Mitarbeiter	Zeigt auf, wie viel € je Mitarbeiter für Fortbildungsmaßnahmen das Unternehmen ausgegeben hat.

► **Job Enlargement.** Job Enlargement (Arbeitserweiterung) bedeutet, dass der Mitarbeiter auf gleicher (horizontaler) Ebene vor- und/oder nachgelagert Tätigkeiten wahrnimmt. Ähnlich wie bei der Job Rotation soll der Monotonie bzw. einseitiger Arbeitsbelastung vorgebeugt werden.

B

Fallbeispiel

Ein Buchhalter verbucht die Ein- und Ausgangsrechnungen, erstellt die Ausgangsrechnungen, erstellt Mahnungen und veranlasst Mahnverfahren.

► **Job Enrichment.** Beim Job Enrichment (Arbeitsbereicherung), oft auch als vertikale Aufgabenerweiterung bezeichnet, verändert sich das Aufgabenspektrum des Beschäftigten um die Funktionen der Arbeitsplanung und der Selbstkontrolle. Der Mitarbeiter steht hier in der direkten Verantwortung, seine Arbeitstätigkeit richtig zu planen, führt die Arbeit selbstständig aus und kontrolliert das Arbeitsergebnis selbstständig.

B

Fallbeispiel

Zu dem oben vorangestellten Beispiel muss der Sachbearbeiter planen, wann er welche Arbeiten im Monat durchführt und zu welchem Zeitpunkt er die durchgeführten Arbeiten kontrolliert.

► **Teilautonome Arbeitsgruppen.** Die teilautonomen Arbeitsgruppen organisieren sich wie beim Job Enrichment selbstständig unter den von der Unternehmensleitung vorgegebenen Bedingungen. Hinzu kommt, dass die Beschäftigten den Arbeitseinsatz ihrer einzelnen Mitglieder planen und koordinieren müssen.

B

Fallbeispiel

Auf einer Pflegestation sprechen sich die einzelnen Pflegekräfte ab, wer für welches Zimmer zuständig ist. Jede Pflegekraft übernimmt die komplette Pflege für die Patienten in seinem Verantwortungsbereich und führt eine Selbstkontrolle in Bezug auf die erbrachten Leistungen durch, d. h. das Stationsteam organisiert sich selbst und ist quasi „autark".

Voraussetzung für das Funktionieren solch einer Gruppe ist, dass ihre Mitglieder relativ gleiche Auffassungen von ihrer Tätigkeit haben. Passen Mitglieder nicht ins Team, kommt es sehr wahrscheinlich zu Konflikten, was für die Beteiligten wie auch für die Vorgesetzten zu massiven Problemen führen kann. Durch eine sensible und vorausschauende Führung lassen sich Schwierigkeiten vermeiden.

11.4 Personal-/ Mitarbeiterführung

Kaum ein Begriff elektrisiert Menschen so wie der Begriff „Führung". Vorgesetzte wie Unterstellte interpretieren ihn ganz unterschiedlich. Für die einen stellt sie ein Mittel von Macht und Autorität dar, für die anderen ist sie ein Instrument, welches sie in ihrer „Selbstbestimmung" einschränkt. Um den Begriff besser verstehen zu können, kann ein Blick in Lexika hilfreich sein: Im Deutschen lässt sich „führen" mit „etwas in Bewegung bringen" in Zusammenhang bringen. In anderen Sprachräumen wird „führen" mit „reisen", „wandern" (engl.) oder mit „verwalten" (frz.) in Verbindung gebracht. Führung ist also vielschichtig und hat viele Facetten. Selbst der Versuch einer Definition scheitert in der Realität. Inzwischen sind schon über 100 Definitionen gezählt worden. Jede versucht, sich dem Phänomen Führung zu nähern, ohne jedoch eine für alle akzeptable Definition zu finden. Ähnliches gilt in Bezug auf die Führungstheorien und Führungsstile.

Eine **Theorie** versucht, die Welt überschaubarer zu machen, indem sie deren Komplexität auf ein Minimum beschränkt und eine bestimmte Situation unter Annahmen (Prämissen) ablaufen lässt. Nachdem ein Verständnis für den Ablauf sowie das entsprechende Ergebnis vorliegt, können die Prämissen verändert werden, und es wird untersucht, zu welchen Veränderungen es jetzt kommen kann. Das Modell wird somit modifiziert und seine Komplexität nimmt zu.

Die **Führungsforschung** unterscheidet zwischen ein- und mehrdimensionalen Führungstheorien. Die eindimensionalen Theorien gehen davon aus, dass eine Führungskraft aufgrund des antrainierten Führungswissens die unterstellten Mitarbeiter zu einem bestimmten Handeln motivieren kann und Führung nur durch die Führungskraft erfolgt. Die mehrdimensionalen Führungstheorien sehen Führung als ein Wechselspiel zwischen Führungskraft und unterstellten Mitarbeitern, indem sie akzeptieren, dass auch Mitarbeiter entsprechenden Einfluss auf die Führungskräfte bewusst oder unbewusst ausüben. In Wissenschaft und Praxis gibt es zahlreiche Führungstheorien. Im Folgenden sollen einige klassische Führungstheorien kurz vorgestellt werden:

11.4.1 Eigenschaftstheorie der Führung

Diese Theorie erlebt zurzeit in Form der charismatischen bzw. visionären Führung eine Wiederbelebung. In ihren Annahmen geht sie davon aus, dass Führungspersonen bestimmte Eigenschaften besitzen oder antrainiert bekommen müssen, um Führungserfolg zu haben. Dementsprechend wurden in der Vergangenheit regelrecht Kataloge aufgestellt, welche Eigenschaften einer Führungskraft aufzählen, darunter u. a.:

- „gutes" Aussehen
- Ansehen
- Beliebtheit
- Entscheidungsfreude

- Fachwissen
- Intelligenz, Persönlichkeit
- Kommunikationsfähigkeit
- Kontaktfähigkeit
- Sensibilität
- Selbstvertrauen
- Verantwortungsbereitschaft
- und viele weitere Eigenschaften

Obwohl wissenschaftliche Untersuchungen zu der Aussage kommen, dass es keine allgemeingültigen Eigenschaften gibt, wird dieser Ansatz von der Praxis gerne angenommen. Dies lässt sich damit erklären, dass die Theorie verständlich ist und den Mitarbeitern in Seminaren die Eigenschaften, die sie als Führungspersönlichkeit benötigen, relativ einfach zu vermitteln sind.

11.4.2 Charismatische und visionäre Führungstheorie

Bei der charismatischen Führung geht es um Geschichten, die zeigen, welchen Weitblick z. B. der Unternehmensinhaber besitzt und welche Möglichkeiten sich hierdurch für das Unternehmen und somit auch für die einzelnen Mitarbeiter ergeben oder in der Vergangenheit schon ergeben haben. Bei der visionären Führungstheorie werden der Weitblick der Führungskraft und ihre geistige Potenz in den Mittelpunkt gestellt. Personen, die die Zukunft vorhersagen konnten, wurden früher als Propheten bzw. als Wahrsager bezeichnet und teilweise als geistiger Spinner abgetan. Durch die „neue" Wortwahl und damit „neue Verpackung" werden Visionen heute als Strategiemöglichkeiten interpretiert und als etwas Positives betrachtet. Unabhängig von den einzelnen Führungstheorien versuchen sie, den einzelnen Vorgesetzten Führungsrezepte an die Hand zu geben, mit denen sie die untergeordneten Arbeitnehmer zu entsprechenden Leistungen anspornen sollen, um so die vorgegebenen Ziele erreichen zu können.

11.4.3 Führungsstiltheorie nach Lewin

Lewin wollte in seinen Forschungen erfahren, ob die Form der Führung die Produktivität und Effizienz beeinflussen kann. Er bildete drei Gruppen und die eine Gruppe wurde sich selbst überlassen, die andere wurde demokratisch geführt und die dritte autoritär. Heute wird diese Theorie nur noch verkürzt wiedergegeben (▶ Tab. 11.9). Führungsstile richten ihren Fokus zum einen darauf, ob Vorgesetzte eher die Aufgabe oder die Mitarbeiter in den Mittelpunkt ihres Führungsverhaltens setzen und zum anderen, inwieweit sie die Mitarbeiter bei notwendigen Entscheidungen im Hinblick auf die Zielerreichung einbinden. Vorgesetzten, die aufgabenorientiert sind, werden häufig autoritäre oder patriarchale Führungsstile zugeordnet. Führungskräften, die auf Mitarbeiterorientierung Wert legen, werden dagegen die laissez faire und kooperative Führungsstile zugeordnet.

In der Praxis kommen die beispielhaft aufgezählten Führungsstile selten in Reinform vor. Dabei ist die Situation, unter der eine Führungskraft ihre Führungsrolle wahrzunehmen hat, nicht zu vernachlässigen. So kann es durchaus vorkommen, dass ein Vorgesetzter der kooperativ führt, in einer speziellen Situation autoritär führt bzw. sogar führen muss.

Tab. 11.9 Führungstheorie nach Lewin.

Führungsstil	Kennzeichen	Beispiele
aufgabenorientiert		
autoritär	• Der Vorgesetzte entscheidet. • Der Vorgesetzte begründet nicht. • Die Mitarbeiter führen aus. • Diskussionen sind nicht erwünscht. • Kommunikation läuft durch den Vorgesetzten von oben nach unten.	Militär
patriarchal	• Vorgesetzter sieht Mitarbeiter als seine Kinder an. • „Kinder" erhalten ihre Aufgaben und führen sie aus. • Kommunikation erfolgt wie bei der autoritären Führung.	„Familienunternehmen"
mitarbeiterorientiert		
laissez faire	• Vorgesetzte sieht die Mitarbeiter als eigenständige Personen und räumt ihnen weitestgehenden Freiraum ein. • Informationen erfolgen nach Bedarf bzw. wenn notwendig.	Forschungseinrichtungen
kooperativ	• Vorgesetzte sehen die Mitarbeiter im Hinblick auf die gemeinsame Zielerreichung als „Partner" an. • Vorgesetzte und Mitarbeiter kommunizieren regelmäßig. • Vorgesetzte unterstützen die Mitarbeiter bei Schwierigkeiten etc. • Vorgesetzte und Mitarbeiter sehen sich als Team.	Unternehmen, die kooperativen Führungsstil gezielt leben: • Operationsteam • Pflegeteam

Tab. 11.10 Aufgaben von Vorgesetztem und Mitarbeiter bei den verschiedenen Führungstechniken.

Führungstechnik	Aufgaben Vorgesetzter	Aufgaben Mitarbeiter
Management by Delegation	Überträgt seinem Mitarbeiter Verantwortung und Entscheidungskompetenzen für ein klar umrissenes Aufgabengebiet.	Informiert den Vorgesetzten, wenn Situationen auftreten, die nicht mehr den vereinbarten Rahmen betreffen.
Management by Exception	Nimmt seine Führung nur im Ausnahmefall bzw. bei Ausnahmeereignissen wahr.	Führt seine Aufgaben im vorher definierten Rahmen aus, informiert den Vorgesetzten, wenn der festgelegte Toleranzbereich verletzt wird.
Management by Objectives	Trifft mit seinen Mitarbeitern Zielvereinbarungen und überträgt die dafür entsprechenden Verantwortungs- und Entscheidungskompetenzen an die Mitarbeiter. Der Vorgesetzte führt mit den Mitarbeitern regelmäßig Zielvereinbarungsgespräche.	Muss mit dem Vorgesetzten realistische Zielvereinbarungen treffen und in der Lage sein, ihn frühzeitig zu informieren, wenn das Ziel nicht erreicht wird.

Fallbeispiel B

Bei Bergung eines Schwerverletzten muss der Einsatzleiter kurze und knappe Anweisungen erteilen. Zeitaufwendige Diskussionen sollten im Interesse des Verunfallten in der Regel. nicht erfolgen.

In der Praxis hat sich inzwischen der kooperative Führungsstil als der den Mitarbeitern gegenüber wichtigste Führungsstil durchgesetzt. Dieser Führungsstil wird heute mithilfe bestimmter Führungstechniken umgesetzt.

11.4.4 Führungstechniken

Die Vorgehensweise bei der Führung von Mitarbeitern wird als Führungstechnik bezeichnet. Hierunter fallen die ganzen Management-by-Führungstechniken. Ziel ist, dass die Mitarbeiter selbstständig und optimal ihre Aufgaben erledigen und damit zur Entlastung des Vorgesetzten beitragen. Der kooperative Führungsstil sieht Mitarbeiter und Vorgesetzte als Team. Die Mitarbeiter arbeiten dem Vorgesetzten zu und entlasten ihn von Routineaufgaben. Der Vorgesetzte wiederum unterstützt die Mitarbeiter und befähigt sie zur Übernahme bestimmter Aufgaben. Dieses Ziel lässt sich durch Anwendung der folgenden Führungstechniken erreichen (▶ Tab. 11.10):

- Management by Delegation
- Managemet by Exception
- Management by Objectives

Kern aller Führungstechniken ist die Entlastung des Vorgesetzten. Die Mitarbeiter sollen Entscheidungen in einem vorher definierten Rahmen und die daraus resultierende Verantwortung übernehmen, was deren Motivation stärken kann. Die in ▶ Tab. 11.10 dargestellten Führungstechniken stehen sich nicht gegenüber, sondern besitzen Schnittmengen und können zur Schulung angehender Führungskräfte herangezogen werden

Voraussetzung für die Anwendung einer Führungstechnik ist, dass Mitarbeiter zur Übernahme von Aufgaben befähigt werden und dass Vorgesetzte bereit sind, Aufgaben sowie die entsprechende Verantwortung und Entscheidungskompetenz abzugeben. Nach wie vor gibt es Vorgesetzte, die dies als Gesichtsverlust verstehen und dementsprechend nicht bereit sind, Kompetenzen abzugeben. Der demografische Wandel verlangt in naher Zukunft die zunehmende Abgabe von Verantwortung, aber auch von Entscheidungskompetenz an die Mitarbeiter. Die Mitarbeiter sind dementsprechend frühzeitig daraufhin zu sensibilisieren und zu trainieren. Gleichzeitig sind ihnen entsprechende Aufstiegschancen einzuräumen. Für viele Mitarbeiter ist ein regelmäßiges **Feedback** Motivation und Ansporn zugleich, wozu sich eine kontinuierliche Personalbeurteilung eignet.

11.5 Personalbeurteilung

Die Beurteilung der Arbeitnehmer lässt sich betriebswirtschaftlich als eine „Inventur" verstehen. Sie stellt die positiven Aspekte den negativen gegenüber und ermöglicht dadurch der Führungskraft sowie dem Mitarbeiter, sie im Zeitablauf abzubauen. Sie ist häufig die Grundlage für die Entlohnung und die Beförderung des Mitarbeiters. Vorgesetzter und Arbeitnehmer können anhand der Beurteilung zukünftige Ziele vereinbaren und festlegen, mithilfe welcher Maßnahmen diese erreichbar sind. Für die Beurteilungen stehen unterschiedliche Verfahren zur Verfügung.

11.5.1 Beurteilungsverfahren

Die zum Einsatz kommenden Verfahren lassen sich in freie und gebundene Verfahren unterscheiden:

Freie Beurteilungsverfahren

Der Vorgesetzte des zu beurteilenden Mitarbeiters formuliert eine schriftliche Beurteilung ohne Vorgabe irgendwelcher Kriterien. Dem Vorgesetzten können durch die Unternehmensleitung bestimmte Merkmale vorgegeben werden, wie z. B. Kommunikationsfähigkeit, Führungsverhalten oder Arbeitsausführung. Problematisch ist dieses Verfahren in Bezug auf seine Aussagefähigkeit. Weiterhin sind diese Beurteilungen nicht vergleichbar, da jeder Vorgesetze andere Aspekte in den Vordergrund rückt.

Gebundene Beurteilungsverfahren

Gebundene Beurteilungsverfahren geben dem Beurteiler bestimmte Kriterien vor, anhand derer eine Beurteilung zu erfolgen hat.

Beim **Einstufungsverfahren** erhält der Mitarbeiter durch seinen Vorgesetzten für jedes erfragte Kriterium Noten (▶ Abb. 11.5). Dabei kann die Note 5 für sehr gute Leistungen stehen und die Note 1 ungenügende Leistungen ausdrücken. Ungerade Notenskalen erlauben dem Beurteiler das Vergeben von Mittelwerten.

Das **Rangordnungsverfahren** verlangt vom Vorgesetzten, dass er die zu beurteilenden Mitarbeiter in einer Rangfolge zueinander bringt. Diese Rangfolgebildung kann auf ein Kriterium oder ganz allgemein erfolgen.

Beim **Zielsetzungsverfahren** treffen Vorgesetzte und Mitarbeiter Vereinbarungen. Die getroffenen Vereinbarungen dienen der Zielerreichung innerhalb der Abteilung und gleichzeitig der Unternehmenszielerreichung. Grundlage des Zielsetzungsverfahrens sind der aktuelle Ist- und der anzustrebende Soll-Zustand bzw. das beabsichtigte Ziel. Vorgesetzte und Mitarbeiter treffen Abmachungen, mithilfe welcher Maßnahmen welche Zustände innerhalb welcher Zeiträume anzustreben sind. Die Zielsetzungsverfahren laufen häufig im Rahmen von Führungstechniken ab, den sog. **MBO-Konzeptionen.** Für die Unternehmen können sich folgende mögliche Vorteile ergeben:

- Steigerung der Mitarbeitermotivation, indem dieser aktiv zur Zielerreichung beitragen kann.
- Kompetenzen und Verantwortungsbewusstsein werden gefördert.
- Der Mitarbeitererfolg wird einfacher überprüfbar.

Damit das Zielsetzungsverfahren erfolgreich ist, müssen die Mitarbeiter in der Lage sein, realistische Ziele zu vereinbaren. Sie müssen auch fähig sein, Hilfen vom Vorgesetzten zu fordern und diese anzunehmen. Gleichzeitig sollten sie regelmäßig überprüfen, ob die Zwischenetappen zum anvisierten Ziel eingehalten wurden bzw. frühzeitig signalisieren, wenn Probleme auftauchen.

In der Praxis wird die sogenannte **SMART-Regel** eingesetzt:

- S = schriftlich
- M = messbar
- A = anspruchsvoll
- R = realistisch
- T = terminiert

Sie verlangt, dass die gesetzten Ziele schriftlich und messbar sind. **Beispiel:** Der Mitarbeiter verkauft durchschnittlich Waren im Wert von 10 000,00 €. Die gesetzten Ziele sollten anspruchsvoll und vom Mitarbeiter akzeptiert sein (Aushandlungsprozess zwischen Mitarbeiter und Vorgesetzen), wobei die Zielsetzung realistisch zu sein hat.

Die Beurteilung der einzelnen Arbeitnehmer erfolgt nach Ablauf des vorher vereinbarten Zeitraumes. Im Rahmen des Gespräches lassen sich dann neue Ziele für eine weitere Periode festlegen.

Personal	Stellenbeschreibung	5	4	3	2	1
Arbeitsverhalten						
Arbeitsgüte	Der Mitarbeiter führt die ihm übertragenen Arbeitstätigkeiten mit der geforderten Sorgfalt aus.		X			
Belastbarkeit	Der Mitarbeiter ist in der Lage, die übertragenen Tätigkeiten mit Sorgfalt unter Zeitdruck zu erfüllen.	X				
...						
Verhalten gegenüber Kollegen und Vorgesetzten						
Kritikfähigkeit	Der Mitarbeiter kann Kritik von Kollegen/ Vorgesetzten annehmen und mit ihr umgehen.			X		
...						

Abb. 11.5 Beurteilungsskala nach dem Einstufungsverfahren.

Merke

Aufgabe der Unternehmensleitung bzw. Personalabteilung in Verbindung mit dem Betriebsrat ist die Festlegung, nach welchem Verfahren die Mitarbeiter zu beurteilen sind.

11.5.2 Beurteilungsfehler

Nicht wenige Mitarbeiter sehen in einer Personalbeurteilung ein objektives Instrument, mit dessen Hilfe – so glauben sie – ihr Beitrag zum Unternehmenserfolg erkennbar und messbar wird. Vielfältige Untersuchungen haben aber gezeigt, dass Personalbeurteilungen subjektiv sind. Außerdem wurde nachgewiesen, dass eine Reihe von Beurteilungsfehlern vorkommen können. Zu den häufigsten Fehlern gehören:

- **selbsterfüllende Prophezeiung (Andorra-Effekt):** Der Beurteiler glaubt aufgrund bestimmter Aspekte, dass der Mitarbeiter gut ist und sieht bzw. beurteilt nur Dinge, die gut laufen.
- **Kleber-Effekt:** Mitarbeiter, die schon länger nicht mehr befördert wurden, werden schlechter beurteilt als Mitarbeiter, die vor Kurzem befördert wurden.
- **Attributionsfehler:** Der Beurteiler überwertet (unbewusst) eine Eigenschaft und schließt von dieser auf die übrigen Eigenschaften des Mitarbeiters, ohne diese aber wirklich zu beurteilen.
- **Hierarchie-Effekt:** Mitarbeiter, die auf einer unteren Hierarchiestufe im Unternehmen stehen, werden kritischer beurteilt als Mitarbeiter, die weiter oben stehen.
- **Tendenz zur Mitte:** Der Vorgesetzte bewertet die Mitarbeiter so, dass es nur sehr wenig gute bzw. schlechte Mitarbeiter gibt (Gauß'sche Normalverteilung)
- **Tendenz zur Strenge:** Die Mitarbeiter werden äußerst streng beurteilt. Der Vorgesetzte sieht sich als Maßstab und vertritt die Meinung, dass kaum ein Mitarbeiter so gut wie er selbst sein kann.
- **Sympathie-Effekt:** Mitarbeiter, die dem Beurteiler besonders sympathisch sind, erhalten eine wohlwollendere Beurteilung als andere Mitarbeiter.
- **Mikropolitik:** Mitarbeiter erhalten aus taktischen Gründen eine gute/schlechte Beurteilung z. B. um sie wegzuloben oder einen Aufstieg zu verhindern. Auch ist es möglich, dass der Vorgesetze für sich selbst Vorteile erhofft, wenn sich z. B. der Mitarbeiter nach einem evtl. Aufstieg bei seinem ehemaligen Vorgesetzten revanchiert.

Weiterhin gibt es noch Beurteilungsfehler, die aufgrund mangelnder kognitiver Fähigkeiten des Vorgesetzten entstehen können wie z. B. Beobachtungsgabe und Wahrnehmungsfähigkeit etc.

In der Realität existieren noch weitere Beurteilungsfehler. Auch ist es nicht immer möglich, die einzelnen Fehler trennscharf voneinander abzugrenzen. Ein Problem stellen die Vorgesetzten selbst dar: So zeigt sich, dass Beurteiler im Rahmen einer Beurteilung ihrer Mitarbeiter zu streng oder auch zu milde bewerten. Wieder andere gehen davon aus, dass eine sog. „Normalverteilung" vorliegen muss. Das heißt, dass nur wenige Mitarbeiter (15 %) als „sehr gut", der Rest „gut bis zufriedenstellend" (70 %) bzw. „ausreichend bis hin zu wenig geeignet" (15 %) zu beurteilen ist. Fehlerhafte Beurteilungen führen bei Mitarbeitern wie Vorgesetzten zu Frustrationen, die durch entsprechende Schulungen auf beiden Seiten vermeidbar sind.

11.5.3 Beurteilungsgespräch

Nach der Durchführung der Beurteilung ist diese mit dem Mitarbeiter zu besprechen. Hierfür wird mit ihm ein Termin vereinbart, der für beide Seiten akzeptabel ist. Erhält der Mitarbeiter vorab den Blanko-Beurteilungsbogen, kann er sich besser auf das Gespräch vorbereiten. Denkbar ist auch, dass er den Beurteilungsbogen für eine Eigenbeurteilung nutzt, um die Beurteilung so besser mit dem Vorgesetzten besprechen zu können.

Der Vorgesetzte hat darauf zu achten, dass das Gespräch ohne Zeitdruck und störungsfrei verläuft. Konstruktiv ist das Gespräch aber nur dann, wenn es ergebnisoffen ist, indem der Vorgesetzte nicht von vornherein eine vorgefertigte Meinung besitzt, sondern die Sichtweisen und Äußerungen des Mitarbeiters zu den einzelnen Beurteilungspunkten anhört und diskutiert und dann mit dem Mitarbeiter zu einer abschließenden Beurteilung kommt. Beiden Seiten muss klar sein, dass es sich nicht um eine Verhandlung, wie sie auf einem Basar geführt wird, handelt und dass „faule" Kompromisse keine Seite auf Dauer zufriedenstellen. Sofern eine Einigung bei bestimmten Punkten nicht möglich ist, kann der Mitarbeiter seine Meinung zu Protokoll geben. Diese ist der Beurteilung beizufügen bzw. in die Personalakte aufzunehmen. Inzwischen wird das Beurteilungsgespräch häufig als **Zielvereinbarungsgespräch** genutzt, indem gleichzeitig die neuen Ziele zwischen Vorgesetztem und Mitarbeiter für eine vorher definierte Periode festgelegt werden. Sofern der Mitarbeiter für die Erfüllung der zukünftigen Aufgaben Unterstützungen, z. B. in Form von Schulungen, benötigt, werden auch diese festgelegt.

Merke

Beurteilungs- und Zielvereinbarungsgespräche setzten mündige Mitarbeiter und Vorgesetzte voraus. Regelmäßige Schulungen stellen die Grundlage hierfür dar.

11.5.4 Vor- und Nachteile der Personalbeurteilung

Unternehmen führen nur dann Beurteilungen durch, wenn sie den Nutzen höher einschätzen als die Kosten, die sie verursachen. So versprechen sie sich u. a. folgende **Vorteile**:
- Motivationssteigerung
- Steigerung der Arbeitsproduktivität
- größere Lohn-/Gehaltsgerechtigkeit
- gezielter Mitarbeitereinsatz

Mögliche **Nachteile** können u. a. sein:
- falsche Beurteilungen
- hohe Kosten durch Schulung der Mitarbeiter und Vorgesetzten
- Konflikte zwischen den Mitarbeitern sowie zwischen Mitarbeiter und Vorgesetztem
- zunehmende Bürokratie

Vorgesetzte wie Mitarbeiter werden der Personalbeurteilung nur dann positiv gegenüberstehen, wenn sie zu entsprechenden Konsequenzen führt. Vorgesetzte erwarten, dass sich durch die Beurteilung das Potenzial ihrer unterstellten Mitarbeiter abschätzen lässt und sie somit frühzeitig erkennen können, ob sie ihre Ziele mithilfe der ihnen unterstellen Mitarbeiter erreichen können.

Die Mitarbeiter wiederum erhoffen sich aus der Beurteilung eine entsprechende Anerkennung durch das Unternehmen, indem es zu Einkommenszuwächsen oder anders gearteter Honorierung kommt. Die Unternehmensleitung muss sich der Ansprüche der Führungskräfte und Mitarbeiter bewusst sein, um Enttäuschungen zu vermeiden. Durchgeführte Beurteilungen erleichtern die Ausstellung eines qualifizierten Arbeitszeugnisses (S. 324).

11.6 Personalfreisetzung

Um Personalfreisetzung handelt es sich dann, wenn ein Unternehmen das vorhandene Personal für die zu erledigenden Aufgaben nicht mehr im vollen Umfang benötigt. Die Kündigung von Mitarbeitern stellt immer die letzte Maßnahme dar.

11.6.1 Personalfreisetzungsgründe

Für Personalfreisetzungsmaßnahmen lassen sich unternehmensinterne und -externe Gründe finden.

Interne Gründe:
- Schließung von Abteilungen
- Rationalisierungsmaßnahmen
- Reorganisation der Organisation
- Veränderungen im Dienstleistungsangebot
- Mitarbeitern fehlen die benötigten Qualifikationen

Externe Gründe:
- Konkurrenten sind besser
- Kunden fehlt die Kaufkraft
- „Tarifabschlüsse sind zu hoch"
- gesetzliche Rahmenbedingungen

Ergeben sich Gründe für mögliche Personalfreisetzungsmaßnahmen, werden vorausschauende Personalabteilungen bzw. Unternehmensleitungen zügig einen Personalfreisetzungsplan erstellen. Bei Aufstellung des Planes werden im 1. Schritt Maßnahmen überlegt, die darauf gerichtet sind, das vorhandene Personal zu halten. In dieser Phase kommt es zu keinen Kündigungen.

11.6.2 Personalfreisetzungsmaßnahmen

Folgende Maßnahmen kommen in Betracht:
- Arbeitszeitverkürzung
- Abbau von Überstunden
- unbezahlter Urlaub
- Kurzarbeit
- evtl. Unterbringung der Mitarbeiter in anderen Unternehmen

Kommt es zu keiner Besserung für das Unternehmen, dann sind **Personalabbaumaßnahmen** einzuleiten. Hierzu zählen:
- Aufhebungsverträge
- Aufhebung von Leihverträgen
- Einstellungssperre
- Vorruhestand
- Auslaufenlassen von Zeitverträgen
- Kündigung (S. 333)

M!

Merke

Unternehmen, die Mitarbeiter entlassen, verlieren nicht nur den Mitarbeiter, sondern auch sein Expertenwissen.

11.6.3 Abgangsgespräch

Verlässt ein Mitarbeiter das Unternehmen, dann sollte der Vorgesetzte oder ein Verantwortlicher aus der Personalabteilung ein Austrittsgespräch/-interview führen. Ziel ist es, die wirklichen Beweggründe für die Kündigung zu klären und zu erfahren in welchen Bereichen des Unternehmens der Mitarbeiter Möglichkeiten zu Verbesserung sieht. Für den Mitarbeiter stellt dieses Gespräch die letzte Möglichkeit eines Feedbacks dar. Weiterhin hat es eine Ventilfunktion. Der Mitarbeiter kann hier relativ gefahrlos den Verantwortlichen mitteilen, was ihm in der Vergangenheit missfallen hat. Auch besteht die Möglichkeit, dass der Vorgesetze wichtige Informationen für das Ausstellen eines qualifizierten Zeugnisses erhält. Gleichzeitig kann vonseiten des Unternehmens signalisiert werden, dass die Tür für einen späteren erneuten Eintritt offen steht, was gerade in Zeiten von fehlendem Personal – im Rahmen eines vorausschauenden Personalmanagements – wichtig, sein sollte.

11.7 Personalverwaltung

Für die Erledigung der einzelnen Personalaufgaben bedienen sich größere Unternehmen einer eigenen Personalverwaltung. In kleineren und mittleren Unternehmen werden die Personalverwaltung sowie die bereits aufgezählten Aufgaben durch einen Mitarbeiter wahrgenommen, der oft weitere Aufgaben hat, die nichts mit dem Personalwesen zu tun haben.

Zu den **Hauptaufgaben** der Verwaltung zählt die Versorgung alle Personalbereiche mit den benötigten Daten. Um diese Aufgabe sicherzustellen, müssen alle anderen Personalbereiche die Personalverwaltung mit den entsprechenden Daten versorgen. Die Personalverwaltung spielt somit die zentrale Rolle innerhalb der Personalabteilung.

Zu ihren weiteren Aufgaben gehören häufig:
- die Lohn- und Gehaltsabrechnung
- das Führen der Personalakte
- das Erstellen von Personalstatistiken, z. B. Fehlzeiten, Betriebsunfälle

Damit die enorme Datenflut überschaubar bleibt, setzen viele Unternehmen ein EDV-gestütztes **Personalinformationssystem** ein. Das System verknüpft mitarbeiter-, arbeitsplatz- sowie lohn- und gehaltsbezogene Daten mit unternehmensbezogenen, was beispielsweise Personalbedarfsrechnungen oder die Erstellung von Statistiken relativ einfach macht.

Das Führen einer **elektronischen Personalakte** erlaubt autorisierten Mitarbeitern jederzeit einen Zugriff auf die entsprechende Personalakte, sodass sich Vorgänge parallel bearbeiten lassen. Die Verwaltung stellt darüber hinaus das Zahlenmaterial für anzufertigende Statistiken zusammen, was wiederum Grundlage für ein effektives Personal-Controlling ist. Zum Monatsende stellt die Lohn- und Gehaltsabrechnung eine der wichtigsten Aufgaben der Personalverwaltung dar.

11.7.1 Entlohnungsmöglichkeiten

Eine fehlerfreie Entgeltabrechnung ist nur möglich, wenn der entsprechenden Stelle alle relevanten Daten über den Mitarbeiter bekannt sind. Hierzu zählen z. B.:
- Familienstand
- Steuerklasse
- Entgeltgruppe
- geleistete Überstunden

11.7.2 Lohnformen

Für die geleistete Arbeit erhalten die Beschäftigten eine Entlohnung, die in drei Formen vorkommt:
- Zeitlohn:
  Stundenlohn oder Gehalt bzw. fester Monatslohn
- Prämienlohn
- Akkordlohn:
  Der Akkordlohn spielt in Gesundheitseinrichtungen keine Rolle. Er wird gezahlt, wenn der Arbeitnehmer einen wesentlichen Einfluss auf seine Arbeitsleistung besitzt.

Zeitlohn

Wird das Entgelt als Lohn ausgezahlt, dann erhält der Mitarbeiter für jede abgeleistete Stunde einen Stundenlohn, der ihm am Monatsende ausgezahlt bzw. auf sein Girokonto überwiesen wird. Der Auszahlungsbetrag ist von den gearbeiteten Stunden bzw. Tagen je Monat abhängig.

Formel:

$$\text{Bruttolohn} = \text{Stundenlohn} \times \text{Stunden (Zeiteinheiten)}$$

Problematisch wird die Lohnzahlung, wenn ein Monat aufgrund von vielen Feiertagen wenige Arbeitstage hat. Der Mitarbeiter könnte dann ein relativ geringes Entgelt am Monatsende erhalten. Um dies zu vermeiden, wird den Mitarbeitern ein festgelegter Mindestlohn (Fixum) ausgezahlt, unabhängig von der geleisteten Stundenzahl. In Einrichtungen des Gesundheitswesens wird häufig Pflegekräften ein Lohn und Verwaltungsmitarbeitern ein Gehalt gezahlt. Zeitlöhne mit Leistungszulagen, beispielsweise für die schnelle Aufgabenerledigung, sind in Gesundheitseinrichtungen nahezu nicht vorhanden.

Mitarbeiter, die einen Zeitlohn beziehen, arbeiten für eine vorher fest vereinbarte Arbeitszeit (z. B. Monatslohn) und erhalten dafür regelmäßig das gleiche Monatsentgelt, was als Gehalt bezeichnet wird. Stillschweigend wird unterstellt, dass sie die geforderte Arbeitsleistung im Durchschnitt erbringen.

Fallbeispiel B

Felix Meyers Arbeitsvertrag sieht vor, dass er wöchentlich 40 Std. arbeitet bzw. im Monat 160 Std. Sein Bruttoverdienst beträgt 2 980,00 € im Monat. Überstunden werden nicht geleistet.

Vorteile:
- leichtere Berechnung
- verhindert Überbeanspruchung von Mensch und Maschine

Nachteile:
- Mitarbeiter haben keine Leistungsanreize
- Die Zahlung von Prämien oder Erfolgsbeteiligungen können bei Mitarbeitern zu Leistungsanreizen führen.

Prämienlohn

Zunehmend zahlen Unternehmen zum eigentlichen Entgelt Prämien. Prämienzahlungen verfolgen den Zweck, den Mitarbeiter zu einem bestimmten Arbeitsverhalten zu motivieren. So können Prämien in Gesundheitseinrichtungen z. B. gezahlt werden für:
- geringe Fehlzeiten
- Ersparnisprämie
- Qualitätsprämie
- Unfallverhinderungsprämie

Die Auszahlung der Prämie erfolgt in der Regel in Form von vorher festgelegten Beträgen.

11.7.3 Lohn- und Gehaltsabrechnung

Das Einkommenssteuergesetz verlangt von allen in Deutschland tätigen natürlichen Personen, dass sie einen Teil ihres Verdienstes bzw. Einkommens an den Staat in Form von Steuern abgeben. Die Steuerpflicht entfällt, wenn das Einkommen unter einer bestimmten Grenze liegt. Arbeitnehmer, die für ein Unternehmen arbeiten, beziehen Einkünfte aus nicht selbstständiger Arbeit und zahlen **Lohnsteuer**. Sie gilt als eine Sonderform der **Einkommenssteuer**. Die Lohnsteuer richtet sich nach dem Verdienst des Arbeitnehmers. Bestimmte soziale Merkmale vermindern die Lohnsteuer. Hierzu zählen:
- Familienstand (ledig, verheiratet etc.)
- Anzahl der Kinder
- Freibeträge

Steuerklassen

Die sozialen Merkmale werden in der Lohnsteuerkarte eingetragen, sodass die Personalverwaltung den Auszahlungsbetrag errechnen und die Steuer direkt an das Finanzamt überweisen kann. Momentan gibt es 6 Lohnsteuerklassen (▶ Tab. 11.11).

Freibeträge

Darüber hinaus können in der Lohnsteuerkarte auf Antrag noch Freibeträge eingetragen werden. Jedem Arbeitnehmer steht ein sog. **Grundfreibetrag** zur Verfügung, der nicht versteuert wird. Hintergrund: Er soll das Existenzminimum des Arbeitnehmers sichern. Die entsprechenden Einzelheiten sind dem aktuellen Steuerrecht zu entnehmen.

> **M!**
> ### Merke
> Die Lohnsteuerkarte wird von der Gemeinde erstellt. Seit dem 1. Januar 2010 übermittelt die zuständige Gemeinde die Steuermerkmale elektronisch an das Finanzamt.

Die Entgeltabrechnung erfolgt nach folgendem Schema:

Das steuerpflichtige Gehalt errechnet sich aus dem vereinbarten Entgelt sowie möglichen finanziellen Zusatzleistungen wie z. B. vermögenswirksame Leistungen des Arbeitgebers und Zulagen. Die Zusatzleistungen sind zu versteuern und wirken sich auf die Berechnung der Sozialversicherungsbeiträge aus. Mitarbeiter, die Feiertags-, Nacht- und Sonntagsarbeit verrichten, erhalten entsprechende Zuschläge zu ihrem Lohn/Gehalt. Diese speziellen Zuschläge bleiben in bestimmten Grenzen steuer- und sozialversicherungsfrei.

Tab. 11.11 Lohnsteuerklassen in Deutschland.

Steuerklasse	sozialer Status
I	• ledige Arbeitnehmer • verheiratete Arbeitnehmer, aber dauernd getrennt vom Ehepartner oder Ehepartner lebt im Ausland • geschiedene Arbeitnehmer • Verwitwete
II	• Arbeitnehmer mit Steuerklasse I und mindestens einem gemeldeten Kind, für das der Kinderfreibetrag gewährt wurde
III	• verheiratete Arbeitnehmer, aber nur eine Person befindet sich in einem Arbeitsverhältnis • Verwitwete bis zu einem Jahr nach dem Tod des Ehegatten
IV	• verheiratet, beide sind Arbeitnehmer
V	• *verheiratete Arbeitnehmer, die einen Antrag stellen, damit eine Person in Steuerklasse III und die andere nach Steuerklasse V besteuert wird
VI	• Arbeitnehmer, die aus mehreren Arbeitsverhältnissen Arbeitslohn erhalten

*Die Lohnsteuerklasse V wird nur beantragt, wenn sich das Ehepaar dadurch steuerlich besser stellt. Dies ist der Fall, wenn eine Person ein hohes und die andere Person ein geringeres Einkommen verdient.

Steuerabzug

Die an das Finanzamt abzuführende Lohnsteuer ergibt sich aus der Lohnsteuertabelle und ist abhängig von den sozialen Merkmalen des Steuerpflichtigen. Der **Solidaritätszuschlag** beträgt maximal 5,5 % und wird von der abzuführenden Lohnsteuer errechnet. Zu zahlen ist er erst ab einem bestimmten Lohnsteuerbetrag und steigt dann, je nach zu zahlender Lohnsteuer, auf maximal 5,5 % an. Die **Kirchensteuer** zahlt jeder Arbeitnehmer, sofern kein Austritt vorliegt. Nichtmitglieder zahlen keine Kirchensteuer. Die abzuführenden Steuern werden an das Finanzamt abgeführt. Das Finanzamt reicht die Kirchensteuer an die Kirchen weiter. Der Arbeitgeber führt die gesamten Sozialversicherungsbeiträge, die von Arbeitnehmer und Arbeitgeber aufzubringen sind (Ausnahme: Unfallversicherung!), an die Krankenkasse ab. Die Krankenkasse überweist die Teilbeträge an die anderen Sozialversicherungsträger.

B

Fallbeispiel

Karl Müller arbeitet in der Verwaltung eines Pflegeheims und verdient 4 266,00 € brutto. Er ist verheiratet. Seine Frau arbeitet 12 Std. in der Woche. Zusammen haben sie 2 Kinder, die auch auf seiner Lohnsteuerkarte eingetragen sind. Herr Müller hat die Steuerklasse III und seine Frau die Steuerklasse V (► Tab. 11.13). Achtung in BaWü und Bayern beträgt die Kirchensteuer nur 8 %, in den übrigen Bundesländern 9 %.

Die Sozialversicherungsbeiträge für Herrn Müller betragen bei der Krankenversicherung 14,6 %, der Zusatzbeitrag* 0,7 % (7,3 %/0,35 %), der Pflegeversicherung 3,05 % (1,525 %/), der Rentenversicherung 18,6 % (9,3 %/9,3 %) und der Arbeitslosenversicherung (2,5 %/1,250 %). Kinderlose müssen einen Zusatzbeitrag zur Pflegeversicherung in Höhe von 0,25 % leisten.

* Der Zusatzbeitrag wird durch die jeweilige gesetzliche Krankenkasse festgelegt. Das Bundesgesundheitsministerium gibt einen Durchschnittswert für das Kalenderjahr bekannt, sodass der Versicherte ersehen kann, ob seine Kasse einen Zusatzbeitrag über dem durchschnittlichen verlangt oder günstiger ist. Somit kann er überlegen, ob er evtl. die Krankenkasse wechseln sollte. Für 2019 beträgt der Durchschnittswert 0,9 %., im Beispiel 0,7 %. Welchen Betrag zahlt der Arbeitgeber Herrn Müller aus?

a) Ermitteln Sie den Nettolohn von Herrn Müller.

Berechnung (► Tab. 11.12):

- 1. Schritt: In der Lohnsteuertabelle wird das Gehalt herausgesucht, das am ehesten dem von Herrn Müller entspricht. Davon werden die einzelnen Steuern abgezogen.
- 2. Schritt: Berechnung und Abzug der einzelnen Sozialversicherungsbeträge.
- 3. Schritt: Ermittlung des Auszahlungsbetrags
  a) Ermitteln Sie den Nettolohn von Herrn Müller unter folgender Zusatzangabe:
    - Kinderfreibeträge 2, weitere Freibeträge wurden auf Herrn Müllers Karte nicht eingetragen.
    - Auszug aus der Lohnsteuertabelle

Ergebnis: Es entfällt lediglich der Solidaritätszuschlag, da dieser bei Personen in der Steuerklasse III verbunden mit Kindern erst ab einem zu versteuernden Einkommen von aktuell über 3 900,00 € anfällt.

Tab. 11.12 Beispiel: Berechnung des Nettolohns.*

	Arbeitnehmerbeitrag (€)	Arbeitgeberbeitrag, der zusätzlich zum Bruttolohn aufzubringen ist (€)
Gehalt/Lohn	4 266,00	–
– Lohnsteuer	446,16*	–
– Solidaritätszuschlag	–	–
– Kirchensteuer	11,44	–
– Krankenversicherung	326,35	326,35 (inklusive Zusatzbeitrag)
– Pflegeversicherung	65,06	65,06
– Arbeitslosenversicherung	53,33	53,33
– Rentenversicherung	396,74	396,74
= Nettoentgelt	**2 966,92**	**–**
– sonstige Abzüge	–	–
= Auszahlungsbetrag	**2 966,92**	**–**

*Die abgebildete Lohnsteuertabelle enthält Durchschnittswert, so dass die Berechnung mit einem Lohnsteuerprogramm davon abweicht.

Tab. 11.13 Auszug aus der Steuertabelle.

Kinderfreibetrag			0		0,5		1		1,5		2		2,5		3		3,5		4	
ab €	StK	Steuer	SolZ	KiStr	SolZ	KiStr	SolZ	KiStr	SolZ	KiStr	SolZ	KiStr	SolZ	KiStr	SolZ	KiStr	SolZ	KiStr	SolZ	KiStr
4263,00	I	771,58	42,43	69,44	36,30	59,40	30,46	49,84	24,90	40,74	19,63	32,13	14,65	23,97	9,95	16,29	3,98	9,08	–	2,79
	II	715,09	–	–	33,34	54,56	27,64	45,23	22,22	36,37	17,10	27,99	12,26	20,07	7,71	12,62	–	5,69	–	0,41
	III	445,50	24,50	40,09	19,88	32,53	15,40	25,20	7,83	18,10	–	11,35	–	5,53	–	0,79	–	–	–	–
	IV	771,58	42,43	69,44	39,33	64,36	36,30	59,40	33,34	54,56	30,46	49,84	27,64	45,23	42,90	40,74	22,23	36,38	19,63	32,13
	V	1186,00	65,23	106,74	–	–	–	–	–	–	–	–	–	–	–	–	–	–	–	–
	VI	1222,25	67,22	110,00	–	–	–	–	–	–	–	–	–	–	–	–	–	–	–	–
4266,00	I	772,50	42,48	69,52	36,35	59,48	30,50	49,91	24,94	40,82	19,67	32,19	14,68	24,03	9,99	16,35	4,11	9,14	–	2,83
	II	716,00	–	–	33,38	54,63	27,68	45,29	22,27	36,44	17,14	28,04	12,30	20,12	7,75	12,68	–	5,74	–	0,44
	III	446,16	24,53	40,15	19,91	32,58	15,43	25,25	7,96	18,16	–	11,39	–	5,58	–	0,82	–	–	–	–
	IV	772,50	42,48	69,52	39,38	64,44	36,35	59,48	33,39	54,64	30,50	49,91	27,68	45,30	24,94	40,82	22,27	36,45	19,67	32,19
	V	1187,00	65,28	106,86	–	–	–	–	–	–	–	–	–	–	–	–	–	–	–	–
	VI	1223,25	67,27	110,09	–	–	–	–	–	–	–	–	–	–	–	–	–	–	–	–
4269,00	I	773,41	42,53	69,60	36,40	59,56	30,55	49,99	24,98	40,88	19,71	32,25	14,73	24,10	10,02	16,40	4,23	9,19	–	2,87
	II	716,83	–	–	33,43	54,71	27,72	45,37	22,31	36,50	17,18	28,11	12,33	20,18	7,78	12,74	–	5,79	–	0,47
	III	446,83	24,57	40,21	19,94	32,63	15,47	25,31	8,10	18,22	–	11,44	–	5,62	–	0,86	–	–	–	–
	IV	773,41	42,53	69,60	39,43	64,52	36,40	59,69	33,44	54,72	30,55	49,99	27,73	45,38	24,98	40,88	22,31	36,51	19,71	32,25
	V	1188,08	65,34	106,92	–	–	–	–	–	–	–	–	–	–	–	–	–	–	–	–
	VI	1224,33	67,33	110,18	–	–	–	–	–	–	–	–	–	–	–	–	–	–	–	–
4272,00	I	774,25	42,58	69,68	36,44	59,63	30,59	50,06	25,02	40,95	19,75	32,32	14,76	24,16	10,06	16,47	4,35	9,24	–	2,91
	II	717,75	–	–	33,48	54,78	27,77	45,45	22,35	36,57	17,21	28,17	12,37	20,25	7,81	12,79	–	5,85	–	0,50
	III	447,50	24,61	40,27	19,98	32,69	15,51	25,38	8,20	18,27	–	11,50	–	5,67	–	0,90	–	–	–	–
	IV	774,25	42,58	69,68	39,48	64,60	34,44	59,63	33,48	54,79	30,59	50,06	27,77	45,45	25,02	40,95	22,35	36,58	19,75	32,32
	V	1189,08	65,39	107,01	–	–	–	–	–	–	–	–	–	–	–	–	–	–	–	–
	VI	1225,33	67,39	110,27	–	–	–	–	–	–	–	–	–	–	–	–	–	–	–	–
4275,00	I	775,25	42,63	69,77	36,49	59,72	30,63	50,13	25,07	41,03	19,79	32,39	14,80	24,22	10,10	16,52	4,48	9,30	–	2,96
	II	718,66	–	–	33,52	54,86	27,81	45,51	22,39	36,64	17,26	28,24	12,41	20,31	7,85	12,85	–	5,90	–	0,54
	III	448,16	24,64	40,33	20,02	32,76	15,53	25,42	8,33	18,32	–	11,54	–	5,69	–	0,92	–	–	–	–
	IV	775,25	42,63	69,77	39,53	64,68	36,49	59,72	33,53	54,86	30,63	50,13	27,82	45,52	25,07	41,03	22,39	36,65	19,79	32,39
	V	1190,16	65,45	107,11	–	–	–	–	–	–	–	–	–	–	–	–	–	–	–	–
	VI	1226,41	67,45	110,37	–	–	–	–	–	–	–	–	–	–	–	–	–	–	–	–

Die Tabelle enthält Durchschnittswerte, sodass eine genaue Berechnung mithilfe eines Lohnsteuerprogrammes davon abweicht.

11.7.4 Entgeltfortzahlung bei Erkrankung des Arbeitnehmers

Mitarbeiter, die erkranken, haben grundsätzlich Anspruch auf Lohnfortzahlung. In vielen Fällen ist die Erkrankung nach wenigen Tagen bzw. Wochen überstanden. Für die Dauer der Erkrankung steht dem Arbeitnehmer eine Entgeltfortzahlung durch den Arbeitgeber zu. Dieser Anspruch ergibt sich aus § 3 Entgeltfortzahlungsgesetz (EFZG), bei:

- Arbeitsunfähigkeit (unverschuldet) wegen einer Krankheit
- Organspende
- Maßnahmen zur med. Vorsorge oder Reha etc.

Der Begriff Krankheit wird im Sozialrecht aktuell nicht definiert. Ersatzweise wird das Urteil des Bundessozialgerichts von 1972 herangezogen, in dem es dort heißt, dass „eine Krankheit ein regelwidriger körperlicher, geistiger oder seelischer Zustand der Arbeitsunfähigkeit oder Behandlung oder beides" ist. Wichtig in diesem Zusammenhang ist die Bemerkung: unverschuldet. Hat sich der Arbeitnehmer die Erkrankung/Verletzung grob fahrlässig oder gar vorsätzlich zugezogen, dann besteht kein Anspruch auf Entgeltfortzahlung. **Beispiel:** Im Rahmen einer Freizeitveranstaltung kommt es zu einer heftigen körperlichen Auseinandersetzung, die vom Arbeitnehmer ausgelöst wurde. Oder ein Arbeitnehmer nimmt in seiner Freizeit Drogen und verursacht im Rahmen einer privaten Autofahrt einen Verkehrsunfall, bei der er selbst schwer verletzt wird. Der Arbeitnehmer ist verpflichtet, die Arbeitsunfähigkeitsbescheinigung dem Arbeitgeber vorzulegen und einen Durchschlag an seine Krankenkasse zu schicken. Sofern er dies unterlässt besteht die Gefahr, dass bei einer längeren Erkrankung die Gewährung von Krankengeld durch die Krankenkasse ruht oder ausgeschlossen ist, da der Arbeitnehmer seiner Mitteilungspflicht gegenüber der Krankenkasse nicht nachgekommen ist.

Die Arbeitsunfähigkeit wird durch § 2 AUR (Arbeitsunfähigkeits-Richtlinie) definiert. Nach dieser Richtlinie liegt Arbeitsunfähigkeit vor, „[…] wenn Versicherte aufgrund von Krankheit ihre zuletzt ausgeübte Tätigkeit nicht mehr oder nur unter der Gefahr der Verschlimmerung der Erkrankung ausführen können".

B

Fallbeispiel

Arbeitnehmer Müller hat am 01.06.2019 seine neue Arbeitsstelle anzutreten. Am 18.05.2019 erkrankt er schwer an einer Grippe. Wann beginnt und endet die Entgeltfortzahlung?

Lösung: Der neue Arbeitgeber muss 4 Wochen nach offiziellem Arbeitsbeginn mit der Entgeltfortzahlung beginnen, d. h. ab dem 29.06.2019. Die Entgeltfortzahlung endet 42 Tage (6 Wochen) später.

Arbeitnehmer haben Anspruch auf Entgeltfortzahlung, wenn sie mindestens vier Wochen ununterbrochen in ihrem Arbeitsverhältnis tätig waren. Wird die AU vor der Ausübung der Arbeitstätigkeit ausgestellt, dann wird ab diesem Zeitpunkt eine Entgeltfortzahlung durch den Arbeitgeber ausgelöst. Erfolgt die Ausstellung der Arbeitsunfähigkeitsbescheinigung während der Arbeit bzw. nach ihrem Ende, wird die Entgeltfortzahlung erst am folgenden Tag ausgelöst. Die Höhe der Entgeltfortzahlung richtet sich nach dem Entgelt, welches für die normale Arbeitszeit zu zahlen ist. Dies gilt insbesondere für Sonntags-, Feiertags- und Nachtarbeitszuschläge soweit dies eingeplant war. Kommt es während der Entgeltfortzahlung zu Tarifänderungen, dann sind diese zu beachten. Nicht beachtet werden Entgelte für Überstunden.

Bei Lohnempfängern wird die Entgeltfortzahlung anhand der ausgefallenen (geplanten) Stunden ermittelt.

B

Fallbeispiel

Frau Mayer arbeitet bereits seit 12 Jahren ununterbrochen im Pflegeheim. In dieser Zeit war sie noch keinen Tag erkrankt. Am 12.04.2019 kann sie aufgrund einer heftigen Erkältung nicht mehr arbeiten. Sie wird vor Arbeitsbeginn von ihrem Hausarzt arbeitsunfähig geschrieben. Die Arbeitsunfähigkeit besteht bis zum 30.04.2019. Am 28.05.2019 erleidet sie einen Herzinfarkt. Die Arbeitsunfähigkeit besteht bis 04.07.2019.

Entscheiden Sie, wie lange der Arbeitgeber zu einer Entgeltfortzahlung verpflichtet ist.

Lösung: Frau Mayer erhält mit Aushändigung der AU Entgeltfortzahlung für 42 Tage. Das Gleiche gilt für die zweite Erkrankung am 28.05.2019. Auch hier erhält sie für 42 Tage Entgeltfortzahlung, da die erste und zweite Erkrankung in keinem Zusammenhang stehen. Würden die Erkrankungen in einem Zusammenhang stehen, dann wäre sie berechtigt Krankengeld von ihrer gesetzlichen Krankenkasse zu erhalten.

11.7.5 Krankengeldberechnung bei Erkrankung des Arbeitnehmers

Besteht die Erkrankung länger, d. h. über sechs Wochen, dann hat der erkrankte Arbeitnehmer in der Regel einen Anspruch auf Krankengeld durch die gesetzliche Krankenversicherung (▸ Abb. 11.6).

Krankengeld wird nicht geleistet, während der Elternzeit (Ausnahme: wenn während der Elternzeit einer versicherungspflichtigen Beschäftigung nachgegangen wird) oder aber wenn Mutterschaftsgeld bezogen wird. Auch nicht beim Bezug von Arbeitslosengeld etc. Vgl. § 49 SGB V.

Für die Krankengeldberechnung ist bei Gehaltsempfängern der letzte vor der AU abgerechnete sowie abgelaufene Entgeltabrechnungszeitraum maßgebend. Allerdings erhält der erkrankte Arbeitnehmer nur 70 % von seinem Bruttoentgelt bzw. max. 90 % von seinem Nettoarbeitsentgelt.

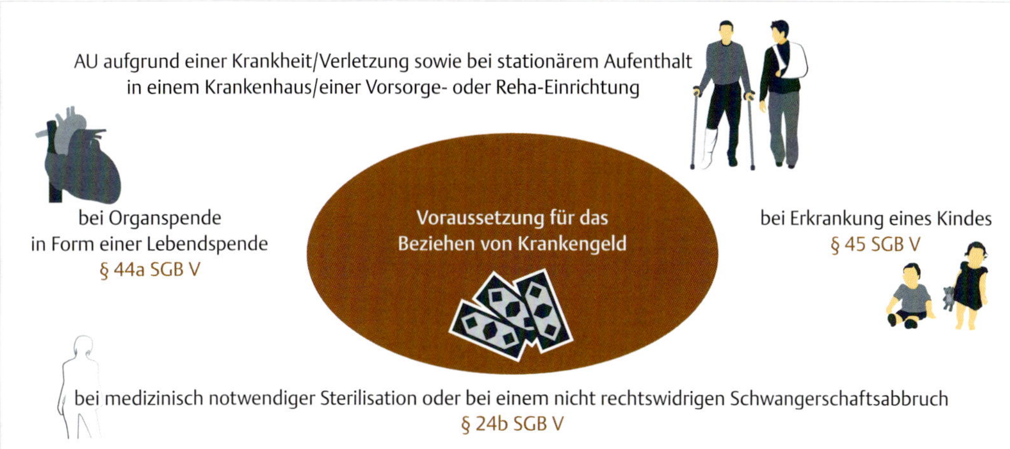
AU aufgrund einer Krankheit/Verletzung sowie bei stationärem Aufenthalt in einem Krankenhaus/einer Vorsorge- oder Reha-Einrichtung
bei Organspende in Form einer Lebendspende
§ 44a SGB V
Voraussetzung für das Beziehen von Krankengeld
bei Erkrankung eines Kindes
§ 45 SGB V
bei medizinisch notwendiger Sterilisation oder bei einem nicht rechtswidrigen Schwangerschaftsabbruch
§ 24b SGB V

Abb. 11.6 Voraussetzungen für das Beziehen von Krankengeld.

Fallbeispiel

Emma L. erhält am 01.06.2019 von ihrem Arzt eine AU. Aus medizinischen Gründen kommt es zu mehreren Folgeverlängerungen bis zum 31.08.2019. Das Bruttogehalt beträgt 3 500,00 €. Als Nettogehalt erhält sie 2 700,00 € (fiktiv). Die Beitragsbemessungsgrenze liegt bei 4 537,00 € (2019).

a) Ab wann erhält Emma Krankengeld?
b) In welcher Höhe erhält sie Krankengeld (Brutto/Netto)?

Lösung:

a) Wenn Emma am 01.06. krankgeschrieben wird, gilt das Datum für die Entgeltfortzahlung durch den Arbeitgeber. Dieser muss ihr für 6 Wochen das Gehalt weiterzahlen. Die Zahlung des Arbeitgebers endet am 12.07.2019. Ab dem 13.07.2019 erhält sie Krankengeld durch die gesetzliche Krankenversicherung.

b1) Ermittlung des Regelentgeltes

$$\frac{3500,00}{30} = 116,66 \text{ pro Tag}$$

Dabei ist zu beachten, ob das sog. Höchstregelentgelt pro Tag überschritten wird. Das Höchstregelentgelt ergibt sich durch die Bemessungsgrenze des aktuellen Kalenderjahres für den Krankenversicherungsbeitrag. Das Krankengeld darf das Höchstregelentgelt nicht überschreiten.

b2) Ermittlung des Höchstregelentgeltes:

$$\frac{4537,50}{30} = 151,25 \text{ €}$$

Gezahlt werden 70 % vom Regelentgelt, d. h. 70 % v. 116,66 = 81,66 € bzw. 90 % vom Nettoarbeitsentgelt.

$$\frac{2700,00}{30} = 90,00 \text{ €}$$

90 % von 90,00 € = 81,00 €

Jeder Monat wird mit 30 Tagen gerechnet!

Für das Bespiel bedeutet das, dass ab dem 13.07.2019 im Juni noch 18 Tage und für den August noch 30 Tage Krankengeld durch die Krankenkasse zu zahlen sind.

b3) 3 Ermittlung des Krankengeldes brutto:

$48 \times 81,66 = 3919,78$ €. Vom ermittelnden Krankengeld sind die Sozialversicherungsbeträge mit Ausnahme des Krankenversicherungsbeitrages abzuziehen bzw. werden gleich einbehalten. In der Krankenversicherung besteht während des Krankengeldbezuges Beitragsfreiheit bei vollem Versicherungsschutz. Lohnsteuer wird vom Krankengeld nicht abgezogen. Es ist in der Steuererklärung aber anzugeben.

Nach Abzug der (fiktiven) Sozialversicherungsbeiträge erhält Emma von ihrer Krankenversicherung

b4) Berechnung des Krankengeldes netto:

90 % von 90,00 € = 81,00 €

$$48 \times 81,00 = 3888,00 \text{ €}$$

Das Krankengeld wird für maximal 78 Wochen innerhalb von drei Jahren gewährt. Nach Ende des Dreijahreszeitraumes lebt der Anspruch erneut auf, wenn der Versicherte mindestens sechs Monate lange nicht arbeitsunfähig wegen derselben Krankheit war. Dies gilt auch, wenn er arbeitslos war und dem Arbeitsmarkt zur Verfügung gestanden hat. Vgl. § 48 SGB V.

11.7.6 Gesetzliche und tarifliche Sozialleistungen

Neben den gesetzlichen Sozialleistungen fallen für viele Unternehmen noch tarifliche Sozialleistungen an. Sie ergeben sich durch Vereinbarungen (Tarifvertrag/Betriebsvereinbarung) zwischen Gewerkschaft/Betriebsrat und Arbeitgeber. Tarifliche Sozialleistungen begründen einen Rechtsanspruch der Arbeitnehmer gegenüber ihrem Arbeitgeber. Zu den häufigsten tariflichen Sozialleistungen zählen:
- Arbeitszeitregelungen
- Urlaubsgeld und -tage
- Zusatzentgelte (Prämien, Gratifikationen etc.)
- Vermögensbildung
- betriebliche Altersversorgung

11.7.7 Freiwillige Sozialleistungen

In Zukunft treten die freiwilligen Sozialleistungen wieder stärker in den Vordergrund. Gewährt der Arbeitgeber freiwillige Sozialleistungen, dann muss er darauf achten, dass diese nicht als gewohnheitsrechtliche Leistung betrachtet werden. Gerade in Gesundheitseinrichtungen kann es für die Mitarbeiter motivierend sein, wenn ihnen ihr Arbeitgeber zusätzliche Urlaubstage gewährt oder durch familienfreundliche Arbeitszeitregelungen entgegenkommt. Auch die Gewährung von finanziellen Leistungen, z. B. Weihnachtsgeld, Geldleistungen bei Geburten, Jubiläen etc., stellt für viele Mitarbeiter einen zusätzlichen Anreiz dar. Sofern der Arbeitgeber sich nicht durch einen Vertrag binden möchte, hat er die Möglichkeit, bestimmte Leistungen freiwillig zu gewähren. Dies ist dem Arbeitnehmer schriftlich mitzuteilen. Dabei ist darauf hinzuweisen, dass kein genereller oder regelmäßiger Anspruch ableitbar ist.

B

Fallbeispiel

Der Arbeitgeber weist bei der Gratifikationsauszahlung schriftlich jeden Mitarbeiter darauf hin, dass diese keinen Rechtsanspruch begründet bzw. im nächsten Jahr von der Gewinnerzielung abhängig ist. Vergisst er diesen Hinweis, könnten die Mitarbeiter einen Anspruch ableiten, sodass der Arbeitgeber dann die Pflicht zur Gratifikationszahlung hat.

Die bekanntesten freiwilligen Leistungen sind:
- Arbeitgeberdarlehen
- Betriebsrente
- Betriebskindergarten
- Essenszuschüsse
- Fitness- und Sportangebote in eigenen Sportgruppen oder in Kooperation mit Vereinen etc.
- Förderung der Mitarbeitervermögensbildung
- Gratifikationen, z. B. Weihnachtsgeld, Zuschuss zur Geburt etc.
- Schuldnerberatung für Mitarbeiter
- Abhängigkeitsberatung
- Sterbekasse oder Risikolebensversicherung
- Prämien- und/oder Erfolgsbeteiligung

Die Unternehmensleitung entscheidet autonom, welche Leistung sie den Arbeitnehmern anbieten möchte. In kleinen bis mittleren Unternehmen ist das Angebot an freiwilligen Sozialleistungen in der Regel überschaubar. Besteht das Angebot aus einem ganzen Bündel aus Sozialleistungen, dann wird deren Verwaltung durch eine eigenständige Abteilung (betriebliches Sozialwesen) sichergestellt. Neben der Verwaltung muss diese Abteilung auch auf die Einhaltung der einschlägigen Gesetze wie Steuerrecht, Arbeitsrecht etc. achten. Die freiwilligen betrieblichen Sozialleistungen lassen sich in die 3 Kategorien einteilen:
- monetäre Leistungen
  - Prämien/Erfolgsbeteiligung
  - Betriebsrenten
  - Mitarbeiterdarlehen
- Dienstleistungen:
  - Betriebskindergarten
  - Beratungsleistungen
- Sachleistungen:
  - Mitarbeiterverpflegung
  - Mitarbeiterwohnungen
  - Mitarbeiterparkplätze

Monetäre Leistungen

Eine weitere Möglichkeit der Mitarbeitermotivation stellen die freiwilligen Geldleistungen dar. Sie helfen, Mitarbeiter an das Unternehmen zu binden, was gerade vor dem demografischen Wandel ein enormer Wettbewerbsvorteil für Gesundheitseinrichtungen sein kann. Die Beteiligung kann entweder am **Ertrag** (z. B. prozentual am Umsatz) oder am **Gewinn** (z. B. am Nettobilanzgewinn) erfolgen.

Durch die Beteiligung der Mitarbeiter am Erfolg identifizieren sich diese eher mit dem Unternehmen. Gleichzeitig besteht ein Interesse, dass das Unternehmen am Markt Erfolg hat. Privatwirtschaftliche Einrichtungen können ihren Mitarbeitern diese zusätzlichen Entgeltkomponenten ohne Probleme zahlen. Für staatliche oder kirchliche Einrichtungen ergeben sich eine Reihe von Schwierigkeiten, da diese Einrichtungen grundsätzlich nicht gewinnorientiert sind. **Betriebsrenten** können allerdings auch sie ihren Mitarbeitern anbieten.

Arbeitgeber und Arbeitnehmer können in Zusammenarbeit mit einer Versicherungsgesellschaft Entgeltanteile in eine **Lebensversicherung** für den Arbeitnehmer einzahlen, die dem Arbeitnehmer mit Erreichen der Pensionsgrenze als Rente oder in einem Betrag ausgezahlt wird. Die Entgeltanteile können in eine spezielle **Pensionskasse** eingezahlt werden, die später dann an den Mitarbeiter als Rente auszahlt wird. Die **Pensionszusage** dagegen stellt eine direkte Zusage des Unternehmens gegenüber den Beschäftigten dar, bei Eintritt der Pensionierung eine bestimmte Geldleistung in Form einer Rente zu zahlen. Eine **Unterstützungskasse** ist eine Einrichtung, die vom Arbeitgeber selbst gegründet und von ihm als selbstständige Einrichtung betrieben wird. Die Betriebsrentenmodelle sind sowohl für Arbeitnehmer als auch für Arbeitgeber vorteilhaft. Für den Arbeitnehmer können sich Nachteile ergeben, wenn der Arbeitgeber insolvent wird oder die gewählte Versicherung unvorteilhaft gewählt wurde.

Freiwillige betriebliche Dienstleistungen

Da der Faktor Arbeit die Wettbewerbsfähigkeit und den Erfolg einer Gesundheitseinrichtung ausmacht, gewinnen die betrieblichen Dienst- und Sachleistungen an Bedeutung. Sie sind keine neue Erfindung, sondern wurden schon zu Zeiten des Frühkapitalismus von Unternehmern praktiziert, die ihre soziale Verantwortung ernst nahmen. Häufig beziehen sich die betrieblichen Dienstleistungen auf folgende Bereiche:

- Gesundheitsprävention
- Abhängigkeitssyndrome und Schuldnerberatung
- Familie und Arbeit

▸ **Gesundheitsprävention.** Die Gesundheitsprävention dient der Vorbeugung von Gesundheitsschäden der Mitarbeiter. Die gilt für die Mitarbeiter im Pflege- und Medizinbereich genauso wie im Verwaltungsbereich.

Zu den häufigsten Erkrankungen gehören in Gesundheitseinrichtungen die Erkrankungen des Bewegungs- und Stützapparates und des Herz-Kreislauf-Systems. Erkrankungen des Bewegungs- und Stützapparates lassen sich zum einen auf die zum Teil schwere körperliche Beanspruchung zurückführen. Insbesondere, wenn die Mitarbeiter körperschonende Arbeitsweisen nicht kennen bzw. diese aufgrund falscher Denkweisen oder anderer Gründe nicht anwenden. Nicht haltbar sind Zustände, wenn Mitarbeitern Hilfsmittel verweigert werden (z. B. Patientenlifter). Zum anderen werden diese Erkrankungen auch als Ausdruck psychischer Überbeanspruchung der Mitarbeiter betrachtet. Sowohl körperliche als auch psychische Überbeanspruchungen können Erkrankungen des Herz-Kreislauf-Systems und Suchterkrankungen fördern. Sie treten selbstverständlich auch isoliert von körperlicher und psychischer Beanspruchung auf. Gesundheitseinrichtungen können mithilfe folgender Maßnahmen Erkrankungen vorbeugen:

- Physioeinzel- und/oder -gruppentherapie
- Stressbewältigungsseminare oder -Workshops
- Beratungsangebote
- Sportprogramme oder Bildung von betrieblichen Sportgruppen
- Zusammenarbeit mit Sportvereinen

▸ **Abhängigkeitsberatung.** Abhängigkeitserkrankungen haben oft eine lange Vorgeschichte. In der Vergangenheit wurde eine Abhängigkeit totgeschwiegen. Erst wenn dies nicht mehr möglich war, weil es zu erheblichen Problemen durch den Mitarbeiter kam, wurden Maßnahmen eingeleitet. Die Maßnahmen reichen von fristloser Kündigung bis hin zu Therapie- und Rehabilitationsmaßnahmen für den Betroffenen. Mitarbeiter und Führungskräfte können u. a. von folgenden Abhängigkeiten betroffen sein:

- Arbeit (Workaholic)
- Alkohol
- Nikotin
- Medikamente
- Computer
- Spiele

Neben der eigentlichen Abhängigkeitserkrankung kommt es oft zu weiteren Problemen in der Familie, zwischen den Kollegen etc. In der Praxis wird leider eher über den Betroffenen geredet als mit ihm gesprochen. Somit ergibt sich für das betriebliche Sozialwesen die Aufgabe, frühzeitig einzuschreiten, indem mit dem Mitarbeiter Kontakt aufgenommen wird. Grundvoraussetzung für ein Mitarbeitergespräch ist, dass eine Vertrauensbasis vorhanden ist bzw. aufgebaut wird. Um den Mitarbeiter nicht von vornherein z. B. als alkoholabhängig zu stigmatisieren, ist die Abhängigkeitsberatung nur eine von vielen Aufgaben des betrieblichen Sozialwesens.

▸ **Schuldnerberatung.** Inzwischen stellt die Verschuldungsberatung ein weiteres Aufgabengebiet für das betriebliche Sozialwesen dar. Beschäftigte, die in wirtschaftlichen Schwierigkeiten stecken, sind bei der Arbeit häufig mit anderen Gedanken beschäftigt. Nicht selten sprechen sie nicht über ihre wirtschaftliche Situation und erkennen auch keinen Ausweg. Besteht ein vertrauensvolles Verhältnis, kann der Arbeitgeber diesen Mitarbeitern z. B. durch eine Schuldnerberatung bzw. Kontaktvermittlung frühzeitig Hilfe anbieten.

▸ **Familie und Arbeit.** Arbeitskräfte im Gesundheitswesen sind schon heute äußerst knapp. Für die Unternehmen ist es daher von größter Wichtigkeit, zu überlegen, wie sie Familien bzw. Alleinstehende mit Kindern unterstützen können. In der Praxis sind viele Möglichkeiten denkbar.

Eine **familienfreundliche Arbeitsorganisation** bedeutet, dass sich das Unternehmen bewusst um seine Mitarbeiter kümmert und ihnen ermöglicht, dass sie Arbeit und Familie gleichermaßen vereinbaren können. Gelingt dies dem Unternehmen, kann es Mitarbeiter gewinnen, die evtl. sonst einer Beschäftigung nicht nachgehen würden. So lassen sich Verwaltungstätigkeiten häufig von zu Hause aus durchführen (**Heimarbeitsplatz**). Der Mitarbeiter ist nur an bestimmten Tagen bzw. zu bestimmten Stunden im Unternehmen. Die übrige Arbeitszeit erfolgt von zu Hause.

M!

Merke

Ab 2019 gilt das sog. „Brückenteilzeitgesetz". Die rechtliche Grundlage ergibt sich aus dem Teilzeit- und Befristungsgesetz (TzBfG). Dadurch haben Mitarbeiter einen Rechtsanspruch auf Teilzeitarbeit zwischen 1–5 Jahre. Sofern Unternehmen weniger als 200 Mitarbeiter beschäftigen, gilt dieses Gesetz allerdings nur eingeschränkt.

Das Einrichten von **Arbeitszeitkonten** stellt eine weitere Möglichkeit dar. Gerade in Gesundheitseinrichtungen fallen zu bestimmten Tageszeiten besonders viele Tätigkeiten an. Zu diesen Zeiten werden dementsprechend mehr Mitarbeiter benötigt. Durch Arbeitszeitkonten besteht die Möglichkeit, dass die Einsatzzeiten der Mitarbeiter flexibilisiert werden können. Durch die Wahrnehmung der Elternzeit sind die Mitarbeiter temporär für das Unternehmen nicht mehr verfügbar. Ermöglicht das Unternehmen diesen Beschäftigten die **Teilnahme an Fort- und Weiterbildungen**, dann bleiben diese Mitarbeiter beruflich fit und halten gleichzeitig mit ihrem Unternehmen sowie den Kollegen Kontakt.

Inzwischen gehört die **Mitarbeiterkinderfürsorge** zu den Aufgaben von Unternehmen. Nur wenn die Eltern sich keine Sorgen um ihren Nachwuchs machen müssen, können sie ihrer Arbeit ungestört nachgehen. Die betriebliche Kinderfürsorge kann durchaus auf die schulpflichtigen Kinder ausgedehnt werden und sogar mit einem Hol- und Bringdienst kombiniert werden.

Für das Unternehmen können sich folgende **Vorteile** ergeben:
- schnellere Rückkehr von Müttern/Vätern
- bessere Vereinbarkeit von Familie und Beruf
- höhere Motivation
- Bindung der Mitarbeiter
- attraktiver Arbeitgeber

In der Praxis bewährt haben sich die nachfolgenden Angebote:
- betriebliche oder öffentliche Betreuung, z. B.
  - Betriebskindergarten
  - Ankauf von Kontingenten in öffentlichen Einrichtungen
- individuelle Betreuung, z. B.
  - Tagesmutter
  - Hausaufgaben-/Nachmittagsbetreuung

Die Angebote des Unternehmens anzunehmen oder abzulehnen, liegt dabei immer bei dem einzelnen Arbeitnehmer.

Sachleistungen

Die Sachleistungen stellen dem Mitarbeiter gegenüber einen besonderen Service dar. Neben der höheren Mitarbeitermotivation kann er sicherstellen, dass die Beschäftigten ohne Zeitverzögerung, z. B. durch Zurverfügungstellung von **Parkplätzen**, die Arbeitsstelle aufsuchen können. In die gleiche Richtung zielt die Bereitstellung von **Mitarbeiterwohnungen**. Mitarbeiter schätzen es auch, wenn ihnen der Arbeitgeber die Möglichkeit zur **Essenseinnahme** z. B. durch eine eigene Kantine etc. einräumt. Manche Kantinengerichte stellen heute bereits Kult dar, wie z. B. die „VW-Bratwurst". Zusammen können die dargestellten Maßnahmen für eine hohe Arbeitszufriedenheit bei den Beschäftigten sorgen. Dies äußert sich häufig in geringen Absentismusraten (geringe Fehlzeitenrate) oder einer geringen Fluktuation (Kündigungsrate).

Neben den aufgeführten Sachleistungen ist noch eine Vielzahl weiterer Leistungen möglich, wie z. B. kostenloses Einbettzimmer bei einer Krankenhausbehandlung des Mitarbeiters oder von Familienangehörigen etc. Der Übergang zwischen den einzelnen betrieblichen Sozialleistungen ist fließend. Durch das Angebot von Sachleistungen gegenüber den Beschäftigten verspricht sich das Unternehmen nicht nur eine höhere Motivation, sondern auch eine höhere Arbeitszufriedenheit sowie eine stärkere Identifikation mit dem Unternehmen. Fördern lässt sich dies auch durch die Einführung eines betrieblichen Vorschlagswesens.

Cafeteriasystem

In Zukunft wird der Erfolg eines Unternehmens von seiner Fähigkeit abhängen, potenzielle geeignete Arbeitskräfte zu gewinnen. Neben einer adäquaten Entlohnung – gekoppelt mit Prämien und/oder Beteiligung der Mitarbeiter am Unternehmenserfolg – kann die Einführung des sog. Cafeteriamodells für Unternehmen im Gesundheitswesen interessant sein. Bei dem Cafeteriamodell erhält der Mitarbeiter die Möglichkeit, innerhalb eines vorgegebenen Budgets selbst zu entscheiden, welche sozialen bzw. übertariflichen Leistungen, die ihm das Unternehmen gewährt, von ihm nachgefragt werden. Grundgedanke ist hier, dass sich die Bedürfnisse der Mitarbeiter entsprechend ihrem Lebensalter verändern. Gleichzeitig steigt die Motivation der Mitarbeiter, wenn sie selbst entscheiden können. Den Mitarbeitern steht ein bestimmtes Budget zur Verfügung. Innerhalb dieses Budgets dürfen sie, wie auf einer **„Menükarte"**, die entsprechenden Leistungen auswählen.

Fallbeispiel

B

Mia P. arbeitet in der Mustermann-Klinik AG. Am Jahresende kann sie sich Cafeterialeistungen aus der Menükarte im Wert von 2 400,00 € aussuchen:

Mia könnte sich für einen Dienstwagen im Wert von 100,00 € je Monat (Jahr: 1 200,00 €) sowie den Betriebskinderkarten (960,00) entscheiden. Der nicht ausgeschöpfte Betrag von 240,00 € wird ihr am Jahresende ausgezahlt.

Eine weitere Möglichkeit für das Unternehmen besteht darin, dass es dem Mitarbeiter bestimmte Leistungen vorschreibt und dieser nur über einen bestimmten Betrag frei entscheiden kann.

Fallbeispiel

B

Jeder Mitarbeiter muss eine Betriebsrente von 100,00 € auswählen. Für den Restbetrag darf er entsprechende Leistungen aus der „Menükarte" wählen.

In der Praxis hat sich das Cafeteriamodell bisher nicht durchgesetzt. Zum einen erschweren arbeits- und tarifrechtliche Regelungen die Einführung. Zum anderen führt eine Reduzierung von Menüpunkten, beispielsweise aufgrund eines Gewinnrückganges, zu Verstimmungen bei der Belegschaft. Arbeitnehmer- und Personalvertretung bzw. Gewerkschaften stehen diesem Modell skeptisch gegenüber, da sie ihren Einfluss auf die Mitarbeiter schwinden sehen. Aus Sicht des Unternehmens wird der hohe verwaltungstechnische Aufwand als Argument für die Nichteinführung genannt.

Unternehmen, die sich durch die Einführung in Zukunft Wettbewerbsvorteile versprechen, werden in Zusammenarbeit mit dem Betriebsrat Wege und Möglichkeiten finden, wie sie das Cafeteriasystem im Unternehmen etablieren.

11.8 Personal-Controlling

Bezog sich das Controlling in der Vergangenheit auf das Finanz- und Rechnungswesen, wird es heute nahezu in jedem Unternehmensbereich eingesetzt. Nicht selten besteht die Annahme, dass Controlling nur eine neue Verpackung für Kontrolle darstellt. Diese Annahme ist jedoch falsch.

Definition

Controlling ist als ein Regeln und Steuern zu verstehen, was nur möglich ist, wenn das Ziel bekannt ist. Grundlage hierfür ist ein Plan.

Um den Plan in die Realität umzusetzen, sind Maßnahmen einzuleiten. Da viele Maßnahmen aufeinander aufbauen, ist genau festzulegen, zu welchem Zeitpunkt diese einzuleiten sind und welcher Zeitraum für deren Umsetzung zur Verfügung steht. Genau hier liegt das Hauptaufgabengebiet des Controllers, indem er darauf achtet, dass der Plan eingehalten wird. Er ergreift Maßnahmen, die zur Planerreichung führen oder signalisiert, dass es zu Planabweichungen kommt, die eine Planveränderung notwendig machen. Das Personal-Controlling lässt sich auf jede Aufgabe des Personalwesens anwenden. Seine **Ziele** sind die systematische Informationsversorgung des Personalwesens und die Steigerung der Flexibilität.

11.8.1 Aufgaben des Personal-Controllings

Im Personalwesen fallen enorm viele Daten an: zum einen über die Beschäftigten selbst zum anderen von außen, z. B. Änderungen im Arbeits- und Tarifrecht. Durch Auswertung und Verdichtung dieser Daten werden die Entscheidungsträger erst in die Lage versetzt, richtige Entscheidungen zu treffen. Durch die Beobachtung und Analyse der internen wie externen Unternehmensumwelt lassen sich frühzeitig Veränderungen erkennen und mögliche Maßnahmen planen. Um die Ziele zu erreichen, muss das Personal-Controlling die nachfolgenden Aufgaben erfüllen:

- Informationen bereitstellen
- Dienstleistungen bereitstellen
- Kontrollen durchführen

Das Personal-Controlling muss die verschiedensten Informationen sammeln. Hierzu ist es notwendig, dass die benötigten Informationen im Unternehmen ankommen. Dazu müssen die richtigen Informationsquellen erschlossen werden. Extern geschieht dies durch Kontaktaufbau zu den relevanten Verbänden und den Besuch von Fachveranstaltungen. Intern erfolgt dies, indem dem Controlling Zugriffsrechte auf die relevanten Bereiche eingeräumt oder die Abteilungsleitungen zur Berichterstattung und Informationsweitergabe verpflichtet werden. Die Dienstleistungsaufgaben beziehen sind dabei auf die Fortentwicklung des bestehenden Controlling-Systems, die Erhebung und Auswertung von Daten, die für das Unternehmen und insbesondere für das Personalwesen von Bedeutung sind, z. B. die Zufriedenheit der Mitarbeiter mit der Betriebskantine, die Arbeitszufriedenheit im Unternehmen oder das Betriebsklima.

Neben den allgemeinen Aufgaben ist das Personal-Controlling im Besonderen ein:

- Kosten-Controlling
- Erfolgs- und Effektivitäts-Controlling
- Wirtschaftlichkeits-Controlling

▸ **Personalkosten-Controlling.** Am einfachsten ist Controlling im Bereich der **Personalkosten**. Hier sind die einzelnen Größen quantifizierbar. Dem Stellenplan steht ein Personalkostenplan gegenüber. Ziel ist es, dass die geplanten Personalkosten (Budget) nicht überschritten werden. Da es regelmäßig zu Tarifänderungen kommt, ist es sinnvoll, diese schon vorab bzw. im Budget einzuplanen. Sofern es zu keiner Überschreitung kommt, sind keine Maßnahmen nötig.

▸ **Erfolgs- und Effektivitäts-Controlling.** Das **Erfolgs- und Effektivitäts-Controlling** untersucht, ob die eingeleiteten Personalmaßnahmen bei den Mitarbeitern zu dem erwarteten Erfolg geführt haben oder nicht. Tritt kein Erfolg ein, sind die Gründe hierfür festzustellen, z. B. haben Mitarbeiter bestimmte Qualifizierungsmaßnahmen abgeschlossen, ohne dass sie entsprechend im Unternehmen eingesetzt werden. Hintergrund für diese Art des Controllings ist, dass es sich bei Personalentwicklungsmaßnahmen um Investitionen in die Mitarbeiter und damit in die Zukunft handelt. Nur wenn sie zu einem Gegenwert führen, handelt es sich um erfolgreiche Investitionen.

▸ **Wirtschaftlichkeits-Controlling.** Das **Wirtschaftlichkeits-Controlling** will aufzeigen, ob die beschäftigten Mitarbeiter ausgelastet sind oder nicht. Sofern Mitarbeiter während ihrer Arbeitszeit Leerlauf haben, bedeutet dies für das Unternehmen, dass vermeidbare Kosten anfallen. Selbstverständlich muss ein Wirtschaftlichkeits-Controlling eine Überlastung der Mitarbeiter gleichfalls aufzeigen. Liegt eine Mitarbeiterüberlastung vor, ist diese durch geeignete Maßnahmen zügig zu unterbinden.

11.8.2 Zielerreichung im Personal-Controlling

Bevor das Controlling seine Arbeit aufnehmen kann, müssen die Ziele bekannt sein. Dabei ist festzulegen, anhand welcher Messgrößen sie zu überprüfen sind. Im nächsten Schritt ist die gegenwärtige Situation (Ist-Situation) zu analysieren. Hierzu gehört die Sammlung und Auswertung der Informationen. Der Ist-Situation sind Planwerte gegenüberzustellen, die vorher mit den Verantwortlichen abzustimmen sind. Da es selten vorkommt, dass Plandaten in der Realität eintreffen, sind Toleranzbereiche zu definieren. Kommt es hier zu keiner Verletzung, ist keine Intervention durch die Controller nötig. Bei Verletzung des definierten Toleranzbereichs ist diese zu untersuchen. Aufgrund der Untersuchung sind geeignete Gegenmaßnahmen zu einer weiteren Toleranzüberschreitung einzuleiten. Für die Umsetzung der Gegenmaßnahmen werden Termine und Verantwortliche benannt, die regelmäßig über die Situation zu berichten haben. Soll z. B. die regelmäßige Fluktuationsrate maximal zwischen 1 und 2 % liegen, beträgt sie jedoch innerhalb weniger Monate 8 %, so sind Gegenmaßnahmen einzuleiten. Hier sind die Gründe festzustellen, weshalb die Mitarbeiterfluktuation innerhalb weniger Monate angestiegen ist. Ist dieser Grund ermittelt, müssen die entsprechenden Maßnahmen ergriffen werden.

11.8.3 Kennzahlen im Personal-Controlling

Im Personal-Controlling lassen sich viele Informationen anhand von Kennzahlen verdichten, wodurch es den Verantwortlichen möglich wird, entsprechende Maßnahmen einzuleiten. Zu den wesentlichen Kennzahlen zählen folgende:

▶ **Altersstruktur der Belegschaft.** Sie informiert über das durchschnittliche Alter der Mitarbeiter im Unternehmen. Ist die Altersstruktur zu hoch, dann zeigt es, dass die Betriebszugehörigkeit hoch ist. Gleichzeitig führt es zu Problemen, wenn das Unternehmen zu wenige junge Arbeitnehmer hat. So besteht die Gefahr, dass zu einem bestimmten Zeitpunkt überdurchschnittlich viele Mitarbeiter zu ersetzen sind. Ob es dann aber genügend qualifizierte Mitarbeiter auf dem Arbeitsmarkt gibt, ist nicht sicher. Darüber hinaus haben die zu ersetzenden Mitarbeiter einen Erfahrungsschatz, den die neuen nicht unbedingt mitbringen bzw. die so im Unternehmen nicht einzusetzen sind.

Formel:

$$\text{Durchschnittsalter} = \frac{\text{Lebensalter der Beschäftigten}}{\text{Anzahl der Beschäftigten}} = \frac{2651}{64} = 41,42$$

Bei einer Belegschaft mit einem Durchschnittsalter von 41 Jahren handelt es sich um eine relativ durchwachsene Mitarbeiterschaft. Zusätzliche Informationen könnte eine Tabelle bieten, die aufzeigt, wie viele Mitarbeiter im Alter bis 25 Jahren, im Alter bis 35 usw. sind.

▶ **Betriebszugehörigkeitsdauer.** Sie gibt Auskunft über die durchschnittliche Betriebszugehörigkeitsdauer der Mitarbeiter. Ist sie hoch, deutet dies darauf hin, dass die Mitarbeiter zufrieden sind und eine hohe Bindung an das Unternehmen haben.

Formel:

$$\text{Betriebszugehörigkeitsdauer} = \frac{\text{Betriebsjahre d. Mitarbeiter}}{\text{Anzahl der Mitarbeiter}} = \frac{1118}{68} = 16,44$$

▶ **Bewerberanzahl.** Je höher die Kennzahl, umso größer ist die Auswahl, die das Unternehmen für die richtige Stellenbesetzung hat. Sind auf 2 geschaltete Anzeige 18 Bewerbungen eingegangen, ergibt sich bei Anwendung der Formel folgende Kennzahl:

Formel:

$$\frac{\text{18 eingegangene Bewerbungen}}{\text{Anzeige } (2 \times \text{geschaltet})} = \frac{18}{2} = 9$$

Das bedeutet, die Anzeige hat eine bestimmte Resonanz erzeugt und das Unternehmen hat eine größere Auswahl. Somit steigt die Chance, einen geeigneten Bewerber für das Unternehmen zu finden.

▶ **Fluktuationsquote I.** Die Fluktuationsquote zeigt auf, wie viel Prozent der Mitarbeiter freiwillig das Unternehmen verlassen haben. Je mehr Mitarbeiter dem Unternehmen den Rücken kehren, umso problematischer kann es für das Unternehmen werden, neue Mitarbeiter zu gewinnen. Eine hohe Fluktuationsquote sollte jedem Unternehmen zu denken geben. Die Gründe hierfür können neben den Konkurrenzunternehmen u. a. darin liegen, dass die Mitarbeiter mit der Führung, dem Arbeitsklima, der Bezahlung oder einem anderen Faktor unzufrieden sind. Eine hohe Fluktuationsquote sollte immer Anlass sein, die Unternehmenspolitik zu hinterfragen.

Formel (hierbei handelt es sich um die Formel der Bundesvereinigung der Arbeitgeber):

$$\text{Fluktuationsquote I} = \frac{\text{freiwillige Abgänge} \times 100}{\oslash \text{ Personalbestand der Periode}} = \frac{4 \times 100}{54} = 7,407\ \%$$

▶ **Fluktuationsquote II.** Diese Formel nutzt nicht den durchschnittlichen Personalbestand der Periode, sondern den Personalabgängen werden die Neueinstellungen hinzugerechnet, sodass die Kennzahl moderater ausfällt

Formel (Schlüter-Formel):

$$\text{Fluktuationsquote II} = \frac{\text{freiwillige Abgänge} \times 100}{\text{Personalbestand Periodenanfang} + \text{Zugänge}} = \frac{4 \times 100}{56 + 6} = 6,666\ \%$$

Durch Berücksichtigung der Neuzugänge fällt jetzt die Fluktuationsquote II geringer aus als die Fluktuationsquote I.

► **Krankheitsquote.** Mit ihr lässt sich überprüfen, ob der Krankenstand in bestimmten Abteilungen besonders hoch/niedrig ist. Bei hohem Krankenstand sind die möglichen Gründe zu erforschen. So kann z. B. ein besonders schlechtes Betriebsklima oder eine permanente Überlastung in einer Abteilung zu einem hohen Krankenstand führen.

Formel:

$$\text{Krankheitsquote} = \frac{\text{Anzahl der Krankheitstage}}{\text{Anzahl der Sollarbeitstage} \times \text{Mitarbeiterzahl}} \times 100 =$$

$$\frac{\text{840 Krankheitstage}}{\text{240 Sollarbeitstage x 68 Mitarbeiter}} \text{ x } 100 = 5{,}147 \text{ Tage}$$

Im Durchschnitt war jeder Mitarbeiter 5,147 Tage im Jahr krank.

Hier ist zu überprüfen, ob in anderen Perioden die Krankheitsquote höher oder niedriger war. Auch ist zu überlegen, ob das Unternehmen Maßnahmen zur Senkung der Krankheitsquote ergreifen kann.

► **Durchschnittlicher Personalaufwand pro Mitarbeiter.** Sie ermöglicht einen Vergleich des Personalaufwandes mit denen der Konkurrenzunternehmen. Gegebenenfalls sind Maßnahmen einzuleiten, die den Personalaufwand vermindern oder erhöhen, z. B. um konkurrenzfähig zu bleiben und Personal für das Unternehmen zu gewinnen.

$$\varnothing \text{ Personalaufwand} = \frac{\text{Gesamtpersonalaufwand (in €)}}{\text{Anzahl der (theoretischen) Vollzeitstellen}} = \frac{5\,544\,000 \text{ €}}{68}$$

$$= 81529{,}41 \text{ €}$$

► **Überstunden.** Diese Kennzahl signalisiert, wie viele Überstunden im Unternehmen erbracht werden (in Prozent). Zu überlegen ist, ob die Überstunden durch Neueinstellungen abzufangen sind. Weiterhin sollte diese Kenngröße mit der Fluktuations- und Krankenquote in Verbindung gebracht werden.

Formel:

$$\text{Überstunden } (\%) = \frac{\text{Ist} - \text{Stunden}}{\text{Soll} - \text{Stunden}} \text{ x } 100 = \frac{720\,000 \text{ Std}}{652\,800 \text{ Std}} \text{ x } 100 = 110{,}2941\ \%$$

Nebenrechnung:

$$\text{Soll-Stunden} = \text{Mitarbeiter} \times \text{Stunden pro Tag} \times \text{Solltage}$$
$$= 68 \times 8 \times 5 \times 240 = 652\,800 \text{ Soll-Stunden}$$

Anhand des Beispiels wird deutlich, dass jeder Mitarbeiter fast 10,3 % an Überstunden in der Periode absolviert. Hier ist zu überlegen, ob auf Dauer neue Mitarbeiter einzustellen sind. Ebenfalls interessant sind Informationen zum Thema Arbeitszufriedenheit oder Betriebsklima im Unternehmen. Als Betriebsklima wird das Empfinden des Mitarbeiters in Bezug auf die Zusammenarbeit mit anderen Mitarbeitern und Vorgesetzte gesehen. Die Arbeitszufriedenheit zeigt auf, wie zufrieden der Arbeitnehmer mit seiner Arbeit im Unternehmen ist. Die Arbeitszufriedenheit spiegelt sich in der Motivation des Mitarbeiters wider. Oft können hohe Fluktuationsraten und Fehlzeiten ein Indiz für eine geringe Arbeitszufriedenheit darstellen.

In der Praxis gibt es noch weitere Kennzahlen. Bei der Ermittlung der Kennzahlen ist darauf zu achten, dass nicht zu viele Daten erhoben werden, da sonst der Überblick verloren geht. Grundsätzlich sollten nur die Zahlen ermittelt werden, die elementar für ein zukunftsorientiertes Management sind. Hierzu gehören Fluktuations- und Krankenquote sowie Betriebszugehörigkeit und Arbeitszufriedenheitsuntersuchungen. Bei der Arbeitszufriedenheitsuntersuchung ist es wichtig, dass nicht nur die Bereiche der Mitarbeiter abgefragt werden, die gute Ergebnisse liefern, sondern alle Bereiche. Die Durchführung der Befragung durch eine neutrale Institution z. B. ein Markforschungsinstitut kann ehrliche und offene Antworten der Mitarbeiter fördern.

11.9 Haftungsrechtliche Bestimmungen der Mitarbeiter gegenüber Dritten

Eine Gesundheitseinrichtung kann ihre Leistung nur mithilfe der eingestellten Mitarbeiter ihren Patienten bzw. Kunden gegenüber erbringen. Für das Pflege- und ärztliche Personal gelten hier besondere Bestimmungen, da sie direkt am Patienten Dienstleistungen erbringen.

Verwaltungsmitarbeiter kommen mit dem Patienten sowie den Angehörigen regelmäßig in Kontakt. Eine der wichtigsten Pflichten, die sich aus dem Arbeitsvertrag ergeben, ist die **Schweigepflicht** über die persönlichen Daten, die den Patienten sowie das Unternehmen betreffen. Sofern der Mitarbeiter diese verletzt, können sich entsprechende strafrechtliche Konsequenzen für den Mitarbeiter sowie den Arbeitgeber ergeben. Im Zivilrecht ist die Schweigepflicht nicht explizit geregelt. Allerdings regelt § 823 BGB die unerlaubte Handlung. Die Verletzung der Schweigepflicht stellt regelmäßig eine unerlaubte Handlung dar, da der Patient ein Recht auf die Geheimhaltung seiner persönlichen Daten besitzt. Wird dieses verletzt, hat der Patient einen Anspruch auf Wiedergutmachung, die in der Praxis in Form eines Schadenersatzes erfolgt. Die Höhe des Schadenersatzes wird durch das Gericht festgelegt. Mitarbeiter, die ihre Schweigepflicht nicht ernst nehmen, verstoßen auch gegen das **Datenschutzgesetz**.

Angestellte Mitarbeiter können sowohl als Erfüllungs- als auch Verrichtungsgehilfen für den Arbeitgeber tätig werden. Als **Erfüllungsgehilfe** wird derjenige bezeichnet, der mit Wissen und Wollen für den Schuldner (z. B. Pflegeheimbetreiber/Krankenhausträger) handelt (§ 278 BGB). Es muss zwischen dem Schuldner der Leistung und dem Geschädigten eine vertragliche Beziehung bestehen. Kommt es zu einer Pflichtverletzung durch den Erfüllungsgehilfen, wird dessen Verletzung so behandelt, als hätte sie der Schuldner der Leistung selbst begangen. Selbst wenn der Schuldner nachweisen kann, dass er den Erfüllungsgehilfen korrekt ausgesucht hat, muss er für dessen Verschulden haften.

Fallbeispiel

Ein Verwaltungsmitarbeiter vernichtet Behandlungsunterlagen. Der Arbeitgeber muss für mögliche Haftungsansprüche des Geschädigten aufkommen.

Die Haftung des Schuldners gegenüber dem Geschädigten ergibt sich aus dem geschlossenen Vertrag (= vertragliche Haftung). Kommt es zu einer Verletzung der Vertragspflichten, besteht grundsätzlich immer die Möglichkeit, dass der Geschädigte einen Schadensersatzanspruch in Verbindung mit einem Schmerzensgeldanspruch geltend machen kann. Der Arbeitgeber des Erfüllungsgehilfen hat keine Exkulpationsmöglichkeit. Der Anspruch des Geschädigten verjährt nach 3 Jahren.

Bei einem **Verrichtungsgehilfen** sieht die Gesetzeslage anders aus. Hier muss keine vertragliche Beziehung zwischen dem Schuldner und dem Geschädigten vorliegen. Kommt es durch den Verrichtungsgehilfen zu einer Schädigung und kann der Schuldner beweisen, dass der Verrichtungsgehilfe die notwendige Sorgfalt in der Vergangenheit aufgebracht hat, dann kann er sich entlasten (= exkulpieren). Der Verrichtungsgehilfe muss für den Schaden gegenüber dem Geschädigten selbst aufkommen.

Fallbeispiel

Verwaltungsmitarbeiter Fischer transportiert einen Karton Akten auf seinem Kopf ins Archiv. Während er über den Gang läuft, rutscht der Karton von seinem Kopf und trifft die Ehefrau eines Patienten ins Gesicht. Die Gesichtsverletzung muss chirurgisch versorgt werden. Die Ehefrau hat einen Anspruch gegenüber der Klinik bzw. dem Mitarbeiter als Verrichtungsgehilfen.

Kann der Schuldner keinen Entlastungsbeweis erbringen, dann muss er für den entstandenen Schaden aufkommen. Inwieweit er später gegenüber seinen Mitarbeitern vorgeht bzw. von ihm Schadensersatz fordern kann, bleibt hier unberücksichtigt.

Kommt es zu einer Schädigung durch einen Verrichtungsgehilfen, dann wird die sich hieraus ergebende Haftung als **Deliktshaftung** bezeichnet. Der Verrichtungsgehilfe begeht durch die Schädigung eine sogenannte unerlaubte Handlung. Der Geschädigte kann ebenfalls einen Schadensersatzanspruch in Verbindung mit Schmerzensgeld geltend machen, allerdings in erster Linie nur gegen den Schädiger (Mitarbeiter), sofern der Arbeitgeber nachweisen kann, dass ihn keine Schuld trifft. Die Verjährung des Anspruchs beträgt 3 Jahre.

Fragen und Aufgaben

1. Welche Aufgaben hat die Personalwirtschaft in einem Unternehmen?
2. Unterscheiden Sie die quantitative Personalplanung von der qualitativen.
3. Überlegen Sie, ob die strategische Planung einen Nutzen für das Personalwesen hat.
4. Ermitteln Sie den Netto-Personalbedarf (Zusatz- bzw. Freistellungsbedarf) für den Pflegebereich eines Altenheimes:
   - aktueller Personalbestand: 110 Arbeitskräfte
   - Planstellenbestand Soll: 100 Arbeitskräfte
   - neue Planstellen: 20 Arbeitskräfte (bereits genehmigt)
   - abzubauende Planstellen: 5 Arbeitskräfte
   - zu ersetzende Abgänge: 10 Arbeitskräfte
   - feststehende Zugänge: 12 Arbeitskräfte
5. Die Leiterin der Abteilung Rechnungswesen hat 2 zusätzliche Sachbearbeiterstellen bei der Geschäftsführung beantragt, da inzwischen die Rechnungsstellungen gegenüber den Krankenkassen über 8 Wochen und länger dauern. Ihre Aufgabe ist es, die Personalanforderung nachzuprüfen. Ermitteln Sie mithilfe des Personalschlüssels (► Tab. 11.15) den Personalbedarf der Abteilung Rechnungswesen, und ergänzen Sie den Personalbedarfsplan in ► Tab. 11.14. Dabei können Sie auf folgende Informationen zurückgreifen:
   Für ein Geschäftsjahr mit 240 Arbeitstagen wird mit 12 000 Rechnungsausgängen gegenüber Krankenkassen und 9 000 Rechnungseingängen von Kunden gerechnet. Die Rechnungsabteilung besteht unabhängig vom Aufgabenvolumen aus einer Abteilungsleiter- und einer Assistentenstelle.
6. Überlegen Sie, auf welchem Wege Unternehmen Mitarbeiter gewinnen können.
7. Beschreiben Sie den Aufbau einer Stellenanzeige und gehen Sie in diesem Zusammenhang auf die AIDA-Formel ein.
8. Für die neu geschaffene Abteilung Personalentwicklung wird eine Leiterin/ein Leiter gesucht. Entwerfen Sie eine mögliche Chiffre-Anzeige, die in der überregionalen Presse erscheinen soll.
9. Beschreiben Sie kurz, was unter einer Stellenbeschreibung zu verstehen ist.
10. Stellen Sie die einzelnen Phasen eines Vorstellungsgespräches in Form eines Rollenspiels dar.
11. Die systematische Einführung von neuen Mitarbeitern verhindert eine vorzeitige Kündigung. Stellen Sie kurz dar, welche Möglichkeiten der Mitarbeitereinführung möglich sind.

12. Eine Aufgabe im Personalwesen ist die Personaleinsatzplanung. Stellen Sie die Aufgaben der Personaleinsatzplanung anhand eines selbstgewählten Beispiels kurz dar.
13. Beschreiben Sie die Funktionen der Personaleinsatzplanung.
14. Ein Pflegeheim möchte im kommenden Jahr für die Beschäftigten eine Personalbeurteilung einführen. Der Betriebsrat hat seine Zustimmung erteilt. Nennen Sie 2 Gründe, die die Einführung der Personalbeurteilung beeinflusst haben könnten.
15. Da keine Erfahrungen mit Personalbeurteilungen vorliegen, werden Sie beauftragt, ein Konzept zu erstellen. Entwickeln Sie ein Grobkonzept und stellen Sie dar, wie sie sicherstellen, dass es erfolgreich eingeführt werden kann.
16. Ihr vorgelegtes Konzept sieht auch die Schulung der Führungskräfte sowie der Mitarbeiter in Bezug auf die Einführung der Personalbeurteilung vor. Erklären Sie, weshalb Sie auch die Mitarbeiter schulen möchten.
17. Der Pflegeheimbetreiber befürwortet einen kooperativen Führungsstil. Kennzeichnen Sie diesen Führungsstil und beschreiben Sie jeweils 2 mögliche Vor- und Nachteile.
18. In diesem Zusammenhang wird auch von Führungstechniken gesprochen. Unterscheiden Sie das „Management by Delegation" vom „Management by Exception".
19. Unterscheiden Sie das Beurteilungsgespräch vom Zielvereinbarungsgespräch.
20. Die Mustermann Klinik möchte für die Verwaltungsmitarbeiter in Zukunft eine ständige Personalentwicklung durchführen. Beschreiben Sie, welche Vorteile sich die Klinik davon verspricht.
21. Personalentwicklungsmaßnahmen lassen sich „on the job" oder „off the job" durchführen. Wie unterscheiden sich die beiden Möglichkeiten?
22. Seit einiger Zeit häufen sich die Beschwerden über den Abteilungsleiter des Rechnungswesens. Insbesondere stört die Mitarbeiter seine barsche und herrische Art. Da inzwischen 2 gute Mitarbeiter gekündigt haben, bittet Sie die Geschäftsleitung, ein Gespräch mit dem neuen Abteilungsleiter zu führen. Überlegen Sie, wie Sie das Gespräch aufbauen, und führen Sie dieses in Form eines Rollenspiels mit einer Person ihrer Wahl vor.
    a) Erklären Sie, um welchen Führungsstil es sich handelt und welche Nachteile dieser noch haben kann.
    b) Überlegen Sie, warum der Abteilungsleiter evtl. diesen Führungsstil pflegt.
    c) Welche Maßnahmen würden Sie zur Verbesserung des Arbeitsklimas in dieser Abteilung in Betracht ziehen?
23. Welche Formen der Arbeitsorganisation sind Ihnen bekannt?
24. Beschreiben Sie, was unter einer Personalfreisetzung zu verstehen ist, und welche Möglichkeiten hierzu vorhanden sind.
25. Alexander Schneider, 36 Jahre alt, arbeitet in einer Pflegeeinrichtung als stellvertretender Verwaltungsleiter. Die Pflegeeinrichtung zahlt ihm ein Gehalt von 4 275,00 € im Monat brutto. Er ist verheiratet. Seine Frau, 31 Jahre alt, arbeitet in einer Klinik als Sachgebietsleiterin und verdient 4 200,00 € im Monat. Beide sind zurzeit kinderlos.
    a) In welche Lohnsteuerklasse sind beide eingruppiert?
    b) Ermitteln Sie den Nettolohn von Herrn Schneider.
    c) Ermitteln Sie das Nettogehalt unter der Bedingung, dass beide zusammen 2 Kinder haben und seine Frau den Erziehungsurlaub wahrnimmt, d. h. zurzeit nicht arbeitet.
26. Ihr Arbeitgeber möchte den Beschäftigten in Zukunft betriebliche Sozialleistung anbieten. Entwickeln Sie hierzu ein Konzept, und überlegen Sie, wie sich dieses umsetzen lässt. Gehen Sie insbesondere auf die möglichen Kosten sowie den möglichen Nutzen ein.
27. Unternehmen können freiwillig betriebliche Sozialleistungen anbieten. Unterscheiden Sie die betrieblichen Dienstleistungen von den monetären und den betrieblichen Sachleistungen.
28. Beschreiben Sie, was unter einem Personal-Controlling zu verstehen ist.
29. Erläutern Sie kurz, weshalb eine hohe Fluktuationsquote ein Hinweis auf eine geringe Arbeitszufriedenheit sein kann.
30. Unterscheiden Sie die strafrechtlichen von zivilrechtlichen Konsequenzen, die sich aus einer unerlaubten Handlung ergeben können.
31. Frau Bauer hat ihre neue Stelle in einem Pflegeheim am 01.06.2019 angetreten. Am 21.07. wird sie aufgrund einer Grippe krankgeschrieben. Ihre Arbeit nimmt sie am 02.08.2019 wieder auf. Am 30.08. 2019 muss sie sich erneut von ihrem Arzt krankschreiben lassen. Sie kann ihre Arbeit wieder am 01.09.2019 aufnehmen. Die zweite AU erfolgte aufgrund eines Bandscheibenvorfalles.
    a) Begründen Sie, ob Frau Bauer Krankengeld durch ihre Krankenkasse erhält.
    b) Wie sieht die Situation aus, wenn Frau Bauer aufgrund einer Knochenmarkspende ihre Arbeit nicht aufnehmen konnte?

Tab. 11.14 Beispiel: Personalbedarfsplan.

Stelle	Ist-Stelle	Plan-Stelle
Assistent	1	
DRG-Codierer	2	
Sachbearbeiter	1	
gesamt	5	

Tab. 11.15 Beispiel: Personalschlüssel.

Arbeitsaufgabe	Personalschlüssel
DRG-Codierer	80 Codierer je 1 000 Rechnungsausgänge
Rechnungen schreiben	6 Sachbearbeiter je 1 000 Rechnungen je Arbeitstag
Bearbeiten der Rechnungseingänge	4 Sachbearbeiter je 1 000 Rechnungseingänge
Rechnungsüberwachung	8 Sachbearbeiter je 1 000 Bestellungen je Arbeitstag

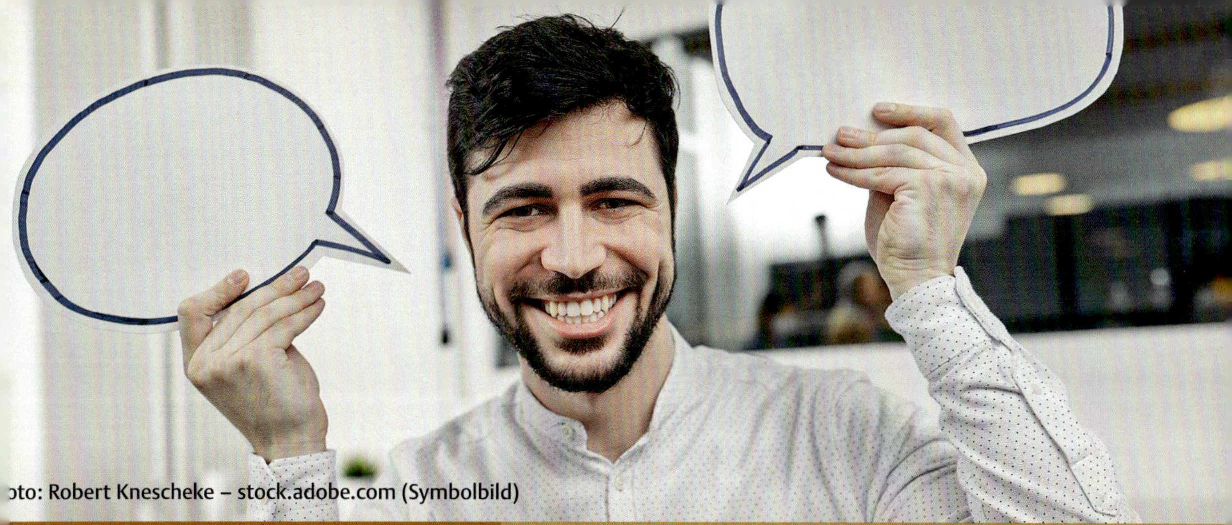

Kapitel 12

Kommunikation

12 Kommunikation

Wolfgang Schmitt

Im ersten Moment mag es überraschend erscheinen, dass dem Thema Kommunikation ein Kapitel in einem Lehrbuch der BWL gewidmet wird. Dienstleistungen allgemein und besonders im Gesundheitswesen sind ohne Kommunikation jedoch kaum denkbar. Gleiches gilt für das Führen der Arbeitnehmer oder Aktionen hinsichtlich Kunden- oder Patienten! Kommunikation beinhaltet dabei nicht nur den Informationsaustausch über Sprache, sondern sie ist ebenso mithilfe der elektronischen Medien oder auch mithilfe von Körpersprache möglich.

Dabei ist der Begriff „Kommunikation" überaus vielfältig in der Literatur zu finden, es gibt hier zahlreiche Definitionsversuche.

Definition

Bei **Kommunikation** (lat. „communcare" – mitteilen) handelt es sich ganz allgemein um einen Austauschprozess von Informationen oder Nachrichten zwischen zwei oder mehreren Personen, die häufig auch als Sender und Empfänger bezeichnet werden.

Zwischen den kommunizierenden Teilnehmern wird eine Nachricht mithilfe von Sprache (verbal) sowie Gestik und Mimik (nonverbal) gegebenenfalls in Verbindung mit technischen Mitteln (z. B. Chat) ausgetauscht. Die Kommunikation selbst findet im Rahmen verschiedener Kontextparameter statt, wie z. B. unter Zeitdruck, Lautstärke usw. Während des eigentlichen Kommunikationsprozesses werden sichtbare und/oder unsichtbare Aktivitäten ausgeführt, die vom Gegenüber wahrgenommen und bewertet werden, was Sender und Empfänger wechselseitig beeinflusst (= interaktiver Prozess). Kommunikation ist vorwiegend zielorientiert, auch wenn es u. U. vorkommen kann, dass Kommunikationsteilnehmer mehr unbewusst als bewusst auf Aussagen ihres Gegenübers reagieren. Dies kann z. B. geschehen durch ein Naserümpfen oder leichtes, kaum wahrnehmbares Kopfschütteln etc., was wiederum zu Missverständnissen führen kann.

12.1 Warum ist Kommunikation so wichtig?

Folgende Aussage eines Arztes zeigt, weshalb Kommunikation so einen hohen Stellenwert hat:

Fallbeispiel

Patient zum Arzt: „Also, das Medizinstudium ist ja recht schwer."

Arzt: „Wenn sie gut auswendig lernen können, ist es kein Problem. Aber viel wichtiger ist, dass Sie mit den Leuten reden können und nochmals reden können."

Patient: „Ach so?"

Arzt: „Ja wissen Sie, sonst kommen die Leute nicht in die Praxis und dann nutzt Ihnen Ihr ganzes Fachwissen nichts! Man muss mit den Leuten reden können und sie dort abholen, wo sie stehen."

Das Beispiel verdeutlicht, wie wichtig es ist, mit seinen Mitmenschen in einen Dialog zu treten, besonders, wenn eine Dienstleistung angeboten werden soll. Besteht eine gute kommunikative Kompetenz, d. h. kann ein angemessenes Verhalten gegenüber dem anderen gezeigt werden, ohne dass sich dieser angegriffen oder unverstanden fühlt, dann besteht auch eine große Chance auf erfolgreiche Kommunikation. Die kommunikative Kompetenz stellt somit eine signifikante Facette im Rahmen der Sozialen Kompetenz dar.

Bestandteile der kommunikativen Kompetenz sind:

- Absichten und Bedürfnisse des Kommunikationspartners wahrnehmen und auf sie eingehen
- „gemeinsame" Sprache wählen, d. h. die gewählten Worte müssen für beide Teilnehmer versteh- und interpretierbar sein
- zwischenmenschliche Sensibilität muss vorhanden sein, d. h. auch eine Wahrnehmung der eigenen Person und wie sie auf andere wirkt ist ausschlaggebend
- u.v.m.

12.2 Gesprächsebenen

Definition

Als **Rolle** werden Verhaltensweisen verstanden, die eine Person einnehmen soll bzw. einnehmen will. Eine Person nimmt häufig mehrere Rollen an einem Tag ein z. B. in der Familie, im Beruf, im Verein usw.

In jedem Gespräch gibt es Ebenen, auf denen sich die Kommunizierenden begegnen:

- **Horizontale oder symmetrische Kommunikation:** liegt dann vor, wenn sich die Gesprächspartner auf gleicher – sprich partnerschaftlicher – Ebene begegnen. **Beispiel:** Heimleitung und Verwaltungsleitung akzeptieren sich, begegnen sich partnerschaftlich und pflegen einen respektvollen Umgang.

- **Vertikale Kommunikation:** Bei ihr behandelt der eine Gesprächspartner den anderen – mehr oder weniger – „von oben herab", oder duckt sich vor ihm. **Beispiel:** Der Vorgesetzte nutzt seine Position aus, um dem Angestellten Befehle zu erteilen. Der Angestellte fügt sich.

Im letzteren Fall akzeptieren die Mitarbeiter diese Art der Kommunikation, weil sie sich in der Rolle des Untergebenen sehen und sich stillschweigend in diese Rolle fügen. Wenn jemand seine Rolle nicht akzeptiert oder für verfehlt hält, führt diese Beziehungsebene zu einem Rollenkonflikt.

12.3 Konflikte

Definition

Ein Konflikt ist eine Auseinandersetzung zwischen zwei oder mehreren Personen bzw. innerhalb von Gruppen. Es können dabei unterschiedliche Interessen verfolgt werden. Ein Individuum kann auch mit sich selbst in einen inneren Konflikt geraten. Neben dem zwischenmenschlichen Konflikt gibt es politische, kriegerische, soziale und viele andere Konflikte bzw. Konfliktarten.

Gerade im Berufsalltag gibt es eine Reihe weiterer unterschiedlicher Konflikte (▸ Abb. 12.1).

▸ **Sachkonflikt.** Die Konfliktpartner sind unterschiedlicher Auffassung wie ein Ziel am besten zu erreichen ist oder streiten, welches Ziel zu verfolgen ist. Sofern beide an einer Lösung interessiert sind, kann ein Konflikt rational beseitigt werden, vielleicht indem man Fragen stellt wie: „Welches Ziel verspricht den sichersten Erfolg?" „Wann ist der Erfolg auch bei schlechter Auftragslage noch gewährleistet?" etc.

▸ **Machtkonflikt.** Er ist dadurch gekennzeichnet, dass die Konfliktpartner den jeweils anderen in die Defensive drängen wollen, um sich damit eine „höhere bzw. bessere Position" zu verschaffen. Einen solchen Konflikt zu lösen ist häufig kaum möglich, da in der Regel. immer einer „auf der Strecke" bleibt.

▸ **Gefühlskonflikte.** Bei ihnen fühlt sich eine Seite – emotional betrachtet – nicht richtig verstanden. Selten wird sie dies auch der anderen Seite konkret mitteilen. Viel wahrscheinlicher wird ein Sachgrund vorgeschoben, um nicht das Gesicht zu verlieren.

Fallbeispiel

A: „Warum schaust du so miesepetrig?"

B: „Sieht nur so aus, wir müssen heute nur noch die Frage klären, ob wir das Projekt A genehmigen können. Der Tag wird also nicht wirklich stressig."

In Wirklichkeit ärgert sich B über A, weil dieser ihm gestern nicht zu seinem gestrigen Geburtstag gratuliert hat. Dies will er A auch auf Nachfrage nicht sagen und schiebt einen Sachgrund vor.

Oft fehlt es an Mut oder auch Lernprozessen, der gegnerischen Seite mitzuteilen, was einem am anderen missfällt oder warum man sich missverstanden fühlt.

Fallbeispiel

Herr Meyer teilt Frau Schneider mit, warum er heute so traurig ist. Sie hört erst zu, schaut aber dann mehrfach weg und Herr Meyer bemerkt, wie Frau Schneider die Augen öfters verdreht und gähnt. Irgendwann ist es ihm zu viel und er verschafft sich „Luft" mit der Äußerung: „Ich hätte es mir ja denken können, dass man mit dir nicht über Probleme reden kann. Du gehst mir ziemlich auf die Nerven. Nach außen tust du immer so, als ob du dich für meine Probleme interessierst, wenn man dich aber wirklich braucht, bist du gelangweilt. Tolle Freundschaft!"

Die Gesprächsebenen mögen hierbei gleich gewesen sein, das nicht situationsgerechte, nonverbale Verhalten, welches Desinteresse ausgedrückt hat, veranlasst jedoch Herrn Meyer zu dieser emotionalen, wütenden Reaktion. Im Gesundheitsbereich können gerade die Gefühlskonflikte zwischen Mitarbeitern eines Gesundheitsunternehmens und Patienten/Kunden eine gewichtige Rolle spielen.

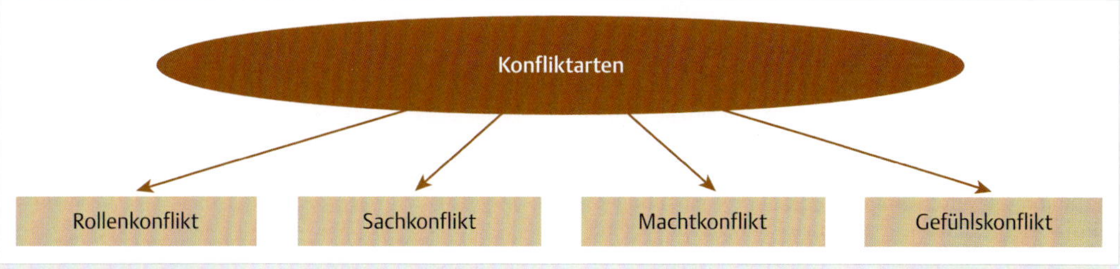

Abb. 12.1 Die verschiedenen Konfliktarten.

Fallbeispiel

Ein Patient/Klient sitzt in der Aufnahme einer Klinik und möchte sich anmelden, die Mitarbeiter haben aber keine Zeit, sind gehetzt und genervt. Der Patient, der in einer für ihn fremden Organisation steht und selbst noch in Gedanken ist – gepaart mit Angst, was alles auf ihn zukommen könnte – ist natürlich irritiert. Er fragt sich, warum die Mitarbeiter sich nicht seiner „Problematik" sofort annehmen bzw. er als „Routine" abgetan wird. Nach weiteren zwei Stunden des Wartens kommt es zum Eklat zwischen Patient und Mitarbeiter.

Frage: War der Konflikt vermeidbar und wenn ja, wie?

Wie im obigen Beispiel sichtbar, dürfte sich der Patient mit Sicherheit von der Organisation unverstanden fühlen. Da sich niemand mit ihm beschäftigt, wird sein Ärger und die Wut immer größer bis hin zu einer sicht- und hörbaren Auseinandersetzung zwischen den beiden Parteien.

Rationale Begründungen in Sätzen wie „Die Mitarbeiter waren alle beschäftigt", „Schwere Notfälle waren zu versorgen", „Wir müssen sparen", „Wir finden keine Mitarbeiter", scheiden als Argumentation aus, da es sich hierbei um eine emotionale Situation – also einen Gefühlskonflikt – handelt.

Merke

Gerade in der Notaufnahme eines Krankenhauses besteht die Möglichkeit, den wartenden Patienten z. B. mithilfe einer Anzeigetafel mitzuteilen, wann sie an der Reihe sind. Beispielsweise kann der Dringlichkeitsstatus der Patienten durch eine Nummer symbolisiert und über einen Bildschirm visualisiert werden.

Wichtige organisatorische Voraussetzungen sind geschulte Mitarbeiter und Räumlichkeiten für eine störungsfreie Kommunikation. Kommunikative Voraussetzungen der Mitarbeiter sind:

- **Interesse am Mitmenschen:** ist Grundvoraussetzung, um Sicherheit und Verständnis zu vermitteln.
- **Positive Ausstrahlung:** kann dem Gegenüber helfen, sich in unbekannter Umgebung sicher zu fühlen und Vertrauen aufzubauen. Unterstützt wird dies durch die regelmäßige Versorgung mit nachvollziehbaren Informationen.
- Aktives Zuhören (S. 295): bedeutet, sich in seinen Gesprächspartner einzufühlen, das Gespräch aktiv zu verfolgen und dies durch eindeutige nonverbale Gesten, z. B. Kopfnicken, zu unterstreichen.

Um Kommunikationskonflikte und andere Kommunikationsprobleme besser verstehen zu können, kann es hilfreich sein, sich mit Kommunikationsmodellen zu beschäftigen. Sie lassen erahnen, warum es in der Praxis schnell zu Konflikten oder Missverständnissen kommen kann.

12.4 Die verschiedenen Kommunikationsmodelle

Die Kommunikation selbst ist schon lange Gegenstand der wissenschaftlichen Forschung, insbesondere der Psychologie. Das Ziel der Wissenschaft ist es, gesicherte Erkenntnisse über den Forschungsgegenstand zu ermitteln und, wenn möglich, Handlungsempfehlungen abzuleiten. Da Kommunikation ein sehr komplexer Forschungsgegenstand ist, arbeiten die Forscher häufig mit z. T. auch abstrakten Modellen.

Definition

Ein Modell stellt ein (stark) vereinfachtes Abbild der Realität dar. Die Forscher untersuchen in diesem Modell nur relativ wenige Bedingungen bzw. Bedingungsfelder. Alle anderen Möglichkeiten bleiben vorbehaltlich unberücksichtigt.

Erst in weiteren Schritten wird das Modell um weitere Bedingungen oder Annahmen ergänzt. Häufig gibt es zu einem Forschungsgegenstand auch mehrere Modelle, welche entweder unterschiedliche Aspekte untersuchen oder auf einem ursprünglichen Modell aufbauen bzw. es ergänzen. Mit Hilfe dieser Modelle versucht man, ein Verständnis der Kommunikation herzustellen.

12.4.1 Sender-Empfänger-Modell

Das erste Kommunikationsmodell ist das klassische „Sender-Empfänger-Modell" von Shannon und Weaver, welches speziell den technischen Vorgang der Kommunikation beleuchtet. Beide Forscher kamen eher aus der mathematischen-technischen Richtung. Sie hatten schon damals erkannt, dass es bei der Versendung einer Nachricht immer wieder zu Störungen kommen kann. So ist es zum Beispiel möglich, dass sowohl auf den Übertragungswegen als auch bei Sender und Empfänger z. B. durch falsches Aufnehmen oder falsches Decodieren Störungen auftreten können (▶ Abb. 12.2).

Sie dachten dabei in erster Linie mehr an technische Störungen der Nachrichtenübertragung (z. B. bei einem

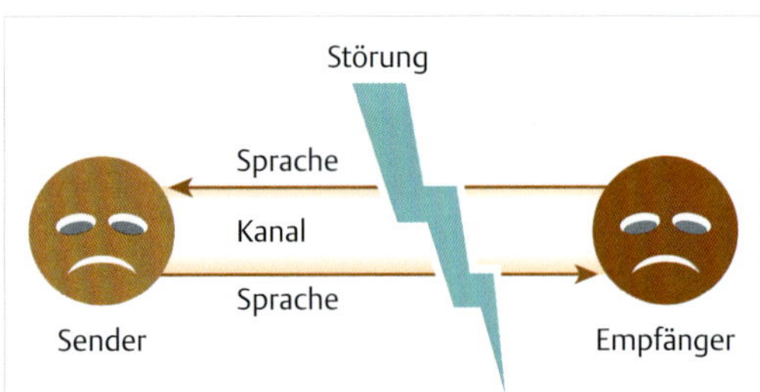

Abb. 12.2 Das Sender-Empfänger-Modell.

Tab. 12.1 Die drei übergeordneten Zustandsformen.

Zustandsform	Merkmale
Eltern-Ich	Im Eltern-Ich verhält man sich so, wie es die eigenen Eltern oder nahestehende Personen aus der eigenen Kindheit getan haben. Grundlegende Merkmale sind z. B. behütend, Ge- oder Verbote äußernd, moralisierend.
Erwachsenen-Ich	Im Erwachsenen-Ich verhält man sich der Situation angemessen, logisch und reflektiert. Dieser Zustand ist die Basis für eine objektive, wohlüberlegte und respektvolle Kommunikation. Grundlegende Merkmale sind z. B. sachlich, respektvoll, konstruktiv, rational.
Kind-Ich	Jeder Mensch bewahrt das Kind in sich. In diesem Zustand verhält man sich trotzig, naiv, fantasievoll, unsicher – so wie man es als Kind getan hat. Grundlegende Merkmale sind z. B. ausgelassen, brav, verspielt, hilflos, weinerlich.

Telefongespräch) und weniger an zwischenmenschliche, emotionale Problematiken. Ihr Verdienst ist jedoch die Thematisierung des Vorgangs der Kommunikation an sich und dessen mögliche Folgen und Störungen.

12.4.2 Transaktionsanalyse

Die Transaktionsanalyse nach Eric Berne stellt eine Analysehilfe bei Kommunikationsstörungen auf der Beziehungsebene dar. Bei der Transaktionsanalyse steht das Senden und Empfangen sowie der Einfluss von Erfahrungen und Stimmung auf die darauf folgende Reaktion im Vordergrund. Sie ermöglicht die Reflektion der Realitätswahrnehmung und der Gestaltung des Lebensweges.

Merke

Herr Meyer sagt etwas (Stimulus) – Frau Schneider reagiert darauf (Reaktion) – das ist eine Transaktion.

Durch die Transaktionsanalyse ist es möglich, anhand der Kommunikation Rückschlüsse auf andere, sich selbst und das menschliche Miteinander zu ziehen. Der Transaktionsanalyse liegen die folgenden Grundannahmen zugrunde:

1. Die Menschen sind von Geburt an gut.
2. Jeder Mensch hat die Fähigkeit zu denken.
3. Das Modell ist entscheidungsorientiert.
4. Jede Arbeit stütz sich auf einen Vertrag.
5. Die Kommunikation ist frei und offen.

Beim Vollziehen der Transaktion zählt nicht nur das gesprochene Wort. Es kommt noch auf weiteren Ebenen der Wahrnehmung zu einem Austausch z. B. nonverbaler Kommunikation und Parasprache wie z. B. Lautstärke, Räuspern, Dialekt etc. Einfluss auf die Wahrnehmung des gesprochenen Wortes hat z. B.

- **Stimmungszustand:** dieser kann sich von Minute zu Minute ändern und wird ebenfalls beeinflusst durch Menschen in der Umgebung, Musik, Essen, Hunger- oder Durstgefühl.
- **Erfahrungen:** schlechte oder gute Erfahrungen nehmen Einfluss auf die Wahrnehmung (bewusst und unbewusst) und auf die Zustandsform der eigenen Person.

Mensch einen anderen Menschen ansprechen kann.

Zu wissen, in welchem Ich-Zustand sich der Gesprächspartner befindet, erleichtert die Reaktion in der Kommunikation. Innerhalb eines Gespräches können mehrere Zustandsformen eingenommen werden.

Fallbeispiel

Der Ausbilder sagt zum Azubi: „Letzte Warnung! Wenn du noch einmal zu spät kommst, dann zieh ich dir die Hammelbeine lang!"

In dieser Transaktion spricht der Ausbilder im Eltern-Ich. Auf diese Stimulation ist die Wahrscheinlichkeit besonders hoch, dass der Azubi im Kind-Ich reagieren wird. Der Ausbilder möchte den Azubi belehren, dieser reagiert dadurch evtl. trotzig, was zu einem Konflikt führen kann.

Wenn der Ausbilder im Zustand des Erwachsenen-Ichs dem Azubi die Situation erklärt, wird der Azubi sehr wahrscheinlich aus dem Erwachsenen-Ich antworten. So lässt sich ein Konflikt umgehen.

Wichtig ist also zu wissen, dass eine Aktion eine Reaktion auslöst. Um Konflikten aus dem Weg zu gehen, sollte soweit es möglich ist im Erwachsenen-Ich kommuniziert werden.

12.4.3 Vier-Seiten-Modell

In Deutschland gilt als einer der bekanntesten Vertreter der Kommunikationsforschung der Psychologe und Wissenschaftler Schulz v. Thun. Er verstand es, ein Modell zu entwickeln, das primär die psychologische Seite der Kommunikation – gerade auch für den Alltag – in ein verständliches Modell rückte. Schulz v. Thun berücksichtigte in seinem Modell auch Erkenntnisse anderer Wissenschaftler wie z. B. die von Watzlawick. Bekannt wurde dieses als „Vier-Seiten-Modell". Speziell nach diesem Modell besitzt die Aussage eines Senders (vier „Schnäbel" bzw. Münder) und die des Empfängers (vier Ohren) eben jene vier Seiten. Nach seiner Auffassung enthält jede Information oder Nachricht somit die in ▶ Tab. 12.2 dargestellten Mitteilungen:

Tab. 12.2 Vier-Seiten-Modell.

Sender	Vier Schnäbel bzw. Münder	Empfänger	Vier Ohren
Sachinhalt	„Öffnen Sie das Fenster, bitte."	Sachohr	Wie ist diese Information zu verstehen?
Selbstoffenbarung	mit fester Stimme	Selbstoffenbarungsohr	Wer gibt mir diese Information/ Anweisung?
Beziehungsaussage	ohne aufzublicken	Beziehungsohr	Darf diese Person so mit mir reden?
Appell	Tu das, was ich dir sage!	Appellohr	Was wird von mir verlangt?

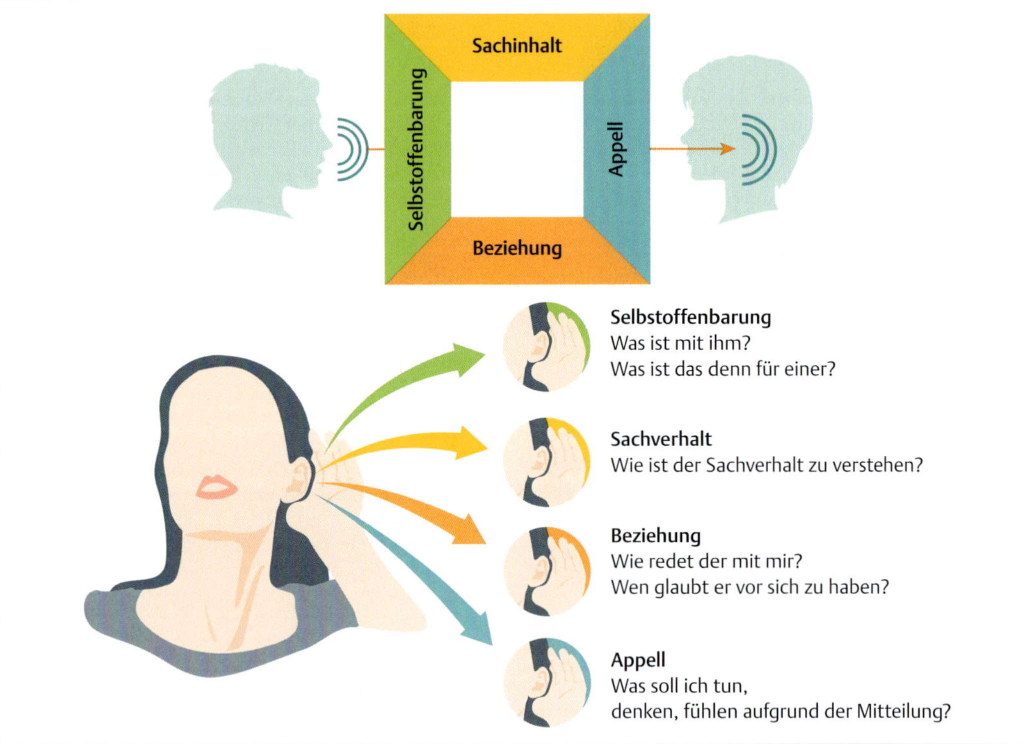

Abb. 12.3 Kommunikationsmodell der 4 Seiten einer Nachricht von Schulz von Thun. (Abb. aus: I care – Pflege. Thieme; 2015)

Dieses Modell wird immer wieder gerne zur Schulung der Mitarbeiterkommunikation gerade für die betriebliche Praxis benutzt. Gleichzeitig wurde es zu keinem Zeitpunkt in irgendeiner Form wissenschaftlich überprüft, sodass es heute lediglich zur Veranschaulichung von Kommunikationsprozessen herangezogen wird.

12.4.4 Watzlawicks Modell der Kommunikation

Das Modell von Paul Watzlawick basiert auf fünf Axiomen, d. h. Grundannahmen. Auch sein Modell ist wissenschaftlich nicht überprüft. Nach diesem ist Kommunikation sowohl ein dynamischer und interaktiver als auch ein wechselseitiger Prozess zwischen Sender und Empfänger. Darüber hinaus besitzt dieses Modell nicht die Vorstellung, dass eine Aussage nur eine Botschaft besitzt, sondern diese auch immer interessensgeleitet ist, wie z. B. „Wie kann ich diese Botschaft besonders gut verkaufen?" Berücksichtigt werden in diesem Modell weiterhin psychologische Prozesse. **Beispiel:** „Reparieren Sie die Tür (Inhalt), ohne Wenn und Aber (Beziehung)!"

Die Grundannahmen dieses Modells sind:

- Es ist unmöglich nicht zu kommunizieren: Jedes Verhalten stellt eine Form von Kommunikation dar, weil der Sender/Empfänger dadurch ebenfalls Signale übermittelt.
- Jede Kommunikation hat einen Inhaltsaspekt (Sachinformation) und einen Beziehungsaspekt, wobei Ersterer vom zweiten dominiert wird.

- Der Beziehungscharakter wird z. B. nonverbal mittels Mimik/Gestik etc. oder durch das „Wie“ des verbal Gesagten mitgeteilt.

12.4.5 Hargies Kommunikationsmodell

Hargies Modell beruht auf den nachfolgenden Grundannahmen:
- Menschen verhalten sich zielorientiert, weil sie eine bestimmte Absicht verfolgen.
- Menschen sind sich den Folgen, die sich aus ihrer Handlung ergeben, bewusst.
- Menschen können ihre weiteren Handlungsschritte aufgrund der sich ergebenden Folgen aus der ersten Handlung verändern, indem sie die aufgenommenen Informationen hierfür verarbeiten und berücksichtigen.

Das Modell geht davon aus, dass die folgenden sechs Komponenten wesentlich für eine Kommunikation sind:
- Personen- und Situationsmerkmale (▶ Tab. 12.3)
- vermittelnde Prozesse
- Ziele
- Antwortverhalten
- Feedback
- Wahrnehmung

Personen zeichnen sich durch bestimmte Merkmale aus. Hierzu zählt z. B. das erworbene Wissen einer Person und was sie damit für Schlüsse ziehen kann. Hinweis: Denken Sie in diesem Zusammenhang auch an den Begriff „Konstruktivismus“, d. h. wie der Mensch sich seine eigene Umwelt bzw. Realität „bastelt“.

B

Fallbeispiel

Opa Alfred ist sehr vergesslich und läuft regelmäßig unkontrolliert über die Straße. Kenne ich ihn, weiß ich damit umzugehen. Sofern ich keine Ahnung von seiner Vergesslichkeit habe, halte ich ihn vielleicht für einen Ignoranten gegenüber der Straßenverkehrsordnung.

Weitere Merkmale sind:
- **Alter:** ältere Menschen sind z. T. positiver gestimmt als jüngere und kommunizieren anders.
- **Einstellung:** persönliche Einstellungen, die man gegenüber einer Sache etc. besitzt wie z. B. neutral, voreingenommen etc.
- **Emotionen:** Emotionen, die dazu dienen, jemanden für eine Sache zu begeistern oder um anderen zu vermitteln, wie betroffen man von einer Sache ist.
- **Motive:** Motive sind Gründe, warum man bereit ist, etwas tun.
- **Sicht der eigenen Persönlichkeit:** steht man neuen Dingen eher offen oder ängstlich gegenüber, ist man gewissenhaft oder oberflächlich, geht man Konflikten aus dem Weg oder klärt sie direkt?

M!

Merke

Im Volksmund gibt es den Begriff „Altersweisheit“. Viele Ältere müssen sich nicht mehr beweisen und können somit „milder“ in ihren Aussagen sein.

Die Situation lässt sich ebenfalls anhand von Merkmalen beschreiben. So spielt die Umgebung, in der die Kommunikation stattfindet eine wichtige Rolle. Findet die Kommunikation ohne Störungen statt oder ist sie geprägt von Hektik u. a. Dingen. Ein weiteres Merkmal sind die **Rollen** und das damit verbundene Verhalten, welches von den Akteuren in der Situation erwartet wird.

B

Fallbeispiel

Ein Notfallpatient wird stationär aufgenommen und der behandelnde Arzt erklärt den anwesenden Mitarbeitern, dass er jetzt Dienstschluss hat und der Kollege in zehn Minuten weitermacht.

Frage: Was würden die Mitarbeiter wohl von diesem Arzt denken bzw. welche Rollenerwartung haben sie an ihn?

Auch die **Sprache** stellt ein Situationsmerkmal dar. Nehmen Sie das obige Beispiel. In Notfällen muss eine Sprache gesprochen werden, die alle Beteiligten verstehen. Benutzt der Arzt nur lateinische Begriffe, die vielleicht nicht jeder versteht, kann es schnell zu Fehlern oder Problemen kommen. Die **Zielstruktur** stellt das letzte Merkmal dar. Dabei geht es um die Ziele und in welchen Schritten diese in einer bestimmten Situation zu erreichen sind.

Tab. 12.3 Personen- und Situationsmerkmale.

Merkmale der Person	Merkmale der Situation bzw. Personen-Situationseinheit
Welches Wissen hat die Person?	Welche Ziele werden durch die Person in einer bestimmten Situation verfolgt?
Welche Absichten und Motive werden verfolgt?	Welcher Prozess der Kommunikationsvermittlung läuft ab?
Welche Einstellung besitzt die Person zur Thematik?	Wie sieht unser Antwortverhalten aus?
Wie ist die Person „gestrickt“ bzw. was hat sie für eine Persönlichkeit?	Was für ein Feedback und welche Wahrnehmung haben wir?

Vermittelnde Prozesse

▶ **Kognitiver und affektiver Prozess.** Nach der Auffassung von Hargie laufen während einer Kommunikation zwei Prozesse gleichzeitig ab. Zum einen der **kognitive Prozess**. Dabei fällt die Person die Entscheidung, wie sie sich im Rahmen der Kommunikation verhält bzw. antwortet, um an ihr Ziel zu gelangen. Parallel dazu läuft der **affektive Prozess** ab. Dabei ist entscheidend, wie unser Gegenüber auf uns wirkt bzw. mit uns umgeht. **Beispiel:** Kunde beschwert sich lautstark, dass er zu lange warten muss und greift uns verbal an. Kognitiv möchten wir ruhig und diszipliniert antworten. Aufgrund seines aggressiven Verhaltens reagieren wir ebenfalls impulsiv, d. h. wir spiegeln seine Reaktion wider und sind damit schon in einem Konflikt, da der Kunde evtl. glaubt, nicht ernst genommen zu werden. Somit hat der affektive Prozess die „Oberhand" gewonnen und unseren guten Vorsatz, nicht emotional zu werden, verhindert.

▶ **Ziele.** Ziele stellen einen weiteren Aspekt des Modells dar. Mit jeder Kommunikation werden **Ziele** verfolgt, bei denen es um das Was und Wie geht. Sofern die Kommunikanten unterschiedliche Ziele haben, kann es schnell zu einem Konflikt kommen. Verfolgen beide das gleiche Ziel, ist eine Einigung wahrscheinlicher bzw. sind beide Ziele unabhängig voneinander, ist ein Konflikt unwahrscheinlich.

▶ **Antworten.** Im Rahmen eines Gespräches muss jeder Teilnehmer nicht nur Fragen sondern auch **Antworten** liefern. Dabei kann es schnell zu Fehlern kommen z. B. weil davon ausgegangen wird, dass das, was wir nicht im Rahmen der Antwort erwähnen, selbstverständlich ist. Gerade diese Selbstverständlichkeit kann aber das Problem sein, weil unser Gegenüber aufgrund des fehlenden Informationsbestandteils mit unserer Antwort nichts anfangen kann oder sie falsch interpretiert bzw. zu einer falschen Handlung verleitet wird.

Während der Kommunikation erhalten die Gesprächsteilnehmer Feedbackreaktionen, was positiv wertneutral oder gar negativ sein kann. Jedes Feedback wirkt auf den Empfänger, was wiederum auf seine weitere Kommunikation Auswirkung haben kann.

B

Fallbeispiel

Herr Meyer merkt, dass Frau Schneider seine Aussagen nicht mitträgt. Herr Meyer wird entscheiden müssen, ob er mit Frau Schneider einen Konflikt riskiert oder ob er seine Aussagen überdenkt bzw. abmildert, sodass sie seine Aussagen mittragen kann.

▶ **Wahrnehmung.** Das letztes Merkmal stellt die **Wahrnehmung** dar. Während einer Kommunikation laufen vielfältige Prozesse ab, die eine enorme Aufmerksamkeit erfordern, was aber nicht immer möglich ist. Dementsprechend achten wir nur auf für uns „wichtige" Informationen, wir wählen oder selektieren die Informationen. Genau diese Selektion kann dazu führen, dass wir wesentliche Informationen nicht richtig aufgenommen haben, weil wir sie als nicht wichtig aussortiert haben.

M!

Merke

Wahrnehmung ist Empfindung plus Erfahrung. Sie erfolgt über alle Sinne – ebenso die selektive Wahrnehmung!

Das Modell von Hargie zeigt deutlich, dass Kommunikation mehr als nur der Austausch von Informationen ist. Gleichzeitig wird erkennbar, dass Kommunikation auch in einem überschaubaren Modell ein hockkomplexer Vorgang ist. Genauso deutlich wird, dass es viele Möglichkeiten der Fehlinterpretation gibt und damit wird auch erklärbar, warum es schnell zu Konflikten kommen kann. Umso wichtiger ist es, dass sich die Beteiligten klar werden, dass jede Kommunikation Aufmerksamkeit, Sensibilität und Ehrlichkeit verlangt. Nur so kann ein respektvoller Umgang mit dem Gegenüber gelingen.

Nachdem wir uns mit verschiedenen Kommunikationsmodellen auseinandergesetzt haben, stellt sich die Frage, was wir daraus ableiten können. Zum Einem, dass mit Kommunikation bzw. Sprache nicht nur ein Sachverhalt, sondern ganz viele weitere Dinge mitgeteilt werden können, gerade auf der emotionalen Ebene, wie z. B. meine Einstellung gegenüber Personen, ob sie mir sympathisch oder unsympathisch sind etc. Weiterhin, dass es eine Reihe von Störungsquellen gibt, welche die Kommunikation irritieren können und zwar so, dass unser Gegenüber oder wir selbst nicht immer in der Lage sind, die sprachlichen Mitteilungen richtig zu verstehen. Es können Fehldeutungen durch z. B. unklare oder missgedeutete Körpersprache (= nonverbale Kommunikation) auftreten. Passen die verbalen Aussagen nicht mit den nonverbalen Reizen zusammen, dann handelt es sich um **inkongruente Nachrichten**. Weisen dagegen die verbalen und nonverbalen Signale in die gleiche Richtung, dann handelt es sich um eine **kongruente Nachricht**. Die Anteile der Signalwahrnehmung bei Inkongruenz gliedern sich wie folgt:

- verbal (das gesprochene Wort) 7 %
- körpersprachlich (Gestik, Mimik) 55 %
- parasprachlich (Tonfall, Dialekt, Lachen, Pausen etc.) 38 %

12.5 Die verschiedenen Kommunikationsprozesse

Kommunikationsprozesse werden von jedem Teilnehmer unterschiedlich strukturiert. Jeder Teilnehmer in einem Kommunikationsprozess hat im Laufe seines Lebens unterschiedliche Erziehungsformen genossen aber auch unterschiedliche Erfahrungen gemacht. Jeder lebt somit in seiner speziellen, von ihm selbst erstellten („konstruierten") Wirklichkeit. Basis für diese Aussage stellt die Theorie des Konstruktivismus dar. Aufgrund ihrer Annahmen interpretiert jeder eine Aussage anders, was so gesehen immer wieder zu einem Problem innerhalb der Kommunikation werden kann.

12.5.1 Analoge und digitale Kommunikation

Bei der **analogen Kommunikation** geht es primär um die nonverbale Information des Beziehungscharakters, die in jeder Kommunikation zum Ausdruck gebracht wird. **Beispiel:** Süffisantes Lächeln bei der Mitteilung der nachfolgenden (siehe unten) digitalen Botschaft. Problematisch bei der analogen Kommunikation ist, dass sie mehrdeutig sein kann bzw. vom Empfänger evtl. falsch interpretiert wird und somit ein Konflikt vorprogrammiert sein könnte. Die **digitale Kommunikation** bezieht sich dagegen auf die verbale Botschaft, d. h. die Mitteilung z. B. eines bestimmten Sachverhaltes wie: Patient A muss noch das Medikament X erhalten.

B

Fallbeispiel

Herr Meyer schaut Frau Schneider nachdenklich an, was diese als Ablehnung ihres Vorschlages interpretiert. In Wirklichkeit überlegt Herr Meyer bereits, wie sich der Vorschlag kostengünstig umsetzen lässt.

12.5.2 Komplementäre und symmetrische Kommunikation

Komplementär ist eine Kommunikation dann, wenn sich die Verhaltensweisen der Personen ergänzen. Beide Personen müssen dabei nicht den gleichen Status haben wie z. B. ein Gespräch von Chefärztin zum Oberarzt der anderen Abteilung. Die Kommunikation ist dann komplementär, wenn beide Seiten ihre Rolle akzeptieren und annehmen, ohne dass eine Seite das Gefühl hat, sich der anderen Seite unterwerfen zu müssen. Bei einer **symmetrischen Kommunikation** sind die Personen ungleich, wie z. B. Chefin und Auszubildender. Die Chefin versucht aber, die Ungleichheit in der Kommunikation zu vermeiden, wodurch die Symmetrie der Kommunikation wieder hergestellt wird und der Auszubildende in einem wesentlich positiveren Kommunikationsklima mit seiner Chefin Informationen austauschen kann.

12.6 Kommunikationssignale

Wenn Menschen aufeinandertreffen erfolgt eine Kommunikation – auch wenn sie nicht miteinander sprechen. Für die Einschätzung eines Gesprächspartners wird vom ersten Blickkontakt eine Zeit von 5 Sekunden benötigt, was zeigt, wie wichtig Kenntnisse der Kommunikation für die Einschätzung anderer sind. Das gesprochene Wort stellt die verbale Kommunikation dar. Gefühle wie Angst, Überraschung, Trauer und Enttäuschung verursachen nonverbale Kommunikationssignale.

12.6.1 Verbale Kommunikation

Als verbale Kommunikation bezeichnet man den Teil der Kommunikation, der sprachlich erfolgt (Verständigung mit Worten). Hierzu zählt die Parasprache, d. h. alle die Sprache begleitenden Vokale (Tonfall, Dialekt, Pausen, Füllwörter). Die Parasprache stellt den Beziehungsaspekt der Sprache dar. Eine Inkongruenz des Inhaltsaspektes und des Beziehungsaspektes wird intuitiv wahrgenommen.

Aktives Zuhören, aber wie?

Neben verbalen und nonverbalen Kommunikationssignalen ist ebenso das aktive Zuhören von großer Bedeutung. Die nebenstehenden Hinweise können nur dann Wirkung entfalten, wenn sie nicht gespielt, sondern gelebt werden. Hierzu folgende Empfehlungen:

- **Echte Teilnahme:** Wer nur Interesse spielt, weil er es in einem Kommunikationsseminar gelernt hat, sollte überlegen, ob ihm selbst ein nur gespieltes Interesse gefallen würde.
- **Paraphrasieren:** Der Zuhörer wiederholt die Aussage (n) mit eigenen Worten, wodurch in der Regel. der andere Gesprächsteilnehmer zu weiteren Ausführungen ermutigt wird.
- **Weiterführen:** Das vorher Gesagte wird kurz wiederholt und mit einer Frage verbunden, was den anderen ermuntert, weiter zu reflektieren, um das Gespräch erneut aufnehmen zu können.
- **Nachfragen/Klären:** Hierdurch lässt sich das Gesagte klären oder durch den Erzählenden weiter präzisieren.
- **Zusammenfassen:** Sinnvoll ist es, das Gespräch am Ende zusammenzufassen, damit die einzelnen Gesprächspartner die Möglichkeit bekommen, festzustellen, ob sie auch alles richtig verstanden haben.

Gutes Zuhören lässt sich lernen, wenn die Zuhörfehler in ▶ Tab. 12.4 eine Berücksichtigung finden.

M!

Merke

Ein gelungenes und gutes Gespräch ist eine einmalige und vor allem kostenlose Werbung für Sie und ihren Arbeitgeber. Gerade in Kritikgesprächen können Sie den Klienten bzw. Kunden zeigen, welche besondere Güte und Qualität ihre Organisation besitzt.

Noch deutlicher wird das Ausgeführte, wenn Sie es schaffen, die **folgenden Verhaltensweisen zu vermeiden** (▶ Abb. 12.4):

- **Das Selbstwertgefühl des anderen herabsetzen:** Wichtig hierbei ist, dem Gesprächspartner nicht das Gefühl zu geben, zeitlich unter Druck zu stehen. Dies gelingt vor allem, wenn der Gesprächspartner in seiner Ausführung nicht unterbrochen wird. Weiterhin sollte es vermieden werden, den Gegenüber zu provozieren, persönlich anzugreifen oder auf Schwächen anzusprechen.

Tab. 12.4 Kriterien für aktives gutes Zuhören durch Vermeidung von Zuhörfehlern.

Gutes und aktives Zuhören	Zuhörfehler vermeiden
Lassen Sie Ihren Gesprächspartner ausreden. Geduld ist die Voraussetzung für ein gutes Gespräch.	Vermeiden Sie es, abzuschalten und sich in Gedanken mit anderen Dingen zu beschäftigen.
Schaffen Sie eine ungestörte Gesprächsatmosphäre.	Vermeiden Sie vorschnelles Mitteilen der eigenen Meinung, bagatellisieren etc.
Stellen Sie sich auf den Gesprächspartner ein und versetzen Sie sich in dessen Lage.	Vermeiden Sie Desinteresse und Pflichtgefühl.
Beherrschung! Ignorieren Sie Provokationen, Vorwürfe und negative Kritik sowie Zynismus und Sarkasmus des anderen. Lassen Sie sich nicht aus dem Gleichgewicht bringen oder zu Aussagen verleiten, die einen evtl. vorhandenen Konflikt eskalieren lassen.	Vermeiden Sie es, zu schnell ein Urteil über das Gesagte zu treffen.
Stellen Sie Fragen zur Thematik bzw. zum Gesagten. Nur so können Sie feststellen, was den anderen beschäftigt. Gleichzeitig verdeutlicht dies Ihr Interesse am Gespräch.	Vermeiden Sie es, den Gesprächspartner persönlich zurechtzuweisen, auch wenn Sie sich ungerecht behandelt fühlen.

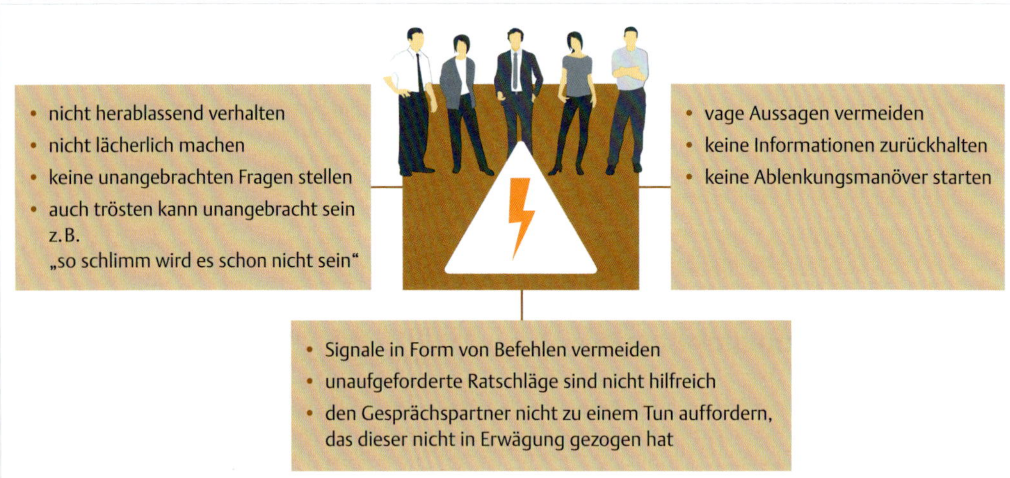
• nicht herablassend verhalten
• nicht lächerlich machen
• keine unangebrachten Fragen stellen
• auch trösten kann unangebracht sein z. B. „so schlimm wird es schon nicht sein"
• vage Aussagen vermeiden
• keine Informationen zurückhalten
• keine Ablenkungsmanöver starten
• Signale in Form von Befehlen vermeiden
• unaufgeforderte Ratschläge sind nicht hilfreich
• den Gesprächspartner nicht zu einem Tun auffordern, das dieser nicht in Erwägung gezogen hat

Abb. 12.4 Fehlervermeidung für ein gutes Gespräch.

- **Aneinander vorbeireden:** Missverständnisse können vermieden werden, indem aktiv ein Dialog geführt wird, Dinge direkt angesprochen und nicht vertagt werden. Hilfreich kann außerdem die „Zwar-aber-Taktik" sein. **Beispiel:** „Sie haben zwar recht, aber sie haben nicht bedacht, dass …" usw.
- **Handlungsspielraum verringern:** Versuchen Sie niemals, ihren Gesprächspartner mit „clever" gestellten Fragen in eine bestimmte Richtung zu lenken. Dazu gehört auch, dass Sie ihre Forderungen nicht so oft wiederholen, bis ihr Gegenüber seinen Einwand irgendwann stillschweigend aufgibt.

Neben den dargestellten manipulativen Kommunikationstechniken, die es zu vermeiden gilt, sollen zum Schluss noch einige „Killerphrasen" aufgezeigt werden. Killerphrasen sind Sätze, die jegliche Kommunikation im Keim ersticken, nach ihnen ist keine weitere Diskussion mehr möglich bzw. notwendig.

Folgende Sätze stellen einige Beispiele dieser „Killerphrasen" dar:
- „Das ist gegen die Vorschrift."
- „Das ist rechtlich bzw. technisch unmöglich."
- „Wir haben das schon immer so gemacht."
- „Da sind wir aber schon wesentlich weiter."
- „Wenn Sie aufgepasst hätten, dann hätten sie bemerkt …"
- „Da geht aber die Fantasie mit Ihnen durch."
- „Das können wir finanziell nicht hinbekommen."
- „Wir haben Ihren Vorschlag bereits versucht."

M!

Merke

Worte können Verletzungen hinterlassen, die nur sehr schwer heilen und die der Gesprächspartner evtl. nie vergessen wird. Aus diesem Grund sollten Wörter gewissenhaft gewählt werden.

Um ein erfolgreiches Gespräch zu führen, sollten Sie also versuchen, authentisch – also Sie selbst – zu sein. Schauspielern Sie nicht, nehmen Sie Ihren Gegenüber ernst und versetzen Sie sich in seine Lage. Nur so können Sie dessen Situation richtig verstehen. Bleiben Sie freundlich, auch wenn es manchmal schwerfällt. Teilen Sie sich in Ich-Aussagen mit und formulieren Sie positiv. **Beispiel:** „Ich würde mich freuen, wenn Sie die Aufgaben bis morgen Abend erledigen könnten" oder „Ich würde mir wünschen, dass …".

12.6.2 Nonverbale Kommunikation

Sie spielt während des gesamten Kommunikationsprozesses eine wesentliche Rolle. Gleichzeitig gibt es hier noch einen großen Forschungsbedarf, wobei viele Kommunikationsseminare diese Tatsache gerne ausblenden.

Nonverbale Kommunikation bezieht sich auf die Körpersprache, welche die Gesprächspartner während eines Gespräches zeigen. Genau genommen stellt die Körpersprache nur ein Merkmal der nonverbalen Kommunikation dar. Weitere Merkmale sind Mimik (Blick- und Augenkontakt; Gesichtsausdruck) und Gestik. Stimmt die sprachliche Mitteilung nicht mit der Geste überein, kann dies u. U. zu einem Kommunikationskonflikt führen.

Fallbeispiel

Herr Meyer erklärt Frau Schneider, dass er total enttäuscht über den Kollegen Müller ist. Frau Schneider antwortet, dass sie Herrn Meyer versteht und grinst dabei.

Die Antwort von Frau Schneider ist inkongruent, da ihre Aussage nicht mit ihrer Gestik, also die verbale nicht mit der nonverbalen Reaktion, übereinstimmt. Herr Meyer könnte das Grinsen von Frau Schneider als heimtückisch oder hinterhältig interpretieren. Aufgrund dieses Missverständnisses kann sich ein Kommunikationskonflikt entwickeln.

Weitere Merkmale der nonverbalen Kommunikation sind:

- **Haptische Signale:** Berührungen, wie z. B. Handschlag, sein Gegenüber an Arm/Hand fassen etc. Sie sind zudem kultur- und geschlechtsabhängig.
- **Distanzsignale (= Proxemik):** Die intime Distanz beträgt ca. 15–45 cm; die persönliche Distanz beträgt ca. 45–120 cm. Sie hängen weiterhin von der Kultur ab und auch davon, ob im Sitzen oder Stehen kommuniziert wird.
- **Körperliche Merkmale:** Aussehen, Kleidung, Größe etc.

Die körperlichen Merkmale können das Gegenüber stark beeinflussen. Attraktivität kann dazu führen, dass man freundlicher, kompetenter und zuvorkommender behandelt wird, da einem von Grund auf mehr Interesse entgegengebracht wird.

Fragen und Antworten

1. „Kommunikation ist mehr als der Austausch von Nachrichten". Erläutern Sie diese Aussage.
2. Erläutern Sie kurz, was unter zwischenmenschlicher Sensibilität zu verstehen ist.
3. Das Sender-Empfänger-Modell erklärt Kommunikation eher technisch. Stellen Sie kurz dar, zu welchem Beitrag dieses Modell in der Kommunikationswissenschaft geführt hat.
4. Sowohl das Kommunikationsmodell von Schulz v. Thun als auch Watzlawicks Modell haben keine wissenschaftliche Fundierung erfahren. Weshalb sind sie für die Kommunikationspsychologie wichtig?
5. Welchen Sinn macht es, Modelle zu verwenden?
6. Ein sehr komplexes Modell stellt das von Harrgie und Kollegen dar. Was macht es für die Wissenschaft sowie Praxis so interessant?
7. Erläutern Sie kurz, was unter Körpersprache zu verstehen ist.
8. Geben Sie zwei Beispiele für Körpersprache.
9. Zu welchen Problemen kann es kommen, wenn die verbale Botschaft/Nachricht nicht mit der Körpersprache zusammenpasst?
10. Geben Sie zur vorangestellten Frage ein Beispiel.
11. Erläutern Sie den Begriff Konflikt.
12. Welche Arten von Konflikten kennen Sie? Nennen und erklären Sie zwei.
13. Erläutern Sie, was unter einem aktiven Zuhören zu verstehen ist.
14. Zeigen Sie auf, was manipulative Kommunikationstechniken sind.
15. Gerne werden in Gesprächen auch sog. Killerphrasen eingesetzt. Warum?
16. Nennen Sie zwei Killerphrasen.
17. Welche kommunikativen Voraussetzungen sollten Mitarbeiter besitzen?
18. Überlegen Sie sich, wie Sie Kollegen in kommunikativer Kompetenz schulen könnten und erstellen Sie hierzu ein kleines Konzept.
19. Welche Vorteile hat es für den Mitarbeiter aber auch für das Unternehmen, wenn die Mitarbeiter über kommunikative Kompetenz verfügen?

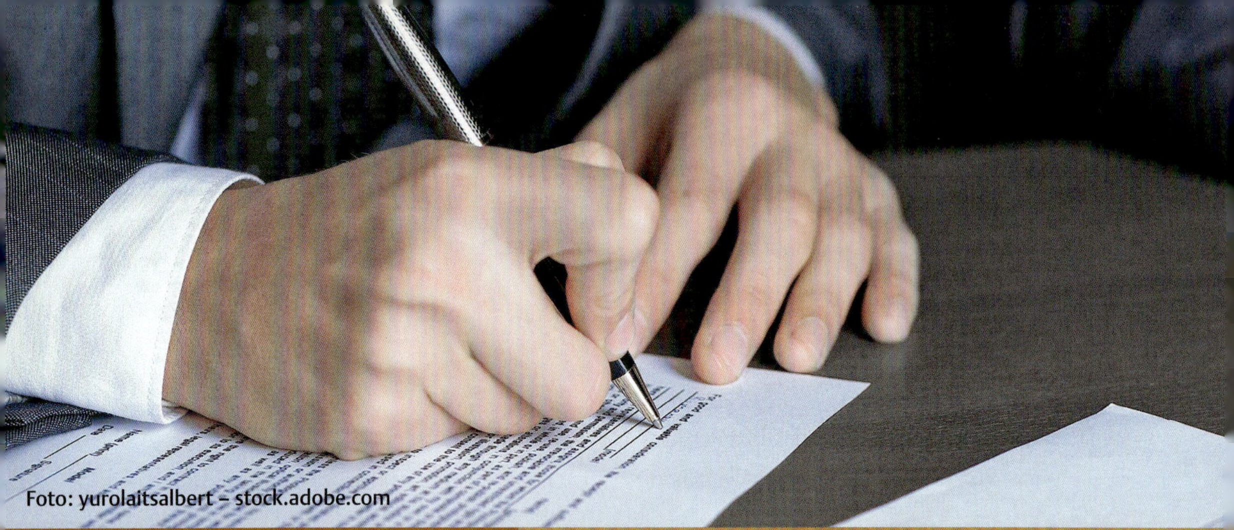

Foto: yurolaitsalbert – stock.adobe.com

Kapitel 13

Rechtliche Grundlagen des Ausbildungsverhältnisses

13 Rechtliche Grundlagen des Ausbildungsverhältnisses

Anja Grethler

13.1 Einordnung des dualen Systems in die Berufsbildung

In Deutschland besteht die Berufsbildung aus den folgenden 4 Teilbereichen (§ 1 Abs. 1 BBiG):

- Berufsausbildungsvorbereitung (§ 1 Abs. 2 BBiG)
- Berufsausbildung (§ 1 Abs. 3 BBiG)
- berufliche Fortbildung (§ 1 Abs. 4 BBiG)
- berufliche Umschulung (§ 1 Abs. 5 BBiG)

Seit der Novellierung des BBiG am 1. Januar 2003 wurde die **Berufsausbildungsvorbereitung** (BAV) ein integraler Bestandteil der beruflichen Bildung. Sie dient bzw. nutzt Personen, die aufgrund der Situation auf dem Arbeitsmarkt oder zu geringer Qualifikation keinen regulären Ausbildungsplatz bekommen haben. Durch die Vermittlung von Grundlagen für den Erwerb beruflicher Handlungsfähigkeiten sollen lernbeeinträchtigte oder sozial benachteiligte Personen an eine Berufsausbildung in einem anerkannten Ausbildungsberuf herangeführt werden (§ 1 Abs. 2 BBiG).

Die berufliche **Ausbildung** muss folgende gesetzlich festgeschriebene Vorgaben erfüllen (§ 1 Abs. 3 BBiG):

- Vermittlung einer breit angelegten beruflichen Grundbildung
- Vermittlung der für die Ausübung einer qualifizierten beruflichen Tätigkeit notwendigen beruflichen Handlungsfähigkeit (berufliche Fertigkeiten, Kenntnisse und Fähigkeiten) in einem geordneten Ausbildungsgang
- Erwerb der erforderlichen Berufserfahrungen

Der erfolgreiche Abschluss befähigt zur Berufsausübung als qualifizierte Fachkraft in einem von derzeit rund 327 anerkannten Ausbildungsberufen (Bundesinstitut für Berufsbildung [BIBB]; Stand: 19.06.2018).

Die berufliche **Fortbildung** eröffnet dem Arbeitnehmer, seine beruflichen Kenntnisse und Fertigkeiten im bisherigen Berufsfeld zu erhalten, zu erweitern oder seine Qualifikation der technischen Entwicklung anzupassen. Ziel ist es, ihm einen beruflichen Aufstieg zu ermöglichen (§ 1 Abs. 4 BBiG). Im Gegensatz zur Berufsausbildung baut sie auf einer beruflichen Ausbildung oder gewonnener beruflicher Erfahrung auf. Bei arbeitgeberinitiierter Fortbildung

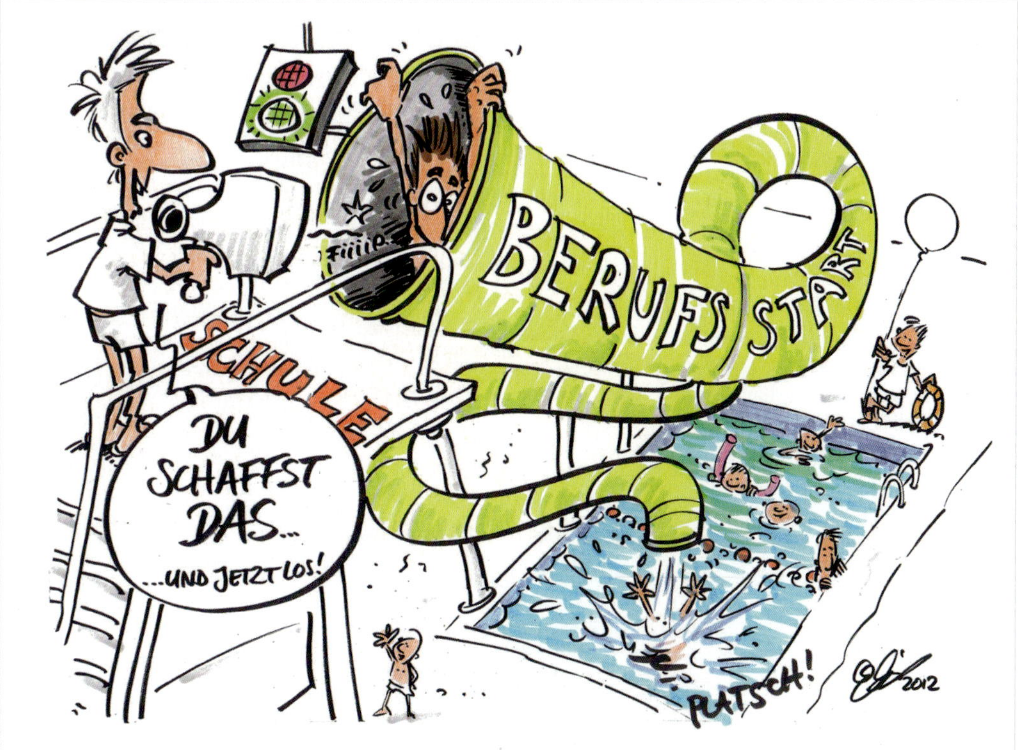

Abb. 13.1 (© Michael Hüter, Bochum. Stiftung Jugend & Bildung)

trägt die Kosten in der Regel der Arbeitgeber, hingegen bei eigeninitiierter Fortbildung zumeist der Arbeitnehmer. Die berufliche Fortbildung kann in den verschiedenartigsten Formen vorkommen: Veranstaltungen von wenigen Tagen (z. B. EDV-Kurse), mehrmonatige Schulungen (z. B. Ausbildung der Ausbilder; Ausbildung zum Meister) bis hin zu abgeschlossenen Fach- oder Hochschulstudien.

Zu einer beruflichen **Umschulung** gehören alle Bildungsmaßnahmen, die zu einer anderen als der ursprünglich erlernten beruflichen Tätigkeit befähigen. Es ist jedoch nicht erforderlich, dass der Umschüler bereits eine Berufsausbildung abgeschlossen hat. Umschüler können auch Arbeitnehmer mit Universitätsabschluss oder Hilfsarbeiter sein. Nicht selten werden Umschulungen aus gesundheitlichen oder arbeitsmarktpolitischen Gründen vorgenommen. Diese Maßnahme ist unter § 1 Abs. 5 BBiG geregelt.

13.2 Berufsausbildung im dualen System

Vorwiegend vollzieht sich die Berufsausbildung im „dualen System" (▶ Abb. 13.2). Das System wird dann als dual bezeichnet, wenn die Ausbildung zugleich an 2 Lernorten stattfindet. Die betriebliche Berufsausbildung wird in Betrieben der Wirtschaft oder in vergleichbaren Einrichtungen außerhalb der Wirtschaft durchgeführt (z. B. im öffentlichen Dienst oder in Praxen eines freien Berufs). Die schulische Berufsausbildung findet in berufsbildenden Schulen statt. Beide Ausbildungsträger – Ausbildungsbetrieb und Berufsschule – sind rechtlich voneinander unabhängige Partner, arbeiten allerdings bei der Durchführung der Berufsbildung zusammen. Dies wird auch „Lernortkooperation" genannt (§ 2 BBiG). Soweit es die Ausbildung in den Betrieben betrifft, sind die Gesetze und Verordnungen des Bundes maßgebend, in erster Linie das Berufsbildungsgesetz (BBiG). Die Ausbildung in der Berufsschule erfolgt nach den Gesetzen und Rechtsvorschriften der jeweiligen Bundesländer (Schulgesetze, Rahmenlehrpläne, Lehrpläne).

Der schulische Teil der dualen Berufsbildung wird aus Steuermitteln der Bundesländer und Gemeinden finanziert. Die Verantwortung für die Finanzierung der praktischen Ausbildung liegt bei den Ausbildungsbetrieben. Je nach Beruf dauert die berufliche Ausbildung zwischen 2 und 3,5 Jahren. Das ist in den Ausbildungsordnungen für die jeweiligen Ausbildungsberufe festgelegt. Der Ausbildungsbetrieb vermittelt schwerpunktmäßig fachpraktische Fertigkeiten und Kenntnisse am Arbeitsplatz. Er ist mit ca. zwei Drittel der Ausbildungszeit der bestimmende Lernort in diesem System. Personen, die zum Zweck der

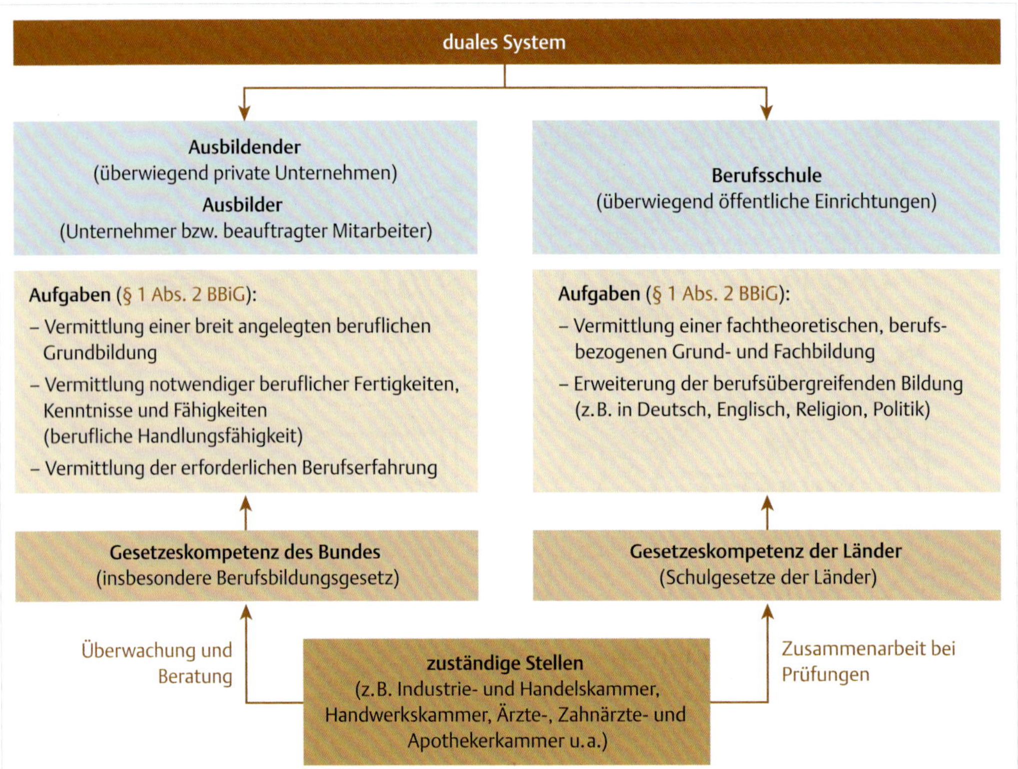

Abb. 13.2 Das duale System der Berufsausbildung.

beruflichen Ausbildung von einem Unternehmen eingestellt werden, sind dort Auszubildende auf der Grundlage eines privatrechtlichen Berufsausbildungsvertrages.

In der Berufsschule agieren sie als Schüler. Die Berufsschule wird nach unterschiedlichen Modi besucht: Es gibt die Möglichkeit des Besuchs an bis zu 2 Wochentagen (Teilzeitunterricht) oder des Berufsschulunterrichts „im Block". Beim Blockunterricht verbringt der Auszubildende mehrere Wochen ausschließlich in der Berufsschule. Die Berufsschule hat die Aufgabe, eine fachtheoretische, berufsbezogene Grund- und Fachbildung zu vermitteln und die vorher erworbene Allgemeinbildung (z. B. in Deutsch, Englisch, Religion) zu erweitern. Die Fachtheorie und der allgemeinbildende Unterricht nehmen ca. ein Drittel der Ausbildungszeit ein. So kann der Auszubildende sowohl die notwendige Berufserfahrung als auch eine breit angelegte Grundbildung erwerben.

Die Durchführung der Berufsausbildung regeln in den meisten Wirtschafts- und Berufszweigen auf regionaler Ebene die jeweiligen Kammern („zuständige Stellen"). Sie fungieren als Überwachungsinstanz für die Ausbildungsbetriebe, beraten die Ausbilder und die Auszubildenden, überprüfen die Berufsausbildungsverträge auf ihre Rechtmäßigkeit und tragen diese in das Verzeichnis der Berufsausbildungsverhältnisse ein. Überdies sind die Kammern für die Organisation der Prüfungen verantwortlich. Hierfür errichten die Kammern – für jeden zu prüfenden Beruf – eigene Prüfungsausschüsse. Jeder Prüfungsausschuss muss mindestens 3 Mitglieder haben: einen Vertreter der Arbeitgeber, einen Vertreter der Arbeitnehmer und einen Berufsschullehrer. Das Prüfungszeugnis wird von der Kammer ausgestellt. Wie die Prüfungen konkret ausgestaltet sind, wird durch die einzelnen Ausbildungsordnungen bzw. die darin enthaltenen Prüfungsanforderungen festgelegt. Diese gelten für den jeweiligen Beruf bundesweit und definieren einen einheitlichen Standard für den Qualifikationsnachweis.

Als besonderer Vorteil der dualen Berufsausbildung gilt der erleichterte Übergang ins Beschäftigungssystem, der für eine geringere Jugendarbeitslosigkeit sorgt. Als nachteilig werden die Kosten angesehen. Außer in Deutschland wird die Berufsausbildung im dualen System noch in Österreich und in der Schweiz angewendet.

13.2.1 Berufsbildungsgesetz

Als zentrale Grundlage einer ordnungsgemäßen und bundeseinheitlichen Berufsausbildung gilt das seit 1969 in Kraft getretene Berufsbildungsgesetz, kurz BBiG. Erstmals wurde eine Rechtsgrundlage für die bis dahin auf eine Vielzahl von Gesetzen und sonstigen rechtlichen Vorschriften verteilte berufliche Bildung geschaffen. Mittlerweile wurde das Berufsbildungsgesetz gründlich überarbeitet und trat in seiner aktuellen Fassung Anfang April 2005 in Kraft.

Das Berufsbildungsgesetz umfasst allgemeine Regelungen für die staatlich anerkannten Ausbildungsberufe. Gegenstand des BBiG ist allein die betriebliche Ausbildung, und es gilt für alle Berufs- und Wirtschaftszweige. Nicht inbegriffen ist die Berufsausbildung in einem öffentlich-rechtlichen Dienstverhältnis (§ 3 Abs. 2 Nr. 2 BBiG). Hierunter fällt allerdings nur das Beamten- oder Soldatenverhältnis, nicht jedoch das Arbeitsverhältnis der im öffentlichen Dienst beschäftigten Arbeiter und Angestellten. Des Weiteren bleiben Heil- bzw. Heilhilfsberufe wie z. B. Logopäden, Hebammen, Notfallsanitäter, Gesundheits- und Krankenpfleger bzw. Pflegefachfrau/-mann, Physiotherapeuten usw. durch das Berufsbildungsgesetz so gut wie unberührt. Diese Berufe werden im Allgemeinen per Landes- bzw. Bundesgesetz geregelt.

Das Berufsbildungsgesetz umfasst 7 Teile (▶ Abb. 13.3). Im 1. (allgemeinen) Teil werden Begriffe der Berufsbildung definiert und der Geltungsbereich beschrieben (Berufsausbildungsvorbereitung, Berufsausbildung, berufliche Fortbildung, berufliche Umschulung, § 1 BBiG). Den Kern des Berufsbildungsgesetzes stellt sicherlich der 2. Teil („Berufsbildung") dar. Neben der Form und dem Inhalt der Berufsausbildungsverträge (§§ 10–12 BBiG) beinhaltet dieser Teil Vorschriften über Pflichten der Ausbildenden (Ziele der Berufsausbildung, Freistellung §§ 14–16 BBiG) und den Auszubildenden (Verhaltensregeln, unter anderem § 13 BBiG), den Vergütungsanspruch des Auszubildenden (§§ 17–19 BBiG) sowie Regelungen zu Beginn und Beendigung des Berufsausbildungsverhältnisses (Probezeit, Kündigung §§ 20–22 BBiG). Auch Bestimmungen über die Eignungsvoraussetzung des Ausbildenden, des Ausbilders und der Ausbildungsstätte sind in diesem Teil zu finden. Hauptsächlich nehmen die §§ 27–33 BBiG dazu Stellung. Hierbei wird zuerst die Ausbildungsstätte definiert und wer berechtigt ist, auszubilden. Zweitens wird ausdrücklich festgehalten, welche Eignung Ausbilder besitzen müssen in Bezug auf ihre persönliche und fachliche Kompetenz. Anschließend geht dieser Abschnitt auf die Überwachung der Eignung ein (§ 32 BBiG). Gesonderte Abschnitte regeln die Einrichtung eines Verzeichnisses der Berufsausbildungsverhältnisse (§§ 34–36 BBiG), das Prüfungswesen (§§ 37 ff. BBiG), die berufliche Fortbildung (§§ 53 ff. BBiG) und Umschulung (§§ 58 ff. BBiG) sowie die berufliche Bildung behinderter Menschen (§§ 64 ff. BBiG). Weitere Teile des BBiG umfassen Regelungen zu Ausschüssen im Zusammenhang mit der Berufsausbildung (§§ 82 ff. BBiG), der Berufsbildungsforschung (§§ 84 ff. BBiG), dem Bundesinstitut für Berufsbildung (§§ 89 ff. BBiG) und den Folgen von Zuwiderhandlungen gegen das BBiG (§ 102 BBiG).

Das Berufsausbildungsrecht berührt auch andere Gesetze wie beispielsweise das Betriebsverfassungsgesetz (BetrVG), das 3. Sozialgesetzbuch (SGB III), das Jugendarbeitsschutzgesetz (JArbSchG). So regelt das BBiG nicht die Arbeitszeit und den Urlaubsanspruch eines Auszubildenden.

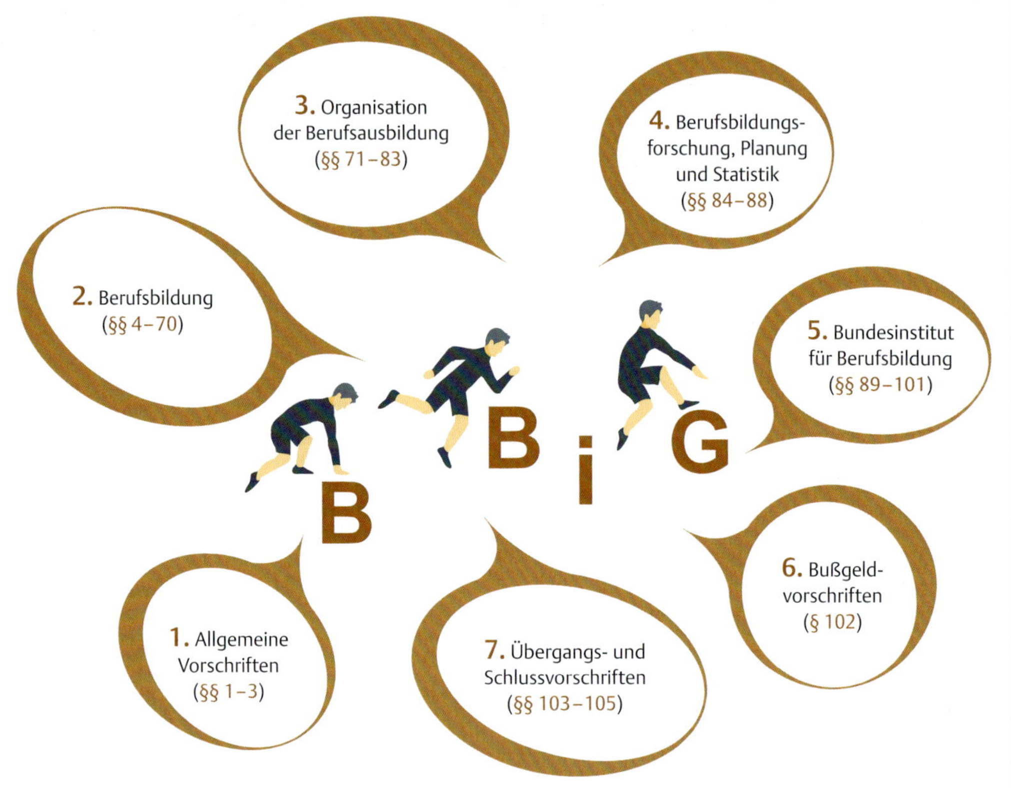

Abb. 13.3 Das Berufsbildungsgesetz.

13.2.2 Ausbildungsordnung

Definition

Mit dem Begriff **„anerkannter Ausbildungsberuf"** werden Ausbildungsgänge bezeichnet, die durch Ausbildungsordnungen geregelt sind.

Eine Berufsausbildung im Sinne des BBiG liegt nur dann vor, wenn der Auszubildende in einem anerkannten Ausbildungsberuf ausgebildet wird. Ausbildungsordnungen regeln bundesweit den betrieblichen Teil der dualen Berufsausbildung. Sie setzen sich aus dem Verordnungstext und dem ihm als Anlage beigefügten Ausbildungsrahmenplan zusammen. Rechtliche Grundlage für den Erlass von Ausbildungsordnungen ist der § 4 BBiG. Hier ist geregelt, dass das Bundesministerium für Wirtschaft und Energie oder das sonst zuständige Fachministerium im Einvernehmen mit dem Bundesministerium für Bildung und Forschung durch Rechtsverordnung Ausbildungsberufe staatlich anerkennen und hierfür Ausbildungsordnungen erlassen kann. Durch die verbindliche Vorgabe der Ausbildungsordnungen wird ein bundeseinheitlicher Standard für die betriebliche Ausbildung garantiert. Ausbildungsordnungen sind bindend für alle Beteiligten wie Ausbildende, Ausbilder, Auszubildende, Industrie- und Handelskammern etc. Einen Überblick über die anerkannten Ausbildungsberufe verschafft das „Verzeichnis der anerkannten Ausbildungsberufe", das vom Bundesinstitut für Berufsbildung (BiBB) geführt und alljährlich veröffentlicht wird.

Nach dem Ausschließlichkeitsgrundsatz darf für einen anerkannten Ausbildungsberuf nur nach der Ausbildungsordnung ausgebildet werden. Minderjährige dürfen prinzipiell nicht in anderen als in staatlich anerkannten Ausbildungsberufen ausgebildet werden. Folglich ist ein Berufsausbildungsvertrag nichtig, der mit einem Jugendlichen unter 18 Jahren in einem nicht anerkannten Ausbildungsberuf abgeschlossen wurde. Eine Ausnahme ist nur möglich, wenn die nicht anerkannte Berufsausbildung eine Vorbereitung auf den Besuch weiterführender Bildungsgänge oder weiterbildender Schulen darstellt. Generell sind Ausbildungsordnungen ein Instrument, das die Qualität der dualen Berufsausbildung dauerhaft sichert.

Die **Mindestinhalte der Ausbildungsordnung** sind (§ 5 BBiG):

- **Bezeichnung** des Ausbildungsberufes, z. B. Kaufmann im Gesundheitswesen/Kauffrau im Gesundheitswesen
- **Dauer** der Ausbildung:
  Diese soll zwischen 2 und 3 Jahren liegen. Im Berufsausbildungsvertrag zwischen dem Auszubildenden und dem Betrieb sind Beginn, Ende und Dauer der Ausbildung schriftlich niedergelegt. In bestimmten Fällen kann die Ausbildungszeit verkürzt, z. B. wenn der Auszubildende über die Hochschul- oder Fachhochschulreife verfügt, oder verlängert werden. Hierüber entscheidet auf Antrag des Auszubildenden bzw. dem ausbildenden Betrieb die zuständige Stelle (Industrie- und Handelskammer, Handwerkskammer usw.). Eine Verkürzung der Ausbildungsdauer kommt beispielsweise in Betracht, wenn zu erwarten ist, dass der Auszubildende das Ausbildungsziel in einer verkürzten Zeit erreicht (§ 5, 7, 8 BBiG). Im Ausbildungsberuf „Kaufmann/-frau im Gesundheitswesen" gibt die Ausbildungsordnung eine Ausbildungsdauer von 3 Jahren vor.
- **Ausbildungsberufsbild:**
  Im Berufsbild werden diejenigen Fertigkeiten, Kenntnisse und Fähigkeiten aufgezählt, die Gegenstand der Berufsausbildung sind. Es handelt sich um Mindestinhalte, die während der Berufsausbildung mindestens vermittelt werden müssen. Für die Ausbildung „Kaufmann/-frau im Gesundheitswesen" gehören z. B. die kaufmännische Steuerung und Kontrolle, die Personalwirtschaft, die Aufgaben und Rechtsfragen des Gesundheits- und Sozialwesens, die medizinische Dokumentation und das Berichtswesen, der Datenschutz, die Materialwirtschaft, Marketing im Gesundheitswesen, das Finanz- und Rechnungswesen sowie das Qualitätsmanagement im Gesundheitswesen zu den erforderlichen Fertigkeiten, Kenntnissen und Fähigkeiten.
- **Ausbildungsrahmenplan:**
  Hierunter versteht man eine Anleitung zur sachlichen und zeitlichen Gliederung der Fertigkeiten, Kenntnisse und Fähigkeiten im jeweiligen Ausbildungsberuf. Es werden die im Berufsbild aufgeführten Ausbildungsgegenstände konkretisiert. Diese Konkretisierung wird jedoch nicht im Paragrafenteil der Verordnung

Ordnung einer Berufsausbildung	
Berufsbildungsgesetz (BBiG)	Das Berufsbildungsgesetz (BBiG) ist die gesetzliche Grundlage der Berufsausbildung, regelt den betrieblichen und außerbetrieblichen Ausbildungsteil und enthält Vorschriften, z. B. zu den Lehrinhalten, zur Gestaltung des Ausbildungsvertrages, zu den Pflichten der jeweiligen Vertragspartner, zur Kündigung und zu den Prüfungen.
↓	
Ausbildungsordnung enthält als Anlage den Ausbildungsrahmenplan	Die Bundesregierung erlässt für jeden Beruf, der über eine Ausbildung zu erreichen ist, eine Ausbildungsordnung. Diese dient zur Festlegung von bundeseinheitlichen Standards, z. B. • Ausbildungsbezeichnung • Ausbildungsdauer • Ausbildungsberufsbild (Kenntnisse und Fähigkeiten) • Ausbildungsrahmenplan • Ausbildungsprüfungsanforderungen Wichtiger Bestandteil der jeweiligen Ausbildungsordnung ist der Ausbildungsrahmenplan. Der Ausbildungsrahmenplan gibt vor, in welchem Jahr der Ausbildung die jeweiligen Ausbildungsinhalte vermittelt werden sollen. Er beinhaltet damit die sachliche und zeitliche Vorgabe der Ausbildungsinhalte.
↓	
(betrieblicher) Ausbildungsplan	Der betriebliche Ausbildungsplan bietet die Grundlage für die jeweilige betriebliche Ausbildung. Er muss die Ausbildungsinhalte sowie die zeitliche Abfolge dieser aufweisen.

Abb. 13.4 Ordnung der Berufsausbildung.

vorgenommen, sondern in einer Anlage, auf die verwiesen wird. Beispielsweise sollen Auszubildende des Ausbildungsberufs „Kaufmann/-frau im Gesundheitswesen“ im 2. Ausbildungsjahr Vorgänge in Verbindung mit Beginn und Beendigung von Arbeitsverhältnissen bearbeiten sowie bei der Entgeltabrechnung mitwirken.

- **Prüfungsanforderungen:**
  Die Prüfungsanforderungen legen das Ziel, die zeitliche Lage, den Umfang, den Inhalt, die Struktur (Gliederung in Prüfungsteile und Prüfungsbereiche), die Form (Methode, z. B. schriftlich, mündlich, praktisch, integriert) und die Dauer für die Zwischenprüfung sowie die Abschlussprüfung fest. Für die Abschlussprüfung enthalten die Prüfungsanforderungen zudem noch Festlegungen über die Gewichtung von Prüfungsleistungen, Voraussetzungen des Bestehens der Prüfung sowie die Möglichkeiten einer mündlichen Ergänzungsprüfung.
  Für die Abnahme der Prüfung richtet die zuständige IHK mindestens einen Prüfungsausschuss ein (§ 40 BBiG). Im Ausbildungsberuf „Kaufmann/-frau im Gesundheitswesen“ wird die schriftliche Abschlussprüfung in den drei Prüfungsbereichen Gesundheitswesen, Geschäfts- und Leistungsprozesse in Einrichtungen des Gesundheitswesens sowie Wirtschafts- und Sozialkunde in insgesamt maximal 360 Minuten abgelegt.

In der Ausbildungsordnung ist ein **Ausbildungsrahmenplan** inbegriffen. Er schließt die sachliche und zeitliche Gliederung der Berufsausbildung ein und dient dazu, die Ausbildungsinhalte näher zu bestimmen (§ 5 BBiG). In ihm sind alle Kenntnisse und Fertigkeiten im Detail aufgelistet (= Tiefe und Breite der Inhalte), die innerhalb der betrieblichen Ausbildung mindestens zu vermitteln sind. Die Beschreibung der zu vermittelnden Ausbildungsinhalte orientiert sich an beruflichen Aufgabenstellungen und den damit verbundenen Tätigkeiten. Zu jeder einzelnen Position wird angegeben, in welchem Ausbildungsjahr welche Ausbildungsinhalte im Betrieb zu vermitteln sind. Überdies kommen Angaben über den Zeitbedarf. Die Zeitrichtwerte in Wochen kennzeichnen den Stellenwert der verschiedenen Inhalte zueinander.

Auch für den Kaufmann/-frau im Gesundheitswesen wurde gemäß dem BBiG eine bundeseinheitliche Ausbildungsordnung verfügt. Vollständig heißt sie „Verordnung über die Berufsausbildung für Kaufleute in den Dienstleistungsbereichen Gesundheitswesen sowie Veranstaltungswirtschaft vom 25. Juni 2001“.

Der Ausbildungsbetrieb stimmt den Ausbildungsrahmenplan auf seine betrieblichen und individuellen Belange ab und erstellt seinen eigenen Ausbildungsplan. Bei der Erstellung des betrieblichen Ausbildungsplans werden die Ausbildungsbetriebe von Ausbildungsberatern der zuständigen Stellen unterstützt und kontrolliert. Dieser Plan weist in einer zeitlichen und sachlichen Gliederung aus, wie die Ausbildung entsprechend der organisatorischen und örtlichen Besonderheiten des Ausbildungsbetriebes in der Regel vollzogen werden soll. ▶ Abb. 13.4 stellt eine Zusammenfassung über die Ordnung der Berufsausbildung dar.

13.2.3 Rahmenlehrplan

Während die Ausbildungsordnung die betriebliche Ausbildung regelt, werden für den Lernort Berufsschule als Vorgabe für alle Länder von der ständigen Konferenz der Kultusminister und -senatoren der Länder (kurz KMK) Rahmenlehrpläne beschlossen. Die KMK ist ein freiwilliger Zusammenschluss der für Bildung, Erziehung und Forschung zuständigen Minister bzw. Senatoren der einzelnen Bundesländer. Diese Rahmenlehrpläne bestimmen den berufsbezogenen Unterricht der Berufsschule und geben der pädagogischen Arbeit in der Schule und dem Unterricht einen verpflichtenden Rahmen. Ein Rahmenlehrplan gliedert sich in folgende Elemente:

1. Vorbemerkungen
2. Bildungsauftrag der Berufsschule
3. didaktische Grundsätze
4. berufsbezogene Vorbemerkungen
5. Lernfelder

Die Teile 1–3 sind bei allen Rahmenlehrplänen identisch. Die Teile 4 und 5 sind je nach Ausbildungsberuf unterschiedlich gestaltet. Die Lernfelder sind nach Ausbildungsjahren gegliedert und beinhalten Aussagen über Lernziele, Inhalte des Unterrichts sowie Zeitrichtwerte. Sie sind an beruflichen Aufgabenstellungen und Handlungsfeldern ausgerichtet und spiegeln den Geschäfts- und Arbeitsprozess wider. Die Bezeichnung des Lernfeldes kann je nach Ausbildungsberuf abweichen. ▶ Tab. 13.1 gibt einen Einblick über die Lernfelder für den Ausbildungsberuf Kaufmann/-frau im Gesundheitswesen.

Im Allgemeinen bauen Rahmenlehrpläne auf dem Niveau des Hauptschulabschlusses auf. Sie sind relativ offen gestaltet, da die Berufsschule von Jugendlichen und Erwachsenen besucht wird, die unterschiedliche Vorbildungen, unterschiedliches Lernvermögen und unterschiedliche Erfahrungen aus den jeweiligen Ausbildungsbetrieben mitbringen. Sie geben nur den Rahmen vor. Die Länder können entweder den vorgegebenen Rahmenlehrplan für ihren Berufsschulunterricht unverändert übernehmen oder setzen ihn in einen eigenen Lehrplan um. Ausbildungsordnungen und Rahmenlehrpläne werden parallel in Abstimmung miteinander entwickelt, um einen bundeseinheitlichen Rahmen für die Ausbildung in Betrieb und Schule zu erreichen. Beide Ordnungsmittel bilden die gemeinsame Grundlage für die Ausbildung im dualen System. So wird sichergestellt, dass sich die Ausbildung in den Betrieben und der Berufsschulunterricht ergänzen. Trotz der unterschiedlichen Schwerpunktsetzung werden Rahmenlehrplan und Ausbildungsrahmenplan stets gemeinsam z. B. im Bundesanzeiger veröffentlicht.

Tab. 13.1 Übersicht über die Lernfelder für den Ausbildungsberuf Kaufmann/-frau im Gesundheitswesen (Quelle: Rahmenlehrplan für den Ausbildungsberuf Kaufmann im Gesundheitswesen/Kauffrau im Gesundheitswesen [Beschluss der Kultusministerkonferenz vom 11.05.2001]).

Lernfelder		Zeitrichtwerte (Std.)		
Nr.		1. Jahr	2. Jahr	3. Jahr
1	Den Betrieb erkunden und darstellen.	80	–	–
2	Die Berufsausbildung selbstverantwortlich mitgestalten.	60	–	–
3	Geschäftsprozesse erfassen und auswerten.	80	–	–
4	Märkte analysieren und Marketinginstrumente anwenden.	100	–	–
5	Dienstleistungen und Güter beschaffen und verwalten.	–	80	–
6	Dienstleistungen anbieten.	–	80	–
7	Dienstleistungen dokumentieren.	–	60	–
8	Dienstleistungen abrechnen.	–	60	–
9	Geschäftsprozesse erfolgsorientiert steuern.	–	–	100
10	Personalwirtschaftliche Aufgaben wahrnehmen.	–	–	100
11	Investitionen finanzieren.	–	–	80
Summe (insgesamt 880 Std.)		**320**	**280**	**280**

13.3 Berufsausbildungsvertrag

13.3.1 Vertragspartner

Der Berufsausbildungsvertrag wird zwischen dem Auszubildenden und dem Ausbildenden vor Ausbildungsbeginn abgeschlossen (§ 10 BBiG). **Auszubildende** sind die Personen, die zum Zwecke der beruflichen Ausbildung von einem Unternehmen eingestellt werden. Ist der Auszubildende noch keine 18 Jahre alt, muss zum Vertragsabschluss der gesetzliche Vertreter einwilligen (§ 107 BGB) oder den Ausbildungsvertrag genehmigen (§ 108 BGB). Handelt es sich bei dem gesetzlichen Vertreter um einen Vormund, muss das Vormundschaftsgericht gegenzeichnen.

Vertragspartner des Auszubildenden ist der **Ausbildende**, also in der Regel der Ausbildungsbetrieb.

M!

Merke

Ausbilden können natürliche Personen, Personengesellschaften (OHG, KG) oder juristische Personen des privaten Rechts (AG, GmbH) oder des öffentlichen Rechts (Körperschaften, Anstalten, Stiftungen). Sie tragen die Verantwortung für eine ordnungsgemäße Durchführung der Ausbildung.

Wer Auszubildende einstellt, muss persönlich geeignet sein. Die persönliche Eignung liegt nicht vor, wenn der Ausbildende Kinder und Jugendliche nicht beschäftigen darf, z. B. weil er wegen eines Verbrechens, einer Straftat oder wegen eines Sittlichkeitsdelikts rechtskräftig verurteilt wurde (§ 25 JArbSchG). Außerdem ist persönlich ungeeignet, wer wiederholt oder schwer gegen das Berufsbildungsgesetz oder die aufgrund dieses Gesetzes erlassenen Vorschriften und Bestimmungen zuwidergehandelt hat (§ 29 BBiG), etwa weil der Arbeitgeber den Auszubildenden mit Aufgaben beauftragt hat, die dem Ausbildungszweck nicht dienen oder wenn er ihm die für die Teilnahme am Berufsschulunterricht erforderliche Zeit nicht einräumt. Darüber hinaus muss der Ausbildende über eine Ausbildungsstätte verfügen, die nach Art und Einrichtung geeignet ist (§ 27 BBiG). Nach Art geeignet bedeutet, dass es im Ausbildungsbetrieb alle Geschäftsabläufe geben muss, die der Ausbildungsrahmenplan enthält. Der Einrichtung nach geeignet ist der Ausbildungsbetrieb, wenn sämtliche Vorrichtungen, Maschinen, Geräte und Arbeitsplätze vorhanden sind, um die Ausbildungsinhalte vermitteln zu können. Ferner dürfen Auszubildende nur in einem Betrieb ausgebildet werden, in dem die Zahl der Auszubildenden in einem angemessenen Verhältnis zur Zahl der Ausbildungsplätze oder beschäftigten Fachkräfte steht. Entscheidend sind die Gegebenheiten im Einzelfall. Etwaige Defizite der Ausbildungsstätte können bis zu einem gewissen Umfang durch Ausbildungsmaßnahmen außerhalb der Ausbildungsstätte wettgemacht werden (§ 27 BBiG). Denkbar ist auch das Zusammenwirken mehrerer Betriebe im Rahmen einer Verbundausbildung, wenn sichergestellt ist, wer die Verantwortung für die einzelnen Ausbildungsschritte trägt (§ 10 Abs. 5 BBiG).

Vom Ausbildenden oder Arbeitgeber ist begrifflich derjenige zu unterscheiden, der die Ausbildung tatsächlich im Betrieb übernimmt: der **Ausbilder**. Das kann der Ausbildende selbst oder ein von ihm beauftragter Ausbilder sein. Diese Person muss ebenso wie der Ausbildende persönlich qualifiziert sein und zusätzlich über die fachliche Eignung verfügen (§ 28 BBiG). Die fachliche Eignung setzt voraus, dass die erforderlichen beruflichen Fertigkeiten, Kenntnisse und Fähigkeiten vorhanden sind. Ergänzend muss der Ausbilder berufs- und arbeitspädagogische

Kenntnisse besitzen (§ 30 BBiG). Bei der Ausbildung von Fachangestellten in Arztpraxen oder Apotheken müssen die Ausbilder beispielsweise als Arzt oder Apotheker zugelassen sein. Über die Eignung der Ausbildungsstätte wie auch die persönliche und fachliche Eignung der Ausbildenden und der Ausbilder wachen die zuständigen Kammern (§ 32 BBiG).

13.3.2 Form und Mindestinhalt des Ausbildungsvertrags

Der Berufsausbildungsvertrag unterliegt keiner Formvorschrift. So kann ein Ausbildungsvertrag mündlich oder durch „schlüssiges Handeln" (z. B. durch Handschlag) gültig abgeschlossen werden. Dennoch ist der Ausbildende verpflichtet, die wesentlichsten Inhalte des Ausbildungsvertrags spätestens bis zum Beginn der Berufsausbildung (also vor Aufnahme der praktischen Beschäftigung) schriftlich festzuhalten. Die Niederschrift ist von dem Ausbildenden (= dem Ausbildungsbetrieb) und dem Auszubildenden zu unterzeichnen. Ist der Auszubildende minderjährig, müssen zusätzlich die gesetzlichen Vertreter (das sind in der Regel beide Elternteile) oder ggf. der Vormund den Vertrag mitunterzeichnen. Danach muss der Ausbildende den Unterzeichnern jeweils eine Ausfertigung der Niederschrift umgehend aushändigen (§ 11 BBiG). Anders als beim Nachweisgesetz, das die Niederschrift von Arbeitsverträgen spätestens innerhalb des ersten Arbeitsmonats vorschreibt, müssen die wichtigsten Vertragsinhalte des Ausbildungsvertrages somit bereits zu Beginn der Ausbildung schriftlich fixiert sein. In der Regel stellen die Kammern Ausbildungsvertragsformulare zur Verfügung.

Zum **Mindestinhalt des Ausbildungsvertrages** gehören folgende Angaben:

- **Die Art**, die sachliche und zeitliche Gliederung sowie das Ziel der Berufsausbildung, insbesondere die Berufstätigkeit, für die ausgebildet werden soll, orientieren sich an den Vorgaben der Ausbildungsordnung für den jeweiligen Beruf.
- **Beginn und Dauer der Berufsausbildung:**
  Die Ausbildung beginnt mit dem im Berufsausbildungsvertrag festgelegten Zeitpunkt. Die Dauer ist der jeweiligen Ausbildungsordnung zu entnehmen. Sie soll sich in einem Rahmen von mindestens 2 und maximal 3 Jahren bewegen (§ 5 BBiG). Nicht vereinbart werden darf eine längere Dauer als in der Ausbildungsordnung vorgeschrieben. In bestimmten Fällen kann diese Ausbildungszeit verkürzt oder verlängert werden (§§ 7 und 8 BBiG). Die Ausbildungsdauer für den Ausbildungsberuf „Kaufmann/-frau im Gesundheitswesen" beträgt 3 Jahre.
- **Ausbildungsmaßnahmen außerhalb der Ausbildungsstätte (§ 27 Abs. 2 BBiG):**
  Nimmt der Auszubildende im Verlauf der Ausbildung an außerbetrieblichen Maßnahmen teil, müssen diese im Ausbildungsvertrag vermerkt sein. Ausbildungsmaßnahmen außerhalb der Ausbildungsstätte können in der Ausbildungsordnung festgelegt sein (z. B. überbetriebliche Ausbildung), zur Behebung von Eignungsmängeln (z. B. Sprachkurse für Migranten) vereinbart oder vom Unternehmen zur Verbesserung der Ausbildungsqualität vorgesehen werden (z. B. gemeinsames Projekt zur Teambildung). Der Ausbildende hat den Auszubildenden für diese Maßnahmen freizustellen und die Kosten zu tragen.
- **Dauer der Probezeit:**
  Das Ausbildungsverhältnis beginnt mit einer Probezeit. Sie muss mindestens einen Monat und darf maximal 4 Monate betragen (§ 20 BBiG, ▸ Abb. 13.5). Die Probezeit soll dem Betrieb Aufschluss darüber geben, ob sich der Auszubildende für den gewählten Beruf eignet. Der Auszubildende soll sich ein Bild darüber verschaffen, ob ihm der gewählte Beruf liegt. In diesem Zeitraum kann das Ausbildungsverhältnis jederzeit sowohl von den Auszubildenden als auch von den Ausbildenden ohne Angabe eines Grundes und ohne Einhaltung einer Frist schriftlich gekündigt werden (§ 22 BBiG).
- **Dauer der regelmäßigen täglichen Ausbildungszeit:**
  Im Ausbildungsvertrag muss die regelmäßige tägliche Ausbildungszeit angegeben werden. Sie bezieht sich auf den Arbeitstag und hat ihre obere Grenze bei den gesetzlichen Bestimmungen. Als gesetzliche Regelung für Auszubildende vor Vollendung des 18. Lebensjahres gilt das Jugendarbeitsschutzgesetz. Dieses schränkt die tägliche Beschäftigungszeit bei Jugendlichen auf 8 Stunden täglich und auf 40 Stunden pro Woche ein (§ 8 JArbSchG). Die Arbeitszeit muss durch Ruhepausen unterbrochen werden. Bei einer Arbeitszeit von mehr als 4,5 bis zu 6 Stunden ist eine Ruhepause von mindestens 30 Minuten, bei mehr als 6 Stunden von 60 Minuten Dauer zu gewähren (§ 11 JArbSchG). Für volljährige Auszubildende gilt das Arbeitszeitgesetz (ArbZG).
- **Dauer des Urlaubs je Ausbildungsjahr:**
  Auch der jährliche Urlaubsanspruch muss im Ausbildungsvertrag festgehalten werden. Die Dauer des Urlaubs richtet sich nach dem Alter des Auszubildenden zu Beginn eines jeden Kalenderjahres. Für erwachsene Auszubildende gilt das Bundesurlaubsgesetz, das jedem Arbeitnehmer einen Urlaubsanspruch von jährlich mindestens 24 Werktagen garantiert. Als Werktage gelten alle Kalendertage, die nicht Sonn- oder gesetzliche Feiertage sind (§ 3 BUrlG). Im Gegensatz dazu sind die Vorschriften des Jugendarbeitsschutzgesetzes maßgeblich für unter 18-Jährige (§ 19 JArbSchG). Günstigere tarifvertragliche Regelungen gehen vor. Denn sowohl der Urlaubsanspruch des Bundesurlaubsgesetzes als auch die des Jugendarbeitsschutzgesetzes sind Mindestregelungen. Das bedeutet, dass diese Regelungen durch vertragliche Vereinbarungen durchbrochen werden können, wenn sie für den Arbeitnehmer bzw. den Auszubildenden günstiger sind. Dies wird als sogenanntes Günstigkeitsprinzip bezeichnet.
- **Zahlung und Höhe der Ausbildungsvergütung:**
  Generell hat der Auszubildende einen Vergütungsanspruch während der Ausbildung. Eine gesetzliche Mindestregelung bezüglich der Höhe der Vergütung existiert dagegen nicht. Das BBiG schreibt in § 17 vor, dass sie „angemessen" sein muss. Gewöhnlich richtet sich die Vergütung nach tarifvertraglichen Vorgaben

oder nach den in der Branche üblichen Vergütungshöhen. Die Höhe der Ausbildungsvergütung ist im Ausbildungsvertrag für jedes Jahr einzutragen. Sie ist nach dem Lebensalter des Auszubildenden so zu bemessen, dass sie mit fortschreitender Berufsausbildung mindestens jährlich ansteigt. Die Vergütung ist auch für die Teilnahme am Berufsschulunterricht und an Prüfungen fortzuzahlen (§ 19 BBiG), einschließlich der Pausen in der Berufsschule und den Wegezeiten. Auch im Krankheitsfall bleibt der Anspruch auf Entgeltfortzahlung für die Dauer von 6 Wochen (§ 3 EntgFG). Die Ausbildungsvergütung ist spätestens am letzten Arbeitstag des Monats für den laufenden Kalendermonat zu zahlen (§ 18 BBiG).
- **Voraussetzungen**, unter denen der Berufsausbildungsvertrag gekündigt werden kann, sind in der Niederschrift aufzunehmen (Kap. 13.3.5).
- **Hinweise** auf geltende Tarifverträge, Betriebs- und Dienstvereinbarungen, die auf das Berufsausbildungsverhältnis anzuwenden sind.
- Die **Form des Ausbildungsnachweises**.

Über den gesetzlich vorgeschriebenen Mindestinhalt hinaus kann der Berufsausbildungsvertrag weitere Klauseln beinhalten. Ihre Grenzen finden sich in § 12 BBiG. So dürfen keine Vereinbarungen getroffen werden, die mit dem Sinn und Zweck einer Berufsausbildung in Widerspruch stehen oder zum Nachteil des Auszubildenden von den zwingenden Vorschriften des BBiG abweichen. Gesetzeswidrig sind in erster Linie Vertragsinhalte, die den Auszubildenden für die Zeit nach seiner Berufsausbildung in seiner beruflichen Tätigkeit einschränken. Dies schließt Wettbewerbsverbote jeglicher Art ein, Bleibeverpflichtungen oder Weiterarbeitsklauseln. Beispielsweise ist eine Verpflichtung ungültig, nach Abschluss des Berufsausbildungsverhältnisses keine Tätigkeit bei einem Konkurrenzunternehmen aufnehmen zu dürfen. Enthält der Ausbildungsvertrag eine unzulässige und damit nichtige Vereinbarung, bleibt der Vertrag trotzdem wirksam.

13.3.3 Eintragung in das Verzeichnis der Berufsausbildungsverhältnisse

M!

Merke

Unverzüglich nach Abschluss des Berufsausbildungsvertrages hat der Ausbildende bei der zuständigen Stelle die Eintragung in das Verzeichnis der Berufsausbildungsverhältnisse zu beantragen.

Der Antrag kann schriftlich oder elektronisch gestellt werden. Dem Antrag ist eine Kopie des Berufsausbildungsvertrags mit den wesentlichen Vertragsinhalten beizufügen (§ 36 BBiG). Eine Eintragung erfolgt nur dann, wenn der Vertrag den Regelungen des Berufsbildungsgesetzes (BBiG) und der Ausbildungsordnung (AO) des jeweiligen Ausbildungsberufs entspricht. Bei Auszubildenden unter 18 Jahren muss eine Bescheinigung über die ärztliche Erstuntersuchung vorliegen. Die Bescheinigung darf nicht älter als 14 Monate sein (§ 32 JArbSchG). Sollten sich im Laufe der Ausbildungszeit Änderungen des Ausbildungsvertrages ergeben, müssen diese umgehend der Kammer mitgeteilt werden.

13.3.4 Rechte und Pflichten während der Ausbildung

Mit der Unterzeichnung des Ausbildungsvertrags verpflichten sich sowohl der Ausbildende als auch der Auszubildende zur Übernahme bestimmter Aufgaben im Rahmen der Berufsausbildung.

Pflichten des Auszubildenden

Zu den Pflichten des Auszubildenden zählen dabei unter anderem (§ 13 BBiG):
- **Lernpflicht:**
  Die wichtigste Pflicht des Auszubildenden ist die Lernpflicht. Der Auszubildende sollte bemüht sein, die notwendigen Kenntnisse, Fähigkeiten und Fertigkeiten (und damit die berufliche Handlungsfähigkeit) zu erarbeiten, die für das Erreichen des Ausbildungszieles wichtig sind.
- **Sorgfältige Ausführung übertragener Tätigkeiten:**
  Der Auszubildende hat die Aufgaben, die ihm im Rahmen einer zweckgebundenen Berufsausbildung aufgetragen werden, sorgfältig auszuführen.
- **Teilnahme am Berufsschulunterricht und Prüfungen:**
  Der Berufsschulunterricht findet an 1 oder 2 Tagen in der Woche oder als Blockunterricht statt. Der Auszubildende hat die Pflicht, am Berufsschulunterricht teilzunehmen und sich aktiv um den Erwerb der dargebotenen Lernstoffe zu bemühen. Schwänzt der Auszubildende wiederholt den Unterricht, kann ihm der Ausbildende nach erfolgten Abmahnungen sogar kündigen.
- **Pflicht zur Berichtsheftführung:**
  Der Auszubildende ist verpflichtet, einen schriftlichen oder elektronischen Ausbildungsnachweis – früher Berichtsheft genannt – zu führen und diesen regelmäßig vorzulegen, soweit dies in der Ausbildungsordnung vorgeschrieben ist. Ausbildungsnachweise zeigen auf, welche Tätigkeit der Auszubildende in den einzelnen Abteilungen durchgeführt hat. Das Vorlegen von ordnungsgemäß geführten Ausbildungsnachweisen stellt auch eine Zulassungsvoraussetzung für die Abschlussprüfung dar (§ 43 BBiG).
- **Beachtung von Weisungen der Weisungsberechtigten:**
  Der Auszubildende ist verpflichtet, den Anordnungen Folge zu leisten, die ihm im Rahmen der Berufsausbildung vom Ausbildenden, dem Ausbilder oder anderen weisungsberechtigten Personen erteilt werden. Andere weisungsberechtigte Personen können z. B. Verantwortliche für den Arbeitsschutz sein. Unzulässig sind Weisungen, die auf die Ausübung einer ausbildungswidrigen Tätigkeit gerichtet sind.

- **Einhaltung der Betriebsordnung und der Unfallverhütungsvorschriften:**
  Auszubildende müssen die für die Ausbildungsstätte geltende Ordnung beachten. Diese kann z. B. betreffen: Sicherheits- und Unfallverhütungsvorschriften, Anlegen von Schutzkleidung, Rauchverbote, Vorschriften über das Betreten von bestimmten Räumen, Benutzungsordnung für Sozialeinrichtungen, allgemeine Hausordnungen.
- **Pflegliche und schonende Behandlung der zur Verfügung gestellten Arbeitsmittel:**
  Der Auszubildende hat die ihm zur Verfügung gestellten Ausbildungsmittel und sonstigen Einrichtungen der Ausbildungsstätte pfleglich und schonend zu behandeln. Das setzt eine gründliche Anleitung durch das Ausbildungspersonal zur Bedienung und Handhabung voraus.
- **Benachrichtigung bei Fernbleiben von Arbeitsplatz oder Berufsschule (z. B. bei Erkrankung):**
  Bleibt der Auszubildende der betrieblichen Ausbildung, dem Berufsschulunterricht oder anderen Ausbildungsveranstaltungen fern, hat er den Ausbilder unverzüglich zu benachrichtigen und die Gründe zu benennen.
- **Erholungspflicht:**
  Während des Urlaubs dürfen Auszubildende keine dem Urlaubszweck widersprechende Erwerbsarbeit leisten.
- **Wahrung von Betriebsgeheimnissen:**
  Auszubildende sind wie Arbeitnehmer verpflichtet, über Betriebs- und Geschäftsgeheimnisse Stillschweigen zu bewahren.

Pflichten des Ausbildungsbetriebs

Die wichtigsten Pflichten des Ausbildungsbetriebs sind nachfolgend dargestellt (§ 14–19 BBiG):

- **Ausbildungspflicht und Benennung weisungsberechtigter Personen:**
  Ausbildungsbetriebe haben nach dem BBiG eine Ausbildungspflicht. Der Ausbildende hat Sorge zu tragen, dem Auszubildenden die nötigen Kenntnisse, Fähigkeiten und Fertigkeiten in der vorgesehenen Ausbildungszeit zu vermitteln. Als Orientierung dient die von den Parteien schriftlich niedergelegte zeitliche und sachliche Gliederung der Ausbildung. Die Durchführung der Ausbildung muss durch persönlich und fachlich geeignetes Personal erfolgen.
- **Ausbildungsgerechte und körperlich angemessene Beschäftigung sowie charakterliche Förderung des Auszubildenden:**
  Ausbildende dürfen nur Arbeiten übertragen, die dem Ausbildungszweck dienen. Ausbildungsfremde Tätigkeiten, die nicht zum Ausbildungsberuf zählen, wie zum Beispiel Botengänge oder private Arbeiten für den Ausbildenden, müssen Auszubildende nicht ausführen. Demgegenüber ist das Reinigen und Aufräumen des Arbeitsplatzes oder Wartungsaufgaben eine zulässige Tätigkeit.
- **Freistellungspflicht für den Berufsschulbesuch und zu Prüfungen:**
  Für die Teilnahme am Berufsschulunterricht müssen ausbildende Betriebe ihre Auszubildenden freistellen. Dies schließt auch vorgesehene Pausenzeiten und die Wegstrecke zwischen dem Ausbildungsbetrieb und der Berufsschule ein. Ferner ist der Auszubildende für sämtliche Prüfungsbestandteile freizustellen, sei es eine Zwischen-, Abschluss- oder Wiederholungsprüfung. Das Gleiche gilt, wenn Ausbildungsmaßnahmen außerhalb der Ausbildungsstätte (z. B. in überbetrieblichen Lernwerkstätten) stattfinden. Für diese Zeit der Freistellung ist die Vergütung fortzuzahlen.
- **Ausbildungsnachweiskontrolle:**
  Der Ausbildende hat den Auszubildenden zum Führen der Ausbildungsnachweise anzuhalten und diese regelmäßig durchzusehen und zu unterschreiben. Den Auszubildenden ist Gelegenheit zu geben, die Ausbildungsnachweise während der Ausbildungszeit im Betrieb zu führen.
- **Kostenloses Bereitstellen der Ausbildungsmittel:**
  Alle nötigen Ausbildungsmittel wie Werkzeuge, Maschinen, Geräte oder Büroeinrichtungen hat der Ausbildende kostenlos dem Auszubildenden zu stellen. Inbegriffen sind auch die Unterlagen zum Führen der Ausbildungsnachweise, ggf. auch Kleidung, die dem Arbeits- und Gesundheitsschutz dient (z. B. Sicherheitsschuhe), Zeichen- und Schreibmaterial sowie Fach- und Tabellenbücher. Die Kosten für Lehrbücher und Unterlagen des begleitenden Berufsschulunterrichts hat dagegen der Auszubildende zu tragen.
- **Vergütungspflicht:**
  Die Auszubildenden erhalten während der Ausbildung eine angemessene Vergütung.
- **Urlaubsgewährung gemäß gesetzlicher bzw. tarifvertraglicher Bestimmungen:**
  Der Ausbildende ist verpflichtet, dem Auszubildenden einen möglichst zusammenhängenden Urlaub nach Maßgabe der gesetzlichen bzw. tariflichen Bestimmungen zu gewähren.
- **Zeugnispflicht:**
  Bei Ausbildungsende ist dem Auszubildenden ohne sein ausdrückliches Verlangen zumindest ein einfaches Zeugnis auszustellen. Hat der Ausbildende die Ausbildung nicht persönlich durchgeführt, so soll der Ausbilder das Zeugnis mitunterschreiben. Das einfache Zeugnis muss Angaben beinhalten über Art, Dauer und Ziel der Ausbildung sowie über die erworbenen beruflichen Fertigkeiten, Kenntnisse und Fähigkeiten des Auszubildenden. Sofern der Auszubildende es wünscht oder fordert, sind auch Angaben über betriebliches Verhalten und Leistung aufzunehmen bzw. zu vermerken (qualifiziertes Zeugnis).

13.3.5 Beendigung des Ausbildungsverhältnisses

Reguläre Beendigung

Üblicherweise endet das Ausbildungsverhältnis mit Ablauf der Ausbildungszeit. Legt der Auszubildende vor Ablauf der Ausbildungszeit seine Abschlussprüfung ab, so endet das Ausbildungsverhältnis automatisch an dem Tag der bestandenen Abschlussprüfung (mit Bekanntgabe des Prüfungsergebnisses; § 21 Abs. 1 und 2 BBiG). Diese besteht bei der Ausbildung zur/m Kauffrau/Kaufmann im Gesundheitswesen aus einem schriftlichen und einem mündlichen Teil. Die mündliche Prüfung hat die Form eines fallbezogenen Fachgesprächs. Die schriftliche Prüfung umfasst die Fächer Gesundheitswesen, Geschäfts- und Leistungsprozesse in Einrichtungen des Gesundheitswesens sowie Wirtschafts- und Sozialkunde. Das Bestehen wird dem Prüfling normalerweise sofort am Ende der mündlichen Prüfung durch den Prüfungsausschuss mit einem Formular bestätigt. Im Anschluss daran steht es dem Ausbildenden frei, den Auszubildenden in ein reguläres Arbeitsverhältnis zu übernehmen.

M!

Merke

Prinzipiell besteht kein Anspruch des Auszubildenden auf eine Weiterbeschäftigung. Ausnahmen ergeben sich aus tarifvertraglichen Regelungen bzw. gegenüber Mitgliedern der Jugend- und Auszubildendenvertretung (§ 78 a BetrVG).

Es handelt sich bei dem Ausbildungsvertrag also um einen befristeten Vertrag. Plant der Ausbildungsbetrieb keine Übernahme, sollte er den Auszubildenden im Anschluss an das Ausbildungsverhältnis nicht mehr in seinem Unternehmen weiterbeschäftigen, da sonst ein Arbeitsverhältnis auf unbestimmte Zeit als begründet gilt (§ 24 BBiG). Umgekehrt kann sich der Ausgelernte seinerseits frei entscheiden, ob er einen Arbeitsvertrag mit seinem bisherigen Ausbildungsbetrieb eingehen möchte oder nicht.

Das Ende des Ausbildungsverhältnisses tritt auch ohne bestandene Abschlussprüfung mit Ablauf der vereinbarten Ausbildungszeit ein, es sei denn, der Auszubildende macht von seinem Recht zur Verlängerung der Ausbildungszeit Gebrauch. Infolge Nichtbestehen der Abschlussprüfung verlängert sich das Ausbildungsverhältnis auf Verlangen des Auszubildenden hin bis zur nächstmöglichen Wiederholungsprüfung, längstens jedoch um 1 Jahr (§ 21 Abs. 3 BBiG). Dabei ist im Verlängerungsjahr bis zur Wiederholungsprüfung die Ausbildungsvergütung des 3. Ausbildungsjahres zu zahlen. Besteht der Auszubildende die Wiederholungsprüfung abermals nicht, dann endet das Ausbildungsverhältnis nicht etwa automatisch mit der nicht bestandenen Wiederholungsprüfung, denn die Abschlussprüfung kann nach dem Gesetz 2-mal wiederholt werden (§ 37 BBiG). Der Ausbildende muss also dem Auszubildenden auf dessen Verlangen auch noch die Chance einer 2. Wiederholungsprüfung geben, sofern diese innerhalb der Höchstfrist von einem Jahr liegt. Eine Verlängerung kann nicht verlangt werden, falls der Prüfling das Durchfallen mutwillig herbeiführt (z. B. um einer anschließenden Arbeitslosigkeit auszuweichen).

B

Fallbeispiel

Für das Ende der Ausbildungszeit wurde im Ausbildungsvertrag der 30. Juni vermerkt. Die schriftliche Prüfung findet am 16. Mai statt. Der letzte Prüfungstag (in der Regel die mündliche Prüfung) ist der 21. Mai. Wird die Prüfung bestanden, so endet die Ausbildung am 21. Mai mit Bekanntgabe der Prüfungsergebnisse. Wird der Auszubildende weiterbeschäftigt, dann wird ab dem 22. Mai ein Arbeitsverhältnis auf unbestimmte Zeit begründet. Bei Nichtbestehen der Prüfung endet das Ausbildungsverhältnis am 30. Juni, es sei denn, der Auszubildende bittet um eine Verlängerung des Ausbildungsverhältnisses.

Dem Nichtbestehen gleichgestellt ist das unentschuldigte Fernbleiben von der Abschlussprüfung. Ferner verlängert sich das Ausbildungsverhältnis auf Antrag des Auszubildenden dann, wenn dieser wegen krankheitsbedingter Arbeitsunfähigkeit – also entschuldigt – nicht in der Lage war, an der Prüfung teilzunehmen.

Beendigung durch Kündigung

An die Kündigung eines Berufsausbildungsvertrages hat der Gesetzgeber sehr hohe Anforderungen gestellt, es sei denn, sie geschieht während der Probezeit (▶ Abb. 13.5).

Die **Probezeit**, die mindestens 1 Monat betragen muss und höchstens 4 Monate betragen darf, steht im Ausbildungsvertrag (§ 20 BBiG). In der Probezeit soll geprüft werden, ob der Auszubildende für den angestrebten Beruf persönlich und fachlich geeignet ist. Während dieses Zeitraums kann der Ausbildungsvertrag jederzeit von beiden Seiten ohne Einhaltung einer Kündigungsfrist und ohne Angabe von Gründen schriftlich gekündigt werden. Bei Minderjährigkeit des Auszubildenden muss die Kündigung durch den oder gegenüber dem gesetzlichen Vertreter ausgesprochen werden. Nach Ablauf der Probezeit kann das Ausbildungsverhältnis ausschließlich vom Auszubildenden mit einer Kündigungsfrist von 4 Wochen schriftlich gekündigt werden, wenn er entweder die Berufsausbildung abbrechen will, zum Beispiel weil er studieren möchte, oder weil er eine andere Berufsausbildung anstrebt (Sonderkündigungsrecht). Der Grund muss in der schriftlichen Kündigung explizit angegeben werden. Ein solches „ordentliches Kündigungsrecht" hat der Ausbildende nach der Probezeit nicht mehr.

Beide Parteien haben hingegen ein Recht auf Kündigung, wenn ein wichtiger Grund besteht. Der liegt vor, wenn dem Ausbildenden oder dem Auszubildenden die Fortsetzung der Ausbildung nicht mehr zuzumuten ist. Die Kündigung aus einem wichtigen Grund ist fristlos auszusprechen. Liegt der Kündigungsgrund länger als 2 Wochen zurück, ist die Kündigung aus wichtigem Grund unwirksam (§ 22 BBiG).

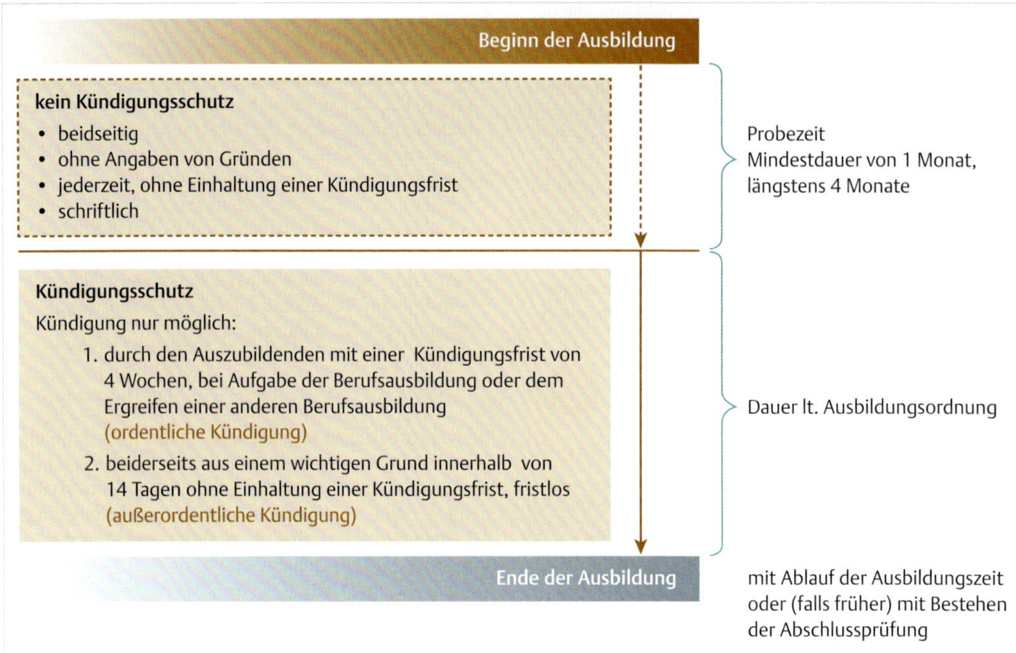

Abb. 13.5 Kündigung vor oder nach Ablauf der Probezeit.

Wichtige **Kündigungsgründe** können sein:

- **für das Ausbildungsunternehmen:**
  - **mit Verschulden des Auszubildenden:**
    - nachhaltige Nichterfüllung der Lernpflicht
    - wiederholte Unpünktlichkeit des Auszubildenden
    - unentschuldigtes Fernbleiben von der Berufsschule trotz wiederholter Abmahnung
    - nachgewiesener Diebstahl oder Drogenkonsum am Arbeitsplatz
    - Tätlichkeiten gegen einen Ausbilder oder anderen Mitarbeiter
    - eigenmächtiger Antritt eines vom Arbeitgeber nicht genehmigten Urlaubs
    - rassistische Äußerungen gegenüber Arbeitskollegen
    - wiederholte Verbreitung neonazistischer Thesen im Betrieb
    - Verweigerung von Arbeitsanweisungen am Arbeitsplatz
    - mehrmaliges Nichtbeachten von Sicherheitsbestimmungen am Arbeitsplatz
    - Missachtung von Verboten, z. B. private Telefongespräche am Arbeitsplatz
  - **ohne Verschulden des Auszubildenden:**
    - nicht absehbares Ende einer länger andauernden Krankheit
    - Stilllegung oder Verlegung der Ausbildungsstätte
- **für den Auszubildenden:**
  - grobe Mängel in der Ausbildung
  - schwere Verstöße des Arbeitgebers gegen das Jugendarbeitsschutzgesetz (etwa das ständige Überschreiten der Höchstarbeitszeit) oder dem Arbeitszeitgesetz
  - Ausbleiben oder andauernde Nichtrechtzeitigzahlung des Ausbildungsgehalts
  - sexuelle Belästigung oder körperliche Gewalt gegen den Auszubildenden sowie die systematisch schlechte Behandlung am Arbeitsplatz (wiederholte Beschimpfungen, Beleidigungen, Benachteiligungen, Diskriminierung)
  - Fehlen der Ausbildungsberechtigung
  - Nichtgewährung von Urlaub
  - Verstöße gegen die Ausbildungspflichten und gegen die Freistellung zum Berufsschulbesuch
  - ausbildungsfremde Tätigkeiten, die nicht zu dem Beruf gehören, in großem Ausmaß

Einmalige Verstöße des Auszubildenden rechtfertigen die fristlose Kündigung im Regelfall nicht, sondern erst wiederholte Pflichtverletzungen. Hinzu kommt, dass vor Ausspruch einer Kündigung wegen vertragswidrigen Verhaltens (sog. verhaltensbedingte Kündigung) grundsätzlich eine **Abmahnung** notwendig ist. Nur bei schweren Vertrauensverstößen (z. B. Diebstahl) kann der Arbeitgeber direkt ohne vorherige Abmahnung eine fristlose Kündigung aussprechen. Neben der Kündigung besteht im Arbeitsrecht auch immer die Möglichkeit einer **Auflösung** des Ausbildungsvertrages in gegenseitigem Einvernehmen (Aufhebungsvertrag).

Fragen und Aufgaben

1. In § 1 BBiG werden verschiedene Formen der Berufsbildung genannt. Welche sind dies?
2. In § 2 BBiG werden Lernorte für die Berufsbildung aufgeführt.
   a) Wie nennt man diese spezielle Art der parallelen Ausbildung an 2 Lernorten?
   b) Erläutern Sie die Aufgabenverteilung zwischen den Ausbildungsträgern in diesem System.
   c) Welche Vor- und Nachteile sehen Sie in den einzelnen Lernorten?
   d) Welche Institutionen sind als „zuständige Stellen“ für die Berufsausbildung verantwortlich?
   e) Welche Aufgaben haben die zuständigen Stellen bei der Berufsausbildung?
3. Das Berufsbildungsgesetz regelt einen Teil der dualen Ausbildung. Um welchen Teil handelt es sich?
4. Die Berufsausbildung findet zur Vorbereitung auf einen anerkannten Beruf statt. Welche Anforderung wird an einen solchen Beruf gestellt?
5. Welches sind zwingende Inhalte der Ausbildungsordnung für jede Berufsausbildung?
6. In welchen Fällen kann eine Verkürzung bzw. Verlängerung der Ausbildungszeit vorgenommen werden?
7. Jede Ausbildungsordnung enthält eine Anleitung zur sachlichen und zeitlichen Gliederung. Wie wird diese Anleitung kurz genannt?
8. Lena B., 17 Jahre alt, bewirbt sie sich auf eine Stellenanzeige des Klinikums Mustermann um einen Ausbildungsplatz als Kauffrau im Gesundheitswesen.
   a) Lena wird am 18. Mai zum Einstellungsgespräch eingeladen. Im Verlauf des Gesprächs einigen sich Lena und die Personalleiterin, dass die Ausbildung am 1. September beginnen soll. Der Ausbildungsvertrag wird Lena am 2. Juni zugeschickt. Begründen Sie, zu welchem Zeitpunkt der Ausbildungsvertrag zustande kommt.
   b) Wer sind in diesem Fall die Vertragspartner?
   c) Zählen Sie 2 wichtige Gesetzesquellen auf, die im Rahmen der Berufsausbildung zu beachten sind und stellen Sie deren Bedeutung dar.
   d) Welche Mindestinhalte muss der Ausbildungsvertrag enthalten, und wo wird dieser registriert?
   e) Welchen Zweck erfüllt die im Ausbildungsvertrag vereinbarte Probezeit?
   f) Welche Vor- und Nachteile hat eine Probezeit für den Ausbildenden und den Auszubildenden?
   g) Welchen Zeitraum schreibt der Gesetzgeber für die Probezeit vor?
   h) Im Ausbildungsvertrag von Lena B. wird vereinbart, dass sie nach Beendigung der Ausbildung ein festes Arbeitsverhältnis mit dem Ausbildungsbetrieb eingeht. Ist dies möglich? (Begründung)
   i) Welche Urlaubsregelung gilt für die 17-jährige Lena, wenn ihr gemäß
      - Jugendarbeitsschutzgesetz 25 Werktage,
      - Bundesurlaubsgesetz mindestens 24 Werktage,
      - Tarifvertrag 29 Werktage und
      - Ausbildungsvertrag 30 Werktage zustehen?
   j) Was versteht man in diesem Zusammenhang unter der Unabdingbarkeit des BBiG?
   k) Auszubildende und Ausbildende haben bestimmte Pflichten gegenüber der jeweils anderen Partei. Geben Sie jeweils 3 Pflichten an.
   l) Ein halbes Jahr nach Ausbildungsbeginn wird die Personalleiterin von der Klassenlehrerin über die hohen Fehlzeiten von Lena in der Schule informiert. Aufgrund ihres wiederholten Fehlverhaltens erhält Lena eine Abmahnung ihres Ausbildungsbetriebes. Erläutern Sie, was man unter einer Abmahnung versteht.
   m) Nach Erhalt der Abmahnung überlegt Lena, wie sie das Ausbildungsverhältnis beenden kann. Geben Sie 2 Möglichkeiten an.
   n) Am Ende des 1. Ausbildungsjahres erhält Lena ihr Berufsschulzeugnis mit sehr schlechten Noten. Das Klinikum Mustermann sieht das Ausbildungsziel gefährdet und kündigt ihr das Ausbildungsverhältnis eine Woche später.
      1. Wer könnte Lena in dieser schwierigen Situation sachkundig zur Seite stehen?
      2. Prüfen Sie, ob die ausgesprochene Kündigung rechtsgültig ist.
   o) Trotz turbulentem Ausbildungsverlauf beendet Lena ihre Ausbildung.
      1. Wann endet Lenas Ausbildungsverhältnis im Regelfall?
      2. Welche Zeugnisart muss der Ausbildungsbetrieb ihr nach Beendigung des Berufsausbildungsverhältnisses mindestens ausstellen?
      3. Welche Angaben enthält dieses Zeugnis?
      4. Welche Angaben sind auf Verlangen von Lena zusätzlich in das Zeugnis aufzunehmen? Welche Zeugnisart liegt diesem Fall vor?

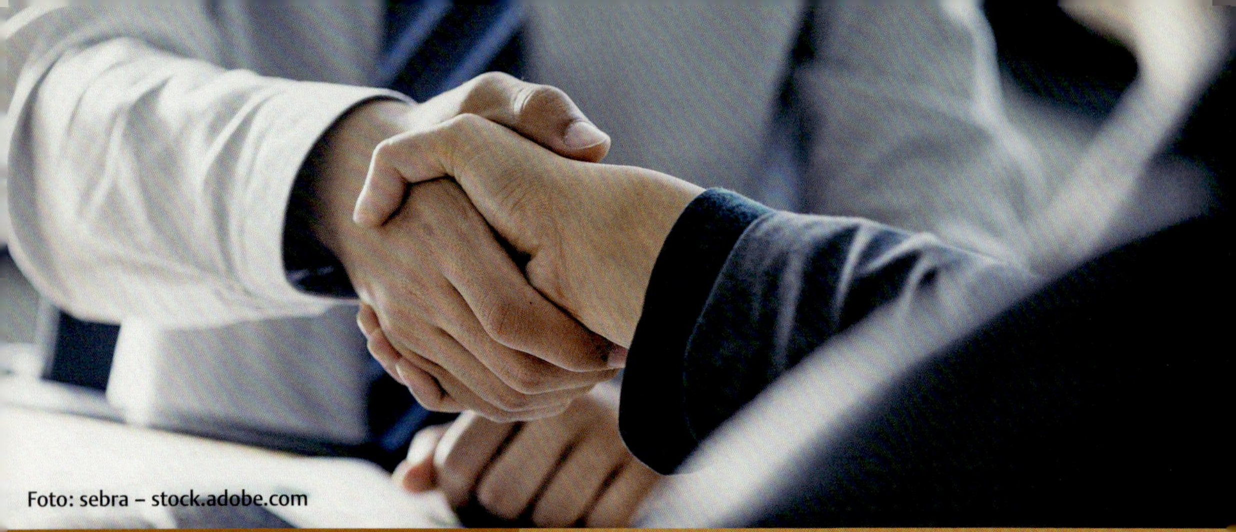

Foto: sebra – stock.adobe.com

Kapitel 14

Grundlagen des Arbeitsverhältnisses

14 Grundlagen des Arbeitsverhältnisses

Anja Grethler

14.1 Rechtliche Grundlage des Arbeitsrechts

Das Arbeitsrecht ist nicht in einem einzelnen Gesetzeswerk aufzufinden. Vielmehr verteilt es sich auf eine Vielzahl verschiedener rechtlicher Grundlagen. Wie jedes andere Rechtsgebiet auch, ist das Arbeitsrecht hierarchisch gegliedert.

Die oberste Rechtsquelle ist das internationale Völkerrecht. Auch im europäischen Recht finden sich arbeitsrechtliche, für die Mitgliedsstaaten der Europäischen Union verbindliche Regeln, z. B. aus dem EU-Vertrag oder aus Richtlinien, die dem nationalen Recht vorrangig sind. Auf der nächsten Ebene schließt das Grundgesetz der Bundesrepublik Deutschland an. Das Grundrecht enthält z. B. Art. 1, die Menschenwürde, die bei der Gestaltung von Arbeitsplätzen, Arbeitsabläufen oder Arbeitsumgebungen nicht verletzt werden darf, oder Art. 9, die Vereinigungs- und Koalitionsfreiheit, die dem Arbeitnehmer das verfassungsmäßige geschützte Recht gibt, Gewerkschaften zu gründen und diesen beizutreten. Überdies finden sich viele arbeitsrechtliche Regeln in bundesdeutschen Gesetzen. Hier sind bestimmte Mindestarbeitsbedingungen festgelegt.

Zu den wichtigsten Gesetzen, die das deutsche Arbeitsrecht regeln, zählen in erster Linie:
- das Bürgerliche Gesetzbuch (BGB), vor allem die §§ 611–630 BGB,
- das Handelsgesetzbuch (HGB),
- Vorschriften der Sozialgesetzbücher,
- das Kündigungsschutzgesetz (KSchG),
- das Jugendarbeitsschutzgesetz (JArbSchG),
- das Mutterschutzgesetz (MuSchG),
- das Arbeitszeitgesetz (ArbZG)
- sowie das Teilzeit- und Befristungsgesetz (TzBfG).

Zu diesen mehr für das Individualarbeitsrecht wesentlichen Gesetzen kommen jene, die sich auf das kollektive Arbeitsrecht beziehen. Die wichtigsten Regelungen des kollektiven Arbeitsrechts stellen das
- Betriebsverfassungsgesetz (BetrVG), mit seinen Regeln über das Zusammenleben der Arbeitgeber- und der Arbeitnehmerseite im Betrieb, und
- das Tarifvertragsgesetz, mit seinen Regeln über den Abschluss und die Bedeutung von Tarifverträgen, dar.

Außerdem sind Rechtsverordnungen wie z. B. die Arbeitsstättenverordnung und Unfallverhütungsvorschriften zu beachten. Sie stehen zugegeben unterhalb eines Gesetzes, wirken aber wie eines. Vereinfacht gesagt: Sie ergänzen bzw. präzisieren ein Gesetz.

Auch die zahlreichen Tarifverträge für einzelne Firmen oder für ganze Branchen (Manteltarifverträge, Rahmentarifverträge) weisen eine Vielzahl von arbeitsrechtlichen Regeln auf. Gewöhnlich regeln Tarifverträge alle Fragen, die mit der Entlohnung (Eingruppierung, Gehalt, Sonderzahlungen, Entgeltfortzahlung) zusammenhängen. Aber auch andere wichtige Rahmenbedingungen werden in Tarifverträgen ausgehandelt, z. B. Länge des Urlaubs, Kündigung (Probezeit, Kündigungsfristen), Dauer der Arbeitszeit, Arbeitsschutz usw. Dem Tarifvertrag ähnlich sind die Arbeitsvertragsrichtlinien (AVR). Sie gelten insbesondere bei der Kirche und den der Kirche zugeordneten Einrichtungen, wie z. B. Caritas und Diakonie.

Zusätzlich sind Betriebsvereinbarungen, die zwischen Arbeitgeber und Betriebsrat bzw. Personalrat abgeschlossen werden, ebenfalls eine Rechtsquelle des Arbeitsrechts. Wie Tarifverträge gehören sie zum kollektiven Arbeitsrecht, weil die getroffenen Regelungen unmittelbar für alle Arbeitnehmer dieses Betriebes anzuwenden sind. Typische Themen für Betriebsvereinbarungen sind u. a.:
- betriebliche Altersversorgung
- Kurzarbeit und Überstunden
- Arbeitszeitregelungen (Lage der täglichen Arbeitszeit, Gleitzeit, Regeln für Arbeitszeitkonten)
- Frauenförderpläne
- Gesundheitsprojekte
- Essenszuschuss, Kantinenregelung und Werkseinkauf

Doch damit nicht genug. Denn neben den geschriebenen gibt es auch ungeschriebene Quellen des Arbeitsrechts, die sogenannte betriebliche Übung, die sich aus der regelmäßigen Wiederholung bestimmter Verhaltensweisen des Arbeitgebers entwickelt. Häufigstes Beispiel ist hier die Zahlung des sog. „Weihnachtsgeldes", soweit dies nicht ohnehin tarifvertraglich geregelt ist. Neben den bislang genannten gesetzlichen Bestimmungen sind die Entscheidungen der Gerichte für Arbeitssachen, insbesondere des Bundesarbeitsgerichts und der Landesarbeitsgerichte, eine der bedeutsamsten Rechtsnachweise für das Arbeitsrecht. Diese Entscheidungen haben zwar keine Gesetzeskraft, werden aber in der Regel von der Praxis im Arbeitsleben beachtet und befolgt.

14.2 Zustandekommen des Arbeitsvertrags

Definition

Ausgangspunkt jeder arbeitsrechtlichen Beziehung ist der **Arbeitsvertrag** zwischen Arbeitgeber und Arbeitnehmer (§§ 611–630 BGB). Wie jeder gegenseitige Vertrag kommt auch der Arbeitsvertrag durch zwei sich entsprechende Willenserklärungen (Angebot und Annahme) zustande.

Einvernehmlich geregelt werden sollen die Art der Arbeitsleistung und der Beginn der Tätigkeit. Eine Vereinbarung über die Höhe der zu zahlenden Vergütung für die Erbringung der vorgesehenen Tätigkeit ist nicht zwingend notwendig. Wenn es an einer solchen Vergütungsvereinbarung fehlt, gilt die übliche Vergütung automatisch als festgelegt (§ 612 BGB). Alles Weitere ergibt sich durch zwingendes Gesetzesrecht (Bundesurlaubsgesetz, Arbeitszeitgesetz, Mutterschutzgesetz u. Ä.), Tarifverträge oder betriebsintern vereinbarte Regeln (Betriebsvereinbarungen, betriebliche Übung). Üblicherweise beinhalten Arbeitsverträge jedoch, sofern sie schriftlich fixiert werden, Regelungen zu sämtlichen Rechten und Pflichten der Vertragsparteien. Es besteht Vertragsfreiheit, allerdings unter Beachtung der gesetzlichen und durch die Rechtsprechung begründeten Einschränkungen. Mit dem Arbeitsvertrag wird ein Arbeitsverhältnis begründet, das den Arbeitnehmer verpflichtet, im Dienste eines anderen (des Arbeitgebers) weisungsgebundene, fremdbestimmte Arbeit in persönlicher Abhängigkeit zu leisten und den Arbeitgeber zur Zahlung des vereinbarten Arbeitsentgelts verpflichtet (§ 611a BGB).

14.3 Form des Arbeitsvertrags

Für den Abschluss des Arbeitsvertrages gilt der Grundsatz der Formfreiheit. Das bedeutet: Ein Arbeitsvertrag kann rechtsgültig mündlich, schriftlich oder durch schlüssiges Handeln (konkludent) geschlossen werden. Etwas anderes gilt nur dann, wenn ein Gesetz die Schriftform anordnet oder ein Tarifvertrag, eine Betriebsvereinbarung die Einhaltung der Schriftform für den Abschluss eines Arbeitsvertrages vorgibt, z. B. beim Berufsausbildungsvertrag (§§ 10,11 BBiG) oder bei befristeten Arbeitsverträgen (§ 14 Abs. 4 TzBfG). Gleichwohl empfiehlt sich die Wahl der Schriftform beim Abschluss eines Arbeitsvertrages, um etwaige Beweisschwierigkeiten zu vermeiden.

Unabhängig von diesem Grundsatz ist der Arbeitgeber verpflichtet, dem Arbeitnehmer binnen eines Monats nach dem vereinbarten Beginn des Arbeitsverhältnisses die wichtigsten Vertragsbedingungen schriftlich mitzuteilen, die Niederschrift zu unterschreiben und diese dem Arbeitnehmer auszuhändigen (§ 2 NachwG).

Mindestinhalte der Niederschrift sind:

- Name und Anschrift der Vertragsparteien
- Beginn des Arbeitsverhältnisses
- bei befristeten Arbeitsverhältnissen: die vorhersehbare Dauer des Arbeitsverhältnisses
- Arbeitsort und Arbeitszeit
- Beschreibung der vom Arbeitnehmer zu leistenden Tätigkeit
- Arbeitsentgelt
- Urlaubsdauer
- Kündigungsfristen
- Hinweis auf relevante Tarifverträge und Betriebsvereinbarungen.

Die Wirksamkeit des Arbeitsvertrags hängt jedoch nicht vom Vorhandensein der Niederschrift ab. Ungeachtet dessen ist er auch ohne deren Einhaltung gültig. Der Arbeitnehmer kann allerdings klageweise sein Recht auf Fertigung und Herausgabe der Niederschrift geltend machen. Wenn dem Arbeitnehmer ein schriftlicher Arbeitsvertrag übergeben wurde, entfällt die Nachweispflicht (§ 2 Abs. 4 NachwG). Auch eine Änderung der Vertragsbedingungen ist dem Arbeitnehmer auf Verlangen innerhalb der Monatsfrist schriftlich mitzuteilen (§ 3 NachwG).

14.4 Arten des Arbeitsvertrags

14.4.1 Unbefristetes Arbeitsverhältnis

Im Arbeitsleben stellt nach wie vor der unbefristete Arbeitsvertrag die weitaus gängigste Art des Arbeitsverhältnisses dar (§§ 611 ff. BGB).

M!

Merke

Beim Arbeitsverhältnis auf unbestimmte Zeit ist der Beginn festgelegt, nicht aber das Ende, sodass die Beendigung entweder einer einverständlichen Vertragsauflösung (Aufhebungsvertrag) oder des Ausspruchs einer Kündigung bedarf.

Eine Vertragsauflösung sowie eine Kündigung müssen schriftlich erfolgen, um wirksam zu sein (§ 623 BGB).

Um ein Arbeitsverhältnis auf unbestimmte Zeit handelt es sich auch dann, wenn eine befristete Probezeit vorgeschaltet ist. Die Probezeit soll dem Arbeitgeber einen Eindruck vermitteln, ob der neu eingestellte Arbeitnehmer über die Fähigkeiten und Kompetenzen für die ihm zugedachte Aufgabe verfügt. Gleichzeitig erlaubt sie auch dem Arbeitnehmer die Prüfung, ob Tätigkeit und Position seinen Vorstellungen entsprechen. Die Dauer der Probezeit kann frei vereinbart werden. Meist dauert die Probezeit 6 Monate. Bei Probezeiten von bis zu 6 Monaten kann das Arbeitsverhältnis jederzeit mit einer gesetzlichen Frist von 2 Wochen (14 Tage) gekündigt werden (§ 622 Abs. 3 BGB). Die abgekürzte Kündigungsfrist gilt sowohl für eine Kündigung durch den Arbeitgeber als auch für den Arbeitnehmer. Zu berücksichtigen ist, dass der Tag, an dem die Kündigung ausgesprochen wird, zur Fristberechnung nicht mitzählt, z. B. Kündigung am 10. Juli, Ende des Arbeitsverhältnisses am 24. Juli. Die verkürzte Kündigungsfrist ist bis zum letzten Tag der Probezeit anwendbar. In diesem Fall endet das Arbeitsverhältnis zeitlich nach der Probezeit. Nach der Probezeit steigt die Kündigungsfrist auf 4 Wochen (§ 622 Abs. 1 BGB). Vorausgesetzt, dass keine Kündigung ausgesprochen und nichts anderes vereinbart wurde, wandelt sich mit Ablauf der Probezeit das Arbeitsverhältnis automatisch in ein unbefristetes Arbeitsverhältnis um.

14.4.2 Befristetes Arbeitsverhältnis

Wird ein Arbeitsvertrag nicht auf unbestimmte Zeit geschlossen, so spricht man von einem befristeten Arbeitsvertrag. Die allgemeinen Regelungen über Zulässigkeit, Abschluss, Inhalt und Beendigung befristeter Arbeitsverträge befinden sich im Teilzeit- und Befristungsgesetz (TzBfG).

M!

Merke

Befristet beschäftigt ist ein Arbeitnehmer mit einem auf bestimmte Zeit geschlossenen Arbeitsvertrag. Hier kann zwischen einer Zeitbefristung (kalendermäßig befristeter Arbeitsvertrag) und einer Zweckbefristung (zweckbefristeter Arbeitsvertrag) unterschieden werden (§ 3 Abs. 1 TzBfG).

Bei einem zweckbefristeten Arbeitsvertrag bestimmt sich die Dauer des Arbeitsverhältnisses aus Art, Zweck oder Beschaffenheit der Arbeitsleistung. Der Arbeitsvertrag endet erst dann, wenn das Ereignis bzw. der Zweck erfüllt ist, z. B. Urlaubs-, Krankheits- oder Elternzeitvertretung, Mitarbeit an einem bestimmten Projekt. Der Befristungszweck muss für beide Parteien bei Vertragsschluss bekannt sein und von beiden Parteien zum Vertragsinhalt gemacht werden.

In den meisten Fällen handelt es sich jedoch um einen zeitbefristeten Arbeitsvertrag. Das Arbeitsverhältnis findet sein Ende mit Ablauf einer kalendermäßig bestimmten Frist, also z. B. am 30. Juni oder in 4 Monaten. Formulierungsbeispiele hierfür wären:

- „Das Arbeitsverhältnis beginnt am ... Es wird befristet geschlossen und endet zum ..., ohne dass es einer Kündigung bedarf."
- „Das Arbeitsverhältnis beginnt am ... Es wird befristet und endet nach Ablauf von 6 Monaten."

Erlaubt ist auch eine Verknüpfung der Zeit- und Zweckbefristung, eine sogenannte **Doppelbefristung**. In diesem Fall endet das Arbeitsverhältnis mit Erreichen des Zwecks, spätestens aber nach Ablauf der vereinbarten Höchstdauer.

Dem Grundsatz nach unterliegt der befristete Arbeitsvertrag den gleichen Regeln wie ein unbefristeter Arbeitsvertrag. Dem Status nach dürfen befristet beschäftigte Arbeitnehmer nicht schlechter behandelt werden als vergleichbare unbefristet Beschäftigte (§ 4 Abs. 2 TzBfG). Dies gilt hauptsächlich hinsichtlich Arbeitsentgelt oder anderer geldwerten Leistungen wie Urlaubsgeld oder Weihnachtsgeld. Zudem muss der Arbeitgeber die befristet Beschäftigten laufend über unbefristete Arbeitsplätze unterrichten (§ 18 TzBfG) und ihnen die Möglichkeit zu Fort- und Weiterbildungsmaßnahmen geben, soweit nicht dringende betriebliche Gründe oder Aus- und Weiterbildungswünsche anderer Arbeitnehmer dem entgegenstehen (§ 19 TzBfG).

Ein befristeter Arbeitsvertrag muss schriftlich geschlossen werden (§ 14 Abs. 4 TzBfG). Dieses gesetzliche Schriftformerfordernis bezieht sich nur auf die Befristungsabrede als solche. Das bedeutet, dass die Vertragsabrede über die Befristung ausdrücklich benannt und schriftlich niedergelegt werden muss, nicht der gesamte Arbeitsvertrag. Wird die Schriftform nicht beachtet, gilt der befristete Arbeitsvertrag auf unbestimmte Zeit abgeschlossen (§ 16 TzBfG). Das Arbeitsverhältnis kann dann nur noch durch Kündigung oder Aufhebungsvertrag beendet werden. Die Vereinbarung über die Befristung des Arbeitsvertrages muss vor der Arbeitsaufnahme geleistet werden.

M!

Merke

Befristete Arbeitsverträge enden ohne Kündigung mit Ablauf der vereinbarten Zeit oder mit Erreichen des vertraglichen vereinbarten Zwecks.

Den konkreten Zeitpunkt der Zweckerreichung muss der Arbeitgeber dem Arbeitnehmer vorher schriftlich benennen. An den Zugang dieser Mitteilung schließt sich eine 2-wöchige Auslauffrist an, mit deren Ablauf das Arbeitsverhältnis endet (§ 15 TzBfG).

Auch der Sonderkündigungsschutz, z. B. für Schwangere, steht dem Vertragsende nicht entgegen.

Um nun zu verhindern, dass durch den Abschluss befristeter Arbeitsverträge der Kündigungsschutz in missbräuchlicher Weise umgangen wird, ist ein befristeter Arbeitsvertrag nur unter bestimmten Bedingungen zulässig. Die Zulässigkeit einer Befristung wird im § 14 TzBfG geregelt. Hiernach können 2 Möglichkeiten unterschieden werden: Einerseits die **Befristung mit Sachgrund** (§ 14 Abs. 1 TzBfG) und andererseits **die Befristung ohne Sachgrund** (§ 14 Abs. 2 TzBfG), ▸ Abb. 14.1.

Im Regelfall liegt einem befristeten Vertrag ein **sachbedingter Grund** vor, der die Befristung rechtfertigt. Beispielhaft benennt das Gesetz eine Reihe von typischen Sachgründen, bei deren Vorliegen eine Rechtfertigung der Befristung unwiderlegbar angenommen werden kann:

- betrieblicher **Bedarf** an der Arbeitsleistung **besteht nur vorübergehend**, z. B. die Erledigung von Eilaufträgen, Inventur- oder Messearbeit, ungewöhnlich hohe Auslastung einer Pflegeeinrichtung
- Befristung **im Anschluss an eine Ausbildung** oder ein Studium, um den Berufsstart zu erleichtern
- Zur **Vertretung** eines zeitweilig abwesenden Arbeitnehmers, z. B. Vertretung eines längerfristig erkrankten, beurlaubten oder aus anderen Gründen verhinderten Arbeitnehmers. Auch die Mutterschutz- oder Elternzeitvertretung (§ 21 BEEG) sowie die Vertretung im Pflegefall (§ 6 PflegeZG) stellen typische Vertretungsfälle dar.
- aufgrund der **Eigenart der Arbeitsleistung**
- die Befristung zur **Erprobung**
- **Grund liegt in der Person** des Arbeitnehmers, z. B. vorübergehende Beschäftigung aus sozialen Gründen, auf Wunsch des Arbeitnehmers (z. B. wegen familiärer Verpflichtungen) oder wenn der Arbeitnehmer nur eine befristete Aufenthaltserlaubnis hat
- **haushaltrechtliche Gründe**, z. B. zeitlich befristetes Forschungsprojekt
- aufgrund eines **gerichtlichen Vergleichs**

Liegt ein solcher vor, so können mehrere Befristungen in beliebiger Länge hintereinandergeschaltet werden. Das Gesetz schreibt keine Höchstanzahl der Befristungsabreden vor. Je länger jedoch derartige Befristungen laufen,

§ 3 TzBfG

Befristung von Arbeitsverhältnissen
(automatisches Auslaufen von Arbeitsverhältnissen)

Arten der befristeten Arbeitsverträge	**Zeitbefristung** (kalendermäßig befristeter Arbeitsvertrag)	**Zweckbefristung** (zweckbefristeter Arbeitsvertrag)

Zulässigkeit der Befristung

§ 14 Abs. 1 TzBfG

Befristung mit Sachgrund
- vorübergehender betrieblicher Bedarf an der Arbeitsleistung
- Befristung im Anschluss an eine Ausbildung oder ein Studium
- Befristung zur Vertretung eines anderen Arbeitnehmers
- Eigenart der Arbeitsleistung
- Befristung zur Erprobung
- in der Person des Arbeitnehmers liegender Befristungsgrund
- zeitlich begrenzte Haushaltsmittel
- Befristung aufgrund eines gerichtlichen Vergleichs

§ 14 Abs. 2, 2a, 3 TzBfG

kalendermäßige Befristung ohne Sachgrund
- bis zur Dauer von 2 Jahren bei Neueinstellungen
- bis zu 4 Jahren bei Neueinstellungen für neu gegründete Unternehmen
- unter bestimmten Umständen, bis zu 5 Jahren bei älteren Arbeitnehmern

Abb. 14.1 Befristung von Arbeitsverhältnissen im Überblick.

umso mehr wachsen die Anforderungen der Rechtsprechung an die Darlegungen des Arbeitgebers zum sachlichen Grund. Zu betonen ist an dieser Stelle, dass der Befristungsgrund objektiv im Zeitpunkt des Vertragsschlusses vorliegen muss. Der spätere Wegfall des Sachgrundes berechtigt den Arbeitnehmer nicht, die Unwirksamkeit der Befristung geltend zu machen. Dazu ein Urteil zur Verdeutlichung.

Fallbeispiel

Auszug aus einem befristeten Arbeitsvertrag: „Die Angestellte wird mit Wirkung vom 01.07.2005 als Krankenschwester in ein befristetes Arbeitsverhältnis eingestellt. Die Befristung erfolgt zur Vertretung von Frau L. für die Dauer der Elternzeit bis 17.01.2007. Das Arbeitsverhältnis endet nach Ablauf der Frist, ohne dass es einer Kündigung bedarf. Eine stillschweigende Verlängerung des Arbeitsverhältnisses nach § 625 BGB ist ausgeschlossen."

Nachdem die im Arbeitsvertrag genannte Mitarbeiterin in Elternzeit nach deren Ablauf nicht mehr an ihren Arbeitsplatz zurückkehrte, bestand die vertretende Krankenschwester auf Wiedereinstellung angesichts der Nichtwiederaufnahme der Tätigkeit durch Frau L. Der Befristungsgrund hätte sich erledigt. Die Befristung sei rechtsunwirksam.

Das Gericht wies die Klage der Krankenschwester ab, denn eine Befristung habe auch dann Bestand, wenn der Grund für die Befristung nach Abschluss des befristeten Vertrages wegfalle. Es komme allein darauf an, ob der Arbeitgeber zum Zeitpunkt des Vertragsschlusses davon ausgehen durfte, er werde nur zeitlich begrenzt die Dienste der neu eingestellten Person brauchen. Diese Voraussetzungen waren im vorliegenden Fall gegeben. Zum Zeitpunkt des Abschlusses des Vertrages rechnete der Arbeitgeber aufgrund einer Prognose damit, dass die im Arbeitsvertrag benannte Mitarbeiterin nach ihrer Elternzeit ihre Tätigkeit bei ihm wieder fortsetzen würde. Spätere Änderungen könne ein Arbeitgeber nie vorhersehen, daher müsse er beim Auslaufen des Arbeitsvertrages erneut frei entscheiden dürfen, ob er den Vertrag verlängert, einen neuen abschießt oder ob er es bei dem auslaufenden Vertrag belasse. Die Krankenschwester habe deshalb keinen Wiedereinstellungsanspruch (LAG Rheinland-Pfalz, 26.10.2007 – 9 Sa 120/07).

Fehlt es an einem sachbedingten Grund, so ist eine kalendermäßige Befristung des Arbeitsverhältnisses unter folgenden Bedingungen möglich:

- **Die zulässige Befristung eines Arbeitsvertrages ist auf die Höchstdauer von 2 Jahren begrenzt** und kann bis zu 3-mal ohne Unterbrechung befristet verlängert werden. Mit anderen Worten: Die Befristung zuzüglich aller Verlängerungen darf nicht länger als 2 Jahre dauern. So könnten 4 befristete Arbeitsverträge von je 6 Monaten aufeinanderfolgend geschlossen werden, bis die höchstzulässige Dauer von 24 Monaten erreicht ist. Im Anschluss daran muss eine Festanstellung erfolgen oder das Arbeitsverhältnis ist beendet.
  Bestand bereits zuvor ein befristetes oder unbefristetes Arbeitsverhältnis beim selben Arbeitgeber, so war bislang eine sachgrundlose Befristung nicht erlaubt. Durch das Verbot der Vorbeschäftigung sollten „Kettenbefristungen" verhindert werden. Diese Rechtslage hat das Bundesarbeitsgericht geändert (Urteil vom 06.04.2011 – 7 AZR 716/09). Eine Befristung ohne Sachgrund ist nun bis zu 2 Jahren zulässig, auch wenn der Arbeitnehmer früher schon einmal bei dem Arbeitgeber beschäftigt war. Die Beschäftigung muss allerdings mehr als 3 Jahre zurückliegen. Diese Auslegung ist nicht ohne Kritik geblieben und es liegen zwischenzeitlich abweichende Entscheidungen vor. Der Gesetzgeber ist jedoch bisher nicht tätig geworden und hat im Gesetzestext auch keine Änderung vorgenommen. Eine endgültige Entscheidung dazu steht noch aus. Durch einen Tarifvertrag kann die Anzahl der Verlängerungen oder die Höchstdauer der Befristung abweichend von den gesetzlichen Höchstgrenzen festlegt werden (§ 14 Abs. 2 S. 3 TzBfG).
- **Es handelt sich um ein neu gegründetes Unternehmen.** Danach ist in den ersten 4 Jahren nach der Gründung eines Unternehmens der Abschluss eines befristeten Arbeitsvertrages ohne Vorliegen eines sachlichen Grundes bis zu einer Höchstdauer von 4 Jahren zulässig. Die Befristung kann innerhalb dieses Zeitraums mehrfach verlängert werden. Der Gesetzgeber hat keine Höchstanzahl der Verlängerungsvereinbarungen vorgegeben. Ausgenommen sind Neugründungen im Zusammenhang mit der rechtlichen Umstrukturierung von Unternehmen z. B. die Aufspaltung eines Unternehmens auf mehrere neue Unternehmen und Konzerne (§ 14 Abs. 2a TzBfG).
- **Der Arbeitnehmer hat bei Beginn des befristeten Arbeitsverhältnisses das 52. Lebensjahr vollendet** und war mindestens 4 Monate beschäftigungslos, bezog Transferkurzarbeitergeld oder nahm an einer öffentlich geförderten Beschäftigungsmaßnahme teil. Es können Befristungen bis zu einer Dauer von 5 Jahren ausgemacht werden. Im Laufe des Fünfjahreszeitraums kann der Arbeitsvertrag mehrmalig verlängert werden (§ 14 Abs. 3 TzBfG).

Ist der Arbeitnehmer der Ansicht, dass die Befristung des Arbeitsvertrages unwirksam ist, muss er innerhalb der 3-Wochen-Frist nach dem vereinbarten Ende des befristeten Arbeitsvertrages Klage beim Arbeitsgericht einreichen (§ 17 TzBfG).

Daneben ist mit dem „Gesetz über befristete Arbeitsverträge mit Ärzten in der Weiterbildung (ÄArbVertrG)" eine Sondervorschrift gegeben, die die Befristungsmöglichkeiten von Ärzten in der Weiterbildung regelt. Das Gesetz gilt ausnahmslos für approbierte Ärzte. Ausgangspunkt für eine Befristung ist, dass die beabsichtige Weiterbildung die Beschäftigung des Arztes prägt (§ 1 ÄArbVtrG). Für Ärzte an Universitäten und Universitätskliniken enthält hingegen das Wissenschaftszeitvertragsgesetz (WissZeitVG) besondere Befristungsregeln.

14.5 Pflichten aus dem Arbeitsverhältnis

Das Arbeitsverhältnis räumt sowohl dem Arbeitnehmer als auch dem Arbeitgeber eine Reihe von Rechten und Pflichten ein. Dabei sind die Pflichten des Arbeitnehmers gleichzeitig Rechte des Arbeitgebers und umgekehrt.

14.5.1 Pflichten des Arbeitnehmers

Arbeitspflicht (Hauptpflicht)

Die Hauptpflicht des Arbeitnehmers aus dem Arbeitsverhältnis ergibt sich aus der Vorschrift des § 611a Abs. 1 BGB. Der Arbeitnehmer ist verpflichtet, im Dienste eines anderen (des Arbeitgebers) weisungsgebundene, fremdbestimmte Arbeit zu leisten (Arbeitspflicht). Diese muss von ihm persönlich erbracht werden (§ 613 BGB). Er darf sich nicht durch andere vertreten lassen und braucht sich auch nicht um eine Vertretung kümmern (z. B. im Krankheitsfall oder im Urlaub).

Welche Arbeit der Arbeitnehmer im Einzelnen zu erbringen hat, klärt der Arbeitsvertrag. Sie wird in der täglichen Arbeitspraxis durch das Weisungsrecht des Arbeitgebers, auch Direktionsrecht genannt, konkretisiert. Dadurch werden Inhalt, Durchführung, Zeit und Ort der Arbeit näher umrissen.

Gewöhnlich wird im Arbeitsvertrag die Tätigkeit des Arbeitnehmers nicht exakt bestimmt, sondern nur fachlich umschrieben, z. B. kaufmännischer Angestellter oder Koch. Sämtliche Arbeiten, die zu diesem Berufsbild gehören, müssen geleistet werden. Gibt es eine Stellenspezifikation, so kann diese ergänzend herangezogen werden. Je konkreter die Regelungen im Arbeitsvertrag sind, umso eingeschränkter ist das Weisungsrecht des Arbeitgebers. Aus Arbeitgebersicht ist es somit wenig sinnvoll, Art, Ort oder Zeit der Arbeitsleistung genau zu beschreiben. Im Gegensatz dazu hat der Arbeitnehmer mehr Interesse daran, dass die Eckpunkte des Arbeitsverhältnisses für ihn klar und vorhersehbar sind.

Eine Ausnahme gilt in Notfällen (z. B. Folgen von Naturkatastrophen oder Unglücksfällen). Hier hat der Arbeitnehmer auch kurzfristig solche Arbeiten zu erledigen, die nicht in seinen Tätigkeitsbereich fallen, aber erforderlich sind, um eine Gefahr abzuwenden. Darunter fällt jedoch nicht regelmäßiger Arbeitskräftemangel durch Unterbesetzung. Mit Erfüllung der Arbeitsleistung begründet sich der Anspruch des Arbeitnehmers auf Entgeltzahlung.

Nebenpflichten des Arbeitnehmers

Über die Arbeitspflicht hinaus, unterliegt der Arbeitnehmer einer Vielzahl vertraglicher Nebenpflichten.

▸ **Treuepflicht.** Wie in jedem anderen Schuldverhältnis auch ist der Arbeitnehmer verpflichtet, sich so zu verhalten und insbesondere die im Zusammenhang mit dem Arbeitsverhältnis stehenden Interessen des Arbeitgebers und des Betriebes so zu wahren, wie „Treu und Glauben mit Rücksicht auf die Verkehrssitte es erfordern" (§ 242 BGB).

▸ **Verschwiegenheitspflicht.** Außerdem ist der Arbeitnehmer verpflichtet, geheime Tatsachen zu wahren, wie Betriebs- und Geschäftsgeheimnisse, von denen er im Dienst des Arbeitgebers Kenntnis erlangt (§ 17 UWG). Bei Betriebsgeheimnissen geht es dabei v. a. um technisches Wissen wie Rezepturen, Konstruktions- und Herstellungsverfahren, Erfindungen, bei Geschäftsgeheimnissen um kaufmännisches Wissen, z. B. Kunden-/Patienten- und Auftragsdaten, Bezugsquellen, Bilanzen, Liquiditätslage und Kreditwürdigkeit, Fakten aus dem Personalbereich wie Gehälter und Details.

Ebenso hat der Arbeitnehmer Stillschweigen über Verhaltensweisen des Arbeitgebers zu bewahren, wenn dieser durch die Bekanntgabe geschädigt oder in der öffentlichen Meinung herabgewürdigt werden könnte. Auch nach Ende des Arbeitsverhältnisses kann sich eine Pflicht zur Verschwiegenheit ergeben, soweit es zur Wahrung der Arbeitgeberinteressen notwendig ist. Wird die Verschwiegenheitspflicht verletzt, kann der Arbeitgeber mit einer Unterlassungsklage oder, je nach Umständen des Falles, mit einer Abmahnung oder Kündigung antworten. Ebenso können Schadensersatzansprüche in Betracht kommen. Für eine Reihe von Berufsgruppen, z. B. Ärzte, genügt der bloße Verrat des Geheimnisses für strafrechtliche Sanktionen.

Eine besondere Geheimhaltungspflicht besteht für Betriebs- und Personalräte, für Mitglieder der Jugendvertretung (§ 79 BetrVG) oder für betriebliche Vertrauenspersonen für Schwerbehinderte (§ 96 Abs. 7 SGB IX). Sie sind verpflichtet, Betriebs- oder Geschäftsgeheimnisse, die ihnen aufgrund ihrer besonderen Amtsstellung bekannt geworden und vom Arbeitgeber ausdrücklich als geheimhaltungsbedürftig bezeichnet worden sind, nicht zu offenbaren und nicht zu verwerten. Dies gilt auch nach ihrem Ausscheiden.

Besonders problematisch ist die Frage der Pflicht zur Verschwiegenheit im Zusammenhang mit der Offenlegung von etwaigen **Missständen im Unternehmen.** Im Regelfall muss sich der Arbeitnehmer, der den Arbeitgeber einer Straftat oder eines anderen erheblichen Rechtsverstoßes bezichtigt, zunächst um eine innerbetriebliche Lösung bemühen. Sind alle innerbetrieblichen Möglichkeiten (Beschwerde beim Arbeitgeber, Einschaltung des Betriebsrats oder Sicherheitsbeauftragten) erfolglos ausgeschöpft, oder verspricht ein Versuch der innerbetrieblichen Klärung von vornherein keinen Erfolg, ist der Arbeitnehmer zu einer Anzeige gegen den Arbeitgeber bei staatlichen Behörden oder anderen außerdienstlichen Stellen berechtigt, d. h. er ist zum „Whistleblowing" befugt.

Definition

Das englische Wort **„Whistleblowing"** heißt so viel wie Alarm schlagen oder Hinweise geben. „Whistleblower" sind Insider, d. h. Arbeitnehmer, die Missstände von erheblicher Tragweite aus ihrem Arbeitsumfeld offenlegen gegenüber Adressaten außerhalb der Organisation (z. B. an die Polizei, die Heimaufsicht, an das Finanzamt oder gar an die Öffentlichkeit).

Beim Thema „Whistleblowing" ist die Rechtsprechung der deutschen Arbeitsgerichte arbeitgeberfreundlich. Denn Arbeitnehmer, die sich für eine Anzeige ihres Arbeitgebers entscheiden, riskieren die außerordentliche Kündigung und müssen dann im Kündigungsschutzprozess belegen, dass sie den Arbeitgeber im Vorfeld erfolglos auf Missstände hingewiesen hatten und dass ihre Anzeige auf konkreten Tatsachen beruhte und nicht leichtfertig erstattet wurde.

Fallbeispiel

In Deutschland sorgte ein Urteil des Europäischen Gerichtshofs für Menschenrechte (EGMR) aus dem Jahr 2011 für Aufsehen. In diesem Fall ging es um eine Altenpflegerin aus Berlin, die 2003 und 2004 ebenso wie der Medizinische Dienst der Krankenkassen ihren Arbeitgeber, ein Altenpflegeheim, erfolglos zur Beseitigung von wesentlichen Mängeln bei der geleisteten Pflege aufgefordert hatte. Schließlich erstattete die Frau Strafanzeige gegen ihren Arbeitgeber. Daraufhin wurde sie fristlos gekündigt. Nachdem sie sich erfolglos durch alle Instanzen gegen ihre fristlose Kündigung gewehrt und zum Schluss selbst ohne Erfolg Verfassungsbeschwerde eingelegt hatte, reichte die Altenpflegerin eine Beschwerde beim Europäischen Gerichtshof für Menschenrechte (EGMR) ein – und bekam Recht. Für das EGMR war entscheidend: Die erstattete Strafanzeige ist als sogenanntes „Whistleblowing" zu bewerten. Die offengelegten Informationen über die Mängel seien von öffentlichem Interesse. Innerbetriebliche Beschwerden waren wirkungslos geblieben. Die Beschwerdeführerin habe keine falschen Angaben gemacht. Vielmehr wurden sie auch durch die Kritik des Medizinischen Dienstes der Krankenversicherung bestätigt. Ohne Zweifel hatten die geäußerten Vorwürfe eine schädigende Wirkung auf den Ruf und die geschäftlichen Interessen der Einrichtung, andererseits sei es gerade in Bereichen wie der Altenpflege wichtig, dass die Öffentlichkeit und die Polizei auf Missstände aufmerksam gemacht werden können. Aus diesem Grunde überwiege das öffentliche Interesse an Informationen über Mängel in der institutionellen Pflege dem Interesse des Unternehmens am Schutz seines Rufes und seiner Geschäftsinteressen. Folglich, so entschied der EGMR, sei die Altenpflegerin in ihrem Recht auf freie Meinungsäußerung verletzt worden und verurteilte die Bundesrepublik Deutschland zur Zahlung einer Entschädigung wegen den menschenrechtswidrigen gerichtlichen Entscheidungen. Ergänzend war das Gericht der Auffassung, dass die Kündigung der Klägerin in Anbetracht der Medienberichterstattung über den Fall abschreckende Wirkung haben könnte. Andere Arbeitnehmer in der Pflegebranche würden davon abgehalten, Missstände in berechtigen Fällen an die Öffentlichkeit zu bringen (EGMR, Urteil vom 21.07.2011, 28274/08).

▸ **Gehorsamspflicht bezogen auf das Weisungsrecht des Arbeitgebers.** In der Regel ist die vertraglich geschuldete Tätigkeit im Arbeitsvertrag nur rahmenmäßig umschrieben. Innerhalb des Tätigkeitsrahmens hat der Arbeitgeber das Recht das Arbeitsverhältnis des Arbeitnehmers einseitig zu gestalten, also insbesondere Inhalt, Ort und Zeit der Arbeit nach billigem Ermessen näher zu bestimmen (§ 106 GewO). Man spricht hier vom arbeitgeberischen Weisungs- oder Direktionsrecht und einer dementsprechenden Befolgungspflicht des Arbeitnehmers. Der Arbeitgeber kann darüber hinaus auch kraft seines Weisungsrechts innerbetriebliche Verhaltensregeln anordnen, wie z. B. Rauch- und Alkoholverbote oder Anweisungen über die zu tragende Kleidung. Freilich ergeben sich Schranken des Direktionsrechts durch den Arbeitsvertrag, tarifvertragliche Regelungen, durch Bestimmungen einer Betriebsvereinbarung oder auch durch gesetzliche Regelungen (z. B. MuSchG oder JArbSchG). Außerdem wird das Direktionsrecht durch Mitbestimmungsrechte des Betriebsrats eingeschränkt. Überschreitet der Arbeitgeber sein Direktionsrecht oder fordert gar eine verbotene oder sittenwidrige Arbeit, ist der Arbeitnehmer nicht verpflichtet, dieser nachzukommen. Er hat insoweit ein Leistungsverweigerungsrecht. Aus dem Nichtbefolgen geht kein Kündigungsgrund hervor, da für den Arbeitnehmer keine Verpflichtung besteht, einer unzulässigen Weisung Folge zu leisten.

▸ **Verbot der Annahme von Schmiergeldern (Unbestechlichkeit).** Der Arbeitnehmer darf keine Schmiergelder von dritter Seite annehmen, d. h. Zuwendungen von geldwerten Geschenken oder sonstigen Vorteilen, da dies einen Verstoß gegen die ihm obliegende Loyalitätspflicht gegenüber dem Arbeitgeber darstellt. Von dem Verbot ausgenommen sind kleine Aufmerksamkeiten, die den Rahmen sozial üblicher Dankbarkeitsgesten nicht verlassen wie z. B. Weihnachts- und Neujahrsgeschenke, Trinkgelder oder Werbegeschenke.

Oftmals wird die Annahme von Vergünstigungen arbeitsvertraglich oder tarifvertraglich verboten (z. B. § 3 Abs. 2 TVöD, § 5 Abs. 4 AVR Caritas). Mitarbeiter dürfen von Dritten Belohnungen, Geschenke, Provisionen oder sonstige Vergünstigungen während ihrer dienstlichen Tätigkeit nicht annehmen. Werden derartige Vergünstigungen angeboten, dann ist dies dem Arbeitgeber umgehend und unaufgefordert mitzuteilen. Der Arbeitgeber kann Ausnahmen zulassen. Ein solches Verbot gilt auch für Begünstigungen durch letztwillige Verfügung.

B

Fallbeispiel

So wurde einer Krankenschwester verhaltensbedingt gekündigt, die eine Erbschaft ohne Zustimmung des Arbeitgebers antrat. Auf ihren Arbeitsvertrag fand ein Tarifvertrag Anwendung, der Belohnungen oder Geschenke in Bezug auf die dienstliche Tätigkeit nur mit Genehmigung des Dienstgebers gestattete. Die Krankenschwester war in der ambulanten Pflege tätig und betreute den Erblasser im Rahmen der häuslichen Krankenpflege (Verabreichen von Medikamenten, Blutdruckmessen). Aus der Bekanntschaft entwickelten sich private Kontakte. Der Pflegebedürftige verstarb. In seinem Testament hatte er die Krankenschwester als Alleinerbin eingesetzt. Zur Erbschaft gehörte ein Hausgrundstück. Die Krankenschwester informierte ihren Arbeitgeber nicht und nahm die Erbschaft an. Nachdem ihr Arbeitgeber von der Erbschaft Kenntnis erlangte, forderte er die Frau auf, die Erbschaft auszuschlagen oder zurückzugeben. Anderenfalls werde ihr gekündigt. Die Krankenschwester kam der Anweisung, trotz Abmahnung, nicht nach. Als Folge kündigte ihr der Arbeitgeber. Mit der ungenehmigten Annahme der Erbschaft verstoße die Mitarbeiterin gegen tarifvertragliche Regelungen. Bei der Erbschaft handelte es sich um eine Begünstigung, die einer Genehmigung des Dienstgebers bedurfte. Die Krankenschwester legte dagegen Kündigungsschutzklage ein. Sie hielt die Kündigung für unwirksam, da sie nicht wegen ihrer dienstlichen Tätigkeit, sondern wegen der privaten, freundschaftlichen Beziehung bedacht worden war. Im Gegensatz dazu sah der Arbeitgeber einen engen Zusammenhang zwischen der Erbschaft und der dienstlichen Tätigkeit. Die Klage wurde abgewiesen. Das Gericht begründete seine Entscheidung wie folgt: Die Klägerin habe gegen ihre Verpflichtung aus dem Arbeitsvertrag verstoßen, indem sie den Arbeitgeber über die Erbschaft nicht unterrichtete, sie ohne Genehmigung angetreten und dann trotz Abmahnung weder ausgeschlagen noch zurückgegeben habe. Das Verbot der Annahme von Vergünstigungen laut Tarifvertrag gelte auch für letztwillige Verfügungen. Die Vorschrift wolle eine saubere und unbestechliche Diensterfüllung sichern. Wer einen Pflegedienst in Anspruch nimmt, solle nicht veranlasst werden, zusätzliche Leistungen zu erbringen. Überdies sollten diejenigen, die solche zusätzlichen Leistungen nicht aufbringen könnten, nicht befürchten müssen, benachteiligt zu werden. Ob sich zwischen der Krankenpflegerin und dem Erblasser freundschaftliche Kontakte entwickelt haben, sei nicht maßgeblich. Die Krankenschwester habe den Erblasser in Ausübung ihres Dienstes kennengelernt und in Verbindung mit ihrer dienstlichen Tätigkeit mit ihm ständigen Kontakt gehabt. Pflegebedürftige Personen seien auch davor zu schützen, dass ihnen letztwillige Begünstigungen nahegelegt würden (BAG, 17.06.2003 – 2 AZR 62/02)

▶ **Einhaltung des gesetzlichen Wettbewerbsverbots (Konkurrenzverbot).** Während des Arbeitsverhältnisses hat der Arbeitnehmer jede Konkurrenztätigkeit zum Nachteil seines Arbeitgebers zu unterlassen. Für kaufmännische Angestellte sind die Unterlassungspflichten gesetzlich klargelegt. Hier sind die §§ 60 und 61 HGB zu nennen. Sie dürfen nebenbei weder ein Handelsgewerbe betreiben noch Geschäfte im Handelszweig des Arbeitgebers für eigene oder fremde Rechnung tätigen. Dieses Verbot schützt nicht nur Arbeitgeber, die ein Handelsgewerbe betreiben, sondern dieses Verbot gilt auch für den Bereich der freien Berufe, zum Beispiel auch für Ärzte. Für sie gelten sinngemäß die gleichen wettbewerblichen Beschränkungen während des Bestehens eines Arbeitsverhältnisses wie für Handelsgehilfen. Das Wettbewerbsverbot entfällt, wenn der Arbeitgeber seine Einwilligung zu der konkurrierenden Tätigkeit erteilt. Sie kann ausdrücklich oder stillschweigend erfolgen. Möchte der Leiter einer chirurgischen Abteilung zum Beispiel in einem weit entfernten Krankenhaus aushilfsweise an der Durchführung fachlich interessanter Operationen mitwirken, fällt auch diese Tätigkeit unter den Vorbehalt der Einwilligung durch den Arbeitgeber. Liegt sie nicht vor, ist die wettbewerbliche Tätigkeit verboten.

Verletzt der Arbeitnehmer das Wettbewerbsverbot, so kann der Arbeitgeber Unterlassung fordern, mit einer Abmahnung reagieren oder, je nach Lage des Falls, zur ordentlichen oder außerordentlichen Kündigung berechtigt sein. Bei schuldhaftem Handeln kann zugleich ein Schadensersatzanspruch bestehen. Anstelle des Schadensersatzanspruchs kann der Arbeitgeber auch ein sogenanntes „Eintrittsrecht" geltend machen (§ 61 HGB).

▶ **Einhaltung des vertraglichen Wettbewerbsverbots (Konkurrenzklausel).** Mit Ende des Arbeitsverhältnisses entfällt auch die Pflicht des Arbeitnehmers, seinem bisherigen Arbeitgeber keine Konkurrenz machen zu dürfen. Vertraglich kann der Wettbewerb aber durch Abmachungen über das Ende des Arbeitsverhältnisses hinaus eingeschränkt werden („nachvertragliches Wettbewerbsverbot"). Das vertragliche Wettbewerbsverbot kann z. B. vorsehen, dass ein bestimmter Tätigkeitszweig des Arbeitgebers geschützt oder dass der Wettbewerb durch den Arbeitnehmer örtlich beschränkt wird. Wie groß die räumliche Reichweite des Wettbewerbsverbots sein darf, hängt vom Einzelfall ab. Die Rechtsprechung stellt meist auf das Haupteinzugsgebiet des Arbeitgebers (z. B. des Krankenhauses) ab. Bei Internisten, Dermatologen oder Gynäkologen geht dieser Bereich nicht über den Ort der Klinik bzw. einen Umkreis von 2 km hinaus. Ärzte aus Fachgebieten mit hohen Investitionskosten oder hohem Spezialisierungsgrad – etwa Radiologen oder Strahlentherapeuten – haben demgegenüber einen größeren Einzugsbereich von bis zu 10 km. Zu unterscheiden ist auch, wo der Arbeitgeber angesiedelt ist, sodass in ländlichen Gebieten der Einzugsbereich für gewöhnlich größer ist als in einer Großstadt. Beispielsweise erachtete das Oberlandesgericht Stuttgart ein Wettbewerbsverbot mit einem Radius von 10 km um den Praxisstandort einer neurologisch-radiologischen Gemeinschaftspraxis als zu umfassend, weil damit annähernd das gesamte Stadtgebiet von Stuttgart erfasst gewesen wäre (OLG, 13.3.1998 – 2 U 21/98).

Die Wettbewerbsabrede muss schriftlich erfolgen und kann höchstens für die Dauer von 2 Jahren vereinbart werden. Die Frist beginnt zum Zeitpunkt der Beendigung des Arbeitsverhältnisses. Zusätzlich muss während seiner Dauer eine angemessene Entschädigungszahlung als Gegenleistung für den Wettbewerbsverzicht des Arbeitnehmers geleistet werden – und zwar mindestens in Höhe der Hälfte der zuletzt bezogenen Leistungen (§§ 74, 74a HGB). Verstößt der Arbeitnehmer gegen das Wettbewerbsverbot, kann der Arbeitgeber auf Unterlassung klagen, während dieses Zeitraums die Zahlung der Karenzentschädigung verweigern oder aber Schadensersatzansprüche geltend machen. Die Einhaltung des Wettbewerbsverbots kann auch durch Abschluss einer Vertragsstrafe gesichert werden (§ 75c HGB).

Das gesetzliche und vertragliche Wettbewerbsverbot ist in ▶ Abb. 14.2 zusammengefasst.

▶ **Konkurrenzverbot bezogen auf Nebenbeschäftigungen.** Eine Nebentätigkeit liegt vor, wenn ein Arbeitnehmer neben seiner Hauptbeschäftigung noch eine andere Tätigkeit ausübt. Klassisches Beispiel hierfür ist die Medizinische Fachangestellte, die am Wochenende in Gaststätten kellnert oder nebenbei als Vertreterin Kosmetikprodukte vertreibt. Generell steht es dem Arbeitnehmer frei, eine Nebentätigkeit aufzunehmen, solange er damit nicht seine Pflichten aus dem Hauptarbeitsverhältnis verletzt. Eine Pflichtverletzung liegt vor, wenn sich die Tätigkeiten zeitlich überschneiden oder diese Nebenarbeiten eine erhebliche Beeinträchtigung der Arbeitsleistung verursachen (etwa durch Übermüdung oder Stress). Die Grenze der erlaubten Nebentätigkeit ist auch überschritten, wenn es sich um eine verbotene Konkurrenztätigkeit handelt oder die gesetzlich vorgeschriebene Höchstarbeitszeitgrenze ignoriert wird. Unzulässig ist eine Nebenbeschäftigung ebenso während des Urlaubs, die dem Erholungszweck entgegensteht (§ 8 BUrlG).

Das generelle Recht des Arbeitnehmers, eine Nebenbeschäftigung aufzunehmen, kann durch den Arbeitsvertrag oder tariflich begrenzt werden. Andererseits verstößt ein generelles Nebentätigkeitsverbot gegen verfassungsmäßig garantierte Grundfreiheiten. Der Arbeitgeber darf im Vertrag nur den Ausschluss solcher Nebentätigkeiten vorsehen, an deren Unterlassung er ein berechtigtes Interesse hat. Berühren Nebentätigkeiten kein schutzwürdiges Interesse des Arbeitgebers, so haben Angestellte einen Rechtsanspruch auf Genehmigung. Die Konsequenzen einer unerlaubten Nebentätigkeit sind von der jeweiligen Fallkonstellation abhängig. Dem Arbeitgeber stehen als Sanktionsinstrumente die Abmahnung und gegebenenfalls die Kündigung zur Verfügung.

Weitere nennenswerte Nebenpflichten des Arbeitnehmers sind:

- Abwerbungsverbot
- Anzeige- und Nachweispflichten im Krankheitsfall
- Achtung der Persönlichkeitsrechte (z. B. keine sexuelle Belästigung)

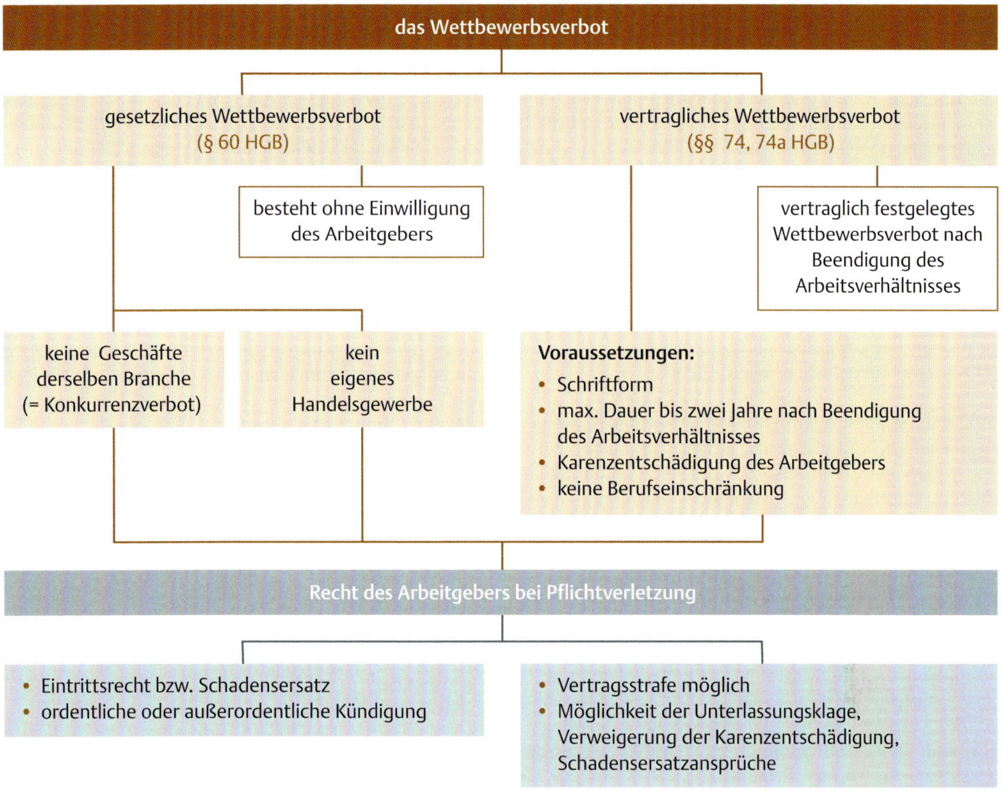

Abb. 14.2 Das Wettbewerbsverbot.

14.5.2 Pflichten des Arbeitgebers

Lohnzahlungspflicht

Die Hauptpflicht des Arbeitgebers aus dem Arbeitsvertrag besteht in der Vergütung der vom Arbeitnehmer erbrachten Arbeitsleistung. Sie stellt den Gegenwert zur Arbeitspflicht des Arbeitnehmers dar (§ 611a BGB). In der Regel setzt sich die Vergütung aus einer Kombination von mehreren Bestandteilen zusammen. Im Allgemeinen gilt die Devise: ohne Arbeit kein Lohn. Von dieser Regel gibt es jedoch die Ausnahmen der Entgeltfortzahlung bei Arbeitsfreistellung – insbesondere bei Krankheit.

Für die meisten Arbeitnehmer richtet sich die Höhe der Vergütung nach der Vereinbarung im Arbeitsvertrag, soweit nicht ein Tarifvertrag anwendbar ist. Greift weder Arbeits- noch Tarifvertrag, ist bei Bestehen einer Taxe die taxmäßige Vergütung maßgeblich. Fehlt auch sie, ist letztlich die Vergütung zugrunde zu legen, die im gleichen Gewerbe am selben Ort für vergleichbare Arbeit gewährt wird (§ 612 BGB). Seit dem 01. Januar 2015 gibt es erstmals gesetzliche Vorgaben zur Lohnhöhe – wenn es um die untere Grenze der Entlohnung geht. Stichwort: Mindestlohn nach dem Mindestlohngesetz (MiLoG).

Grundsätzlich ist die Vergütung fällig nach der Arbeitsleistung. Wird die Vergütung nach Zeitabschnitten berechnet, so ist die Vergütung nach Ablauf dieses Abschnitts auszuzahlen (§ 614 BGB). Mit anderen Worten: Wird die Vergütung, wie bei Arbeitsverhältnissen häufig der Fall, in Monaten bemessen, ist sie nach Ablauf eines Kalendermonats zu zahlen. Abweichende Regelungen zu § 614 BGB über die Fälligkeit der Vergütung können im Arbeits- oder Tarifvertrag enthalten sein.

Vom Arbeitgeber an den Arbeitnehmer auszuzahlen ist der Nettolohn. Dieser wird ermittelt, indem Folgendes von der Bruttovergütung abgezogen wird: die Lohnsteuer (ggf. die Kirchensteuer) sowie der Solidaritätszuschlag, die auf den Arbeitnehmer entfallenden Sozialversicherungsbeiträge sowie etwaige Abzüge, die auf privatem Recht beruhen. Die Lohn- und die Kirchensteuer sowie der Solidaritätszuschlag, die der Arbeitnehmer zu tragen hat, sind vom Arbeitgeber an das Finanzamt abzuführen. An den Beiträgen zur Arbeitslosen-, Kranken-, Pflege- und Rentenversicherung haben sich Arbeitgeber und Arbeitnehmer (im Prinzip) hälftig zu beteiligen. Die Arbeitnehmeranteile, die dem Arbeitnehmer vom Lohn abgezogen werden, hat der Arbeitgeber zusammen mit seinen eigenen Beiträgen an die Krankenkasse (Einzugsstelle) abzuführen, bei der der Arbeitnehmer versichert ist (§28h Abs.1 SGB IV). Die Krankenkasse hat die Teile des Beitrags, die nicht für sie selbst bestimmt sind, an den zuständigen Sozialversicherungsträger, d.h. an Rentenversicherung und Arbeitslosenversicherung, weiterzuleiten. Nicht abgezogen werden Beiträge zur gesetzlichen Unfallversicherung, da sie der Arbeitgeber alleine zu tragen hat. Alle Arbeitnehmer haben Anspruch auf einen schriftlichen Beleg über die Abrechnung des Arbeitsentgelts (§108 GewO).

Nebenpflichten des Arbeitgebers

Abgesehen von der bisher erwähnten Hauptpflicht trifft den Arbeitgeber gegenüber dem Arbeitnehmer eine Vielzahl weiterer vertraglicher Nebenpflichten.

▸ **Allgemeine Fürsorgepflicht.** Als Nebenpflicht hat der Arbeitgeber die grundlegende Pflicht zur Fürsorge für seine Mitarbeiter. Sie ist Ausdruck des gemeinschaftlichen Arbeitsverhältnisses. Der Arbeitgeber hat Räume (Arbeits-, Pausen- und Umkleideräume, Wasch- und Toilettenräume etc.), Maschinen, Gerätschaften, Anlagen sowie die betrieblichen Abläufe insgesamt so einzurichten und zu organisieren, dass der Arbeitnehmer „gegen Gefahr für Leben und Gesundheit so weit geschützt ist, als die Natur der Dienstleistung es gestattet" (§618 BGB). Diese allgemeine Fürsorgepflicht ist durch eine Reihe von gesetzlichen Schutzvorschriften näher konkretisiert, insbesondere dem Arbeitsschutzgesetz, der Arbeitsstättenverordnung oder den Unfallverhütungsvorschriften. Auch der Schutz vor ungerechter Behandlung durch Vorgesetzte („Bossing") und rechtswidrigen Handlungen von Kollegen („Mobbing") gehört zu den Fürsorgepflichten des Arbeitgebers.

▸ **Beschäftigungspflicht.** Der Arbeitnehmer ist nicht nur dazu verpflichtet, zu arbeiten, sondern hat auch den Anspruch auf tatsächliche Beschäftigung und zwar nicht auf eine irgendwie geartete Tätigkeit, sondern auf eine Tätigkeit entsprechend dem Arbeitsvertrag. Der Arbeitgeber darf den Arbeitnehmer nicht gegen dessen Willen, wenn auch unter Vergütungsfortzahlung, von der Arbeit freistellen und nach Hause schicken, solange das Arbeitsverhältnis besteht. Die Beschäftigungspflicht wird abgeleitet aus dem allgemeinen Persönlichkeitsrecht des Grundgesetzes (Art. 2 GG). Danach ist die vom Arbeitnehmer geleistete Arbeit neben schlichter Erwerbstätigkeit auch eine Möglichkeit zur Entfaltung seiner geistigen und körperlichen Fähigkeiten und damit zur Entfaltung seiner Persönlichkeit.

▸ **Entgeltfortzahlung im Krankheitsfall und bei Kurmaßnahmen.** Ist der Arbeitnehmer bedingt durch eine Krankheit an der Arbeitsleistung verhindert, ohne dass ihn ein Verschulden trifft, muss der Arbeitgeber in den ersten 6 Wochen der Krankheit das Gehalt in voller Höhe weiterbezahlen. Eventuelle Überstunden werden nicht einberechnet (§4 EntgFG). Fortzuzahlen sind Zuschläge für Nacht-, Sonntags- oder Feiertagsarbeit – soweit diese regelmäßig anfallen.

Generell begründet jede auf einer neuen Krankheit beruhende Arbeitsunfähigkeit auch einen neuen Anspruch auf Entgeltfortzahlung von 6 Wochen durch den Arbeitgeber. Tritt während einer bestehenden Arbeitsunfähigkeit eine weitere neue Krankheit hinzu, verlängert sich die Bezugsdauer von insgesamt 6 Wochen ab Beginn der ersten Erkrankung nicht. Die zweite Krankheit löst den Lohnfortzahlungszeitraum nicht noch einmal aus, sondern die Entgeltfortzahlungsverpflichtung endet 6 Wochen nach dem erstmaligen Beginn der Arbeitsunfähigkeit.

Bei mehrfachen Erkrankungen infolge derselben Krankheit (sogenannte Fortsetzungserkrankung), besteht ein Entgeltfortzahlungsanspruch ausschließlich für insgesamt sechs Wochen. Die Tage der zuvor gewährten Entgeltfortzahlung werden aufsummiert, bis die sechs Wochen erreicht sind. Wird der Arbeitnehmer infolge derselben Krankheit erneut arbeitsunfähig, hat er nochmals einen Anspruch auf 6 Wochen Fortzahlung, wenn er vor der erneuten Arbeitsunfähigkeit mindestens sechs Monate nicht infolge dieser Krankheit arbeitsunfähig war (§3 Abs. 1 Nr. 1 EntgFG). Der sechswöchige Entgeltfortzahlungsanspruch beginnt ebenfalls erneut, wenn zwar die Frist von sechs Monaten nicht erfüllt ist, seit Beginn der ersten Erkrankung aber 12 Monate vergangen sind (§3 Abs. 1 Nr. 2 EntgFG). ▸ Abb. 14.3 stellt die Fallkonstellationen grafisch dar.

Die Pflicht zur Entgeltfortzahlung entsteht erstmals nach 4-wöchiger ununterbrochener Dauer des Arbeitsverhältnisses (§3 Abs. 3 EntgFG). Wer in den ersten 4 Wochen eines Arbeitsverhältnisses erkrankt, ist während dieser Zeit finanziell durch das Krankengeld abgesichert. Nach Ablauf der 4-Wochen-Frist tritt die Entgeltfortzahlung ein. Nach Ablauf der 6 Wochen tritt an die Stelle der Entgeltfortzahlung durch den Arbeitgeber das Krankengeld der Krankenkasse (§44ff. SGB V). Und zwar für längstens 78 Wochen. Die Höhe des Krankengeldes bemisst sich nach §47 SGB V.

Auch im Falle einer Maßnahme der medizinischen Vorsorge oder Rehabilitation, die ein Sozialleistungsträger bewilligt hat, besteht ein Entgeltfortzahlungsanspruch. Der Arbeitnehmer ist verpflichtet, dem Arbeitgeber den Termin des Antritts der Maßnahme, die voraussichtliche Dauer und die Verlängerung der Maßnahme umgehend mitzuteilen sowie eine Bescheinigung über die Bewilligung oder eine ärztliche Bescheinigung über die Erforderlichkeit der Maßnahme vorzulegen (§9 EntgFG).

▸ **Pflicht zur Urlaubsgewährung.** Jeder Arbeitnehmer hat in jedem Kalenderjahr Anrecht auf bezahlten Erholungsurlaub (§1 BUrlG). Grundlage für den Urlaubsanspruch des Arbeitnehmers ist das Bundesurlaubsgesetz (BUrlG). Heute beträgt der Urlaub jährlich für Erwachsene ohne Rücksicht auf das Lebensalter bundeseinheitlich mindestens 24 Werktage bei einer 6-Tage-Woche. Werktag ist dabei jeder Tag, der nicht Sonn- oder gesetzlicher Feiertag ist (§3 BUrlG). Arbeitet der Arbeitnehmer nur

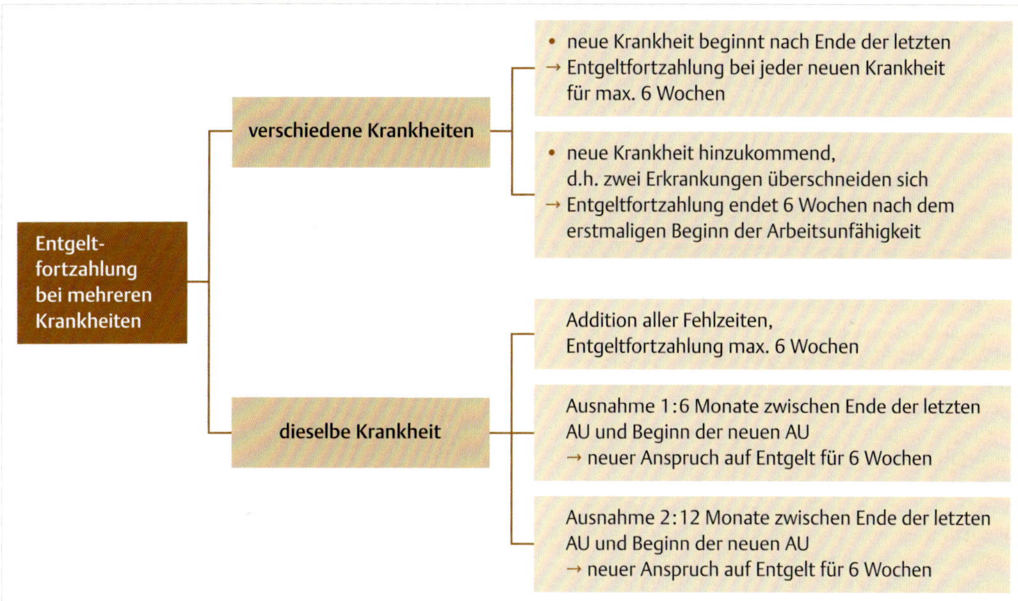

Abb. 14.3 Entgeltfortzahlung bei mehreren Krankheiten.

5 Tage pro Woche (z. B. Mo.–Fr.), so ergibt sich ein Mindestanspruch von 20 Arbeitstagen ([24:6] x 5); bei 4 Arbeitstagen pro Woche sind es 16, bei 3 Arbeitstagen 12 Urlaubstage jährlich. In der Praxis bestimmen die meisten Tarif- und Arbeitsverträge eine größere Zahl an Urlaubstagen. Der Urlaub nach BUrlG ist infolgedessen nur das absolute Minimum. Für jugendliche Arbeitnehmer haben die urlaubsrechtlichen Bestimmungen des Jugendarbeitsschutzgesetzes (S. 340) Gültigkeit. Schwerbehinderten steht ein Zusatzurlaub von 5 Arbeitstagen im Jahr zu (§ 208 SGB IX).

Die Urlaubsdauer richtet sich danach, ob der Arbeitnehmer den vollen Jahresurlaub oder nur Teilurlaub in Anspruch nehmen kann. Erstmals wird der volle Jahresurlaub nach 6-monatigem Bestehen des Arbeitsverhältnisses erreicht (sog. Wartezeit; § 4 BUrlG). Diese Wartezeit besteht für alle Arbeitnehmer und alle Auszubildenden in gleicher Weise. Beginnt das Arbeitsverhältnis am 1. Juli eines Jahres oder früher, ist der volle Jahresurlaub zu gewähren. Hingegen ist die gesetzliche Wartefrist (6 Monate Betriebszugehörigkeit) im Eintrittsjahr nicht erfüllt, wenn das Arbeitsverhältnis am 2. Juli oder später beginnt. Für jeden vollen Monat der Beschäftigung ist dann ein Zwölftel des Jahresurlaubes zu gewähren (§ 5 Abs. 1a BUrlG).

B

Fallbeispiel

Ein Kaufmann im Gesundheitswesen nimmt am 1. September eines Jahres sein Arbeitsverhältnis bei einem ambulanten Pflegedienst in der Buchhaltung auf. Da die Wartezeit von 6 Monaten noch nicht erfüllt ist, ergibt sich ein Teilurlaubsanspruch von $^{4}/_{12}$ im Eintrittsjahr. Ihm steht ein Urlaubsanspruch von 8 Werktagen (= $^{4}/_{12}$ des vollen Urlaubsanspruchs von 24 Tagen) zu.

Endet das Arbeitsverhältnis am 30. Juni oder früher, ist der Urlaub in gleicher Weise durch 12 zu teilen (§ 5 Abs. 1c BUrlG). Verlässt ein Arbeitnehmer das Unternehmen z. B. am 7. April, dann steht ihm ein Urlaubsanspruch in Höhe von $^{3}/_{12}$ zu. Endet das Arbeitsverhältnis nach erfüllter Wartezeit im 2. Kalenderhalbjahr, so behält der Arbeitnehmer seinen vollen Urlaubsanspruch.

Bei der zeitlichen Festlegung des Urlaubszeitraums hat der Arbeitgeber den Urlaubswunsch des Arbeitnehmers zu berücksichtigen, außer es stehen wichtige betriebliche Belange oder Urlaubswünsche anderer Arbeitnehmer entgegen, die unter sozialen Gesichtspunkten den Vorrang verdienen (z. B. Eltern schulpflichtiger Kinder in den Schulferien). Gewährt der Arbeitgeber pflichtwidrig keinen Urlaub, darf der Arbeitnehmer sich nicht selbst beurlauben. Vielmehr muss er klagen. Eine eigenmächtige Selbstbeurlaubung des Arbeitnehmers kann eine verhaltensbedingte und unter Umständen auch eine fristlose Kündigung ohne vorherige Abmahnung rechtfertigen.

B

Fallbeispiel

Die Klägerin war als Krankenpflegehelferin in einem Pflegeheim tätig. Der Gewohnheit entsprechend hatte sie ihre Urlaubswünsche zur Vorplanung in eine Liste eingetragen. Genehmigt wurde der Urlaub meistens von der Geschäftsführerin. Nachdem sie ihren Urlaubswunsch in die Urlaubsliste vermerkt hatte, buchte sie fast vier Monate im Voraus eine Reise. Wenige Tage vor der Abreise sagte man ihr, dass der Urlaub nicht genehmigt worden sei. Sie müsse mit einer fristlosen Kündigung ihres Arbeitsverhältnisses rechnen, wenn sie ungenehmigt in Urlaub fahre. Trotzdem trat sie die Urlaubsreise eigenmächtig an. Daraufhin wurde ihr fristlos gekündigt. Die Krankenpflegehelferin erhob Kündigungsschutzklage und beantragte festzustellen, dass das Arbeitsverhältnis durch die fristlose Kündigung nicht aufgelöst worden sei. Das Gericht sah die Klage als begründet an und hielt die Kündigung für unwirksam.
In seiner Entscheidung führte das Gericht aus, dass zu Recht eine eigenmächtige Selbstbeurlaubung des Arbeitnehmers als eine beharrliche Arbeitsverweigerung eine verhaltensbedingte, ggf. auch eine fristlose Kündigung, rechtfertigen kann. Die Umstände des Einzelfalls seien jedoch entscheidend. Im vorliegenden Fall hatte der Arbeitgeber den Urlaubsantrag trotz des frühen Einreichens ohne triftigen Grund erst am letzten Arbeitstag vor dem angedachten Urlaubsantritt beschieden. Generell muss der Arbeitgeber bei der Urlaubserteilung die Wünsche des Arbeitnehmers einbeziehen, sofern diesen nicht dringende betriebliche Belange oder Urlaubswünsche anderer Arbeitnehmer entgegenstehen. Solche Hinderungsgründe konnte das Pflegeheim nicht nachprüfbar darlegen. Weiterhin sei ein Arbeitgeber verpflichtet, über einen Urlaubsantrag in einem angemessenen Zeitraum zu entscheiden. Wartet ein Arbeitgeber länger ab, erschwert er dem Arbeitnehmer die Urlaubsplanung auf unzumutbare Weise. Mit einer Ablehnung des fast vier Monate alten Antrags konnte die Krankenpflegehelferin nicht mehr rechnen, sodass den Arbeitgeber an der Eskalation eine erhebliche Mitschuld treffe. Eine Abmahnung hätte zu einer Beseitigung der Vertragsstörung ausgereicht. Der Prozess wurde in zweiter Instanz schließlich vergleichsweise beigelegt. (ArbeitsG Frankfurt am Main, Urt. v. 28.01.2004, Az.: 2 Ca 7114/03)

Der Urlaub muss im laufenden Kalenderjahr gewährt und genommen werden. Nur in Grenzen ist eine Übertragung des Urlaubs auf das nächste Kalenderjahr möglich, aus betrieblichen Gründen (wie z. B. plötzlich auftretende Produktionsnachfragen, Jahresabschlussarbeiten, aber auch krankheitsbedingte personelle Ausfälle) oder wenn in der Person des Arbeitnehmers liegende Gründe dies entschuldigen (z. B. Krankheit). Der Urlaub muss in den ersten 3 Monaten des folgenden Kalenderjahrs gegeben und genommen werden. Dies gilt nicht, wenn der Arbeitnehmer den Urlaub wegen lang andauernder Arbeitsunfähigkeit nicht nehmen konnte. Dieser Urlaubsanspruch verfällt frühestens 15 Monate nach Ende des Kalenderjahres, in dem der Urlaub entstanden ist. Kann der Urlaub wegen Beendigung des Arbeitsverhältnisses (Kündigung, Aufhebungsvertrag, Befristung) nicht mehr genommen werden, ist eine finanzielle Abgeltung möglich (§ 7 BUrlG). Erkrankt der Arbeitnehmer in Laufe des Urlaubs und bestätigt er dies durch eine Arbeitsunfähigkeitsbescheinigung, so werden diese Krankheitstage nicht auf den Urlaub angerechnet (§ 9 BUrlG). Diese Tage muss der Arbeitgeber also nachgewähren.

Ist der bezahlte Urlaub schon aufgebraucht und benötigt der Arbeitnehmer wegen dringender persönlicher Angelegenheiten weitere freie Tage, kann unbezahlter Urlaub bewilligt werden. Gängig ist auch die Gewährung mindestens eines freien Tages bei Familienereignissen (Heirat, Geburt, Umzug oder Todesfall in der Familie).

▸ **Pflicht zur Zeugniserteilung.** Die Zeugniserteilung ist eine gesetzliche Nebenpflicht des Arbeitgebers aus dem Arbeitsverhältnis. Bei Beendigung des Arbeitsverhältnisses hat der Arbeitnehmer einen Anspruch auf ein schriftliches Zeugnis (§ 630 S. 1 BGB i. V. m. § 109 Abs. 1 GewO). Die Form des Zeugnisses in elektronischer Form ist ausgeschlossen (§ 109 Abs. 3 GewO).

Das Zeugnis muss sauber und ordentlich geschrieben sein, Name und Anschrift des Ausstellers enthalten (Briefkopf) und mit einem Ausstellungsdatum versehen sein. Äußere Mängel wie Flecken, Radierungen, Verbesserungen und Durchstreichungen oder Ähnliches braucht der Arbeitnehmer nicht zu tolerieren.

Der Arbeitgeber muss das Zeugnis eigenhändig unterschreiben, und zwar mit einem dokumentenechten Stift. Er kann jedoch andere Führungskräfte mit der Unterzeichnung des Zeugnisses beauftragen z. B. den Leiter der Personalabteilung oder Prokuristen. Bei Zeugnissen für Führungskräfte muss mindestens die ranghöhere Führungskraft unterschreiben. Lässt sich ein Arbeitgeber bei der Ausstellung des Zeugnisses durch einen Angestellten vertreten, muss im Zeugnis erkennbar sein, dass der Vertreter gegenüber dem zu beurteilenden Arbeitnehmer weisungsbefugt war. Im Krankenhausbereich ist gängige Praxis, dass Zeugnisse nachgeordneter Ärzte vom Chefarzt oder dem leitenden Arzt zumindest mit unterschrieben werden.

Das Zeugnis muss klar und verständlich formuliert sein (Grundsatz der Zeugnisklarheit). Es darf keine Merkmale oder Formulierungen beinhalten, die dem Leser eine andere Aussage über den Arbeitnehmer vermitteln, als der aus der äußeren Form oder aus dem Wortlaut ersichtliche (§ 109 Abs. 2 GewO). Unzulässig ist deshalb, das Zeugnis mit Geheimzeichen zu versehen. Zu den verbotenen Geheimzeichen zählen Unterstreichungen, Anführungszeichen, Frage- und Ausrufezeichen. Auch Auslassungen können unzulässige Hinweise geben. Ist es für eine Berufsgruppe oder in einer Branche üblich, bestimmte Leistungen oder Eigenschaften des Arbeitnehmers im Arbeitszeugnis hervorzuheben, ist deren Nichterwähnung ein Hinweis für den Zeugnisleser, der Arbeitnehmer sei in diesem Merkmal unterdurchschnittlich oder allenfalls durchschnittlich zu bewerten („beredtes Schweigen"). Fehlt bei einer Pflegekraft im Zeugnis z. B. jede Bewertung ihres Umgangs mit Patienten, so wird damit eine schlechte Leistung bescheinigt. Die Folge davon ist, dass der Arbeitnehmer einen Anspruch auf entsprechende Ergänzung des Zeugnisses hat.

Der Arbeitgeber hat zumindest ein einfaches Zeugnis zu erteilen. **Der Inhalt des einfachen Zeugnisses** erstreckt sich auf Art und Dauer der Beschäftigung, wobei die Tätigkeit genau und vollständig beschrieben werden muss. Ein künftiger Arbeitgeber soll ein klares Bild von der bisherigen fachlichen Tätigkeit des Arbeitnehmers erhalten. Die bisherigen Aufgaben des Arbeitnehmers, seine Verantwortung und Kompetenzen sind ebenso darzustellen wie sein Werdegang im Unternehmen während seiner gesamten Tätigkeit. Besondere Funktionen wie Prokura oder Vertretung des Vorgesetzen, Spezialtätigkeiten oder Sonderaufgaben sind aufzuführen.
Wesentlicher für den beruflichen Werdegang des Arbeitnehmers ist ein Zeugnis, das zusätzlich seine Leistungen und sein Verhalten während des Beschäftigungsverhältnisses beurteilt. Deshalb kann der Arbeitnehmer ein qualifiziertes Zeugnis verlangen (§ 630 S. 2 BGB).
Ein Zeugnis muss inhaltlich der Wahrheit entsprechen, da es dem künftigen Arbeitgeber als Grundlage für die Beurteilung des Arbeitnehmers dienen soll. Das schließt Negativbeurteilungen dort ein, wo das für die zutreffende Bewertung der arbeitnehmerischen Führung und Leistung erforderlich ist. In der Formulierung muss es wohlwollend sein, um dem Arbeitnehmer das zukünftige berufliche Fortkommen nicht unnötig zu erschweren. Das hat in der Praxis zu einer eigenen Zeugnissprache geführt, die sich zwar nur positiver Formulierungen bedient, mit dem aber auch negative Leistungen des Arbeitnehmers ausgedrückt werden können. So steckt in der Formulierung „Er hat unseren Erwartungen in jeder Hinsicht entsprochen" ein „befriedigend" in der Bewertung des Leistungsbereiches. Ein „Sehr gut" bedeutet z. B. „Sie hat die ihr übertragenen Aufgaben stets zu unserer vollsten Zufriedenheit erledigt". Und hinter der Verklausulierung „Er hat dazu beigetragen, das Betriebsklima zu verbessern", ver-

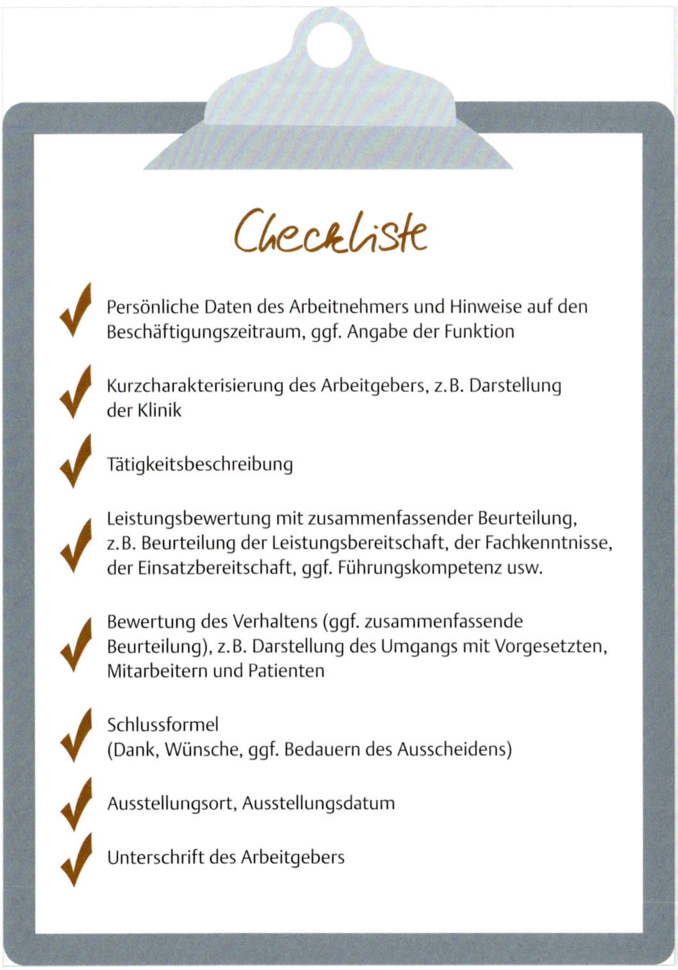
Checkliste
Persönliche Daten des Arbeitnehmers und Hinweise auf den Beschäftigungszeitraum, ggf. Angabe der Funktion
Kurzcharakterisierung des Arbeitgebers, z.B. Darstellung der Klinik
Tätigkeitsbeschreibung
Leistungsbewertung mit zusammenfassender Beurteilung, z.B. Beurteilung der Leistungsbereitschaft, der Fachkenntnisse, der Einsatzbereitschaft, ggf. Führungskompetenz usw.
Bewertung des Verhaltens (ggf. zusammenfassende Beurteilung), z.B. Darstellung des Umgangs mit Vorgesetzten, Mitarbeitern und Patienten
Schlussformel (Dank, Wünsche, ggf. Bedauern des Ausscheidens)
Ausstellungsort, Ausstellungsdatum
Unterschrift des Arbeitgebers

Abb. 14.4 Bestandteile eines qualifizierten Zeugnisses (Checkliste).

steckt sich der Hinweis, dass der Arbeitnehmer dem Alkohol zugeneigt war.
Unrichtigkeiten im Zeugnis müssen auf Verlangen des Arbeitnehmers berichtigt werden.
Üblicherweise endet das Zeugnis mit einer Schlussfloskel in der der Arbeitgeber dem Arbeitnehmer für alles dankt, sein Bedauern über den Weggang ausdrückt und gute Wünsche für den künftigen beruflichen Weg ausspricht.
Aus welchen Komponenten ein qualifiziertes Zeugnis besteht, zeigt folgende Checkliste (▶ Abb. 14.4).

Nicht erst bei Beendigung, sondern schon im Laufe des Arbeitsverhältnisses kann „aus triftigen Grund“ oder bei „berechtigtem Interesse“ ein sogenanntes Zwischenzeugnis gewünscht werden, so z. B. bei Versetzung innerhalb des eigenen Unternehmens oder bei Wechsel des Vorgesetzten o. Ä. Formal unterliegt das Zwischenzeugnis dem gleichen hohen Anspruch wie ein Endzeugnis. Es kann als einfaches oder qualifiziertes Zeugnis erteilt werden. In inhaltlicher Hinsicht ist zu beachten, dass durch ein Zwischenzeugnis eine Bindungswirkung abgeleitet werden kann. So darf der Arbeitgeber im Endzeugnis von den Bewertungen des Zwischenzeugnisses nur dann abweichen, wenn sich die Beurteilungsgrundlage grundlegend geändert hat und dies eine schlechtere Bewertung des Arbeitnehmers rechtfertigt.

Neben den bislang beschriebenen Pflichten obliegen dem Arbeitgeber weitere Nebenpflichten:
- Schutz vor sexueller Belästigung
- Gleichbehandlungspflicht
- Obhuts- und Verwahrungspflicht für eingebrachte Sachen
- ordnungsgemäße Abführung von Lohnsteuer und Sozialversicherung
- Pflicht zum Schutz des Persönlichkeitsrechts (z. B. bei der Führung von Personalakten)

14.6 Beendigung des Arbeitsverhältnisses

Die häufigsten rechtlichen Auseinandersetzungen treten im Zusammenhang mit der Beendigung von Arbeitsverhältnissen auf. Im Wesentlichen gibt es 4 Möglichkeiten, um ein Arbeitsverhältnis zu beenden:
- einvernehmliche Aufhebung des Arbeitsvertrags
- Tod des Arbeitsnehmers bzw. Arbeitgebers
- Kündigung
- Zeitablauf oder Zweckerreichung des Arbeitsvertrags

14.6.1 Aufhebungsvertrag

Der Aufhebungsvertrag (auch Auflösungsvertrag genannt) hat sich in der unternehmerischen Praxis als eine gängige Variante zur Kündigung entwickelt. Durch einen Aufhebungsvertrag wird ein Arbeitsverhältnis im gegenseitigen Einvernehmen beendet. Die Initiative hierzu kann sowohl vom Arbeitgeber als auch vom Arbeitnehmer ausgehen. Im Gegensatz dazu wird die Kündigung einseitig ausgesprochen. Oftmals besteht unter diesen Umständen zwischen den Parteien kein Einvernehmen.

Merke

M!

Der Aufhebungsvertrag muss schriftlich abgeschlossen und von beiden Parteien unterschrieben werden, um wirksam zu sein (§ 623 BGB). Ansonsten ist die Vereinbarung nichtig und das Arbeitsverhältnis bleibt nach wie vor bestehen.

Die Schriftform ist zwingend. Die elektronische Form ist ausgeschlossen. Im Aufhebungsvertrag müssen zumindest die Parteien des Arbeitsverhältnisses und der Zeitpunkt der Beendigung festgehalten sein. Ratsam ist auch die Regelung aller noch offenen Fragen aus dem Arbeitsverhältnis, um etwaige Streitigkeiten zu verhindern.

Vorteile einer einvernehmlichen Beendigung des Arbeitsverhältnisses gibt es sowohl für Arbeitnehmer wie für Arbeitgeber – ebenso wie Nachteile. Der Arbeitgeber hat den Vorteil, den Kündigungsschutz zu umgehen. Es können auch Arbeitsverhältnisse per Aufhebungsvertrag aufgelöst werden, die sonst nach Kündigungsschutzgesetz (KSchG) aus Gründen der Sozialauswahl nicht gekündigt werden können (z. B. langjährige und ältere Arbeitnehmer, Arbeitnehmer mit Familie). Auch mit Schwangeren, schwerbehinderten Menschen und Betriebsratsmitgliedern, die besonderen Kündigungsschutz genießen, kann ein Aufhebungsvertrag geschlossen werden. Im Unterschied zur Kündigung muss auch kein Kündigungsgrund angegeben werden. Abweichend von der Kündigung besteht bei Abschluss eines Aufhebungsvertrages kein Anhörungsrecht des Betriebsrates nach § 102 Betriebsverfassungsgesetz (BetrVG). Genauso wenig muss der Arbeitgeber die Zustimmung des Integrationsamtes bei einem Aufhebungsvertrag mit einem schwerbehinderten Arbeitnehmer einholen. Zwar hat der Arbeitgeber die Schwerbehindertenvertretung über den Abschluss eines solchen Aufhebungsvertrages unverzüglich zu unterrichten (§ 178 Abs. 2 SGB IX), eine Pflicht zur vorherigen Anhörung besteht allerdings nicht. Ferner müssen die vertraglich oder gesetzlich geregelten Kündigungsfristen nicht beachtet werden, da der Beendigungszeitpunkt frei bestimmt werden kann.

Negativ ist, dass sich im Zusammenhang mit dem Abschluss eines Aufhebungsvertrags ein Anspruch des Arbeitnehmers auf Zahlung einer Abfindung ergeben kann. Zur Höhe der Abfindung finden sich keine gesetzlichen Regelungen. In der Praxis hat sich eine Abfindung in Höhe eines halben Bruttomonatsgehalts je Beschäftigungsjahr durchgesetzt.

Doch auch für den Arbeitnehmer kann ein Aufhebungsvertrag Vorteile bringen. So brauchen die Kündigungsfristen nicht eingehalten werden, wenn der Arbeitnehmer z. B. eine neue Stelle bei einem anderen Arbeitgeber gefunden hat, die er bereits vor Ende der Kündigungsfrist antreten möchte. Ein weiterer Vorteil für den Arbeitnehmer ist, dass das einvernehmliche Ende des Arbeitsverhältnisses in der Regel mit der Zahlung einer Abfindung einhergeht.

Sozialrechtlich kann der Abschluss eines Aufhebungsvertrages für den Arbeitnehmer Nachteile bringen. Wer einen Aufhebungsvertrag vereinbart, trifft eine wesentliche Verantwortung für die Beendigung seines Arbeitsverhältnisses. Denn im Falle einer Arbeitslosigkeit verhängt die Agentur für Arbeit in der Regel eine bis zu 12-wöchige Sperrfrist, in der kein Arbeitslosengeld gezahlt wird, außer der Arbeitnehmer hatte einen wichtigen Grund für sein Verhalten (Sperrzeit bei Arbeitsaufgabe: § 159 SGB III).

14.6.2 Tod des Arbeitnehmers oder Arbeitgebers

Der Tod des Arbeitnehmers beendet das Arbeitsverhältnis, da dieses von der persönlichen Leistungspflicht des Arbeitnehmers ausgeht (§ 613 BGB) und nicht von dessen Erben übernommen werden kann. Umgekehrt beendet der Tod des Arbeitgebers – relevant wird diese Frage nur, wenn eine natürliche Person und keine Gesellschaft wie z. B. eine GmbH der Arbeitgeber ist – das Arbeitsverhältnis eines Arbeitnehmers im Zweifel nicht, sondern es treten im Allgemeinen dessen Erben in seine Rechtsstellung ein. Im Gegensatz dazu kann sich eine Beendigung ergeben, wenn die Arbeitsleistung ausschließlich oder größtenteils an die Person des Arbeitgebers gebunden ist, wie etwa bei Anstellungen als Privatsekretär, Pflegerin oder Privatlehrer. Hier handelt es sich um ein zweckbefristetes Arbeitsverhältnis.

14.6.3 Kündigung

Die Kündigung ist eine einseitige empfangsbedürftige Willenserklärung. Ihre rechtliche Grundlage findet sich in verschiedenen Gesetzen. Die wichtigsten sind das BGB, KSchG und BetrVG. Einseitig sagt aus, dass es genügt, wenn sie von einem der beiden Vertragsparteien (Arbeitgeber oder Arbeitnehmer) entgegen dem anderen erklärt wird. Das Recht der Kündigung steht beiden Vertragspartnern zu. Die Kündigung muss von der anderen Partei nicht angenommen werden, um wirksam zu sein. Als empfangsbedürftige Willenserklärung wird sie wirksam, wenn sie dem Gekündigten zugeht. Beweispflichtig ist derjenige, der die Kündigung ausspricht. Einem Anwesenden geht die Kündigung zu, sobald sie ihm ausgehändigt wird. Ob und wann der Empfänger das Schreiben liest, ist bedeutungslos. Einem Abwesenden geht die Kündigung erst zu, wenn sie so in den Machtbereich des Empfängers gelangt, dass dieser unter normalen Umständen von ihr Kenntnis nehmen kann. Einschreibebriefe z. B. gehen erst mit der Aushändigung durch die Post zu, spätestens innerhalb der Aufbewahrungsfrist von einer Woche.

Die **Kündigungserklärung** muss schriftlich erfolgen (§ 623 BGB). Die Schriftform gilt für jede Art der Kündigung, sowohl für die fristgerechte als auch für die fristlose Kündigung, die Arbeitgeber- wie die Arbeitnehmerkündigung, die Probezeitkündigung wie die Änderungskündigung. Dadurch sollen emotional motivierte Kündigungen eingeschränkt und Nachweisprobleme gesenkt werden. Die Nichteinhaltung der Schriftform führt zur Nichtigkeit der Kündigung (§ 125 BGB). Demzufolge sind nicht nur mündliche Kündigungen unwirksam, sondern auch Erklärungen per Fax, E-Mail oder gar SMS. Die Kündigung muss vom Aussteller eigenhändig durch Namensunterschrift unterzeichnet werden (§ 126 BGB).

Das Wort „Kündigung" muss nicht ausdrücklich genannt sein. Es muss jedoch aus der Erklärung eindeutig hervorgehen, dass die Beendigung des Arbeitsverhältnisses zu einem genau festgelegten Termin gewollt ist. Zusätzlich ist bei einer außerordentlichen Kündigung notwendig, dass der Kündigende verdeutlicht, dass er das Arbeitsverhältnis fristlos zu Ende bringen will.

Die **Angabe von Kündigungsgründen** ist kraft Gesetzes nicht vorgeschrieben, abgesehen von der Kündigung eines Berufsausbildungsverhältnisses nach Ablauf der Probezeit (§ 22 BBiG). Auch § 17 MuSchG verlangt, dass der Kündigungsgrund angegeben wird. Genauso kann sich aus einem Tarifvertrag, einer Betriebsvereinbarung oder einem Arbeitsvertrag die Verpflichtung zur Begründung ergeben. Wird ein Arbeitsverhältnis fristlos gekündigt, muss der Kündigende auf Verlangen dem anderen den Kündigungsgrund schriftlich mitteilen (§ 626 BGB). Schließlich muss der Arbeitgeber im Falle einer betriebsbedingten Kündigung auf Verlangen des Arbeitnehmers die Gründe angeben, die zu der getroffenen sozialen Auswahl geführt haben (§ 1 Abs. 3 KSchG). Verletzt der Arbeitgeber seine Mitteilungspflicht, so macht dies die Kündigung nicht unwirksam, kann aber einen Schadensersatzanspruch auslösen.

Vor jeder Kündigung eines Arbeitnehmers hat der Arbeitgeber den § 102 BetrVG zu beachten. Dieser schreibt vor, dass der **Betriebsrat** vor jeder Kündigung zu hören ist (Mitwirkungsrecht). Jede Kündigung – auch jede außerordentliche – ist ohne ordnungsgemäße Anhörung des Betriebsrats unwirksam. Zur Anhörung des Betriebsrats gehört, dass der Arbeitgeber dem Betriebsrat die Kündigungsabsicht unter Angabe der Kündigungsgründe mitteilt. In seiner Mitteilung muss der Arbeitgeber die Person und die sozialen Verhältnisse des zu kündigenden Arbeitnehmers wie Lebensalter, Dauer der Betriebszugehörigkeit oder Unterhaltspflichten anführen sowie die Art der Kündigung (ordentliche oder fristlose Kündigung) und auch den Zeitpunkt, zu dem gekündigt werden soll.

Vor einer fristgemäßen (ordentlichen) Kündigung kann der Betriebsrat binnen einer Woche unter Angaben genau definierter Gründe schriftlich widersprechen oder Bedenken äußern. Äußert sich der Betriebsrat innerhalb der Fristen nicht, gilt seine Zustimmung zur Kündigung als erteilt. Bei einer außerordentlichen Kündigung sind die Bedenken umgehend, spätestens innerhalb von 3 Tagen, vorzubringen. Sobald der Betriebsrat zur beabsichtigten Kündigung Stellung genommen hat, spätestens nach Ablauf der Frist, ist das Anhörungsverfahren beendet und der Ausspruch der Kündigung möglich. Bedenken oder Widerspruch des Betriebsrats gegen eine Kündigung können deren Wirksamkeit nicht entkräften. Im Falle der ordentlichen Kündigung kann der Widerspruch ein zeitweiliges Recht auf Weiterbeschäftigung des Arbeitnehmers für die Dauer des Kündigungsschutzprozesses bewirken (siehe: Kapitel 15.1.2.). Die Widerspruchsgründe

Arbeitgeber plant ordentliche Kündigung

Anhörung des Betriebsrats vor Kündigung
(ohne Anhörung: Kündigung unwirksam)

↓

mögliche Reaktion:
- förmlicher **Widerspruch** innerhalb einer Woche

Widerspruchsgründe (§ 102 Abs. 3 BetrVG):
- Nichtberücksichtigung sozialer Gesichtspunkte bei der Sozialauswahl
- Verstoß gegen vereinbarte Auswahlkriterien
- Weiterbeschäftigungsmöglichkeit an einem anderen Arbeitsplatz
- Weiterbeschäftigung nach zumutbaren Umschulungs- oder Fortbildungsmaßnahmen
- Weiterbeschäftigung unter geänderten Vertragsbedingungen

↓

evtl. dennoch Kündigung

↓

Erhebung der Kündigungsschutzklage durch den Arbeitnehmer
(innerhalb von 3 Wochen nach Erhalt der Kündigung)

↓

Arbeitnehmer hat Recht auf Weiterbeschäftigung bis zum endgültigen Abschluss des Kündigungsverfahrens zu unveränderten Arbeitsbedingungen

Abb. 14.5 Widerspruchsmöglichkeiten des Betriebsrates im Rahmen einer Kündigung.

des Betriebsrats sind unter § 102 Abs. 3 BetrVG im Einzelnen aufgezählt (▶ Abb. 14.5).

Von dieser Weiterbeschäftigungspflicht kann der Arbeitgeber nur durch gerichtliche Entscheidung befreit werden.
Mitglieder des Betriebsrates, der Jugendvertretung, des Wahlvorstandes sowie Wahlbewerbern kann nur mit Zustimmung des Betriebsrates außerordentlich gekündigt werden. Das Arbeitsgericht kann die Zustimmung des Betriebsrates ersetzen (§ 103 BetrVG).

Arten der Kündigung

Man unterscheidet die ordentliche und die außerordentliche Kündigung. Bei einer ordentlichen Kündigung endet das Arbeitsverhältnis mit Ablauf der Kündigungsfrist. Außerordentliche Kündigungen wollen diese Kündigungsfristen nicht einhalten, sind aber nur gerechtfertigt, wenn die Fortsetzung des Arbeitsverhältnisses bis zum Ende der Kündigungsfrist unzumutbar ist (§ 626 BGB). Sie werden mit sofortiger Wirkung ausgelöst.

▶ **Ordentliche Kündigung.** Jede ordentliche Kündigung ist an die Einhaltung bestimmter Fristen gebunden, die sich aus tarifvertraglichen Regelungen, dem Arbeitsvertrag oder dem Gesetz ergeben (▶ Abb. 14.6). Sie wird deshalb auch als fristgerechte oder fristgebundene Kündigung bezeichnet.

Definition

Unter einer **Kündigungsfrist** ist der Zeitraum zwischen dem Zugang der Kündigung und ihrem Wirksamwerden zu verstehen.

Kündigungsfristen müssen im selben Maße vom Arbeitgeber als auch vom Arbeitnehmer eingehalten werden. Die gesetzlichen Kündigungsfristen sind in § 622 BGB geregelt. Mit einer Frist von 4 Wochen (28 Tage) entweder zum 15. des Monats oder zum Ende eines Kalendermonats kann das Arbeitsverhältnis eines Arbeitnehmers gelöst werden. Man spricht hier von der Grundkündigungsfrist. Es ist unerheblich, ob der 15. oder der letzte Tag des Kalendermonats ein Samstag, Sonntag oder ein gesetzlicher Feiertag ist. Mit zunehmender Beschäftigungsdauer im selben Betrieb hat der Arbeitgeber verlängerte Kündigungsfristen einzuhalten. Eine Kündigung zur Monatsmitte ist nicht mehr möglich. Bislang blieben bei der Berechnung der Kündigungsfrist die Beschäftigungszeiten vor Vollendung des 25. Lebensjahrs unberücksichtigt (§ 622 Abs. 2 BGB). Diese Regelung stellt jedoch nach einer Entscheidung des Europäischen Gerichtshofs (EuGH) eine Diskriminierung jüngerer Arbeitnehmer wegen des Alters dar und ist infolgedessen unwirksam. Der EuGH entschied, dass die gesamte Beschäftigungs-

Kündigungsfristen

Art der Kündigungsfrist:	gesetzliche Kündigungsfrist	tarifliche Kündigungsfrist	einzelvertragliche Kündigungsfrist
Grundlage:	§ 622 BGB; bei Auszubildenden gilt § 22 BBiG	Tarifvertrag	Einzelarbeitsvertrag
Details:	• Grundkündigungsfrist: 4 Wochen (28 Tage) zum 15. oder zum Ende des Monats • für den Arbeitgeber verlängert sich die Grundkündigungsfrist in Abhängigkeit der Zugehörigkeit zum Betrieb: – 2 Jahre: 1 Monat – 5 Jahre: 2 Monate – 8 Jahre: 3 Monate – 10 Jahre: 4 Monate – 12 Jahre: 5 Monate – 15 Jahre: 6 Monate – 20 Jahre: 7 Monate jeweils zum Ende eines Kalendermonats • für den Arbeitnehmer bleibt die Grundkündigungsfrist stets unverändert • Kündigungsfrist in der Probezeit für den Arbeitgeber als auch für den Arbeitnehmer = 14 Tage	• Die Tarifpartner haben die Möglichkeit, abweichend von den gesetzlichen Kündigungsfristen, Verkürzungen oder Verlängerungen in Tarifverträgen festzulegen. Tarifvertragliche Kündigungsfristen gelten: – für tarifgebundene Arbeitnehmer und Arbeitgeber und – wenn im Arbeitsvertrag die Anwendung des Tarifvertrags für allgemeinverbindlich erklärt wurde • Es ist nicht zulässig, in Tarifverträgen für Arbeitnehmer längere Kündigungsfristen als für Arbeitgeber festzuschreiben.	• nur längere als die gesetzlichen Kündigungsfristen möglich • kürzere als die gesetzlichen Kündigungsfristen können nicht vereinbart werden (Ausnahme: § 622 Abs. 5 BGB) • Die Kündigungsfrist für den Arbeitnehmer darf nicht länger sein als die für den Arbeitgeber.

Abb. 14.6 Kündigungsfristen.

dauer bei der Kündigungsfrist – anders als im deutschen Gesetz vorgesehen – einbezogen werden muss. Im Einzelnen haben die in ▶ Abb. 14.6 genannten Kündigungsfristen Gültigkeit. Auch die **tarifvertraglichen Kündigungsfristen** sind meistens nach der Dauer der Betriebszugehörigkeit abgestuft. Grundsätzlich gelten die verlängerten gesetzlichen Kündigungsfristen nur für die Kündigung des Arbeitgebers. Währenddessen die Kündigung durch den Arbeitnehmer bei der kurzen Grundkündigungsfrist verbleibt. Im Ausnahmefall muss auch der Arbeitnehmer bei einer Kündigung längere Kündigungsfristen einhalten, wenn der Arbeitsvertrag oder ein Tarifvertrag dies vorsieht.

Die **Grundkündigungsfrist** von 4 Wochen sowie die verlängerten Fristen sind in der Regel Mindestkündigungsfristen. Von wenigen im Gesetz genannten Ausnahmen abgesehen, dürfen im Arbeitsvertrag keine kürzeren Fristen, sondern nur längere Kündigungsfristen vereinbart werden (§ 622 Abs. 5 BGB). Tarifvertraglich ist dagegen eine Verkürzung der Kündigungsfristen denkbar (§ 622 Abs. 4 BGB). Anzumerken ist, dass für den Arbeitnehmer keine längeren Kündigungsfristen als für den Arbeitgeber einzelvertraglich bestimmt werden dürfen (§ 622 Abs. 6 BGB). Wird dagegen verstoßen, so gilt im Zweifel die längere Frist für beide Vertragsparteien.

Wichtig in diesem Zusammenhang ist die Fristbestimmung. Für die Fristberechnung gelten die allgemeinen Vorschriften des BGB (§§ 186 ff. BGB). Für den Fristbeginn ist der Zugang der Kündigung ausschlaggebend. Der Tag des Kündigungszugangs wird bei der Berechnung der Frist nicht mitgezählt. Die Kündigungsfrist beginnt erst mit dem nächsten Tag zu laufen (§ 187 Abs. 1 BGB). Bei einer zu spät zugegangenen Kündigung, ebenso wie bei Nichteinhaltung der Kündigungsfrist aus anderen Gründen, führt dies nicht zur Unwirksamkeit der Kündigung. Die Wirkung tritt erst zum nächstzulässigen Termin ein.

Fallbeispiele

B

- Soll mit der Grundkündigungsfrist zum 15.02. das Arbeitsverhältnis gelöst werden, ist die Frist rückwärts zu berechnen. Die Kündigung muss demnach spätestens am 18.01. (15.02. minus 28 Tage) zugehen (§ 188 Abs. 2 BGB).
- Beträgt die Kündigungsfrist 4 Monate zum Monatsende, muss für eine Beendigung zum 30.09. die Kündigung spätestens am 31.05. zugegangen sein.

Für einige Beschäftigtengruppen, die besonders schutzbedürftig sind, müssen Sonderregelungen berücksichtigt werden (siehe: Kapitel 15.1.3).

Tab. 14.1 Gründe für eine außerordentliche Kündigung.

Kündigung durch Arbeitgeber		Kündigung durch Arbeitnehmer
Gründe im Vertrauensbereich	Gründe im Verhaltens- oder Leistungsbereich	
• strafbare Handlung gegenüber dem Arbeitgeber (Diebstahl, Betrug, Unterschlagung, „Krankmachen", Tätlichkeiten, Verrat von Betriebs- und Geschäftsgeheimnissen etc.) • strafbare Handlung gegenüber Arbeitskollegen (Diebstahl, nachweisbare sexuelle Belästigung, Tätlichkeiten) • Vorzeigen falscher oder gefälschter Zeugnisse • Verstoß gegen das Wettbewerbsverbot während des bestehenden Arbeitsverhältnisses	• überdurchschnittliche Minderleistung am Arbeitsplatz • beharrliche Arbeitsverweigerung • mehrmaliges Zuspätkommen • wiederholtes unentschuldigtes Fernbleiben von der Arbeit • wiederholte verspätete Abgabe von Arbeitsunfähigkeitsbescheinigungen • Selbstbeurlaubung • eigenmächtige Verlängerung eines gewährten Urlaubs • Verstöße gegen die Arbeits- und Betriebsordnung	• Zahlungsverzug des Arbeitsentgelts • Verweigerung der Zahlung von Mehrarbeitsvergütung bei Überstunden • grobe Beleidigung oder Tätlichkeit durch den Arbeitgeber • Verleumdungen und üble Nachrede • wiederholte Provokationen des Arbeitnehmers durch den Arbeitgeber • vorsätzliche oder grob fahrlässige Gefährdung von Leben oder Gesundheit des Arbeitnehmers • ständige oder erhebliche Überschreitung der Höchstarbeitszeiten

▶ **Außerordentliche Kündigung.** In §626 BGB ist die außerordentliche Kündigung geregelt. Im Sprachgebrauch kennt man sie auch als **„fristlose Kündigung"**. Um fristlos zu kündigen, muss ein wichtiger Grund dies rechtfertigen. Dies ist dann gegeben, wenn Tatsachen bestehen, die unter Berücksichtigung aller Umstände des Einzelfalls und unter Abwägung der Interessen beider Vertragsseiten dem Kündigenden die Fortsetzung des Arbeitsverhältnisses nicht einmal bis zum Ablauf der Kündigungsfrist oder bis zum vereinbarten Ende des Arbeitsverhältnisses zugemutet werden kann. Diese Bedingung gilt sowohl für Kündigungen durch den Arbeitgeber als auch für den Arbeitnehmer. Die außerordentliche Kündigung muss die letzte Maßnahme (Ultima Ratio) für den Kündigungsberechtigten sein. Alle nach den Umständen milderen Mittel (z.B. Abmahnung, Versetzung, Änderungskündigung, ordentliche Kündigung) müssen aufgebraucht sein. Soll fristlos gekündigt werden, dann muss das in der Kündigungserklärung unmissverständlich zum Ausdruck kommen. Das Arbeitsverhältnis endet dann mit Zugang der Kündigungserklärung. Ist ein Betriebsrat vorhanden, muss dieser angehört werden. Die Aufzählung an Gründen, die eine außerordentliche Kündigung rechtfertigen, ist vielfältig. Mögliche Gründe sind in ▶ Tab. 14.1 aufgeführt. Die außerordentliche Kündigung muss binnen 2 Wochen ab Kenntnis des kündigungsrelevanten Sachverhaltes ausgesprochen werden.

B

Fallbeispiele

So musste sich das LAG Niedersachsen über die Wirksamkeit einer außerordentlichen Kündigung eines Chefarztes durch ein Klinikum wegen dessen unzulässiger Abrechnung wahlärztlicher Leistungen befassen. Dem Chefarzt wurde zur Last gelegt, dass er Herzschrittmacher-Implantationen bei stationären Wahlleistungspatienten abgerechnet hatte, obwohl er die Leistungen weder persönlich erbrachte, noch unter seiner Aufsicht nach fachlicher Weisung durchführen ließ. Erforderlich sei zumindest gewesen, dass er erreichbar und in der Lage gewesen wäre, unverzüglich persönlich einwirken zu können, falls dies notwendig geworden wäre. Diese Voraussetzung der Leistungserbringung unter Ausübung der Aufsichtspflicht habe nicht vorgelegen. Die Klinikleitung hatte den Chefarzt mehrfach auf die Pflicht zur persönlichen Leistungserbringung nach §4 Abs. 2 GOÄ hingewiesen. Des Weiteren habe es sich weder um einen Fall der unvorhergesehenen Verhinderung gehandelt, noch lag eine wirksame schriftliche Stellvertretervereinbarung vor. Die fraglichen Operationen ließ der Chefarzt regelmäßig von dem zuständigen Arzt durchführen. Dadurch hatte sich der Chefarzt Operationen von den Patienten privat liquidieren lassen, auf die diese ohnehin im Rahmen der allgemeinen Krankenhausleistungen Anspruch gehabt hatten. Die Einwände des Chefarztes, er wäre dem Gebot der persönlichen Leistungserbringung gerecht geworden, indem er dem Operateur „unsteril" assistiert, mit diesem in einem fachlichen Dialog gestanden und sich mit ihm abgesprochen habe, hat das Landesarbeitsgericht nicht gelten lassen. Es zeigte sich im Gegenteil davon überzeugt, dass das planvolle, zielgerichtete und beharrliche Handeln des Chefarztes zur Schädigung der Patienten bzw. deren Krankenversicherungen auch den Vertrauensvorrat aus seiner 12-jährigen beanstandungsfreien Beschäftigungszeit überwog. Von einem Flüchtigkeitsfehler oder Ausrutscher könne wegen der Häufigkeit der falschen Abrechnungen nicht ausgegangen werden. Zudem müsse davon ausgegangen werden, dass dem langjährig praktizierenden Arzt die Vorschriften der GOÄ bekannt sind. Dennoch habe er auch nach den Hinweisen und Anordnungen der Klinikleitung sein pflichtwidriges Handeln weitergeführt. In der Gesamtheit der Abrechnungsverstöße sah das LAG den für die außerordentliche Kündigung „wichtigen Grund". Die außerordentliche Kündigung hatte damit nach Meinung des LAG Bestand. (LAG Niedersachsen, Urteil vom 17. April 2013–Az. 2 Sa 179/2).

Ist der Kündigende nicht sicher, ob die gesetzlichen Voraussetzungen einer außerordentlichen Kündigung vorliegen, kann er gleichzeitig hilfsweise zur außerordentlichen eine ordentliche Kündigung aussprechen. In diesem Fall sind beide Kündigungen getrennt zu prüfen.

Fragen und Aufgaben

1. Nennen Sie 3 „sachliche Gründe", die den Abschluss eines befristeten Arbeitsvertrags rechtfertigen.
2. Welche Pflichten leiten sich für Arbeitgeber und Arbeitnehmer durch den Abschluss des Arbeitsvertrages ab? Zählen Sie insgesamt 8 verschiedene Pflichten auf und stellen Sie jeweils eine Pflicht von Arbeitgeber und Arbeitnehmer näher dar.
3. Was ist ein Aufhebungsvertrag und welche positiven sowie negativen Folgen hat er für die beteiligten Parteien?
4. Im Internet findet sich unter der Adresse www.arbeitsagentur.de folgendes Stellenangebot (▶ Tab. 14.2).
   a) Frau Mia Müller bekommt nach ihrem Bewerbungsgespräch diese Arbeitsstelle. Worüber müssen sich die Verhandlungsparteien mindestens einigen, damit ein wirksamer Arbeitsvertrag zustande kommt?
   b) Schon nach kurzer Zeit ist die Geschäftsleitung mit Frau Mia Müller sehr unzufrieden. Es fehlt Fachwissen, und sie fügt sich nicht ins Team ein. Infolgedessen soll ihr Arbeitsvertrag Anfang April 2019 zum nächstmöglichen Termin gekündigt werden.
      1. Welche beiden Arten von Kündigungen kennen Sie generell?
      2. Worin grenzen sich die beiden Arten gegeneinander ab?
      3. Wann gilt eine Kündigung als „zugegangen"?
      4. Ist eine Kündigung ohne Einschaltung des Betriebsrates der Mustermann GmbH wirksam? Welche Konsequenz hat eine Nichtanhörung?
      5. Warum kann die Kündigung rechtsgültig sein, obwohl der Kündigungsgegner mit der Kündigung nicht einverstanden ist?
5. Die ordentliche Kündigung eines Arbeitsverhältnisses ist an Fristen gebunden.
   a) Zeigen Sie die gesetzlichen Grundkündigungsfristen auf.
   b) Wann muss ein kaufmännischer Angestellter entsprechend den gesetzlichen Kündigungsfristen spätestens kündigen, wenn er zu den folgenden Daten seine neue Stelle antreten möchte?
      1. 1. Mai
      2. 16. August
      3. 1. Dezember
6. James ist im Altenpflegeheim St. Vincentz-Musterheim tätig. Am 20. Januar unterschreibt er einen Arbeitsvertrag im Seniorenheim Charlottenhöhe. Beginn des neuen Arbeitsverhältnisses: 1. August.
   a) Zählen Sie 2 Möglichkeiten auf, wie ein Arbeitsverhältnis beendet werden kann.
   b) Wann muss James beim Altenpflegeheim St. Vincentz-Musterheim spätestens kündigen?
   c) Genügt es, wenn James am letztmöglichen Kündigungstag das Kündigungsschreiben zur Post bringt? Begründung.
7. Welche rechtlichen Voraussetzungen müssen erfüllt sein, damit das Arbeitsverhältnis fristlos gekündigt werden kann?

Tab. 14.2 Stellenangebot bei der Agentur für Arbeit.

Titel des Stellenangebots:	Kaufmann/-frau im Gesundheitswesen
Alternativberufe:	Medizinische/r Fachangestellte/r Empfangskraft
Arbeitgeber:	Mustermann GmbH
Branche:	Vorsorge- und Rehabilitationskliniken
Arbeitsort:	Musterstadt
Arbeitszeit:	Vollzeit
Gehalt/Lohn:	n. Vereinb.
frei ab:	sofort
befristet:	nein
Kontaktdaten:	Mustermann GmbH Herr David Jones Musterstraße 123 12345 Musterstadt Telefonnummer: (0 12 34) 5 67 89–0

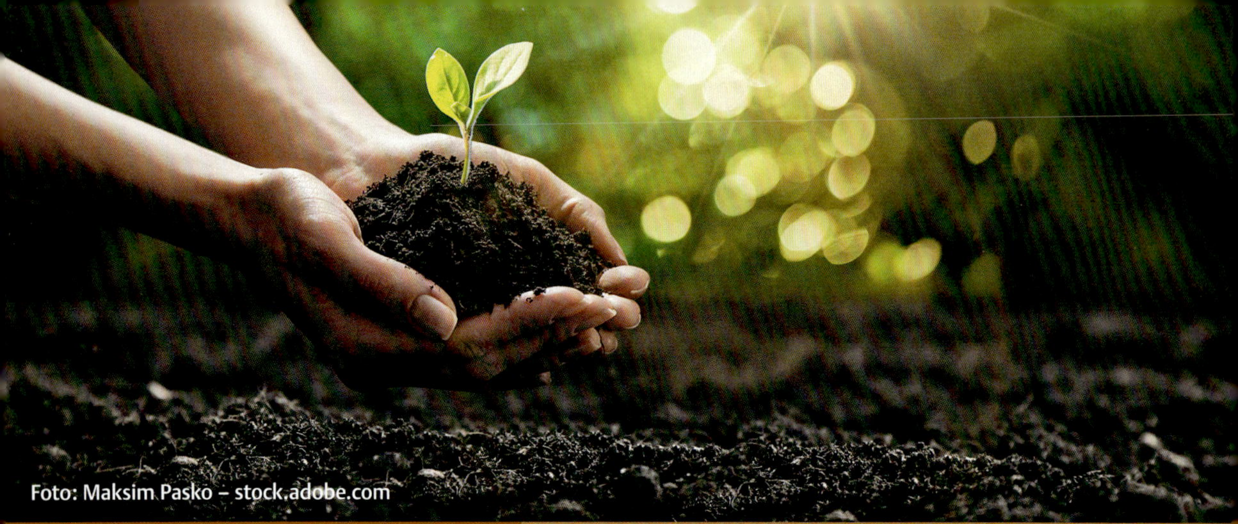

Foto: Maksim Pasko – stock.adobe.com

Kapitel 15

Bestimmungen zum Schutz der Arbeitnehmer

15 Bestimmungen zum Schutz der Arbeitnehmer

Anja Grethler

15.1 Kündigungsschutz

Beim Kündigungsschutzrecht in Deutschland wird zunächst zwischen allgemeinem und besonderem Kündigungsschutz differenziert. Der allgemeine Schutz wird vom Kündigungsschutzgesetz (KSchG) geregelt und gilt unter den dort genannten Bedingungen für jeden Arbeitnehmer. Demgegenüber gilt der besondere Kündigungsschutz nur für bestimmte Personengruppen, die entweder besonders schutzbedürftig sind oder Funktionen bekleiden, die das Risiko einer Arbeitgeberkündigung als Sanktion erhöhen.

15.1.1 Allgemeiner Kündigungsschutz

Das wichtigste Gesetz zur Begrenzung der Kündigungsfreiheit des Arbeitgebers stellt das Kündigungsschutzgesetz (KSchG) dar (▶ Abb. 15.1). Sein Geltungsbereich ergibt sich aus § 1 und § 23 KSchG.

Ob die Vorschriften des KSchG auf ein Arbeitsverhältnis anwendbar sind, hängt zum einen von der Größe des Betriebs ab. Vor dem Jahr 2004 war die Anwendbarkeit des Kündigungsschutzgesetzes nur in den Fällen ausgeschlossen, in denen in einem Betrieb in der Regel 5 oder

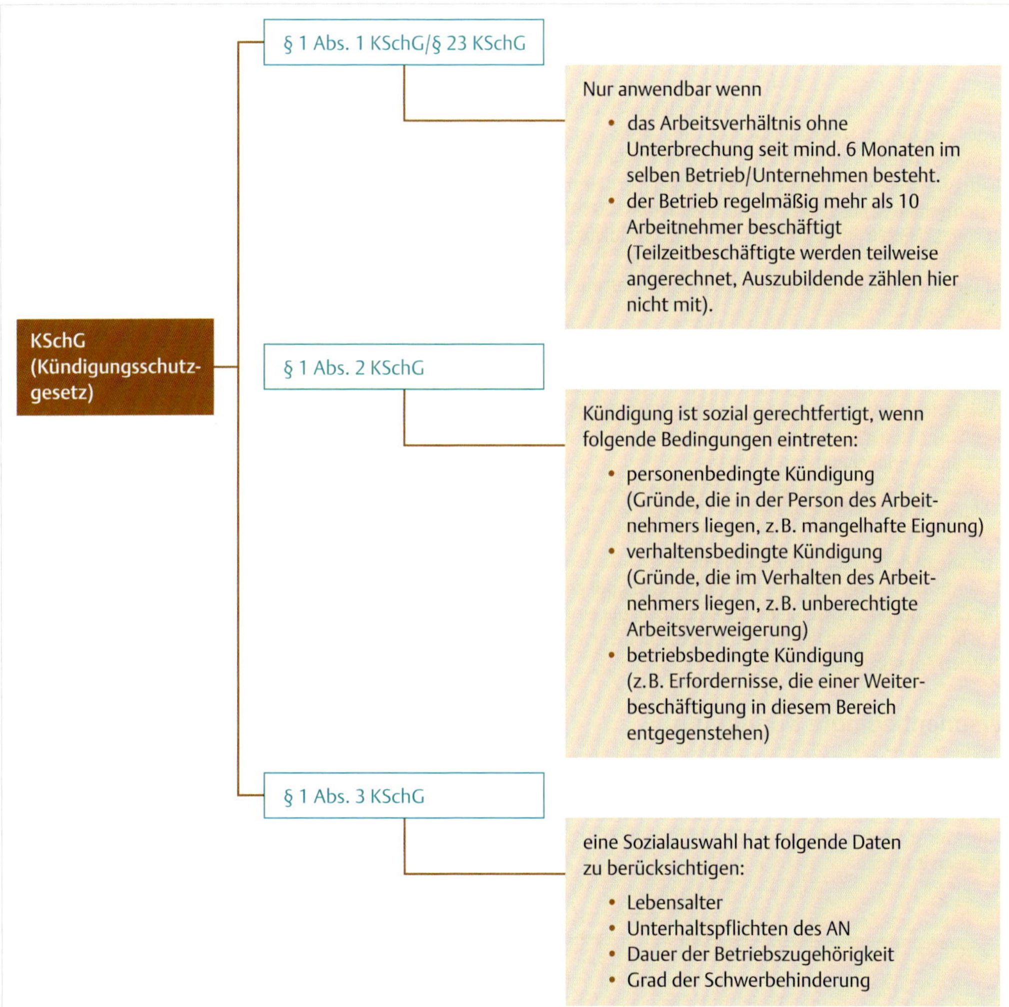

Abb. 15.1 Soziale Rechtfertigung einer ordentlichen Kündigung.

weniger Arbeitnehmer tätig waren. Dies hat sich zum 01.01.2004 verändert. Nach der Neuregelung gilt nun ein neuer Schwellenwert von 10 Arbeitnehmern. Beide Anwendungsschwellen bestehen zeitlich unbegrenzt nebeneinander. Zur Berufsausbildung Beschäftigte spielen bei dieser Zahl keine Rolle.
Als Arbeitnehmer wird voll einbezogen, wer regelmäßig mehr als 30 Stunden in der Woche tätig ist. Teilzeitarbeitnehmer (sind nur anteilig zu berücksichtigen) mit einer regelmäßigen wöchentlichen Arbeitszeit von nicht mehr als 20 Stunden werden zu 50 %, solche, die nicht mehr als 30 Wochenstunden arbeiten, werden zu 75 % berücksichtigt (§ 23 KSchG). Ein ambulanter Pflegedienst kann also durchaus 16 Mitarbeiter haben, rein rechnerisch aber auf 9,25 Mitarbeiter kommen. Das KSchG ist in diesem Fall nicht anwendbar.

Zum anderen muss das Arbeitsverhältnis bei Zugang der Kündigungserklärung ohne Unterbrechung länger als 6 Monate bestanden haben (§ 1 Abs. 1 KSchG). Erst nach dieser Wartezeit findet das Kündigungsschutzgesetz Anwendung. Zuvor soll es dem Arbeitgeber möglich sein, den Arbeitnehmer zu erproben und sich im Zweifelsfall wieder von ihm zu trennen. Um eine Umgehung des Kündigungsschutzes zu unterbinden, werden hierbei die Beschäftigungszeiten aus vergangenen Arbeitsverhältnissen mit demselben Arbeitgeber auf die Frist des § 1 KSchG angerechnet. Hierzu muss jedoch ein enger sachlicher Zusammenhang zwischen den Beschäftigungen bestehen und die Unterbrechung des Arbeitsverhältnisses nur kurz gewesen sein.

Findet hiernach das Kündigungsschutzgesetz Anwendung, ist eine Kündigung durch den Arbeitgeber nur dann wirksam, wenn sie sozial gerechtfertigt ist. Dies ist zwingende Wirksamkeitsvoraussetzung der Kündigung. Die Frage, was sozial gerechtfertigt ist und was nicht, ist in § 1 Abs. 2 KSchG eingehend beschrieben.

Damit eine Kündigung sozial gerechtfertigt ist, muss sie durch eine der nachfolgenden **Gründe** bedingt sein (► Abb. 15.1):

- Gründe in der Person des Arbeitnehmers,
- Gründe in dem Verhalten des Arbeitnehmers oder
- durch dringende betriebliche Erfordernisse, die einer Weiterbeschäftigung des Arbeitnehmers in diesem Betrieb entgegenstehen.

Personenbedingte Kündigung

Bei einer personenbedingten Kündigung wird dem Arbeitnehmer keine schuldhafte Verletzung des Arbeitsvertrages zum Vorwurf gemacht. Er hat den guten Willen, ist aber nicht in der Lage, seine Pflichten aus dem Arbeitsvertrag zu erbringen.

M!

Merke

Kündigungen sind sozial gerechtfertigt, wenn sie durch Gründe bedingt sind, die in der Person des Arbeitnehmers liegen. Diese Voraussetzung liegt dann vor, wenn der Arbeitnehmer die geschuldete Arbeitsleistung aufgrund seiner persönlichen Fähigkeiten und Eigenschaften nicht mehr erbringen kann.

Nur im Einzelfall und unter Beachtung aller Umstände kann eingeschätzt werden, ob eine personenbedingte Kündigung sozial gerechtfertigt ist. Im Falle des Vorliegens personenbedingter Kündigungsgründe ist eine Abmahnung weder möglich noch rechtlich notwendig. Auch die Durchführung einer Sozialauswahl entfällt.

Beispiel: mangelnde körperliche und/oder geistige Eignung für die vereinbarte Tätigkeit, mangelnde fachliche Qualifikation, Wegfall der Berufsausübungserlaubnis (z. B. Approbation bei Ärzten), Fehlen eines erforderlichen Gesundheitszeugnisses, Entzug der Fahrerlaubnis und Verurteilung zu einer Freiheitsstrafe.

Damit eine personenbedingte Kündigung wirksam ist, sind 4 **Voraussetzungen** zu prüfen:

1. **Negative Zukunftsprognose:**
   Der Arbeitnehmer ist aufgrund seiner persönlichen Eigenschaften und Fähigkeiten (unverschuldet), nicht in der Lage, künftig seine arbeitsvertraglichen Pflichten zu erbringen.
2. erhebliche **Beeinträchtigungen** der betrieblichen oder wirtschaftlichen Interessen des Arbeitgebers
3. keine **Weiterbeschäftigungsmöglichkeiten** des Arbeitnehmers auf einem anderen freien Arbeitsplatz im Unternehmen
4. **Interessenabwägung:**
   Die erheblichen Beeinträchtigungen müssen zu einer nicht mehr hinzunehmenden Belastung des Arbeitgebers führen.

Häufigster Fall der personenbedingten Kündigung ist die Kündigung wegen einer lang dauernden Erkrankung oder aufgrund häufiger kürzerer, krankheitsbedingter Fehlzeiten. Anfänglich ist eine negative Gesundheitsprognose erforderlich. Durch die Erkrankung muss zu befürchten sein, dass der Arbeitnehmer auch zukünftig während eines beträchtlichen Zeitraums ausfällt. Die prognostizierten Fehlzeiten müssen zweitens zu einer erheblichen Beeinträchtigung der betrieblichen und wirtschaftlichen Interessen des Arbeitgebers führen. Eine Umsetzung des Arbeitnehmers auf einen anderen, seinem Gesundheitszustand angemessenen Arbeitsplatz, kommt nicht in Betracht. Anschließend ist eine Interessenabwägung durchzuführen. Erst wenn die häufige oder lang andauernde Erkrankung zu einer unzumutbaren Belastung des Arbeitgebers führt, ist die Kündigung sozial rechtmäßig. Auch Alkoholabhängigkeit oder sonstige Suchtkrankheiten sind Krankheiten, die eine Kündigung rechtfertigen können.
In der beruflichen Praxis sind häufig Grenzfälle zur Arbeitsunfähigkeit zu beurteilen.

Fallbeispiel

So entschied das Bundesarbeitsgericht letztinstanzlich, dass eine Krankenschwester, die aus gesundheitlichen Gründen keinen Nachtdienst mehr antreten konnte, weder arbeitsunfähig krank sei noch ihre Arbeitsleistung unmöglich geworden ist. Das BAG sah in der Nachtdienstuntauglichkeit keinen Fall einer Arbeitsunfähigkeit. Daraus folge, dass der Arbeitgeber kein personenbedingtes Kündigungsrecht habe, sondern den Arbeitsvertrag so anpassen müsse, dass die Krankenschwester ohne Nachtdienst arbeiten kann. Die Frau könne alle vertraglich geschuldeten Tätigkeiten einer Krankenschwester ausüben. Es sei dem Arbeitgeber durchaus möglich, die Krankenschwester so einzuteilen, dass sie keinen Nachtdienst leisten muss. (Bundesarbeitsgericht: Urteil vom 9. April 2014 – 10 AZR 637/13)

Verhaltensbedingte Kündigung

Der Arbeitgeber kann verhaltensbedingt kündigen, wenn der Arbeitnehmer sich im Betrieb strafbar macht (z. B. Diebstahl, Unterschlagung oder andere Straftaten etc.). Auch die Missachtung betrieblicher Alkohol- und Rauchverbote durch den Arbeitnehmer oder dessen unberechtigte Arbeitsverweigerung kann eine verhaltensbedingte Kündigung rechtfertigen. Weitere verhaltensbedingte Kündigungsgründe sind v. a. wiederholte Unpünktlichkeit, schlechte Erbringung der geschuldeten Arbeitsleistung (mangelhafte Leistung), Nichtbeachtung erteilter Anweisungen, grobe Beleidigungen und Tätlichkeiten, Verstöße gegen die Gehorsams- und Verschwiegenheitspflicht. Auch die Verletzung von Melde- und Nachweispflichten im Krankheitsfall, kann einen verhaltensbedingten Kündigungsgrund darstellen.

Merke

Ausgangspunkt für eine verhaltensbedingte Kündigung ist das Vorhandensein eines pflichtwidrigen Verhaltens des Arbeitnehmers, das den arbeitsvertraglichen Umgang belastet. Es ist irrelevant, ob es sich bei der Pflichtwidrigkeit um eine Haupt- oder Nebenpflicht aus dem Arbeitsvertrag handelt.

Besonderheiten ergeben sich für die Arbeitnehmer in Tendenzbetrieben aufgrund der besonderen Loyalitätsobliegenheiten. Eine verhaltensbedingte Kündigung kommt indes nur in Betracht, wenn der Arbeitnehmer schuldhaft gegen seine Vertragspflichten zuwiderhandelt. Es ist nicht notwendig, dass der Arbeitnehmer vorsätzlich handelt. Es reicht Fahrlässigkeit aus.

Neben der festgestellten Vertragsverletzung sind zur Rechtfertigung der verhaltensbedingten Kündigung eine negative Zukunftsprognose, das Fehlen einer zumutbaren Möglichkeit einer anderen, eine weitere Störung zuverlässig ausschießende Beschäftigung sowie eine umfassende Interessenabwägung entscheidend. Es liegt also eine 3-stufige Prüfung der verhaltensbedingten Kündigung vor:

- **1. Stufe: Verletzung arbeitsvertraglicher Pflichten**
  Liegt ein schuldhaftes, vertragswidriges Verhalten des Arbeitnehmers vor, das zu konkreten Störungen des Arbeitsverhältnisses führt (z. B. ständiges Zuspätkommen, Beleidigungen oder tätliche Angriffe gegenüber Arbeitgeber oder Arbeitskollegen, Diebstahl)?
- **2. Stufe: Negativprognose**
  Ist auch in Zukunft aufgrund des Verhaltens des Arbeitnehmers mit weiteren Vertragsverletzungen zu rechnen (Wiederholungsgefahr)?
  Diese Voraussetzung liegt vor, wenn der Arbeitnehmer vorher durch eine Abmahnung erfolglos auf sein vertragswidriges Verhalten hingewiesen wurde.
- **3. Stufe: Interessenabwägung**
  Überwiegt das Interesse des Arbeitgebers an der Kündigung dem Interesse des Arbeitnehmers an der Weiterbeschäftigung?

Abzuwägen sind sowohl belastende wie auch entlastende Umstände. Im Rahmen der Interessenabwägung müssen für den Arbeitgeber einbezogen werden:

- Art und Umfang der betrieblichen Nachteile
- Aufrechterhaltung der Funktionsfähigkeit des Betriebes
- Durchsetzung der Arbeits- und Betriebsdisziplin
- Betriebsablaufstörungen
- Eintritt eines Vermögensschadens
- Wiederholungsgefahr
- Schädigung des Arbeitgeberansehens in der Öffentlichkeit
- Schutz der übrigen Mitarbeiter

Aufseiten des Arbeitnehmers werden berücksichtigt:

- Art, Schwere und Häufigkeit der vorgeworfenen Pflichtverletzung
- Grad des Verschuldens
- früheres Verhalten des Arbeitnehmers
- Dauer der Betriebszugehörigkeit
- Lebensalter
- Arbeitsmarktlage
- besondere soziale Schutzbedürftigkeit (z. B. Krankheit)

Mit dem Recht zur verhaltensbedingten Kündigung wird dem Arbeitgeber die Möglichkeit gegeben, gegen ein vertragswidriges Verhalten des Arbeitnehmers auch dann vorgehen zu können, wenn die Schwere des Fehlverhaltens noch keinen wichtigen Grund und damit Rechtfertigungsgrundlage einer fristlosen Kündigung darstellt.

Da die verhaltensbedingte Kündigung nur die letzte Konsequenz eines pflichtwidrigen Verhaltens sein darf, ist eine vorherige **Abmahnung** notwendig. Abmahnen darf jede Person, die befugt ist, dem Arbeitnehmer verbindliche Anweisungen in Bezug auf den Ort, die Zeitdauer und die Art und Weise der Arbeitsleistung zu erteilen. Sie soll dem Arbeitnehmer die Möglichkeit geben, sein Verhalten zu verändern, um eine Kündigung zu vermeiden. Die Abmahnung sollte wenn möglich schriftlich erteilt werden und das beanstandente Verhalten des Mitarbeiters genau bezeichnen und klarstellen. Sie sollte dazu auffordern, das vertragswidrige Verhalten künftig einzustellen und androhen, dass im Wiederholungsfall arbeitsrechtliche Folgen zu erwarten sind.

Die am häufigsten angedrohte Konsequenz ist und bleibt die Kündigung. Weist der Arbeitgeber den Arbeitnehmer im Rahmen einer Abmahnung nicht in einer deutlichen und für ihn verständlichen Art und Weise auf sein Fehlverhalten und auf die Beendigung des Arbeitsverhältnisses als mögliche Konsequenz hin, kann dies zur Unwirksamkeit der ganzen Abmahnung führen.

Eine Abmahnung erfüllt demzufolge 2 Funktionen:

1. Zum einen erinnert sie den Arbeitnehmer an seine vertraglichen Pflichten und macht ihn auf die Verletzung dieser Pflichten aufmerksam (Rügefunktion),
2. darüber hinaus fordert sie ihn zukünftig zu vertragstreuem Verhalten auf und dient als unmissverständliche Warnung (Warnfunktion).

Dem Arbeitnehmer soll bewusst werden, dass er im Wiederholungsfall mit einer Kündigung rechnen muss. Aus der Rüge- und Warnfunktion folgt, dass das abgemahnte Verhalten und der zum Anlass für die Kündigung genommene Verstoß gleichartig sein müssen, z. B. Verspätung, vorzeitiges Verlassen des Arbeitsplatzes und unentschuldigtes Fehlen.

Im Ausnahmefall ist eine vorherige Abmahnung entbehrlich, wenn im Voraus sicher ist, dass der Arbeitnehmer nicht bereit ist, sein Verhalten zu ändern, oder bei schwerwiegenden Verstößen.

Eine Abmahnung ist nicht von der Mitbestimmung des Betriebsrats abhängig. In der Regel wird der Betriebsrat über eine Abmahnung erst dann informiert, wenn die Wiederholung des abgemahnten Verhaltens zu einer Kündigung führt.

Fallbeispiel

B

Ein Krankenhausträger hatte seinem Chefarzt der Chirurgie verhaltensbedingt gekündigt, da er in drei Fällen nicht ausreichend dokumentiert hatte. Sein Dienstvertrag enthielt die gängige Klausel, wonach er für eine vollständige und richtige Kodierung und Dokumentation der Diagnosen und Prozeduren nach Maßgabe der jeweiligen Kodierrichtlinien verantwortlich sei. In einem Fall wurde die lückenhafte Dokumentation durch das Medizin-Controlling bemerkt, in einem weiteren Fall führte der Dokumentationsmangel zu einer Rechnungskürzung nach MDK-Prüfung. Im Anschluss daran wurde er wirksam und eindringlich und mit deutlicher Warnung zweimal abgemahnt. Nach einer weiteren unterlassenen Kodierung – nach einer Notfalloperation nachts – sprach das Krankenhaus nach Anhörung des Betriebsrates eine verhaltensbedingte Kündigung aus. Der Chefarzt erhob daraufhin eine Kündigungsschutzklage. Das Sächsische Landesarbeitsgericht wies die Klage ab. Nach Auffassung des LAG Sachsen hatte der Chefarzt gegen seine arbeitsvertragliche Pflicht zur Dokumentation der für die Abrechnung erforderlichen Diagnosen und Prozeduren verstoßen. Das LAG bestätigte eine negative Prognose und erklärte die Kündigung des Chefarztes für wirksam und sozial gerechtfertigt. Auch die Interessenabwägung – Bestandsschutz des Arztes gegen Kündigungsinteresse des Krankenhauses – ging zulasten des Chirurgen. Dem Krankenhausträger seien Erlöse entgangen bzw. es hätte die Gefahr bestanden, dass dies in nicht unerheblicher Höhe geschieht. Zudem habe der Arzt gute Chancen auf dem Arbeitsmarkt (LAG Sachsen vom 01.12.2010, 2 Sa 56/10).

Betriebsbedingte Kündigung

Eine betriebsbedingte Kündigung ist immer dann gerechtfertigt, wenn der Arbeitgeber nicht mehr über ausreichende Beschäftigungsmöglichkeiten für alle Mitarbeiter verfügt. Typische Situationen, die eine betriebsbedingte Kündigung rechtfertigen, sind z. B. Umsatzrückgang, Rückgang der Bettenauslastung, Auftragsrückgang durch Hinzukommen von Mitwettbewerbern, Wegfall von Drittmitteln, Streichung von Haushaltsmitteln, Vergabe von Arbeiten an Fremdfirmen (Outsourcing) oder eine betriebsorganisatorische Maßnahme des Arbeitgebers (u. a. Betriebseinschränkung, Stilllegung einzelner Abteilungen). Die Gründe zur Kündigung müssen „dringend" sein. Es darf keine Aussicht der Weiterbeschäftigung des Arbeitnehmers auf einem anderen Arbeitsplatz geben.

Ist ein Personalabbau erforderlich und kommen für die Kündigung mehrere Arbeitnehmer in Frage, hat der Arbeitgeber bei seiner Entscheidung, wem er kündigt, soziale Gesichtspunkte zu beachten (**Sozialauswahl**; § 1 Abs. 3 S. 1 KSchG).

Als **Kriterien** für die bei einer betriebsbedingen Kündigung notwendige Sozialauswahl gelten:

- die Dauer der Betriebs- bzw. Unternehmenszugehörigkeit
- das Lebensalter
- etwaige Unterhaltsverpflichtungen
- eine etwaige Schwerbehinderung des Arbeitnehmers

Merke

Das Kündigungsschutzgesetz hält eine Kündigung unter anderem für sozial gerechtfertigt, wenn sie durch dringende betriebliche Erfordernisse bedingt ist, die einer Weiterbeschäftigung des Arbeitnehmers im Betrieb entgegenstehen.

Generell sind in den Kreis der für die Kündigung in Betracht kommenden Arbeitnehmer alle Mitarbeiter einzubeziehen, die nach ihrer beruflichen Qualifikation und nach dem Inhalt ihres Arbeitsvertrages vergleichbar und damit austauschbar sind. Sinn und Zweck der Sozialauswahl ist, dem Mitarbeiter zu kündigen, der durch den Verlust des Arbeitsplatzes am wenigsten hart betroffen erscheint. Arbeitnehmer, deren Weiterbeschäftigung wegen ihrer Kenntnisse, Fähigkeiten und Leistungen oder zur Erhaltung einer ausgewogenen Personalstruktur des Betriebes (z. B. Altersstruktur der Belegschaft) im berechtigten betrieblichen Interesse liegen, müssen in die Auswahl nicht einbezogen werden (§ 1 Abs. 3 S. 2 KSchG). Der Anspruch der Rechtsprechung an eine solche Herausnahme aus der Sozialauswahl ist allerdings erheblich. Dem betroffenen Arbeitnehmer sind auf sein Verlangen die Gründe zu nennen, die zu der getroffenen Sozialauswahl geführt haben. Auf diese Auskunft des Arbeitgebers ist der Arbeitnehmer angewiesen, um im Streitfall darzulegen und zu beweisen, dass die Sozialauswahl fehlerhaft ist (§ 1 Abs. 3 S. 3 KSchG).

15.1.2 Kündigungsschutzklage

Ein Arbeitnehmer kann gegen eine Kündigung gerichtlich klagen (Kündigungsschutzklage). In der Kündigungsschutzklage ist die Frage zu klären, ob das Arbeitsverhältnis durch die Kündigung aufgelöst wurde oder nicht. Die Klageschrift muss binnen 3 Wochen beim zuständigen Arbeitsgericht eingereicht werden (§ 4 KSchG). Die 3 Wochen sind ab Zugang der schriftlichen Kündigung zu zählen. Versäumt der Arbeitnehmer die Frist, ist die Kündigung von Anfang an gültig (§ 7 KSchG).

Nur im Einzelfall kann eine verspätete Klage auf Gesuch des Arbeitnehmers im Nachhinein zugelassen werden (§ 5 KSchG). Der Arbeitnehmer darf an der Fristversäumnis kein Verschulden haben.

Ungeachtet des Kündigungsschutzprozesses muss der Arbeitnehmer nach Ablauf der Kündigungsfrist in der Regel den Betrieb verlassen. Er ist dann arbeitslos gemeldet oder kann einen Arbeitsvertrag mit einem anderen Arbeitgeber abschließen. Dies hindert ihn nicht an der Fortsetzung des Prozesses. Möglicherweise besteht der Arbeitgeber auf Fortsetzung der Tätigkeit, bis eine endgültige gerichtliche Entscheidung vorliegt.

Ist in dem Betrieb ein Betriebsrat vorhanden, so muss der Arbeitgeber diesen vor Ausspruch jeder Kündigung anhören und ihm Person (mit den Sozialdaten), Art der Kündigung, die Gründe und den Termin und die Frist für die Kündigung mitteilen. Verzichtet der Arbeitgeber auf die Anhörung, so ist die Kündigung unwirksam (§ 102 Abs. 1 BetrVG).

Hat der Betriebsrat der ordentlichen Kündigung widersprochen, kann der betroffene Arbeitnehmer im Laufe des Kündigungsrechtsstreites bis zur rechtskräftigen Entscheidung des Rechtsverfahrens die Weiterbeschäftigung bei unveränderten Arbeitsbedingungen fordern. Dieses Anrecht setzt voraus, dass

- der Betriebsrat einer Kündigung frist- und ordnungsgemäß widersprochen hat,
- der Arbeitnehmer fristgerecht eine Kündigungsschutzklage erhoben hat und
- der Arbeitnehmer die Weiterbeschäftigung bis zum rechtskräftigen Abschluss des Kündigungsschutzprozesses verlangt (§ 102 Abs. 5 BetrVG).

Bei einer außerordentlichen Kündigung ist § 102 Abs. 5 BetrVG nicht anwendbar. Die Widerspruchsgründe des Betriebsrats sind im Gesetz abschließend geregelt (§ 102 Abs. 3 BetrVG). Nur unter engen Voraussetzungen kann der Arbeitgeber vom Arbeitsgericht von seiner Verpflichtung zur Weiterbeschäftigung enthoben werden (▶ Abb. 15.2).

Das Arbeitsgericht entscheidet im Kündigungsschutzprozess durch Urteil. Hält das Gericht die Kündigung für rechtmäßig, weist es die Kündigungsschutzklage des Arbeitnehmers zurück (**Klageabweisung**). Die Kündigung ist mit Ablauf der Kündigungsfrist bzw. im Falle der fristlosen Kündigung mit Zugang der Kündigungserklärung wirksam. Das Arbeitsverhältnis wurde durch die Kündigung beendet.

Gewinnt der Arbeitnehmer den Kündigungsschutzprozess (**Stattgeben der Klage**) und erklärt das Gericht die Kündigung für unwirksam, dann wurde das Arbeitsverhältnis durch die Kündigung nicht aufgelöst. Das Arbeitsverhältnis besteht fort. Hat der Arbeitgeber den Arbeitnehmer nicht beschäftigt, hat der Arbeitnehmer Anspruch auf Nachzahlung des Lohnes für die Zeit zwischen dem Ende der Kündigungsfrist und dem Wiedereintritt in den Betrieb. Anderweitige Einkünfte, die er in der Zeit bis zur Urteilsverkündung erzielt (z. B. Einkünfte aus neuer Arbeit; Arbeitslosengeld), muss der Arbeitnehmer anrechnen lassen (§ 11 KSchG).

Ist der Arbeitnehmer zwischenzeitlich ein **neues Arbeitsverhältnis** eingegangen, dann hat er die Wahlfreiheit, ob er am neuen Arbeitsverhältnis festhalten will oder zu seinem bisherigen Arbeitgeber zurückkehren möchte. Will er Ersteres, dann kann er binnen 1 Woche nach Rechtskraft des Urteils durch Erklärung gegenüber dem ehemaligen Arbeitgeber die Weiterführung des Arbeitsverhältnisses bei diesem verweigern (§ 12 KSchG). Mit dem Zugang der Erklärung endet das Arbeitsverhältnis. Unter bestimmten Bedingungen kann der Arbeitnehmer bei Beendigung des Arbeitsverhältnisses durch den Arbeitgeber eine Abfindung erhalten.

Ist eine ordentliche Kündigung unwirksam und damit die Kündigungsschutzklage berechtigt, kann das Arbeitsgericht das Arbeitsverhältnis auflösen und den Arbeitgeber zur Zahlung einer angemessenen Abfindung verurteilen, wenn zumindest eine der beiden Prozesspar-

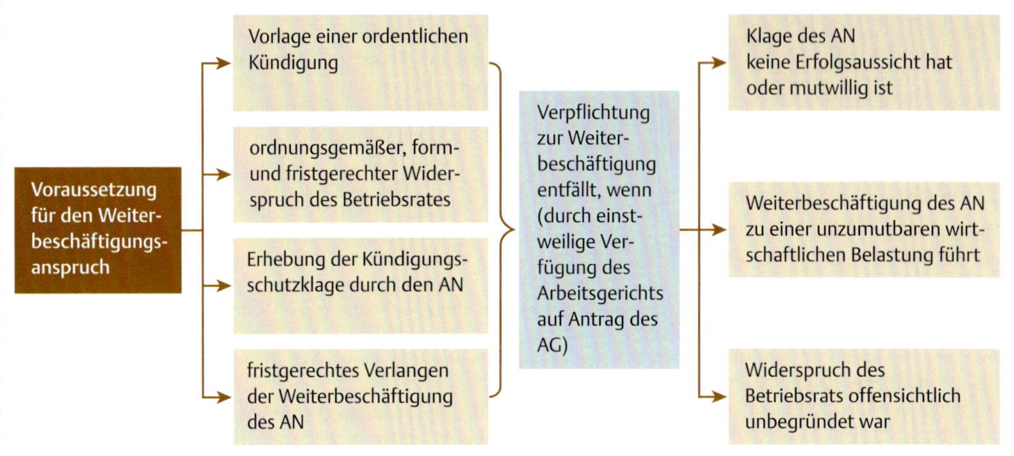

Abb. 15.2 Voraussetzungen für einen Weiterbeschäftigungsanspruch.

teien einen Antrag stellt (§ 9 KSchG). Der Arbeitnehmer kann die Auflösung verlangen, wenn ihm die Weiterführung des Arbeitsverhältnisses unzumutbar ist. Ein Auflösungsantrag des Arbeitgebers setzt voraus, dass er Gründe anführt, die eine weitere betriebsdienliche Zusammenarbeit nicht erwarten lassen. Als Auflösungsgründe für den Arbeitgeber kommen verleumderische Tatsachenbehauptungen, Beleidigungen, üble Nachrede oder Drohungen gegenüber dem Arbeitgeber oder Vorgesetzten oder Kollegen in Betracht. Bei einer unwirksamen außerordentlichen Kündigung kann nur der Arbeitnehmer den Auflösungsantrag stellen (§ 13 KSchG). Das Arbeitsgericht bestimmt den Auflösungszeitpunkt. Die Höhe der Abfindung richtet sich nach dem Einzelfall. Die Höchstgrenzen des § 10 KSchG sind zu beachten.

Kündigt der Arbeitgeber betriebsbedingt, kann der Arbeitnehmer zwischen einer Kündigungsschutzklage oder einer angebotenen **Abfindung** wählen. Dieser Abfindungsanspruch setzt voraus, dass der Arbeitgeber erstens im Kündigungsschreiben die Kündigung auf betriebsbedingte Gründe stützt, zweitens dem Arbeitnehmer gleichzeitig eine Abfindung anbietet, sofern dieser die 3-wöchige Frist für die Erhebung der Kündigungsschutzklage verstreichen lässt (§ 1a KSchG). Die Abfindung beträgt eine halbe Monatsvergütung pro Jahr der Beschäftigung, bei 10 Betriebszugehörigkeitsjahren also 5 Monatsverdienste. Wird dieser Voraussetzung entsprochen, und lässt der Arbeitnehmer die Klagefrist verstreichen, ist der Abfindungsbetrag fällig. Das Gesetz bietet aber nur ein Wahlrecht. Der Arbeitgeber ist nicht gezwungen, eine Abfindung anzubieten. Umgekehrt muss der Arbeitnehmer ein etwaiges Angebot des Arbeitgebers auch nicht annehmen. Er kann nach wie vor Kündigungsschutzklage erheben.

Abfindungen, die der Arbeitgeber anlässlich der Beendigung von Arbeitsverhältnissen auszahlt, spielen auch bei Vergleichen in Kündigungsschutzprozessen und bei Aufhebungsverträgen eine Rolle. Ein Anrecht auf die Zahlung einer Abfindung – dies wird häufig verkannt – besteht hier allerdings nicht.

15.1.3 Besonderer Kündigungsschutz

Der besondere Kündigungsschutz findet für besondere Personengruppen Anwendung, die der Gesetzgeber als schutzbedürftig einstuft. Neben Jugendlichen und werdenden Müttern, für die die gesetzlichen Vorschriften an späterer Stelle dargelegt werden, unterliegen u. a. Schwerbehinderte und Betriebsratsmitglieder dem besonderen Kündigungsschutz.

Einige Vorschriften schränken nur das Recht des Arbeitgebers zur ordentlichen Kündigung ein, andere auch das Recht zur außerordentlichen Kündigung. Über die wichtigsten Vorschriften des besonderen Kündigungsschutzes informiert ▸ Tab. 15.1.

Kündigungsschutz für Schwerbehinderte

In Deutschland ist der Schwerbehindertenschutz, wie auch der Mutterschutz, in einem Spezialgesetz, dem 9. Buch des Sozialgesetzbuchs (SGB IX), geregelt. Der Schwerpunkt des Schwerbehindertenrechts ist der besondere Kündigungsschutz nach den §§ 168–175 SGB IX.

M!

Merke

Generell muss vor dem Ausspruch einer Kündigung eines schwerbehinderten Arbeitnehmers die Schwerbehindertenvertretung beteiligt werden. Eine Kündigung, die der Arbeitgeber ohne eine Beteiligung der Schwerbehindertenvertretung ausspricht, ist unwirksam (§ 178 Abs. 2 SGB IX).

Tab. 15.1 Vorschriften des besonderen Kündigungsschutzes (nach Junker, 2018).

geschützter Personenkreis	ordentliche Kündigung ist ...	außerordentliche Kündigung ist ...
Schwerbehinderte (§ 2 Abs. 2, 3 SGB IX)	zustimmungsbedürftig (Integrationsamt; § 168 SGB IX)	zustimmungsbedürftig (Integrationsamt; § 174 SGB IX)
	unwirksam ohne Beteiligung der Schwerbehindertenvertretung (§ 178 Abs. 2 S. 3 SGB IX)	
Schwangere und Mütter (§ 1 MuSchG)	verboten (§ 17 Abs. 1 MuSchG), bis zum Ende der Schutzfrist nach der Entbindung, mindestens jedoch bis zum Ablauf von 4 Monaten nach der Entbindung, Ausnahmen möglich	
Mitarbeiter in der Elternzeit	verboten (§ 18 BEEG), Ausnahmen möglich	
Arbeitnehmervertreter (§ 15 Abs. 1–3 KSchG)	grundsätzlich verboten (§ 15 Abs. 1–3 KSchG)	erlaubt, aber z. T. zustimmungsbedürftig (§ 103 BetrVG)
Auszubildende (§ 10 BBiG)	verboten nach der Probezeit, Kündigung durch den Auszubildenden möglich, § 22 Abs. 2 Nr. 2 BBiG	erlaubt (§ 22 Abs. 2 Nr. 1, BBiG)
Beauftragter für den Datenschutz (§ 4f BDSG)	verboten (§ 4f Abs. 3 BDSG)	erlaubt (§ 4f Abs. 3 BDSG)
Pflegende Beschäftigte	verboten, Ausnahmen möglich (Kündigung mit Erlaubnisvorbehalt; § 5 PflegeZG, § 2 Abs. 3 FPfZG i. V. m. § 5 PflegeZG)	

Die Beteiligung der Schwerbehindertenvertretung soll unabhängig von der Anhörung des Betriebsrats erfolgen. Zudem muss ein Arbeitgeber, der einen schwerbehinderten Arbeitnehmer kündigen will, die vorherige Zustimmung des Integrationsamtes einholen (§§ 168 SGB IX, 174 SGB IX; s. auch § 185 SGB IX: Aufgaben des Integrationsamtes). Ausgenommen vom besonderen Kündigungsschutz sind Arbeitsverhältnisse, die zum Zeitpunkt des Zugangs der Kündigungserklärung noch nicht länger als 6 Monate bestanden (§ 173 SGB IX). Den Antrag auf Zustimmung zu einer beabsichtigten Kündigung stellt der Arbeitgeber beim zuständigen Integrationsamt schriftlich oder elektronisch vor Ausspruch der Kündigung. Das Integrationsamt muss sich in jeder Lage des Verfahrens um eine gütliche Einigung bemühen. Vor Erteilung der Zustimmung holt das Integrationsamt dazu eine Stellungnahme der Schwerbehindertenvertretung ein und hört den schwerbehinderten Menschen persönlich an. Auch der Betriebs- bzw. Personalrat ist zu einer Beurteilung verpflichtet (§ 170 SGB IX). Falls nötig, schaltet das Integrationsamt zusätzliche Fachleute ein. Es bestehen umfassende Anhörungspflichten.

Wenn eine gütliche Einigung unter den Beteiligten nicht erreicht werden kann, spricht das Integrationsamt die Entscheidung aus. Eine Entscheidung muss das Integrationsamt innerhalb eines Monats nach Eingang des Antrags treffen. Ob das Integrationsamt die Zustimmung erteilt oder versagt, liegt in seinem „pflichtgemäßen Ermessen". Der Beschluss wird dem Arbeitgeber und dem Schwerbehinderten zugestellt (§ 171 Abs. 2 SGB IX).
Eine Zustimmung ist notwendig sowohl für die ordentliche als auch für die außerordentliche Kündigung (§§ 168, 174 SGB IX). Eine vom Arbeitgeber ohne Einverständnis des Integrationsamts erklärte Kündigung ist nichtig. Sie kann auch nicht nachträglich durch das Integrationsamt bewilligt werden. Andere Vertragsbeendigungen z. B. durch einen einvernehmlichen Aufhebungsvertrag oder durch Fristablauf bei einem befristeten Arbeitsverhältnis sind auch ohne die Zustimmung möglich.

Befürwortet das Integrationsamt die Kündigung, kann der Arbeitgeber die ordentliche Kündigung wirksam nur im Laufe eines Monats nach Zustellung aussprechen (§ 171 Abs. 3 SGB IX). Lässt er die Monatsfrist verstreichen, ist die Zustimmung zur Kündigung hinfällig und er muss einen erneuten Antrag einreichen. Die außerordentliche Kündigung muss unverzüglich nach Erteilung der Zustimmung ausgesprochen werden (§ 174 Abs. 5 SGB IX).

Gegen die Entscheidung des Integrationsamts kann der Behinderte Widerspruch einlegen. Nach erfolglosem Widerspruchsverfahren kann er vor dem Verwaltungsgericht Klage erheben. Dieses Vorgehen gegen die Zustimmung des Integrationsamts zur Kündigung hat keine aufschiebende Wirkung (§ 171 Abs. 4 SGB IX). Gleichzeitig zu Widerspruch und Klage kann der gekündigte Schwerbehinderte vor dem Arbeitsgericht die Rechtmäßigkeit der ausgesprochenen Kündigung nachprüfen lassen. Der Arbeitgeber kann auch mit Widerspruch und anschließender verwaltungsgerichtlicher Klage gegen die Ablehnung der Zustimmung vorgehen.

Kündigungsschutz von Mitgliedern betriebsverfassungsrechtlicher Organe

Ein besonderer Kündigungsschutz gilt auch für Mitarbeiter in bestimmten Positionen. Eine besondere Rolle nimmt hierbei der Schutz gemäß § 15 KSchG ein.

M!

Merke

Betriebsratsmitglieder, Mitglieder der Jugend- und Auszubildendenvertretung oder Personalvertretung sowie Mitglieder des Wahlvorstandes und Wahlbewerber sind während ihrer gesamten Amtszeit vor einer ordentlichen Kündigung geschützt.

Ihnen kann im Verlauf ihrer Amtszeit nur gekündigt werden, wenn sich Tatsachen ergeben, die den Arbeitgeber zur fristlosen Kündigung aus wichtigem Grund berechtigen, und auch das nur, wenn der Betriebsrat zuvor seine ausdrückliche Zustimmung (nicht nur Anhörung) erteilt (§ 103 BetrVG). Verweigert der Betriebsrat seine Zustimmung, so kann der Arbeitgeber die Zustimmungsersetzung beim Arbeitsgericht beantragen (§ 103 Abs. 2 BetrVG). Wird diese verweigerte Zustimmung durch eine Zustimmung des Arbeitsgerichts ersetzt, muss der Ausspruch der Kündigung durch den Arbeitgeber unverzüglich erfolgen.

Mit Ablauf der Amtszeit sieht das Gesetz einen sogenannten nachwirkenden Kündigungsschutz vor, der für die Dauer eines Jahres greift. In den 12 Monaten kann ebenfalls nur fristlos gekündigt werden, wobei jetzt die ordnungsgemäße Anhörung des Betriebsrates ausreicht und eine ausdrückliche Zustimmung nicht mehr notwendig ist. Für Wahlvorstandsmitglieder und für Wahlbewerber ist die Kündigung innerhalb von 6 Monaten nach Bekanntgabe des Wahlergebnisses unzulässig. Sinn und Zweck der besonderen Kündigungsschutzregelungen ist es, die jeweiligen Gremien vor Nachteilen aufgrund ihres Amtes zu schützen und die Kontinuität der jeweiligen Aufgabe zu gewährleisten.

Weitere Sonderregelungen

Eine besondere Situation besteht auch bei Mitarbeitern mit der Funktion eines innerbetrieblichen **Datenschutzbeauftragten**. Vergleichsweise mit dem Amt eines Betriebsrats darf das Arbeitsverhältnis vom Arbeitgeber nur unter besonderen Umständen gekündigt werden (§ 4f Abs. 3 BDSG). Selbst nach Abberufung als Datenschutzbeauftragter wirkt der Kündigungsschutz noch ein Jahr fort. Der Gesetzgeber will durch diese Maßnahme bewirken, dass ein „unbequemer" Datenschutzbeauftragter nicht benachteiligt wird.

Auch die Gruppe der „pflegenden Beschäftigten" hat der Gesetzgeber mittlerweile als schutzbedürftig erkannt und in § 5 PflegeZG ein absolutes Kündigungsverbot für den Arbeitgeber geregelt. Das Kündigungsverbot gilt für alle Arten von Kündigungen: ordentliche Kündigung, außerordentliche Kündigung oder Änderungskündigung. Dieser Kündigungsschutz ist vergleichbar dem Schutz bei Schwangerschaft, Mutterschutz bzw. Elternzeit. Die sogenannte kurzzeitige Arbeitsverhinderung ermöglicht es berufstätigen bzw. beschäftigten Angehörigen, für den Fall einer kurzfristigen und unerwartet auftretenden Pflegebedürftigkeit im Angehörigenkreis dem Arbeitsplatz bis zu 10 Tage fernzubleiben. Diese Regelung dient in erster Linie der Organisation und Sicherstellung einer bedarfsgerechten Pflege (§ 2 PflegeZG). Generell genießt der Beschäftigte ab dem Zeitpunkt der Ankündigung der Inanspruchnahme, höchstens jedoch 12. Wochen vor dem angekündigten Beginn, bis zum Ende der Freistellung von der Arbeitsleistung einen besonderen Kündigungsschutz. Gleiches gilt für die Pflegezeit (§ 3 PflegeZG). Auch gegenüber Beschäftigten, die Familienpflegezeit nach dem Familienpflegezeitgesetz in Anspruch nehmen (§ 2 Abs. 3 FPfZG i. V. m. § 5 PflegeZG), besteht ein Kündigungsverbot. Nur in besonderen Ausnahmefällen mit Zustimmung der für den Arbeitsschutz zuständigen obersten Landesbehörde kann die Kündigung für zulässig erklärt werden.

> **M!**
> **Merke**
>
> Datenschutzbeauftragten darf nur unter besonderen Umständen gekündigt werden. Für „pflegende Beschäftigte" gilt das absolute Kündigungsverbot.

In allen Fällen des besonderen Kündigungsschutzes gilt dieser Schutz „nebeneinander" und „ohne Wartezeit". Zum anderen kann ein Mitarbeiter mehrfachen Sonderkündigungsschutz haben, gleichzeitig als Betriebsratsmitglied und als Schwerbehinderter.

15.2 Jugendarbeitsschutzgesetz

Das Jugendarbeitsschutzgesetz (JArbSchG) stellt die Rechtsgrundlage für den Schutz junger Menschen unter 18 Jahren dar, die in einem Beschäftigungs- oder Ausbildungsverhältnis stehen. Sie sind aufgrund ihrer körperlichen und geistigen Entwicklung auf einen besonderen Schutz vor Überforderung, Überbeanspruchung und vor den Gefahren am Arbeitsplatz angewiesen. Ihre gesundheitliche Entwicklung darf nicht durch unangemessene Arbeiten Schaden nehmen. Verstöße gegen Vorschriften des JArbSchG können als Straftat mit bis zu einem Jahr Freiheitsstrafe oder Ordnungswidrigkeit mit bis zu 15 000,00 € Geldbuße geahndet werden (§§ 58 ff. JArbSchG). Überdies ist die Entziehung der Ausbildereignungsbefugnis möglich. Im nachfolgenden Abschnitt lernen Sie die wichtigsten Vorschriften des Jugendarbeitsschutzgesetzes kennen.

15.2.1 Beschäftigungsverbot von Kindern und schulpflichtigen Jugendlichen

Das Jugendarbeitsschutzgesetz untersagt die Beschäftigung von Kindern. Kind ist, wer das 15. Lebensjahr noch nicht vollendet hat (▸ Abb. 15.3). Für Jugendliche, die noch der Vollzeitschulpflicht unterliegen, finden die für Kinder geltenden Vorschriften Anwendung (§ 2 JArbSchG).

Eine Beschäftigung ist nur im Einzelfall möglich. So ist die Beschäftigung von Kindern erlaubt im Rahmen eines Berufsausbildungsverhältnisses, wenn keine Vollschulpflicht mehr besteht (§ 7 JArbSchG). Einen Sonderfall stellt das Berufspraktikum dar im Rahmen der Vollzeitschulpflicht, z. B. zur beruflichen Orientierung (§ 5 JArbSchG). Darüber hinaus gilt das Beschäftigungsverbot nicht für Kinder ab 13 Jahren, wenn die Einwilligung der Personensorgeberechtigten (Eltern, Betreuer) vorliegt und die Beschäftigung leicht und für sie geeignet ist, z. B. Austragen von Zeitungen, Zeitschriften und Werbeprospekten und Vergleichbares (§ 5 Abs. 3 JArbSchG). Eine

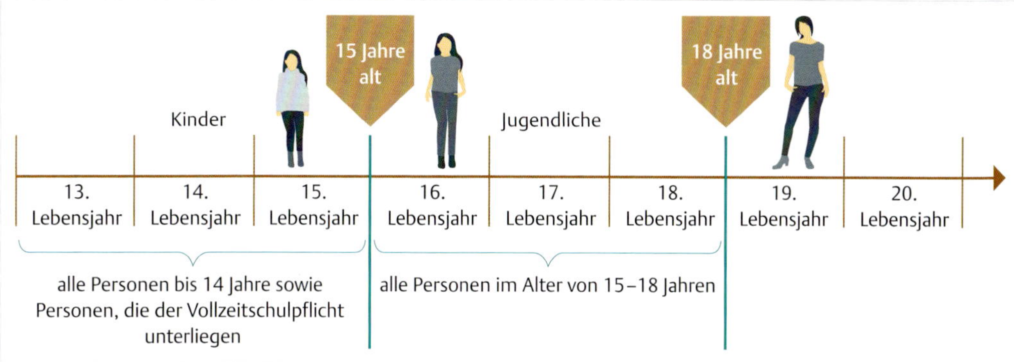

Abb. 15.3 Geltungsbereich des Jugendarbeitsschutzgesetzes.

weitere Ausnahme wird in § 5 Abs. 4 JArbSchG geregelt. Schulpflichtige Jugendliche dürfen während der Schulferien bis zu 4 Wochen im Kalenderjahr tätig werden.

15.2.2 Beschäftigungsverbote und -beschränkungen von Jugendlichen

Jugendliche dürfen grundsätzlich keinen Arbeiten nachkommen, die ihre physische und psychische Leistungsfähigkeit überschreiten (z. B. Tragen und Heben schwerer Lasten, Arbeiten mit hoher Verantwortung) und bei denen sie sittlichen Gefahren ausgesetzt sind. Für Arbeiten, die für den Jugendlichen mit Gesundheitsgefahren einhergehen, besteht ebenfalls ein Beschäftigungsverbot. Das sind Arbeiten, die mit Unfallgefahren, außergewöhnlicher Hitze, Kälte oder Nässe oder anderen schädlichen Einflüssen verbunden sind. Diese Arbeiten sind nur zugelassen, soweit sie dem Ausbildungsziel dienen und unter fachkundiger Aufsicht ausgeführt werden (§ 22 JArbSchG). Akkordarbeit und andere tempoabhängige Arbeitsformen (§ 23 JArbSchG) sowie Arbeit unter Tage (§ 24 JArbSchG) sind, von Ausnahmen abgesehen, gleichermaßen verboten.

15.2.3 Aufteilung der Arbeitszeit

Das JArbSchG beinhaltet Vorschriften über die Höchstarbeitszeit sowie deren Verteilung. Die tägliche Arbeitszeit für Jugendliche ist auf 8 Stunden pro Tag und auf 40 Stunden pro Woche begrenzt (§ 8 Abs. 1 JArbSchG). Arbeitszeit ist die Zeit vom Beginn bis zum Ende der täglichen Beschäftigung ohne Ruhezeiten (§ 4 Abs. 1 JArbSchG). Wird allerdings an einzelnen Arbeitstagen (z. B. freitags) die Arbeitszeit auf weniger als 8 Stunden verkürzt, so kann der Jugendliche an den übrigen Werktagen derselben Woche bis zu einer halben Stunde länger beschäftigt werden (8,5 Stunden). Das gilt auch, wenn für Auszubildende eine Gleitzeitregelung Gültigkeit hat (§ 8 Abs. 2a JArbSchG). Fällt aufgrund von Feiertagen Arbeitszeit aus, so kann die ausgefallene Arbeitszeit innerhalb von 5 aufeinanderfolgenden Wochen (inklusive der Woche mit dem Feiertag) vor- oder nachgearbeitet werden. Die Wochenarbeitszeit im Durchschnitt dieser 5 Wochen darf höchstens 40 Stunden und die tägliche Arbeitszeit nicht mehr als 8,5 Stunden betragen (§ 8 Abs. 2 JArbSchG).

Ruhepausen

Besondere Regeln sieht das JArbSchG auch in Bezug auf die Ruhepausen vor. Die Arbeitszeit muss durch im Voraus feststehende Pausen unterbrochen werden. Als Ruhepause zählt nur eine Arbeitsunterbrechung von mindestens 15 Minuten. Bei einer Arbeitszeit zwischen 4,5–6 Stunden Arbeit müssen die Ruhezeiten mindestens 30 Minuten, bei einer Arbeitszeit von mehr als 6 Stunden mindestens eine Stunde betragen. Die 1. Ruhepause muss spätestens nach 4,5 Stunden anfangen. Diese Ruhepause darf nicht eher als eine Stunde nach Beginn und muss spätestens eine Stunde vor Ende der Arbeitszeit gewährt werden. Im Laufe der Ruhepausen darf den Jugendlichen der Aufenthalt im Arbeitsraum nur erlaubt werden, wenn während dieser Zeit dort nicht gearbeitet und auch sonst die notwendige Erholung nicht gestört wird (§ 11 JArbSchG).

Lage der Arbeitszeit

Nach Ende der täglichen Arbeit müssen dem Jugendlichen mindestens 12 Stunden beschäftigungsfreie Zeit zur Verfügung stehen (§ 13 JArbSchG). Der Arbeitstag eines Jugendlichen beginnt frühestens um 6:00 Uhr morgens und endet spätestens um 20:00 Uhr abends (Verbot der Nachtarbeit). Wenige Ausnahmen gelten für Jugendliche über 16 Jahre. So ist ihnen im Gaststätten- und Schaustellergewerbe die Arbeit bis 22:00 Uhr gestattet. In Betrieben mit Schichtarbeit (z. B. Krankenhäuser) dürfen sie bis 23:00 Uhr, in der Landwirtschaft ab 5:00 Uhr oder bis 21:00 Uhr und in Bäckereien ab 5:00 Uhr morgens (über 17 Jahre: 4:00 Uhr morgens) arbeiten (§ 14 JArbSchG).

Für gewöhnlich gilt, dass Jugendliche nur in der Zeit von Montag bis Freitag beschäftigt werden dürfen, an Samstagen und Sonntagen nicht (§ 15 JArbSchG). Hiervon gibt es jedoch einige Ausnahmeregelungen: So ist u. a. die Beschäftigung zulässig in Krankenhäusern, Alten-, Pflege-

und Kinderheimen sowie im ärztlichen Notdienst. Mindestens 2 Samstage bzw. jeder 2. Sonntag im Monat sollen jedoch auch in diesen Fällen beschäftigungsfrei bleiben. Auch hier muss die 5-Tage-Woche durch Freistellung an einem anderen berufsschulfreien Arbeitstag derselben Woche gewährleistet werden. Dies darf auch der allgemeine Ruhetag des Betriebes sein (§§ 16 f. JArbSchG).

Am 24. und 31. Dezember ab 14:00 Uhr und an gesetzlichen Feiertagen dürfen Jugendliche nicht beschäftigt werden. Ausnahmen gelten wiederum für Krankenhäuser, Alten-, Pflege- und Kinderheime sowie im ärztlichen Notdienst, jedoch mit der Einschränkung, dass am 25. Dezember, am 1. Januar, am 1. Osterfeiertag und am 1. Mai ein absolutes Beschäftigungsverbot besteht. An anderen gesetzlichen Feiertagen ist es Jugendlichen erlaubt, unter Freistellung an einem anderen berufsschulfreien Arbeitstag derselben oder der folgenden Woche (§ 18 JArbSchG), zu arbeiten.

Durch Tarifverträge und ggf. Betriebsvereinbarungen kann in bestimmten Grenzen von den gesetzlichen Regelungen abgewichen werden (§ 21a JArbSchG).

15.2.4 Freistellung und Berufsschulzeit

Der Arbeitgeber hat den Jugendlichen für die Teilnahme am Berufsschulunterricht von der Arbeit freizustellen. Fängt dieser Unterricht vor 9:00 Uhr morgens an, dann darf der Jugendliche vor dem Unterricht nicht im Betrieb tätig sein. Diese Regel gilt auch für berufsschulpflichtige Erwachsene (§ 9 Abs.1 Nr.1 JArbSchG). Außerdem dürfen Jugendliche nach 20:00 Uhr nicht im Betrieb arbeiten, wenn der Berufsschulunterricht am nächsten Tag vor 9:00 Uhr beginnt (§ 14 JArbSchG). An Berufsschultagen mit einer Unterrichtszeit von mehr als 5 Unterrichtsstunden à 45 Minuten Dauer, muss der Jugendliche an diesem Tag nicht in den Betrieb kommen. Dieses Beschäftigungsverbot besteht allerdings nur einmal in der Woche. Findet der Unterricht an 2 Tagen je Woche statt, muss der Auszubildende an einem der beiden Tage in den Betrieb zurück. Ein Beschäftigungsverbot besteht auch in Wochen mit einem planmäßigen Blockunterricht von mindestens 25 Unterrichtsstunden an mindestens 5 Tagen. Zusätzliche betriebliche Ausbildungsveranstaltungen bis zu 2 Stunden wöchentlich sind daneben erlaubt (§ 9 Abs.1 Nr. 2 und 3 JArbSchG).

Ein Berufsschultag, der mehr als 5 Unterrichtsstunden à 45 Minuten umfasst, muss mit 8 Zeitstunden auf die Arbeitszeit berücksichtigt werden. Sinn dieser Vorschrift ist es, dem Auszubildenden Zeit zur Nacharbeitung des behandelten Stoffs zu geben. Gibt es 2 Berufsschultage in der Woche, wird beim zweiten nur noch die Unterrichtszeit inklusive der Pausen (nach neuer Rechtsprechung auch die Wegezeiten zwischen Berufsschule und Betrieb) auf die täglich zu erbringende Arbeitszeit angerechnet. Der Jugendliche muss lediglich den Rest der täglichen Arbeitszeit ableisten. Beträgt der Unterricht in der Blockwoche mindestens 25 Stunden und sind diese auf 5 Tage verteilt, kommen diese Unterrichtsstunden einer Wochenarbeitszeit von 40 Stunden gleich (§ 9 Abs. 2 JArbSchG). Dabei ist zu berücksichtigen, dass die Anrechnung sich in der Regel auf die gesetzlich vorgeschriebene Höchstarbeitszeit von 40 Stunden pro Woche und 8 Stunden pro Tag bezieht, auch wenn die tarifliche oder betriebliche Wochenarbeitszeit kürzer ist.

B

Fallbeispiel

Die 17-jährige Sophie, Auszubildende zur Kauffrau im Gesundheitswesen in einem Altenpflegeheim, hat dienstags 6 Stunden und donnerstags 5 Stunden Unterricht. Dienstags hat Sophie damit 8 Stunden gearbeitet. Donnerstags hat sie 5 x 45 Minuten Unterricht. Dies entspricht 3 Stunden und 45 Minuten. Dazu kommen die Pausenzeiten zwischen den Unterrichtsstunden, z. B. 40 Minuten. Bei dem 2. Berufsschultag werden von den 8 Stunden täglicher Arbeitszeit die Schulstunden plus die Pausen abgezogen, also 4 Stunden und 25 Minuten. Also muss Sophie am Donnerstag nach der Berufsschule noch 3 Stunden und 35 Minuten im Altenpflegeheim arbeiten.

Genauso muss der Arbeitgeber den Jugendlichen für die Teilnahme an Prüfungen (Zwischen-, Abschluss- und Wiederholungsprüfungen) und an Ausbildungsmaßnahmen außerhalb der Ausbildungsstätte von der Arbeit im Betrieb freistellen. Zusätzlich ist der Jugendliche auch an dem Arbeitstag freizustellen, der der schriftlichen Abschlussprüfung unmittelbar vorangeht. Diese Freistellung wird mit 8 Stunden auf die Arbeitszeit angerechnet. Geht kein Arbeitstag der schriftlichen Abschlussprüfung unmittelbar voran, fordert das JArbSchG keine Freistellung. Die übrige Freistellung für Prüfungen und Ausbildungsmaßnahmen wird mit der Zeit der Teilnahme einschließlich der Pausen angerechnet (§ 10 JArbSchG).

15.2.5 Urlaubsansprüche

§ 19 JArbSchG umfasst besondere Regelungen zum Mindesturlaubsanspruch. Danach hat der Arbeitgeber Jugendlichen in jedem Kalenderjahr einen bezahlten Erholungsurlaub zu gewähren. Der Umfang des Urlaubs wird zu Beginn des Kalenderjahres festgelegt. Gestaffelt nach ihrem Alter, haben Jugendliche Anspruch auf einen längeren Urlaub als Erwachsene. Ihr gesetzlicher Mindesturlaub beträgt:

- mindestens 30 Werktage (25 Arbeitstage), wenn der Jugendliche zu Beginn des Kalenderjahres noch nicht 16 Jahre alt ist;
- mindestens 27 Werktage (22,5 Arbeitstage), wenn der Jugendliche zu Beginn des Kalenderjahres noch nicht 17 Jahre alt ist und
- mindestens 25 Werktage (22,83 Arbeitstage), wenn der Jugendliche zu Beginn des Kalenderjahres noch nicht 18 Jahre alt ist.

Für die Bestimmung der einschlägigen Altersstufe kommt es darauf an, welches Alter der Jugendliche am 1. Januar des Kalenderjahres hat.

Fallbeispiel

B

Samuel absolviert eine Ausbildung zum Kaufmann im Gesundheitswesen in einem Kreiskrankenhaus. Am 14. Mai 2019 wurde Samuel 18 Jahre alt. Nach dem JArbSchG stehen ihm daher für das Jahr 2019 insgesamt 25 Werktage pro Jahr als Urlaubsanspruch zu, da er zum 1. Januar 2019 sein 18. Lebensjahr noch nicht vollendet hatte.

Der Urlaub soll zusammenhängend, bei Berufsschülern in der Zeit der Berufsschulferien gegeben werden. Für jeden Urlaubstag, an dem die Berufsschule besucht wird, ist ein zusätzlicher Urlaubstag zu gewähren. Kann der Urlaub wegen Beendigung der Beschäftigung ganz oder zum Teil nicht mehr genommen werden, so ist er abzugelten (§ 7 Abs. 4 BUrlG). Im Übrigen gelten für den Urlaub der Jugendlichen die gesetzlichen Urlaubsbestimmungen des Bundesurlaubsgesetzes.

15.2.6 Ärztliche Untersuchungen

Die Erstuntersuchung, zu der eine Sehprüfung, eine Hörprüfung und eine Urinkontrolle gehören, ist zwingende Voraussetzung für den Eintritt von Jugendlichen in das Berufsleben. Sie dürfen nur beschäftigt werden, wenn sie vor Aufnahme der beruflichen Tätigkeit ärztlich untersucht wurden und sie dem Arbeitgeber eine von diesem Arzt ausgestellte Bescheinigung vorlegen (§ 32 JArbSchG). Die Untersuchung kann von jedem Arzt durchgeführt werden. Der Jugendliche hat freie Arztwahl. Diese ärztliche Bescheinigung ist ausgehend vom Tag der abschließenden Untersuchung 14 Monate gültig. Ein Ausbildungsvertrag darf in das Verzeichnis der Berufsausbildungsverhältnisse nur eingetragen werden, wenn die Erstuntersuchungsbescheinigung den Antragsunterlagen beigelegt ist (§ 35 BBiG).

Ein Jahr nach Arbeitsbeginn muss der Jugendliche dem Betrieb eine ärztliche Bescheinigung über die erste Nachuntersuchung abgeben. Die Nachuntersuchung darf nicht länger als 3 Monate zurückliegen. Der Arbeitgeber sollte deshalb Jugendliche 9 Monate nach Aufnahme der ersten Beschäftigung auf diesen Termin hinweisen und auffordern, die Nachuntersuchung durchführen zu lassen (§ 33 JArbSchG). Diese Untersuchungen haben sich auf den Gesundheits- und Entwicklungsstand und die körperliche Beschaffenheit, die Nachuntersuchungen ergänzend auf die Auswirkungen der Arbeit zu erstrecken (§ 37 JArbSchG).

Nach Ablauf eines jeden weiteren Jahres kann sich der Jugendliche erneut nachuntersuchen lassen, ohne dass diese Untersuchung Voraussetzung für die Fortdauer der Beschäftigung ist (weitere Nachuntersuchungen; § 34 JArbSchG).

Für die Durchführung dieser Untersuchungen ist der Jugendliche vom Arbeitgeber bei Lohnfortzahlung freizustellen (§ 43 JArbSchG).

Die Abrechnung und Vergütung der ärztlichen Leistungen erfolgt nach der Gebührenordnung für Ärzte (GOÄ). Die im Rahmen des JArbSchG geforderten Untersuchungen werden – mit Ausnahme der Ergänzungsuntersuchung – als Komplexleistung Nr. 32 GOÄ abgerechnet. Die Vergütung der GOÄ Nr. 32 erfolgt mit dem einfachen Gebührensatz (Punktwert x Punktzahl). Die Kosten der Untersuchungen kann der untersuchende Arzt dem Bundesland gegenüber geltend machen (§ 44 JArbSchG).

15.3 Mutterschutz

Der Mutterschutz ist in Deutschland in einem eigenen Gesetz geregelt, dem Mutterschutzgesetz (MuSchG). Ziel des gesetzlichen Mutterschutzes ist es, die Gesundheit der Frau und ihres Kindes am Arbeits-, Ausbildungs- und Studienplatz während der Schwangerschaft, nach der Entbindung und in der Stillzeit zu schützen. Es ermöglicht der Frau, ihre Beschäftigung oder sonstige Tätigkeit in dieser Zeit ohne Gefährdung ihrer Gesundheit oder der ihres Kindes fortzusetzen und soll Benachteiligungen während der Schwangerschaft, nach der Entbindung und in der Stillzeit entgegenwirken (§ 1 MuSchG).

Das Gesetz schließt Vorgaben zur Ausgestaltung des Arbeitsplatzes und der Arbeitsbedingungen ein, legt Schutzfristen vor und nach der Entbindung fest, enthält einen umfangreichen Kündigungsschutz, regelt die Arbeitszeiten, die finanzielle Unterstützung in Form des Mutterschaftsgeldes und des Arbeitgeberzuschusses zum Mutterschaftsgeld und beauftragt Behörden mit der Aufsicht des Schutzes. Neben dem Mutterschutzgesetz hat der Gesetzgeber viele weitere Regelungen zum Schutz werdender und stillender Mütter erlassen.

15.3.1 Anwendungsbereich

Das MuSchG gilt uneingeschränkt für Beschäftigte und für Frauen in betrieblicher Berufsbildung nach dem BBiG. Einbezogen sind die Berufsausbildungsvorbereitung, die Berufsausbildung, die berufliche Fortbildung sowie die betriebliche Umschulung. Das Mutterschutzgesetz berücksichtigt auch Frauen, die Praktika ableisten sowie Beschäftigte in Behindertenwerkstätten, Frauen im Bundes- oder Jugendfreiwilligendienst und Frauen, die Mitglieder einer geistlichen Genossenschaft, Diakonissen oder einer ähnlichen Gemeinschaft sind. Eingeschränkt gilt das MuSchG für weitere Personengruppen, z. B. für Schülerinnen und Studentinnen. Auch arbeitnehmerähnliche Selbstständige werden geschützt, haben allerdings keinen Anspruch auf finanzielle Leistungen (§ 1 Abs. 2 MuSchG).

Beamtinnen, Richterinnen und Soldatinnen werden aus dem Geltungsbereich des MuSchG herausgenommen. Der Mutterschutz wird für diese Gruppen in gesonderten Rechtsverordnungen geregelt (§ 1 Abs. 3 MuSchG).

15.3.2 Mitteilungspflichten bei Schwangerschaft

Eine Bewerberin um ein neues Arbeitsverhältnis ist weder von sich aus noch auf eine entsprechende Frage des Arbeitgebers hin verpflichtet, eine bestehende Schwangerschaft zu offenbaren. Dies gilt unabhängig davon, ob es sich um eine unbefristete oder befristete Einstellung handelt. Erkundigt sich ein Arbeitgeber beispielsweise nach dem Kinderwunsch oder gar nach einer möglichen Schwangerschaft, sind Bewerberinnen bei der Antwort nicht zur Wahrheit verpflichtet. Die Frage des Arbeitgebers nach einer möglichen Schwangerschaft stellt eine Benachteiligung aufgrund des Geschlechts dar (§ 3 AGG), und zwar mit unmittelbar diskriminierender Wirkung.

Im bestehenden Arbeitsverhältnis soll die werdende Mutter ihrem Arbeitgeber ihre Schwangerschaft und den voraussichtlichen Tag der Entbindung mitteilen, sobald sie weiß, dass sie schwanger ist. Denn der Mutterschutz kann sich erst dann zugunsten der Arbeitnehmerin auswirken, wenn die Schwangere ihrem Arbeitgeber die Schwangerschaft und den mutmaßlichen Tag der Entbindung mitteilt. Ohne das Wissen über die bestehende Schwangerschaft kann der Arbeitgeber keine Schutzvorschriften berücksichtigen. Eine Mitteilungspflicht kann sich auch aus einer entsprechenden arbeitsvertraglichen oder tariflichen Regelung ergeben. Die Mitteilung kann formlos, mündlich (auch telefonisch), schriftlich oder persönlich erfolgen. Sie ist dem Arbeitgeber abzugeben. Eine Mitteilung an den Vertreter oder eine zur Entgegennahme solcher Erklärungen befugte Person reicht ebenso aus, z. B. an die Personalsachbearbeitung. Auch eine stillende Frau soll ihrem Arbeitgeber so früh wie möglich mitteilen, gegebenenfalls noch in der Schutzfrist nach der Entbindung oder in der Elternzeit vor der Wiederaufnahme ihrer Tätigkeit, dass sie stillt (§ 15 Abs. 1 MuSchG).

Auf Verlangen des Arbeitgebers muss die schwangere Arbeitnehmerin eine Bescheinigung eines Arztes oder der Hebamme über die Schwangerschaft und den voraussichtlichen Termin der Entbindung vorlegen (§ 15 Abs. 2 MuSchG). Die Kosten für die Bescheinigung muss der Arbeitgeber tragen (§ 9 Abs. 6 MuSchG).

Sobald dem Arbeitgeber die Mitteilung der Schwangerschaft seiner Beschäftigten vorliegt, ist er verpflichtet, umgehend die zuständige Aufsichtsbehörde über die Schwangerschaft zu informieren. Auf ihr Verlangen hin sollte die Mitteilung ausführliche Angaben über die Arbeitnehmerin und ihre bisherige Tätigkeit erhalten, z. B. über Art der Ausübung (Stehen, Sitzen) und zeitlichen Umfang der Beschäftigung, Lohnart (Zeitlohn, Akkordlohn), etc. (§ 27 MuSchG). Eine darüber hinausgehende Weitergabe an unbefugte Dritte ist dagegen verboten. Etwas anderes kann nur gültig sein, wenn die betroffene Arbeitnehmerin damit einverstanden ist oder wenn der Arbeitgeber berechtigte Beweggründe für eine Bekanntgabe hat. Beispielsweise unterrichtet der Arbeitgeber den direkten Vorgesetzten einer schwangeren Arbeitnehmerin, damit dieser die Schutzmaßnahmen einhalten kann und z. B. von der Arbeitnehmerin keine Mehrarbeit fordert.

15.3.3 Gesundheitsschutz

Um die Gesundheit von Mutter und Kind zu schützen, differenziert das Mutterschutzgesetz zwischen arbeitszeitlichem Gesundheitsschutz (§§ 3 bis 8 MuSchG), betrieblichem Gesundheitsschutz (§§ 9–15 MuSchG) und ärztlichem Gesundheitsschutz (§ 16 MuSchG).

Arbeitszeitlicher Gesundheitsschutz

Unter der Überschrift „Arbeitszeitlicher Gesundheitsschutz" finden sich Regelungen zur vor- und nachgeburtlichen Schutzfrist (§ 3 MuSchG), Verbote zur Mehrarbeit (§ 4 MuSchG), zur Nachtarbeit (§ 5 MuSchG) und zur Sonn- und Feiertagsarbeit (§ 6 MuSchG).

▸ **Schutzfristen vor und nach der Entbindung.** Für den Beginn der Schutzfrist ist der vom Arzt errechnete mutmaßliche Entbindungstermin maßgeblich. Das Beschäftigungsverbot beginnt 6 Wochen vor dem errechneten Geburtstermin, es sei denn, die werdende Mutter erklärt sich ausdrücklich zur Weiterarbeit bereit. Unter diesen Umständen darf sie auch beschäftigt werden. Sie kann diesen Entschluss jederzeit ohne Nennung von Gründen mit Wirkung für die Zukunft widerrufen. Der Entbindungstag als Ereignistag wird nicht mitgerechnet.

B

Fallbeispiel

Der errechnete Entbindungstermin von Frau Meyer ist – nach Angaben der ärztlichen Bescheinigung – der 1. November. Die Schutzfrist vor der Geburt beträgt 6 Wochen bzw. 42 Kalendertage. Für Frau Meyer ist der 19. September der letzte Arbeitstag.

Im Gegensatz zur Schutzfrist vor der Entbindung kann die Schutzfrist nach der Entbindung nicht freiwillig verkürzt werden, auch nicht auf Wunsch der Arbeitnehmerin. Eine Missachtung des Beschäftigungsverbots durch den Arbeitgeber kann als Ordnungswidrigkeit geahndet werden (§ 32 MuSchG). Die Schutzfrist tritt nach dem tatsächlichen Tag der Entbindung ein. Ihre Dauer ist unterschiedlich lang. Im Regelfall endet die Schutzfrist 8 Wochen nach der Entbindung (absolutes Beschäftigungsverbot). Diese Frist verlängert sich auf 12 Wochen bei Früh- oder Mehrlingsgeburten, da man von einem höheren Pflegebedarf des Kindes bzw. der Kinder ausgeht. Ebenfalls auf 12 Wochen verlängert sich die nachgeburtliche Schutzfrist, allerdings nur auf Antrag der Frau, wenn vor Ablauf von 8 Wochen nach der Geburt bei dem Kind eine Behinderung ärztlich festgestellt wird. Bei Frühgeburten und sonstigen vorzeitigen Entbindungen verlängern sich die Schutzfristen nach der Geburt um die Zeit, die die Mutter vorzeitig entbunden hat (§ 3 MuSchG). Tage, die vor der Geburt nicht beansprucht wurden, werden nach der Entbindung „angehängt". Kommt das Kind später auf die Welt als im Voraus errechnet, verkürzt sich die Schutzfrist nach der Entbindung nicht. Sie beträgt weiterhin 8 bzw. 12 Wochen.

Fallbeispiel

Fallen der errechnete und der tatsächliche Entbindungstermin beispielsweise auf den 28. Juli, besteht Mutterschutz bis zum 22. September. Kommt das Kind nun eher zur Welt, werden die fehlenden Tage hinten angehängt, es bleibt also faktisch beim 22. September. Der Beginn der Mutterschutzfrist wäre in diesem Fall der 16. Juni gewesen. Handelt es sich nun um eine Mehrlingsgeburt, liefe die Mutterschutzfrist am 20. Oktober ab.

▸ Abb. 15.4 stellt die Schutzfristen vor und nach der Entbindung mit variierenden Annahmen grafisch dar.

▸ **Verbot der Mehrarbeit.** Werdende Mütter dürfen keine Mehrarbeit leisten. Unzulässige Mehrarbeit ist dabei jede Arbeit, die bei Frauen unter 18 Jahren acht Stunden täglich oder 80 Stunden in der Doppelwoche und bei sonstigen Frauen 8 ½ Stunden täglich oder 90 Stunden in der Doppelwoche überschreitet. Arbeitstäglich müssen Arbeitgeber eine ununterbrochene Ruhezeit von mindestens 11 Stunden gewähren (§ 4 MuSchG).

▸ **Verbot der Nachtarbeit.** Prinzipiell besteht ein Nachtarbeitsverbot in der Zeit von 20:00–6:00 Uhr. Ausnahmsweise ist auf Antrag des Arbeitgebers die Beschäftigung von schwangeren Frauen nach 20:00 Uhr bis 22:00 Uhr gestattet (§ 5 MuSchG). Bedingung ist u. a. die ausdrückliche Einwilligung der Schwangeren sowie ein ärztliches Zeugnis, das eine gesundheitliche Unbedenklichkeit der Nachtarbeit bescheinigt (Behördliches Genehmigungsverfahren). Dem Antrag ist die Dokumentation der Beurteilung der Arbeitsbedingungen beizulegen. In dieser Beurteilung sind die Gefährdungen für die Arbeit nach 20:00 Uhr gesondert zu prüfen. Während die Behörde den Antrag prüft, kann der Arbeitgeber die Frau bis 22:00 Uhr beschäftigen. Der Antrag gilt als genehmigt, wenn er nicht innerhalb von 6 Wochen abgelehnt wird. Die schwangere Frau kann ihre Einwilligung jederzeit mit Wirkung für die Zukunft widerrufen (§ 28 MuSchG).

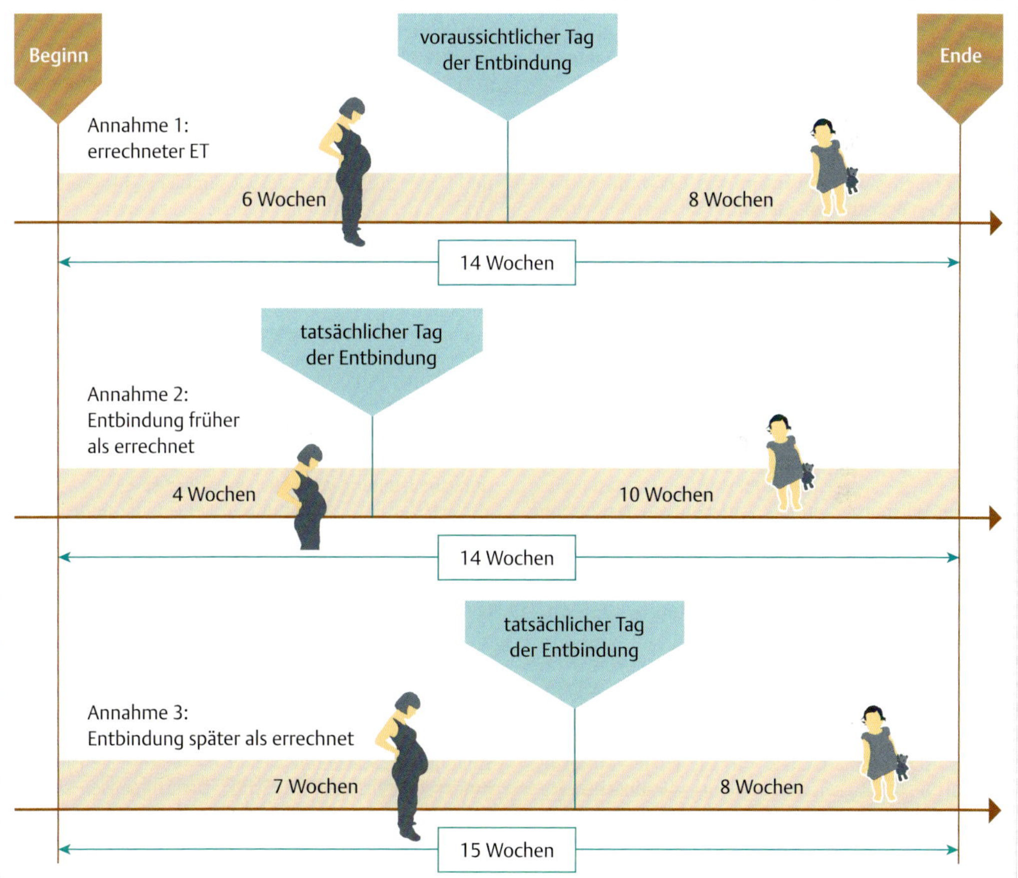

Abb. 15.4 Mutterschutzfristen.

In besonders begründeten Fällen kann die Aufsichtsbehörde vom Verbot der Mehrarbeit sowie für Zeiten nach 22:00 Uhr Ausnahmen zulassen (§ 29 MuSchG).

▸ **Verbot der Sonn- und Feiertagsarbeit.** Auch die Beschäftigung an Sonn- und Feiertagen ist grundsätzlich verboten. In engen Grenzen sind Ausnahmeregelungen vorhanden. So kann vom Verbot der Sonn- und Feiertagsarbeit mit dem Einverständnis der Frau abgewichen werden, allerdings nur, soweit eine allgemeine Ausnahme nach dem Arbeitszeitgesetz (§ 10 ArbZG) vorliegt, z. B. für Krankenhäuser, und der Frau pro Woche ein Ersatzruhetag gewährt wird (§ 6 MuSchG).

Betrieblicher Gesundheitsschutz

Bestimmte Schadfaktoren gelten als besonders gefährdend, bei deren Vorliegen eine Beschäftigung der schwangeren Frau für unverantwortbar und daher unzulässig ist. Eine unverantwortliche Gefährdung liegt vor, wenn die schwangere Frau Tätigkeiten ausübt oder Arbeitsbedingungen vorfindet, bei denen sie fortpflanzungsgefährdende, entwicklungsschädigende, krebserzeugende oder erbgutverändernde Gefahrstoffe (z. B. formaldehydhaltige Desinfektionsmittel, Halothan, Zytostatika; § 11 Abs. 1 MuSchG), Biostoffe (z. B. Mikroorganismen wie Bakterien, Pilze und Viren; § 11 Abs. 2 MuSchG), physikalische Einwirkungen (z. B. Magnetfeldern von Kernspintomografen; § 11 Abs. 3 MuSchG) sowie einer belastenden Arbeitsumgebung (§ 11 Abs. 4 MuSchG) ausgesetzt ist oder sein kann. Generell sind Schwangere vor Gefährdungen bei körperlichen Belastungen oder mechanischen Einwirkungen zu schützen. Unter dieses Verbot fallen unter anderem das regelmäßige Heben von Lasten von mehr als 5 kg Gewicht oder das gelegentliche Heben von Lasten über 10 kg ohne mechanische Hilfen, das ständige Stehen (nach Ablauf des 5. Monats) und Arbeiten, bei denen man sich häufig erheblich strecken oder beugen muss. Auch Tätigkeiten mit erhöhten Unfallgefahren (Rutschgefahr, potenziell aggressive Patienten) sind ebenso verboten (§ 11 Abs. 5 MuSchG). Zu den von diesen Beschäftigungsbeschränkungen betroffenen Arbeiten gehören im Krankenhaus beispielsweise das Umbetten von Patienten ohne geeignete Hilfsmittel und das Schieben von Betten ohne Hilfe. Ergänzend ist Akkord- oder Fließbandarbeit sowie getaktete Arbeit mit vorgeschriebenem Arbeitstempo untersagt, wenn die Art der Arbeit oder das Arbeitstempo für die schwangere Frau oder für ihr Kind eine unverantwortbare Gefährdung darstellt (§ 11 Abs. 6 MuSchG).

Auch in diesen explizit als unzulässig genannten Beschäftigungsbedingungen verlangt das Gesetz vom Arbeitgeber, die Risikovermeidung und -minimierung, die Umgestaltung der Arbeitsbedingungen, ggf. den Arbeitsplatzwechsel anzubieten und nur als letztes Mittel die Frau von dieser Tätigkeit freizustellen (§ 13 MuSchG).

Wenngleich man immer den Einzelfall betrachten muss, unterliegen erfahrungsgemäß folgende Tätigkeiten einem Beschäftigungsverbot. Zu nennen sind Arbeiten:

- im OP-Bereich und im Kreissaal,
- in der Anästhesiologie und im Aufwachraum,
- in Dialyseeinheiten,
- auf Intensivstationen,
- auf transfusionsmedizinischen Abteilungen und bei Blutbanken,
- in Endoskopie- und Bronchoskopieabteilungen,
- auf Infektionsstationen,
- in der Strahlentherapie und -diagnostik inklusive Katheterlaboratorien,
- in der Pathologie,
- auf geschlossenen Abteilungen der Psychiatrie, sofern potenziell aggressive Patienten vorhanden sind,
- in Notfallambulanzen und im Notfall- bzw. Rettungswagen und
- in onkologischen Abteilungen
- im Reinigungsdienst, soweit eine Verletzungsmöglichkeit durch schneidende oder stechende Gegenstände besteht.

Ärztlicher Gesundheitsschutz

Anlass für ein Beschäftigungsverbot kann auch der individuelle Gesundheitszustand in der Schwangerschaft oder nach der Entbindung sein. Es ist in § 16 Abs. 1 MuSchG verankert. Werdende Mütter dürfen nicht weiter beschäftigt werden, wenn nach ärztlichem Attest die Gesundheit von Mutter oder Kind bei fortdauernder Beschäftigung gefährdet ist. Das ärztliche Beschäftigungsverbot wird mit Vorlage des ärztlichen Zeugnisses beim Arbeitgeber wirksam. Der Entscheidungsspielraum des Arztes erstreckt sich von Beschränkungen hinsichtlich Art, Umfang und Dauer bis hin zum Verbot sämtlicher Tätigkeiten. Die Ursache der Gefährdung braucht nicht durch die betrieblichen Arbeitsbedingungen gegeben sein, sondern kann sich aus der individuellen Konstitution der Frau (z. B. ständiges Erbrechen, schwangerschaftsbedingte Kreislauflabilität, Thromboseneigung, psychische Belastungen durch eine Beschäftigung) ableiten. Das ärztliche Zeugnis verliert seine Gültigkeit, soweit der Arzt im Attest die gefährdenden Tätigkeiten oder Arbeitsbedingungen konkret benennt, der Arbeitgeber die benannten Gefährdungen durch Zuweisung geeigneter und zumutbarer Arbeit ändert und dies in einer neuen überarbeiteten Gefährdungsbeurteilung schriftlich dokumentiert.

Nach der Entbindung dürfen Frauen, die in den ersten Monaten nach der Entbindung nach ärztlichem Zeugnis nicht voll leistungsfähig sind, nach Ablauf der Schutzfrist nicht zu einer ihre Leistungsfähigkeit übersteigenden Arbeit herangezogen werden (§ 16 Abs. 2 MuSchG).

Stillende Mütter können nach Ablauf der Schutzfristen Freistellung von der Arbeit für die zum Stillen erforderliche Zeit verlangen (täglich mindestens 2 Stillpausen von je 30 Minuten oder eine einstündige Stillpause). Bei mehr als 8 Stunden Arbeitszeit erhöht sich die Stillzeit. Die Freistellung für Stillzeiten ist auf das erste Lebensjahr des Kindes begrenzt (§ 7 MuSchG). Die Stillpausen sind zusätzlich zu den vorgesehenen Pausen zu gewähren. Diese Stillzeit muss nicht vor- oder nachgearbeitet werden. Der Lohn ist weiterzuzahlen (§ 23 MuSchG).

15.3.4 Besonderer Kündigungsschutz

Das Mutterschutzgesetz (§ 17 MuSchG) untersagt jede arbeitgeberseitige Kündigung von Schwangeren und Müttern bis zum Ende der Schutzfrist nach der Entbindung, mindestens jedoch bis zum Ablauf von 4 Monaten nach der Entbindung. Der nachgeburtliche Kündigungsschutz greift auch, wenn die Frau nach der 12 Schwangerschaftswoche von einer Fehlgeburt betroffen ist. Es handelt sich um ein absolutes Kündigungsverbot. Sowohl eine ordentliche bzw. fristgerechte als auch eine außerordentliche Kündigung ist unzulässig. Im Ausnahmefall kann die zuständige Behörde der Kündigung des Arbeitsverhältnisses einer unter diesem besonderen Kündigungsschutz stehenden Frau zustimmen. Dafür müssen Gründe vorliegen, die eine Weiterbeschäftigung unzumutbar erscheinen lassen. Dies kann z. B. bei Betriebsstilllegung oder Insolvenz des Betriebs zutreffend sein oder wenn durch die Fortsetzung des Arbeitsverhältnisses die Existenz des Betriebs bedroht wird. Jede arbeitgeberseitige Kündigung ist ohne diese vorherige Zustimmung rechtsunwirksam, ganz gleich aus welchen Gründen.

Wird gekündigt, ehe der Arbeitgeber Kenntnis von der Schwangerschaft hatte, ist die Kündigung unwirksam, wenn die werdende Mutter im Nachhinein innerhalb von 2 Wochen nach Kündigungszugang ihren Arbeitgeber über die Schwangerschaft informiert. Das Überschreiten dieser Frist ist unproblematisch, vorausgesetzt, sie beruht auf einem von der Frau nicht zu vertretenden Grund, und die erforderliche Mitteilung wird umgehend nachgeholt, sobald die Frau von ihrer Schwangerschaft weiß. Entscheidend ist der Zeitpunkt des Zugangs der Kündigung. Die Arbeitnehmerin muss zum Zeitpunkt des Zugangs der Kündigungserklärung schwanger sein. Eine erst während der Kündigungsfrist einsetzende Schwangerschaft löst das Kündigungsverbot nicht aus. Endet das Arbeitsverhältnis aus anderen Gründen (z. B. Zeitablauf der Ausbildung, Fristablauf bei einer rechtswirksamen Befristung), so entfällt der Sonderkündigungsschutz.

Nimmt eine Frau im Anschluss an den Mutterschutz ihre Elternzeit, verlängert sich ihr Kündigungsschutz über die Frist des Mutterschutzgesetzes hinaus bis zum Ablauf der Elternzeit. Denn mit der Elternzeit geht ein absolutes Kündigungsverbot einher. Der Schutz betrifft alle Personen, die berechtigt sind, Elternzeit in Anspruch zu nehmen. Einzelheiten bestimmen sich nach §§ 15, 20 BEEG.
Der Kündigungsschutz beginnt nicht erst mit der Elternzeit, sondern ab dem Zeitpunkt, von dem an Elternzeit verlangt worden ist, jedoch nicht früher als 8 Wochen vor Beginn der beantragten Elternzeit, und im Verlauf der gesamten Dauer der Elternzeit. Er endet mit dem letzten Tag der Elternzeit. Dieses Kündigungsverbot gilt sowohl für ordentliche wie für außerordentliche Kündigungen. Nur in Ausnahmefällen kann die für den Arbeitsschutz zuständige Behörde die Kündigung für zulässig erklären (§ 18 BEEG)

15.3.5 Entgeltsicherung

Durch die Mutterschaft dürfen sich für die Frau keine finanziellen Nachteile ergeben. Muss eine Arbeitnehmerin wegen eines Beschäftigungsverbots außerhalb der Schutzfristen ganz oder zum Teil mit der Arbeit aussetzen, behält sie für diese Zeit ihren vollen Lohnanspruch gegen den Arbeitgeber. Man spricht hier von **Mutterschutzlohn** (§ 18 MuSchG). Der Mutterschutzlohn orientiert sich an den Durchschnittsverdiensten aus dem Arbeitsentgelt der letzten 3 abgerechneten Kalendermonate vor dem Beginn des Schwangerschaftsmonats. Die Frau soll keinen Anlass haben, trotz des Verbots zu arbeiten und ihre Gesundheit und die des ungeborenen Kindes zu gefährden. Dies gilt auch, wenn die Frau wegen dieses Verbots die Entlohnungsart wechselt. Dem Arbeitgeber wird das von ihm während eines Beschäftigungsverbots gezahlte Arbeitsentgelt (Mutterschutzlohn) von den gesetzlichen Krankenkassen voll erstattet (§ 1 Abs. 2 Nr. 2 AAG). Kein Anrecht auf Mutterschutzlohn entsteht bei Arbeitnehmerinnen, die arbeitsunfähig erkrankt sind. Dann sind die Vorschriften des Entgeltfortzahlungsgesetzes einschlägig (§§ 3, 4 EntgFG).

Während der gesetzlichen Mutterschutzfristen vor und nach der Geburt sowie für den Tag der Entbindung steht der Frau ein Anspruch auf Zahlung von **Mutterschaftsgeld** gegen ihre Krankenversicherung zu. Das Mutterschaftsgeld ist in § 19 MuSchG geregelt. Es ist bei der jeweiligen Krankenkasse vor Beginn der Schutzfrist zu beantragen. Das Mutterschaftsgeld wird aus dem Nettoverdienst errechnet. Der Bezugszeitraum für die Berechnung sind die letzten 3 Monate vor Beginn der Schutzfrist. Bei Beginn der Schutzfrist am 15. September sind die letzten abgerechneten Monate Juni, Juli und August. Soweit das Mutterschutzgeld niedriger ist als das durchschnittliche Nettoarbeitsentgelt, ist die Arbeitgeberseite verpflichtet, den Differenzbetrag als Zuschuss zum Mutterschaftsgeld aufzustocken (§ 20 MuSchG). Mutterschaftsgeld und Arbeitgeberzuschuss zum Mutterschaftsgeld sind aneinander gekoppelt. Für Frauen, die nicht in der gesetzlichen Krankenversicherung versichert sind (z. B. wegen einer nur geringfügigen Beschäftigung) erhalten maximal 210 € für den gesamten Zeitraum der Schutzfrist vom Bundesversicherungsamt. Auch hier zahlt der Arbeitgeber den Differenzbetrag als Zuschuss.

15.4 Allgemeines Gleichbehandlungsgesetz (AGG)

Mit der Einführung des Allgemeinen Gleichbehandlungsgesetzes (AGG) wird das Ziel verfolgt, Benachteiligungen im Vorhinein zu verhindern oder, falls bereits eingetreten, zu beseitigen. Umgangssprachlich ist das Gesetz als „Antidiskriminierungsgesetz" bekannt. Es untersagt Benachteiligungen aus Gründen der Rasse oder der ethnischen Herkunft, des Geschlechts, der Religion oder der Weltanschauung, einer Behinderung, des Alters oder der sexuellen Identität (§ 1 AGG).

Fallbeispiel

B

In einer Stellenanzeige suchte der Träger eines Krankenhauses eine Putzhilfe (m/w) mit guten Deutschkenntnissen. Soweit nicht dargelegt werden kann, weshalb es ausnahmsweise guter Deutschkenntnisse für die Arbeit als Reinigungskraft bedarf, besteht hier eine unzulässige Benachteiligung wegen ethnischer Herkunft.

Nicht gestattet sind unmittelbare und mittelbare Benachteiligungen, Belästigungen, sexuelle Belästigungen und die Anweisung zur Diskriminierung (§ 3 AGG). Von einer unmittelbaren Benachteiligung wird z. B. immer dann ausgegangen, wenn eine Person A besser behandelt wird als eine Person B, obwohl die Ausgangslage für beide gleich ist. Der Nachteil besteht in einer Zurücksetzung oder Schlechterbehandlung der Person.

Fallbeispiel

B

Die Personalabteilung hat 2 gleich gute Bewerber zur Auswahl. Einer der Bewerber lebt in einer gleichgeschlechtlichen Beziehung. Während des Bewerbungsgesprächs lässt der Abteilungsleiter durch mehrere Bemerkungen erkennen, dass er von dieser Art Beziehung nichts hält. Der Bewerber erhält nach Gesprächsende sofort die Absage.

Ein besonders großer Anwendungsbereich des AGG ist das Arbeitsrecht. Der das Arbeitsrecht betreffende zweite Abschnitt teilt sich in vier Unterabschnitte auf: Unterabschnitt 1 (§§ 6–10 AGG) befasst sich mit dem Verbot von Benachteiligung, Unterabschnitt 2 (§§ 11–12 AGG) legt die Organisationspflichten des Arbeitgebers fest, der dritte Unterabschnitt (§§ 13–16 AGG) regelt die Rechte der Beschäftigten und der vierte Unterabschnitt (§§ 17–18 AGG) beinhaltet ergänzende Vorschriften.

Wer dem geschützten Personenkreis der Beschäftigten angehört, legt § 6 AGG fest. Hierzu zählen Arbeitnehmer, Auszubildende, arbeitnehmerähnliche Personen und Ausgeschiedene aus dem Unternehmen. Die Regelungen des AGG beziehen alle Phasen eines Arbeitsverhältnisses von der Auswahl und Einstellung eines Bewerbers, über die Durchführung bis zu dessen Beendigung (§ 2 AGG) ein. Nicht nur im Arbeitsverhältnis, sondern bereits im Ausschreibungsverfahren kann das Allgemeine Gleichbehandlungsgesetz Auswirkungen haben (§ 11 AGG). Dies gilt sowohl für eine öffentliche Ausschreibung als auch für eine Ausschreibung innerhalb des Betriebes. Ein Arbeitsplatz muss derart ausgeschrieben werden, dass die Ausschreibung nicht gegen ein Benachteiligungsverbot verstößt. Beispielsweise verletzt eine Stellenausschreibung gegen das Altersdiskriminierungsverbot, wenn ein „junger" Bewerber gesucht wird.

Nicht jede Ungleichbehandlung ist jedoch eine verbotene Benachteiligung. Das AGG sieht eine Vielzahl von Rechtfertigungsgründen vor. So kann in Einzelfällen eine Ungleichbehandlung aufgrund besonderer beruflicher Anforderungen (§ 8 AGG), wegen der Religion oder Weltanschauung (§ 9 AGG) und schließlich wegen des Alters zulässig sein (§ 10 AGG). Beispielsweise ist eine Ungleichbehandlung aufgrund des Alters zulässig, wenn sie objektiv und angemessen und durch ein legitimes Ziel gerechtfertigt ist. **Beispiel:** Altersgrenzen in Bezug auf die betriebliche Altersversorgung, Abfindungsangebote nach Alter bzw. Betriebszugehörigkeit.

Ebenso kann bei einer Beschäftigung durch ein Tendenzunternehmen (z. B. kirchliches Krankenhaus) eine unterschiedliche Behandlung wegen der Religion oder Weltanschauung zulässig sein.

Fallbeispiel

B

Kopftuch am Arbeitsplatz darf von christlichem Arbeitgeber untersagt werden: Das Bundesarbeitsgericht (BAG) bestätigt, dass ein Krankenhaus, das sich der Evangelischen Kirche zugehörig sah, nicht verpflichtet ist, eine Mitarbeiterin mit Kopftuch arbeiten zu lassen. Bei der Mitarbeiterin handelte es sich um eine Krankenschwester, die bei dem beklagten Krankenhaus angestellt war. Jahrelang hatte sie ohne Kopfbedeckung gearbeitet. Nach einer längeren Jobpause wegen Elternzeit und anschließender Krankschreibung wollte sie ihre Arbeit im Rahmen eines Wiedereingliederungsplans fortsetzen. Jedoch nur mit Kopftuch. Die Klinik lehnte das Angebot ab und zahlte keine Arbeitsvergütung mehr. Die Mitarbeiterin klagte auf Gehaltszahlung, weil der Arbeitgeber die angebotene Arbeit nicht angenommen und sich deshalb im Annahmeverzug befunden habe (§ 615 BGB).

Das BAG gab dem Krankenhaus Recht. Ein konfessioneller Arbeitgeber dürfe seine Mitarbeiter zu einem zumindest neutralen religiösen Verhalten im Rahmen der Arbeitstätigkeit verpflichten. Das BAG bewertete das Tragen eines Kopftuchs als Symbol der Zugehörigkeit zum islamischen Glauben und damit als Ausdruck einer abweichenden Religionszugehörigkeit als nicht vereinbar mit den arbeitsvertraglichen Pflichten einer Krankenschwester in einer evangelischen Klinik. Das Krankenhaus war folglich nicht verpflichtet, die angebotenen Dienste anzunehmen. (BAG vom 24. September 2014, 5 AZR 611/12)

Die Benachteiligung darf weder vom Arbeitgeber, von Arbeitskollegen oder von einem Dritten ausgehen, z. B. Kunden. Der Arbeitgeber ist verpflichtet, die gebotenen Maßnahmen zum Schutz der Beschäftigten vor Benachteiligung zu treffen. Dieser Schutz umfasst auch präventive Maßnahmen. Um unbewusste sowie bewusste Benachteiligungen zu verhindern, kann der Arbeitgeber folgende Maßnahmen ergreifen:

- Aushang des Antidiskriminierungsgesetzes in Verbindung mit ergänzenden Informationen
- Analyse und Bestandsaufnahme von möglichen Problemfeldern
- Vorgaben z. B. für Stellenausschreibungen, Bewerbungsverfahren, Umgang der Vorgesetzten mit unterstellten Mitarbeitern
- Schulung der Mitarbeiter und Führungskräfte
- Einrichten einer Beschwerdestelle
- Bekanntmachung der möglichen Maßnahmen bei Verstoß gegen das AGG

Verstoßen Beschäftigte gegen das Benachteiligungsverbot, muss der Arbeitgeber die im Einzelfall erforderlichen und angemessenen Maßnahmen zur Unterbindung der Benachteiligung ergreifen. Zu denken ist an eine Abmahnung, die Umsetzung, die Versetzung oder die Kündigung (§ 12 AGG).

Beschäftigte, die von einer Diskriminierung betroffen sind, haben ein Beschwerderecht (§ 13 AGG). Ergänzend wird ihnen das Recht zugebilligt, ihre Tätigkeit ohne Verlust des Entgeltanspruchs einzustellen, vorausgesetzt, der Arbeitgeber ergreift keine oder offensichtlich ungeeignete Maßnahmen zu ihrem Schutz vor Benachteiligung. Dies ist auf Fälle der Belästigung sowie sexueller Belästigung am Arbeitsplatz (§ 14 AGG) beschränkt. Bei einer Verletzung des Benachteiligungsverbots, ist der Arbeitgeber verpflichtet, den hierdurch entstandenen Schaden zu ersetzen. Für Nichtvermögensschäden kann der Betroffene eine angemessene Entschädigung in Geld fordern. Bei der Frage, welche Entschädigung angemessen ist, besteht für die Gerichte ein Beurteilungsspielraum. Sie darf bei einer benachteiligenden Nichteinstellung drei Monatsgehälter nicht übersteigen, wenn der Bewerber um eine Stelle auch bei objektiver Auswahl nicht eingestellt worden wäre. Schadensersatz- und Entschädigungsansprüche müssen schriftlich innerhalb von zwei Monaten geltend gemacht werden. Im anderen Fall verfallen sie ersatzlos. Die Frist beginnt mit dem Zeitpunkt, an dem der Benachteiligte von der Benachteiligung Kenntnis erlangt. Im Falle einer Bewerbung beginnt diese Frist mit dem Zugang der Absage (§ 15 AGG).

Sofern der Arbeitnehmer keine Möglichkeit hat, sein Anliegen beim Arbeitgeber vorzubringen, kann er sich an die Antidiskriminierungsstelle des Bundes (www.antidiskriminierungsstelle.de) oder der Bundesländer wenden. Diese Stelle gibt Hilfesuchenden Informationen und vermittelt Beratungsstellen. Arbeitgeber können u. a. Beratungsunterlagen über diese Stellen anfordern.

15.5 Technischer Arbeitsschutz

15.5.1 Rechtsgrundlagen des technischen Arbeitsschutzes

Der technische Arbeitsschutz in Deutschland wird durch den Staat und die Länder, durch die hoheitliche Tätigkeit der Unfallversicherungsträger (Berufsgenossenschaften, Unfallkassen) und durch die Tarifpartner rechtlich gestaltet. Ausgangspunkt des Arbeitsschutzrechts ist das Arbeitsschutzgesetz (ArbSchG, ▶ Tab. 15.2). Mit dem Arbeitsschutzgesetz wurde europäisches Recht in nationales umgesetzt. Das Arbeitsschutzgesetz gilt in allen Tätigkeitsbereichen und soll einen für alle Beschäftigten gültigen Mindestschutz normieren.

Neben dem Arbeitsschutzgesetz gibt es eine Vielzahl von weiteren allgemeinen Arbeitsschutzregelungen, wie dem Arbeitssicherheitsgesetz und der Arbeitsstättenverordnung. Diese Regelwerke gelten branchenübergreifend, also auch für Einrichtungen des Gesundheitswesens.

Ergänzt werden die allgemeinen Regelungen durch branchenspezifische, spezielle Regelwerke. Für Tätigkeiten mit gefährlichen chemischen Stoffen macht die Gefahrstoffverordnung (GefStoffV) konkrete Vorgaben. Gefahrstoffe sind z. B. Reinigungs- und Desinfektionsmittel, Narkosegase, Arzneimittel und Zytostatika sowie Labor- und Röntgenchemikalien. Zum Umgang mit gesundheitsschädigenden Biostoffen (z. B. Mikroorganismen und andere Krankheitserreger) finden sich Vorgaben in der Biostoffverordnung (BioStoffV). Das Medizinproduktegesetz (MPG) soll in Verbindung mit der Medizinprodukte-Betreiberverordnung (MPBetreibV) den Betrieb medizinisch-technischer Geräte sichern. Beide Regelwerke legen den Herstellern und Betreibern von Medizinprodukten (z. B. Implantate, Produkte zur Injektion, Infusion, Transfusion und Dialyse oder chirurgische Instrumente) Pflichten auf. Das Transfusionsgesetz (TFG) regelt die Abläufe und Dokumentation von Blutspenden und Bluttransfusionen. Ferner gibt es feste Richtlinien für die Herstellung und Verabreichung von fremden Blutprodukten. Der sichere Umgang mit Röntgenstrahlen und anderen ionisierenden Strahlen ist Inhalt der Strahlenschutzverordnung (StrlSchV) und der Röntgenverordnung (RöV).

Tab. 15.2 Inhalte des Arbeitsschutzgesetzes (ArbSchG; nach Rundnagel, 2004).

Inhalt	§ ArbSchG
Zielsetzung und Begriffsbestimmungen	§§ 1, 2
Geltungsbereich	§§ 1, 2, 20
Pflichten und grundlegende Aufgaben des Arbeitgebers	§§ 3–14
Verantwortung für den Arbeits- und Gesundheitsschutz	§§ 3, 7, 8, 13
Beurteilung der Arbeitsbedingungen und Dokumentation	§ 5, 6
Erste Hilfe und sonstige Notfallmaßnahmen	§ 10
arbeitsmedizinische Vorsorge	§ 11
Rechte und Pflichten der Beschäftigten	§§ 15–17
Verordnungsermächtigungen	§§ 18–20
gemeinsame deutsche Arbeitsschutzstrategie	§ 20a, 20b
Zusammenwirken der staatlichen Arbeitsschutzbehörden und der Unfallversicherungsträger	§§ 21–23
Bußgeld- und Strafvorschriften	§ 25, 26

Vervollständigt werden die Gesetze und staatlichen Verordnungen durch die Unfallverhütungsvorschriften der Berufsgenossenschaften. Diese Vorschriften werden auf Grundlage des §15 SGB VII veranlasst. Die Einhaltung wird einerseits von den staatlichen Arbeitsschutzbehörden auf Länderebene (§21 Abs. 3 ArbSchG; Ämter für Arbeitsschutz oder Gewerbeaufsichtsämter), andererseits von den Unfallversicherungsträgern geprüft.

15.5.2 Organisation des technischen Arbeitsschutzes

An der Durchführung des Arbeitsschutzes im Betrieb wirken der Arbeitgeber, aber auch alle am Arbeitsprozess beteiligten Personen, also der einzelne Arbeitnehmer, der Personal-/Betriebsrat, der Betriebsarzt, die Fachkraft für Arbeitssicherheit sowie der Sicherheitsbeauftragte mit (► Abb. 15.5).

Auch in anderen Bereichen ist der Arbeitgeber angehalten, Personen für den Arbeitsschutz zu berufen, z. B. den Datenschutzbeauftragten, den Hygienebeauftragten oder den Abfall- und Umweltschutzbeauftragten.

Nachfolgend werden Aufgaben, Pflichten und Verantwortungen von einzelnen Beteiligten im innerbetrieblichen Arbeitsschutz beschrieben.

Arbeitgeber

Die Arbeitsschutzvorschriften richten sich in erster Linie an den Arbeitgeber. Er ist verpflichtet, die Beschäftigten vor Sicherheits- und Gesundheitsgefahren bei der Arbeit zu schützen. Die Kosten der Arbeitsschutzmaßnahmen trägt der Arbeitgeber. Er hat die erforderlichen Maßnahmen des Arbeitsschutzes festzulegen, sie in der Folgezeit auf ihre Wirksamkeit zu kontrollieren und erforderlichenfalls den sich ändernden Gegebenheiten anzupassen (§3 ArbSchG). Gegebenheiten, die eine Anpassung erforderlich machen und zu einer geänderten Gefahrenbeurteilung führen, sind neue Erkenntnisse, bessere Schutzmöglichkeiten durch neue Technologien, veränderte Belastungsfähigkeit der Betroffenen, insbesondere durch gesundheitliche Beeinträchtigungen. Dabei hat er eine Verbesserung von Sicherheit und Gesundheitsschutz der Beschäftigten anzustreben.

Mittelpunkt des Arbeitsschutzes im Betrieb ist die Verpflichtung des Arbeitgebers, regelmäßige **Gefährdungsbeurteilungen** durchzuführen. Durch die methodische Beurteilung der für die Beschäftigten mit ihrer Arbeit verbundenen Gefährdungen und Belastungen verschafft sich der Arbeitgeber Klarheit über die Gefährdungsfaktoren in seinem Betrieb. Sie bildet die Grundlage für zielgerichtete Arbeitsschutzmaßnahmen (§5 ArbSchG). Im Anschluss daran hat der Arbeitgeber das Ergebnis der Gefährdungsbeurteilung, die von ihm festgelegten Maßnahmen des Arbeitsschutzes und das Ergebnis ihrer Überprüfung zu dokumentieren (§6 ArbSchG). Es bleibt ihm überlassen, wie er diese Dokumentationspflicht einhält. In Ergänzung hat der Arbeitgeber für Erste Hilfe und Notfallmaßnahmen zu sorgen sowie auf Ersuchen der Beschäftigten eine arbeitsmedizinische Vorsorge zu ermöglichen (§§10,11 ArbSchG). Außer dem Arbeitgeber sind im Betrieb weitere leitende Personen für den Arbeitsschutz verantwortlich (§13 ArbSchG).

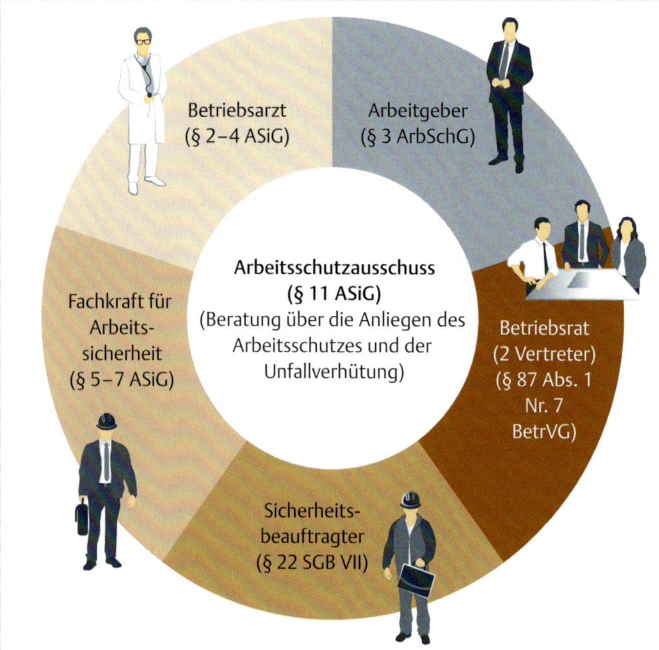

Abb. 15.5 Organisation des technischen Arbeitsschutzes.

Beschäftigte

Auch den Arbeitnehmern legt das Arbeitsschutzgesetz Rechte und Pflichten auf. Diese sind in den §§ 15–17 ArbSchG festgeschrieben. Die Beschäftigten sind bei der Arbeit angehalten, Sorge für ihre eigene Sicherheit und Gesundheit zu tragen. Diese Sorge gilt auch für andere Personen und vor allem im Hinblick auf die bestimmungsgemäße Verwendung von Geräten, Werkzeugen, Arbeitsstoffen, Transportmitteln, Schutzvorrichtungen und der persönlichen Schutzausrüstung (§ 15 ArbSchG).

Festgestellte Gefahren oder Mängel für Sicherheit und Gesundheit sind umgehend zu beseitigen oder bei fehlender Sachkunde dem Arbeitgeber zu melden (§ 16 ArbSchG). Ferner sind Beschäftigte berechtigt, dem Arbeitgeber Anregungen zu allen Fragen der Sicherheit und des Gesundheitsschutzes bei der Arbeit zu unterbreiten. Außerdem steht dem Arbeitnehmer ein außerbetriebliches Beschwerderecht gegenüber den zuständigen Behörden zu, allerdings ist dieses an Bedingungen geknüpft: Es müssen eindeutige Anzeichen vorliegen, dass die vom Arbeitgeber getroffenen Arbeitsschutzmaßnahmen und bereitgestellten Mittel nicht ausreichen, und die Beschäftigten müssen sich zunächst an den Arbeitgeber wenden. Aus der Wahrnehmung des Beschwerderechts dürfen den Beschäftigten keine Nachteile entstehen (§ 17 ArbSchG).

Betriebsarzt

Jedes Unternehmen wird betriebsärztlich betreut. Rechtliche Grundlagen für die Tätigkeit als Betriebsarzt sind zum einen das Arbeitssicherheitsgesetz (ASiG), zum anderen berufsgenossenschaftliche Vorschriften. Zur Bestellung von Betriebsärzten ist der Arbeitgeber verpflichtet (§ 2 ASiG). Die Bestellung hat in Schriftform zu erfolgen. Als Betriebsärzte darf der Unternehmer nur Ärzte beauftragen, die über die nötige arbeitsmedizinische Fachkunde verfügen (§ 4 ASiG). Ärzte mit Facharztbezeichnung „Arbeitsmedizin“ oder Zusatzbezeichnung „Betriebsmedizin“ genügen diesem Anspruch. Die Anzahl (Einsatzzeit) orientiert sich nach dem Gefährdungspotenzial, der Betriebsart und der Zahl der Beschäftigten. Sie können vom Unternehmer eingestellt, freiberuflich tätig sein oder einem überbetrieblichen Dienst angehören. Bei der Anwendung ihrer Fachkunde sind sie weisungsfrei. Auch der Betriebsarzt hat die Regeln der ärztlichen Schweigepflicht zu beachten, die ihm die Weitergabe von Untersuchungsergebnissen an Dritte untersagt (§ 8 ASiG).

Die Aufgaben, die ein Betriebsarzt zu leisten hat, sind in § 3 ASiG niedergelegt. Seine Hauptaufgabe liegt in der Beratung und Unterstützung des Arbeitgebers und der ansonsten für den Arbeitsschutz und die Unfallverhütung zuständigen Personen. Im Rahmen dieser Funktion untersucht der Betriebsarzt die Beschäftigten und berät sie arbeitsmedizinisch. Der Untersuchungsgrund ist eine individuelle Risikoabschätzung für den Arbeitnehmer. Zudem gehört die arbeitsmedizinische Beurteilung der Arbeitsplätze und Arbeitsbedingungen zu seinen Obliegenheiten. In regelmäßiger Folge führt er Betriebs- bzw. Bereichsbegehungen durch, gibt festgestellte Mängel weiter, empfiehlt Maßnahmen zur Beseitigung und wirkt auf deren Realisierung hin. Er achtet auf den Gebrauch der Körperschutzmittel und untersucht Ursachen von arbeitsbedingten Erkrankungen. Insbesondere wirkt er darauf ein, dass sich alle Beschäftigten den Bestimmungen des Arbeitsschutzes und der Unfallverhütung entsprechend verhalten. Schließlich unterstützt er die Organisation der Ersten Hilfe im Betrieb.

Sicherheitsbeauftragter

Die Grundlage für die Ernennung eines Sicherheitsbeauftragten sind in § 22 SGB VII festgehalten. Demgemäß ist ein Unternehmer mit 20 oder mehr Beschäftigten verpflichtet, einen oder mehrere Sicherheitsbeauftragte zu bestellen. Diese Regelung wird in § 20 Abs. 1 der DGUV Vorschrift 1 (Unfallverhütungsvorschrift „Grundsätze der Prävention“) aufgegriffen und präzisiert. Danach wird regelmäßig ab 20 Beschäftigten zunächst ein Sicherheitsbeauftragter benötigt. Die Vorschrift benennt dann die Kriterien, die eine höhere Zahl an Sicherheitsbeauftragten bedingen. Die Bestellung erfolgt unter Mitwirkung des gewählten Betriebs- oder Personalrats. Der Sicherheitsbeauftragte hat die Aufgabe, dem Arbeitgeber mit seinem Wissen bei der Realisierung von Maßnahmen zur Verhütung von Arbeitsunfällen und Berufskrankheiten zur Seite zu stehen. Er nimmt seine Aufgabe ehrenamtlich und innerhalb der Betriebsstruktur unmittelbar am Arbeitsplatz wahr. Seine Aufgaben übt er während der Arbeitszeit aus. Zu seinen Aufgaben zählen u. a.:

- auf Unfall- und Gesundheitsgefahren aufmerksam machen,
- sich vom Vorhandensein der vorgeschriebenen Schutzeinrichtungen und deren Funktionsfähigkeit zu überzeugen,
- auf die ordnungsgemäße Benutzung der Schutzeinrichtungen zu achten,
- an regelmäßigen Betriebs- bzw. Bereichsbegehungen teilzunehmen,
- mit der Fachkraft für Arbeitssicherheit, dem Betriebsarzt und dem Personal-/Betriebsrat eng zusammenzuarbeiten,
- bei Unfallursachenermittlungen mitzuwirken,
- ein besonderes Augenmerk auf neue Mitarbeiter und Jugendliche zu haben und auf deren Unterweisung zu achten,
- am Arbeitsschutzausschuss und an Aus- und Fortbildungsmaßnahmen der Berufsgenossenschaft teilzunehmen.

Sicherheitsbeauftragte haben unterrichtende und beratende Aufgaben. Sie können weder eine Aufsicht über die Durchführung des Arbeitsschutzes leisten noch Weisungen erteilen oder Anordnungen treffen. Infolgedessen kann auch keine Haftung begründet werden. Die rechtliche Verantwortung für den Arbeits- und Gesundheitsschutz liegt weiterhin beim Unternehmer. Sie tragen lediglich wie jeder andere Beschäftigte Verantwortung für ihre eigene Tätigkeit.

Ein Krankenhaus beispielsweise verfügt meist über mehrere Sicherheitsbeauftragte, analog zu den unterschiedlichen Krankenhausbereichen (z. B. Pflegestationen, OP's, Funktionsbereiche, Küche, Hauswirtschaft, Haustechnik).

Arbeitsschutzausschuss

Der Arbeitsschutzausschuss wird ab einer Betriebsgröße von 20 Mitarbeitern vorgeschrieben (§ 11 ASiG). Dieser Ausschuss besteht aus:
- dem Arbeitgeber oder einem von ihm Beauftragten,
- 2 vom Betriebsrat bestimmten Betriebsratsmitgliedern,
- Betriebsärzten,
- Fachkräften für Arbeitssicherheit und
- Sicherheitsbeauftragten.

Der Arbeitsschutzausschuss dient dem regelmäßigen Erfahrungsaustausch, um Anliegen des Arbeitsschutzes und der Unfallverhütung zu besprechen. Der Arbeitsschutzausschuss kommt mindestens einmal vierteljährlich zusammen und auf besondere Veranlassung.

Fragen und Aufgaben

1. Herr Smith arbeitet seit einem Jahr als Sachbearbeiter im Seniorenheim. Nachdem er 3-mal unentschuldigt eine halbe Stunde zu spät zur Arbeit erschienen ist, mahnt ihn der Geschäftsführer eindringlich unter Hinweis auf die Gefährdung seines Arbeitsverhältnisses ab. Herr Smith lässt sich indes nichts sagen und kommt eine Woche darauf schon wieder unpünktlich zur Arbeit, ohne sich hierfür zu entschuldigen. Daraufhin kündigt der Geschäftsführer ordentlich zum nächst zulässigen Termin.
   a) Unterliegt die Kündigung einer Formvorschrift?
   b) Welchen Sinn hat das Kündigungsschutzgesetz?
   c) Unter welchen Bedingungen gilt die Anwendung des allgemeinen Kündigungsschutzgesetzes?
   d) Unter welchen Voraussetzungen kann ordentlich gekündigt werden?
   e) Was versteht man unter einer Abmahnung, welchen Inhalt muss sie haben?
   f) Ist die Kündigung im vorliegenden Fall wirksam?
   g) Wie ist die Rechtslage, wenn Smith nach der Abmahnung wegen seiner Verspätung 2 Jahre lang pünktlich erscheint, er dann wieder einmal zu spät kommt und nunmehr vom Geschäftsführer ordentlich gekündigt wird?
   h) Wie wäre es, wenn der Geschäftsführer des Seniorenheims auf die Verspätungen von Smith stets nur mit gleich lautender Abmahnung reagiert hätte und er nach einem weiteren Zuspätkommen nunmehr sofort kündigt?
   i) Wie wäre der Fall zu beurteilen, wenn Smith zunächst wegen seiner Verspätung gemahnt wird, er kurze Zeit danach die monatliche Heimkostenabrechnung nachlässig bearbeitet und der Geschäftsführer daraufhin ordentlich kündigt?
   j) Wie ist es zu beurteilen, wenn Smith ohne eine vorherige Abmahnung einen ganzen Tag der Arbeit fernbleibt, weil er einfach keine Lust hatte, zu arbeiten, und der Geschäftsführer sofort ordentlich kündigt?
   k) Welche Mittel kann Herr Smith ergreifen, wenn er mit der ordentlichen Kündigung nicht einverstanden ist?
2. Herr Fischer arbeitet seit 3 Jahren als Finanzbuchhalter im Klinikum XY. Das Klinikum beschäftigt 240 Arbeitnehmer und hat einen Betriebsrat. Als ihm betriebsbedingt gekündigt wird, widerspricht der Betriebsrat im Rahmen des vorherigen Anhörungsverfahrens innerhalb einer Woche schriftlich mit dem Argument, dass der Arbeitsplatz in Wirklichkeit nicht weggefallen sei, vielmehr fortbestehe. Fischer erhebt fristgemäß Kündigungsschutzklage und fordert Weiterbeschäftigung im Laufe des Kündigungsschutzprozesses.
   a) Kann er sich auf das BetrVG stützen?
   b) Wann kann betriebsbedingt gekündigt werden?
   c) Welche Folge ergibt sich, wenn der Arbeitgeber auf Anhörung des Betriebsrats verzichtet?
   d) Welche Reaktionsmöglichkeiten hat der Betriebsrat generell im Anhörungsverfahren?
   e) Wie wäre der Fall zu beurteilen, wenn der Betriebsrat geschrieben hätte: „Nach unserer Auffassung gibt es Möglichkeiten, den Kollegen Fischer an einem anderen Arbeitsplatz weiter zu beschäftigen."
   f) Wie sieht die Rechtslage aus, wenn der Betriebsrat den anderen Arbeitsplatz im Detail beschreibt und Fischer 3 Tage nach Ablauf der Kündigungsfrist Weiterbeschäftigung während des Kündigungsschutzprozesses fordert?
   g) Fischer fordert nach einem ordnungsgemäßen Widerspruch des Betriebsrats rechtzeitig Weiterbeschäftigung während des Kündigungsschutzprozesses. Er wird aber vom Klinikum XY tatsächlich nicht wieder in den Betrieb hineingelassen. Die Kündigungsschutzklage wird rechtskräftig abgewiesen. Nunmehr verlangt Fischer Entgeltzahlung für die Zeit der Nichtbeschäftigung während des Kündigungsschutzprozesses – mit Recht?
   h) Gibt es eine Möglichkeit für den Arbeitgeber, der Weiterbeschäftigungspflicht zu entgehen?
3. Auf welchem Gesetz begründet sich der besondere Kündigungsschutz
   a) eines schwerbehinderten Menschen?
   b) einer schwangeren Frau?

4. Beurteilen Sie die folgenden Fälle:
   a) Das Integrationsamt hat der Kündigung zugestimmt. Im Anschluss daran kündigt der Arbeitgeber. Der Schwerbehinderte Herr A. wendet sich an die Schwerbehindertenvertretung und fragt, was er tun soll.
   b) Der Arbeitgeber kündigt dem schwerbehinderten Herrn B., ohne im Vorfeld das Integrationsamt einzubeziehen.
5. Gilt der Kündigungsschutz auch bei der außerordentlichen Kündigung eines schwerbehinderten Menschen?
6. Unter welchen Umständen gilt der besondere Kündigungsschutz bei Schwerbehinderten nicht?
7. Zählen Sie bitte jeweils 2 Bestimmungen des JArbSchG in den folgenden Bereichen auf:
   a) Arbeitszeit
   b) Ruhepausen
   c) Berufsschule
8. Klären Sie die folgenden Rechtsfragen unter Zuhilfenahme des Jugendarbeitsschutzgesetzes.
   a) Anna Bauer ist im März 16 Jahre alt geworden und hat zum 1. August des Jahres mit ihrer Ausbildung zur Kauffrau im Gesundheitswesen begonnen. Wie viele Urlaubstage stehen ihr im Kalenderjahr zu?
   b) In der Berufsschule hat Anna am Vormittag 6 Stunden Berufsschulunterricht zu je 45 Minuten. Ihr Ausbildender fordert Anna auf, dass sie am selben Nachmittag im Betrieb arbeiten muss.
   c) Wie ist die Rechtslage, wenn Anna 19 Jahre alt wäre?
   d) Ein Klassenkamerad, Michael (17 Jahre alt), beklagt sich bei Anna, dass er an 5 Tagen in der Woche von 8:00–17:00 Uhr mit einer 45-minütigen Mittagspause arbeiten muss. Begründen Sie, ob diese Arbeitszeiten für Michael mit dem Gesetz vereinbar sind.
   e) Anna hat eine Woche Urlaub außerhalb der Berufsschulferien. Die Berufsschule besucht sie ungeachtet ihres Urlaubs. Ihr Ausbildender ist der Meinung „Urlaub ist Urlaub" und schreibt ihr den Berufsschultag nicht als Urlaub gut.
   f) Anna soll auch in der Patientenaufnahme ausgebildet werden. Momentan werden dort aus betrieblichen Gründen an einem 8-Stunden-Tag 4 15-minütige Pausen eingelegt. Ist der Einsatz von Anna in dieser Abteilung erlaubt?
   g) Da ein Kollege der Patientenaufnahme erkrankt ist, muss Anna diesen vertreten. Dies gilt auch für Berufsschultage.
   h) Auf Wunsch bekommt Anna den Arbeitstag vor der Zwischenprüfung zum Lernen frei. Ihr Ausbildender hat ihr dafür einen Urlaubstag angerechnet.
   i) Um Kosten zu sparen, möchte Annas Ausbildungsbetrieb die Ausbildungsvergütung um die Berufsschulzeit kürzen, weil sie in dieser Zeit keine betriebliche Leistung erbringt.
9. Frau Jones wird wahrscheinlich am 1. November entbinden.
   a) Sie möchte bis wenige Tage vor der Entbindung arbeiten. Ist das gemäß Mutterschutzgesetz erlaubt?
   b) Für wen gilt das Mutterschutzgesetz (MuSchG)?
   c) Welche Tätigkeiten darf der Arbeitgeber eine werdende Mutter nicht ausüben lassen bzw. welchen Arbeitsbedingungen darf sie nicht ausgesetzt werden?
   d) Das Kind von Frau Jones wird bereits am 30. Oktober geboren. Es ist keine Früh- oder Mehrlingsgeburt. Wann ist der erste Arbeitstag für Frau Jones nach der Entbindung?
   e) Berechnen Sie die gesamte Schutzfrist von Frau Jones?
10. Frau Williams arbeitet seit 5 Monaten als Rezeptionskraft bei Dr. Brown. Zu ihren Aufgaben gehören die persönliche und telefonische Terminvergabe, die Postbearbeitung sowie diverse andere Verwaltungstätigkeiten. Dr. Brown kündigt ihr mit einem am 28. März zugehenden Schreiben aus betrieblichen Gründen zum 30. April. Am 26. April geht Frau Williams zu ihrem Gynäkologen, wobei festgestellt wird, dass sie im 2. Monat schwanger ist. Der Arzt stellt ihr ein entsprechendes Attest aus, das Frau Williams am nächsten Tag an Dr. Brown zusendet. Ihr Arbeitgeber ist der Ansicht, dass es hierfür zu spät sei.
    a) Ist die Kündigung wirksam?
    b) Wie wäre es zu beurteilen, wenn Frau Williams und Dr. Brown am 28. März einen Aufhebungsvertrag abgeschlossen hätten, nach dem das Arbeitsverhältnis zum 30. April endet?
11. Das Antidiskriminierungsgesetz lässt unter bestimmten Umständen eine Ungleichbehandlung zu. Erklären Sie warum, und nennen Sie mögliche Beispiele.
12. Nennen Sie einige Arbeitsschutzgesetze.
13. Nennen Sie Beispiele für Medizinprodukte.

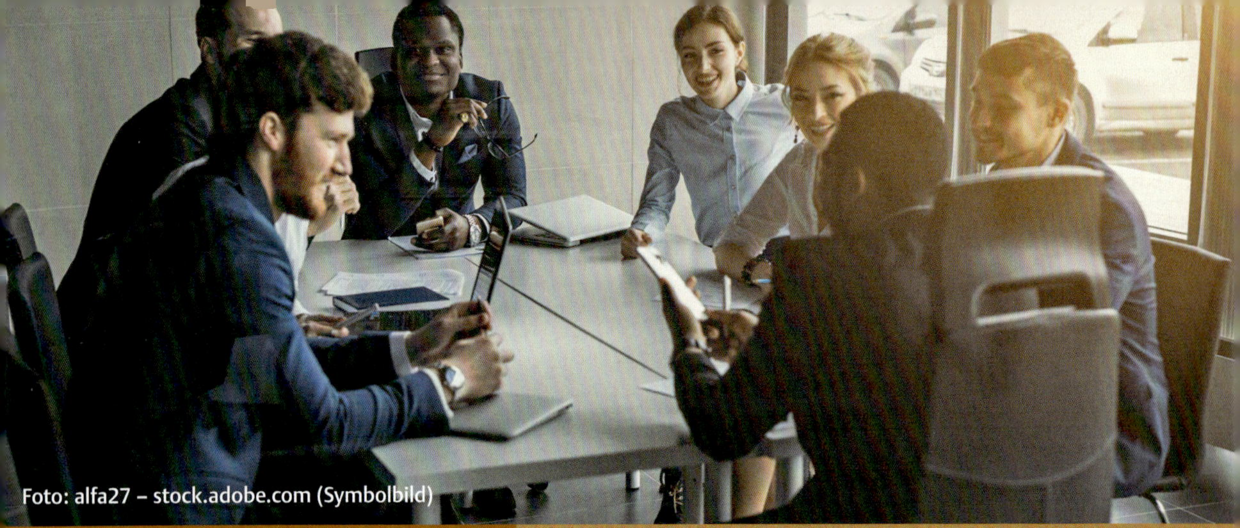

Kapitel 16

Mitbestimmung der Arbeitnehmer und Tarifvertrag

16 Mitbestimmung der Arbeitnehmer und Tarifvertrag

Wolfgang Schmitt

16.1 Geschichte

Im 19. Jahrhundert begann in Deutschland die Industrialisierung. Voraussetzung war die Überwindung der Kleinstaaterei durch Napoleon, der eine Neuordnung Deutschlands erzwang. Eine weitere Voraussetzung war die Abschaffung der Leibeigenschaft der Bauern durch Preußen. Somit konnten die Menschen ihren Wohnort verlassen und an anderen Orten Arbeit suchen. Einen wesentlichen Anteil an der Industrialisierung hatte der Eisenbahnbau, durch den viele Orte verbunden werden konnten. Allerdings führte die Industrialisierung nicht überall zu gleichen positiven wirtschaftlichen Erfolgen. Die wachsende Wirtschaft sorgte in diesen Regionen zu einer ständigen Nachfrage nach Arbeitskräften, was dazu führte, dass zunehmend Landarbeiter aus den ärmeren Regionen in die Industriestädte abwanderten, in der Hoffnung, dort bessere Verdienstmöglichkeiten zu finden. Aufgrund des ständigen Zustroms neuer Arbeitskräfte konnten die Fabrikbesitzer kranke, verletzte oder kritische Arbeiter jederzeit durch andere ersetzen. Die Arbeiter waren den Unternehmern schutzlos ausgeliefert, da es keinerlei Gesetze gab, die die Arbeitnehmer vor der Willkür des Arbeitgebers schützten.

Lediglich einige wenige Fabrikbesitzer erkannten die Not der Arbeiterschaft. So wurden in einigen Fabriken Arbeiterausschüsse etabliert und den Mitarbeitern bestimmte Rechte eingeräumt. Erst allmählich erkannten die Verantwortlichen in Staat und Politik, dass die Arbeitnehmer mittels Gesetzen und Verordnungen zu schützen sind. So wurde 1891 die Arbeiterschutznovelle erlassen. Sie regelte erstmals die Bildung von Arbeitnehmerausschüssen sowie den Erlass einer Arbeitsordnung. Zu Beginn des 20. Jahrhunderts wurde den Bedürfnissen der Arbeiterschaft vermehrt Rechnung getragen, indem diesen per Gesetz weitere Rechte eingeräumt wurden. In der Zeit während der beiden Weltkriege wurden die Rechte der Arbeitnehmer erweitert bzw. gingen komplett verloren, indem das Betriebsrätegesetz am 20.01.1934 aufgehoben wurde. Ersetzt wurde es durch das Gesetz zur Ordnung der nationalen Arbeit. Erst nach dem 2. Weltkrieg konnten Betriebsräte wieder ihre Tätigkeiten aufnehmen. Mitbestimmung erfolgt heute auf drei Ebenen:

1. auf Betriebs- und Unternehmensebene
2. überbetrieblich, indem Gewerkschaften bzw. Arbeitnehmervertretungen Stellung zu den sie betreffenden Gesetzgebungen nehmen
3. Arbeitnehmervertreter sind in den Selbstverwaltungsorganisationen von Kranken- und Rentenversicherung engagiert

16.2 Mitbestimmung auf Betriebs- und Unternehmensebene

Heute findet die Mitbestimmung durch die Arbeitnehmer auf Betriebs- und Unternehmensebene statt:

- Betrieb:
  - Betriebsverfassungsgesetz (1972)
- Unternehmen:
  - Mitbestimmungsrecht (1976)
  - Drittelbeteiligungsgesetz (2004)

Die Mitbestimmung im Betrieb bezieht sich auf die Beteiligung an innerbetrieblichen Entscheidungen der Mitarbeiter innerhalb des Betriebs. Sofern in einem Unternehmen ein **Betriebsrat** existiert, stellt er die Interessenvertretung der Arbeitnehmer im Betrieb dar, die der Arbeitgeber zu beachten hat.

Bei der Mitbestimmung auf Unternehmensebene geht es um die Einwirkungsmöglichkeiten der Arbeitnehmer innerhalb des Aufsichtsrates. Der **Aufsichtsrat** ist ein Kontrollorgan, das mit weitreichenden Vollmachten ausgestattet ist. Mitarbeiter werden aus den Reihen der Beschäftigten gewählt und in das Organ entsandt. Innerhalb des Aufsichtsrates können die Arbeitnehmervertreter ihre Vorstellungen einbringen und unternehmenspolitische Entscheidungen in ihre Richtung beeinflussen. Die Mitbestimmung auf Unternehmensebene ist für Gesundheitseinrichtungen in Form von Konzernen wichtig, wird aber im Folgenden nicht weiter beachtet, da die Mehrzahl der Gesundheitseinrichtungen nicht in einen Konzern eingebettet sind. Aufgrund der Trägervielfalt sind für die Mitbestimmung in Gesundheitseinrichtungen unterschiedliche Gesetze anzuwenden (▶ Tab. 16.1).

Relativ einfach ist die gesetzliche Regelung der Mitbestimmung bei privatwirtschaftlich organisierten Gesundheitseinrichtungen. Sofern das Personalvertretungsgesetz gilt, ist auch bei öffentlich-rechtlichen Trägern die Mitbestimmung unproblematisch. Schwieriger wird es, wenn der öffentlich-rechtliche Träger sich darauf beruft, dass die Einrichtung als Tendenzunternehmen zu betrachten ist.

Tab. 16.1 Gesetze zur Mitbestimmung in Gesundheitseinrichtungen.

Träger	Gesetze
private Gesundheitseinrichtung	Betriebsverfassungsgesetz Mitbestimmungsgesetz
öffentlich-rechtlicher Träger	Personalvertretungsgesetz Mitbestimmungsgesetz (kommen zur Anwendung, wenn die Träger das Unternehmen nicht als Tendenzbetrieb betrachten)
caritative Träger	Tendenzunternehmen eigenständige Mitbestimmungsvereinbarungen

16.3 Betriebsverfassungsgesetz

Die Rahmenbedingungen für eine Betriebsratsarbeit wurden 1946 durch das Kontrollratsgesetz Nr. 20 neu festgelegt. Landesgesetze sorgten für die Umsetzung und klärten Einzelfragen. 1952 wurde das erste Betriebsverfassungsgesetz in Kraft gesetzt. Grundlage dieses Gesetzes war und ist die „vertrauensvolle Zusammenarbeit zwischen Betriebsrat und Unternehmensleitung". Sie ist die Leitlinie des Betriebsverfassungsgesetzes. Das Betriebsverfassungsgesetz wurde 1972 grundlegend novelliert und in den Folgejahren modifiziert. Das Betriebsverfassungsgesetz baute die personellen und sozialen Beteiligungsrechte des Betriebsrates aus. Gleichzeitig wurden erstmals Individualrechte des Arbeitnehmers rechtlich festgeschrieben. 2004 trat das **Drittelbeteiligungsgesetz** (DrittelbG.) in Kraft. Es regelt die Anzahl der Aufsichtsratsmandate der Arbeitnehmerseite. Den Arbeitnehmern steht ein Drittel der Aufsichtsratssitze in AGs, KG a. Aktien sowie in GmbHs zu. Das Gesetz kommt zur Anwendung, wenn mehr als 500 und weniger als 2 000 Arbeitnehmer beschäftigt werden.

16.3.1 Betriebsrat

Nicht in jedem Betrieb ist ein Betriebsrat vorhanden. Die Errichtung eines Betriebsrates ist allerdings jederzeit möglich, wenn im Betrieb mindestens 5 wahlberichtigte Arbeitnehmer ständig beschäftigt sind. Die Größe des Betriebsrats richtet sich nach der Anzahl der wahlberechtigten Arbeitnehmer. Für die Gründung eines Betriebsrates müssen 3 wahlberechtigte Mitarbeiter über 18 Jahre eine Betriebsversammlung einberufen. Die Gewerkschaft kann die Gründung eines Betriebsrates initiieren, wenn ein Arbeitnehmer Mitglied in der Gewerkschaft ist.

M!

Merke

Der Arbeitgeber ist zur Betriebsversammlung einzuladen, die Tagesordnung ist ihm vorher mitzuteilen. Der Arbeitgeber hat ein Rederecht.

Auf der einberufenen Betriebsversammlung wird ein Wahlvorstand durch die anwesenden Beschäftigten gewählt. Der Wahlvorstand organisiert in der Folgezeit die Wahl eines Betriebsrates, wenn sich die Beschäftigten hierfür ausgesprochen haben. Die Betriebsratswahlen finden immer in der Zeit vom 1. März bis zum 31. Mai statt. Die Amtszeit der gewählten Betriebsratsmitglieder beträgt 4 Jahre. Während dieser Zeit gilt für sie ein besonderer Kündigungsschutz.

Rechte des Betriebsrates

Das Betriebsverfassungsgesetz regelt, welche Mitwirkungs- und Mitbestimmungsrechte der Betriebsrat in einem Unternehmen hat. Das Mitwirkungsrecht ist als schwächste Form der Einflussnahme auf das Betriebsgeschehen anzusehen. Im Einzelnen lässt es sich gliedern in:

- Anhörungsrecht
- Beratungsrecht
- Informationsrecht
- Vorschlagsrecht

Das Anhörungsrecht ermöglicht dem Betriebsrat, seine Sicht der Dinge gegenüber der Unternehmensleitung darzustellen. Wird ihm diese verweigert, dann können Entscheidungen des Arbeitgebers unwirksam sein. Das **Anhörungsrecht** ermöglicht dem Betriebsrat, Entscheidungen des Unternehmens zu beeinflussen. Durch stichhaltige Argumente kann der Betriebsrat die Entscheidung des Unternehmens eventuell verhindern oder in eine andere Richtung lenken. Will der Arbeitgeber z. B. neue Techniken an Arbeitsplätzen einführen, muss er die Meinung des Betriebsrates einholen und mit diesem in einen konstruktiven Dialog treten. In nahezu allen personellen Angelegenheiten besitzt der Betriebsrat ein Informationsrecht. Der Betriebsrat erhält so frühzeitige Informationen und kann entsprechend reagieren. Durch das im Betriebsverfassungsgesetz verankerte Vorschlagsrecht in bestimmten Angelegenheiten besitzt der Betriebsrat ein Initiativrecht, wie z. B. bei der Personalplanung. Der Arbeitgeber muss sich den Vorschlag anhören und diesen auf Umsetzung hin prüfen. Der Betriebsrat kann mit dem Arbeitgeber eine Betriebsvereinbarung (= Betriebsordnung) abschließen z. B. über Maßnahmen zum betrieblichen Arbeits- und Gesundheitsschutz, Sprechstunden des Betriebsrates, Beurteilungsgrundsätze usw. Nicht abschließen darf er in der Regel eine Vereinbarung zum Arbeitsentgelt und den sonstigen Arbeitsbedingungen, die im Tarifvertrag geregelt werden. Vgl. §V77 Abs.3 BetrVG. Eine Betriebsvereinbarung muss immer schriftlich erfolgen, kündbar ist sie auch mündlich. Vgl. § 77 Abs.5 BetrVG.

Ausnahme: Wenn der Tarifvertrag eine sog. Öffnungsklausel enthält, darf der Betriebsrat auch eine Betriebsvereinbarung mit dem Arbeitgeber vereinbaren, die sonst nur im Rahmen von Tarifverhandlungen möglich wäre.

Das **Mitbestimmungsrecht** ist das wirkungsvollste Recht, das der Betriebsrat besitzt. Die Mitbestimmung gliedert sich in:

- Initiativrecht,
- Vetorecht und
- Widerspruchsrecht

Mithilfe des **Initiativrechtes** kann der Betriebsrat eigenständige Entscheidungen treffen und durchsetzen. Es ist die stärkste Art der Mitbestimmung, insbesondere, wenn es mit einem Vetorecht gekoppelt ist. Durch das Einlegen eines Vetos kann der Betriebsrat Entscheidungen des Arbeitgebers blockieren.

- **Beispiel** Sozialplan: Das Vetorecht stellt ein Blockaderecht dar. Entscheidungen des Arbeitgebers können so lange verhindert werden, bis Betriebsrat und Arbeitgeber einen Kompromiss eingehen.
- **Beispiel** Videoüberwachung der Arbeitnehmer am Arbeitsplatz: Auch beim Widerspruchsrecht kann der

Betriebsrat Entscheidungen des Arbeitgebers verhindern. Allerdings nur so lange, bis das Arbeitsgericht ein rechtsgültiges Urteil gefällt hat.
- **Beispiel:** Einstellungen von neuen Mitarbeitern

Mitwirkungs- und Mitbestimmungsrecht beziehen sich auf:
- Gestaltung von Arbeitsablaufmaßnahmen, Arbeitsplatz und Arbeitsumgebung
- personelle Angelegenheiten
  - allgemeine personelle Angelegenheiten
  - personelle Einzelmaßnahmen
  - Berufsbildung
- wirtschaftliche Angelegenheiten: Wirtschaftsausschuss
- soziale Angelegenheiten: Hier hat der Betriebsrat die größten Möglichkeiten, mitzuwirken und mitzubestimmen.

Umstrukturierungsmaßnahmen können zu Veränderungen beim Arbeitsplatz, beim Arbeitsablauf oder bei der Arbeitsplatzgestaltung führen. Der Betriebsrat muss deshalb frühzeitig hierüber informiert werden. Er hat das Recht, bestimmte Maßnahmen zu fordern, die die möglichen Belastungen für die Mitarbeiter mildern, ausgleichen oder gar verhindern. Dieses Recht ist in § 90 f. BetrVG. festgehalten.

Will der Betrieb die Personalbeurteilung oder Personalfragebögen einführen, dann besitzt der Betriebsrat sogar ein Mitbestimmungsrecht bei der Aufstellung der Beurteilungsgrundsätze oder auf was sich die Fragebögen beziehen dürfen. Sollte es zu keiner Einigung zwischen den Parteien kommen, muss die Einigungsstelle eine Entscheidung treffen. Bei personellen Einzelmaßnahmen wie Einstellung, Versetzung etc. muss der Betriebsrat grundsätzlich mitwirken. Er kann seine Zustimmung verweigern, wenn Gründe vorliegen, die in § 99 BetrVG aufgezählt werden. Der Betriebsrat muss dem Arbeitgeber die Gründe seiner Zustimmungsverweigerung innerhalb einer Frist schriftlich mitteilen. Will der Arbeitgeber trotzdem seine Vorstellungen durchsetzen, dann muss er versuchen, die Zustimmung des Betriebsrats durch das zuständige Arbeitsgericht ersetzen zu lassen.

M!

Merke

Bei Kündigungen von Arbeitnehmern ist der Betriebsrat immer anzuhören (§ 102 BetrVG,) sonst ist die Kündigung durch den Arbeitgeber unwirksam.

Bei der **Berufsbildung** steht dem Betriebsrat ein Beratungsrecht zu. Dieses bezieht sich auf die Ausstattung der betrieblichen Bildungseinrichtungen, die Einführung betrieblicher Bildungsmaßnahmen usw. Bei der Bestellung von Ausbildern besitzt der Betriebsrat ein Widerspruchsrecht.

Beschäftigt der Betrieb mehr als 100 Mitarbeiter, dann ist ein **Wirtschaftsausschuss** zu bilden. Dieser berät mit dem Arbeitgeber die Lage des Unternehmens in wirtschaftlicher und finanzieller Hinsicht sowie über die in § 106 BetrVG genannten Punkte. Von besonderer Bedeutung für die Betriebsratstätigkeit sind die Mitwirkungs- und Mitbestimmungsrechte bei sozialen Angelegenheiten. In vielen Fällen kann ohne Zustimmung keine Maßnahme durch den Arbeitgeber durchgesetzt werden. Beispielhaft seien hier genannt:
- Betriebsordnungen in Bezug auf Rauchverbote, Personenkontrollen usw.
- Grundsätze und Richtlinien der Urlaubsplanung
- Ausgestaltung und Verwaltung von Sozialeinrichtungen (z. B. Betriebskantine)
- Grundsätze für das betriebliche Vorschlagswesen
- Überwachungseinrichtungen

Kommt es zu keiner Einigung zwischen den Parteien, dann ist diese durch einen Spruch der Einigungsstelle herbeizuführen (§ 87 BetrVG).

Bei öffentlichen Arbeitgebern kann das Betriebsverfassungsgesetz Geltung besitzen, wenn das Unternehmen in Form einer GmbH geführt wird und für das Unternehmen kein **Tendenzschutz** geltend gemacht wird. Unter Tendenzschutz stehen alle Unternehmen gemäß § 118 BetrVG, die karitativen, politischen, wissenschaftlichen u. a. Zwecken dienen. Sie können das Ziel der Gewinnerwirtschaftung verfolgen. Es darf aber nicht das ausschließliche sein. Sofern Tendenzschutz besteht, gelten für diese Unternehmen bestimmte Vorschriften des BetrVG nicht. So müssen diese Unternehmen keinen Wirtschaftsausschuss bilden, und bei Betriebsänderungen und einem möglichen Interessenausgleich (Sozialplan) kommen die gesetzlichen Vorgaben nur eingeschränkt zur Anwendung. Sofern die öffentlichen Arbeitgeber auf den Tendenzschutz verzichten, gelten die gleichen Regeln wie für private Arbeitgeber.

16.4 Personalvertretungsgesetz

Für Beschäftigte im öffentlichen Dienst wird die Mitbestimmung in einem eigenen Gesetzwerk geregelt. So gilt für Beschäftigte im Dienst des Bundes das Personalvertretungsgesetz Bund. In den jeweiligen Bundesländern existieren eigenständige Personalvertretungsgesetze. Bei den Beschäftigten ist zu unterscheiden zwischen Arbeitnehmern im öffentlichen Dienst und Beamten. Das Gesetz gilt ebenfalls für Richter und Staatsanwälte, die nicht als Beamte gelten. Zum öffentlichen Dienst zählen die Verwaltungen und Betriebe des Landes, der Gemeinden, der Landkreise und der sonstigen Körperschaften. Zu den Körperschaften gehören die Anstalten und Stiftungen des öffentlichen Rechts sowie die Gerichte des Landes.

In den Dienststellen werden Personalvertretungen gebildet. Die Personalvertretung der jeweiligen Dienststelle nimmt die Interessen der Arbeiter, Angestellten und Beamten wahr. Im Personalrat sitzen die Vertreter der jeweiligen Mitarbeitergruppe. Die Einzelheiten hierzu regelt das Personalvertretungsrecht, das sich am Betriebsverfassungsgesetz orientiert. Häufig geht das Personalvertretungsgesetz in allgemeinen sowie in betrieblichen Belangen weiter als das Betriebsverfassungsgesetz. Die

Mitarbeitervertretung besitzt häufig weitergehende Rechte als der Betriebsrat in einem privaten Unternehmen.

16.5 Betriebliche Mitbestimmung in Tendenzbetrieben

In den Tendenzbetrieben sieht es dagegen anders aus. Hier gelten andere Regeln. Weder das Betriebsverfassungsgesetz noch das Personalvertretungsgesetz sind hier von Bedeutung. Die kirchlichen Träger haben für die bei ihnen in Gesundheitseinrichtungen tätigen Mitarbeiter eigene Mitarbeitervertretungsordnungen erlassen. Die **Mitarbeitervertretungsordnungen** (MAVO) sollen den Arbeitnehmern die Möglichkeit geben, ihre Interessen gegenüber ihrem Arbeitgeber zu wahren. Der wesentliche Unterschied ergibt sich jedoch schon aus der Präambel: Während im Betriebsverfassungsgesetz lediglich auf eine vertrauensvolle Zusammenarbeit zwischen Arbeitnehmern und Arbeitgebern hingewiesen wird, geht die Mitarbeitervertretungsordnung davon aus, dass zwischen Arbeitnehmern und Arbeitgebern kein Interessengegensatz besteht. Beide sind der kirchlichen Sendung bzw. dem Glauben verpflichtet, dem sie zu dienen haben.

Die Mitarbeitervertretungsordnungen sind in weiten Teilen dem Betriebsverfassungsgesetz angelehnt. So gilt für die Mitglieder der Mitarbeitervertretung ein Kündigungsschutz. Auch Mitarbeiterversammlungen dürfen grundsätzlich einmal im Jahr durchgeführt werden. Wesentlicher Unterschied ergibt sich aber im Hinblick auf die mögliche Konfliktbewältigung zwischen Arbeitgeber und Mitarbeitervertretung. Dieser kann zwar durch eine Schiedsstelle beigelegt werden. Kann die Schiedsstelle keinen Kompromiss finden, dann entscheidet die Leitung kraft ihres Amtes. Den Mitarbeitern steht in diesem Fall kein Streikrecht oder keine Anrufung des Arbeits- oder Verwaltungsgerichts zu. Somit ergibt sich das Problem, dass das Kirchenrecht dem Recht des Staates entgegensteht.

Inzwischen kommt diese Sichtweise ins Wanken, wie das kürzlich veröffentlichte Urteil des Bundesarbeitsgerichtes zeigt. Im aktuellen Fall hat das Bundesarbeitsgericht entschieden, dass die Mitarbeiter von kirchlichen Einrichtungen unter bestimmten Umständen ein Streikrecht (vgl. 1 AZR 179/11, 1 AZR 611/11) besitzen. Die endgültige Entscheidung wird aber erst vor dem Bundesverfassungsgericht oder dem Europäischen Gerichtshof getroffen werden, da die kirchlichen Einrichtungen auf dem sogenannten „dritten Weg" beharren. Hierunter ist zu verstehen, dass sich Arbeitgeber und Arbeitnehmervertreter regelmäßig über die Arbeitsbedingungen der Beschäftigten in Kommissionen austauschen und versuchen, eine einvernehmliche Lösung zu finden. Erst wenn diese nicht gefunden werden kann, entscheidet die Leitung autonom. Die Gewerkschaften bzw. Mitarbeitervertretungen betrachten diese Sichtweise als nicht mehr zeitgemäß und hoffen, bei einem Richterspruch zu ihren Gunsten Tarifverträge mithilfe des Streikes durchzusetzen.

16.6 Jugend- und Auszubildendenvertretung

Jugendliche und Auszubildende können – sofern ein Betriebsrat im Unternehmen existiert – eine eigene Interessensvertretung wählen. Voraussetzung hierfür ist, dass mindestens 5 Auszubildende bzw. Jugendliche unter 18 bzw. 25 Jahren im Unternehmen beschäftigt sind. Die Größe der Jugend- und Auszubildendenvertretung ist abhängig von der Anzahl der im Unternehmen beschäftigten Auszubildenden und Jugendlichen. Die Jugendvertretung vertritt die Interessen von Jugendlichen bis zur Vollendung des 18. Lebensjahres und die Auszubildendenvertretung bis zur Vollendung des 25. Lebensjahres.

Die Wahlberechtigten besitzen ein aktives und passives **Wahlrecht**. Das aktive Wahlrecht regelt, welche Personengruppe wahlberechtigt ist. Wahlberechtigt sind Jugendliche bis 18 Jahren und Auszubildende bis 25 Jahren. Das passive Wahlrecht legt fest, welche Personen sich zur Wahl stellen dürfen. So können sich Arbeitnehmer, die ihre Berufsausbildung bereits abgeschlossen haben, jederzeit zur Wahl aufstellen lassen, solange sie nicht das 25. Lebensjahr überschritten haben oder Mitglieder im Betriebsrat sind.

Die **Aufgaben** der Jugend- und Auszubildendenvertretung ergeben sich aus § 70 des BetrVG. Auszubildende können ihrer Interessenvertretung jederzeit Vorschläge zur Verbesserung der Ausbildungssituation unterbreiten. Bei Problemen können sie die Interessenvertretung zudem mit der Wahrung ihrer Interessen beauftragen. Zu den selbstverständlichen Rechten gehört es auch, dass die einschlägigen Gesetze und Vorschriften aus den Tarifverträgen oder Betriebsvereinbarungen auf Einhaltung in Bezug auf die Jugendlichen hin überwacht werden (§ 70 BetrVG). Zu den **Rechten** der Auszubildenden- und Jugendvertretung gehören u. a.:

- Abhalten von regelmäßigen Sprechstunden (§ 69 BetrVG)
- Freistellung der Auszubildenden- und Jugendvertretung von arbeitsvertraglichen Verpflichtungen, damit sie ihre Aufgaben erfüllen können
- die Durchführung von Auszubildenden- und Jugendversammlungen und Sitzungen (§ 71 BetrVG).
- die Teilnahme an Ausschusssitzungen des Betriebs- oder Personalrates sowie an Sitzungen, die der Arbeitgeber mit dem Betriebs- oder Personalrat hat, sofern hier Fragen auf der Tagesordnung stehen, welche die Belange der Jugendvertretung betreffen (§§ 67 f. BetrVG)
- die Teilnahme an Schulungen auf Kosten des Arbeitgebers

Von besonderer Bedeutung ist die Weiterbeschäftigung von Auszubildenden, die Mitglied in der Auszubildenden- und Jugendvertretung sind. Kann der Arbeitgeber sie nicht nach Beendigung der Ausbildung beschäftigen, dann muss er ihnen dies mindestens 3 Monate vor Ende der Ausbildung schriftlich mitteilen (§ 78a BetrVG).

Merke

Die Jugend- und Auszubildendenvertretung kann nicht unmittelbar auf den Arbeitgeber einwirken. Sie ist dem Betriebsrat nachgeordnet und kann nur mittelbar über ihn Einfluss auf den Arbeitgeber nehmen.

16.7 Kollektiver Arbeitsvertrag

Definition

Bei einem **kollektiven Arbeitsvertrag** handelt es sich um einen Vertrag, der zwischen einem Arbeitgeber/Arbeitgeberverband und der Gewerkschaft geschlossen wird.

Schließen Betriebsrat und Arbeitgeber einen Vertrag, kann dieser auch als kollektiver Arbeitsvertrag angesehen werden. Ein kollektiver Vertrag bezieht sich regelmäßig auf eine Gruppe wie z. B. Arbeitnehmer einer Branche oder eines Betriebes.

Das deutsche Arbeitsrecht gliedert sich in die 2 Teile:

1. **Individualarbeitsrecht:**
   Es regelt die Rechtsbeziehung zwischen Arbeitnehmer und Arbeitgeber, insbesondere die Pflichten und Rechte der Vertragsparteien.
2. **Kollektives Arbeitsrecht:**
   Es regelt die Rechtsbeziehung zwischen der Gewerkschaft/dem Arbeitnehmerverband und den Arbeitgebern/dem Arbeitgeberverband. Das kollektive Arbeitsrecht ist gemeinhin als ein Vertrag zu verstehen, welcher für die gewerkschaftlich organisierten Arbeitnehmer einer Gewerkschaft regelt, unter welchen Arbeitsbedingungen die Arbeitnehmer dem Arbeitgeber ihre Arbeitskraft zur Verfügung stellen.

16.7.1 Sozialpartner

Das Grundgesetz garantiert den Arbeitnehmern und den Arbeitgebern die Gründung von eigenen Interessenverbänden in Form von **Gewerkschaften** sowie **Arbeitgeberverbänden**. Gewerkschaften und Arbeitgeberverbände werden als Tarifvertragsparteien oder Sozialpartner bezeichnet. Artikel 9 des Grundgesetzes sichert den Tarifvertragsparteien zu, dass sich der Staat in ihre Vertragsgestaltung nicht einmischt (= Koalitionsfreiheit), was als **Tarifautonomie** bezeichnet wird. Konkretisiert wird die Tarifautonomie im Tarifvertragsgesetz (TVG). Die Sozialpartner können unbeeinflusst vom Staat Entgeltbedingungen, Urlaubszeit, Arbeitszeit etc. in einem Tarifvertrag selbstständig aushandeln. Der Tarifvertrag (= Kollektivvertrag) regelt die Arbeitsbedingungen für eine Berufsgruppe in einem Wirtschaftsbereich einheitlich. Er wird immer für eine bestimmte Zeit geschlossen. Danach werden die Bedingungen neu ausgehandelt. Der Tarifvertrag wird im Tarifregister beim Bundesministerium für Arbeit und Soziales eingetragen.

16.7.2 Tarifvertrag

Tarifverträge sind immer schriftlich abzuschließen. Sie legen die Bedingungen über den Abschluss und die Beendigung von Arbeitsverträgen und ihren Inhalt fest. Weiterhin nehmen sie zu betrieblich relevanten Fragen Stellung, z. B. inwieweit die Mitbestimmung von Betriebsräten erweitert wird. Ein Tarifvertrag gilt als ein privatrechtlicher Vertrag, der aber im Speziellen im Tarifvertragsgesetz geregelt ist. Der Inhalt eines Tarifvertrages lässt sich in 2 Teile gliedern.

Schuldrechtlicher Inhalt

Der schuldrechtliche Inhalt umfasst:

- Friedenspflicht
- Einwirkungspflicht
- Nachwirkungspflicht

Auf dieser Ebene eines Tarifvertrags verpflichten sich die Parteien, dass sie ihre Mitglieder dazu anhalten, dass während der Laufzeit des Tarifvertrages dieser auch eingehalten wird. Die Nachwirkungspflicht legt fest, dass sich nach Ablauf des Tarifvertrags beide Parteien an die Vereinbarungen des ehemaligen Tarifvertrags halten, bis ein neuer ausgehandelt wurde.

Normativer Inhalt

Der normative Inhalt eines Tarifvertrags besteht aus:

- Abschlussnorm
- Betriebsnormen und Betriebsverfassungsrecht
- Inhaltsnormen

Abschlussnormen regeln z. B., unter welchen Bedingungen gekündigte Mitarbeiter wieder einzustellen sind oder welche Form ein Arbeitsvertrag zu haben hat. Betriebsnormen nennen Mindeststandards, z. B. wie viele Pausenräume der Arbeitgeber für welche Anzahl von Mitarbeitern bereitzustellen hat. Gleichzeitig kann in ihnen auch festgelegt werden, dass dem Betriebsrat weitere Rechte über die gesetzliche Regelung zugestanden werden u. v. m. Die Inhaltsnormen legen fest, was in einem Arbeitsvertrag zu regeln ist und welche Formvorschriften hierfür gelten und einzuhalten sind.

Können die Tarifvertragsparteien keinen Konsens über die Ausgestaltung des Tarifvertrages erzielen, besteht die Möglichkeit, eine neutrale Schlichtung herbeizuführen. Scheitert dieser Versuch, kann die Gewerkschaft ihre Mitglieder zum Streik aufrufen und die Arbeitgeber können mit Aussperrung der streikenden Arbeitnehmer reagieren.

16.7.3 Tarifvertragsarten

Tarifverträge lassen sich unterscheiden nach:
- Tarifpartner:
  - Haustarifvertrag
  - Verbandstarifvertrag
- Tarifinhalt:
  - Manteltarifvertrag
  - Gehalts- und Lohntarifvertrag
  - Flächentarifvertrag

Ein **Haustarifvertrag** gilt nur für die Beschäftigten in einem bestimmten Unternehmen. Ausgehandelt wird er zwischen einer Gewerkschaft und dem Unternehmen. Der **Verbandstarifvertrag** wird durch einen Arbeitgeberverband, welcher tariffähig sein muss, und einer Gewerkschaft ausgehandelt. Er gilt für eine oder mehrere Branchen und wird auch als **Flächentarifvertrag** bezeichnet.

Merke M!

Ein Tarifvertrag besitzt eine Schutz- und Verteilungsfunktion. Arbeitnehmer, die unter einen Tarifvertrag fallen, werden auf verschiedene Weise geschützt, indem im Tarifvertrag besondere Vereinbarungen getroffen werden.

Durch den Abschluss eines Tarifvertrages gelingt es den Arbeitnehmern schneller, an der Gewinnentwicklung des Unternehmens teilzuhaben, indem Lohnsteigerungen im Voraus vereinbart werden können. Durch den Abschluss besitzen die Arbeitgeber eine sichere Kalkulationsbasis in Bezug auf die Personalkostenentwicklung.

Bei der Betrachtung des Tarifinhaltes werden in einem **Manteltarifvertrag** die langfristigen Arbeitsbedingungen festgelegt. Hierzu gehören Arbeitszeitvereinbarungen, Urlaub, Ruhepausen, Gehaltsgruppen u. v. m. Der Manteltarifvertrag hat häufig die längste Laufzeit unter den möglichen Tarifvertragsarten. Der **Gehalt- und Lohntarifvertrag** regelt die Vergütung der gewerkschaftlich organisierten Arbeitnehmer. Bei einem Lohntarifvertrag wird nur der sogenannte Ecklohn verhandelt. Als Ecklohn wird der Lohn einer mittleren Facharbeitergruppe bezeichnet. Die Löhne für die übrigen Arbeitnehmer ergeben sich durch Zu- und Abschläge vom tariflich festgelegten Ecklohn. Die ist nur möglich, wenn das Verhältnis der Ab- und Zuschläge durch eine genaue Arbeitsbewertung errechenbar ist. Die Gehalts- und Lohntarifverträge haben regelmäßig die kürzeste Laufzeit. Teilweise sind sie nur ein Jahr gültig.

In Tarifverträgen wird nicht nur die zeitliche Gültigkeit, sondern auch ihre räumliche Gültigkeit (Tarifgebiet) geregelt. Erfasst werden durch den Tarifvertrag grundsätzlich die in einer Gewerkschaft organisierten Arbeitnehmer. Die nicht organisierten Arbeitnehmer sind davon ausgeschlossen.

Auf Antrag einer Tarifvertragspartei kann beim zuständigen Bundesarbeitsminister der abgeschlossene Tarifvertrag durch das Ministerium für allgemeinverbindlich erklärt werden. Nachdem der Tarifvertrag für allgemeinverbindlich erklärt wurde, kommen auch die nicht gewerkschaftlichen organisierten Arbeitnehmer in den Genuss des Tarifvertrages. Sofern Arbeitgeber mit dem neuen Tarifvertrag nicht einverstanden sind, können sie diesen nicht durch Austritt aus dem Arbeitgeberverband umgehen. Sie sind verpflichtet, den Abschluss zu akzeptieren (= **Tarifgebundenheit**). Erst wenn dieser ausgelaufen ist, können sie aus dem Verband austreten und beispielsweise einen **Haustarifvertrag** mit der Gewerkschaft abschließen.

Beinhaltet ein Tarifvertrag **Öffnungsklauseln**, kann der Betriebsrat u. a. schlechteren Arbeitsbedingungen des Arbeitgebers seine Zustimmung erteilen (§§ 4 Abs. 3 TVG, 77 Abs 5 BetrVG). Wurden im Tarifvertrag keine Öffnungsklauseln vereinbart, darf der Betriebsrat nur bessere Arbeitsbedingungen mit dem Arbeitgeber aushandeln. Wird ein Betrieb z. B. durch die Einhaltung des neuen Tarifvertrages in seiner Existenz gefährdet, kann der Arbeitgeber den Betriebsrat um Zustimmung für ungünstigere Arbeitsbedingungen als die im Tarifvertrag ausgehandelten bitten.

Da ungünstigere Arbeitsbedingungen nur mit Zustimmung des Betriebsrates möglich sind, stehen viele Betriebsräte unter einem hohen emotionalen Druck. Stimmen sie nicht zu, kann der Arbeitgeber ihnen die Schuld an möglichen Kündigungen anlasten. Stimmen sie zu, können die Arbeitnehmer umgekehrt behaupten, dass der Betriebsrat nicht ihre Interessen vertritt. Um diesen Konflikt zu entschärfen, wurde im Jahre 2004 das **Pforzheimer Abkommen** zwischen den Metallarbeitgebern und der Gewerkschaft geschlossen. In ihm wird geregelt, welche Informationen die Arbeitgeberseite dem Betriebsrat zukommen lassen muss, damit dieser eine fundierte Entscheidung treffen kann. Das Abkommen geht so weit, dass die Gewerkschaft selbst überprüfen kann, ob die Angaben des Arbeitgebers zutreffend sind oder nicht. Auch wenn dieses Abkommen auf Gesundheitseinrichtungen nicht anwendbar ist, kann es bei Auseinandersetzungen zurate gezogen werden. Der Tarifvertrag kann für beide Seiten von Vorteil sein. Zu diesen Vorteilen gehören:
- die Unternehmen haben keinen Kosten- und Zeitaufwand für Tarifverhandlungen, wenn sie Mitglied im Arbeitgeberverband sind, da dieser für sie z. B. im Rahmen eines Branchentarifvertrages, die Bedingungen aushandelt
- Tarifverträge sichern den Betriebsfrieden
- sorgt für Planungssicherheit während der Laufzeit des Tarifvertrages

16.7.4 Tarifverhandlungen

Nach Ablauf eines Tarifvertrages kommt es zwischen den Sozialpartnern zu neuen Tarifverhandlungen. Während der Verhandlungen versucht die Arbeitnehmerseite, durch kurzfristige Warnstreiks die Arbeitgeberseite unter Druck zu setzen. Häufig folgen die Tarifverhandlungen einem festen Ritual (▸ Abb. 16.1).

So wird regelmäßig erklärt, dass die Verhandlungen über einen neuen Tarifvertrag ins Stocken geraten sind. Nach mehrmaligen Verhandlungen werden diese als gescheitert – durch eine oder beide Parteien – erklärt. Im nächsten Schritt einigen sich beide Seiten auf die Einleitung eines **Schlichtungsverfahrens**. Dafür wird ein neutraler Schlichter gesucht. Hierfür kann jede Seite Personen vorschlagen. Bei den Personen handelt es sich um bekannte Persönlichkeiten aus der Politik oder Wirtschaft. Nachdem ein Schlichter, der von beiden Seiten akzeptiert werden muss, ernannt ist, kommt es zu einem Schlichtungsverfahren. Das Verfahren endet mit einem Schlichtungsspruch. Wird dieser von den Sozialpartnern akzeptiert, ergibt sich hieraus ein neuer Tarifvertrag.

Merke

Verweigert eine Seite ihre Zustimmung zum Schlichtungsspruch, dann ruft die Arbeitnehmerseite ihre Mitglieder zur Urabstimmung auf. Stimmen mindestens 75 % der aufgerufenen Mitglieder für den Streik, dann kommt es zur Arbeitsniederlegung und somit zum Streik durch die gewerkschaftlich organisierten Arbeitnehmer.

Als Gegenmaßnahme können die Arbeitgeber mit **Aussperrung** reagieren. Damit verweigern sie den streikenden Mitarbeitern, ihre Arbeit aufzunehmen. Die streikenden Arbeitnehmer erhalten vom Arbeitgeber für die Zeit des Streiks kein Entgelt. Gewerkschaftsmitglieder bekommen aus der Streikkasse der Gewerkschaft einen finanziellen Ausgleich. Nicht organisierte Arbeitnehmer, die von der Aussperrung betroffen sind, erhalten dagegen nichts. Während des Streikes kommt es zu erneuten Gesprächen zwischen den Tarifvertragsparteien, die neue Verhandlungen führen. Dabei kann der Streik unterbrochen oder fortgeführt werden. Werden sich beide Parteien einig, lässt die Gewerkschaft ihre Mitglieder über den möglichen neuen Tarifabschluss abstimmen (= **Urabstimmung**). Sprechen sich die Mitglieder in der Urabstimmung für die Annahme des neuen Tarifvertrages aus, ist damit der Streik beendet. Ein weiterer Streik ist während der Laufzeit des Tarifvertrages ausgeschlossen. Sollten die Arbeitnehmer trotzdem streiken, dann handelt es sich um einen sogenannten **„wilden Streik"**, der für die Streikenden zum Verlust des Arbeitsplatzes in Form einer fristlosen Kündigung führen kann.

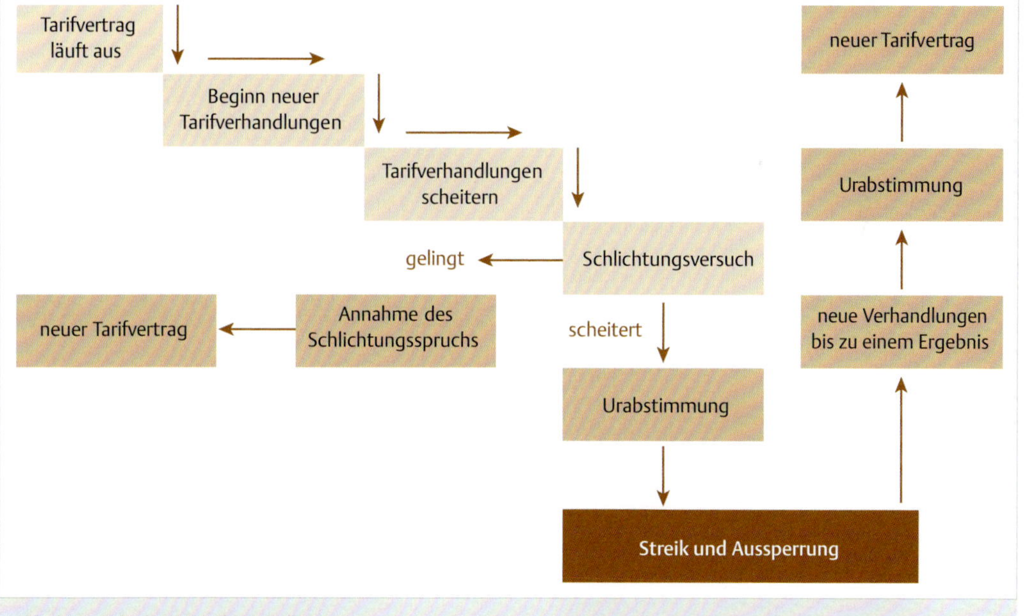

Abb. 16.1 Ablauf von Tarifverhandlungen.

Fragen und Aufgaben

1. Unterscheiden Sie die Mitbestimmung auf Unternehmens- und Betriebsebene.
2. Finden Sie Argumente, weshalb für Arbeitnehmer die Mitbestimmung im Betrieb von Vorteil sein kann.
3. Überlegen Sie, weshalb sich Unternehmen mit der Mitbestimmung auf Betriebsebene schwer tun.
4. Weshalb ist die Mitbestimmung abhängig vom Unternehmenstyp bzw. dem Träger?
5. Wie unterscheiden sich die einzelnen Mitbestimmungsrechte voneinander?
6. Welche Mitwirkungs- und Mitbestimmungsbereiche kennen Sie?
7. Erläutern Sie, was unter einem Tendenzbetrieb zu verstehen ist.
8. Neben dem Betriebsrat ist auch eine Auszubildenden- und Jugendvertretung möglich. Nennen Sie die Bedingungen hierfür.
9. Die Mustermann GmbH beschäftigt 210 Mitarbeiter. Seit einiger Zeit sind viele Pflegekräfte und Verwaltungsmitarbeiter über die Geschäftsentwicklung verunsichert. Einige Mitarbeiter sprechen sich für die Gründung eines Betriebsrates aus.
   a) Erklären Sie kurz, wie die Beschäftigten der Mustermann GmbH vorgehen müssen, um einen Betriebsrat zu bilden. In welchem Zeitraum sind die regulären Betriebsratswahlen?
   b) Die Auszubildenden möchten eine eigene Jugend- und Auszubildendenvertretung wählen. Unter welchen Voraussetzungen ist dies möglich?
   c) Welche Aufgaben hat die Jugend- und Auszubildendenvertretung?
   d) Unterscheiden Sie das aktive vom passiven Wahlrecht.
10. Inzwischen wurde in der Mustermann GmbH ein Betriebsrat eingesetzt. Die Geschäftsführung kündigt einem festangestellten Mitarbeiter mit der Begründung, dass er in den letzten Monaten zu häufig krank war. Der Mitarbeiter informiert den Betriebsrat über die Kündigung. Dieser setzt sich umgehend mit der Geschäftsführung in Verbindung. Die Geschäftsführung ist der Meinung, dass der Betriebsrat für diese Art von betrieblichen Vorkommnissen noch keine Erfahrung besitzt und deshalb nicht von der Geschäftsführung informiert wurde. Klären Sie die Rechtslage.
11. Nachdem der Betriebsrat der Kündigung widersprochen hat, wird der Betriebsratsvorsitzenden mitgeteilt, dass sie durch ihr Vorgehen das Unternehmen schädigt. Deshalb erwartet man von ihr eine fristgerechte Kündigung bzw. würde ihr gekündigt. Beurteilen Sie, ob dies möglich ist.
12. Aufgrund der geschilderten Vorkommnisse wurde die Geschäftsführung der Mustermann GmbH ausgewechselt. In der ersten gemeinsamen Sitzung zwischen Geschäftsführung und Betriebsrat betont die Geschäftsführerin der GmbH, dass sie in Zukunft eine vertrauensvolle Zusammenarbeit mit dem Betriebsrat praktizieren möchte, so wie es auch das BetrVG vorsieht. Erklären Sie, was unter einer vertrauensvollen Zusammenarbeit zu verstehen ist.
13. Erklären Sie den Begriff Tarifautonomie.
14. Wer wird als Sozialpartner bezeichnet?
15. Unterscheiden Sie einen Rahmentarifvertrag von einem Gehaltstarifvertrag.
16. Erklären Sie den Begriff Öffnungsklausel.
17. Nachdem ein Tarifvertrag ausgelaufen ist, kommt es regelmäßig zu neuen Verhandlungen.
   a) Die neuen Verhandlungen werden oft durch sog. Warnstreiks begleitet. Warum?
   b) Unterscheiden Sie einen Warnstreik von einem wilden Streik.
   c) Nennen Sie zwei Vorteile von Tarifverträgen.
   d) Finden Sie Argumente gegenüber dem Arbeitgeber für die Einführung eines Betriebsrates.
18. Beschreiben Sie das Ritual des Arbeitskampfes.
19. Im Rahmen von Tarifverhandlungen wird oft ein Schlichtungsverfahren in Gang gesetzt. Erklären Sie, was darunter zu verstehen ist.
20. Erklären Sie kurz den Begriff Urabstimmung.
21. Nennen Sie Gründe, warum es sinnvoll für einen Betriebsrat ist, eine Betriebsvereinbarung zu schließen.
22. Welche Aspekte kann eine Betriebsvereinbarung regeln?
23. Erläutern Sie, was unter einer Öffnungsklausel im Tarifvertrag zu verstehen ist.

Teil V

Anhang

V

Literatur

[1] Ampofo A. Betriebswirtschaftliche Grundlagen für Mediziner und medizinisches Fachpersonal. Wiesbaden: Springer Gabler; 2016

[2] August L., Munk V., Klockhaus Heinz-E. Grundlagen der Krankenhausbuchführung, Einblick in Wesen und Aufgaben der Krankenhausbuchführung, 2. Aufl. München, Essen, Ebene Reichenau: bettendorf'sche verlagsanstalt GmbH; 1997

[3] Bachert R., Schmid, A. Finanzierung von Sozialunternehmen: Theorie, Praxis, Anwendung. Freiburg: Lambertus Verlag GmbH; 2010

[4] Bauder K., Bauder M., Holzer V., Paaß T., Patzig U., Seifritz C. Holzer Stofftelegramm, Kauffrau/-mann für Büromanagement, Gestreckte Abschlussprüfung Teil 2, Baden-Württemberg, 1. Auf. Köln: Bildungsverlag Eins; 2017

[5] Becker H. P. Investition und Finanzierung, Grundlagen der betrieblichen Finanzwirtschaft, 7. Aufl. Wiesbaden: Springer/Gabler; 2016

[6] Behrends B. Praxishandbuch Krankenhausfinanzierung, Krankenhausfinanzierungsgesetz, Krankenhausentgeltgesetz, Psych-Entgeltgesetz, Bundespflegesatzverordnung, 2. Aufl. Berlin: MWV Medizinisch Wissenschaftliche Verlagsgesellschaft; 2013

[7] Berthel J., Becker F. Personalmanagement, 11. Auflage, Stuttgart: Schäfer-Poeschel Verlag; 2017

[8] Besgen N. Krankenhausarbeitsrecht, Handbuch, 2. Aufl. München: C. H. Beck Verlag; 2016

[9] Bettig U, Christa H, Faust W, Goldstein A, Hrsg. Betriebswirtschaftliche Grundlagen in der Sozialwirtschaft. Baden-Baden: Nomos Verlagsgesellschaft; 2013

[10] Brandmeyer K, Pirck P, Pogoda A, Hrsg. Medizin trifft Marke. Markentechnik für den Gesundheitsmarkt. Wiesbaden: Springer Gabler; 2015

[11] Breidenich H, Rennhak, C. Effizientes Marketing für Ärzte: Best Practice und Erfolgsfaktoren für Arztpraxen, Krankenhäuser und Reha-Einrichtungen. Stuttgart: Kohlhammer; 2015

[12] Bruhn M. Marketing. Grundlagen für Studium und Praxis. Wiesbaden: Springer Gabler, 2016

[13] Bundesministerium für Arbeit und Soziales, Hrsg. Arbeitsrecht. Informationen für Arbeitnehmer und Arbeitgeber. Bonn: Bundesministerium für Arbeit und Soziales; 2017

[14] Bundesministerium für Arbeit und Soziales, Hrsg. Kündigungsschutz. Alles was Sie wissen sollten. Bonn: Bundesministerium für Arbeit und Soziales; 2017

[15] Bundesministerium für Arbeit und Soziales, Hrsg. Klare Sache, Jugendarbeitsschutz und Kinderarbeitsschutzverordnung. Bonn: Bundesministerium für Arbeit und Soziales; 2017

[16] Bundesministerium für Arbeit und Soziales (Hrsg.). Das Arbeitszeitgesetz. Bonn: Bundesministerium für Arbeit und Soziales; 2017

[17] Bundesministerium für Arbeit und Soziales (Hrsg.). Übersicht über das Arbeitsrecht/Arbeitsschutzrecht, BW Bildung und Wissen Verlag und Software GmbH, Bonn: Bundesministerium für Arbeit und Soziales; 2017

[18] Bundesinstitut für Berufsbildung (Hrsg.). Ausbildungsordnungen und wie sie entstehen. Bonn: Bundesinstitut für Berufsbildung; 2015

[19] Bundesministerium für Bildung und Forschung (Hrsg.). Ausbildung & Beruf. Rechte und Pflichten während der Berufsausbildung, Bonn: Bundesministerium für Bildung und Forschung; 2016

[20] Bundesministerium für Familie, Senioren, Frauen und Jugend (Hrsg.): Mutterschutzgesetz. Leitfaden zum Mutterschutz. Berlin: Bundesministerium für Familie, Senioren, Frauen und Jugend; 2017

[21] Buse H. R., Geeignete Rechtsformen für kommunale Krankenhäuser. In: Verwaltungswissenschaftliche Abhandlungen. Band 15. Köln: Heymanns; 2000

[22] Busse R., Schreyögg J., Stargardt T. Management im Gesundheitswesen: Das Lehrbuch für Studium und Praxis. Heidelberg: Springer-Verlag; 2017

[23] Debatin J. F, Ekkernkamp A, Schulte B, Tecklenburg A, Hrsg. Krankenhausmanagement. Strategien, Konzepte, Methoden. 3. aktualisierte und erweiterte Aufl. Berlin: MWV Medizinisch Wissenschaftliche Verlagsgesellschaft; 2017

[24] Decker F., Decker A. Management in Gesundheits- und Sozialbetrieben, Betriebswirtschaftliche Grundlagen für Führungskräfte und Nachwuchs, 2. Aufl. Baden-Baden: Nomos Verlagsgesellschaft; 2008

[25] Deutscher Bundestag. Entwurf eines Gesetzes zur Neuregelung des Mutterschutzrechts. Gesetzentwurf der Bundesregierung. Drucksache 18/8963, 18. Wahlperiode; 28.06.2016

[26] Eichhorn S, Schmidt-Rettig B, Hrsg. Krankenhausmanagement. Zukünftige Struktur und Organisation der Krankenhausleitung. Robert Bosch Stiftung – Beiträge zur Gesundheitsökonomie. Band 32. Stuttgart: Schattauer; 2001

[27] Fleßa, S., Grundzüge der Krankenhausbetriebslehre, Band 1., 3. Aufl., München: Oldenbourg Verlag; 2013

[28] Fleßa S. Grundzüge der Krankenhausbetriebslehre. Band 2., 2. Aufl., München: Oldenbourg Verlag; 2014

[29] Feßa S. Systematisches Krankenhaus-Management, Oldenburg: De Gruyter; 2018

[30] Friedrich Heubel F, Kettner M, Manzeschke A. Hrsg. Die Privatisierung von Krankenhäusern. Ethische Perspektiven. Wiesbaden: Verlag für Sozialwissenschaften; 2010

[31] Frindte W. Einführung in die Kommunikationspsychologie. Weinheim: Beltz Psychologie Verlags Union; 2001

[32] Frodl A. Marketing im Gesundheitsbetrieb. Betriebswirtschaft für das Gesundheitswesen. Wiesbaden: Springer Gabler; 2011

[33] Frodl A. Management in Gesundheitseinrichtungen. Praxisbeispiel und Konzepte. Berlin: Walter de Gruyter GmbH; 2015

[34] Frodl A. Praxisführung für Ärzte, Kosten senken, Effizienz steigern. Wiesbaden: Gabler/Springer; 2016

[35] Frodl A. Gesundheitsbetriebslehre, Betriebswirtschaftslehre des Gesundheitswesens. Heidelberg: Springer/Gabler; 2017

[36] Gesetz zur Stärkung der Teilhabe und Selbstbestimmung von Menschen mit Behinderungen (Bundesteilhabegesetz – BTHG), Bundesgesetzblatt Jahrgang 2016 Teil I Nr. 66, ausgegeben zu Bonn am 29. Dezember 2016

[37] Greiner W, Graf von der Schulenburg J.-M, Vauth C, Hrsg. Gesundheitsbetriebslehre. Management von Gesundheitsunternehmen. Bern: Hans Huber; 2008

[38] Gripp A. Ausgewählte Kennzahlen der Rentabilitätsanalyse, Auswertung und Interpretation von Unternehmensinformationen, Studienarbeit, 2010

[39] Grethler A. Fachkunde für Kaufleute im Gesundheitswesen. 3. Aufl. Stuttgart: Thieme; 2017

[40] Haubrock M. Krankenhausmarketing, In: Eiff W.v, Fenger H,Gillessen A, Kerres A, Mis U, Raem A. M, Winter S. Der Krankenhausmanager. Praktische Management für Krankenhaus und Einrichtungen des Gesundheitswesens. Band 1. Berlin: Springer; 2004

[41] Havighorst F. Jahresabschluss von Krankenhäusern, Betriebswirtschaftliche Handlungshilfen. Düsseldorf: Edition der Hans-Böckler-Stiftung; 2004

[42] Heesen B. Basiswissen Bilanzanalyse: Schneller Einstieg in Jahresabschluss, Bilanz und GuV Taschenbuch, 2. Aufl. Heidelberg: Springer/Gabler; 2017

[43] Heesen B., Gruber W. Bilanzanalyse und Kennzahlen, Fallorientierte Bilanzoptimierung, 6. Aufl. Heidelberg: Springer/Gabler; 2018

[44] Heinrich, D. Customer-Relationship-Management im Krankenhaus. Empirische Überprüfung eines Kundenwertmodells für niedergelassene Ärzte. Wiesbaden: Springer Gabler; 2011

[45] Hellbrück J. Hören. Physiologie, Psychologie und Pathologie. Göttingen: Hogrefe; 2002

[46] Hentze J., Kehres, E. Buchführung und Jahresabschluss in Krankenhäuser, Methodische Einführung. Stuttgart: Verlag W. Kohlhammer; 2005

[47] Heubel F., Kettner M., Manzeschke A. Die Privatisierung von Krankenhäusern: Ethische Perspektiven. Wiesbaden: Verlag für Sozialwissenschaften, Springer Fachmedien; 2010

[48] Hüttl P. Arbeitsrecht in Krankenhaus und Arztpraxis. Berlin: Medizinisch Wissenschaftliche Verlagsgesellschaft; 2011

[49] Junker A., Grundkurs Arbeitsrecht, 17. Aufl. München: C.H.Beck; 2018

[50] James G. March Zwei Seiten der Erfahrung, Wie Organisationen intelligenter werden können. Heidelberg: Carl-Auer Verlag; 2016

[51] Lausch A. Organisation und Betriebsführung im Gesundheitswesen, 8. Aufl. Wien: Wilhelm Maudrich Verlag; 2018

[52] Röhner J, Schütz A. Kommunikation. 2.Aufl. Springer-Verlag; 2015

[53] Kaub J. J wie Jahresabschlussanalyse, kurz erklärt, In: KU Gesundheitsmanagement, 12, 2017

[54] Kern B.-R, Hauptmann P.-H, Weirich M., Arztrecht leicht gemacht. Eine Darstellung für Studierende, Juristen, Ärzte und Patienten. 2. Aufl., Berlin: Ewald von Kleist Verlag; 2013

[55] Klaus J. Sozialpsychologie. 6. Auflage. Springer-Verlag; 2014

[56] Klockhaus H.-E. Wie schreibt man eine Krankenhaus-Bilanz, Jahresabschluss leicht gemacht mit vielen praktischen Tipps einschließlich Bilanz-Analyse, Umwandlung u. v. a. m. Essen: bettendorf'sche verlagsanstalt GmbH; 1996

[57] Knorr K.-E, Wernick J. Rechtsformen der Krankenhäuser. Düsseldorf: Deutsche Krankenhausgesellschaft; 1991

[58] Köhle, A, Gründer M. Online-Marketing für das erfolgreiche Krankenhaus. Website, SEO, Social Media, Werberecht. 2. Aufl. Berlin: Springer; 2017

[59] Kröger J. Buchführung für Kaufleute im Gesundheitswesen: Einführung in die doppelte Buchführung unter Berücksichtigung der Pflege-Buchführungsverordnung (PBV) und der Krankenhaus-Buchführungsverordnung (KHBV), 3. Aufl., Books on Demand; 2017

[60] LAG Rheinland-Pfalz, Beschl. 26.10.2007 – 9 Sa 120/07

[61] Lausch A. Betriebsführung und Organisation im Gesundheitswesen. Ein Lehrbuch für Pflege-, Gesundheits- und Sozialberufe. Wien: Wilhelm Maudrich Verlag; 2012

[62] Lausch A. P. Organisation und Betriebsführung im Gesundheitswesen, 8. Auflage, Wien: Wilhelm Maudrich Verlag; 2018

[63] Loffing C, Geise S, Hrsg. Management und Betriebswirtschaft in der ambulanten und stationären Altenpflege. Lehrbuch für Führungskräfte, Weiterbildungsteilnehmer und Studenten. Bern: Huber; 2010

[64] Lüthy A, Buchmann U. Marketing als Strategie im Krankenhaus. Patienten- und Kundenorientierung erfolgreich umsetzen. Stuttgart: Kohlhammer; 2009

[65] Makoski K. Kirchliche Krankenhäuser und staatliche Finanzierung: Geschichte, Ausgestaltung, verfassungsrechtliche Anforderungen. Frankfurt: Peter Lang, Internationaler Verlag der Wissenschaften; 2010

[66] March G. J. Zwei Seiten der Erfahrung, Wie Organisationen intelligenter werden können. Heidelberg: Carl-Auer Verlag; 2016

[67] Meffert H; Burmann C; Kirchgeorg M. Marketing. Grundlagen marktorientierter Unternehmensführung Konzepte – Instrumente – Praxisbeispiele. 12. Aufl. Wiesbaden: Springer Gable; 2015.

[68] Nauen K., Offermanns M., Schilz P. Kennzahlenbasierte Jahresabschlussanalyse im DKI-Management-Report (I), In: Das Krankenhaus, 5/2005

[69] Neumann D, Heigert K., Rechtsformen von gemeinnützigen Nonprofit-Organisationen und deren Vor- und Nachteile. München: GRIN; 2016

[70] Ossola-Haring C. (Hrsg.), Das große Handbuch, Kennzahlen zur Unternehmensführung, Kennzahlen richtig verstehen, verknüpfen und interpretieren, 2. Aufl. München: Redline Witschaft bei Verlag Moderne Industrie; 2003

[71] Pape U. Grundlagen der Finanzierung und Investition: Mit Fallbeispielen und Übungen, 3. Aufl. Oldenbourg: De Gruyter; 2015

[72] Papenhoff M., Halfmann M., Schmitz F. BWL für Mediziner im Krankenhaus: Zusammenhänge verstehen – Erfolgreich argumentieren, 3. Aufl. Heidelberg: Springer-Verlag; 2012

[73] Patzak M. Alternative Finanzierungsinstrumente für Krankenhäuser, Schriften zur Gesundheitsökonomie. Norderstedt: Books on Demand; 2008

[74] Penter V. Umsatzrentabilität, Das Verhältnis von Jahresergebnis zu Umsatzerlöse, Kennzahl des Monats, In: KU Gesundheitsmanagement, 11/2013

[75] Penter V., Siefert, B. Kompendium Krankenhaus-Rechnungswesen, Grundlagen, Beispiele, Aktuelles, Trends, KU Gesundheitsmanagement, 2. Aufl. Mediengruppe Oberfranken, 2015

[76] Perner P. Die Krankenhausbilanz – mehr als bloß ein Jahresabschluss, In: Das Krankenhaus, 2008

[77] Preißler P. R. Betriebswirtschaftliche Kennzahlen, Formeln, Aussagekraft, Sollwerte, Ermittlungsintervalle. Berlin: De Gruyter Oldenbourg; 2008

[78] Prenzler A, Friedrich M. Unternehmensgründung, In: Greiner W, Graf von der Schulenburg J.-M, Vauth C, Hrsg. Gesundheitsbetriebslehre. Management von Gesundheitsunternehmen. Bern: Hans Huber; 2008

[79] Preuß O. Krankenhausmanagement kompakt. Aktionsfelder und Managementinstrumente. 2. Aufl. Bern: Hogrefe Verlag; 2016

[80] Prütz F., Die Krankenhauslandschaft nach Trägern und Rechtsformen, In: Heubel F, Hrsg. Die Privatisierung von Krankenhäusern. Ethische Perspektiven. Wiesbaden: Verlag für Sozialwissenschaften; 2010

[81] Quasdorf I. Kassenärztliche Fortbildung. Aufgaben und Organisation ärztlicher Körperschaften und Verbände. Berlin: Kassenärztliche Bundesvereinigung; 2014

[82] Rasch A. Organisationsformen für Gesundheitsunternehmen, In: Greiner W, Graf von der Schulenburg J.-M, Vauth C, Hrsg. Gesundheitsbetriebslehre. Management von Gesundheitsunternehmen. Bern: Hans Huber; 2008

[83] Röhner J., Schütz A. Psychologie der Kommunikation, 2. Aufl., Springer Verlag, 2016

[84] Röhner J., Schütz A. Kommunikation. 2. Auflage. Springer-Verlag; 2015

[85] Seigel M. PR & Marketing für Pflegedienste. Praxistipps für eine optimale Kunden- und Mitarbeitergewinnung. Hannover: Vincent Network; 2014

[86] Siefarth T. Arbeits-, Dienst-, und Berufsrecht im Pflegeunternehmen, für Mitarbeiter/innen und Führungskräfte, Band 1. Petershausen: Quidditas Verlag; 2013

[87] Schlosser S. Krankenhaus mit Wohlfühlatmosphäre, Medizinische Qualität tritt auf Komfort und Service, aus: KU Gesundheitsmanagement. Kulmbach; 2/2013

[88] Schlütermann J. Betriebswirtschaft und Management im Krankenhaus. Grundlagen und Praxis. 2. Aufl. Berlin: MWV Medizinisch Wissenschaftliche Verlagsgesellschaft; 2017

[89] Schlüchtermann J. Betriebswirtschaft und Management im Krankenhaus, Grundlagen und Praxis, 2. Aufl. Berlin: Medizinisch Wissenschaftliche Verlagsgesellschaft; 2016

[90] Schlürmann B. Controlling für ambulante Pflegedienste, mit Kennzahlen den Pflegedienst erfolgreich steuern. Heidelberg: Springer; 2018

[91] Schmidt-Rettig B, Eichhorn S, Hrsg. Krankenhaus-Managementlehre. Theorie Und Praxis eines integrierten Konzepts. Stuttgart: Kohlhammer W., GmbH; 2008

[92] Schmola G, Rapp B. Grundlagen des Krankenhausmanagements. Betriebswirtschaftliches und rechtliches Basiswissen. Stuttgart: Kohlhammer; 2014

[93] Schulz v. Thun F. Miteinander reden. Psychologie der menschlichen Kommunikation. 3 Bände. Reinbeck: Rowohlt; 1981, 1989, 1998

[94] Schulz v. Thun F. Miteinander reden. Menschliche Kommunikation. Bern: Huber-Verlag; 2000

[95] Stoffers C. Social Media im Personal marketing. Zukunft mit der Generation Y. aus: das Krankenhaus. Stuttgart: Kohlhammer; 2013

[96] Storcks H. Markenführung im Krankenhaus, In: Eiff W.v, Fenger H,Gillessen A, Kerres A, Mis U, Raem A. M, Winter S.Der Krankenhausmanager. Praktische Management für Krankenhaus und Einrichtungen des Gesundheitswesens. Band 1. Berlin: Springer; 2004

[97] Straub S., Sperling M. Controlling und Businessplan: Konkrete Entscheidungshilfen für Krankenhaus und Gesundheitsunternehmen, 2. Aufl. Berlin: MWV Medizinisch Wissenschaftliche Verlagsgesellschaft; 2016

[98] Vollmuth H., Zwettler R. Kennzahlen, Taschen-Guide, Freiburg: Haufe Verlag; 2015

[99] Watzlawick P. Menschliche Kommunikation. Bern: Huber-Verlag; 1969

[100] Watzlawick P., Beavin J.H., Jackson D. D. Menschliche Kommunikation: Formen, Störungen, Paradoxien. 10. Aufl. Bern: Huber-Verlag; 2000,

[101] Weis H.C. Marketing. 16. Aufl. Herne: Kiel; 2012

[102] Wolke T. Finanz- und Investitionsmanagement im Krankenhaus, (Health Care Management). Berlin: MWV Medizinisch Wissenschaftliche Verlagsgesellschaft; 2010

[103] Wöhe G., Döring U. Einführung in die Allgemeine Betriebswirtschaftslehre, 26. Aufl. München: Verlag Franz Vahlen GmbH; 2016

[104] Wöltje J. Bilanzen lesen, verstehen und gestalten, 12. Aufl. Freiburg, München: Haufe Gruppe; 2016

[105] Zapp W. (Hrsg.), Strategische Entwicklung im Krankenhaus, Kennzahlen – Portfolio – Geokodierung – Belegungsmanagement. Stuttgart: Kohlhammer Verlag; 2013

[106] Zapp W, Oswald J, Bettig U, Fuchs C. Betriebswirtschaftliche Grundlagen im Krankenhaus. Stuttgart: Kohlhammer W., GmbH; 2014

[107] Ziehe M. Innovative Finanzierungsinstrumente im Krankenhaus, Vergleich von Finanzierungsmöglichkeiten zur Umsetzung von Investitionsprojekten in kleinen und mittleren gemeinnützigen Krankenhäusern in Deutschland anhand eines Fallbeispiels. Frankfurt: Peter Lang GmbH Internationaler Verlag der Wissenschaften; 2009

[108] Zusatzleistungen nach § 88 SGB XI: aus: Rahmenvertrag gemäß § 75 Abs. 1 i. V. m. Abs. 2 SGB XI zur vollstationären Dauerpflege, Anlage 1 zum Rahmenvertrag gem. § 75 Abs. 1 i. V. m. Abs. 2 SGB XI zur vollstationären Dauerpflege

Internetquellen

[109] Arbeitsgericht Frankfurt am Main, Eigenmächtiger Urlaubsantritt einer Mitarbeiterin: Urteil vom 28.01.2004, Az.: 2 Ca 7114/03, Im Internet: https://openjur.de/u/100323.html; Stand: 31.07.19

[110] Bank für Sozialwissenschaft, Luckner, O.; Finanzierung alter und neuer Versorgungsangebote – Kreditbedingungen und Wirtschaftlichkeit, 2013, Im Internet: http://www.european-coatings.com/content/download/216719/4751120/file/B9_Luckner.pdf; Stand: 31.07.19

[111] Bayerischer Kommunaler Prüfungsverband – Geschäftsbericht, Haertle, R., Das kommunale Krankenhaus in der Rechtsform des Eigenbetriebs, 1992, Im Internet: http://www.bkpv.de/ver/pdf/gesber1992/haertle.pdf; Stand: 31.07.19

[112] Bayerisches Staatsministerium für Arbeit und Sozialordnung, Familie, Frauen und Gesundheit, Neuberger, O., Miteinander arbeiten – miteinander reden! 1996, Im Internet: http://www.mentalhealthpromotion.net/resources/miteinan.pdf; Stand: 31.07.19

[113] Bayerisches Staatsministerium für Arbeit und Sozialordnung, Familie und Frauen, von Rosenstiel, L., Mitarbeiterführung in Wirtschaft und Verwaltung, Im Internet: http://www.fhvr-aiv.de/fileadmin/user_upload/fhvr/dozenten/hundhammer/Broschuere_Mitarbeiterfuehrung.pdf; Stand: 31.07.19

[114] BBP, Kirsch, H., Kennzahlen zur Analyse der Vermögens-, Kapital- und Finanzlage, Bilanz- und Erfolgsanalyse mit Kennzahlen, 2004, Im Internet: https://www.iww.de/bbp/archiv/bilanz-und-erfolgsanalyse-mit-kennzahlen-kennzahlen-zur-analyse-der-vermoegens-kapital-und-finanzlage-f35522; Stand: 31.07.19

[115] Berger, R., Die aktuelle wirtschaftliche Situation der Krankenhäuser in Baden-Württemberg, 2018, Im Internet: https://www.rolandberger.com/publications/publication_pdf/roland_berger_krankenhaeuser_baden_wuerttemberg_2018.pdf; Stand: 31.07.19

[116] Berufsgenossenschaft für Gesundheitsdienst und Wohlfahrtspflege, Krummer, A., Grenz, H. O., Betriebliches Vorschlagswesen als Ideenmanagement, 2004, Im Internet: http://hartmut-genz.de/Downloads/Beratung/2004_RGM-Ideenmanagement.pdf; Stand: 31.07.19

[117] Best, A., Diese sozialen Netzwerke sind für Kliniken ein Muss. Ein Interview, 2016, Im Internet: http://www.healthrelations.de/kliniken-und-social-media/; Stand: 31.07.19

[118] BFS Service GmbH, Poniewaz, E., Welche Alternative bestehen zum Betriebsmittelkredit? Im Internet: https://www.bfs-service.de/Finanztipps/Factoring.html; Stand: 31.07.19

[119] Bilanzstrukturanalyse, das Grundprinzip, Im Internet: http://www.docju.de/themen/fiwi/kennziffern/kennzahlenanalyse.pdf, Stand: 31.07.19

[120] Bittrolff P., Steuerliche Konsequenzen von Privatisierungen bei öffentlich-rechtlichen Krankenhäusern, 2007, Im Internet: https://docserv.uni-duesseldorf.de/servlets/DerivateServlet/Derivate-5293/PB-Diss_final-190707.pdf; Stand: 30.07.2019

[121] Böck, A., Ärztliche Kooperationsformen nach geltendem Recht, Teil 1: Die örtliche Berufsausübungsgemeinschaft, 2009, Im Internet: http://www.boeck-law.de/arztliche-kooperationsformen-nach-geltendem-recht-2/; Stand: 31.07.19

[122] Böck, A., Teil 7: Medizinisches Versorgungszentrum, 2015, Im Internet: https://www.anwalt.de/rechtstipps/teil-medizinisches-versorgungszentrum_073825.html; Stand: 31.07.19

[123] Böhm, A., Unlauterer Wettbewerb, 2019, Im Internet: https://boehmanwaltskanzlei.de/unlauterer-wettbewerb; Stand:31.07.19

[124] Branchencenter Gesundheit und Soziales der BDO AG Wirtschaftsprüfungsgesellschaft (BDO), Deutsches Krankenhausinstitut e.V., Investitionsfähigkeit der deutschen Krankenhäuser, 2015, Im Internet: https://www.dki.de/sites/default/files/downloads/2015-11_investitionsfaehigkeit_der_deutschen_krankenhaeuser_-_finale_fassung.pdf; Stand: 31.07.19

[125] Bundesarbeitsgericht: Pressemitteilung Nr. 16/14; Anspruch einer Krankenschwester, nicht für Nachtschichten eingeteilt zu werden; Urteil vom 9. April 2014 – 10 AZR 637/13, Im Internet: http://juris.bundesarbeitsgericht.de/cgi-bin/rechtsprechung/document.py?Gericht=bag&Art=pm&nr=17312; Stand:31.07.19

[126] Bundesarbeitsgericht. Pressemitteilung Nr. 48/14, Islamisches Kopftuch und Annahmeverzug, Urteil vom 24. September 2014 – 5 AZR 611/12, Im Internet: http://juris.bundesarbeitsgericht.de/cgi-bin/rechtsprechung/document.py?Gericht = bag&Art = pm&nr = 17591; Stand: 31.07.19

[127] Bundesärztekammer, AG-Telemedizin, Telemedizinische Methoden in der Patientenversorgung – Begriffliche Verortung, 2015, Im Internet: http://www.bundesaerztekammer.de/fileadmin/user_upload/downloads/pdf-Ordner/Telemedizin_Telematik/Telemedizin/Telemedizinische_Methoden_in_der_Patientenversorgung_Begriffliche_Verortung.pdf; Stand: 31.07.2019

[128] Bundesärztekammer. 121. Deutscher Ärztetag ebnet den Weg für ausschließliche Fernbehandlung, 2018, Im Internet: http://www.bundesaerztekammer.de/ueber-uns/landesaerztekammern/aktuelle-pressemitteilungen/news-detail/121-deutscher-aerztetag-ebnet-den-weg-fuer-ausschliessliche-fernbehandlung/; Stand: 31.07.2019

[129] Bundesgerichtshof. Rechtsprechung, 16.05.2017 – II ZB 6/16, Im Internet: https://dejure.org/dienste/vernetzung/rechtsprechung?Gericht=BGH&Datum=16.05.2017&Aktenzeichen=II%20ZB%207 %2F16; Stand: 30.07.2019

[130] Bundesinteressenvertretung für alte und pflegebetroffene Menschen e.V. (BIVA): Zusatzleistungen im Pflegeheim, Wie grenzen sich Zusatzleistungen von Regelleistungen ab?, 2016, Im Internet: https://www.biva.de/dokumente/broschueren/Zusatzleistungen_im_Heimvertrag.pdf; Stand: 31.07.2019

[131] Bundesministerium für Wirtschaft und Technologie (BMWi), Situation analysieren, Interne Unternehmensanalyse, 2012, Im Internet: https://www.bmwi.de/Redaktion/DE/Publikationen/Ausbildung-und-Beruf/situation-analysieren-interne-unternehmensanalyse.pdf?__blob=publicationFile&v=3; Stand: 31.07.19

[132] CMS Deutschland bloggt, Scholz, F. Wenn der Chefarzt zu gierig wird…, 2013. Im Internet: https://www.cmshs-bloggt.de/arbeitsrecht/wenn-der-chefarzt-zu-gierig-wird/; Stand: 31.07.19

[133] Das Nebenzweckprivileg: So vermeidet ein Verein die Einstufung als Wirtschaftsverein, Idealverein im Zivilrecht, Ausgabe 02/2011, Im Internet:http://www.iww.de/vb/archiv/idealverein-im-zivilrecht-das-nebenzweckprivileg-so-vermeidet-ein-verein-die-einstufung-als-wirtschaftsverein-f17806/; Stand:31.07.2019

[134] Derprivatpatient.de, Wahlleistung Unterkunft, Im Internet: https://www.derprivatpatient.de/krankenhaus/abrechnung/wahlleistung-unterkunft; Stand: 31.07.2019

[135] Deutsche Apotheker- und Ärztebank, 33. Deutscher Krankenhaustag, Modellvorschläge der apoBank zur Krankenhausinvestitionsfinanzierung, 2010, Im Internet: http://www.deutscher-krankenhaustag.de/images/pdf/2010/10_Gewaltig.pdf; Stand: 31.07.19

[136] Deutsches Ärzteblatt 95, Heft 19, 1998: Weber, R., Vogt-Weber, B., Arztpraxis als GmbH: kaum sinnvoll, neue Organisationsformen, Im Internet: https://www.aerzteblatt.de/archiv/11103/Neue-Organisationsformen-Arztpraxis-als-GmbH-kaum-sinnvoll; Stand:30.07.2019

[137] Deutsches Ärzteblatt 4/2007: Siegert, M., von Knoch, M., Arzthaftung, Rechtsform der GmbH schützt nur bedingt vor Ansprüchen, Im Internet: https://www.aerzteblatt.de/archiv/57574/Arzthaftung-Rechtsform-der-GmbH-schuetzt-nur-bedingt-vor-Anspruechen; Stand: 30.07.2019

[138] Deutsches Ärzteblatt, Krüger-Brand, Heike E., Umfragen: Social Media im Gesundheitswesen – Der direkte Kontakt zählt, 2012, Im Internet: https://www.aerzteblatt.de/archiv/132205/Umfragen-Social-Media-im-Gesundheitswesen-Der-direkte-Kontakt-zaehlt; Stand: 31.07.19

[139] Deutsches Ärzteblatt, Krüger-Brand, Heike E., Telemedizin: Hinweise zur Fernbehandlung, Politik, 2016, Im Internet:https://www.aerzteblatt.de/archiv/173501/Telemedizin-Hinweise-zur-Fernbehandlung; Stand: 31.07.19

[140] Deutsches Ärzteblatt, Lüthy, A., Jendreck, K., Kommunikation: Social Media – auch hierzulande für Krankenhäuser attraktiv?2015, Im Internet: https://www.aerzteblatt.de/archiv/168047/Kommunikation-Social-Media-auch-hierzulande-fuer-Krankenhaeuser-attraktiv; Stand: 31.07.2019

[141] Deutscher Ärztetag Frankfurt, Positionen zu Einsatzgebieten telemedizinischer Patientenversorgung, Tätigkeitsbericht der Bundesärztekammer, 2015, Im Internet: http://www.bundesaerztekammer.de/fileadmin/user_upload/downloads/pdf-Ordner/Telemedizin_Telematik/Telemedizin/118-DA-ET_EVI07_Einsatzgebiete_Telemedizin.pdf; Stand: 31.07.19

[142] Deutscher Bundestag. Gesetzentwurf der Bundesregierung, Entwurf eines Gesetzes zur Neuregelung des Mutterschutzrechts. Drucksache 18/8963, 2016, Im Internet: http://dipbt.bundestag.de/dip21/btd/18/089/1808963.pdf; Stand: 31.07.2019

[143] Deutscher Caritasverband e.V., Finanzierung von Sozialimmobilien, Arbeitshilfe für Verantwortliche im Finanz- und Wirtschaftsbereich von Trägern, Einrichtungen und Diensten der Caritas und der Diözesan-Caritasverbände, Im Internet: https://docplayer.org/5149183-Finanzierung-von-sozialimmobilien.html; Stand: 31.07.19

[144] Deutsche Rentenversicherung, Droppelmann, A., Studientext Nr. 19, Wartezeiten, 2018, Im Internet: https://www.deutsche-rentenversicherung.de/SharedDocs/Downloads/DE/Fachliteratur_Kommentare_Gesetzestexte/Studientexte/Rentenrecht/19_wartezeiten.pdf?__blob=publicationFile&v=1; Stand: 31.07.19

[145] Dkgev, Anlage 2 zur gemeinsamen Empfelung: Wahlleistung Preisempfehlungen Komfortelemente, Im Internet: https://www.dkgev.de/media/file/60811.Anlage_Wahlleistung_Unterkunft_Anpassung_f._Preise_der_Komfortelmente_f.d._Jahr_2018.pdf; Stand: 31.07.19

[146] ECHR, Pressemitteilung des Kanzlers. Kündigung einer Altenpflegerin nach ihrer Strafanzeige gegen Arbeitgeber wegen Mängel in der Pflege war ungerechtfertigt, 2011, Im Internet: https://www.ra-skwar.de/urteile/ECHR%20115–2011.pdf; Stand:31.07.19

[147] Finanzierung Leasing Factoring (FLF), Stumpf, W., Oertel, K., Rechtliche Probleme beim Factoring im Healthcare-Bereich, Patienten- und Sozialgeheimnis beachten, 06/ 2016, Im Internet: https://www.factoring.de/sites/default/files/FLF6_259_264_Stumpf_Oertel.pdf; Stand: 31.07.19

[148] Frankfurter Neue Presse, Zeiß, K., Ärztetag lockert Regelung für Online-Behandlungen,2018, Im Internet: http://www.fnp.de/nachrichten/politik/AErztetag-lockert-Regelung-fuer-Online-Behandlungen;art46559,2985522; Stand: 31.07.19

[149] Franz, J., Die Arztpraxis als Kapitalgesellschaft, 2013, Im Internet: http://radiologie-consulting.de/pages/posts/die-arztpraxis-als-kapitalgesellschaft-9.php; Stand: 30.07.2019

[150] Fraunhofer MEVIS, Fraunhofer-Institut für Digitale Medizin, Im Internet: https://www.mevis.fraunhofer.de/de.html; Stand: 31.07.19

[151] Friedrich-Alexander Universität Erlangen-Nürnberg, Prohaska, A., Die Beziehung zwischen Leverage-Effekt, Verschuldungsgrad, Aktienrückkauf und Shareholder, 2000/01, Im Internet: http://www.online-lehrbuch-bwl.de/lehrbuch/hst_kap5/shv_bezie/shv_bez_h.PDF; Stand: 31.07.19

[152] Gemeinsamen Bundesausschusses über die Beurteilung der Arbeitsunfähigkeit und die Maßnahmen zur stufenweisen Wiedereingliederung nach § 92 Absatz 1 Satz 2 Nummer 7 SGB V (Arbeitsunfähigkeits-Richtlinie), 2016, Im Internet: https://www.g-ba.de/downloads/62-492-1300/AU-RL_2016-10-20_iK-2016-12-24.pdf, Stand:31.07.19

[153] Hensche, M., Informationen zum Thema Medizinisches Versorgungszentrum (MVZ),12.04.2012, Im Internet: http://www.info-krankenhausrecht.de/Rechtsanwalt_Arztrecht_Medizinrecht_Medizinische_Versorgungszentren_Medizinische_Versorgungszentren_01.html; Stand: 31.07.19

[154] ifb, das Wissensforum für Betriebsräte, Kühlem, S., Finanzierung von Krankenhäuser, der Sonderposten nach der Krankenhausbuchführungs-Verordnung (KHBV), Im Internet: https://www.betriebsrat.de/wirtschaftsausschuss/jahresabschluss/betriebswirtschaft-fuer-den-wa-finanzierung-von-krankenhaeusern.html; Stand: 31.07.19

[155] Institut für Freie Berufe Nürnberg, Gründungsinformation, Nr. 32, Wie darf man sein Unternehmen nennen?, 10/2012, Im Internet: http://www.ifb.uni-erlangen.de/fileadmin/ifb/doc/publikationen/gruendungsinfos/32_die_firma.pdf; Stand: 30.07.19

[156] Institut für den öffentlichen Sektor e.V., Public-Governance Winter 2010/2011, Privatisierungen im Krankenhausmarkt, Im Internet: https://publicgovernance.de/media/PG_Winter_2010_Fokus_Privatisierungen_im_Krankenhausmarkt.pdf; Stand: 30.07.2019

[157] Institut für Wissen in der Wirtschaft (IWW), Lächler, R., BSG-Urteil zur Weitergabe von Daten an private Abrechnungsstellen gilt nicht für Privatliquidation, Aktuelle Rechtsprechung, 2009, Im Internet: https://www.iww.de/pa/archiv/aktuelle-rechtsprechung-bsg-urteil-zur-weitergabe-von-daten-an-private-abrechnungsstellen-gilt-nicht-fuer-privatliquidation-f5552; Stand: 31.07.19

[158] Institut für Wissen in der Wirtschaft (IWW), Schinnenburg, W., Die Schweigepflicht gegenüber Partnern, Kollegen, Personal und Institutionen, Arzt- und Berufsrecht, 2009, Im Internet: https://www.iww.de/zp/archiv/arzt-und-berufsrecht-die-schweigepflicht-gegenueber-partnern-kollegen-personal-und-institutionen-f8279; Stand: 31.07.19

[159] Institut für Wissen in der Wirtschaft (IWW), Das müssen Sie beachten, wenn Sie Ihre Honorarforderung abtreten wollen!, Privatliquidation, 2010, Im Internet: https://www.iww.de/aaa/archiv/privatliquidation-das-muessen-sie-beachten-wenn-sie-ihre-honorarforderung-abtreten-wollen-f21176; Stand: 31.07.19

[160] IWW Institut, Scholl-Eickmann, T. Chefarzt wegen unterlassener DRG-Codierung gekündigt, Fachbeitrag, aktuelle Rechtsprechung, Ausgabe 10, 2011, Im Internet: http://www.iww.de/cb/recht/aktuelle-rechtsprechung-chefarzt-wegen-unterlassener-drg-codierung-gekuendigt-f24305; Stand: 31.07.19

[161] IWW Institut für Wissen in der Wirtschaft GmbH, Piltz, R. M., Erneute Lockerung des Werberechts, Fachbeitrag Heilmittelwerbegesetz,2013,08/ 2013, Im Internet: https://www.iww.de/pfb/wirtschaftsberatung/heilmittelwerbegesetz-erneute-lockerung-des-werberechts-f67024; Stand:31.07.19

[162] IWW Institut für Wissen in der Wirtschaft GmbH, Sailer, R., Nachvertragliches Wettbewerbsverbot im Chefarzt-Vertrag? – Vor der Kündigung prüfen!, 2014, Im Internet: http://www.iww.de/cb/recht/konkurrenzschutz-nachvertragliches-wettbewerbsverbot-im-chefarzt-vertrag-vor-der-kuendigung-pruefen-f80247; Stand: 31.07.19

[163] IWW Institut für Wissen in der Wirtschaft GmbH, Die 13 wichtigsten Änderungen beim Mutterschutz, Fachbeitrag, Ausgabe 06/2017,2017, Im Internet: http://www.iww.de/lgp/arbeitsrecht/mutterschutz-die-13-wichtigsten-aenderungen-beim-mutterschutz-f104980; Stand: 31.07.19

[164] JURAFORUM, Körperschaft des öffentlichen Rechts – Definition und Beispiele, Im Internet: https://www.juraforum.de/lexikon/koerperschaft-des-oeffentlichen-rechts; Stand: 31.07.19

[165] Kassenärztliche Bundesvereinigung, Marketing, Rechtliche Grundlagen des Marketings, Im Internet: http://www.kbv.de/html/4400.php; Stand: 31.07.2019

[166] Kassenärztliche Bundesvereinigung. Entwicklungen der Medizinischen Versorgungszentren, 2017; Im Internet: http://www.kbv.de/media/sp/mvz_entwicklungen.pdf; Stand: 30.07.2019

[167] Kassenärztliche Vereinigung Baden-Württemberg. Niederlassungsoptionen, Warum eigentlich niederlassen? Praxismodelle im Überblick, 2018, Im Internet: https://www.kvbawue.de/praxis/niederlassung/niederlassungsoptionen/; Stand: 30.07.2019

[168] Klinikum Bayreuth Gmbh, Allgemeine Vertragsbedingungen, 2006, Im Internet: https://klinikum-bayreuth.de/fileadmin/user_upload/Downloads/pdf_1208242076.pdf; Stand: 31.07.2019

[169] Klinik-Wissen-Management-Zeitschrift, Schleicher, M., Social-Media-Marketing für Kliniken: Potenzial nach oben,2015, Im Internet: https://blog.klinik-wissen-managen.de/social-media-marketing-fuer-kliniken-potenzial-nach-oben/#.Wye4gst9jGB; Stand.31.07.2019

[170] KPMG, Klardenker, Volker Penter, V., Krankenhausfinanzierung ungeklärt, Mit Alternativen kann wirtschaftliche und qualitätsorientierte Zukunft gestaltet werden, 2015, Im Internet: https://klardenker.

kpmg.de/krankenhausfinanzierung-ungeklaert/; Stand: 31.07.19
[171] Krankenhausstiftung, BDO Deutsche Warentreuhand AG, Ritter, G., Ist die Stiftung als Trägerform auch für den modernen Krankenhausbetrieb geeignet?, 31.03.2010, Im Internet: http://www.iww.de/sb/archiv/krankenhausstiftung-ist-die-stiftung-als-traegerform-auch-fuer-den-modernen-krankenhausbetrieb-geeignet-f26344; Stand: 31.07.2019
[172] LAG Niedersachsen, Außerordentlichen Kündigung eines Chefarztes: Urteil vom 17. April 2013 – Az. 2 Sa 179/2, Im Internet: https://dejure.org/dienste/vernetzung/rechtsprechung?Gericht=LAG%20Niedersachsen&Datum=17.04.2013&Aktenzeichen=2 %20Sa%20179/12; Stand: 31.07.2019
[173] Landesinstitut für Arbeitsgestaltung des Landes Nordrhein-Westfalen, Komnet-Wissensdatenbank, Kann eine schwangere Beschäftigte in der Endoskopie Abteilung im Krankenhaus weiterbeschäftigt werden, wenn sie von den Aufbereitungstätigkeiten freigestellt wird?, 2018, Im Internet: https://www.komnet.nrw.de/_sitetools/dialog/15195; Stand: 31.07.19
[174] Landesarbeitsgericht Hamm. Zeugnis, Urt. v. 21.12.1993, Az.: 4 Sa 880/93, Im Internet: https://research.wolterskluwer-online.de/document/1cf4e107-d795-44a9-bda8-2dbac2341c21; Stand:31.07.19
[175] Leuner, R., Lindenau, L., Gründungsvarianten eines MVZ (§ 95 SGB V), Musterfall, 2008, Ausgabe 03, 2004, Im Internet: http://www.iww.de/pfb/archiv/musterfall-gruendungsvarianten-eines-mvz-95-sgb-v-f41274; Stand: 31.07.2019
[176] Medizintechnik & Krankenhaus 4.0, Internet der Dinge im Krankenhaus, Im Internet: https://www.if-krankenhaus.de/fokusthemen/facility-management-4-0/internet-der-dinge-im-krankenhaus.html; Stand: 31.07.19
[177] Online Handbuch zum Arbeitsrecht, Hensche, M., 2017, Im Internet: http://www.hensche.de/Rechtsanwalt_Arbeitsrecht_Handbuch.html; Stand. 30.07.2019
[178] Online & Recht, Landgericht Hamburg, Anpreisende Werbung für stark verbilligte Augenlaserbehandlungen rechtswidrig, Urteil v. 12.01.2012 – Az.: 327 O 443/11, Im Intrernet: https://www.online-und-recht.de/urteile/Anpreisende-Werbung-fuer-stark-verbilligte-Augenlaserbehandlungen-rechtswidrig-327-O-443-11-Landgericht-Hamburg-20120112/; Stand:31.07.19
[179] Ortenau Gesundheitswelt, Sonderausgabe Agenda 2030, Frühjahr/Sommer 2018, Das Prinzip der dualen Krankenhausfinanzierung, 2018, Im Internet: https://agenda2030-ortenau-klinikum.de/wp-content/uploads/2018/04/Gesundheitswelt_Sonderausgabe_Agenda2030_WEB_1.pdf; Stand: 31.07.19
[180] Ottomann, C. Die Arztpraxis in der Rechtsform der Einzelpraxis 16.07.2015. Im Internet: https://www.landarztboerse.de/mag/die-arztpraxis-in-rechtsform-der-einzelpraxis/155; Stand: 30.07.19
[181] PricewaterhouseCoopers AG Wirtschaftsprüfungsgesellschaft, HITeC – Hamburger Informatik TechnologieCenter e. V. [Hrg.], Der Einsatz von Social Media in der Krankenversicherung, Studie zur Nutzung neuer Kommunikationsmedien in der GKV und PKV, 2011, Im Internet: https://www.pwc.de/de/gesundheitswesen-und-pharma/assets/social-media-in-der-krankenversicherung.pdf; Stand:31.07.19
[182] Reguvis, Anlagendeckungsgrad I, Im Internet: https://www.bundesanzeiger-verlag.de/betrifft-unternehmen/steuern-finanzen/bilanzen/kennzahlen/kennzahlenuebersicht/anlagen-deckungsgrad-i.html; Stand. 31.07.19
[183] Schnieder, K.-H., Berg, S., Siegmüller, B., Medizinische Versorgungszentren (1–5), Im Internet: https://www.dzw.de/das-zahnaerztliche-mvz-chancen-und-risiken; Stand: 31.07.19
[184] Sieper, M. Kündigung eines Chefarztes wegen Versäumnissen bei der Dokumentation – Bundesarbeitsgericht weist Nichtzulassungsbeschwerde zurück, 2011, Im Internet: https://www.rpmed.de/pdf/newsletter/Newsletter-8-2011-Beitrag-3.pdf; Stand:31.07.19
[185] Sozialgesetzbuch (SGB XI) Elftes Buch, Soziale Pflegeversicherung. Im Internet: https://www.sozialgesetzbuch-sgb.de/sgbxi/88.html; Stand: 30.07.19
[186] Steuernagel, B., Die Gestaltung von Marketinginstrumenten für den Dienstleistungsbetrieb ambulanter Pflegedienst, 2016, Im Internet: http://geb.uni-giessen.de/geb/volltexte/2006/3621/pdf/SteuernagelBirgit-2006-05-02.pdf; Stand:31.07.19
[187] Technische Universität Dresden, Menzel, T., Social Media im Gesundheitswesen Chancen und Risiken für Krankenhäuser und Praxen, 2013, Im Internet: http://www.qucosa.de/fileadmin/data/qucosa/documents/17934/MT%20Menzel%20HCM11.pdf; Stand: 31.07.19
[188] Thieme, kma Ausgabe 9/17, Penter, V., Es ist an der Zeit, zu handeln, Krankenhausfinanzierung, 2017, Im Internet: https://www.kma-online.de/themenwelten/klinikberatung/artikel/detail/krankenhausfinanzierung-muss-sich-aendern-a-35817; Stand: 31.07.19
[189] Verband der Ersatzkassen e. V., Deutscher Ärztetag 2018, Pressemitteilung: vdek fordert Ende des Verbots von Online-Sprechstunden,2018, Im Internet: https://www.vdek.com/presse/pressemitteilungen/2018/deutscher-aerztetag-2018/_jcr_content/par/download/file.res/vdek_PM_20180507_%c3 %84rztetag%202018_Fernbehandlungsverbot_final.pdf; Stand: 31.07.2019

[190] Verband der Krankenhausdirektoren Deutschlands e. V., Chancen und Risiken alternativer Investitionsfinanzierungen – Eine Betrachtung der Schnittstelle zwischen Bank und Krankenhaus,2013, Im Internet: http://www.vkd-online.de/media/file/1485.Heitmann_ZEB_-_Chancen_und_Risiken_alternativer_Investitionsfinanzierungen.pdf; Stand: 31.07.19

[191] Verband der Krankenhausdirektoren Deutschlands e. V., Finanzlage und Herausforderungen der Krankenhäuser in Deutschland, 2013, Im Internet: https://www.vkd-online.de/media/file/1500.VKD-U_2013-06.pdf; Stand: 31.07.19

[192] Verband der Krankenhausdirektoren Deutschlands, Wir brauchen eine echte Trendumkehr, 2017, Im Internet: https://www.vkd-online.de/aktuelles/veroeffentlichungen/2017?mnd_article=pressrelease2317641; Stand: 31.07.19

[193] Vereins-Wiki, Deutsches Rotes Kreuz, Im Internet: https://vereins.fandom.com/wiki/Deutsches_Rotes_Kreuz; Stand: 31.07.19

[194] Weitbrecht, L. Wettbewerbsverbot bei Chefärzten: Kooperation mit dem Arbeitgeber, 2015, Im Internet: http://anwalt.kanzlei-weitbrecht.de/wettbewerbsverbot-bei-chefaerzten/; Stand: 31.07.19

[195] Welt der BWL, Gesamtkapitalrentabilität, Im Internet: https://welt-der-bwl.de/Gesamtkapitalrentabilit%C3%A4t; Stand: 31.07.19

[196] Wendland, H., Die Ärzte-GmbH vor dem Hintergrund des MoMiG, Rechtsformenwahl, Praxis Freiberufler-Beratung 10/2008, in: IWW Institut für Wissen in der Wirtschaft GmbH, Im Internet: http://www.iww.de/pfb/archiv/rechtsformenwahl-die-aerzte-gmbh-vor-dem-hintergrund-des-momig-f41000; Stand: 30.07.2019

[197] Wettbewerbsrecht-ratgeber.de, Verbot unlauterer Handlungen im Wettbewerb, Im Internet: http://www.wettbewerbsrecht-ratgeber.de/wettbewerbsrecht/verbot-unlauterer-handlungen/index.html; Stand: 31.07.2019

[198] Wienke & Becker, Rechtsanwälte: Wienke, A., Sailer, R. Aktuelles aus dem Medizinrecht, Wettbewerbsverbote für ausscheidende Chef- und Oberärzte Frühzeitige Vertragsgestaltung sichert späteren Konkurrenzschutz. 2015, Im Internet: https://www.kanzlei-wbk.de/aktuelles-medizinrecht/wettbewerbsverbote-fuer-ausscheidende-chef-und-oberaerzte-fruehzeitige-vertragsgestaltung-sichert-spaeteren-konkurrenzschutz-153.html; Stand: 31.07.19

[199] Wienke & Becker, Rechtsanwälte: Wienke, A., Sailer, R. Aktuelles aus dem Medizinrecht, Kündigung eines Chefarztes wegen unzulässiger Privatliquidation rechtmäßig. 2013, Im Internet: http://www.kanzlei-wbk.de/aktuelles-medizinrecht/kuendigung-eines-chefarztes-wegen-unzulaessiger-privatliquidation-rechtmaessig-82.html; Stand: 31.07.19

[200] Wirtschaftslexikon.co, Privatisierung (von Krankenhäusern), 2015 Im Internet: http://www.wirtschaftslexikon.co/d/privatisierung-von-krankenhaeusern/privatisierung-von-krankenhaeusern.htm; Stand: 31.07.19

[201] Wirtschaftslexikon24.com, Regiebetrieb, 2018, Im Internet: http://www.wirtschaftslexikon24.com/d/regiebetrieb/regiebetrieb.htm; Stand: 31.07.19

[202] Wirtschaftslexikon24.com, Eigenbetrieb, 2018, Im Internet: http://www.wirtschaftslexikon24.com/d/eigenbetrieb/eigenbetrieb.htm; Stand: 31.07.2019

[203] Wissenschaftliche Dienste des Deutschen Bundestages. Begriff, Rechtsformen und Finanzierung der Universitätskliniken in Deutschland, Ausarbeitung, WD 9 – 3000 – 087/09, Fachbereich WD 9: Gesundheit, Familie, Senioren, Frauen und Jugend, Berlin, 08/2009, Im Internet: https://www.bundestag.de/blob/411984/8e841d94363c58f662a320e9fde782d6/wd-9-087-09-pdf-data.pdf; Stand: 30.07.2019

[204] Wissenschaftliche Dienste des Deutschen Bundestages. Krankenhäuser in privater Trägerschaft – Rechtsgrundlagen, verfassungsrechtliche Vorgaben und Finanzierung, Ausarbeitung, WD 9 – 3000 – 095/13, Fachbereich WD 9: Gesundheit, Familie, Senioren, Frauen und Jugend, Berlin, 2014, Im Internet: https://www.bundestag.de/blob/410456/4e05aed207135be735046e76f13a107b/wd-9-095-13-pdf-data.pdf; Stand: 30.07.19

Sachverzeichnis

A

B

C

D

E

Q

R

S

T

U

V